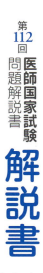

第112回 医師国家試験 問題解説書

解説書

112th National Examination for Medical Practitioners

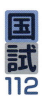

国試112

TECOM

＊正誤情報，発行後の法令改正，最新統計，診療ガイドライン関連の情報につきましては，
弊社ウェブサイト（http://www.tecomgroup.jp/books/）にてお知らせいたします。

＊本書の内容の一部あるいは全部を，無断で（複写機などいかなる方法によっても）複写・複製・
転載すると，著作権および出版権侵害となることがありますので，ご注意ください。

（第 1 版第 1 刷）

はじめに

　私が国家試験を受けたのは今から四半世紀ほど前のことになる。その直後，学生代表としてある雑誌の対談に出たのだが，予備校の講師も交えた場での結論は，これからの国家試験はより臨床に即したものへとシフトしていき，長期的にはアメリカの国家試験を模したものとなるだろうというものだった。何度かの改革を経て，当時は考えもつかなかった手技問題が登場し，いや，それどころか，問題構成や時間割すら，がらりと変わり，長文問題や常識問題，多選択肢の導入など，今や隔世の感がある。

　しかし，医者の質ががらりと変わったかと言えば，断じて，そんなことはありえない。医学部に合格したうちの八割から九割が通る試験という事実は今も昔も何ら変わるところがないのだ。率からすれば，医師国家試験に通ることは，医学部に合格するよりもはるかに易しいと断言できる。確かに，医学の進歩によって問題自体難しくなっているが，それは単に時代性だけの問題で，基本的には資格を与えることを前提とした試験であると思って良い。年度による多少の変化を問題にするのはナンセンスである。

　落とす試験ではなく通す試験の中で重要なのは，過去の分析をしっかり行い，苦手分野や知識の穴を作らないことに尽きる。長年学生を指導してきてつくづく感じることは，過去問をしっかりやっておくことの重要性である。国家試験に通るコツは過去問をしっかりやっておくこと，これ以外ないと言っても過言ではない。その証拠に，本書をめくれば，単年度の問題の中にさえ問われている知識に重複が見られることに気付くだろう。国家試験合格に必要な知識と医学書の膨大な知識とがイコールではないことにも気付くはずである。日進月歩の医学界においては，五年に一度しか改訂されない権威的な成書よりも，毎年書き改められる教育書の方が優れていることもありうるのである。そういう意味で，最新の過去問集は最良の教科書たりうる。六年生になったらまずは本書を購入し，収録されている一つ一つの問題を丁寧にやり，周辺知識を整理していくことを全てに優先して勧める所以である。

　本書の執筆者たちはみなその道の専門家であり，問題を表から裏から分析して，かゆい所に手の届く解説がなされている。その中には，これからの医療を担う後輩たちへの熱い想いが込められている。この国家試験の作問者たちもまた同じ想いを抱いているはずだ。不適切問題にさえ，学ぶところは大きい。そういう気概を持って，密度の濃い本書を読破してもらいたい。「医師になるのだ」と強く信じて進めば，どんな「苦労も必ずや乗り越えられる」だろうし，「到達する先は明るい未来」のはずである。全ての受験生よ，ガンバレ！

2018 年 4 月　編者

『国試112』の構成について —————

——激変の第112回医師国家試験。『国試112』も変わりました——

医師国家試験は「医師として具有すべき知識及び技能を問う」と医師法で定められていますが，これまでは「知識」のみ問う傾向が強くありました。

最近の医師教育を取り巻く環境は，前提として「診療参加型臨床実習から臨床研修へ継ぎ目なく実施できることを目指す」ということがいわれています。

医師国家試験が知識偏重のままだと，6年生まで座学を行うことになって，これは臨床実習と研修の連続性が損なわれる点で問題を指摘されてきました。

このため，特に第112回から医師国家試験は明らかに，臨床実地問題の重要度を増す方向へシフトしました。

しかも臨床実地問題については，臨床実習に主体的に取り組んだ結果を評価できるような，列挙された特徴的なキーワードから疾患名を想起させるのではなく，症候から優先順位を考慮しつつ鑑別診断を進めていくという臨床医としての思考過程に沿った問題が，多く出題されるようになっています。

こうした医師国家試験の変化をとらえて『国試112』は以下の点に重きを置いた構成に変わりました。

1) 臨床推論・臨床病態学を念頭に置いた解説
▶臨床eye ／ 鑑別診断

診療参加型臨床実習で学び研修で威力を発揮するのは臨床推論・臨床病態学と呼ばれる領域の知識であり技能といえます。「診療能力」の強化を図るような解説が，さらに充実しています。ぜひ熟読してください。

2)「割れ問」の抽出と解析
割れ問 マーク

解答率が高い誤答肢に絞って，受験者が陥りやすいピットフォールを明示しました。勘違いや誤解が多い理由をあぶりだし，「転ばぬ先の杖」を提供します。

3) 新傾向や特異性の高い問題をフォロー
本問の狙い

新傾向問題および特異性の高い問題について，何を問う目的で作られたのか解き明かします。どんな点が斬新に見えたのか，なんとなくわかりにくいのはなぜか，また国試ならではのポイントはどこか。根本的な設問デザインが理解できれば，安心して正答を導き出すことができます。

4) 合否に直結する問題を明示
🔑 マーク問題

全400問について，点双列相関係数を算出し，合否に直結した問題を科学的に抽出し

て明示しました。これらの問題を制することが合格への必須条件です。導入として解いて
みるか，直前期のおさらいで解くのか，使い方は自由です。

　ほかにも国試情報ページの充実や，学習しやすいレイアウトへの変更など，多くのバー
ジョンアップを体感できることでしょう。大きく変わった国家試験を制するために最も大
切なのは十分な対策とそれに裏打ちされた自信です。本書を実践すれば，きっと皆様には
大きな自信が備わっているものと確信しています。

執筆者 （50音順・敬称略）

朝倉 英策
金沢大学附属病院
病院臨床教授

新井 哲明
筑波大学医学医療系臨床医学域
精神医学教授

荒田 智史
ヒルサイドクリニック

有賀 徹
昭和大学名誉教授／
独立行政法人労働者健康安全
機構理事長

李 権二
医療法人社団聖仁会
白井聖仁会病院小児科

井口 正典
市立貝塚病院名誉院長（泌尿器科）

井坂 惠一
東京医科大学
産科婦人科学分野特任教授

石黒 達昌
元テキサス大学 MD アンダー
ソン癌センター客員助教授

石光 俊彦
獨協医科大学
循環器・腎臓内科学教授

市瀬 裕一
東京実業健康保険組合診療
所・総合健診センター所長

市場 保
すみれホームケアクリニック

市邉 義章
神奈川歯科大学附属
横浜クリニック眼科教授

井出 冬章
千葉県済生会習志野病院
脳神経外科

伊藤 昭彦
医療法人社団常仁会牛久愛和
総合病院耳鼻咽喉科部長

井上 大輔
日本医科大学千葉北総病院
緩和ケア科教授

岩本 俊彦
国際医療福祉大学
総合診療医学教授

上坂 義和
虎の門病院神経内科部長

大賀 優
東京都立大塚病院脳神経外科
医長

大澤 翔
茨城県厚生連
水戸協同病院呼吸器内科

太田 大介
聖路加国際病院心臓内科部長

岡崎 亮
帝京大学ちば総合医療センター
第三内科教授

小川 朋子
国際医療福祉大学病院
神経内科准教授

小川 元之
北里大学医学部解剖学単位教
授／東邦大学医学部客員教授

奥仲 哲弥
国際医療福祉大学医学部
呼吸器外科教授／
山王病院副院長

尾本 きよか
自治医科大学附属さいたま
医療センター総合医学1
（臨床検査部）教授

籠橋 克紀
筑波大学附属病院
水戸地域医療教育センター
呼吸器内科准教授

笠井 俊宏
京都府立医科大学大学院
医学研究科麻酔学

加藤 貴彦
熊本大学大学院生命科学研究部
環境生命科学講座
公衆衛生学分野教授

金井 誠
信州大学医学部保健学科教授

金澤 昭
東京慈恵会医科大学糖尿病・代謝・
内分泌内科講師

金岡 毅
元福岡大学医学部産婦人科学
教授／元福岡大学病院医療情
報部長

金子 修三
筑波大学医学医療系臨床医学域
腎臓内科学講師

亀谷 学
社会医療法人河北医療財団多摩
事業部あいクリニック中沢院
長／聖マリアンナ医科大学内
科学（総合診療内科）客員教授

賀本 敏行
宮崎大学医学部泌尿器科教授

河﨑 寛
湯河原病院副院長

川杉 和夫
帝京大学医学部内科学教授

川田 暁
近畿大学医学部皮膚科学教授

川田 忠典
医療法人社団育成会鹿島田病院
病院長／昭和大学医学部客員
教授

河野 了
筑波大学医学医療系
救急・集中治療部
病院教授

河野 正樹
医療法人社団友志会
野木病院副院長

草場 岳
医療法人社団松和会
大泉学園クリニック院長

鯉渕 智彦
東京大学医科学研究所附属病院
感染免疫内科講師

洪 定男
順天堂大学スポーツ健康科学部
スポーツ医学客員准教授

腰原 公人
かがやきクリニック川口院長

後関 利明
北里大学医学部眼科学講師

小林 一成
東京慈恵会医科大学
葛飾医療センター
リハビリテーション科教授

小林 隆夫
浜松医療センター名誉院長

齋藤 修
日本大学医学部整形外科学
准教授／整形外科科長

柵山 年和
成田病院外科／東京慈恵会医
科大学がん専門大学院アドバ
イザー

佐藤 忠嗣
横浜労災病院臨床検査科・輸
血部部長

佐藤 浩昭
筑波大学附属病院
水戸地域医療教育センター教授

塩澤 友規
青山学院大学教授／
青山学院診療所内科

渋谷 均
東京医科歯科大学医学部
名誉教授

島本 史夫
大阪薬科大学薬物治療学Ⅱ教授

清水 昭宏
東京慈恵会医科大学感染制御部

清水 正樹
埼玉県立小児医療センター
総合周産期母子医療センター長
新生児科部長

庄司 進一
桔梗ヶ原病院神経内科／
筑波大学名誉教授

副島 昭典
杏林大学保健学部特任教授

高木 融
島田台総合病院院長

髙田 眞一
日本大学医学部
産婦人科学准教授／婦人科科長

武井 智昭
なごみクリニック院長

武田 雅俊
大阪河﨑リハビリテーション
大学認知予備力研究センター長

竹林 晃三
獨協医科大学埼玉医療センター
糖尿病内分泌・血液内科
准教授

竹山 宜典
近畿大学医学部外科教授

田所 望
獨協医科大学教育支援センター
センター長（産科婦人科学兼
務）

田中 正史
笹塚21内科ペインクリニック
院長

丹野　誠志
イムス札幌消化器中央総合病院
消化器病センター院長

土田　明彦
東京医科大学消化器・
小児外科学分野主任教授

德橋　泰明
日本大学医学部整形外科学
主任教授／板橋病院院長・整
形外科部長

豊田　茂
野尻こどもファミリー
クリニック院長

鳥居　陽子
東京都がん検診センター
呼吸器内科医長

中島　伸幸
東京医科大学脳神経外科学分野

永納　和子
聖マリアンナ医科大学
麻酔学教室教授

中村　博幸
東京医科大学茨城医療センター
内科（呼吸器）教授

中村（内山）　ふくみ
東京都保健医療公社
荏原病院感染症内科医長

新妻　知行
戸田中央総合病院内科

西井　重超
はたらく人・学生のメンタル
クリニック院長

西川　佳孝
京都大学医学部附属病院
腫瘍内科

禰屋　和雄
帝京大学医学部心臓血管外科
非常勤講師／
ねや内科クリニック院長

野平　知良
東京医科大学産科婦人科学分野

野見山　哲生
信州大学医学部
衛生学公衆衛生学講座教授

長谷川　友紀
東邦大学医学部
社会医学講座教授

長谷川　浩
在宅療養支援診療所
医療法人社団仁愛会ならしの
ファミリークリニック院長

塙　篤雄
群馬パース大学客員教授／
日本赤十字社東京都血液セン
ター

馬場　俊吉
アクアリハビリテーション病院
副院長

早川　秀幸
筑波剖検センター長

原田　智紀
日本大学医学部機能形態学系

一杉　正仁
滋賀医科大学
社会医学講座（法医学）教授

平島　潤子
公益財団法人がん研究会
有明病院麻酔科医長

平山　哲
順天堂大学医学部
臨床検査医学先任准教授

福島　久喜
東京医科大学八王子医療セン
ター乳腺科

藤井　聰
山形大学医学部生理学教授

藤井　俊樹
金沢医科大学皮膚科講師

藤岡　治人
順天堂大学医学部
循環器内科学非常勤講師／
藤岡医院院長

牧野　康男
沖縄県立北部病院産婦人科
産婦人科部長

松村　讓兒
杏林大学医学部解剖学教授

松本　邦愛
東邦大学医学部社会医学講座
講師

三角　和雄
千葉西総合病院院長／
東京医科歯科大学特命教授

三石　績
東京心臓協会附属クリニック
院長／玉川大学名誉教授

宮内　彰人
日本赤十字社医療センター
周産母子・小児センター
副センター長

三宅　康史
帝京大学医学部救急医学講座
教授／帝京大学医学部附属病
院高度救命救急センター長

宮越　雄一
東洋大学食環境科学部
健康栄養学科教授

宮澤　啓介
東京医科大学生化学分野
主任教授

三輪　高喜
金沢医科大学
耳鼻咽喉科学主任教授

村瀬　訓生
学校法人呉竹学園呉竹メディカ
ルクリニック副院長／
東京医科大学健康増進スポー
ツ医学分野兼任准教授

村松　慎一
自治医科大学内科学講座
神経内科学部門特命教授

山口　昌大
順天堂大学医学部眼科学講座

山越　麻生
医療法人社団あずま会
稗田病院

山内　俊一
葵会柏たなか病院
糖尿病センター長

山内　秀雄
埼玉医科大学小児科学教授

山本　貴嗣
帝京大学医学部内科学教授

横井　健太郎
東京慈恵会医科大学
小児科学講座講師

横井　茂夫
横井こどもクリニック院長

吉田　行弘
日本大学医学部整形外科学
診療准教授／
リハビリテーション科科長

本書の利用法

チェック欄 最低2回は問題を解いて，理解度を各自でチェックしよう。

国試出題番号 111H-32は，第111回医師国家試験H問題32番を表している。

アプローチ 病態理解のヒントとなるキーワードを挙げ，その意味するところを簡潔に述べた。

画像診断 提示画像の特徴的所見を，引き出し線などを用いて具体的にわかりやすく説明した。

鑑別診断 症例を検討して鑑別を進め，確定診断に至るまでのプロセスを詳解した。

確定診断 症例の確定診断名を示した。

選択肢考察 各選択肢の正誤を○×で示し，その理由を明確に解説した。なお，ネガティブクエスチョン（太字で表示されている問いかけを含む設問）については正解肢を×で示した。

解答率 選択肢それぞれについての選択率を提示した。

ポイント 関連項目や発展的知識，あるいは解説者からの本問に対するコメントなどを掲載した。

本問の狙い 類型的でない出題や新傾向の出題については本欄を設け，その出題の狙いがどのようなものであったかを類推・考察した。

受験者つぶやき 実際に問題を解いた受験者による，各問題の感想や攻略ポイントなどの生の声を多数収録。

Check ■ ■ ■

次の文を読み，31，32の問いに答えよ。
76歳の男性。左上下肢が動かなくなったため救急車で搬入された。
現病歴：朝起床時に体が何となく重かったので，朝食を摂らず約2時間ベッドで休んでいた。トイレに起き上がろうとしたところ，左手で体を支えられないことに気付いた。左足も動きが悪いため，同居する妻が救急車を要請した。

111H-32 今後のリハビリテーション計画を立案する上で最も大切な情報はどれか。
a 服用中の薬　　　b 再発のリスク　　　c 頭部 MRI の所見
d 患者が望む生活像　　　e 転院時の感覚障害

アプローチ
① 76歳の男性 → 脳血管障害リスクファクター
② 起床時より左上下肢が動かなくなる → 就寝時の発症。突発的ではないが比較的早い発症
③ 弛緩性不全麻痺，感覚低下 → 左弛緩性片麻痺，感覚障害
④ 高血圧，煙草20本/日，トリグリセリド240 mg/dL → 脳梗塞のリスクファクター
⑤ 意識清明，体温37.2℃，心拍数80/分，整，呼吸数16/分 → バイタルは比較的安定
⑥ 血圧184/104 mmHg → 血圧上昇

画像診断

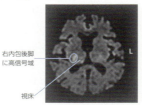

右内包後脚に高信号域
視床

右内包後脚に高信号域があり，同部の脳梗塞が疑われる。
脳全体に萎縮あり。

鑑別診断
「アプローチ」③から左身体半側に運動麻痺と感覚障害が出現しており，右脳内の病変を疑う。また②より症状が比較的突然に出現していることから，脳梗塞あるいは脳出血などの脳血管障害を疑う。①，④から脳梗塞のリスクファクターがあることがわかる。②，⑤から突発発症ではなく，また不整脈はないことから，脳梗塞の場合なら心原性よりもアテローム血栓性がより疑われる。⑥より血圧上昇があり，これは脳血管障害発症時によくみられる。①，②，③，④，⑥および画像より脳梗塞が疑われ，②，⑥からはアテローム血栓性脳梗塞がより疑われる。

確定診断 右内包後脚の脳梗塞急性期（アテローム血栓性脳梗塞の疑い）

選択肢考察
× a しびれを含めた感覚障害は，発症部位や○○○○○での強弱により回復経過を評価することはできない。割れ問
○ b 麻痺の程度や健側下肢の筋力は，歩行を含む移動能力に関係する重要な要素で，退院後の生活環境を整備していく上で回復経過を評価する有用な指標となる。
× c Dダイマーは FDP が分解された最終分解産物で，深部静脈血栓など体内に血栓が存在している状態で高値となるが，退院後の生活に関係する機能の回復経過の指標とはならない。
× d プロトロンビン時間はプロトロンビンの働きの程度をみる指標で，ワルファリン投与量の指標に用いるが，退院後の生活に関係する機能の回復経過の指標とはならない。
× e 脳梗塞の場合，CT では MRI 以上の情報は得られない。また画像情報からは回復経過を評価することはできない。

解答率 a 9.9%，b 86.1%，c 1.0%，d 0.9%，e 2.2%

ポイント 退院後の生活に向けた回復経過の評価は，リハビリテーションの到達目標を設定するために必要で，そのためには社会的背景や，基本動作および ADL などの能力評価の情報が重要となる。そしてこれら能力評価をする上で，筋力，平○○○○○○○性，認知機能，心肺機能など，身体各機能個々の○○○○○○○○○○を評価する　正解欄　○。

本問の狙い 脳梗塞では，○○期を乗り切るとおおむね薬物療法の方向性が定まり，リハビリテーションを中心と○○○治療へシフトしていくことが多い。本問では，薬物治療からの視点だけではく，リハビリテーションからの視点を持つことの重要性に目を向けている。

正 解 [31] b　正答率 86.1%　[32] 　正答率 97.8%　　▶参考文献　MIX 453

受験者つぶやき
[32]・患者本位の医療を行えということですね。
・リハビリの目指す先を決めるためにもdですね。
・リハビリのゴールは患者さん本人が決定します。

🔑**マーク** 受験者の解答データから割り出した「国試突破の鍵となった」設問を鍵のマークで示した。具体的には、「点双列相関係数」が0.3以上の設問を示している。この係数はテスト統計で用いられる、各設問の「解答者の学力を識別する能力」を示す数値で、その値が大きくなるほど質のよい問題だといえる（＜0〜0.1は識別する力が弱い問題、＞0.2〜0.3は識別する力が強い問題）。言い換えれば、国試合格者と不合格者で正答率に差が出た問題ほど数値は大きくなる。したがって、鍵マーク問題は「実力が伴ってきたかどうかの指標」として活用していただきたい。

112回国試問題全体の点双列相関係数は、後掲の「内容一覧」に掲示した（正解が明示されていない112A-43を除く）。

臨床eye 臨床実地問題のうち、特に検討に値する症例については、従来の「アプローチ→画像診断→鑑別診断」の枠組みの代わりに、時系列に沿って考えるべき事項を、より詳細に解説した。

▶臨床eye **Step 1** 76歳男性　左上下肢が動かない

筋力低下をきたす疾患として、神経系疾患、筋疾患、電解質異常などが挙げられるが、本例ではその分布が一側の上下肢であることから、頸髄以上の運動ニューロンの障害を考える。この場合、病変部位が頸髄であるか頭蓋内であるかは、CTやMRIで撮影部位を決める際に重要である。大脳皮質の症状である失語・失行・失認の有無、脳神経所見の異常の有無、感覚障害の分布などを確認したい。また、原因疾患の鑑別のため、どのような経過であったかを聴取する。急性発症であれば脳血管障害や膿瘍などの感染症、緩徐進行性であれば脳腫瘍、慢性の経過であれば慢性硬膜下血腫や動静脈奇形などの疾患を疑う。

Step 2 病歴、身体診察

①起床時から左上下肢が動かない→就寝時の発症と考えられる。突然発症ではないが、比較的急性の発症。
②高血圧、喫煙歴→脳血管障害のリスク。
③意識清明→脳血管障害であれば、比較的範囲が狭い可能性。
④心拍数80/分、整→来院時、心房細動ではない。
⑤左上下肢の弛緩性不全麻痺と感覚低下、構音障害→構音障害は大脳または脳幹病変で生じる。病変は頭蓋内と考えられる。

急性の経過で一側性不全麻痺と感覚障害、構音障害を生じたことから、脳梗塞や脳出血などの脳血管障害が疑われる。診断および脳浮腫の有無の確認のため、頭部CTや頭部MRIを行う。

Step 3 検査所見

⑥トリグリセリド240mg/dL→高トリグリセリド血症であり、アテローム血栓性脳梗塞のリスクファクター
⑦頭部MRIで右内包後脚に高信号域

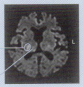

右内包後脚に高信号域　　L
視床

Step 4 総合考察

これらの所見を総合し、右内包後脚の脳梗塞である。問題文の情報だけでは断定はできないが、①の発症形式、⑥のリスクファクター、③⑦から病変部位が比較的狭く、④心房細動を認めないなどの点から、アテローム血栓性脳梗塞の可能性が高い。

割れ問マーク 多くの受験者がつまずいてしまった誤答選択肢を明示し、その理由について類推できるものについてはその見解を添えた。

参考文献 各自の学習が問題から参考書へフィードバックできるよう、弊社書籍の参照ページを掲載した。なお下記参考文献は以下のように略している。

MIX	『メディカル インデックス』第2版（医学評論社）2016
国小	『国試小児科学』第6版（テコム）2017
チャート産	『チャート 産婦人科① 産科』第5版（医学評論社）2007
チャート婦	『チャート 産婦人科② 婦人科』第5版（医学評論社）2008
コンパクト	『コンパクト・マイナー・ノート』第1版（医学評論社）2008
いらすと!	『いらすと! はじめての解剖学』第1版（医学評論社）2015

正答率 正解肢を選択した解答者の割合を示した（サンプル受験者数4,070名）。

CONTENTS

A 問題　医学各論（75問）‥‥‥‥‥‥‥‥‥ *1*
一般各論（15問），臨床各論（60問）

B 問題　必修の基本的事項（49問）‥‥‥ *135*
必修一般（24問），必修臨床（15問），
必修長文（10問）

C 問題　医学総論/長文問題（66問）‥‥‥ *193*
一般総論（24問），臨床総論（26問），
長文問題（15問），計算問題（1問）

D 問題　医学各論（75問）‥‥‥‥‥‥‥ *281*
一般各論（15問），臨床各論（60問）

E 問題　必修の基本的事項（51問）‥‥‥ *405*
必修一般（26問），必修臨床（15問），
必修長文（10問）

F 問題　医学総論/長文問題（84問）‥‥‥ *469*
一般総論（44問），臨床総論（24問），
長文問題（15問），計算問題（1問）

索　引‥‥‥‥‥‥‥‥‥‥‥‥‥‥‥‥ *563*

写真集‥‥‥‥‥‥‥‥‥‥‥‥‥‥‥‥ **別冊**
問題集‥‥‥‥‥‥‥‥‥‥‥‥‥‥‥‥ **別冊**

第112回医師国家試験を振り返って──傾向と対策

　最初に，決して易しくない試験に2日も付き合った受験生の皆さんに心からお疲れ様でしたと申し上げたいと思います。

　今回も「割れ問」が散見されましたが，かつてよく見られた「誰がどう見ても答が一意に決まるわけがない」問題はほぼ根絶されており，大きな混乱は生じなかったようです。もちろん，このような問題を国家の名の下に出題していた時代がおかしいのです。国家試験がまともな学力試験になったことを心から喜び，出題委員会の先生方と厚労省当局のご努力に敬意を表したいと思います。

　私見ですが，112回は最近の中では最も雑に作られた国試という感が強いです。しかし，それでも学力を弁別するという機能は果たしています。また，111回では特定の科目，例えば神経内科で無茶苦茶な出題が散見されましたが，112回では無茶苦茶な出題はほぼ根絶されている点も評価できるでしょう。

　では，112回国試の傾向を指摘して，主に113回国試を受験する皆さんの参考に供したいと思います。ただし，国試の傾向というのはあってなきが如きものでもあり，112回の出題傾向が継承されるというものでもありません。

1.　必修の出題は必修ガイドラインにある疾患の範囲を超えている。

　ガイドライン上，必修問題の出題範囲に指定されている疾患の数は限られています。しかし，必修問題はこの範囲を超えた疾患が扱われています。事実上，出題範囲の指定はなきに等しくなっています。その結果，必修問題とその他の問題の差はほとんどなくなりました。限られた出題範囲で無理に作問すると悪問になってしまう，という考えからこのような出題方針が取られているのでしょう。この出題方針は107回国試から明らかになり，今回も踏襲されています。かつては狭い範囲から無理に新作問題を出題しようとして悪問が続出し，「荒れた必修」になる回がよくありましたが，最近はさすがにそのような事態はなくなりました。これは良いことだと思います。

　112回も，必修問題の難易度，内容は概ね妥当であったと考えます。

2.　公衆衛生の問題は減っていない。

　　　　問題数の削減に伴い，公衆衛生の出題数も減ると予測した向きもあった
ようですが，もちろんそんなことにはなりませんでした。医師国試は，こ
れから医者になろうという人に厚労省の政策を周知徹底させる重要な場で
す。公衆衛生の出題数が減るわけがないのです。その結果，公衆衛生の比
率は高くなったわけで，公衆衛生をサボっているとますます受かりにくく
なった，と言えるでしょう。この事情は113回にも継承されるはずです。
113回の受験生はくれぐれも銘記して頂きたいと考えます。

3.　出題分野の調整がなされていなかった。

　　　　例えば，ANCA関連血管炎の問題が3問ありました。ANCA関連血管
炎は高齢者に多い疾患です。超高齢化社会を迎えて遭遇する機会が増えて
いる疾患です。しかし，今までの国試では出ても1問（血管炎全体でも1
〜2問）でしたから，明らかに多いと言えます。その他，ビタミンB群欠
乏症が2問（欠乏しているビタミンは異なりますが），A-a DO_2 に関連し
た問題が2問，初期輸液の組成を問う問題が3問，など，明らかに出題数
の偏りが見られます。出題分野が偏らないように，という配慮よりも，問
題の質を優先したということでしょうか。こういう回は筆者が記憶する限
り初めてです。このような出題であると，極度に苦手な分野を抱えている
受験生には不利になるでしょう。月並みですが，万遍なく勉強しておきま
しょう，としか言いようがありません。

4.　臨床実習重視の実践的な問題は多い。

　　　　この傾向は最近10年強化されていますが112回もそうでした。今回は
特に外科系の問題で目立ったように感じられます。麻酔でクラッシュイン
ダクションをする意図を問う問題，胸部外科の術後管理の問題，などが目
立ちます。3.で述べた初期輸液の組成を問う問題もこの路線です。これも
月並みで恐縮なのですが，臨床実習をしっかりやりましょう，ということ
に尽きます。

　　　　さらに，今まで出たことのない内容を問う問題も目立ちます。例えば，

原発性中枢神経系悪性リンパ腫の標準治療は大量メトトレキサート療法なのですが，これは国試初登場です。もっとも，この治療が標準治療になってから久しいので，出てもおかしくないと言えます（個人的には専門的すぎると思われ，模試にも出題しなかった内容です）。「国試の過去問に出ていない内容はマニアック」と考えがちですが，貪欲に知識を吸収する姿勢が必要だと考えます。

5.　応用問題よりも単純知識問題が目立つ。

　　4.のような実践的な問題を 400 問出題するのは無理です。大方を占めるのは「普通の」問題ということになります。

　　一般問題では，病態生理に基づいて考えさせる問題はこの 10 年くらい激減しており，今回もほぼありませんでした。「～（疾患名）について正しいのはどれか。」という「ベタな」問題が多いのには驚きました。このタイプの問題は一時ほとんど見られなくなっていたからです。

　　臨床問題では，診断を問うだけの問題，診断がついてしまえばその疾患に関する知識を問うだけの「事実上の一般問題」が今回は多かったように感じられました。ここ数回の国試における臨床問題では，次に行う検査や処置を問う問題を意識的に増加させていましたので（もちろん今回もそのような問題は多くあります），今回は目立ちました。

6.　禁忌肢問題の存在感が増した。

　　国試合格基準に，「禁忌肢問題選択数は 3 問以下」がありますが，これまで禁忌肢で落ちたという話を聞くことはほとんどなく，事実上機能していなかったといえます。ところが，今年の国試では禁忌肢で不合格となる受験生が散見されました。合格後初期研修医になった際，慌てて安易な医療事故を起こしてほしくないという，出題者側の想いを感じます。本書では，専門の臨床医と一つひとつの選択肢を入念に確認し，禁忌肢の可能性が高い問題については，「**禁忌**」と太字で示しました。禁忌肢のありようを把握し準備するとともに，本番の国試で初見の問題があったとしても，決して慌てず，個々の選択肢をよく確認することが重要といえます。

112回国試の特徴としては以上のような点を指摘しておきたいと思います。

　冒頭でも述べましたように，国試は学力試験として洗練された試験になっています。112回も，受験生の学力を検定するという機能は果たしているセットでした。日ごろからきちんと勉強していた皆さんは「まぐれ落ち」など心配する必要はありません。学力通りの結果となるでしょう。

　要するに，まともに実習と講義をこなし，過去問と模試を勉強していれば必要十分です。

　最後になりましたが，本書を購読する皆さんの「武運長久」をお祈りしております。

▶第112回医師国家試験における変更点について

<厚生労働省ホームページより>

平成30年に実施する第112回医師国家試験について，従前の国家試験から次の変更を行う。

1．出題数について

必修問題以外の一般問題を100題減じ，合計400題とする。

<第111回>

	一般問題	臨床実地問題
必修問題	50題	50題
医学総論	200題	200題
医学各論		

<第112回>

	一般問題	臨床実地問題
必修問題	50題	50題
医学総論	100題	200題
医学各論		

2．試験日程について

試験日数を3日間から2日間に変更する。

なお，試験時間は，1日目，2日目ともに，9時30分から18時30分を予定している。ただし，実際の試験時間及び説明開始時刻は受験票と共に送付される受験者留意事項を確認すること。

3．配点について

必修問題以外の一般問題と臨床実地問題は，ともに1問1点で採点を行う。

<第111回>

	一般問題	臨床実地問題
必修問題	1問 1点	1問 3点
医学総論	1問 1点	1問 3点
医学各論		

<第112回>

	一般問題	臨床実地問題
必修問題	1問 1点	1問 3点
医学総論	1問 1点	1問 1点
医学各論		

4．合格基準について

必修問題以外の一般問題と臨床実地問題は，これまで各々で合格基準を設定していたものを，一般問題と臨床実地問題の得点の合計について合格基準を設定する。

> 「必修問題」では臨床問題の点数が3点，すなわち一般問題の3倍です。また，「必修問題以外の300題」ではそのうちの3分の2が臨床問題です。したがって，臨床問題への理解度を深めることが国試対策として肝要です。

▶第112回医師国試　時間割

	時　間　割		問題数	時　間	形式別問題数			1問当たり 解答時間*
1日目 (2/10)	説明開始 8:55							
	9:30〜12:15	A　医学各論	75問	2時間45分	一般	各論	15問	1分
					臨床	各論	60問	2分30秒
	（休憩65分）							
	説明開始 13:20							
	13:45〜15:20	B　必修の基 本的事項	49問	1時間35分	必修	一般	24問	1分
					必修	臨床	15問	2分30秒
					必修	長文	10問	3分20秒
	（休憩35分）							
	説明開始 15:55							
	16:10〜18:30	C　医学総論	66問	2時間20分	一般	総論	25問	1分
					臨床	総論	26問	2分30秒
					臨床	長文	15問	3分20秒
2日目 (2/11)	説明開始 8:55							
	9:30〜12:15	D　医学各論	75問	2時間45分	一般	各論	15問	1分
					臨床	各論	60問	2分30秒
	（休憩55分）							
	説明開始 13:10							
	13:25〜15:05	E　必修の基 本的事項	51問	1時間40分	必修	一般	26問	1分
					必修	臨床	15問	2分30秒
					必修	長文	10問	3分20秒
	（休憩30分）							
	説明開始 15:35							
	15:55〜18:30	F　医学総論	84問	2時間35分	一般	総論	45問	1分
					臨床	総論	24問	2分30秒
					臨床	長文	15問	3分20秒
	合　計		400問	13時間40分				

*目安としての解答時間であり，合計時間が時間割と合致するとは限らない。

（注）セクションごとのガイドライン割り当てや問題形式別問題数等は公開されていない。

▶第112回医師国試　合格者数

	出願者数	受験者数	合格者数	合格率
新卒者	9,227人	8,924人	8,330人	93.3%
全体	10,351人	10,010人	9,024人	90.1%

▶第112回医師国試　合格基準

第112回医師国家試験の合格基準は，
（1）必修問題は，一般問題を1問1点，臨床実地問題を1問3点とし，
　　総得点が，160点以上／200点
　但し，必修問題の一部を採点から除外された受験者にあっては，必修問題の得点について総点数の80％以上とする。
（2）必修問題を除いた一般問題及び臨床実地問題については，各々1問1点とし，
　　総得点が，208点以上／299点
（3）禁忌肢問題選択数は，3問以下　とする。

▶第112回医師国試　得点数分布

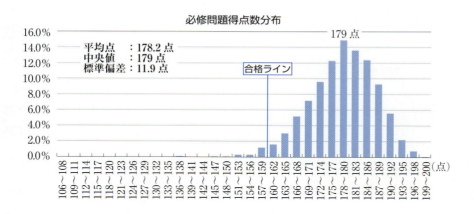

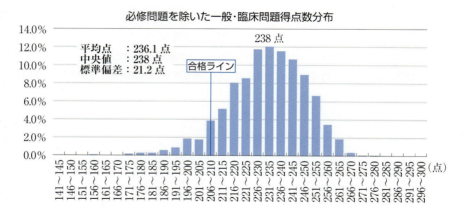

▶第112回医師国試　解答形式別問題数

解答コード	解答形式	A 75	B 49	C 66	D 75	E 51	F 84
A type	五肢択一（1つ選ぶ）	58	49	53	56	51	68
X2 type	複択形式（2つ選ぶ）	16		11	17		11
X3 type	複択形式（3つ選ぶ）	1		1	2		4
L type	多肢択一（1つ選ぶ）						
—	計算問題			1			1

解答コード	解答形式	一般問題 医学総論 70	率	医学各論 30	率	臨床問題 医学総論 50	率	長文問題 30	率	医学各論 120	率	必修問題 一般 50	臨床 30	連問 20	計	%*
A type	五肢択一（1つ選ぶ）	50	71.4%	21	70.0%	46	92.0%	25	83.3%	93	77.5%	50	30	20	335	83.8%
X2 type	複択形式（2つ選ぶ）	16	22.9%	7	23.3%	4	8.0%	2	6.7%	26	21.7%				55	13.8%
X3 type	複択形式（3つ選ぶ）	2	2.9%	2	6.7%	0	0.0%	3	10.0%	1	0.8%				8	2.0%
L type	多肢択一（1つ選ぶ）	0	0.0%	0	0.0%	0	0.0%	0	0.0%	0	0.0%				0	0.0%
—	計算問題	2	2.9%	0	0.0%	0	0.0%	0	0.0%	0	0.0%				2	0.5%

*全問題数400問との比率

> 第112回国試の解答形式としては，
> ①多肢択一が0問となった
> ②増加傾向であったX3 typeに歯止めがかかり，X2 typeの割合が増加した
> などの変化が認められた。

参考1：第111回医師国試解答形式別問題数

解答コード	解答形式	一般問題 医学総論 120	率	医学各論 80	率	臨床問題 医学総論 50	率	長文問題 30	率	医学各論 120	率	必修問題 一般 50	臨床 30	連問 20	計	%*
A type	五肢択一（1つ選ぶ）	98	81.7%	49	61.3%	43	86.0%	21	70.0%	95	79.2%	50	30	20	406	81.2%
X2 type	複択形式（2つ選ぶ）	15	12.5%	21	26.3%	7	14.0%	6	20.0%	18	15.0%				67	13.4%
X3 type	複択形式（3つ選ぶ）	3	2.5%	8	10.0%	0	0.0%	3	10.0%	7	5.8%				21	4.2%
L type	多肢択一（1つ選ぶ）	1	0.8%	1	1.3%	0	0.0%	0	0.0%	0	0.0%				2	0.4%
—	計算問題	3	2.5%	1	1.3%	0	0.0%	0	0.0%	0	0.0%				4	0.8%

*全問題数500問との比率

参考2：第110回医師国試解答形式別問題数

解答コード	解答形式	一般問題 医学総論 120	率	医学各論 80	率	臨床問題 医学総論 50	率	長文問題 30	率	医学各論 120	率	必修問題 一般 50	臨床 30	連問 20	計	%*
A type	五肢択一（1つ選ぶ）	95	79.2%	57	71.3%	43	86.0%	23	76.7%	100	83.3%	50	30	20	418	83.6%
X2 type	複択形式（2つ選ぶ）	19	15.8%	17	21.3%	4	8.0%	5	16.7%	14	11.7%				59	11.8%
X3 type	複択形式（3つ選ぶ）	4	3.3%	5	6.3%	3	6.0%	2	6.7%	5	4.2%				19	3.8%
L type	多肢択一（1つ選ぶ）	1	0.8%	0	0.0%	0	0.0%	0	0.0%	1	0.8%				2	0.4%
—	計算問題	1	0.8%	1	1.3%	0	0.0%	0	0.0%	0	0.0%				2	0.4%

*全問題数500問との比率

▶第112回医師国試 難易度別問題数分布

問題数\正答率	A問題*		B問題		C問題		D問題		E問題		F問題	
	74		49		66		75		51		84	
90%以上	24	32.4%	36	73.5%	27	40.9%	33	44.0%	31	60.8%	31	36.9%
80〜90%	23	31.1%	6	12.2%	12	18.2%	14	18.7%	9	17.6%	26	31.0%
60〜80%	16	21.6%	7	14.3%	11	16.7%	15	20.0%	6	11.8%	18	21.4%
40〜60%	7	9.5%	0	0.0%	12	18.2%	5	6.7%	3	5.9%	4	4.8%
40%未満	4	5.4%	0	0.0%	4	6.1%	8	10.7%	2	3.9%	5	6.0%

*A問題で採点から除外された問題1問（A-43）を除いている。

問題数\正答率	必修		一般		臨床*		一般+臨床*		総合*	
	100		100		199		299		399	
90%以上	67	67.0%	37	37.0%	77	38.7%	114	38.1%	181	45.4%
80〜90%	15	15.0%	29	29.0%	47	23.6%	76	25.4%	91	22.8%
60〜80%	13	13.0%	16	16.0%	44	22.1%	60	20.1%	73	18.3%
40〜60%	3	3.0%	9	9.0%	19	9.5%	28	9.4%	31	7.8%
40%未満	2	2.0%	9	9.0%	12	6.0%	21	7.0%	23	5.8%

*臨床問題で採点から除外された問題1問（A-43）を除いている。

110〜112回の難易度の変遷

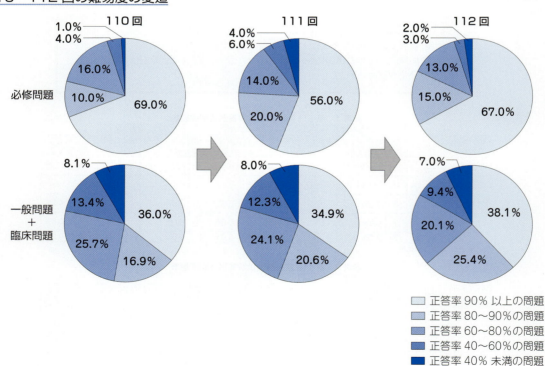

▶内 容 一 覧 ── 問題番号順

A 問題

	領域・科目	正答率	点双列	テーマ・確定診断	ガイドライン	正解
A-1	代謝	40.1%	0.18	高アンモニア血症をきたす疾患	各X-10-C-⑥	e
A-2	皮膚科	31.6%	0.10	続発性無汗症の原因疾患	各Ⅲ-3-I-①	e
A-3	代謝	86.4%	0.26	高尿酸血症をきたす疾患	各X-9-B-②	d
A-4	感染性疾患	76.7%	0.25	感染症法に基づく腸管出血性大腸菌感染症への対応	各XI-3-A-⑯	e
A-5	消化管	95.1%	0.23	Mallory-Weiss 症候群の病態	各Ⅵ-1-E-①	b
A-6	精神科	91.7%	0.25	睡眠の生理学について	各Ⅱ-4-B	b
A-7	産科	95.1%	0.23	羊水塞栓症の病態	各Ⅰ-2-J-①	d
A-8	泌尿器科	96.2%	0.32	無症候性骨転移を伴う前立腺癌への治療	各Ⅶ-6-C-②	c
A-9	内分泌	57.8%	0.03	粘液水腫性昏睡の病態	各X-2-B-①	b
A-10	眼科	81.3%	0.20	遠点 50 cm 近点 25 cm となる眼の調節力	各Ⅲ-4-A-④	b
A-11	血液	98.1%	0.23	免疫性血小板減少性紫斑病の特徴	各Ⅶ-4-A-①	c
A-12	心臓	92.4%	0.33	急性心筋梗塞の合併症	各V-5-B-①	d e
A-13	消化管	88.8%	0.21	大腸ヘルニアの特徴	各Ⅵ-9-A-③	c d
A-14	耳鼻咽喉科	64.5%	0.11	鼻処置で使用する器具	各Ⅲ-9-A	b c
A-15	産科	84.3%	0.25	妊娠初期にエコーで診断できる疾患	各Ⅰ-1-A-②,各Ⅰ-1-A-③.各Ⅰ-1-B-③	a b e
A-16	血液	86.9%	0.14	急性前骨髄球性白血病の治療薬	各Ⅶ-2-C-①	b
A-17	消化管	89.3%	0.17	術後持続する発熱への対応（人工呼吸器関連肺炎）	各Ⅳ-1-B	d
A-18	代謝	67.0%	0.25	腫瘍性低リン血症性骨軟化症の診断	各X-3-B-②	a
A-19	神経	62.9%	0.37	亜急性連合性脊髄変性症で予想される診察所見	各Ⅸ-4-D-①	a
A-20	環境	97.4%	0.30	熱中症軽快後の指導	各Ⅻ-5-A-①	b
A-21	呼吸器	82.1%	0.20	胸腔ドレーン自己抜去への対応	各Ⅳ-5-B-①	c
A-22	皮膚科	30.5%	0.19	血管肉腫の特徴	各Ⅲ-2-F-⑥	a
A-23	腎臓	89.8%	0.18	急速進行性糸球体腎炎症候群の治療（顕微鏡的多発血管炎）	各Ⅶ-1-A-②	e
A-24	緩和ケア	79.8%	0.09	終末期胃癌患者の治療方針	各Ⅵ-2-D-③	d
A-25	神経	84.6%	0.33	筋強直性ジストロフィーで認められる手の所見	各Ⅸ-5-D-④	b
A-26	精神科	83.1%	0.30	むずむず脚症候群の治療薬	各Ⅸ-6-D-①	e
A-27	婦人科	63.0%	0.19	卵巣出血への対応	各Ⅶ-7-D	a
A-28	心臓	89.5%	0.30	ウイルス性心筋炎の診断	各V-6-A-①	e
A-29	眼科	92.6%	0.20	調節性内斜視への対応	各Ⅲ-4-C-①	b
A-30	神経	89.3%	0.30	頭蓋内圧亢進症の確認のために行うべき検査（脳腫瘍の疑い）	各Ⅲ-4-B-③	b
A-31	神経	85.2%	0.29	内頸動脈海綿静脈洞瘻の治療法	各Ⅸ-1-D-④	b
A-32	泌尿器科	97.5%	0.31	完全重複腎盂尿管における尿失禁の病態（尿管異所開口）	各Ⅶ-10-A-⑥	c
A-33	消化管	92.3%	0.30	虚血性大腸炎への対応	各Ⅵ-3-D-①	a
A-34	泌尿器科	90.8%	0.26	幼児の陰嚢水腫への説明	各Ⅶ-10-B-④	a
A-35	耳鼻咽喉科	73.6%	0.18	上顎癌再発の画像診断	各Ⅲ-9-A-②	b
A-36	血液	89.4%	0.28	溶血性尿毒症候群の合併症	各Ⅵ-4-A-④	a
A-37	治療学	74.2%	0.28	細菌性肺炎におけるペニシリン系抗菌薬の投与方法	各Ⅳ-1-B-①	e
A-38	皮膚科	87.9%	0.16	疥癬への対応	各Ⅲ-3-M-①	e
A-39	腎臓	95.1%	0.21	造影剤腎症への対応	各Ⅶ-2-B-⑦	b
A-40	神経	25.8%	0.06	中枢神経系原発悪性リンパ腫の治療	各Ⅸ-2-A-③	e
A-41	呼吸器	57.6%	0.19	再膨脹性肺水腫の呼吸管理	各Ⅳ-5-A	b
A-42	精神科	99.3%	0.52	パニック障害でみられる症状	各Ⅱ-3-A-①	e
A-43*	婦人科			子宮内膜症を併発した原発性不妊症に対する治療	各Ⅶ-8-E-①	除外
A-44	膠原病	87.6%	0.26	全身性強皮症に伴う微小血管障害性溶血性貧血で認められる所見	各XI-2-A-②	b
A-45	心臓	96.0%	0.36	胸部大動脈瘤手術で注意すべき合併症	各V-8-A-①	b
A-46	感染性疾患	65.4%	0.15	伝染性紅斑の診断に有用な問診事項	各XI-1-A-⑭	c
A-47	内分泌	87.1%	0.30	褐色細胞腫への対応	各X-4-B-①	b
A-48	血液	89.5%	0.24	本態性血小板血症の診断	各Ⅶ-2-C-④	e
A-49	膠原病	98.8%	0.36	多発単神経炎の原因疾患（顕微鏡的多発血管炎）	各XI-2-B-③	c
A-50	肝胆膵	92.6%	0.23	抗 TNF-α 抗体製剤使用中の黄疸に対する検査項目（HBV 再活性化）	各XI-1-A-㉓	b
A-51	アレルギー	99.4%	0.54	食物依存性運動誘発アナフィラキシーへの生活指導	各XI-1-A-③	e
A-52	眼科	86.3%	0.14	アルカリ眼外傷の初期対応	各Ⅲ-11-A-⑤	d
A-53	産科	75.9%	0.14	早発一過性徐脈の診断と対応	各Ⅰ-3-A-①	e

点双列：点双列相関係数（p.ix「❓マーク」参照）

xxi

	領域・科目	正答率	点双列	テーマ・確定診断	ガイドライン	正解
A-54	整形外科	63.0%	0.18	大腿部腫瘤の鑑別診断（悪性軟部腫瘍）	各Ⅸ-9-F	d
A-55	消化管	67.1%	0.19	アニサキス症の病態	各Ⅵ-2-C-⑤	e
A-56	泌尿器科	95.4%	0.30	進行性精巣癌の治療	各Ⅷ-6-C-④	e
A-57	代謝	48.4%	0.24	糖尿病患者の意識障害で確認すべき血液検査項目（メトホルミンによる乳酸アシドーシス）	各Ⅹ-6-B-③	a
A-58	神経	61.5%	0.24	神経梅毒疑い例で検査すべき項目	各ⅩⅡ-3-A-㉛	b
A-59	心臓	81.4%	0.30	入浴時に生じた動悸の原因疾患（心房細動）	各Ⅴ-1-A-⑤	d
A-60	血液	90.6%	0.26	慢性リンパ性白血病の診断	各Ⅶ-3-C-①	b
A-61	心臓	89.3%	0.11	高齢者における高血圧症の評価と対応	各Ⅴ-7-A	c
A-62	呼吸器	32.3%	0.12	大腸癌肺転移の治療	各Ⅵ-3-C-③	d
A-63	精神科	84.3%	0.30	アルコール離脱による振戦せん妄の治療薬	各Ⅱ-1-E-②	b c
A-64	呼吸器	95.0%	0.23	頸部膿瘍，急性縦隔炎，膿胸の治療	各Ⅳ-1-G-③	a b
A-65	婦人科	49.9%	0.11	子宮脱への対応	各Ⅷ-10-C-③	a c
A-66	呼吸器	56.6%	0.31	COPD の安定期の治療	各Ⅳ-2-C-①	d e
A-67	心臓	93.5%	0.23	Stanford A 型急性大動脈解離の治療	各Ⅴ-8-A-④	c e
A-68	肝胆膵	51.9%	0.23	胆道系酵素上昇時の鑑別疾患	各Ⅵ-6-B-⑤，各Ⅵ-7-B-③	c d
A-69	小児科	94.8%	0.19	手足口病で診断のために観察すべき部位	各ⅩⅠ-1-A-⑧	a b
A-70	肝胆膵	94.9%	0.24	急性胆嚢炎の治療	各Ⅵ-7-B-①	b d
A-71	乳腺	95.8%	0.30	乳癌疑いに対して行うべき検査	各Ⅹ-11-B-④	c d
A-72	膠原病	63.3%	0.15	リウマチ性多発筋痛症の合併症（巨細胞性動脈炎）の症状	各Ⅹ-2-D-④	a c
A-73	肝胆膵	81.9%	0.22	慢性膵炎患者への生活指導	各Ⅵ-8-A-②	a c
A-74	呼吸器	64.4%	0.20	アレルギー性呼吸器疾患で行うべき検査	各Ⅳ-3-A-①	d e
A-75	膠原病	78.7%	0.32	SLE に合併した抗リン脂質抗体症候群疑いで行うべき検査	各ⅩⅠ-2-D-③	d e

B 問題

	領域・科目	正答率	点双列	テーマ・確定診断	ガイドライン	正解
B-1	感染性疾患	99.3%	0.34	標準予防策として行うこと	必 4-C-5	b
B-2	医療安全	99.6%	0.52	院内の医療安全管理について	必 4-B	e
B-3	救急	89.2%	0.11	トリアージタッグの適用	必 11-A-2	c
B-4	整形外科	79.4%	0.20	筋骨格系の診察方法	必 8-J	a
B-5	放射線	99.7%	0.61	造影 CT 施行前の確認事項	必 9-O-2	d
B-6	医療面接	91.1%	0.16	解釈モデルを知るための質問	必 6-E-1	a
B-7	婦人科	77.5%	0.08	子宮頸癌のリスク要因	必 12-H-9	b
B-8	呼吸器	97.7%	0.33	急性呼吸窮迫症候群の病態	必 12-D-9	c
B-9	耳鼻咽喉科	95.6%	0.22	老人性難聴の病態	必 7-C-6	e
B-10	公衆衛生	94.7%	0.24	介入研究に分類される研究手法	必 10-A-5	e
B-11	呼吸器	71.5%	0.19	酸素流量と吸入酸素濃度の組合せ	必 11-B	e
B-12	心臓	99.7%	0.38	大動脈解離による腰背部痛の特徴	必 12-E-7	a
B-13	耳鼻咽喉科	95.2%	0.18	急性副鼻腔炎で緊急性を示唆する所見	必 12-C-13	d
B-14	眼科	63.8%	0.06	散瞳して行う検査	必 9	e
B-15	呼吸器	98.7%	0.21	咳嗽をきたす疾患	必 7-D-1	c
B-16	医師	99.5%	0.45	患者中心の医療の実践として適切な項目	必 1-C-2	d
B-17	公衆衛生	98.3%	0.18	陽性尤度比の計算	必 10-B-8	c
B-18	公衆衛生	92.1%	0.21	要介護認定の申請先	必 2-A-4	b
B-19	公衆衛生	90.5%	0.08	死亡診断書の直接死因欄への記載	必 3-C-5	d
B-20	医師	99.4%	0.37	医師の職業倫理に反する行為	必 1-A-2	c
B-21	腎臓	96.3%	0.19	慢性腎炎症候群の原因疾患	必 12-H-1	a
B-22	公衆衛生	90.7%	0.19	検査前確率に連動する指標	必 10-B-6	d
B-23	公衆衛生	93.8%	0.12	治験審査委員会・倫理審査委員会の業務	必 2-E-4	d
B-24	産科	82.1%	0.20	妊娠初期に性器出血をきたす疾患	必 7-G-6	d
B-25	小児科	87.5%	0.16	乳児の中枢神経系感染症の疑いで重症であることを示唆する身体所見	必 11-A	b
B-26	加齢・老化	98.6%	0.17	高齢者の退院へ向けた準備（誤嚥性肺炎）	必 16-B-3	b
B-27	感染性疾患	98.1%	0.13	HIV 感染症で治療薬の選択の際重要な確認事項	必 13-A-2	c
B-28	神経	96.9%	0.27	眼位と複視の所見からの病変部位の診断	必 7-C-4	b
B-29	救急	83.6%	0.13	幼児の気管支異物で行う処置	必 11-C-14	e
B-30*	産科	68.4%	0.07	前置胎盤に伴う持続する性器出血への対応	必 12-A	a d
B-31	精神科	74.0%	0.15	せん妄の特徴	必 7-A-6	d
B-32	一般教養	96.5%	0.27	英文の診療録の判読（異所性妊娠）	必 18-C	b
B-33	救急	80.4%	0.02	腎細胞癌術後の出血性ショックへの対応	必 7-A-5	c
B-34	肝胆膵	92.4%	0.27	急性 E 型肝炎への対応	必 12-F-14	a

	領域・科目	正答率	点双列	テーマ・確定診断	ガイドライン	正解
B-35	医師	99.8%	0.74	difficult patient への対応	必 1-C	c
B-36	産科	99.5%	0.43	36 歳女性の悪心・嘔吐で行うべき検査（妊娠悪阻疑い）	必 7-E-4	b
B-37	公衆衛生	93.9%	0.16	アルバイト中の受傷で適用となる保険	必 2-A-3	e
B-38	呼吸器	98.9%	0.26	肺癌の組織型の診断（肺小細胞癌）	必 12-D-6	c
B-39	耳鼻咽喉科	88.4%	0.11	急性喉頭蓋炎への初期対応	必 11-B-3	c
B-40	医療安全	98.0%	0.14	インシデントレポートが必要なイベント	必 4-B-5	c
B-41	救急	99.0%	0.27	急性虫垂炎による敗血症性ショックの初期対応	必 11-C-4	c
B-42	医師	93.6%	0.11	通院モチベーションが低い患者への対応	必 16-B-1	b
B-43	公衆衛生	94.9%	0.20	高齢者の在宅療養支援のために重要な職種	必 16	b
B-44	心臓	99.8%	0.64	急性冠症候群の診断	必 12-E-4	b
B-45	心臓	97.7%	0.23	急性冠症候群に合併した心室細動の初期対応	必 11-B-5	e
B-46	神経	99.7%	0.58	髄膜炎の診察項目	必 8-K-2	c
B-47	感染性疾患	98.6%	0.17	血液培養の検体採取における手技	必 9-K-1	a
B-48	内分泌	71.0%	0.12	原発性甲状腺機能亢進症でみられる症状	必 12-J-1	b
B-49	内分泌	99.7%	0.69	原発性甲状腺機能亢進症の検査項目	必 12-J-1	e

C 問題

	領域・科目	正答率	点双列	テーマ・確定診断	ガイドライン	正解
C-1	感染性疾患	77.2%	0.15	アルコール消毒が有効な病原体	総 II-4-A-④	e
C-2	公衆衛生	86.2%	0.20	WHO の活動内容	総 I-7-B-②	b
C-3	消化管	82.4%	0.27	吸収不良症候群の症状	総 III-5-B-⑤	c
C-4	治療学	42.8%	0.07	末梢静脈路からの輸液に追加できるカリウムの最大量	総 IX-3-A	c
C-5	救急	55.5%	0.12	圧力波による一次爆傷を受けやすい臓器	総 V-3-B-③	d
C-6	小児科	59.8%	0.10	女子の二次性徴でみられる所見の順番	総 IV-7-A-②	e
C-7	心臓	95.9%	0.27	左冠動脈回旋枝の画像判読	総 III-4-A-①	c
C-8	公衆衛生	85.5%	0.20	訪問看護サービスの内容	総 I-3-C-②	a
C-9	産科	99.2%	0.45	妊娠中に接種可能なワクチン	総 I-3-C-②	a
C-10	公衆衛生	98.1%	0.24	市町村保健センターの業務	総 I-3-A-④	b
C-11	消化管	83.8%	0.26	胃粘膜下腫瘍の診断に用いる内視鏡の種類	総 VII-7-A-⑥	a
C-12	公衆衛生	74.6%	0.26	心神喪失者の殺人未遂時に適用される法律	総 I-5-F-③	c
C-13	心臓	72.0%	0.19	循環器疾患と治療の組合せ	総 IX-7-A	a
C-14	産科	40.5%	0.13	正常胎児で心拍数の多い時期	総 IV-4-A-①	b
C-15	公衆衛生	82.9%	0.23	二次医療圏について	総 I-6-B-①	a
C-16	血液	86.3%	0.28	深部静脈血栓症の発症リスクとなる疾患	総 II-6-A-⑦	a e
C-17	心臓	98.8%	0.31	中心静脈圧上昇を伴うショックをきたす疾患	総 V-7-D	b d
C-18	公衆衛生	95.3%	0.22	作業環境管理に該当する項目	総 II-11-C-③	c e
C-19	肝胆膵	94.9%	0.24	胆道疾患と治療の組合せ	総 IX-8-A	a b
C-20	産科	96.5%	0.26	高年出産の特徴	総 IV-1	d e
C-21	泌尿器科	31.7%	0.18	尿路・男性生殖器の解剖	総 II-7-C	a b
C-22	公衆衛生	34.3%	0.17	主に魚介類摂取が曝露源となる有害物質	総 I-12-A-②	b d
C-23	公衆衛生	95.6%	0.25	要介護認定に必要な手続き	総 I-4-A-⑫	a b
C-24	代謝	41.8%	0.18	高血圧と糖代謝異常をきたす疾患	総 V-7-E-①, 総 V-8-B-②	b c e
C-25	皮膚科	96.8%	0.32	皮疹の画像判読（膨疹）	総 VI-2-A-⑩	e
C-26	小児科	66.8%	0.25	灰白色便で来院した新生児への対応（先天性胆道閉鎖症）	総 VII-3-A-①	b
C-27	血液	92.4%	0.28	下腿の皮下血腫と関係する薬剤	総 IX-2-E	b
C-28	加齢・老化	97.9%	0.22	腰椎圧迫骨折の高齢者に合併しやすい病態	総 IV-8-B-⑧	b
C-29	小児科	83.7%	0.12	便秘の小児へ行うべき処置	総 VI-5-H	a
C-30	麻酔	52.9%	0.25	緊急手術での全身麻酔導入時の注意点（充満胃）	総 IX-4-F	a
C-31	眼科	42.5%	0.14	加齢黄斑変性のリスク要因	総 VI-3-B-①	d
C-32	呼吸器	47.6%	0.17	慢性閉塞性肺疾患の栄養動態	総 IX-1-A	d
C-33	小児科	79.5%	0.26	small for date で出生した新生児の震えに対して行うべき検査（新生児低血糖症）	総 IX-10-J	a
C-34	リハビリ	92.8%	0.31	脳出血後のリハビリの目標設定	総 IX-9-B-⑨	e
C-35	緩和ケア	86.3%	0.15	モルヒネによる悪心への対応	総 IX-11-C-④	e
C-36	治療学	51.9%	0.07	絶食時の輸液の組成	総 IX-3-A-②	b
C-37	小児科	47.8%	0.10	経過良好な急性上気道炎の小児への対応	総 VII-3-A-①	c
C-38	呼吸器	81.3%	0.30	特発性間質性肺炎の flow-volume 曲線	総 VIII-2-A-④	a
C-39	肝胆膵	56.8%	0.18	胆管癌の画像診断	総 VIII-6-K-⑤	a
C-40	小児科	99.8%	0.70	虐待死の診断	総 II-4-C-⑥	a
C-41	小児科	81.1%	0.23	お坐りできない 10 か月乳児の神経学的評価項目	総 IV-6-B-①	c

	領域・科目	正答率	点双列	テーマ・確定診断	ガイドライン	正解
C-42	膠原病	95.4%	0.26	メトトレキサートが無効となった関節リウマチの治療薬	総Ⅸ-2-F	c
C-43	公衆衛生	79.6%	0.20	職業性間質性肺炎の原因物質（インジウム）	総Ⅱ-11-B	e
C-44	整形外科	77.2%	0.14	褥瘡の形成に関連する骨	総Ⅴ-3-B-⑧	a
C-45	公衆衛生	98.6%	0.27	医療関連職種と役割の組合せ	総Ⅰ-4-B-②	e
C-46	小児科	92.5%	0.16	新生児の多指症と臍帯ヘルニアの原因検索（染色体異常症疑い）	総Ⅵ-4-C-④	c
C-47	公衆衛生	90.7%	0.13	シックビル症候群への対応	総Ⅱ-11	d
C-48	救急	93.8%	0.20	FASTでの異常所見を伴わないショックをきたす病態（後腹膜出血）	総Ⅶ-1-B-①	c
C-49	公衆衛生	97.8%	0.41	異状死体検案時の対応	総Ⅰ-5-A-①	b
C-50	産科	94.9%	0.24	妊娠中の喫煙による胎児への影響	総Ⅱ-4-B-⑤	a e
C-51	肝胆膵	32.8%	0.28	肝性昏睡疑いで確認すべき症状	総Ⅶ-1-B-⑨	e
C-52	肝胆膵	37.3%	0.10	肝性昏睡に対して行う検査	総Ⅶ-7-B-⑥	c
C-53	肝胆膵	78.0%	0.28	肝障害度に基づく肝細胞癌の治療適応の判断	総Ⅸ-4-A-①	d
C-54	加齢・老化	87.7%	0.20	ふらつきを訴える高齢者の病態	総Ⅶ-2-B-④	c
C-55	加齢・老化	74.6%	0.24	高齢者のふらつきと易転倒性の原因	総Ⅳ-8-C-①	b
C-56	加齢・老化	83.8%	0.25	高齢者で減量を検討すべき内服薬	総Ⅸ-2-E	d
C-57	麻酔	66.6%	0.16	大腸癌の手術前に行うべき検査	総Ⅸ-4-D-①	b c
C-58	麻酔	52.2%	0.22	手術室入室後の皮膚切開前に行うべき処置	総Ⅸ-4-D-②	b c
C-59	消化管	98.1%	0.22	大腸癌術後の一般的な経過の判断	総Ⅸ-4-H	e
C-60	感染性疾患	94.5%	0.24	結核の確定診断に有用な検査所見	総Ⅶ-1-F-⑦	c
C-61	感染性疾患	98.7%	0.26	感染症法に基づいた結核の届出期間	総Ⅰ-5-G-①	a
C-62	感染性疾患	97.9%	0.24	結核の標準治療薬	総Ⅸ-2-F-⑧	e
C-63	神経	68.1%	0.30	多発性硬化症の診断に有用な検査	総Ⅶ-3-C-⑫	b
C-64	神経	95.2%	0.32	多発性硬化症の急性期の治療	総Ⅸ-2-F-⑦	d
C-65	神経	93.2%	0.40	多発性硬化症の寛解期の治療	総Ⅸ-2-A	d
C-66	呼吸器	84.9%	0.25	肺胞気-動脈血酸素分圧較差〈A-aDO$_2$〉の計算問題	総Ⅱ-3-C-⑨	26

D 問題

	領域・科目	正答率	点双列	テーマ・確定診断	ガイドライン	正解
D-1	眼科	68.7%	0.25	白内障手術に関する一般的知識	各Ⅱ-5-D-①	c
D-2	婦人科	96.4%	0.20	緊急避妊時のホルモン薬服用時期	各Ⅶ-8-F	a
D-3	耳鼻咽喉科	28.4%	0.04	小児の慢性中耳炎で頻度の高い起因菌	各Ⅱ-7-C-③	c
D-4	精神科	97.5%	0.42	Tourette症候群の特徴	各Ⅱ-5-I-①	c
D-5	呼吸器	99.2%	0.39	気胸でみられる所見	各Ⅳ-7-A-①	e
D-6	肝胆膵	57.6%	0.11	胆道ドレナージ後のエックス線写真の所見	各Ⅵ-7-D-①	d
D-7	皮膚科	88.4%	0.24	皮膚疾患と浸潤細胞の組合せ	各Ⅱ-2-E-⑧	d
D-8	心臓	83.6%	0.32	左→右シャントをきたす先天性心疾患	各Ⅴ-3-A-④	c
D-9	心臓	93.1%	0.29	僧帽弁閉鎖不全症の原因疾患	各Ⅴ-4-A-②	c
D-10	呼吸器	29.7%	0.10	胸膜中皮腫の特徴	各Ⅳ-6-D-①	b
D-11	公衆衛生	97.3%	0.42	労働形態と健康障害の組合せ	各ⅩⅡ-4-B	c d
D-12	内分泌	50.9%	0.17	多発性内分泌腫瘍症Ⅰ型の特徴	各Ⅹ-5-B-①	a d
D-13	眼科	95.4%	0.24	ウイルス性の角結膜疾患	各Ⅱ-5-C-⑩	b c
D-14	腎臓	8.1%	0.03	慢性腎臓病の定義	各Ⅲ-3-B	c d
D-15	呼吸器	77.8%	0.20	肺移植の適応疾患	各Ⅳ-4-A-①、各Ⅳ-4-B-①、各Ⅳ-5-C-①	a b c
D-16	小児科	89.3%	0.30	小児の上腹部腫瘤の鑑別診断（神経芽腫）	各Ⅹ-4-B-②	a
D-17	整形外科	89.4%	0.31	関節リウマチ患者の手指伸展障害の鑑別疾患（指伸筋腱断裂）	各Ⅸ-10-E-③	d
D-18	消化管	97.7%	0.36	殿部膿瘍の治療	各Ⅳ-4-B-①	a
D-19	心臓	76.3%	0.26	機械弁置換後に合併した心房細動への対応	各Ⅴ-4-B-①	c
D-20	泌尿器科	96.4%	0.24	尿路結石の軽快後の説明	各Ⅶ-4-A-①	e
D-21	血液	98.5%	0.31	慢性骨髄性白血病の治療	各Ⅶ-2-C-②	e
D-22	乳腺	92.1%	0.33	乳房のしこりの鑑別診断（乳腺線維腺腫）	各Ⅹ-11-B-②	e
D-23	泌尿器科	86.3%	0.30	増大した腎細胞癌肺転移への治療	各Ⅶ-6-A-①	b
D-24	泌尿器科	79.4%	0.12	陰茎折症の病態	各Ⅶ-10-E-②	d
D-25	肝胆膵	27.3%	0.16	膵管内乳頭粘液性腫瘍の質的診断のために行う検査	各Ⅵ-8-B-①	c
D-26	小児科	94.2%	0.18	マイクロバブルテストに必要な検体	各Ⅰ-3-D-①	a
D-27	呼吸器	56.0%	0.22	肺胞気酸素分圧〈P$_{AO_2}$〉の計算式	各Ⅳ-4-D	e
D-28	腎臓	73.6%	0.10	横紋筋融解症で行うべき輸液の組成	各Ⅲ-3-A-③	d
D-29	耳鼻咽喉科	97.9%	0.25	扁桃周囲膿瘍の診断	各Ⅱ-10-C-⑤	d
D-30	消化管	7.9%	0.14	S状結腸軸捻転の高齢者にまず行うべき処置	各Ⅵ-10-A-②	d
D-31	呼吸器	70.4%	0.28	無気肺の原因疾患（肺膿）	各Ⅳ-2-B-②	a

	領域・科目	正答率	点双列	テーマ・確定診断	ガイドライン	正解
D-32	整形外科	93.9%	0.14	大腿骨頭すべり症への初期対応	各Ⅸ-8-D-②	c
D-33	皮膚科	95.0%	0.21	Celsus 禿瘡への治療薬	各Ⅱ-3-L-①	d
D-34	眼科	93.3%	0.27	流行性結膜炎患者への生活指導	各Ⅺ-1-A-⑨	a
D-35	精神科	92.2%	0.24	統合失調症でみられる症状	各Ⅱ-2-B	c
D-36	婦人科	81.9%	0.25	更年期障害の検査	各Ⅶ-9-A	b
D-37	消化管	83.3%	0.19	小腸切除術後の下痢への対応（短腸症候群）	各Ⅵ-3-A-①	a
D-38	小児科	54.8%	0.10	新生児仮死にまず行う処置	各Ⅰ-3-B-①	d
D-39	小児科	92.2%	0.30	発熱，跛行，皮疹のある幼児の鑑別診断（若年性特発性関節炎）	各Ⅺ-5-A-①	e
D-40	神経	65.7%	0.22	脳梗塞で左上肢の感覚鈍麻を生じる病変部位	各Ⅸ-1-C	b
D-41	膠原病	87.5%	0.23	血痰で来院した高齢者の診断（顕微鏡的多発血管炎）	各Ⅺ-2-B-③	c
D-42	小児科	99.3%	0.43	肥厚性幽門狭窄症の腹部エコー所見	各Ⅵ-12-B-①	c
D-43	肝胆膵	17.5%	0.14	アルコール性肝硬変に対する輸液の組成	各Ⅵ-6-B-④	a
D-44	小児科	95.1%	0.25	Down 症候群に合併しやすい病態	各Ⅰ-4-A-①	a
D-45	膠原病	98.5%	0.25	Sjögren 症候群の診断に有用な自己抗体	各Ⅹ-2-D-②	b
D-46	精神科	65.5%	0.14	治療を希望しないうつ病患者への対応	各Ⅱ-2-A-①	a
D-47	耳鼻咽喉科	75.4%	0.15	鼻アレルギーの根治治療	各Ⅺ-1-B-②	a
D-48	呼吸器	97.4%	0.40	前縦隔腫瘍の診断に必要な検査項目	各Ⅳ-6-C	b
D-49	乳腺	90.3%	0.22	乳房のしこりの鑑別診断（乳腺葉状腫瘍）	各Ⅹ-11-B-③	e
D-50	心臓	81.3%	0.14	労作性狭心症発作時にまず行うべき治療	各Ⅴ-5-A-①	b
D-51	肝胆膵	98.2%	0.25	急性膵炎で行うべき画像検査	各Ⅵ-8-A-①	b
D-52	整形外科	78.7%	0.14	股関節脱臼への初期対応	各Ⅸ-10-D-③	d
D-53	心臓	97.5%	0.40	急性冠症候群への初期対応	各Ⅴ-5-B-①	d
D-54	加齢・老化	59.8%	0.02	誤嚥性肺炎の再発リスクとなる薬剤	各Ⅳ-1-B-③	a
D-55	小児科	71.4%	0.25	15 番染色体に異常がある症候群（Prader-Willi 症候群）	各Ⅹ-1-A-②	b
D-56	消化管	77.0%	0.13	多発する胃ポリープへの対応	各Ⅵ-2-D-①	a
D-57	耳鼻咽喉科	87.7%	0.26	唾石症の特徴	各Ⅲ-10-D-②	c
D-58	膠原病	98.3%	0.24	全身性強皮症に伴う肺高血圧症に有用な検査	各Ⅺ-2-A-②	a
D-59	皮膚科	95.6%	0.35	薬剤過敏症症候群の診断	各Ⅱ-1-E-④	e
D-60	消化管	73.2%	0.21	胃癌患者への手術術式	各Ⅵ-2-D-①	c
D-61	腎臓	80.5%	0.23	ステロイド減量で再燃した微小変化群によるネフローゼ症候群への対応	各Ⅶ-1-B-①	e
D-62	肝胆膵	91.2%	0.18	肝膿瘍に対する治療	各Ⅵ-6-B-⑧	b c
D-63	耳鼻咽喉科	83.0%	0.24	真珠腫性中耳炎でみられる症状	各Ⅲ-7-C-⑤	a d
D-64	血液	98.0%	0.24	多発性骨髄腫の合併症	各Ⅶ-3-C-⑦	b c
D-65	心臓	90.7%	0.35	発作性上室性頻拍の治療	各Ⅴ-1-A-②	b e
D-66	神経	13.8%	0.06	頭部外傷による頭蓋内出血をきたした患児への治療	各Ⅸ-10-A	a b
D-67	救急	37.5%	0.05	ボタン電池誤飲への対応	各Ⅻ-5-G-①	d e
D-68	心臓	89.4%	0.26	腹部大動脈瘤破裂の所見	各Ⅴ-7-A-②	c e
D-69	泌尿器科	97.6%	0.40	肉眼的血尿がみられる高齢者に行うべき検査	各Ⅶ-7-D-④	c d
D-70	感染性疾患	88.6%	0.32	伝染性単核球症の特徴	各Ⅺ-1-A-⑬	c e
D-71	精神科	74.6%	0.25	神経性食思不振症の所見	各Ⅱ-4-A-①	a b
D-72	神経	91.8%	0.29	群発頭痛の治療	各Ⅸ-6-C-③	a c
D-73	腎臓	90.3%	0.26	ネフローゼ症候群の鑑別疾患	各Ⅶ-1-B-①，各Ⅶ-1-C-①	a b
D-74	感染性疾患	96.7%	0.24	*Clostridium difficile* への院内感染対策	各Ⅺ-3-A-㉗	a b
D-75	産科	64.3%	0.22	双胎間輸血症候群の病態	各Ⅰ-3-A-②	b c d

E 問題

	領域・科目	正答率	点双列	テーマ・確定診断	ガイドライン	正解
E-1	代謝	82.5%	0.21	食物繊維の摂取でリスクが低下する疾患	必 17-B	b
E-2	医療安全	99.7%	0.45	インシデントレポートの説明文	必 4-B-5	a
E-3	小児科	57.7%	0.11	1 歳児の必要エネルギー量	必 5-C-2	b
E-4	公衆衛生	98.5%	0.17	診療録について	必 3-A	e
E-5	診察	98.2%	0.16	身体診察と手技の組合せ	必 8-B	e
E-6*	治療学	27.2%	0.03	筋肉注射に適する筋肉	必 14-B-3	d
E-7	一般教養	86.4%	0.13	「死ぬ瞬間」の著者	必 18-B	e
E-8	精神科	98.9%	0.23	抑うつ状態を疑う訴え	必 7-H-4	b
E-9	呼吸器	95.3%	0.21	異常呼吸と疾患の組合せ	必 8-F	d
E-10	医療面接	97.4%	0.36	医療面接におけるシステムレビューの説明文	必 6-D-11	e
E-11	心臓	68.2%	0.27	体幹の前傾で明瞭になる聴診所見（大動脈弁閉鎖不全症）	必 8-F-3	d
E-12	神経	93.1%	0.28	アルコール依存症における小脳失調の所見	必 12-L-1	c
E-13	膠原病	95.9%	0.17	関節リウマチの診断に有用な症状	必 12-K-2	e

	領域・科目	正答率	点双列	テーマ・確定診断	ガイドライン	正解
E-14	公衆衛生	99.3%	0.34	過重労働対策への取り組み	必 17-D-3	c
E-15	精神科	95.4%	0.22	精神科疾患と症状の組合せ	必 7-H	c
E-16	公衆衛生	94.8%	0.15	後期高齢者の医療費の自己負担割合	必 2-A-3	b
E-17	腎臓	89.4%	0.24	腎後性無尿の原因疾患	必 7-G-1	c
E-18	救急	98.3%	0.19	心肺蘇生における胸骨圧迫の手技	必 11-B-1	b
E-19	消化管	80.2%	0.04	胸やけの誘因	必 7-E-3	b
E-20	医師	98.8%	0.24	糖尿病患者の行動変容の準備期に相当する行動	必 17-A-4	d
E-21	臨床検査	95.7%	0.18	臨床検査のパニック値	必 9-E-3	e
E-22	公衆衛生	76.6%	0.10	医療記録の保存義務期間	必 3-A-1	e
E-23	産科	87.2%	0.23	妊娠中の深部静脈血栓症の原因疾患	必 12-E-9	a
E-24	公衆衛生	94.1%	0.16	診療ガイドラインについての説明文	必 10-A-7	c
E-25	腎臓	97.3%	0.26	加齢に伴う生体機能の変化	必 5-G-1	c
E-26	耳鼻咽喉科	88.5%	0.22	舌圧子とペンライトで視認できる口腔内の構造	必 8-E-4	b
E-27	眼科	91.7%	0.14	糖尿病網膜症への対応	必 12-C-9	c
E-28	代謝	99.6%	0.50	痛風発作の治療	必 12-J-4	c
E-29	神経	87.9%	0.13	多発ニューロパチー（ビタミン B_1 欠乏症）によるふらつきの治療	必 13-A-1	d
E-30	婦人科	78.5%	0.14	淋菌またはクラミジア感染症で行うべき検査	必 9-K	d
E-31	一般教養	98.7%	0.22	英文読解（深部静脈血栓症）	必 18-C	b
E-32	感染性疾患	98.9%	0.14	感染性廃棄物として扱うもの	必 4-B-6	a
E-33	医師	99.7%	0.41	自宅を出たい終末期患者への対応	必 15-C-2	a
E-34	皮膚科	98.2%	0.16	ガス壊疽に行うべき処置	必 11-C	a
E-35	産科	68.1%	0.19	前期破水時に行う検査（絨毛膜羊膜炎の疑い）	必 7-K	c
E-36	神経	71.6%	0.31	くも膜下出血で頭部 CT 施行後に行うべき検査	必 12-I-3	b
E-37	公衆衛生	99.4%	0.43	施設間の連携を調整する医療関連職種	必 2-C-1	e
E-38	医師	98.9%	0.23	入院患者の勤務先からの問合せへの対応	必 1-B-4	c
E-39	腎臓	97.3%	0.19	赤血球円柱がみられた場合の障害部位	必 9-F-1	a
E-40	救急	35.5%	0.05	心肺停止からの蘇生後の治療	必 11-B-10	b
E-41	血液	82.8%	0.18	小児の急性リンパ性白血病の診断	必 12-G-2	a
E-42	救急	49.1%	-0.02	脳出血による呼吸障害への緊急気道確保	必 11-B-3	a
E-43	心臓	59.9%	0.19	PICO 定式化における Outcome の項目（心房細動に対する抗凝固薬の効果）	必 10-B-3	b
E-44	呼吸器	85.4%	0.16	肺炎から膿胸へ進展した患者の病態	必 9-O-1, 必 9-O-2	d
E-45	呼吸器	71.3%	0.12	膿胸に対する検査	必 9-C-4	a
E-46	泌尿器科	92.4%	0.30	前立腺肥大症で尿閉の誘因となる薬剤	必 7-G-3	b
E-47	泌尿器科	92.7%	0.15	尿閉に関与している部位	必 12-H-6	e
E-48	治療学	90.9%	0.13	嘔吐後発症した誤嚥性肺炎に対する治療	必 12-D-2	d
E-49	麻酔	97.4%	0.24	手術前の手洗いの説明	必 14-C-1	b
E-50	心臓	95.9%	0.24	急性冠症候群の胸痛の特徴	必 7-D-7	c
E-51	心臓	99.7%	0.52	血圧低下時にみられる身体所見	必 8-D-3	e

F 問題

	領域・科目	正答率	点双列	テーマ・確定診断	ガイドライン	正解
F-1	代謝	25.3%	0.00	生体内での脂質の代謝について	総Ⅲ-9-B-①	a
F-2	肝胆膵	97.7%	0.44	転移性肝腫瘍で予後の良い原発巣	総Ⅴ-6-C-⑧	e
F-3	公衆衛生	96.8%	0.30	医療法で規定される施設	総Ⅰ-5-A-②	d
F-4	感染性疾患	99.4%	0.49	患者に用いた注射針の処理	総Ⅱ-12-G-③	d
F-5	公衆衛生	99.3%	0.44	国際的提言と内容の組合せ	総Ⅰ-6-C	d
F-6	公衆衛生	97.4%	0.25	ヘルスプロモーションの例	総Ⅰ-6-D	a
F-7	産科	61.2%	0.10	正常頭位分娩の経過	総Ⅳ-2-B	d
F-8	精神科	82.9%	0.30	自記式の心理学的検査	総Ⅶ-4-A	c
F-9	公衆衛生	88.0%	0.18	食事摂取基準に定められたナトリウム目標量	総Ⅱ-9-A-③	d
F-10	小児科	82.6%	0.22	初乳より成乳に多く含まれる成分	総Ⅳ-3-B	c
F-11	公衆衛生	13.2%	0.14	ランダム化比較試験の必須要件	総Ⅱ-3-E-②	d
F-12	神経	89.9%	0.26	黒質の画像判読	総Ⅲ-8-C-④	c
F-13	神経	98.7%	0.26	加齢により観察される所見	総Ⅳ-8-B-⑦	c
F-14	公衆衛生	87.4%	0.17	国民医療費について	総Ⅰ-2-C-①	c
F-15	精神科	90.0%	0.19	自我障害の症状（離人症）	総Ⅷ-4-H	d
F-16	公衆衛生	73.2%	0.11	死亡の場所別にみた割合	総Ⅰ-2-B-①	a
F-17	公衆衛生	88.2%	0.23	地域包括ケアシステムの意義	総Ⅰ-3-A-⑦	d
F-18	小児科	81.7%	0.19	小児の正常な発達過程の順序	総Ⅳ-6-B	c

	領域・科目	正答率	点双列	テーマ・確定診断	ガイドライン	正解
F-19	公衆衛生	87.8%	0.12	18年前から患者数が増加した疾患（気分障害）	総Ⅱ-7-A	a
F-20	公衆衛生	72.8%	0.06	低所得国と高所得国での死亡原因の比較	総Ⅰ-7-A	a
F-21	免疫不全	97.7%	0.43	T・B細胞系がともに障害される原発性免疫不全症	総Ⅴ-5-A-①	b
F-22	耳鼻咽喉科	96.1%	0.28	喉頭の機能	総Ⅱ-3-B-①	d
F-23	公衆衛生	97.5%	0.27	バイアスが少なくなる調査対象者の選び方	総Ⅱ-3-A-④	c
F-24	公衆衛生	78.1%	0.24	医師の義務と規定する法律との組合せ	総Ⅰ-5-A	c
F-25	公衆衛生	87.5%	0.23	保健所の業務内容	総Ⅰ-3-A-②	c
F-26	産科	72.6%	0.15	頭位分娩第1期の内診で触れる部位	総Ⅶ-5-B	a
F-27	公衆衛生	70.7%	0.26	都道府県による地域医療構想で検討すべき内容	総Ⅰ-6-B	b
F-28	心臓	85.1%	0.24	3点誘導式心電図モニターの電極装着部位	総Ⅶ-2-B-①	b
F-29	公衆衛生	69.4%	0.13	ユニバーサルデザインの例	総Ⅰ-1-D-③	c
F-30	加齢・老化	88.2%	0.23	手段的日常生活動作に含まれる動作	総Ⅵ-2-B-①	c
F-31	婦人科	61.9%	0.29	不正性器出血をきたす疾患	総Ⅵ-7-G-⑤	d
F-32	公衆衛生	86.3%	0.13	健やか親子21で評価が悪化した項目	総Ⅰ-3-B-①	b
F-33	公衆衛生	85.7%	0.08	国際生活機能分類についての説明文	総Ⅱ-2-C-②	d
F-34	公衆衛生	99.6%	0.47	在宅医療におけるチーム医療	総Ⅰ-3-C	a
F-35	公衆衛生	75.4%	0.18	患者調査の説明文	総Ⅱ-2-C-②	c
F-36	血液	88.6%	0.22	鉄欠乏性貧血と慢性疾患に伴う貧血との鑑別に有用な検査項目	総Ⅶ-1-C	c d
F-37	精神科	94.2%	0.23	精神科的症候と疾患の組合せ	総Ⅵ-8	d e
F-38	公衆衛生	99.1%	0.37	児童虐待について	総Ⅰ-5-D-③	d e
F-39	血液	91.0%	0.32	温式自己免疫性溶血性貧血の特徴	総Ⅶ-1-C-⑤	d e
F-40	心臓	93.2%	0.42	完全房室ブロックを合併しやすい疾患	総Ⅵ-4-L	d e
F-41	公衆衛生	80.5%	0.33	母子保健法に基づく事業	総Ⅰ-5-D-①	a b
F-42	膠原病	90.6%	0.29	関節リウマチの治療標的となるサイトカイン	総Ⅴ-5-A-③	c e
F-43	小児科	81.7%	0.18	ろ紙血による新生児マススクリーニングについて	総Ⅰ-4-C-⑤	b e
F-44	治療学	94.4%	0.22	ポリファーマシーの要因	総Ⅸ-2-D-⑥	c d e
F-45	腎臓	95.3%	0.27	横紋筋融解症の診断	総Ⅵ-7-D-⑦	d
F-46	公衆衛生	93.0%	0.34	統合失調症患者の入院形態	総Ⅰ-5-F-①	c
F-47	呼吸器	80.6%	0.19	放射線肺炎への対応	総Ⅸ-6-I-②	e
F-48	公衆衛生	61.2%	0.11	特定保健指導での対応	総Ⅱ-3-B-④	a
F-49	婦人科	73.7%	0.25	卵巣癌の手術で摘出する臓器	総Ⅸ-4-A	b
F-50	緩和ケア	18.7%	0.13	肺癌頸椎転移による疼痛としびれへの対応	総Ⅸ-11-B	d
F-51	小児科	80.7%	0.19	18 trisomy の診断	総Ⅴ-2-C-②	c
F-52	消化管	63.1%	0.17	結腸癌手術での周術期管理	総Ⅸ-4-D	c
F-53	代謝	94.2%	0.20	低血糖性昏睡をきたした女子中学生への指導内容	総Ⅶ-1-B-⑪	e
F-54	消化管	98.6%	0.23	吐血の患者で循環動態が安定した後に行う検査	総Ⅵ-5-G-①	d
F-55	産科	81.7%	0.24	Bishop スコアの判定	総Ⅶ-5-A-⑤	b
F-56	膠原病	95.9%	0.27	全身性エリテマトーデス患者への説明	総Ⅴ-5-A-②	b
F-57	小児科	55.1%	0.05	Apgar スコアのうち最初に改善する項目	総Ⅳ-4-C-①	b
F-58	肝胆膵	56.1%	0.27	針刺し事故後C型肝炎ウイルス感染の可能性がある研修医への説明	総Ⅴ-4-B-②	d
F-59	産科	81.9%	0.19	妊娠悪阻に行うべき処置	総Ⅸ-3-A	e
F-60	肝胆膵	86.0%	0.15	肝門部胆管癌の診断のために聴取すべき情報	総Ⅴ-1-C	a
F-61	腎臓	75.1%	0.17	糖尿病腎症による末期腎不全で適応になる治療	総Ⅸ-3-C	e
F-62	眼科	70.6%	0.25	結膜下出血への対応	総Ⅴ-3-C-③	b
F-63	救急	84.2%	0.25	気道熱傷での気道確保法	総Ⅸ-10-A-①	a
F-64	呼吸器	39.8%	0.01	医療・介護関連肺炎の起因菌	総Ⅴ-4-B-②	d
F-65	内分泌	97.1%	0.35	Addison 病の検査項目	総Ⅶ-2-F-①	a
F-66	耳鼻咽喉科	92.4%	0.29	急性中耳炎の治療	総Ⅵ-3-G-⑤	a c
F-67	泌尿器科	90.9%	0.25	顕微鏡的血尿がみられた高齢者に行うべき検査	総Ⅵ-7-D-④	b d
F-68	産科	73.9%	0.17	双胎妊娠での説明（一絨毛膜二羊膜双胎）	総Ⅶ-5-B-②	c d
F-69	中毒	56.7%	0.27	意識障害の原因薬物（抗うつ薬中毒）	総Ⅴ-9-B-③	c
F-70	中毒	81.1%	0.13	中毒物質の検査に用いられる検体	総Ⅵ-1-B-①	b
F-71	中毒	97.4%	0.33	抗うつ薬中毒の合併症に対するモニタリング	総Ⅸ-10-E	a
F-72	感染性疾患	82.3%	0.15	腹痛と下痢をきたす原因微生物の同定（ランブル鞭毛虫）	総Ⅰ-1-F-①	c
F-73	感染性疾患	66.2%	0.19	ランブル鞭毛虫感染で確認すべき情報	総Ⅴ-4-B-⑦	d
F-74	精神科	89.4%	0.24	Alzheimer 病に合併しやすい精神科的症候	総Ⅵ-8-A-②	b
F-75	内分泌	97.1%	0.31	低血糖発作で来院した中年女性から収集すべき情報	総Ⅶ-1-B-⑪	a c d
F-76	内分泌	75.3%	0.24	下垂体前葉機能低下症の診断	総Ⅶ-1-D-⑦	a
F-77	内分泌	80.3%	0.30	下垂体前葉機能低下症でまず行う治療	総Ⅸ-2-F-⑦	e
F-78	心臓	96.6%	0.30	大動脈内バルーンパンピングの原理と手技	総Ⅸ-5-D-③	c

	領域・科目	正答率	点双列	テーマ・確定診断	ガイドライン	正解
F-79	心臓	93.0%	0.27	急性心筋梗塞における冠動脈造影での責任病変の判読	総Ⅷ-6-H	e
F-80	心臓	66.8%	0.28	急性心筋梗塞発症2日目の心電図の所見判読	総Ⅶ-2-B-①	b
F-81	整形外科	93.2%	0.17	殿部から膝の痛みを訴える高齢者に有用な身体診察	総Ⅵ-2-B-④	a
F-82	加齢・老化	59.7%	0.10	高齢者のふらつきの原因となる処方薬	総Ⅸ-2-E	a b c
F-83	リハビリ	97.1%	0.29	高齢者の股関節術後リハビリ計画で確認すべき情報	総Ⅸ-9-A	a b d
F-84	公衆衛生	13.9%	0.13	総再生産率の計算問題	総Ⅱ-2-B-④	12

★「正解」には，3/19 に厚生労働省より開示された正解を記載した。

*A-43：正解なし　　採点対象から除外する。
*B-30：正解 a, d　　複数の選択肢を正解として採点する。
*E-6 ：正解 d　　　不正解の受験者については採点対象から除外する。

▶内 容 一 覧 ── 領域・臓器別分類

01	心臓・脈管疾患
02	呼吸器・胸壁・縦隔疾患
03	消化管・腹壁・腹膜疾患
04	肝・胆道・膵疾患
05	血液・造血器疾患
06	腎臓疾患
07	神経・運動器疾患
08	内分泌・代謝・栄養・乳腺疾患
09	婦人科
10	産 科
11	小児科
12	救急医学/麻酔科
13	アレルギー性疾患・膠原病/免疫不全症
14	感染性疾患
15	生活環境因子・職業性因子による疾患
16	放射線科
17	精神科/心療内科
18	皮膚科
19	眼 科
20	耳鼻咽喉科
21	泌尿器科
22	整形外科
23	公衆衛生・保健医療論
24	医学総論/必修事項（医師のプロフェッショナリズム/医療面接，医療安全，解剖/生理/生化，加齢・老化/死/緩和ケア，症候学/診察/臨床検査，治療学/リハビリテーション，一般教養的事項）

★複数の領域を占める問題は，重複掲載した。

01 心臓・脈管疾患 29問

	正答率	テーマ・確定診断	正解
A-12	92.4%	急性心筋梗塞の合併症	d e
A-28	89.5%	ウイルス性心筋炎の診断	e
A-45	96.0%	胸部大動脈瘤手術で注意すべき合併症	b
A-59	81.4%	入浴時に生じた動悸の原因疾患（心房細動）	d
A-61	89.3%	高齢者における高血圧症の評価と対応	c
A-67	93.5%	Stanford A 型急性大動脈解離の治療	c e
B-12	99.7%	大動脈解離による腰背部痛の特徴	a
B-44	99.8%	急性冠症候群の診断	b
B-45	97.7%	急性冠症候群に合併した心室細動の初期対応	e
C-7	95.9%	左冠動脈回旋枝の画像判読	c
C-13	72.0%	循環器疾患と治療の組合せ	a
C-17	98.8%	中心静脈圧上昇を伴うショックをきたす疾患	b d
D-8	83.6%	左→右シャントをきたす先天性心疾患	c
D-9	93.1%	僧帽弁閉鎖不全症の原因疾患	c
D-19	76.3%	機械弁置換後に合併した心房細動への対応	c
D-50	81.3%	労作性狭心症発作時にまず行うべき治療	b
D-53	97.5%	急性冠症候群への初期対応	d
D-65	90.7%	発作性上室性頻拍の治療	b e
D-68	89.4%	腹部大動脈瘤破裂の治療	c e
E-11	68.2%	体幹の前傾で明瞭になる聴診所見（大動脈弁閉鎖不全症）	d
E-31	98.7%	英文読解（深部静脈血栓症）	a
E-43	59.9%	PICO 定式化における Outcome の項目（心房細動に対する抗凝固薬の効果）	b
E-50	95.9%	急性冠症候群の胸痛の特徴	c
E-51	99.7%	血圧低下時にみられる身体所見	e
F-28	85.1%	3 点誘導式心電図モニターの電極装着部位	b
F-40	93.2%	完全房室ブロックを合併しやすい疾患	d e
F-78	96.6%	大動脈内バルーンパンピングの原理と手技	a
F-79	93.0%	急性心筋梗塞における冠動脈造影での責任病変の判読	e
F-80	66.8%	急性心筋梗塞発症 2 日目の心電図の所見判読	b

02 呼吸器・胸壁・縦隔疾患 25問

	正答率	テーマ・確定診断	正解
A-17	89.3%	術後持続する発熱への対応（人工呼吸器関連肺炎）	d
A-21	82.1%	胸腔ドレーン自己抜去への対応	b
A-41	57.6%	再膨脹性肺水腫の呼吸管理	b
A-62	32.3%	大腸癌肺転移の治療	d
A-64	95.0%	頸部膿瘍，急性縦隔炎，膿胸の治療	a b
A-66	56.6%	COPD の安定期の治療	d e
A-74	64.4%	アレルギー性呼吸器疾患で行うべき検査	d e
B-8	97.7%	急性呼吸窮迫症候群の病態	c
B-11	71.5%	酸素流量と吸入酸素濃度の組合せ	e
B-15	98.7%	咳嗽をきたす疾患	c
B-38	98.9%	肺癌の組織型の診断（肺小細胞癌）	c
C-32	47.6%	慢性閉塞性肺疾患の栄養動態	d
C-38	81.3%	特発性間質性肺炎の flow-volume 曲線	a
C-66	84.9%	肺胞気−動脈血酸素分圧較差〈A-aDO$_2$〉の計算問題	26
D-5	99.2%	気胸でみられる所見	e
D-10	29.7%	胸膜中皮腫の特徴	b
D-15	77.8%	肺移植の適応疾患	a b c
D-27	56.0%	肺胞気酸素分圧〈P$_A$O$_2$〉の計算式	a
D-31	70.4%	無気肺の原因疾患（肺癌）	d
D-48	97.4%	前縦隔腫瘍の診断に必要な検査項目	b
E-9	95.3%	異常呼吸と疾患の組合せ	d
E-44	85.4%	肺炎から膿胸へ進展した患者の病態	d
E-45	71.3%	膿胸に対する検査	a
F-47	80.6%	放射線肺炎への対応	e
F-64	39.8%	医療・介護関連肺炎の起因菌	d

03 消化管・腹壁・腹膜疾患 16問

	正答率	テーマ・確定診断	正解
A-5	95.1%	Mallory-Weiss 症候群の病態	a
A-13	88.8%	大腿ヘルニアの特徴	c d
A-17	89.3%	術後持続する発熱への対応（人工呼吸器関連肺炎）	d
A-33	92.3%	虚血性大腸炎への対応	d
A-55	67.1%	アニサキス症の病態	e
C-3	82.4%	吸収不良症候群の症状	c
C-11	83.8%	胃粘膜下腫瘍の診断に用いる内視鏡の種類	c
C-59	98.1%	大腸癌術後の一般的な経過の判断	e
D-18	97.7%	殿部膿瘍の治療	a
D-30	7.9%	S 状結腸軸捻転の高齢者にまず行うべき処置	e
D-37	83.3%	小腸切除術後後の下痢への対応（短腸症候群）	a
D-56	77.0%	多発する胃ポリープへの対応	d
D-60	73.2%	胃癌患者への手術術式	c
E-19	80.2%	胸やけの誘因	e
F-52	63.1%	結腸癌手術での周術期管理	c
F-54	98.6%	吐血の患者で循環動態が安定した後に行う検査	d

04 肝・胆道・膵疾患 18問

	正答率	テーマ・確定診断	正解
A-50	92.6%	抗 TNF-α 抗体製剤使用中の黄疸に対する検査項目（HBV 再活性化）	b
A-68	51.9%	胆道系酵素上昇時の鑑別疾患	c d
A-70	94.9%	急性胆嚢炎の治療	b d
A-73	81.9%	慢性膵炎患者への生活指導	a c

	正答率	テーマ・確定診断	正解
B-34	92.4%	急性E型肝炎への対応	a
C-19	94.9%	胆道疾患と治療の組合せ	a b
C-39	56.8%	胆管癌の画像診断	e
C-51	32.8%	肝性昏睡疑いで確認すべき症状	e
C-52	37.3%	肝性昏睡に対して行う検査	c
C-53	78.0%	肝障害度に基づく肝細胞癌の治療適応の判断	d
D-6	57.6%	胆道ドレナージ後のエックス線写真の所見	d
D-25	27.3%	膵管内乳頭粘液性腫瘍の質的診断のために行う検査	c
D-43	17.5%	アルコール性肝硬変に対する輸液の組成	a
D-51	98.2%	急性膵炎で行うべき画像検査	b
D-62	91.2%	肝膿瘍に対する治療	b c
F-2	97.7%	転移性肝腫瘍で予後の良い原発巣	e
F-58	56.1%	針刺し事故後C型肝炎ウイルス感染の可能性がある研修医への説明	d
F-60	86.0%	肝門部胆管癌の診断のために聴取すべき情報	e

05　血液・造血器疾患　12問

	正答率	テーマ・確定診断	正解
A-11	98.1%	免疫性血小板減少性紫斑病の特徴	c
A-16	86.9%	急性前骨髄球性白血病の治療薬	b
A-36	89.4%	溶血性尿毒症症候群の合併症	a
A-48	89.5%	本態性血小板血症の診断	e
A-60	90.6%	慢性リンパ性白血病の診断	b
C-16	86.3%	深部静脈血栓症の発症リスクとなる疾患	a e
C-27	92.4%	下腿の皮下血腫と関係する薬剤	b
D-21	98.5%	慢性骨髄性白血病の治療	e
D-64	98.0%	多発性骨髄腫の合併症	b c
E-41	82.8%	小児の急性リンパ性白血病の診断	c
F-36	88.6%	鉄欠乏性貧血と慢性疾患に伴う貧血との鑑別に有用な検査項目	c d
F-39	91.0%	温式自己免疫性溶血性貧血の特徴	d e

06　腎臓疾患　12問

	正答率	テーマ・確定診断	正解
A-23	89.8%	急速進行性糸球体腎炎症候群の治療（顕微鏡的多発血管炎）	e
A-39	95.1%	造影剤腎症への対応	b
B-21	96.3%	慢性腎炎症候群の原因疾患	a
D-14	8.1%	慢性腎臓病の定義	c d
D-28	73.6%	横紋筋融解症で行うべき輸液の組成	c
D-61	80.5%	ステロイド減量で再燃した微小変化群によるネフローゼ症候群への対応	c
D-73	90.3%	ネフローゼ症候群の鑑別疾患	a b
E-17	89.4%	腎後性無尿の原因疾患	c
E-25	97.3%	加齢に伴う生体機能の変化	c
E-39	97.3%	赤血球円柱がみられた場合の障害部位	d
F-45	95.3%	横紋筋融解症の診断	d
F-61	75.1%	糖尿病腎症による末期腎不全で適応になる治療	e

07　神経・運動器疾患　20問

	正答率	テーマ・確定診断	正解
A-19	62.9%	亜急性連合性脊髄変性症で予想される診察所見	a
A-25	84.6%	筋強直性ジストロフィーで認められる手の所見	d
A-30	89.3%	頭蓋内圧亢進症の確認のために行うべき検査（脳腫瘍の疑い）	b
A-31	85.2%	内頚動脈海綿静脈洞瘻の治療法	b
A-40	25.8%	中枢神経系原発悪性リンパ腫の治療	b
A-58	61.5%	神経梅毒疑い例で検査すべき項目	b
B-28	96.9%	眼位と複視の所見からの病変部位の診断	b
B-46	99.7%	髄膜炎の診察項目	c
C-63	68.1%	多発性硬化症の診断に有用な検査	b
C-64	95.2%	多発性硬化症の急性期の治療	d
C-65	93.2%	多発性硬化症の寛解期の治療	d
D-40	65.7%	脳梗塞で左上肢の感覚鈍麻を生じる病変部位	b
D-66	13.8%	頭部外傷による頭蓋内出血をきたした患児への治療	a b
D-72	91.8%	群発頭痛の治療	a c
E-12	93.1%	アルコール依存症における小脳失調の所見	c
E-29	87.9%	多発ニューロパチー（ビタミンB_1欠乏症）によるふらつきの治療	d
E-36	71.6%	くも膜下出血で頭部CT施行後に行うべき検査	b
E-42	49.1%	脳出血による呼吸障害への緊急気道確保	a
F-12	89.9%	黒質の画像判読	c
F-13	98.7%	加齢により観察される所見	c

08　内分泌・代謝・栄養・乳腺疾患　21問

	正答率	テーマ・確定診断	正解
A-1	40.1%	高アンモニア血症をきたす疾患	e
A-3	86.4%	高尿酸血症をきたす疾患	d
A-9	57.8%	粘液水腫性昏睡の病態	e
A-18	67.0%	腫瘍性低リン血症性骨軟化症の診断	a
A-47	87.1%	褐色細胞腫への対応	e
A-57	48.4%	糖尿病患者の意識障害で確認すべき血液検査項目（メトホルミンによる乳酸アシドーシス）	a
A-71	95.8%	乳癌疑いに対して行うべき検査	c d
B-48	71.0%	原発性甲状腺機能亢進症でみられる症状	b
B-49	99.7%	原発性甲状腺機能亢進症の検査項目	e
C-24	41.8%	高血圧と糖代謝異常をきたす疾患	b c e
D-12	50.9%	多発性内分泌腫瘍症Ⅰ型の特徴	a d
D-22	92.1%	乳房のしこりの鑑別診断（乳腺線維腺腫）	e
D-49	90.3%	乳房のしこりの鑑別診断（乳腺葉状腫瘍）	e
E-1	82.5%	食物繊維の摂取でリスクが低下する疾患	e
E-28	99.6%	痛風発作の治療	e
F-1	25.3%	生体内での脂質の代謝について	a
F-53	94.2%	低血糖性昏睡をきたした女子中学生への指導内容	e
F-65	97.1%	Addison病の検査項目	a
F-75	97.1%	低血糖発作で来院した中年女性から収集すべき情報	a c d
F-76	75.3%	下垂体前葉機能低下症の診断	a
F-77	80.3%	下垂体前葉機能低下症でまず行う治療	e

09　婦人科　9問

	正答率	テーマ・確定診断	正解
A-27	63.0%	卵巣出血への対応	a
A-43*		子宮内膜症を併発した原発性不妊症に対する治療	除外
A-65	49.9%	子宮脱への対応	a c
B-7	77.5%	子宮頸癌のリスク要因	b
D-2	96.4%	緊急避妊時のホルモン薬服用時期	a
D-36	81.9%	更年期障害の検査	b
E-30	78.5%	淋菌またはクラミジア感染症で行うべき検査	d
F-31	61.9%	不正性器出血をきたす疾患	d
F-49	73.7%	卵巣癌の手術で摘出する臓器	b

10　産　科　19問

	正答率	テーマ・確定診断	正解
A-7	95.1%	羊水塞栓症の病態	d
A-15	84.3%	妊娠初期にエコーで診断できる疾患	a b e
A-53	75.9%	早期一過性徐脈の診断と対応	e
B-24	82.1%	妊娠初期に性器出血をきたす疾患	d
B-30*	68.4%	前置胎盤に伴う持続する性器出血への対応	a d
B-32	96.5%	英文の診療録の判読（異所性妊娠）	b

	正答率	テーマ・確定診断	正解
B-36	99.5%	36歳女性の悪心・嘔吐で行うべき検査（妊娠悪阻疑い）	b
C-9	99.2%	妊娠中に接種可能なワクチン	e
C-14	40.5%	正常胎児で心拍数の多い時期	b
C-20	96.5%	高年出産の特徴	d e
C-50	94.9%	妊娠中の喫煙による胎児への影響	a e
D-75	64.3%	双胎間輸血症候群の病態	b c d
E-23	87.2%	妊娠中の深部静脈血栓症の原因疾患	a
E-35	68.1%	前期破水時に行う検査（絨毛膜羊膜炎の疑い）	c
F-7	61.2%	正常頭位分娩の経過	d
F-26	72.6%	頭位分娩第1期の内診で触れる部位	a
F-55	81.7%	Bishopスコアの判定	a
F-59	81.9%	妊娠悪阻に行うべき処置	e
F-68	73.9%	双胎妊娠での説明（一絨毛膜二羊膜双胎）	c d

11　小児科　25問

	正答率	テーマ・確定診断	正解
A-69	94.8%	手足口病で診断のために観察すべき部位	a b
B-25	87.5%	乳児の中枢神経系感染症の疑いで重症であることを示唆する身体所見	b
C-6	59.8%	女子の二次性徴でみられる所見の順番	e
C-26	66.8%	灰白色便で来院した新生児への対応（先天性胆道閉鎖症）	b
C-29	83.7%	便秘の小児へ行うべき処置	a
C-33	79.5%	small for dateで出生した新生児の震えに対して行うべき検査（新生児低血糖症）	a
C-37	47.8%	経過良好な急性上気道炎の小児への対応	c
C-40	99.8%	虐待死の診断	c
C-41	81.1%	お坐りできない10か月乳児の神経学的評価項目	c
C-46	92.5%	新生児の多指症と臍帯ヘルニアの原因検索（染色体異常症疑い）	c
D-4	97.5%	Tourette症候群の特徴	c
D-8	83.6%	左→右シャントをきたす先天性心疾患	c
D-16	89.3%	小児の上腹部腫瘤の鑑別診断（神経芽腫）	a
D-26	94.2%	マイクロバブルテストに必要な検体	c
D-38	54.8%	新生児仮死にまず行う処置	d
D-39	92.2%	発熱，跛行，皮疹のある幼児の鑑別診断（若年性特発性関節炎）	e
D-42	99.3%	肥厚性幽門狭窄症の腹部エコー所見	c
D-44	95.1%	Down症候群に合併しやすい病態	a
D-55	71.4%	15番染色体に異常がある症候群（Prader-Willi症候群）	b
E-3	57.7%	1歳児の必要エネルギー量	b
F-10	82.6%	初乳より成乳に多く含まれる成分	c
F-18	81.7%	小児の正常な発達過程の順序	c
F-43	81.7%	ろ紙血による新生児マススクリーニングについて	b e
F-51	80.7%	18 trisomyの診断	c
F-57	55.1%	Apgarスコアのうち最初に改善する項目	b

12　救急医学/麻酔科　17問

	正答率	テーマ・確定診断	正解
B-3	89.2%	トリアージタッグの適用	c
B-29	83.6%	幼児の気管支異物で行う処置	e
B-33	80.4%	腎細胞癌術後の出血性ショックへの対応	e
B-41	99.0%	急性虫垂炎による敗血症性ショックの初期対応	c
C-5	55.5%	圧力波による一次爆傷を受けやすい臓器	d
C-17	98.8%	中心静脈圧上昇を伴うショックをきたす疾患	b d
C-30	52.9%	緊急手術での全身麻酔導入時の注意点（充満胃）	a
C-48	93.8%	FASTでの異常所見を伴わないショックをきたす病態（後腹膜出血）	e

	正答率	テーマ・確定診断	正解
C-57	66.6%	大腸癌の手術前に行うべき検査	b c
C-58	52.2%	手術室入室後の皮膚切開前に行うべき処置	b c
D-66	13.8%	頭部外傷による頭蓋内出血をきたした患児への治療	a b
D-67	37.5%	ボタン電池誤飲への対応	d e
E-18	98.3%	心肺蘇生における胸骨圧迫の手技	b
E-40	35.5%	心肺停止からの蘇生後の治療	b
E-42	49.1%	脳出血による呼吸障害への緊急気道確保	a
E-49	97.4%	手術前の手洗いの説明	a
F-63	84.2%	気道熱傷での気道確保法	a

13　アレルギー性疾患・膠原病/免疫不全症　14問

	正答率	テーマ・確定診断	正解
A-44	87.6%	全身性強皮症に伴う微小血管障害性溶血性貧血で認められる所見	e
A-49	98.8%	多発単神経炎の原因疾患（顕微鏡的多発血管炎）	c
A-51	99.4%	食物依存性運動誘発アナフィラキシーへの生活指導	e
A-72	63.3%	リウマチ性多発筋痛症の合併症（巨細胞性動脈炎）の症状	a c
A-75	78.7%	SLEに合併した抗リン脂質抗体症候群疑いで行うべき検査	d e
C-42	95.4%	メトトレキサートが無効となった関節リウマチの治療薬	c
D-39	92.2%	発熱，跛行，皮疹のある幼児の鑑別診断（若年性特発性関節炎）	e
D-41	87.5%	血痰で来院した高齢者の診断（顕微鏡的多発血管炎）	c
D-45	98.5%	Sjögren症候群の診断に有用な自己抗体	b
D-58	98.3%	全身性強皮症に伴う肺高血圧症に有用な検査	b
E-13	95.9%	関節リウマチの診断に有用な症状	e
F-21	97.7%	T・B細胞系がともに障害される原発性免疫不全症	b
F-42	90.6%	関節リウマチの治療標的となるサイトカイン	c e
F-56	95.9%	全身性エリテマトーデス患者への説明	b

14　感染性疾患　18問

	正答率	テーマ・確定診断	正解
A-4	76.7%	感染症法に基づく腸管出血性大腸菌感染症への対応	e
A-46	65.4%	伝染性紅斑の診断に有用な問診事項	c
B-1	99.3%	標準予防策として行うこと	b
B-27	98.1%	HIV感染症で治療薬の選択の際重要な確認事項	c
B-41	99.0%	急性虫垂炎による敗血症性ショックの初期対応	c
B-47	98.6%	血液培養の検体採取における手技	a
C-1	77.2%	アルコール消毒が有効な病原体	e
C-9	99.2%	妊娠中に接種可能なワクチン	e
C-60	94.5%	結核の確定診断に有用な検査所見	d
C-61	98.7%	感染症法に基づいた結核の届出期間	a
C-62	97.9%	結核の標準治療薬	e
D-70	88.6%	伝染性単核球症の特徴	c e
D-74	96.7%	Clostridium difficileへの院内感染対策	a b
E-32	98.9%	感染性廃棄物として扱うもの	a
F-4	99.4%	患者に用いた注射針の処理	d
F-64	39.8%	医療・介護関連肺炎の起因菌	d
F-72	82.3%	腹痛と下痢をきたす原因微生物の同定（ランブル鞭毛虫）	c
F-73	66.2%	ランブル鞭毛虫感染症で確認すべき情報	d

15　生活環境因子・職業性因子による疾患　5問

	正答率	テーマ・確定診断	正解
A-20	97.4%	熱中症軽快後の指導	b

	正答率	テーマ・確定診断	正解
F-63	84.2%	気道熱傷での気道確保法	a
F-69	56.7%	意識障害の原因薬物（抗うつ薬中毒）	c
F-70	81.1%	中毒物質の検査に用いられる検体	a
F-71	97.4%	抗うつ薬中毒の合併症に対するモニタリング	a

16 放射線科 1問

	正答率	テーマ・確定診断	正解
B-5	99.7%	造影 CT 施行前の確認事項	d

17 精神科/心療内科 16問

	正答率	テーマ・確定診断	正解
A-6	91.7%	睡眠の生理学について	b
A-26	83.1%	むずむず脚症候群の治療薬	d
A-42	99.3%	パニック障害でみられる症状	e
A-63	84.3%	アルコール離脱による振戦せん妄の治療薬	b c
B-31	74.0%	せん妄の特徴	d
D-4	97.5%	Tourette 症候群の特徴	c
D-35	92.2%	統合失調症でみられる症状	c
D-46	65.5%	治療を希望しないうつ病患者への対応	c
D-71	74.6%	神経性食思不振症の所見	a b
E-8	98.9%	抑うつ状態を疑う訴え	b
E-15	95.4%	精神科疾患と症状の組合せ	c
F-8	82.9%	自記式の心理学的検査	c
F-15	90.0%	自我障害の症状（離人症）	d
F-37	94.2%	精神科的症候と疾患の組合せ	d e
F-46	93.0%	統合失調症患者の入院形態	c
F-74	89.4%	Alzheimer 病に合併しやすい精神科的症候	c

18 皮膚科 9問

	正答率	テーマ・確定診断	正解
A-2	31.6%	続発性無汗症の原因疾患	e
A-22	30.5%	血管肉腫の特徴	a
A-38	87.9%	疥癬への対応	e
C-25	96.8%	皮疹の画像判読（膿疱）	e
C-44	77.2%	褥瘡の形成に関連する骨	a
D-7	88.4%	皮膚疾患と浸潤細胞の組合せ	d
D-33	95.0%	Celsus 禿瘡への治療薬	d
D-59	95.6%	薬剤過敏症候群の診断	e
E-34	98.2%	ガス壊疽に行うべき処置	a

19 眼 科 10問

	正答率	テーマ・確定診断	正解
A-10	81.3%	遠点 50 cm 近点 25 cm となる眼の調節力	b
A-29	92.6%	調節性内斜視への対応	b
A-52	86.3%	アルカリ眼外傷の初期対応	d
B-14	63.8%	散瞳して行う検査	e
C-31	42.5%	加齢黄斑変性のリスク要因	a
D-1	68.7%	白内障手術に関する一般的知識	c
D-13	95.4%	ウイルス性の角結膜疾患	b c
D-34	93.3%	流行性結膜炎患者への生活指導	d
E-27	91.7%	糖尿病網膜症への対応	c
F-62	70.6%	結膜下出血への対応	b

20 耳鼻咽喉科 13問

	正答率	テーマ・確定診断	正解
A-14	64.5%	鼻処置で使用する器具	b c
A-35	73.6%	上顎癌再発の画像診断	b
B-9	95.6%	老人性難聴の病態	e
B-13	95.2%	急性副鼻腔炎で緊急性を示唆する所見	d
B-39	88.4%	急性喉頭蓋炎への初期対応	a

	正答率	テーマ・確定診断	正解
D-3	28.4%	小児の慢性中耳炎で頻度の高い起因菌	c
D-29	97.9%	扁桃周囲膿瘍の診断	d
D-47	75.4%	鼻アレルギーの根治治療	a
D-57	87.7%	唾石症の特徴	c
D-63	83.0%	真珠腫性中耳炎でみられる症状	a d
E-26	88.5%	舌圧子とペンライトで視認できる口腔内の構造	b
F-22	96.1%	喉頭の機能	d
F-66	92.4%	急性中耳炎の治療	a c

21 泌尿器科 12問

	正答率	テーマ・確定診断	正解
A-8	96.2%	無症候性骨転移を伴う前立腺癌への治療	c
A-32	97.5%	完全重複腎盂尿管における尿失禁の病態（尿管異所開口）	c
A-34	90.8%	幼児の陰嚢水腫への説明	a
A-56	95.4%	進行性精巣癌の治療	e
C-21	31.7%	尿路・男性生殖器の解剖	a b
D-20	96.4%	尿路結石の軽快後の説明	a
D-23	86.3%	増大した腎細胞癌肺転移への治療	b
D-24	79.4%	陰茎折症の病態	d
D-69	97.6%	肉眼的血尿がみられる高齢者に行うべき検査	c d
E-46	92.4%	前立腺肥大症で尿閉の誘因となる薬剤	b
E-47	92.7%	尿閉に関与している部位	e
F-67	90.9%	顕微鏡的血尿がみられた高齢者に行うべき検査	b d

22 整形外科 7問

	正答率	テーマ・確定診断	正解
A-54	63.0%	大腿部腫瘍の鑑別診断（悪性軟部腫瘍）	d
B-4	79.4%	筋骨格系の診察方法	a
C-44	77.2%	褥瘡の形成に関連する骨	a
D-17	89.4%	関節リウマチ患者の手指伸展障害の鑑別疾患（指伸筋腱断裂）	d
D-32	93.9%	大腿骨頭すべり症への初期対応	c
D-52	78.7%	股関節脱臼への初期対応	d
F-81	93.2%	殿部から膝の痛みを訴える高齢者に有用な身体診察	a

23 公衆衛生・保健医療論 54問

	正答率	テーマ・確定診断	正解
A-4	76.7%	感染症法に基づく腸管出血性大腸菌感染症への対応	e
B-10	94.7%	介入研究に分類される研究手法	e
B-17	98.3%	陽性尤度比の計算	d
B-18	92.1%	要介護認定の申請先	b
B-19	90.5%	死亡診断書の直接死因欄への記載	d
B-22	90.7%	検査前確率に連動する指標	c
B-23	93.8%	治験審査委員会・倫理審査委員会の業務	d
B-37	93.9%	アルバイト中の受傷で適用となる保険	b
B-43	94.9%	高齢者の在宅療養支援のために重要な職種	b
C-2	86.2%	WHO の活動内容	c
C-8	85.5%	訪問看護サービスの内容	c
C-10	98.1%	市町村保健センターの業務	d
C-12	74.6%	心神喪失者の殺人未遂時に適用される法律	c
C-15	82.9%	二次医療圏について	a
C-18	95.3%	作業環境管理に該当する項目	c e
C-22	34.3%	主に魚介類摂取が曝露源となる有害物質	b d
C-23	95.6%	要介護認定に必要な手続き	a b
C-43	79.6%	職業性間質性肺炎の原因物質（インジウム）	e
C-45	98.6%	医療関連職種と役割の組合せ	e
C-47	90.7%	シックビル症候群への対応	d
C-49	97.8%	異状死体検案時の対応	b

	正答率	テーマ・確定診断	正解
C-61	98.7%	感染症法に基づいた結核の届出期間	a
D-11	97.3%	労働形態と健康障害の組合せ	c d
E-4	98.5%	診療録について	e
E-14	99.3%	過重労働対策への取り組み	c
E-16	94.8%	後期高齢者の医療費の自己負担割合	b
E-22	76.6%	医療記録の保存義務期間	e
E-24	94.1%	診療ガイドラインについての説明文	e
E-37	99.4%	施設間の連携を調整する医療関連職種	e
E-43	59.9%	PICO 定式化における Outcome の項目（心房細動に対する抗凝固薬の効果）	b
F-3	96.8%	医療法で規定される施設	d
F-5	99.3%	国際的提言と内容の組合せ	a
F-6	97.4%	ヘルスプロモーションの例	a
F-9	88.0%	食事摂取基準に定められたナトリウム目標量	c
F-11	13.2%	ランダム化比較試験の必須要件	d
F-14	87.4%	国民医療費について	d
F-16	73.2%	死亡の場所別にみた割合	a
F-17	88.2%	地域包括ケアシステムの意義	d
F-19	87.8%	18 年前から患者数が増加した疾患（気分障害）	a
F-20	72.8%	低所得国と高所得国での死亡原因の比較	a
F-23	97.5%	バイアスが少なくなる調査対象者の選び方	a
F-24	78.1%	医師の義務と規定する法律との組合せ	c
F-25	87.5%	保健所の業務内容	c
F-27	70.7%	都道府県による地域医療構想で検討すべき内容	b
F-29	69.4%	ユニバーサルデザインの例	c
F-32	86.3%	健やか親子 21 で評価が悪化した項目	b
F-33	85.7%	国際生活機能分類についての説明文	d
F-34	99.6%	在宅医療におけるチーム医療	a
F-35	75.4%	患者調査の説明文	c
F-38	99.1%	児童虐待について	d e
F-41	80.5%	母子保健法に基づく事業	a b
F-46	93.0%	統合失調症患者の入院形態	c
F-48	61.2%	特定保健指導での対応	a
F-84	13.9%	総再生産率の計算問題	12

	正答率	テーマ・確定診断	正解
F-50	18.7%	肺癌頸椎転移による疼痛としびれへの対応	d
F-82	59.7%	高齢者のふらつきの原因となる処方薬	a b c
症候学／診察／臨床検査			
E-5	98.2%	身体診察と手技の組合せ	e
E-21	95.7%	臨床検査のパニック値	e
F-28	85.1%	3 点誘導式心電図モニターの電極装着部位	b
治療学／リハビリテーション			
A-37	74.2%	細菌性肺炎におけるペニシリン系抗菌薬の投与方法	e
C-4	42.8%	末梢静脈路からの輸液に追加できるカリウムの最大量	c
C-34	92.8%	脳出血後のリハビリの目標設定	e
C-36	51.9%	絶食時の輸液の組成	b
E-6	27.2%	筋肉注射に適する筋肉	d
E-48	90.9%	嘔吐後発症した誤嚥性肺炎に対する治療	d
F-44	94.4%	ポリファーマシーの要因	c d e
F-83	97.1%	高齢者の股関節術後リハビリ計画で確認すべき情報	a b d
一般教養的事項			
B-32	96.5%	英文の診療録の判読（異所性妊娠）	b
E-7	86.4%	「死ぬ瞬間」の著者	e
E-31	98.7%	英文読解（深部静脈血栓症）	e

★「正解」には，3/19 に厚生労働省より開示された正解を記載した。

* A-43 : 正解なし 採点対象から除外する。
* B-30 : 正解 a, d 複数の選択肢を正解として採点する。
* E-6 : 正解 d 不正解の受験者については採点対象から除外する。

24 医学総論／必修事項 37 問

	正答率	テーマ・確定診断	正解
医師のプロフェッショナリズム／医療面接			
B-6	91.1%	解釈モデルを知るための質問	a
B-16	99.5%	患者中心の医療の実践として適切な項目	d
B-20	99.4%	医師の職業倫理に反する行為	c
B-35	99.8%	difficult patient への対応	c
B-42	93.6%	通院モチベーションが低い患者への対応	b
E-10	97.4%	医療面接におけるシステムレビューの説明文	e
E-20	98.8%	糖尿病患者の行動変容の準備期に相当する行動	d
E-33	99.7%	自宅を出たい終末期患者への対応	a
E-38	98.9%	入院患者の勤務先からの問合せへの対応	c
医療安全			
B-2	99.6%	院内の医療安全管理について	e
B-40	98.0%	インシデントレポートが必要なイベント	c
E-2	99.7%	インシデントレポートの説明文	a
加齢・老化／死／緩和ケア			
A-24	79.8%	終末期胃癌患者の治療方針	d
B-26	98.6%	高齢者の退院へ向けた準備（誤嚥性肺炎）	b
C-28	97.9%	腰椎圧迫骨折の高齢者に合併しやすい病態	b
C-35	86.3%	モルヒネによる悪心への対応	e
C-54	87.7%	ふらつきを訴える高齢者の病態	c
C-55	74.6%	高齢者のふらつきと易転倒性の原因	b
C-56	83.8%	高齢者で減量を検討すべき内服薬	d
D-54	59.8%	誤嚥性肺炎の再発リスクとなる薬剤	a
F-30	88.2%	手段的日常生活動作に含まれる動作	c

xxxiii

第112回 医師国家試験　Ａ問題　答案用紙

模　範　解　答

★3/19に厚生労働省より
開示された正解を記載

解答時間	２時間45分（75問）
：　　〜　　：	

総　得　点	【1〜75】
／　75点	

問題	解答	問題	解答	問題	解答	問題	解答
1	e	21	b	41	b	61	c
2	e	22	a	42	e	62	d
3	d	23	e	43	（除外）	63	b
4	d	24	d	44	e	64	a・b
5	a	25	b	45	a	65	a
6	b	26	c	46	c	66	d・e
7	d	27	a	47	b	67	c
8	c	28	d	48	c	68	c
9	c	29	c	49	b	69	a・c
10	b	30	c	50	b	70	b
11	c	31	d	51	d	71	d
12	a	32	c	52	d	72	a
13	c	33	a	53	d	73	a
14	b	34	a	54	a	74	d・e
15	a・d	35	c	55	a	75	d・e
16	b	36	c	56	a		
17	d	37	e	57	a		
18	a	38	a	58	b		
19	a	39	c	59	a		
20	b	40	e	60	b		

【1〜75】得点　（1問1点）

／　75点

※A-43 は採点対象から除外する。

★このマークシートは，実際に使用されたデザインとは異なっています。

第112回 医師国家試験

B問題 答案用紙

解答時間	1時間35分（49問）
: ～ :	

総 得 点 【1～49】	／ 99点

模 範 解 答

★3/19に厚生労働省より
開示された正解を記載

【1～24】得点 （1問1点）	【25～49】得点 （1問3点）
／ 24点	／ 75点

※ B-30は複数の選択肢を正解として採点する（aまたはd）。

★このマークシートは，実際に使用されたデザインとは異なっています。

第112回 医師国家試験 C問題 答案用紙

模範解答
★3/19に厚生労働省より開示された正解を記載

解答時間	2時間20分（66問）
	： ～ ：
総得点	【1〜66】 ／66点

問題	解答
1	e
2	b
3	c
4	e
5	d
6	e
7	c
8	e
9	e
10	b
11	e
12	c
13	a
14	b
15	a
16	a
17	b
18	d
19	b
20	d
21	b
22	b, d

問題	解答
23	a, b
24	b, c
25	b
26	b
27	b
28	a
29	a
30	b
31	a
32	d
33	a
34	e
35	c
36	b
37	c
38	a
39	d
40	a
41	d
42	b
43	e
44	a

問題	解答
45	e
46	c
47	c
48	e
49	b
50	a
51	c
52	d
53	c
54	d
55	b
56	c
57	b
58	c
59	c
60	c
61	a
62	b
63	b
64	c
65	b
66 ①	2 ／ ② 6

【1〜66】得点 （1問1点） ／66点

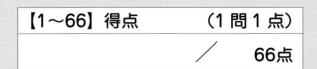

★このマークシートは，実際に使用されたデザインとは異なっています。

第112回 医師国家試験

D問題　答案用紙

解答時間	2時間45分（75問）
: 　～　 :	

総　得　点　　【1〜75】
／　75点

模　範　解　答

★3/19に厚生労働省より
開示された正解を記載

【1〜75】得点	（1問1点）
／　75点	

★このマークシートは，実際に使用されたデザインとは異なっています。

第112回 医師国家試験　　E問題　答案用紙

模範解答

★3/19に厚生労働省より開示された正解を記載

解答時間	1時間40分（51問）
： 〜 ：	

総　得　点　　【1〜51】
／　101点

問題	a	b	c	d	e
1		●			
2	●				
3	●				
4					●
5					●
6				●	
7					●
8	●				
9					●
10					●
11				●	
12			●		
13					●
14			●		
15			●		
16		●			
17			●		
18		●			
19		●			
20				●	
21					●
22					●
23	●				
24				●	
25				●	
26		●			
27		●			
28	●				
29				●	
30				●	
31		●			
32	●				
33	●				
34	●				
35			●		
36	●				
37					●
38			●		
39	●				
40		●			
41			●		
42	●				
43		●			
44				●	
45	●				
46		●			
47					●
48	●				
49	●				
50			●		
51					●

【1〜26】得点　　（1問1点）	【27〜51】得点　　（1問3点）
／　26点	／　75点

※ E-6は正解した受験者については採点対象に含め，不正解の受験者については採点対象から除外する。

★このマークシートは，実際に使用されたデザインとは異なっています。

第112回 医師国家試験

Ｆ問題 答案用紙

解答時間	２時間35分（84問）
：	～ ：

総 得 点	【1～84】
	／ 84点

模 範 解 答

★3/19に厚生労働省より
開示された正解を記載

問題					
1					
2					
3					
4					
5					
6					
7					
8					
9					
10					
11					
12					
13					
14					
15					
16					
17					
18					
19					
20					

問題					
21					
22					
23					
24					
25					
26					
27					
28					
29					
30					
31					
32					
33					
34					
35					
36					
37					
38					
39					
40					

問題					
41					
42					
43					
44					
45					
46					
47					
48					
49					
50					
51					
52					
53					
54					
55					
56					
57					
58					
59					
60					

問題					
61					
62					
63					
64					
65					
66					
67					
68					
69					
70					
71					
72					
73					
74					
75					
76					
77					
78					
79					
80					
81					
82					
83					

【1～84】 得点	（1問1点）
	／ 84点

★このマークシートは，実際に使用されたデザインとは異なっています。

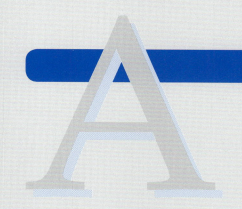

A問題 医学各論 75問

一般各論 15問
臨床各論 60問

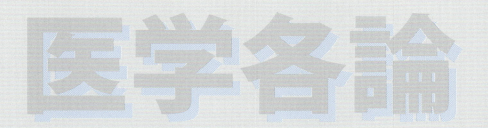

Check ■ ■ ■

112A-1 高アンモニア血症をきたす疾患はどれか。
- a Gaucher 病
- b von Gierke 病
- c Hurler 症候群
- d メープルシロップ尿症
- e オルニチントランスカルバミラーゼ欠損症

選択肢考察

× a βグルコシダーゼ欠損により，生体膜の構成に関わる糖脂質のグルコセレブロシドが蓄積する。脂質の蓄積症である。

× b グリコーゲン代謝異常による糖原病の代表的な疾患である。グルコース-6-ホスファターゼ欠損により解糖系に過剰なグルコース-6-リン酸（G-6-P）が流れ込むため，ピルビン酸，乳酸，尿酸などが増加する。尿酸の「尿」からアンモニアを連想しないように。
割れ問

× c ムコ多糖類の分解ができないため，デルマタン硫酸，ヘパラン硫酸などのムコ多糖が尿中に排泄される。

× d 側鎖アミノ酸の代謝異常で，バリン，ロイシン，イソロイシンの3種の側鎖アミノ酸が尿中に増加する。

○ e アミノ酸の代謝で生じたアンモニアを尿素に変えて解毒する機能が働かないため，高アンモニア血症をきたす。

解答率 a 16.7%，b 19.9%，c 7.0%，d 16.2%，e 40.1%

ポイント 先天性代謝異常症は極めて多数あり，炭水化物，脂質，蛋白質，核酸代謝の各々に異常疾患があるが，いずれもまれなものである。国試レベルで必要な知識は多くはない。今回の設問で，aは脂質，bは炭水化物と核酸，cは炭水化物，dとeはアミノ酸，蛋白質代謝領域での代表的な先天異常疾患である。取り上げられている病名と最終異常代謝物だけはペアで覚えておく必要がある。本問でもアンモニアが蛋白質代謝に関連する物質であることがわかれば，dかeにはたどり着く。あとは「メープルシロップ」の名称からはアンモニア臭が連想できない直勘が働けばよい。

正解 e 　正答率 40.1%　　　　　　　　　　　　　　　▶参考文献 MIX 65

受験者つぶやき
- オルニチン回路が回らないだろうからアンモニアは貯まるのだろうと思いました。
- 恒例の出鼻をくじく問題です。ここで焦ってほかの問題を落とさないようにしましょう。この問題自体は消去法で解く問題です。
- さっぱりわかりませんでした。bとcは糖代謝の関連だったような気がしたので，残りの3つから勘で選びました。
- Aブロックの1問目は大体見たことないような問題か，難問です。こういう問題を見たら気にせず飛ばしましょう。

4 国試112 — 第112回　医師国家試験問題解説書

A

医学各論

Check ☐ ☐ ☐

112A-2　続発性無汗症の原因と**ならない**のはどれか。

a　糖尿病　　　　　　　b　Fabry 病　　　　　　c　Sjögren 症候群

d　甲状腺機能低下症　　e　自家感作性皮膚炎

選択肢考察

○a　糖尿病性ニューロパチーにより無汗症を生じる。

○b　汗腺上皮細胞に脂肪滴が蓄積し，温熱性発汗と精神性発汗が障害される。本症は無汗症の分類において「続発性」でなく「先天性・遺伝性」に含まれることが多いため，選択した受験生が多かったのではないかと推測される。 割れ問

○c　汗腺周囲のリンパ球浸潤や汗腺のアクアポリン5の発現低下がみられる。

○d　代謝の低下（熱産生の低下）により無汗症となる。

×e　アトピー性皮膚炎などの慢性炎症性皮膚炎では無汗症を生じるが，自家感作性皮膚炎は急性炎症性皮膚炎であり，それのみで無汗症を生じることはない。

解　答　率　a 19.2%，b 31.5%，c 16.0%，d 1.6%，e 31.6%

ポイント　続発性無汗症の原因は糖尿病や甲状腺機能低下症といった内分泌・代謝疾患や神経疾患，膠原病や腫瘍など多岐にわたる。また，薬剤性の無汗症も報告されていることから，患者の内服薬の確認も必要である。

正　　解　e　**正答率 31.6%**　　　　　　　▶参考文献　MIX 168　コンパクト 108

受験者つぶやき

・cかeかで迷い，Sjögrenで汗腺がやられると聞いたことがなかったのでcにしました。
・こういった考えてもわからない問題は他の受験生も解けません。国試は長丁場です。慌てない慌てない。
・bとeで少し迷いましたが，eは皮膚が障害されるので無汗症になりうると思いました。
・bとeで悩みましたが，あまり時間をかけず次に行きました。

Check ☐ ☐ ☐

112A-3　高尿酸血症を**きたさない**のはどれか。

a　サイアザイド系利尿薬　　　　　b　Lesch-Nyhan 症候群

c　腫瘍崩壊症候群　　　　　　　　d　Fanconi 症候群

e　慢性腎不全

選択肢考察

○a　サイアザイド系利尿薬やループ利尿薬は尿酸輸送体に干渉して尿中排泄を阻害する作用がある。高尿酸血症を招く。

○b　プリン生合成が亢進する遺伝性疾患で，高尿酸血症となる。自傷行為で有名である。

○c　腫瘍が崩壊する際，その構成細胞から大量の核酸が放出され，尿酸に分解されて高尿酸血症となる。

×d　近位尿細管障害により，リンや糖，アミノ酸，尿酸などが再吸収されず尿に排泄され

る。低尿酸血症となる。
○ e　腎機能低下に伴って尿酸排泄が低下し，高尿酸血症となる。

解答率　a 8.3%，b 2.6%，c 0.4%，d 86.4%，e 2.1%

ポイント　尿酸は主に核酸の代謝物に由来する。単位重量当たりの細胞数が多い魚の卵や肉類の過食で増加しやすい。また，腫瘍細胞も含めた体内の細胞崩壊でも当然増加する。

一方で，腎臓から排泄された尿酸はその一部が再吸収されて体内に戻る。したがって，排泄障害があれば尿酸値は増加し，尿細管の再吸収障害があれば減少する。

核酸代謝異常で尿酸の過剰産生が起こる代表的遺伝疾患が Lesch-Nyhan 症候群である。

正解　d　　**正答率** 86.4%　　▶参考文献　MIX 292

受験者つぶやき
・Fanconi は近位尿細管の再吸収障害だということから，血中濃度は下がるものだと思いました。
・Lesch-Nyhan 症候群は自傷が特徴の先天性疾患です。また同じ腎でも Fanconi 症候群と慢性腎不全では過多・不足するものが結構異なるので確認しておきましょう。
・d は尿細管での尿酸の再吸収がなされず低尿酸血症になると思いました。
・Fanconi 症候群は近位尿細管機能障害により，尿酸やリンなどの再吸収障害が起こります。

Check ■■■

112A-4　腸管出血性大腸菌感染症と診断された場合に正しいのはどれか。
　a　入院勧告の対象となる。　　　　b　届出は一週間以内に行う。
　c　届出先は市町村長である。　　　d　医療費は全額公費負担となる。
　e　児童の場合は出席停止となる。

選択肢考察　腸管出血性大腸菌感染症は，感染症法の第3類感染症である。
× a　1類・2類感染症，新型インフルエンザ等感染症の患者に対して，都道府県知事は入院を勧告することができる。
× b　1類～4類感染症，新型インフルエンザ等感染症の患者または無症状病原体保有者，新感染症の疑いのある者は，直ちに最寄りの保健所長を経て都道府県知事へ届出を行う。
× c　最寄りの保健所長を経て都道府県知事へ届出を行う。
× d　新感染症の入院医療費は全額公費で負担し，1類・2類感染症・新型インフルエンザ等感染症の入院医療費は医療保険と公費で負担する。
○ e　学校保健安全法の第3種学校感染症なので，「学校医その他の医師において感染の恐れがないと認めるまで」出席停止となる。

解答率　a 7.3%，b 10.2%，c 2.4%，d 3.2%，e 76.8%

ポイント　感染症法において，全数把握対象疾患は，1類～4類，5類全数把握対象疾患，新型インフルエンザ等感染症，新感染症である。また就業制限の対象疾患は，1類～3類，新型インフルエンザ等感染症である。

正解　e　　**正答率** 76.7%　　▶参考文献　MIX 19, 72

受験者つぶやき
- 食中毒は３類で，強制入院は２類までなのでaはないと思いました。
- 食中毒は予防できるのでまずは保健所に連絡です。また，無症状の場合には出席停止の必要はなく一般的な予防方法の励行でよいようです（国立感染症研究所）。
- ３類感染症は大感染を防ぐことが目的なので，eを選びました。
- O157は第３類なので，直ちに届出をし，医師が感染の恐れがないと判断するまで出席停止とします。

Check ■ ■ ■

112A-5 Mallory-Weiss症候群について正しいのはどれか。
a 自然治癒する。　　　　　　　b 裂創は横走する。
c 病変は壁全層に及ぶ。　　　　d 胃大彎側に好発する。
e 十二指腸にも病変が存在する。

選択肢考察
○ a ほとんどの症例で自然止血，自然治癒する。
× b 裂創は縦走する線状裂創である。
× c 病変は粘膜下層までの壁浅層に留まる。
× d 胃食道接合部から胃噴門部小彎側に好発する。
× e 病変は胃食道接合部付近に限局し，十二指腸には存在しない。

解答率 a 95.1％，b 1.4％，c 1.1％，d 1.7％，e 0.5％

ポイント　Mallory-Weiss症候群は激しい嘔吐に伴う急激な腹圧上昇により胃噴門が食道側に脱出して，食道胃接合部付近の粘膜に裂創が生じ，鮮血の吐血が起きる疾患である。緊急上部消化管内視鏡検査により胃食道接合部から胃噴門部小彎側に縦走する線状の浅い裂創を認めることで診断は容易である。バイタルを安定させていれば，ほとんどの場合は保存的治療で自然止血する。大量の新鮮出血があればクリッピングなどの内視鏡的止血術が第一選択となる。特発性食道破裂〈Boerhaave症候群〉との鑑別も必要であるので，比較して覚えておくとよい。

正解 a **正答率** 95.1％　　　　　　　　　　　　　　▶参考文献 MIX 258

受験者つぶやき
- TECOMのラストVでちょうど扱っていた内容だったので記憶に新しかったです。
- Mallory-Weiss症候群は見た目は派手ですが大したことありません。逆にBoerhaave症候群は吐血は大したことがなくても緊急手術が必要です。必ずセットで覚えましょう。
- 食道に好発し，表層の病変のため自然治癒すると考えました。
- Mallory-Weiss症候群の治療は経過観察もしくは内視鏡下にクリップですが，Boerhaave症候群は手術をします。

A 医学各論　**7**

A

医学各論

Check ■ ■ ■

112A-6 睡眠について正しいのはどれか。

a 夢を体験するのは浅いノンレム睡眠の時期である。

b 深いノンレム睡眠は朝方に向けて減少する。

c レム睡眠は緩徐な眼球運動が特徴である。

d 乳幼児ではレム睡眠が成人より少ない。

e 総睡眠時間は青年期以降一定である。

選択肢考察 ✕a ノンレム睡眠時は夢を見ることは少なく，見たとしても内容は断片的で具体性に乏しい場合が多い。レム睡眠時には具体的で色付きの夢を見ることが多い。

◯b レム睡眠は一晩の睡眠で3〜6回反復する。入眠直後では5〜10分，早朝覚醒直前のものは20〜40分続く。一方で深いノンレム睡眠は朝方にかけて減少する。

✕c レム睡眠は rapid eye movement〈REM〉sleep の和訳である。急速な眼球運動を特徴とする。

✕d レム睡眠は新生児の睡眠では高い割合を占めるが，年齢を経るごとに減少し，思春期以後は一定の割合に落ち着く。

✕e 総睡眠時間は年齢とともに減少し，18歳以降は一定になる。総睡眠時間は新生児で1日14〜17時間，乳児で12〜15時間，幼児で11〜14時間，未就学児で10〜13時間，小学生で9〜11時間，中高生で8〜10時間，18歳以降は7〜9時間といわれている。総睡眠時間は65歳以上の老齢期では青壮年期と比べてやや長くなる。75歳以上の後期高齢者の総睡眠時間は8〜10時間となり，また，中途覚醒や早朝覚醒が増加する，日中に居眠りする，など睡眠パターンの変化がみられる。

解答率 a 2.7%，b 91.7%，c 1.7%，d 3.1%，e 0.7%

ポイント ＜レム睡眠とノンレム睡眠の特徴＞

　　レム睡眠は新生児の睡眠では高い割合を占めるが，年齢を経るごとに減少し，思春期以後は一定の割合に落ち着く。レム睡眠では身体が休息状態に置かれるが，脳の活動は完全には抑えられていない。レム睡眠には以下のような特徴がある。

・急速眼球運動〈rapid eye movement〉がみられる。

・四肢筋，頸筋や下顎筋で筋緊張が著しく低下する。

・覚醒時と同様の低振幅の不規則な脳波を呈する。

・自律神経活動に乱れが生じ，心拍数および呼吸が不規則である。

・具体的で色付きの夢を見ることが多い。

・一晩の睡眠で3〜6回反復する。

・入眠直後では5〜10分，早朝のものは20〜40分続く。

　　ノンレム睡眠の時間は生体の疲労度や疾病罹患など内部環境に依存して増減する。年齢による変化は比較的小さく，小児期は合計8時間程度であったものが老年期に5時間程度に減少するにすぎない。ノンレム睡眠には以下のような特徴がある。

- ・四肢の筋緊張は覚醒時よりは低下する。
- ・睡眠深度は脳波上の徐波化の程度により 4 stage に分類できる。
- ・副交感神経活動が亢進し，交感神経活動は減弱する。
- ・夢を見ることは少なく，内容も断片的で具体性に乏しい場合が多い。

正解 b **正答率** 91.7%　　　▶参考文献　MIX 374

受験者つぶやき
- ・ちょうど直前期に睡眠の質を測ってくれるアプリを使っていたのでbは選べました。
- ・REM は Rapid-Eye-Movement の略です。眼は動きますが他の筋肉は動きません。夢と連動しないようにできているのです。これが上手くいかず体が動いてしまうのが REM 睡眠行動障害ですね。REM 睡眠行動障害が特徴的な疾患まで押さえておきましょう。
- ・REM は脳が動き筋が休む，non REM は脳が休み筋が動きます。
- ・赤ちゃんは夢見がち，高齢者は夢を見なくなります。睡眠についての問題は毎年出ます。

Check ☐☐☐

112A-7 羊水塞栓症について正しいのはどれか。

a　破水前の時期に多い。　　　　　　b　母体の予後は良好である。
c　母体の下腹部は板状硬となる。　　d　播種性血管内凝固〈DIC〉を伴う。
e　妊娠高血圧症候群に合併しやすい。

選択肢考察
× a　破水と同時，もしくは破水後に発症しやすい。
× b　母体死亡率は極めて高く，60〜80% 程度といわれている。
× c　板状硬となるのは常位胎盤早期剝離で，羊水塞栓症ではみられない。
○ d　突然死を免れた場合は，典型的な超急性 DIC を発症する。
× e　妊娠高血圧症候群との関連性はみられない。

解答率 a 0.3%，b 0.0%，c 0.5%，d 95.1%，e 3.9%

ポイント　羊水塞栓症とは，羊水および胎児成分が母体血中へ流入することによって引き起こされる「肺毛細血管の閉塞を原因とする肺高血圧症と，それによる呼吸循環障害」を病態とする疾患である。その発症頻度は 2〜3 万分娩に 1 例とも報告されているが，母体死亡率は 60〜80% ともいわれている。本症は陣痛発来後，特に破水後に発症することが多い。突然死を免れた場合は，典型的な超急性 DIC を発症する。高リスクと考えられているのは，帝王切開例，瘢痕子宮，軟産道裂傷，常位胎盤早期剝離，前置胎盤（特に癒着胎盤）などである。また経腟分娩でも経産婦，分娩誘発，過強陣痛（特に破水後），遷延分娩，羊水混濁，分娩前後の発熱例，さらにはアレルギーやアトピー患者の分娩例などはリスクが高いとされる。妊娠中では，人工流産，羊水穿刺や羊水過少症例に対する人工羊水（温生食水）の子宮内注入などは誘因となりうる。

正解 d **正答率** 95.1%　　　▶参考文献　MIX 324　チャート産 280

受験者つぶやき
- ・DIC を起こすから羊水塞栓は fatal です。
- ・非常に重篤な産科的ショックを起こす病態です。
- ・分娩時の閉塞性ショックは肺塞栓症と羊水塞栓症を押さえておきましょう。

A　医学各論

Check ☐☐☐

112A-8 無症候性骨転移を伴う前立腺癌にまず行う治療はどれか。
a　PDE 5〈phosphodiesterase 5〉阻害薬投与
b　抗癌化学療法
c　ホルモン療法
d　経尿道的レーザー前立腺切除術
e　ロボット支援腹腔鏡下前立腺全摘除術

選択肢考察
× a　PDE 5 阻害薬は排尿障害や ED に使用される薬剤である。
× b　前立腺癌の薬物治療で抗癌薬が第一選択となることはほとんどない。
○ c　骨転移を伴う前立腺癌の治療の第一選択はホルモン療法である。
× d　前立腺癌の外科的治療で経尿道的前立腺切除は適応とはならない。
× e　骨転移を伴う前立腺癌に前立腺全摘の適応はない。

解答率　a 1.0%，b 1.5%，c 96.2%，d 0.1%，e 1.0%

ポイント　前立腺癌の治療法を問う出題である。代表的な治療法には手術療法（前立腺全摘除術），放射線療法，ホルモン療法があるが，遠隔転移のある症例に手術療法や放射線療法の適応はない。有痛性骨転移のある症例や骨転移による神経圧迫症状のある症例には局所放射線療法が行われることがある。内科的治療の第一選択はホルモン療法（抗男性ホルモン療法）である。

正解　c　**正答率** 96.2%　▶参考文献　MIX 303　コンパクト 254

・転移があったら内分泌療法だと覚えてました。a は 1st line ではなさそうだと思いました。
・ステージで考えましょう。また前立腺癌の骨転移は造骨性であることと，CT/MRI の見え方を確認しておきましょう。
・stage D の前立腺癌の治療を選びました。化学療法はあまりやらなかったはず。

Check ☐☐☐

112A-9 粘液水腫性昏睡について正しいのはどれか。
a　男性に多い。
b　夏季に多い。
c　橋本脳症とも呼ばれる。
d　治療において甲状腺ホルモンの投与は必須ではない。
e　基礎にある甲状腺疾患に他の要因が重層して起こる。

選択肢考察
× a　粘液水腫性昏睡患者に性差は少ない。
× b　粘液水腫性昏睡の発生は冬季に多い。気温の低い冬季の低温曝露が発症誘因となる。
× c　甲状腺自己抗体を有する患者に自己免疫機序による脳症が発生した病態が，橋本脳症とされる。甲状腺ホルモンの補充療法では改善せず，ステロイド治療が奏効する疾患であり，

10　国試112 － 第112回　医師国家試験問題解説書

甲状腺機能低下症を基礎に発症する粘液水腫性昏睡とは異なる疾患概念である。**割れ問**

× d　粘液水腫性昏睡では迅速に甲状腺ホルモンの補充療法を開始する必要がある。

○ e　粘液水腫性昏睡は，甲状腺機能低下症に心不全，呼吸不全，低温曝露などが重層して発症すると考えられている。

解答率　a 0.4％，b 0.7％，c 37.1％，d 3.8％，e 57.8％

ポイント　内分泌緊急症でもある粘液水腫性昏睡に，まれな神経内科疾患ではあるが treatable dementia の一つとしても注目されている橋本脳症を選択肢として絡めた出題である。甲状腺機能低下症の原因新患の一つである橋本病の病名に惹かれ，誤って橋本脳症を選んでしまった受験生も多かったのではないであろうか。しかし，粘液水腫性昏睡と橋本脳症は全く異なる疾患概念である。

　粘液水腫性昏睡は，重度の甲状腺機能低下症に心疾患，呼吸器疾患や寒冷曝露などが重層することにより，循環不全，呼吸不全，低体温症による中枢性神経機能障害を呈する病態で，死亡率の高い内分泌緊急症である。本症は中〜高齢者に多く，性差は少なく，冬季発症が多い。病名に昏睡の文字が含まれるが，意識レベルは JCS 10 程度から昏睡状態まで多様であり，昏睡状態の患者のみを指す病名ではない。死亡率が高い病態（25〜30％）であり，救命のためには迅速に甲状腺ホルモン製剤の投与を行う（可能なら静注）とともに呼吸，循環管理，抗菌薬投与，副腎皮質ステロイド投与などの集学的治療が必要である。

　一方，橋本脳症は慢性甲状腺炎患者に自己免疫機序による脳症（7割が辺縁系脳炎を含む急性脳症）が併発した病態を指す。甲状腺自己抗体は全例に陽性であるが，甲状腺機能は7割の患者で正常域。甲状腺ホルモン補充療法では神経症状は改善せず，ステロイド治療が奏効する。抗 N 末端 α エノラーゼ〈NAE〉抗体が4割で陽性とされる。

正　解　e　**正答率 57.8％**　　　　　　　　　　　　　　▶参考文献　**MIX** 333

受験者つぶやき

・甲状腺機能低下に伴うムコ多糖沈着が関係しているのかなということしか思いつかず，無難そうな e にしました。

・聞いたことのない名前でしたが，粘液水腫から甲状腺機能低下に関するものだと考えました。近年の国試では同じ疾患が繰り返し出ることが少なくないので，できれば次の試験の前に調べておきたいところです。

・よくわかりませんでしたが，粘液水腫性という名前からムコ多糖が悪さをしているのかと考えました。c の橋本脳症は自己抗体が悪さをしていそうだと考え，無難な e を選択しました。

・甲状腺関連の問題だとは思いましたが，c と e で悩みました。甲状腺疾患は鑑別を意識して確認しましょう。

A 医学各論

Check ☐☐☐

112A-10 遠点が 50 cm，近点が 25 cm の成人の眼の調節力はどれか。
a 1.0 D   b 2.0 D   c 4.0 D   d 6.0 D   e 8.0 D

選択肢考察 遠点が 50 cm の人の屈折は -2 D である（100 cm/50 cm＝2）。近点が 25 cm を明視するには -4 D（100 cm/25 cm＝4）の屈折が必要である。そのため，遠点が 50 cm，近点が 25 cm の成人の眼の調節力は -2 D$-(-4$ D$)=2$ D である。

×a，○b，×c，×d，×e

解答率 a 0.7%，b 81.3%，c 13.9%，d 3.6%，e 0.2%

ポイント 屈折の求め方は 100 cm/明視している距離 X cm である。X＝100 cm なら 1 D，X＝50 cm なら 2 D，X＝25 cm なら 4 D である。

正解 b　**正答率 81.3%**　▶参考文献 **MIX** 352

受験者つぶやき
・調節力の定義どおりです。
・式がわかってさえいれば解ける問題です。過去問で出た計算式は覚えておきたいですね。また，遠点を∞として 1/∞≒0 とすることもあるので覚えておきましょう。
・解きなれていない問題で焦りましたが，冷静に計算しました。よくある問題では遠点が無限遠に設定されています。

Check ☐☐☐

112A-11 免疫性血小板減少性紫斑病〈ITP〉について正しいのはどれか。
a 先天性疾患である。　　　　　b 骨髄の巨核球が減少する。
c 皮下出血を起こしやすい。　　d 関節内出血を起こしやすい。
e 筋肉内出血を起こしやすい。

選択肢考察
×a　ITP は後天性自己免疫疾患の一つである。血小板に対する自己抗体が産生され，これが血小板に結合する。抗血小板抗体が結合した血小板は，マクロファージ上の Fc 受容体を介して貪食され，血小板数が低下する。

×b　血小板寿命の短縮により血小板数が低下する。これに呼応して肝臓でのトロンボポエチン産生が亢進し，これが骨髄に作用し，巨核球は代償性に増加する。

○c　血小板数の低下による出血傾向では「表在性出血」である皮下出血を起こしやすくなる。これに対して，凝固因子の欠乏による出血傾向では「深部出血」，すなわち筋肉内血腫や関節内出血をきたしやすい。

×d，×e　上記の理由により誤りである。

解答率 a 0.3%，b 0.9%，c 98.1%，d 0.3%，e 0.2%

ポイント ITP は後天性自己性疾患の一つである。血小板に対する自己抗体が産生され，主として脾臓のマクロファージで血小板貪食による破壊が亢進する。これにより血小板寿命は大幅に短縮

し，血小板減少をきたす。肝臓でのトロンボポエチン産生が亢進して骨髄中の巨核球数は代償性に増加するが，血小板産生が追いつかない状態である。一方，赤血球に対する自己抗体が出現した場合が，自己免疫性溶血性貧血〈AIHA〉であり，血球減少の機序はITPと全く同様である。この場合は，腎尿細管間質細胞からエリスロポエチン産生が亢進し，これに呼応して骨髄中の赤芽球数が代償性に増加する。両疾患の治療とも，抗体産生を抑える副腎皮質ステロイド投与や，血球減少が遷延する場合に摘脾術が行われるのは，このような共通の病態基盤に基づいている。また，Evans症候群はITPとAIHAが合併した病態である。

正解 c　**正答率** 98.1%　▶参考文献　MIX 129

受験者つぶやき
・下腿伸側の点状出血が典型症状だと思いました。
・血小板機能と凝固機能の違いはしっかり覚えましょう。
・ITPの紫斑の写真を思い出しました。
・ITPの病態は血小板減少です。a，d，eは血友病のひっかけだと思いました。

Check ☐☐☐

112A-12 発症3日目の急性心筋梗塞の患者に，収縮期雑音が突然，出現した。原因として考えられるのはどれか。2つ選べ。
a　大動脈弁閉鎖不全症　　b　左室自由壁破裂　　c　解離性大動脈瘤
d　心室中隔穿孔　　　　　e　乳頭筋断裂

選択肢考察
× a　大動脈弁閉鎖不全症の雑音は拡張期雑音である。
× b　急性心筋梗塞〈AMI〉の合併症として，心破裂は致命的であり重要である。発症1週間以内に起こりやすく，急激に肺うっ血の増強と低心拍出を伴う血行動態を呈する。穿孔型と漏出型があるが，いずれも十分な収縮期血流を生じないので収縮期雑音は認めない。
× c　AMIで解離性大動脈瘤を合併することはないが，急性大動脈解離にAMIを合併することはある。上行大動脈基部に解離が起これば，冠動脈起始部の閉塞でAMIを合併する。さらに大動脈弁に解離が及べば大動脈弁閉鎖不全を発症するが，この場合は拡張期雑音である。
○ d　心破裂の一つの型として心室中隔穿孔がある。機械的合併症の一つで，AMI発症後1週間以内に起こりやすい。収縮期に左室から心室中隔の穿孔部を通り右室へ向かう血流を生ずる。したがって収縮期雑音を生ずる。
○ e　これも心破裂の一つの型で機械的合併症の一つである。突然の僧帽弁逆流を生じ，肺うっ血が急激に悪化する。後乳頭筋は通常では左冠動脈回旋枝からの1本の枝で灌流されているため，小さな下・側壁心筋梗塞でも起こりうる。

解答率 a 1.0%，b 5.9%，c 0.5%，d 96.2%，e 95.6%

ポイント　AMIの合併症は多岐にわたるが，その中には上記の機械的合併症としての心破裂や心原性ショック，また電気的合併症である心室細動や房室ブロックなどのように，血行動態に大きな影響を及ぼすものが少なくない。これらの発生のリスクは発症後早期に高く，緊急の対応が求

められる．虚血心筋への再灌流療法とともに，合併症の予防，早期発見および治療は極めて重要である．

正解 d，e　**正答率** 92.4%　▶参考文献 MIX 206

受験者つぶやき
・b，d，eで迷いましたが，収縮期雑音が聴こえそうなd，eにしました．
・心雑音は機序からしっかり覚えれば手堅い得点源になります．また冠動脈の走行と各枝の塞栓時の症状も異なるので確認しましょう．
・AMIの合併症は整理する必要があります．
・bでは心雑音が減少します．心筋梗塞の合併症では時系列ごとにまとめることが大事です．

Check ■■■

112A-13　大腿ヘルニアについて正しいのはどれか．2つ選べ．
　a　男性に多い．　　　b　両側性が多い．　　　c　嵌頓しやすい．
　d　高齢者に多い．　　e　大腿動脈の外側に触れる．

選択肢考察
　× a　女性に多い．
　× b　片側性が多く，右側に多い．
　○ c　嵌頓しやすい．
　○ d　中年以降の高齢者に多い．
　× e　大腿動脈の内側に触れる．

解答率　a 1.9%，b 1.5%，c 93.1%，d 94.9%，e 7.5%

ポイント　大腿ヘルニアは鼠径部ヘルニアの約5%程度で発生し，大腿管を通って大腿三角に脱出する．中年以降の女性に多く，片側性で大腿動静脈の内側に触れる．ヘルニア門が狭いため嵌頓しやすい．

正解 c，d　**正答率** 88.8%　▶参考文献 MIX 279

受験者つぶやき
・高齢女性，嵌頓しやすい，で覚えていました．さすがに同時に両側にできることはないと思いました．
・大腿ヘルニアと閉鎖孔ヘルニアはともに高齢女性がなりやすく嵌頓しやすいのが特徴です．違いは大腿ヘルニアは触れるのに対し閉鎖孔ヘルニアは触れません．
・大腿ヘルニアや閉鎖孔ヘルニアは頻出です．

112A-14 診察器具の写真（**別冊** No. 1 ①〜⑤）を別に示す。
成人に対して鼻処置を行った上で，鼻腔から上咽頭，喉頭にかけて内視鏡検査を実施する際に使用する器具はどれか。2つ選べ。

a ①　　b ②　　c ③　　d ④　　e ⑤

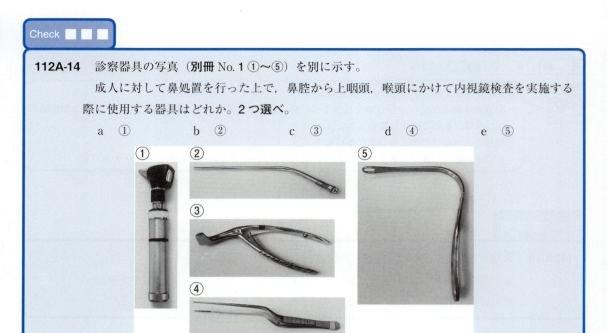

選択肢考察
× a　拡大耳鏡。外耳道と鼓膜を観察するために用いる。
○ b　吸引嘴管。鼻汁や唾液，血液を吸引するために用いる。
○ c　鼻鏡。鼻翼を広げ，鼻腔内を観察するために用いる。
× d　ピンセット。異物や耳垢，痂皮などを除去するために用いる。
× e　舌圧子。舌を圧して口腔や咽頭を観察するために用いる。

解答率　a 6.3%，b 73.2%，c 87.0%，d 7.4%，e 18.4%

ポイント　鼻腔から内視鏡を挿入し，咽頭，喉頭を観察する前の処置として，鼻腔内にアドレナリンやリドカインを噴霧し，鼻粘膜を収縮させ，麻酔した後，鼻粘液などを吸引して，内視鏡の挿入ならびに観察を容易にさせる。

正　解　b，c　**正答率** 64.5%　　▶参考文献　MIX 362

受験者つぶやき

・cを見た瞬間に安心したのか「2つ選べ」を見落としました。試験本番は怖いと思いました。
・鼻腔からの内視鏡なので⑤舌圧子は使いません。舌圧子はさまざまな形がありますが，耳鼻科はこういったがっしりしたものを使うことがあります。
・bを吸引器具とわかるかどうかでしょうか。a, d, eがわかれば消去法でも行けます。診察器具を問う問題が近年出されている気がします。
・臨床実習では「この器具も国試に出るかも」という意識をもちましょう。

112A-15 妊娠初期の超音波検査で診断できるのはどれか。3つ選べ。

a 稽留流産　　　b 異所性妊娠　　　c 胎児発育不全
d 胎児 21 trisomy　　　e 2絨毛膜2羊膜性双胎

選択肢考察

○ a 稽留流産は，外出血や下腹痛などの流産徴候を認めないが，妊娠初期の複数回の超音波検査で，胎嚢の成長や胎児心拍を確認できない際に診断できる。

○ b 異所性妊娠は，妊娠初期の超音波検査で，子宮腔内に胎嚢や胎児を確認できず，卵管や子宮頸管，卵巣，腹腔内などに胎嚢や胎児を認める際に診断できる。

× c 妊娠初期は胎児成長の個体差が極めて小さいため，胎児発育不全の診断は，胎児成長に個体差を認め始める妊娠中期から可能となる。

× d 胎児 21 trisomy の確定診断は，絨毛検査や羊水検査などによる胎児の染色体解析で可能であり，超音波検査での確定診断は，妊娠全期を通じて不可能である。

○ e 2絨毛膜2羊膜性双胎は，妊娠初期の超音波検査で，子宮腔内に胎嚢を2つ認める場合や，2つの胎嚢が接着して1つに見えはじめても，ラムダサインと称される胎嚢間のくびれ状所見を認めた際に診断できる。

解答率 a 91.7%，b 95.7%，c 11.7%，d 2.0%，e 92.8%

ポイント

妊娠初期の超音波検査で診断すべき代表的な妊娠異常としては，切迫流産，稽留流産，不全・完全流産，異所性妊娠，胞状奇胎などが挙げられ，単胎妊娠か多胎妊娠かの確認と，多胎妊娠の際の膜性診断（絨毛膜と羊膜の評価）も妊娠初期の超音波検査で診断すべき重要項目となる。また，妊娠初期は胎児成長の個体差が極めて小さいため，妊娠9〜11週ころに正確な胎児頭殿長を計測することで，妊娠週数と分娩予定日の正確な算出が可能となる。28日型の月経周期で排卵していない場合には，この時期に妊娠週数と分娩予定日の正確な算出をしていないと，その後の胎児発育不全の評価も不正確になってしまう。

正解 a，b，e　**正答率** 84.3%　▶参考文献 MIX 320, 321　チャート産 159, 162, 167, 191

受験者つぶやき

・c，d はさすがにもっと経過が進まないとわからないだろうと思いました。trisomy 自体は羊水穿刺でわかるのかなと思いました。
・Down 症の確定診断は核型分析で行います。
・c はもっと後，d は超音波ではなく染色体検査で調べるため，除外しました。
・胎盤の形成は15週以降です。妊娠初期はエコーで 21 trisomy までは判断できないと思いました。

A 医学各論

Check ■ ■ ■

112A-16 50歳の女性。全身の皮下出血と鼻出血とを主訴に来院した。特に誘因なく右肩の紫斑が出現した。その後大腿や下腿にも紫斑が出現し，今朝から鼻出血が止まらないため受診した。5年前に乳癌に対して手術と抗癌化学療法とを受けた。血液所見：赤血球278万，Hb 8.8 g/dL，Ht 25%，白血球700，血小板5.1万，PT-INR 1.2（基準0.9〜1.1），APTT 30.6秒（基準対照32.2），血漿フィブリノゲン74 mg/dL（基準200〜400），血清FDP 110 μg/mL（基準10以下），Dダイマー9.6 μg/mL（基準1.0以下）。骨髄血塗抹May-Giemsa染色標本（**別冊 No. 2**）を別に示す。

この患者に対する治療薬として適切なのはどれか。

a 抗エストロゲン薬
b 全トランス型レチノイン酸
c トラネキサム酸
d ドセタキセル
e ヘパリン

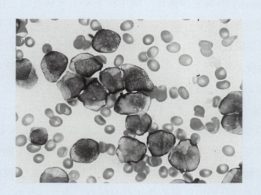

アプローチ
① 50歳の女性，全身の皮下出血と鼻出血を主訴に来院した。
② 検査所見では，赤血球数278万，Hb 8.8 g/dLと貧血を認め，白血球数は700と著明に減少，血小板は5.1万と低下している。また，血漿フィブリノゲンは74 mg/dLと著減，血清FDPは110 μg/mLと著増，Dダイマーも増加している。

画像診断

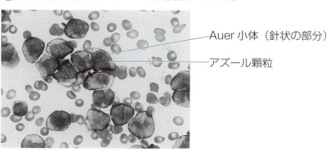

Auer小体（針状の部分）
アズール顆粒

鑑別診断 まず出血傾向の原因疾患を鑑別することが必要となり，検査所見をみると，フィブリノゲンが減少し，FDPが著増していることから，DICが合併（「ポイント」の項参照）していると判断できる。そうすると，次の問題として，基礎疾患は何かということになる。その鍵は骨髄血塗抹標本にあり，標本ではほとんどの細胞が前骨髄球様で，細胞質に粗大なアズール顆粒をも

ち，Auer 小体も認められ，本例を急性前骨髄球性白血病〈APL〉と診断することは難しくない。

確定診断 急性前骨髄球性白血病〈APL〉，DIC 合併

選択肢考察
× a 抗エストロゲン薬は乳癌で使用される。
○ b 全トランス型レチノイン酸〈ATRA〉はビタミン A の誘導体で，APL 細胞を分化誘導させ，APL を寛解へと導く。
× c トラネキサム酸は抗線溶薬で，APL による DIC において抗凝固薬と一緒に使用する場合がある。しかし，トラネキサム酸が必要となるケースは線溶活性が非常に強いなどの相当特殊な場合に限られる。
× d ドセタキセルはタキソイド系の抗癌薬で，乳癌や非小細胞肺癌などにおいて使用される。
× e ヘパリンは抗凝固薬で，DIC などにおいて使用されるが，出血傾向を助長させる可能性が高いので，出血傾向が認められる DIC ではあまり使用されず，**禁忌肢**となりうる。

解答率 a 0.5％， b 86.9％， c 1.8％， d 1.5％， e 9.2％

ポイント 血液疾患に合併した DIC は旧厚生省の診断基準（1988 年）を使用して診断する。ただし，白血病や再生不良性貧血などの血液疾患で高度の血小板減少をみる場合には，血小板数および出血症状の項は 0 点として，4 点以上を DIC と判定する。本例は基礎疾患で 1 点，FDP が 110 μg/mL で 3 点，フィブリノゲンが 74 mg/dL で 2 点，計 6 点となり，DIC と判定される。

正解 b **正答率** 86.9％ ▶参考文献 MIX 124

受験者つぶやき
・Auer 小体（faggot）が見えた瞬間に b 一択でした。
・DIC では原疾患の治療が優先されます。
・DIC の所見＋骨髄血塗抹での特徴的所見から，APL です。
・APL による DIC には ATRA 療法が効きます。

Check ■■■

112A-17 62 歳の男性。胸部食道癌の術後に人工呼吸から離脱できず，アンピシリンの投与を受けていた。術後 3 日目の朝，39.1℃ の発熱と喀痰増加がみられ，胸部エックス線写真で右下肺野に新たな浸潤影を認めた。血液および喀痰培養を行い抗菌薬を変更したが，術後 4 日目になっても 39℃ を超える熱が持続している。培養検査の結果はまだ判明していない。
この時点の対応として**適切でない**のはどれか。
a 上体を 30 度挙上する。
b ドレーン排液の性状を確認する。
c 気管チューブのカフ圧を確認する。
d 抗菌薬を再度変更する。
e 創部の状態を確認する。

アプローチ ①人工呼吸器からの離脱困難によりアンピシリンの使用 ➡ 周術期から延長して抗菌薬を投与
②術後 3 日目に 39.1℃ の発熱，喀痰増加，胸部エックス線で右下肺野に新たな浸潤影 ➡ 人工呼吸器関連肺炎〈ventilator-associated pneumonia：VAP〉の発症

③抗菌薬の変更 ⟶ VAP を疑い抗菌薬の escalation（抗菌スペクトラムを広げる）を実施
④術後 4 日目（抗菌薬変更翌日）も 39℃ の発熱 ⟶ 抗菌薬効果判定には時期尚早であり，他の熱源検索も実施する必要あり

鑑別診断 症例文中に人工呼吸からの離脱が困難であった理由は明記されていないが，「アプローチ」①，②よりアンピシリン投与下において VAP を発症した可能性が示唆される。③からは具体的に変更した抗菌薬は不明であるが，VAP に対しては抗緑膿菌活性を有する抗菌薬の使用を検討すべきである。VAP の初期治療としての抗菌薬選択が適切であれば，④からは別の熱源検索も積極的に行う必要がある。

確定診断 人工呼吸器関連肺炎

選択肢考察
○ a　VAP の予防には，人工呼吸中の患者を 30～45 度の角度で管理することが比較的有効とされる。
○ b　症例文から肺炎を併発したことは明らかであるが，術後 3 日の発熱であることから，手術部位感染〈surgical site infection：SSI〉発症の可能性も考慮せねばならない。排液が漿液性から膿性に変化するなどがあれば，排液の Gram 染色や培養提出などを積極的に考慮していく。
○ c　気管チューブのカフは，人工呼吸中のガスリークの防止と気管チューブを伝っての誤嚥の予防が大きな役割である。カフ圧は一般的に 20～30 mmH$_2$O に維持することが望ましく，カフ圧の緩みは VAP を誘発する。
× d　症例文では，どのような抗菌薬が選択されていたのかの情報がないため，一般論にならざるをえないが，抗菌薬適正使用の観点からは治療効果判定が不十分な中での抗菌薬の立て続けの変更は推奨されない。
○ e　b と同様に SSI の可能性を常に考慮する必要がある。

解答率 a 6.1％，b 0.3％，c 3.7％，d 89.3％，e 0.6％

ポイント 術後 VAP を発症した症例である。同時に抗菌薬適正使用について問う設問でもあることに留意されたい。

本問の狙い 実臨床の場でも患者の状態の一部を観察し，矢継ぎ早に抗菌薬を escalation していく事例は散見される。本設問では，そもそもアンピシリンが継続投与されていた理由は明確ではなく，変更した抗菌薬も明記されていない。患者の全体像を把握し，感染部位を類推，病原体を推定することで抗菌薬の初期治療はなされるべきである。診断を明確にした上で抗菌薬を開始した場合は，その治療効果判定は慎重に行うべきであり，他の熱源精査も並行して行う必要がある（本例では SSI，偽膜性腸炎の可能性など）。抗菌薬適正使用の概念を知ることが本問の狙いと推測する。

正解 d　**正答率** 89.3％

・培養結果もまだわからず，一度変えた抗菌薬を再度変更するのはおかしいと思いました。
・抗菌薬の治療効果判定には早すぎますが，そこまで考えられずお手上げでした。
・術後誤嚥性肺炎が疑われますが，抗菌薬が効いておらず，縫合不全や違う感染巣の存在も考える必要があると思いました。抗菌薬変更後から 1 日しか経っていないので，この段階で抗菌薬を変更するべきではないと思いました。

A　医学各論　　**19**

・抗菌薬の効果判定は投与後 3 日だと聞いたことがあります。

Check ■ ■ ■

112A-18　54 歳の女性。持続する腰痛，胸郭変形および諸検査の異常のため来院した。2 年前から腰痛があり，自宅近くの整形外科医院で非ステロイド性抗炎症薬を処方されていたが痛みは持続し，半年前から胸郭が変形し身長が 12 cm 低くなった。最近，腰痛が増悪し，歯の痛みや全身のしびれ感も出現したために，血液検査とエックス線撮影が施行されたところ，骨折線を伴う著明な骨変形を含む多数の異常を指摘され紹介されて受診した。身長 138 cm，体重 40 kg。体温 36.5℃。脈拍 84/分，整。血圧 150/96 mmHg。眼瞼結膜と眼球結膜とに異常を認めない。口腔内は湿潤しており，う歯を多数認める。表在リンパ節に腫大を認めない。胸郭は変形と陥凹が著明である。心音と呼吸音とに異常を認めない。腹部は平坦，軟で，肝・脾を触知しない。脳神経に異常を認めない。上肢の筋力は正常だが，体幹と下肢の筋力は痛みのために低下している。腱反射は下肢で減弱している。血液所見：赤血球 412 万，Hb 13.5 g/dL，白血球 5,800，血小板 22 万。血液生化学所見：総蛋白 7.4 g/dL，アルブミン 4.5 g/dL，総ビリルビン 0.7 mg/dL，AST 21 U/L，ALT 15 U/L，ALP 1,725 U/L（基準 115〜359），γ-GTP 10 U/L（基準 8〜50），尿素窒素 14 mg/dL，クレアチニン 0.6 mg/dL，Na 144 mEq/L，K 4.7 mEq/L，Cl 109 mEq/L，Ca 8.7 mg/dL，P 0.9 mg/dL。CRP 0.1 mg/dL。

　　考えられるのはどれか。

　a　腫瘍性骨軟化症　　　　　　　　　b　腎性骨異栄養症
　c　閉経後骨粗鬆症　　　　　　　　　d　偽性副甲状腺機能低下症
　e　原発性副甲状腺機能亢進症

▶**臨床eye**　**Step 1**　54 歳女性　持続する腰痛，胸郭変形，骨折線を伴う著明な骨変形など

　　54 歳の女性ということからおそらく閉経後。腰痛と胸郭変形，骨変形があることから，代謝性骨疾患（骨粗鬆症，骨軟化症など）が疑われる。

Step 2　病歴，身体診察

①2 年前からの腰痛

②胸郭変形と 12 cm の身長低下 ➡ 身長低下は椎体変形・骨折を強く示唆

③歯の痛み，多数のう歯

④全身のしびれ感 ➡ 神経所見に乏しいので低カルシウム血症などがあるか？

⑤一般内科身体所見の異常なし

⑥脳神経異常なし ➡ 中枢神経疾患ではない。

⑦体幹・下肢筋力の低下 ➡ 椎体変形に伴うものか？

⑧下肢腱反射の低下 ➡ 椎体変形に伴う神経徴候では腱反射は亢進する。筋肉自身の問題

か（筋萎縮？）．

Step 3 検査所見

⑨血算正常

⑩アルブミン正常 ➡ Ca 補正の必要なし

⑪ ALP 上昇，その他の肝機能検査正常 ➡ ALP 上昇は骨由来の可能性が極めて高い．

⑫腎機能正常 ➡ 腎性骨異栄養症ではない．

⑬ Ca はやや低め ➡ 原発性副甲状腺機能亢進症ではない．

⑭著明な低リン血症 ➡ 閉経後骨粗鬆症，偽性副甲状腺機能低下症ではない．

Step 4 総合考察

骨痛，胸郭変形があり，骨由来の ALP 上昇が疑われ，著明な低リン血症が存在することから，ほぼ低リン血症による骨軟化症と診断できる．低リン血症による骨軟化症の原因には，腫瘍性骨軟化症以外にも，腎尿細管性アシドーシス，ビタミン D 欠乏症などがある．ただし，成人において後天的に生ずるのは，重症なビタミン D 欠乏と薬剤（イホスファミド，アデホビルピボキシル，バルプロ酸，含糖酸化鉄など）によるものを除くと，ほぼ腫瘍性骨軟化症に限られる．

腫瘍性骨軟化症〈oncogenic osteomalacia〉は，最近は腫瘍原性骨軟化症〈TIO：tumor induced osteomalacia〉と呼ばれることの方が多い．主に，間葉系の良性腫瘍が過剰産生・分泌する FGF-23〈fibroblast growth factor-23〉が原因である．FGF-23 は，近位尿細管での P 再吸収を阻害するとともにビタミン D の活性化を阻害する．その結果，FGF-23 の過剰は著しい低リン血症をもたらし，くる病・骨軟化症の原因となる．小児の低リン血症性くる病〈XLH〉も FGF-23 分解異常が原因である．

確定診断 低リン血症による骨軟化症（腫瘍性骨軟化症疑い）

選択肢考察
○ a　合致する．
× b　腎機能が正常なので合致しない．また，腎性骨異栄養症では低リン血症はきたさない．
× c　閉経後骨粗鬆症では，本例のような著しい高 ALP 血症，低リン血症は認められない．
× d　偽性副甲状腺機能低下症では，低リン血症は認められない．また，骨痛，胸郭変形，偽骨折などの骨脆弱化徴候をきたすことは通常ない．
× e　血清 Ca 濃度は正常範囲内低めであり，原発性副甲状腺機能亢進症はほぼ否定できる．原発性副甲状腺機能亢進症で低リン血症は認められるが，1.5 mg/dL を下回るような著しい低リン血症となることはまれである．

解答率 a 67.0%，b 6.9%，c 12.4%，d 6.9%，e 6.7%

ポイント 第 111 回に引き続いて，低リン血症性骨軟化症が出題された．本症についての知識が乏しくても，他の選択肢の疾患について十分理解できていれば，正解にはたどり着ける．

正解 a　正答率 67.0%　　▶参考文献　MIX 185

受験者つぶやき

・腎機能は悪くないので b はなく，P だけが異常に低いので FGF-23 が関係しているのかなと思いました．
・Ca 正常，P 低下なのでまず c と d と e は否定されます．クレアチニンから b も否定的ということで

aと考えましたが，積極的に選びにいけない問題は怖いですね。
・クレアチニンが正常のためbは×，cは典型的経過ではないので×，dは高Pがないので×，eは高Caがないので×，aを選びましたが，あまり自信はもてませんでした……。
・消去法で解きました。PTHとP，Caの動態はしっかり押さえておきましょう。

Check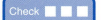

112A-19　69歳の男性。歩行困難を主訴に来院した。1か月前から歩行が不安定となり，徐々に悪化してきたため受診した。9年前に胃癌で胃全摘術を受けた。意識は清明。身長155 cm，体重44 kg。体温36.1℃。脈拍60/分，整。血圧106/58 mmHg。呼吸数18/分。心音と呼吸音とに異常を認めない。腹部は平坦，軟で，肝・脾を触知しない。血液所見：赤血球250万，Hb 9.4 g/dL，Ht 28%，白血球4,400，血小板8.7万。血液生化学所見：総蛋白7.2 g/dL，アルブミン4.4 g/dL，総ビリルビン1.5 mg/dL，AST 25 U/L，ALT 20 U/L，LD 332 U/L（基準176〜353），γ-GTP 13 U/L（基準8〜50），CK 48 U/L（基準30〜140），尿素窒素23 mg/dL，クレアチニン0.7 mg/dL，尿酸5.1 mg/dL，血糖103 mg/dL，総コレステロール170 mg/dL，トリグリセリド72 mg/dL，Na 138 mEq/L，K 5.0 mEq/L，Cl 101 mEq/L，ビタミンB$_{12}$ 75 pg/mL（基準250〜950），CEA 2.0 ng/mL（基準5.0以下），CA19-9 2.3 U/mL（基準37以下）。CRP 0.1 mg/dL。頸椎MRIのT2強調像（**別冊 No.3**）を別に示す。
　この患者で予想される症状はどれか。

a　暗い所でふらつく。　　　　　b　片足立ちがしにくい。
c　尿意を我慢できない。　　　　d　風呂の温度が分かりにくい。
e　歩き始めの一歩が出にくい。

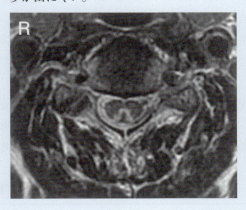

　①歩行困難　→　脳神経，脊髄，筋肉の疾患を考える。
　　②9年前に胃全摘術，赤血球250万，Hb 9.4 g/dL，Ht 28%，ビタミンB$_{12}$ 75 pg/mL　→　大球性貧血，ビタミンB$_{12}$欠乏

A 医学各論

画像診断

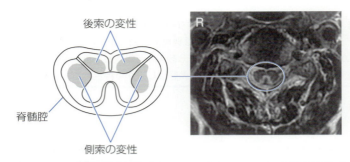

頸椎のMRIで，脊髄の灰白質は脊髄内側でH型をしており，白質は外側で，H型の側方に側索が，後方（写真では上方）に後索があり，淡色化した変性に陥った部位が両側後索・側索どちらも境界不鮮明に広がっている。脊髄腔の後方（写真では上方）には頸椎，前・側方には頸筋が認められる。亜急性連合性脊髄変性症に一致する画像である。

鑑別診断 亜急性連合性脊髄変性症は，ビタミンB_{12}の欠乏により脊髄後索・側索の変性を生じ，痙性対麻痺を呈する疾患である。9年前の胃全摘による内因子欠乏が本例で認められる。

確定診断 亜急性連合性脊髄変性症

選択肢考察
○ a　視覚からの身体の位置の感覚が入らなくなり，後索の障害による位置覚の障害からふらつく。
△ b　側索の錐体路障害から運動麻痺があり，片足では立つ筋力の低下と後索の障害による下肢の位置覚障害も加わり，不安定となる。aは後索障害の症状，bは側索障害の症状で，どちらも本症で起こりやすいが，aがより起こりやすいといえる。 割れ問
× c　膀胱括約筋を縮め，膀胱排出筋を緩める働きは腰髄の交感神経の作用で，頸髄から始まった連合性変性症では初期には障害されない。
× d　温度覚は側索の外側の背外側脊髄視床路を上行するが，連合性脊髄変性症ではより内側の錐体路の障害が主で，この知覚路は障害されにくい。
× e　錐体外路の中脳黒質のドパミン作動性神経細胞が変性するParkinson病で起きるすくみ足であり，連合性脊髄変性症では起きにくい。

解答率 a 62.9%，b 23.8%，c 1.2%，d 11.3%，e 0.6%

ポイント 本症は上下肢の遠位部の強い自発性の異常感覚を訴えることが多い。深部感覚のうち振動覚の著明な低下で，感覚性運動失調，Romberg徴候，下肢遠位部優位の四肢筋力低下，Babinski徴候，対麻痺の進行が起こる。治療を行わないと，視力低下，無気力，傾眠，認知機能低下をきたす。治療はビタミンB_{12}筋肉内注射である。

正解 a　正答率 62.9%　　▶参考文献　MIX 123, 148, 262

受験者つぶやき

・ビタミンB_{12}欠乏からの亜急性連合性脊髄変性症だろうから深部感覚がやられるものを選びました。
・貧血があったらMCVを計算する癖をつけておきましょう。またRombergは小脳障害では陰性（目をつぶる前から倒れてしまう）なので，位置覚障害と混同しないようにしましょう。
・胃全摘→ビタミンB_{12}欠乏→亜急性連合性脊髄変性症＋巨赤芽球性貧血。脊髄後索の障害によりRomberg（＋）となるため，視覚情報がなくなったときにふらつきを生じるaが正解。
・aはロンベルグ徴候陽性です。

Check ■ ■ ■

112A-20 22歳の男性。炎天下での道路工事の作業中に頭痛と悪心が出現し，会社の車で来院した。建設作業員。17歳時に自然気胸のため入院している。家族歴に特記すべきことはない。意識レベルは JCS Ⅰ-1。身長 172 cm，体重 57 kg。体温 38.9℃。脈拍 124/分，整。血圧 96/48 mmHg。呼吸数 12/分。発汗なし。体幹部から末梢にかけて熱感を認める。瞳孔径は両側 4 mm で対光反射は正常である。臥位で頸静脈の虚脱を認める。心音と呼吸音とに異常を認めない。下腿に浮腫を認めない。輸液を受け，症状は軽快した。

同じ勤務に復帰する上で適切な指導はどれか。
a 塩分の摂取を控える。
b 短時間の作業から開始する。
c 冷房の効いた屋内で過ごすことは避ける。
d 通気性を抑えた作業服の着用を推奨する。
e 水分は少ない回数で一度に大量に摂取する。

アプローチ
①炎天下での作業 ⟶ 熱中症を起こしやすい環境
②体温 38.9℃ ⟶ 高体温
③脈拍 124/分 ⟶ 頻脈
④体幹から末梢にかけて熱感 ⟶ 熱中症の可能性
⑤臥位で頸静脈の虚脱 ⟶ 脱水の可能性

鑑別診断 自然気胸の既往があり，鑑別診断が必要だが，呼吸音に異常を認めず，輸液により軽快していることより否定的である。「アプローチ」①～⑤より熱中症の可能性が高い。

確定診断 熱中症

選択肢考察
× a 発汗により水分とともに塩分も失われており，水分を補給するとともに塩分も補給する必要がある。
○ b 再発の可能性があるので，短時間の作業から始め，休憩をとりながらするのがよい。
× c 冷房の効いた屋内で過ごすのがよい。冷房の効いていない高温多湿な屋内や，炎天下の屋外は，再発の可能性があるので避けるべきである。
× d 通気性のある作業服の方がよい。
× e 水分補給は少しずつ，頻回に摂る方がよい。一度に大量に水分を摂ると，血液内の塩分，ミネラル濃度が下がり，熱中症の再発，症状の悪化につながる。

解答率 a 0.2％，b 97.4％，c 0.8％，d 1.4％，e 0.0％

ポイント 熱中症後の職場復帰する上での指導法を問う問題である。比較的簡単な問題で，常識の範囲内で解ける。選択肢をよく読み，「控える」，「避ける」，「抑えた」などの表現に引っかからないようにするとよい。

正解 b　**正答率** 97.4％　▶参考文献　MIX 410

受験者つぶやき
- c，d，eは作業環境が辛いままで，aは熱中症には電解質をということでbしかありえないと思いました。
- 水分はのどが渇くのを感じた時点で既に結構失われています。のどが渇く前にこまめにとりましょう。
- 通気性を抑えたら，熱がこもりそうだと思いました。
- b以外はひどい選択肢だと思いました。

Check ■ ■ ■

112A-21　78歳の男性。4日前に肺癌のため右上葉切除術およびリンパ節郭清術を受けて入院中である。術後経過は順調だが，胸腔ドレーンはわずかな空気漏れがあり排液はやや血性のため留置している。昨日からせん妄症状がみられている。本日午後9時に患者は就寝していたが，2時間後には覚醒しており胸腔ドレーンが抜けていた。呼吸音に変化はみられず，直ちに胸部エックス線撮影を行ったが，日中に撮影した画像と比較して変化はみられない。SpO₂ 99％（鼻カニューラ2L/分 酸素投与下）であり，胸腔ドレーン抜去前と比較して低下はみられない。

行うべき処置はどれか。
a　右胸腔穿刺を行う。
b　ドレーン刺入部を縫合する。
c　気管挿管下に人工呼吸管理を開始する。
d　抜けた胸腔ドレーンを刺入部から再挿入する。
e　鼻カニューラをマスクに交換し8L/分で酸素を投与する。

▶臨床eye　**Step 1**　所見のアセスメント
①78歳　→　高齢
②肺癌で，4日前に右上葉切除およびリンパ節郭清術施行
③胸腔ドレーンよりわずかな空気漏れ，血性の排液あり　→　術後のair-leak，滲出液がみられている状態

Step 2　状態のアセスメント
　術後に予期せず胸腔ドレーンが抜去されてしまったが，呼吸音と画像所見，SpO₂ 99％（鼻カニューラ2L/分）はいずれも変化なく，緊急性がない状態である。

Step 3　重症度についての考え方
　既に胸腔ドレーンが抜去されており，呼吸音と画像所見，酸素飽和度はいずれも変化がみられていない。以上より行うべき処置としては，体外から空気が入ることにより，肺が虚脱してしまうことを防止するために刺入部を縫合する必要がある。
　なお，術後のair-leak，滲出液がみられている状態であることから，悪化する可能性も十分に考えうるため，胸部エックス線検査を行うなど，慎重に経過観察しなければならないと考えられる。

A　医学各論

|確定診断| 肺癌手術後のせん妄状態
|選択肢考察|
× a　呼吸音と画像所見，酸素飽和度はいずれも変化はなく，患側の胸腔穿刺を直ちに行う適応がない。
○ b　体外から空気が入り，肺が虚脱してしまうことを防止するために刺入部を縫合する必要がある。
× c　酸素化は保たれており，人工呼吸器管理の適応はない。
× d　抜けた胸腔ドレーンを再挿入することは感染症を併発するおそれが高く，行ってはならない。**禁忌肢**となりうる。
× e　酸素化は保たれており，酸素を増量する適応はない。

|解答率| a 5.6％，b 82.1％，c 0.3％，d 11.2％，e 0.5％

|本問の狙い| 実臨床の場で（午後11時なので当直帯であろうか）判断が迫られ，臨機応変な対応が求められる状況に関する問題である。実践的な臨床能力を問う問題といえる。

|正解| b　正答率 82.1％　　　　▶参考文献　MIX 375

- これ以上ドレーンに関する治療介入は必要ないと判断しました。
- 状態が良いため抜いてしまっていいと考えました。再挿入するとしても新しいドレーンにしないと感染が怖いと思いました。
- 呼吸状態に問題はなさそうなので，cとeは×。右胸腔から抜くべきものは特になさそうなのでaとdは×としました。
- 患者さんの呼吸が正常化しているのでドレーンはいらないと思いました。

A 医学各論

Check ▪ ▪ ▪

112A-22 75歳の男性。頭部の皮疹を主訴に来院した。皮疹は3か月前に同部位を打撲した後に出現し，徐々に拡大して，わずかな刺激で出血するようになってきた。頭部の写真（**別冊 No.4**）を別に示す。
この疾患について正しいのはどれか。

a 肺転移しやすい。　　　　　　　b 生検は禁忌である。
c HIV感染と関連がある。　　　　d 九州・沖縄地方に多い。
e レーザー治療が著効する。

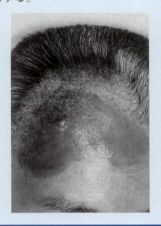

アプローチ
① 75歳の男性 ⟶ 高齢者
② 頭部の皮疹 ⟶ 頭部が好発部位
③ 3か月前に同部位を打撲 ⟶ 外傷の既往あり。外傷が誘因となる疾患を考慮
④ わずかな刺激で出血 ⟶ 血管が豊富

画像診断

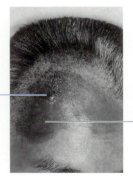

紅斑内に紫紅色の結節があり，その中央が潰瘍形成している

前頭部右側に比較的境界明瞭な紅斑があり，紫斑を混じている部位もみられる

鑑別診断　「アプローチ」①，②から高齢者の頭部に生じる皮膚疾患を念頭に置く。③からは外傷が誘因で生じる疾患が考えられる。「画像診断」では頭部に紅斑と紫斑を認め，その一部が結節状になっていることから腫瘍性病変が示唆される。改善することなく徐々に拡大していること，刺激での易出血性からは悪性腫瘍で豊富な血管をもつことが考えられ，血管肉腫と診断される。

A 医学各論　**27**

確定診断　血管肉腫

選択肢考察　○a　血管肉腫では 90％ が肺転移により死亡する。

×b　早期に診断確定して治療することは有益性が大きく，生検は推奨される。以前は遠隔転移を助長するため生検は禁忌とされていた。そのために本肢を選択した受験生が多かったのではないかと推測される。**割れ問**

×c　血管肉腫においては特定のウイルス感染との関連は示唆されていない。

×d　血管肉腫において発症における地域差はない。九州・沖縄地方に多いのは成人 T 細胞白血病/リンパ腫である。

×e　悪性疾患であり，治療の原則は外科的切除で，放射線療法や化学療法を組み合わせる。

解答率　a 30.5％，b 36.0％，c 4.2％，d 7.6％，e 21.5％

ポイント　皮膚悪性腫瘍は年齢や発症部位，臨床所見からある程度の診断は可能である。基底細胞癌，有棘細胞癌といった頻度の高い疾患については記憶しておく必要がある。血管肉腫はまれな疾患であるが，転移しやすく予後が悪いため早急な診断が必要である。外科的治療が基本であるが，高齢者に発症することが多く，また切除範囲も大きくなり侵襲が強いことから，放射線療法やタキサン系による化学療法が行われることも多い。

正　解　a　**正答率 30.5％**　　　▶参考文献　MIX 176

受験者つぶやき
・血管肉腫に関する知識が不足していて，a か b かを絞れませんでした。
・画像一発問題かと思いましたが，画像がわかっても予後が悪いことしか知らず困りました。
・「3 か月前」「徐々に拡大」から悪性腫瘍を考えましたが，血管肉腫はわかりませんでした。メラノーマでないことは写真から明らかで，b は切りました。
・血管肉腫らしいです。皮膚科でわからない問題は，いくら考えてもわかりません。

A
医学各論

Check ■■■

112A-23 71歳の女性。発熱と下腿浮腫とを主訴に来院した。65歳時から2型糖尿病のため自宅近くの医療機関に通院中である。これまで網膜症は指摘されていない。1か月前から37℃台の微熱があり、両側の下腿浮腫を自覚するようになった。かかりつけ医で血尿と蛋白尿とを指摘され、精査のために紹介されて受診した。体温37.6℃。脈拍92/分、整。血圧146/88 mmHg。呼吸数16/分。SpO$_2$ 98%（room air）。心音と呼吸音とに異常を認めない。両側の下腿に浮腫と網状皮斑とを認める。左下腿の温痛覚の低下を認める。尿所見：蛋白3＋、潜血3＋、沈渣に赤血球50〜100/1視野、白血球10〜20/1視野、赤血球円柱を認める。血液所見：赤血球324万、Hb 10.0 g/dL、Ht 31%、白血球10,300（桿状核好中球20%、分葉核好中球52%、好酸球1%、好塩基球1%、単球3%、リンパ球22%）、血小板22万。血液生化学所見：総蛋白6.0 g/dL、アルブミン2.3 g/dL、尿素窒素40 mg/dL、クレアチニン2.5 mg/dL、血糖98 mg/dL、HbA1c 5.8%（基準4.6〜6.2）、Na 138 mEq/L、K 5.0 mEq/L、Cl 100 mEq/L。免疫血清学所見：CRP 6.5 mg/dL、リウマトイド因子〈RF〉陰性、抗核抗体陰性、MPO-ANCA 84 U/mL（基準3.5未満）、PR3-ANCA 3.5 U/mL未満（基準3.5未満）。胸部エックス線写真で異常を認めない。腎生検のPAS染色標本（**別冊 No. 5**）を別に示す。

この患者でまず行うべき治療はどれか。

a 血液透析
b 血漿交換
c ビタミンB$_{12}$製剤投与
d メトトレキサート投与
e 副腎皮質ステロイド投与

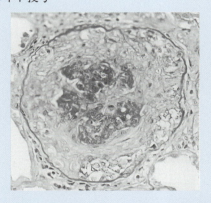

▶臨床eye **Step 1** 71歳女性　発熱と下腿浮腫
①両側の下腿浮腫の鑑別として、肝、心、腎不全、甲状腺機能低下症が挙げられる。
②発熱を認め、感染症、膠原病、悪性腫瘍の合併を考える。
Step 2 病歴，身体診察
③血尿と蛋白尿とを指摘 ⟶ 腎疾患を示唆
④6年前に2型糖尿病を指摘されるも、網膜症は指摘なし ⟶ 単に眼科に紹介していない

というパターンが多いが，神経障害，網膜症，腎障害と合併症が進行することが多いことから，蛋白尿の原因は糖尿病以外である可能性を考える。

⑤血圧 146/88 mmHg ⟶ 高血圧の存在もあり，腎硬化症は鑑別となる。

⑥両側下腿の網状皮斑 ⟶ 全身性であれば抗リン脂質抗体症候群，下肢のみであれば血管炎を考える。

⑦左下腿の温痛覚低下 ⟶ 糖尿病性神経障害であれば両下肢の感覚障害を起こす多発性神経症であるが，血管炎による単神経炎であれば片側から始まることが多い（下表参照）。

	多発性神経症〈polyneuropahy〉	多発性単神経炎〈mononeuritis multiplex〉
症　状	gloves & stocks	斑状分布（モザイク状）
障害位置	四肢末端の細い神経	末梢血管の栄養血管の虚血
原因疾患	知覚優位の末梢神経障害： 代謝性疾患（DM，ビタミンB_{12}欠乏，尿毒症），甲状腺機能低下症，アミロイドーシス 運動優位： Guillain-Barré 症候群， Charcot-Marie-Tooth 病など	血管炎，SLE （進行すると全体に広がるので，多発性神経症と区別できない）

　原因疾患としては血管炎を疑い，鑑別としてやや可能性は低いが SLE も意識して検査を組んでいく。

　具体的には，血管炎を起こす抗体として，ANCA を検査したい。もし ANCA が陰性であれば，クリオグロブリンも検査する。ほかには SLE，皮膚筋炎などによる血管炎が鑑別となるが，症候的にこれらを特異的に示唆する所見はなく，抗核抗体関連の膠原病は否定的である。ほかの疾患が否定的であれば抗核抗体も検査するが，その場合は，健常人でも高齢では偽陽性となる場合も多く，陰陽の判定よりもどの程度の値を示すかに留意する。

Step3 検査所見

⑧蛋白尿 3＋ と尿潜血 3＋，沈渣で赤血球 50〜100/1 視野，血清 Alb＜3.0 g/dL ⟶ 尿蛋白量は記載がないが，ネフローゼ症候群を疑い，さらに尿潜血からも著明な腎機能障害であることがわかる。具体的には急性進行性糸球体腎炎〈RPGN〉，膜性増殖性糸球体腎炎，巣状糸球体硬化症，ループス腎炎などを鑑別。

⑨尿素窒素 40 mg/dL，クレアチニン 2.5 mg/dL ⟶ 腎不全を呈している。以前のクレアチニンは記載がないが，病歴からは慢性よりも急性が疑われる。RPGN を呈していると考えられる。

⑩白血球 10,300（好中球 72％，好酸球 1％），CRP 6.5 mg/dL ⟶ 炎症反応高値であり，感染症，自己免疫疾患，悪性腫瘍が鑑別となるが，②，⑥，⑦からは自己免疫疾患による血管炎が疑わしい。

⑪血糖 98 mg/dL，HbA1c 5.8％ ⟶ 糖尿病はコントロールされており，血尿の存在からも糖尿病性腎症による腎機能障害は否定的。

⑫MPO-ANCA 84U/mL ⟶ ANCA 関連血管炎である。このうち MPO という点では顕微鏡的多発血管炎〈MPA〉や好酸球性多発血管炎性肉芽腫症〈EGPA〉を疑うが，好酸

球の上昇を認めない点では EGPA は否定的である。

⑬ PAS 染色で全周性半月体を認め，糸球体は硬化している。RPGN で典型的な所見である。

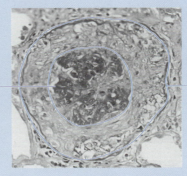

硬化しつつある糸球体を認める　　全周性半月体を認める

Step 4 総合考察

　MPA の診断基準では主要項目と組織所見，もしくは主要項目と MPO-ANCA 陽性で確定診断を行う。主要項目としては，1) RPGN に加えて，2) 腎肺以外の臓器症状として四肢の網状皮斑，多発単神経炎の 2 項目が満たされる。主要検査所見では MPO-ANCA 陽性であり，MPA と診断できる。鑑別疾患として，ANCA が陽性という点で好酸球性多発血管炎性肉芽腫症〈EGPA：旧アレルギー性肉芽腫性血管炎〉や多発血管炎性肉芽腫症〈GPA：旧 Wegener 肉芽腫症〉が挙げられるが，いずれも気道系症状がないことから否定される。

確定診断　顕微鏡的多発血管炎〈MPA〉（ANCA 関連 RPGN）

選択肢考察
× a　クレアチニン 2.5 mg/dL と腎不全ではあるが，保存的治療の段階である。K もやや高めだが，内服治療で管理可能なレベルであり，溢水による呼吸困難なども認めず，血液透析はまだ早い。

× b　重篤な腎障害や肺胞出血を合併した ANCA 関連 RPGN では 2017 年のガイドラインで血漿交換の併用を提案しているが，あくまで併用であり，保険適用もない。「まず」選ぶのは初期治療とされるステロイドである。

× c　本例では MCV 96 fL と正球性貧血であり，大球性貧血を示すビタミン B_{12} 欠乏による巨赤芽球性貧血とは異なる。またビタミン B_{12} 欠乏による亜急性連合性脊髄変性症であれば深部覚の低下が特徴的であるが，本例の場合は左大腿の温痛覚低下と表在覚の低下であり，さらに片側のみである点でも否定的である。

× d　メトトレキサートは葉酸代謝拮抗薬であり，関節リウマチや白血病，絨毛性疾患で用いる。

○ e　まず副腎皮質ステロイド投与を基本とする。必要に応じて免疫抑制薬を追加することもある。

解答率　a 2.2％，b 4.3％，c 0.2％，d 3.3％，e 89.8％

ポイント　MPA と確定診断ができなくても，ANCA 関連血管炎による RPGN とわかれば解答は容易である。昨年 111 I-54 では類似の MPA で MPO-ANCA を選ばせる問題が出題され，頻出問

A　医学各論　31

題である．

　なおANCA関連RPGNに対する初期治療は，欧米では副腎皮質ステロイドと免疫抑制薬の併用が原則だが，我が国では感染症による死亡を多く認めたことから，2002年以降の治療指針では70歳以上の高齢者や透析患者では副腎皮質ステロイド単独治療を選択するアルゴリズムを用いている．

| 正　解 | e | 正答率 89.8% | ▶参考文献 MIX 290 |

受験者つぶやき
- 背景にDMがあるのでステロイドを選択するのにややためらいましたが，コントロールの範囲内にあるのと他の選択肢がANCAに対する治療として不適切だと思いeを選びました．
- ANCAを書いてくれてるのでいいですが，最近血管炎の出題が多いことと臨床に出てからのことを考えるとANCAの記載なしでもある程度推測できるようになっておきたいですね．
- 網状皮斑，糸球体病変（赤血球円柱，ネフローゼ），MPO-ANCAなど，診断材料は十分．DMコントロールもよさそうで，eを選びました．
- DMですがコントロール良好なので素直にステロイドを選びました．

Check ■■■

112A-24　69歳の男性．全身倦怠感と食欲不振とを主訴に来院した．2年前に進行胃癌のため胃全摘術を受けた．その後受診をしなかったが，3か月前から倦怠感を自覚し，最近食欲不振が増強して食事摂取量が平常時の1/3以下となったため，不安になり受診した．身長170 cm，体重45 kg．体温36.2℃．脈拍80/分，整．血圧130/70 mmHg．呼吸数14/分．胸部エックス線写真で多発肺転移を認め，腹部CT及び超音波検査で多発肝転移と軽度の腹水貯留とを認めた．悪心，嘔吐，呼吸困難および疼痛を認めず，患者と家族は在宅医療を希望している．

今後の方針として適切なのはどれか．

　a　外科的切除　　　b　抗癌化学療法　　　c　在宅酸素療法
　d　在宅静脈栄養　　e　ホスピス入院

アプローチ
①倦怠感と食欲不振
②胃癌，肺・肝転移 → 癌終末期
③食事摂取量が平常時の1/3以下 → 栄養障害
④身長170 cm，体重45 kg → BMI　15.6（やせている）
⑤悪心，嘔吐，呼吸困難，疼痛はない．
⑥患者と家族は在宅医療を希望

確定診断　胃癌術後，多発肺転移，多発肝転移

選択肢考察
×a　再発転移があり，外科的治療の適応はない．
×b　問題文中に抗癌化学療法などの積極的な治療を希望している記載はない．
×c　多発肺転移ではあるが，呼吸困難感がないので，不要．
○d　静脈栄養には中心静脈栄養法と末梢静脈栄養法の2種類があるが，本問では食事摂取が可能なため，末梢静脈栄養法を補助的に行う．主に水分電解質の補給，10％ブドウ糖液

やアミノ酸製剤，脂肪乳剤などで，1日あたりおよそ1,000 kcal程度のエネルギー投与が可能となる。

×e　患者と家族は在宅医療を希望している。

解答率　a 0.1%，b 16.9%，c 2.2%，d 79.8%，e 0.8%

ポイント　適切な在宅ケアの介入により，日常生活の継続は可能で，QOLを上げることができる。患者の尊厳を重視し，患者本人の意向を聞きながら，患者の望む生活を確保することが大切。

正解　d　**正答率** 79.8%　　　　　　　　　　　　　　　　　　　　　　▶参考文献　MIX 455

受験者つぶやき
・在宅療法を希望している時点でa，b，eはおかしく，また呼吸状態は良好なのでcはないと思いました。
・患者の望む治療をするのが基本ですし，この状態では在宅でいいんではないでしょうか……。
・進行胃癌の緩和医療についての設問。「在宅医療を希望」していて「食事がとれない」ことに困っているため，dを選びました。
・国は在宅医療を推進したいのでしょう。

Check ■■■

112A-25 25歳の男性。歩行障害を主訴に来院した。13歳ごろから，重いカバンを持ったときやタオルを強く絞ったときに手を離しにくいことに気付いていたが，運動は問題なくできていた。20歳ごろからペットボトルのふたを開けにくいと感じるようになった。半年前から歩き方がおかしいと周囲から指摘されるようになったため受診した。父方の従兄弟に同様の症状を示す者がいる。意識は清明。身長 172 cm，体重 62 kg。体温 36.2℃。脈拍 92/分，整。血圧 112/72 mmHg。呼吸数 24/分。心音と呼吸音とに異常を認めない。腹部は平坦，軟で，肝・脾を触知しない。両側の側頭筋と胸鎖乳突筋は軽度萎縮している。両下肢遠位筋は萎縮しており，筋力は徒手筋力テストで3である。四肢の腱反射は低下しており，病的反射を認めない。血液所見：赤血球 493万，Hb 14.2 g/dL，Ht 44%，白血球 5,900，血小板 16万。血液生化学所見：総蛋白 6.8 g/dL，アルブミン 4.1 g/dL，AST 40 U/L，ALT 49 U/L，LD 282 U/L（基準 176〜353），CK 528 U/L（基準 30〜140），血糖 103 mg/dL，HbA1c 6.2%（基準 4.6〜6.2），Na 142 mEq/L，K 4.0 mEq/L，Cl 103 mEq/L。CRP 0.2 mg/dL。この患者の母指球をハンマーで叩打する前後の写真（**別冊 No. 6**）を別に示す。叩打後，この肢位が数秒間持続した。

　この所見はどれか。

a　猿　手
b　テタニー
c　ジストニア
d　ミオトニア
e　カタレプシー

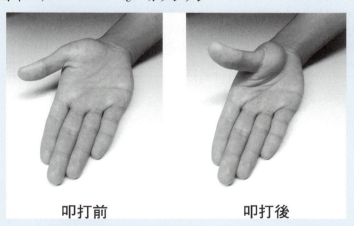

叩打前　　　　叩打後

アプローチ　①男性 → 常染色体優性遺伝？
②発症年齢は小児期
③四肢では遠位筋優位，側頭筋・頸筋などの筋萎縮・筋力低下
④血清 CK 軽度上昇

画像診断　ハンマーで母指球を叩打すると，数秒にわたって母指屈曲が持続している。これをミオトニア反応と呼ぶ。先天性筋緊張症，筋強直性ジストロフィー，高カリウム血性周期性四肢麻痺，軟骨ジストロフィー性筋緊張症，二次性ミオトニーなどの筋緊張性疾患を考える。

鑑別診断　「アプローチ」および「画像診断」のミオトニア反応より，筋強直性ジストロフィーが最も考えられる。

確定診断　筋強直性ジストロフィー

選択肢考察

× a　正中神経麻痺の際に起こる手変形であり，母指球筋群のうち，短母指外転筋・母指対立筋が障害され，母指の外転，特に対立が不能となり示指と対向できず，猿の手のようになるので「猿手」と名付けられた。

× b　四肢遠位筋の強い拘縮を起こして，手足の特徴的な屈曲位（助産師様手など）を呈する。カルシウムの細胞外での減少による神経線維の興奮によると考えられている。

× c　不随意運動の一つで，筋の持続的収縮による，四肢や体幹をねじるような繰り返し運動や，四肢・体幹の捻転姿勢が特徴である。遺伝性，二次性，などがある。

◯ d　収縮した骨格筋が弛緩しにくい現象をいう。ミオトニア症状（手を握ると開きにくい）や，叩打によるミオトニア反応などがある。

× e　両腕をいかにも不自然に挙げたままの体位が続くといったように，一度とった姿勢が筋肉の硬直を伴って長く続く状態で，統合失調症，脳炎，脳腫瘍，ヒステリーなどの鑑別が必要である。

解答率　a 0.7%，b 2.2%，c 10.6%，d 84.6%，e 1.6%

正解　d　**正答率** 84.6%　　　　　　　　　　　　▶**参考文献**　MIX 162

受験者つぶやき
・percussion myotonia です。
・グリップミオトニアもパーカッションミオトニアも筋強直性ジストロフィーに特徴的です。ついでにカタレプシーとカタプレキシーの違いも確認しておきましょう。
・握った手を離しにくいのは，筋強直が病的に延長する筋強直性ジストロフィーの症状と考えました。側頭筋・胸鎖乳突筋の萎縮や，遠位筋優位の atrophy，家族歴も，この疾患で一致します。
・筋強直性ジストロフィーだと思いました。ミオトニアの画像も確認しておきましょう。

Check ■ ■ ■

112A-26 67歳の女性。不眠を主訴に来院した。1か月前から夜になると両足に虫が這うような不快な感覚を自覚していた。この不快感は安静にしていると増強するが，足を動かすことで軽減する。かかりつけ医からは経過をみるように言われたが良くならず，足を動かしたい欲求が強く寝つけなくなり受診した。四肢の筋トーヌスは正常で筋力低下を認めない。腱反射は正常で，Babinski 徴候は陰性である。感覚障害と小脳性運動失調とを認めない。歩行に支障はなく，日常生活動作にも問題はない。血液生化学検査では血清フェリチンを含めて異常を認めない。

適切な治療薬はどれか。

a　β遮断薬
b　筋弛緩薬
c　抗コリン薬
d　ドパミン受容体作動薬
e　アセチルコリンエステラーゼ阻害薬

アプローチ
①両足に虫が這うような不快な感覚を自覚…足を動かしたい欲求が強く ➡ 異常感覚
②夜になると…安静にしていると増強するが，足を動かすことで軽減…寝つけなくなり ➡ 睡眠時随伴症
③四肢の筋トーヌスは正常で筋力低下を認めない。腱反射は正常で，Babinski 徴候は陰性である。感覚障害と小脳運動失調とを認めない。歩行に支障はなく，日常生活動作にも問題はない。血液検査では血清フェリチンを含めて異常を認めない ➡ 神経疾患，鉄欠乏性貧血などの原因疾患なし

鑑別診断 「アプローチ」①，②から，むずむず脚症候群が考えられる。③より，原因疾患がないため，二次性ではなく，特発性である。なお，厳密には，DSM-5 の診断基準によると，異常感覚の頻度は週3回以上で，持続期間は3か月以上である。また，二次性の基礎疾患，不随意運動がみられる周期性四肢運動障害，ドパミン受容体遮断薬などによる薬剤性を含めて，下掲「ポイント」の表のようにまとめられる。

確定診断 むずむず脚症候群

選択肢考察
× a　β遮断薬は降圧作用があるが，治療薬として不適切である。
× b　筋弛緩薬は筋弛緩作用があるが，治療薬として不適切である。
× c　抗コリン薬は，ドパミン作動作用があるため，Parkinson 病や薬剤性 Parkinson 症候群に適用されるが，むずむず脚症候群にはもともと保険適用外である。
○ d　ドパミン受容体作動薬のほかに，ベンゾジアゼピンや抗てんかん薬は適応がある。
× e　アセチルコリンエステラーゼ阻害薬は，コリン作動作用によるドパミン遮断作用があるため，治療薬として不適切である。

解答率 a 2.7％，b 1.0％，c 6.2％，d 83.1％，e 6.8％

ポイント

むずむず脚症候群の鑑別

		特発性	続発性	
			薬剤性	基礎疾患
症 状	異常感覚	むずむず脚症候群	アカシジア	鉄欠乏，腎不全，透析，糖尿病，関節リウマチ，神経疾患（Parkinson病など），妊娠
	不随意運動	周期性四肢運動障害	ジストニア ジスキネジア	
治 療		ドパミン受容体作動薬など 脚マッサージ	ドパミン受容体遮断薬の減量中止 抗コリン薬	基礎疾患の治療
病 態		ドパミン作動系細胞の機能障害		

正解 d　**正答率** 83.1%　　▶参考文献 MIX 148

受験者つぶやき

・むずむず脚症候群にはドパミン作動薬とTARGETで覚えました。
・模試に出題されていました。模試の疾患はさほどメジャーじゃなくても解説書に目を通すくらいはしましょう。
・診断はわかりましたが，治療をど忘れしました。a，b，eは明らかに×と思いましたが，副交感神経は関係なさそうなのでcも×にし，dを選びました。
・治療薬はプラミペキソールです。Parkinson病に合併することも覚えておきましょう。

112A-27 30歳の女性。下腹部痛を主訴に来院した。3日前、左下腹部の痛みで目覚めた。その後、同じ強さの痛みが持続したため本日（月経周期の17日目）受診した。今朝から痛みは軽減している。悪心と嘔吐はない。4週間前に受けた婦人科健診では子宮と卵巣とに異常を指摘されなかったという。最終月経は17日前から5日間。月経周期は28日型、整。身長160 cm、体重52 kg。体温36.5℃。脈拍72/分、整。血圧108/68 mmHg。呼吸数18/分。腹部は平坦、軟で、筋性防御を認めない。内診で左卵巣に軽い圧痛を認める。子宮と右卵巣には異常を認めない。血液所見：赤血球380万、Hb 10.4 g/dL、Ht 31%、白血球5,800、血小板16万。血液生化学所見：総蛋白7.3 g/dL、アルブミン4.3 g/dL、総ビリルビン0.3 mg/dL、AST 18 U/L、ALT 16 U/L、LD 195 U/L（基準176〜353）、尿素窒素18 mg/dL、クレアチニン0.6 mg/dL。CRP 0.3 mg/dL。妊娠反応陰性。左卵巣の経腟超音波像（**別冊 No.7**）を別に示す。

適切な対応はどれか。

a 経過観察
b 抗菌薬投与
c 抗凝固薬投与
d 囊胞穿刺吸引術
e 左付属器摘出術

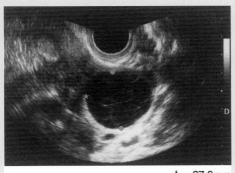

★=37.0mm
●=31.7mm

▶臨床eye **Step 1** 30歳女性　下腹部痛

30歳の成熟女性、左下腹部痛が月経周期の14日目（排卵日周辺）に発生、以後3日間持続、今朝からは痛みが軽減。排卵期の痛みから排卵に関連する痛みであると考えられる。左下腹部痛および圧痛から左卵巣の機能的疾患が想定される。

Step 2 病歴、身体診察

悪心・嘔吐がなく、筋性防御もないので腹膜刺激症状はない。4週間前の婦人科健診で異常が指摘されていないので、悪性腫瘍や類悪性腫瘍などの器質的疾患はない。

Step 3 検査所見

①赤血球380万、Hb 10.4 g/dL、Ht 31% → 軽い貧血があるものの、他の血液所見に異常はない。

②白血球 5,800, CRP 0.3 mg/dL など → 骨盤内炎症性疾患〈PID〉の存在は否定される。
③血小板数や血液生化学所見 → DIC の存在は否定される。
④妊娠反応は陰性 → 妊娠に関連がある疾患の存在は否定される。
⑤左卵巣の経腟超音波像で 37×32 mm の血腫像があるので，貧血は卵巣出血による腹腔内出血によるものであろうと類推される。

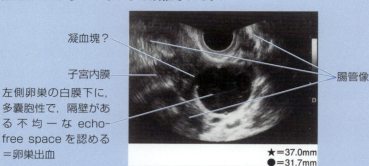

Step4 総合考察

月経周期の排卵期から黄体期にかけて，卵胞出血あるいは黄体出血による卵巣出血がしばしば発生する。卵胞出血は卵胞外膜の血管が破綻することで，黄体出血は黄体形成時の血管の破綻で，腹腔内出血が発生する。急激な下腹部痛と貧血症状がみられ，内出血が多ければショック症状を呈する。異所性妊娠との鑑別が必要であるが，妊娠反応（−）と超音波像でその存在は否定できる。無月経を欠き，妊娠反応（−）であるので，容易に卵巣出血という診断に至る。

確定診断 左側卵巣出血，軽度の腹腔内出血

選択肢考察
- ○ a 貧血所見も重篤ではなく，バイタルサインにも異常なく，腹膜刺激症状もないので，経過観察相当である。多くの卵巣出血は出血量が 200 mL 以下で，24 時間以内に自然止血すると考えられている。
- × b PID などの炎症性疾患の所見もないので，抗菌薬の投与は必要性がない。
- × c DIC の所見がないので，抗凝固薬の投与は不要，かつ，有害である。
- × d 卵巣血腫を穿刺すれば，新たな腹腔出血を招く。
- × e 妊孕性を維持しなければならないので，付属器摘出術は**禁忌**である。選択肢 e を選んだ人は，おそらく，左卵巣の腫瘤を腫瘍と誤認して選んだものと思われる。卵巣には腫瘍や，子宮内膜症性卵巣嚢胞（チョコレート嚢胞）のような類腫瘍や，卵胞嚢胞・黄体嚢胞のような機能性嚢胞が発生するので要注意である。 割れ問

（c, d も限りなく禁忌肢に近い。）

解答率 a 63.1%, b 0.2%, c 0.1%, d 13.1%, e 23.3%

ポイント 女性の下腹部痛や性器出血などは，月経との関連を追及する必要がある。また，妊娠であるか否かが重要なポイントである。なお，詳細に問診すれば，性交に誘発されて発生していることが多い。

正解 a　正答率 63.0%

受験者つぶやき

- 過去問で黄体嚢胞の問題を間違えた記憶があったので迷わずaにしました。
- 症状があったため摘出を選んでしまいましたが，現時点では経過観察だったのでしょうか。国試は「念のため」は間違いの元になります。
- 診断がわかりませんでしたが，aとdまでは絞れ，エコー所見が嚢胞ではないように見えたのでaを選びました。
- 痛みがあるので手術かとも思いましたが，径6cm以下なのが気になりました。

112A-28 25歳の女性。呼吸困難を主訴に来院した。5日前から38℃前後の発熱，咽頭痛，上腹部痛および食欲低下があり，3日前に自宅近くの診療所で感冒に伴う胃腸炎と診断され総合感冒薬と整腸薬とを処方されたが症状は改善しなかった。昨夜から前胸部不快感が出現し，本日，呼吸困難が出現したため受診した。既往歴に特記すべきことはない。妊娠歴はない。最終月経は2週間前。意識は清明だが表情は苦悶様。体温36.8℃。脈拍92/分，整。血圧72/48 mmHg。呼吸数36/分。SpO_2 82%（room air）。四肢末梢の冷感を認める。口唇にチアノーゼを認める。頸静脈の怒張を認める。心音にⅢ音とⅣ音とを聴取する。呼吸音は両側でwheezesとcoarse cracklesとを聴取する。腹部は平坦，軟で，肝・脾を触知しない。血液所見：赤血球482万，Hb 14.1 g/dL，Ht 41%，白血球14,200，血小板17万。血液生化学所見：総蛋白6.4 g/dL，アルブミン3.8 g/dL，総ビリルビン1.1 mg/dL，AST 519 U/L，ALT 366 U/L，LD 983 U/L（基準176〜353），CK 222 U/L（基準30〜140），尿素窒素23 mg/dL，クレアチニン1.0 mg/dL，血糖199 mg/dL，Na 128 mEq/L，K 4.4 mEq/L，Cl 99 mEq/L。CRP 2.1 mg/dL。心筋トロポニンT陽性。動脈血ガス分析（room air）：pH 7.32，$PaCO_2$ 20 Torr，PaO_2 55 Torr，HCO_3^- 10 mEq/L。仰臥位のポータブル胸部エックス線写真（別冊No.8A），心電図（別冊No.8B）及び心エコー図（別冊No.8C）を別に示す。

最も可能性の高い疾患はどれか。

a 肥大型心筋症　　　　　b 急性心筋梗塞　　　　　c Brugada症候群
d 感染性心内膜炎　　　　e ウイルス性心筋炎

A

B

記録速度 25mm/秒

A　医学各論

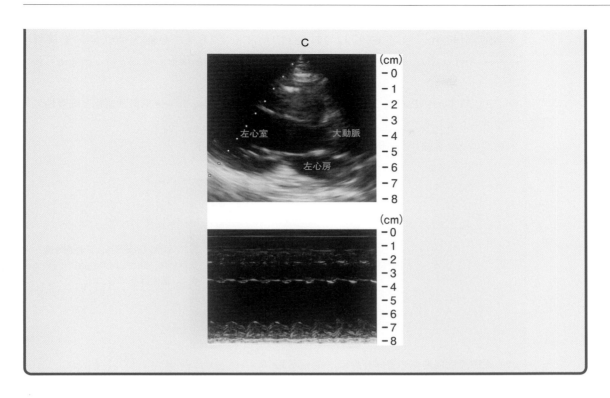

▶臨床eye

Step 1　25歳女性　胸部不快感と呼吸困難感

　呼吸困難を主訴とする疾患は，心疾患，呼吸器疾患，感染症だけではなく，筋疾患，中毒，神経疾患など多岐にわたる．本例は若年女性のため虚血性心疾患を否定したくはなるが，冠動脈奇形や川崎病，血液凝固異常などを有する若い女性では急性心筋梗塞を発症することが知られている．病歴聴取の基本のSAMPLE-OPQRSTは非常に重要である．

Step 2　病歴，身体所見

①5日前から38℃前後の発熱，咽頭痛 → 先行する感染症

②上腹部痛，食欲低下 → 心筋炎の約1/4に消化器症状がみられる．

③血圧72/48 mmHg，脈拍92/分，呼吸数36/分，SpO_2 82% → 低血圧と呼吸数増加，低酸素血症よりショックと考えられる．

④四肢末梢の冷汗，口唇チアノーゼ → 末梢循環不全

⑤Ⅲ音，Ⅳ音 → 心不全，左室拡張末期圧の上昇の所見

⑥両側肺野でwheezesとcoarse crackles → 肺実質内に液体の貯留，肺うっ血や肺炎などが疑われる．

　感染徴候の後に低血圧と低酸素血症が出現している．ラ音を聴取することから肺炎と敗血症によるショックも鑑別すべきではあるが，左室拡張末期圧の上昇を示唆するⅢ音，Ⅳ音を聴取することが肺炎と一致しない．低心拍出と肺うっ血も鑑別すべき．

Step 3　検査所見

⑦白血球14,200，CRP 2.1 mg/dL → 炎症所見は軽度

⑧ AST 519 U/L，ALT 366 U/L，LD 983 U/L，CK 222 U/L，心筋トロポニンT陽性
　→ AST＞ALT，心筋トロポニンT陽性などは心筋の崩壊を示唆していると考えられる。
⑨ PaO_2 55 Torr，$PaCO_2$ 20 Torr，pH 7.32，HCO_3^- 10 mEq/L → 低酸素血症と呼吸性アシドーシス
⑩ 胸部エックス線写真で両側肺門部を中心とする透過性低下

A

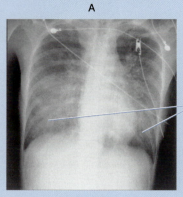

両側の肺門中心に透過性低下。airbronchogram，心拡大は認めない

⑪ 心電図では促進型心室固有調律（slow VT）

B

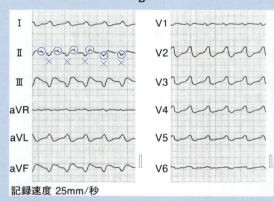

○：P波
×：幅の広いQRS

房室解離を認め，促進心室固有調律と考えられる。

⑫心エコーでは左心室の著しい収縮力低下を認めるが，左心室や左心房の拡大は明らかでない。

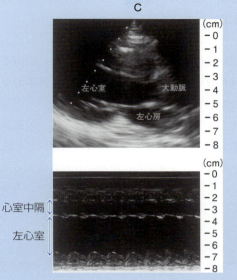

左室拡張末期径 32 mm
左室収縮末期径 29 mm
左室内径短縮率＝$\dfrac{32-29}{32}\times 100$
＝9％（正常≧25％）

左心室の拡張はないが，著しい収縮低下を認める。

Step 4 総合考察

　感染を契機に呼吸不全，ショックを発症した症例である。胸部エックス線写真からは肺炎，ARDS，肺うっ血などが示唆されるが，心エコーで左室の収縮障害が明らかであり，肺うっ血と低心拍出が病態の中心と考えられる。左室の拡大がなくリモデリングは否定的であり，慢性に経過した心不全の急性増悪よりも急性の心筋障害が疑わしい。以上の所見から，心筋炎とそれによるうっ血性心不全，低心拍出症候群が最も疑われる。確定診断のためには心筋生検が必要である。

選択肢考察

× a 　肥大型心筋症は心肥大を主とする心筋疾患である。左心室の拡張障害のために肺うっ血を生じることはあるが，特殊な状態（拡張相肥大型心筋症）以外では低心拍出をきたすことは少ない。心電図では（巨大）陰性T波やストレインパターンのST低下がみられる。典型例では心エコーで心室中隔に肥大が認められる。

× b 　急性心筋梗塞の多くでは冠動脈の支配領域に一致した壁運動異常を認める。本例は若年女性であり，急性心筋梗塞の好発年齢でないことも否定の理由にはなるが，川崎病や大動脈炎症候群などによる冠動脈の多枝病変の場合には左室全体の収縮力低下や肺うっ血をきたす可能性もあり，冠動脈の精査は必要である。

× c 　Brugada症候群は突然の心室細動などの致死的不整脈による突然死を主体とする遺伝性心疾患である。心電図でV_1，V_2に特徴的なST上昇（coved pattern，saddle-back pattern）が認められる。

× d 　感染性心内膜炎は弁を代表とする心内膜に病原体が感染して発生する疾患である。リウマチ性・加齢性弁疾患，人工弁，先天性心疾患などで発生しやすい。炎症所見，塞栓症状

のほかに心エコーでの弁の疣贅や弁破壊，弁逆流の出現と血液培養により診断する。
  ○e ウイルス性心筋炎は感冒様症状・消化器症状ののちに心不全，不整脈，心膜炎を発症するものである。本例は劇症型ウイルス心筋炎の典型的な経過と検査所見である。

解答率 a 1.5%，b 4.8%，c 0.7%，d 3.3%，e 89.5%

確定診断 急性心筋炎

ポイント 急性心不全の初期治療は循環の維持が最も重要であるが，同時に原因疾患を特定してそれに対する治療を平行して行わなければ予後は改善しない。本問は，基本的な検査所見を基に急性心不全を発症する循環器疾患の鑑別を問うものである。

　感染症状に引き続きうっ血性心不全と低心拍出をきたす疾患は，国家試験的には急性心筋炎と考えてよい。実際の臨床現場では肺うっ血と肺炎との鑑別が遅れてしまい，感染症の治療を優先してしまって循環サポートが遅れ，トラブルになることもある。

正解 e　**正答率** 89.5%　　▶参考文献　MIX 213

受験者つぶやき
・危うくbを選びそうになりましたが，臨床経過を見て思いとどまりました。検査値だけで判断しないようにしましょう。
・国試において先行感染は非常に大きなヒントです。
・若年者で急性の経過で心筋が壊れるものを考え，感冒症状が先行した病歴や心電図所見などから心筋炎を選びました。
・臨床問題では先行感染があるかどうか要チェックです。ウイルス性心筋炎でもトロポニンＴ陽性です。

Check □□□

112A-29 3歳の女児。3歳児健康診査で眼位異常を指摘されて来院した。視力は右 0.1（0.4×＋1.0 D），左 1.0（矯正不能）。調節麻痺薬点眼による屈折検査では右＋4.5 D，左＋3.0 Dであった。神経学的所見に異常を認めない。眼位の写真（**別冊** No. 9）を別に示す。
　まず行うべき対応はどれか。

a　経過観察　　　　b　眼鏡矯正　　　　c　斜視手術
d　健眼遮蔽　　　　e　アトロピン点眼

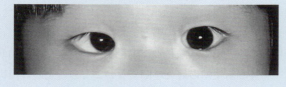

アプローチ
①3歳児健康診査で眼位異常を指摘 → 先天性ではなく発育途中で発症する眼位異常の可能性がある。
②視力は右 0.1（0.4×＋1.0 D），左 1.0（矯正不能）→ 右眼弱視を疑う。弱視の原因は何か？
③調節麻痺薬点眼による屈折検査では右＋4.5 D，左＋3.0 D → 両眼とも中等度の遠視を認める。屈折値は右眼＞左眼であり，不同視である。

画像診断 角膜の光の反射に注目すると，左眼は角膜中央に，右眼は角膜の外側にある。これは，左眼

固視で右眼が内斜視の所見である。

鑑別診断 　画像所見から，内斜視を呈する先天疾患を鑑別する必要がある。小児期の内斜視は，共同性（非麻痺性斜視）は乳児内斜視，調節性内斜視が挙げられる。非共同性（麻痺性斜視）は先天外転神経麻痺，デュアン症候群が鑑別に挙がる。

　乳児内斜視は発症の時期が生後半年以内であることから，「アプローチ」①より否定できる。麻痺性斜視は眼球運動障害を伴うが，例文には眼球運動の所見の記載がないため否定はできない。③から中等度の遠視があることがわかる。

　中等度の遠視を伴う内斜視から，調節性内斜視である可能性が高い。

確定診断 　調節性内斜視

選択肢考察
× a　経過観察を行うと内斜視のみでなく，右眼の弱視も悪化するおそれがある。
○ b　調節麻痺薬点眼下の屈折検査で作製した眼鏡を装用することが治療となる。
× c　眼鏡で眼位を改善することができる。さらに，遠視は年齢とともに軽減するため，眼位は徐々に正位に近づく。手術は**禁忌**である。
× d　完全矯正眼鏡装用中の健眼遮蔽は右眼の弱視治療であるが，内斜視の治療ではない。
× e　アトロピンはコリン作動性刺激に対する虹彩括約筋および毛様体筋の反応を遮断する。毛様体が麻痺することで，正確な屈折検査が可能となる。

解答率 　a 0.2％，b 92.6％，c 1.7％，d 3.4％，e 1.9％

ポイント 　共同性斜視では調節性内斜視が頻繁に出題される。本問は典型的であり落とせない問題である。

正解 b　正答率 92.6％　　▶参考文献　MIX 354　コンパクト 6

・まず，と書いてあるのでbかなと思いました。
・内斜視をみたら調節性内斜視は必ず疑いましょう。放置すると弱視になりかねません。また弱視の原因になるものも，まとめておきましょう。
・見覚えのある調節性内斜視の写真でした。
・屈折検査で調節麻痺薬点眼も問われることがあります。

112A-30 5歳の男児。頭痛と嘔吐とを主訴に両親に連れられて来院した。1か月前から徐々に歩行がふらつくようになった。1週間前から頭痛と嘔吐が出現した。頭痛は早朝起床時に強いという。嘔吐は噴射状に起こるが，嘔吐後，気分不良はすぐに改善し飲食可能となる。意識は清明。体温36.2℃。脈拍92/分，整。血圧116/78 mmHg。呼吸数20/分。CT検査のできる総合病院への紹介を検討している。

緊急度を判断するために当院でまず行うべき検査はどれか。

- a 脳波
- b 眼底検査
- c 視野検査
- d 脳脊髄液検査
- e 頭部エックス線撮影

アプローチ
①1か月前から徐々に歩行がふらつく ⟶ 亜急性経過の症状
②頭痛は早朝起床時に強い ⟶ 脳圧亢進，COPD，睡眠時無呼吸症候群などが一般的には鑑別に挙がる。しかし，患者は5歳なのでCOPD，睡眠時無呼吸症候群は考えにくいところ。
③嘔吐は噴射状，嘔吐後，気分不良はすぐに改善 ⟶ 脳圧亢進時の嘔吐のパターンに矛盾しない。
④意識は清明。脈拍92/分，血圧116/78 mmHg ⟶ 意識も保たれているし，脳ヘルニア前のCushing徴候はない。
⑤体温36.2℃ ⟶ 発熱はない。

鑑別診断
症状からは脳圧亢進が疑われる。発熱はなく，髄膜炎，脳膿瘍などは考えにくい。歩行時のふらつきは不全麻痺でも生じるが，麻痺を示唆する所見はない。小脳失調や水頭症などによるふらつきの可能性がある。先天性のものではなく，1か月程度で進行する歩行時ふらつきであり，脳腫瘍は考えなくてはならない。脳圧亢進を示唆する症状が出ても麻痺はないことと，5歳という年齢を考えると，小脳虫部に好発する髄芽腫や，水頭症をきたしやすい松果体の胚細胞腫瘍辺りが鑑別では上位に挙がる。

確定診断 頭蓋内圧亢進症

選択肢考察
× a 意識は清明。症候性てんかんを疑う症状もない。大脳半球の病変なら徐波の混入がみられるかもしれないが，緊急性を判断するための検査とはいえない。
○ b 病歴からは頭蓋内圧亢進症が疑われ，眼底検査でうっ血乳頭が確認されれば頭蓋内圧亢進症の診断は確実であり，緊急性のある病態であることが確認できる。
× c 病変部位によっては半盲や1/4盲，両耳側半盲などがみられるかもしれないが，緊急性を判断する検査とはいえない。
× d 臨床症状からは脳圧亢進が強く疑われ，**禁忌**である。
× e 経過の長い脳圧亢進では指圧痕などが確認できるが，1か月程度の経過では異常所見はみられない。

解答率 a 0.6%，b 89.3%，c 3.6%，d 4.4%，e 2.0%

ポイント 亜急性に進行した頭蓋内圧亢進症が強く疑われる症例である。頭部CTが撮れないとき，どのように患者の病態を把握するかを問うている。実際の臨床では頭部CTなどで脳膿瘍などの

占拠性病変がないことが確認できる場合は，髄膜炎・脳炎が疑わしいときは多少の脳圧亢進でも脳脊髄液検査を行うことはあるが，本例では髄膜炎や脳炎は考えにくく，脳腫瘍が考えやすい経過であり，脳脊髄液検査は**禁忌肢**であろう。

本問の狙い 画像診断，臨床検査全盛の時代，理学所見がややおろそかになっていることに注意を喚起する意図と思われる。神経疾患については病歴・診察の重要性が他疾患より大きい。昨年も患者の肢位から病変部位を推定させる問題があった。今後も診察所見を問う問題は出題されるであろう。

正 解 b **正答率** 89.3%　　　▶参考文献　MIX 149

受験者つぶやき
・頭蓋内圧の亢進が怖いと思いました。
・脳圧亢進をすぐ調べられるのは眼底です。逆に眼底を見てうっ血乳頭があったら要注意です。
・脳腫瘍は早朝起床時の頭痛が特徴的。CT を撮れないような診療所では，a，c，d はすぐにはできないと思いました。e は骨の病変を見る検査なので，b で頭蓋内圧亢進を見るのが適切と考えました。

Check ■ ■ ■

112A-31 64歳の女性。右眼の充血と複視とを主訴に来院した。2週間前から症状を自覚していた。意識は清明。体温36.4℃。脈拍76/分、整。血圧124/82 mmHg。呼吸数16/分。右外転神経麻痺を認める。右眼窩外側縁で血管性雑音を聴取する。両眼部の写真（別冊 No. 10A）、頭部 MRI の T1 強調像（別冊 No. 10B）及び右内頸動脈造影側面像（別冊 No. 10C）を別に示す。

適切な治療はどれか。

a 眼窩内腫瘍摘出術
b 海綿静脈洞塞栓術
c 脳動静脈奇形摘出術
d 頸動脈ステント留置術
e 脳動脈瘤頸部クリッピング術

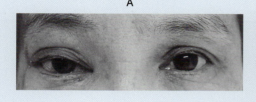
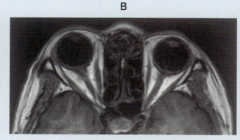

アプローチ

① 64歳の女性 ⟶ 中高年の女性

② 2週間前からの右眼の充血と複視 ⟶ 誘因が明らかではない眼症状が比較的長期に継続している。

③ 意識清明かつバイタル安定 ⟶ 生理的状態は今のところ安定している。

④ 右外転神経麻痺・右眼窩外側縁で血管性雑音 ⟶ 眼症状は右眼に限局している。

画像診断

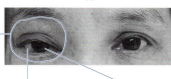
A
右眼瞼周囲の怒張
右眼球結膜の充血浮腫
右眼球内転位（外転神経麻痺）

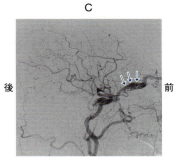
C
後　　　前
右頸動脈撮影において，右海綿静脈洞部内頸動脈から海綿静脈洞へシャントが生じており，拡張した右上眼静脈（→）が逆行性に描出されている。

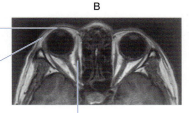
B
若干の右眼球突出
右眼球周囲の浮腫
右上眼静脈の拡張

鑑別診断　我が国における硬膜動静脈瘻の発生頻度は0.29人/10万人/年で，そのうち海綿静脈洞部硬膜動静脈瘻の占める割合は43.6～46％と最も多く，中高年の女性に好発する。本例では海綿静脈洞から右上眼静脈への逆流が生じており，それゆえ特徴的な眼症状が出現している。

確定診断　右海綿静脈洞部硬膜動静脈瘻

選択肢考察

× a　眼窩内腫瘍は頭部MRI画像により否定される。我が国における眼窩内腫瘍性病変の頻度は，半数以上がリンパ増殖性疾患（悪性リンパ腫が約15～30％，反応性リンパ過形成が約10～20％），海綿状血管腫と涙腺多形腺腫がそれぞれ10％前後，その他は5％以下で皮様嚢腫，髄膜腫，腺様嚢胞癌などが続く。

○ b　頭蓋内硬膜動静脈瘻の治療は，病変の部位や血行動態に応じて，血管内治療，外科的治療，定位放射線治療の単独もしくはこれらを組み合わせて行われる。海綿静脈洞部硬膜動静脈瘻に対しては血管内治療，すなわち経静脈的な海綿静脈洞コイル塞栓術が第一選択となる（経動脈的塞栓術の成功率62％に対し，経静脈的塞栓術の成功率78％）。

× c　脳動静脈奇形は硬膜動静脈瘻と同様に動静脈シャント疾患であるが，硬膜動静脈瘻が後天的疾患であるのに対して，先天的あるいは出生後極めて初期に形成され，ナイダスと呼ばれる異常血管塊を有し，シャント部位は脳実質内にある。

× d　頸部内頸動脈狭窄症に対する治療法の一つである。その他の治療法として頸動脈内膜剥離術がある。「脳卒中治療ガイドライン2015」作成時点では，両者の治療成績のメタアナリシスにて頸動脈内膜剥離術の方が優っているとされている。

× e　脳動脈瘤に対する開頭外科治療である。その他の治療法として血管内治療がある。血管内治療の向上は日進月歩であり，脳動脈瘤頸部クリッピング術の適応は限局されてきている。

解答率　a 0.6％，b 85.2％，c 5.9％，d 2.8％，e 5.2％

ポイント　硬膜動静脈瘻は比較的まれな疾患であるが，上眼静脈への逆行性流出を生じる海綿静脈洞硬膜動静脈瘻は症状が視覚的に表在化しやすいため，類似症状における鑑別疾患の一つとして心

に留めておくべきである。

正 解 b **正答率** 85.2%　　　　　　　　　　　　　　▶参考文献　MIX 159

受験者つぶやき
・画像が読めなかったです。
・血管雑音などの典型的な症状があるので鑑別はできましたが，正直画像は読めませんでした。
・血管性雑音がポイントでしょう。

Check ☐☐☐

112A-32　7歳の女児。3歳でオムツが取れたにもかかわらず，下着が常に少し濡れていることを主訴に来院した。本人は「お漏らしはしていない」と言う。静脈性尿路造影では両側に完全重複腎盂尿管を認める。膀胱鏡検査で右側に2個，左側に1個の尿管口を認める。
　尿失禁の原因はどれか。
　a　下大静脈後尿管　　　b　後部尿道弁　　　c　尿管異所開口
　d　尿管瘤　　　　　　　e　膀胱尿管逆流

アプローチ
①7歳の女児　→　重複腎盂尿管は，女児に多い。
②3歳でオムツが取れた　→　既に排泄は自立している。
③下着が常に少し濡れている　→　持続的な尿失禁の可能性
④本人は「お漏らしはしていない」と言う　→　通常の尿失禁ではない可能性
⑤両側に完全重複腎盂尿管を認める　→　左右に尿管が2本ずつある（合計4本）。
⑥膀胱鏡検査で右側に2個，左側に1個の尿管口　→　尿管口は膀胱内に3個のみ。あとの1個はどこに？

鑑別診断
「アプローチ」③，⑤より，両側の完全重複腎盂尿管例での持続的な尿失禁の原因を考える。②，④より，尿道からの失禁は考えづらい。⑤，⑥より，膀胱に開口していない尿管が1本あると推定され，異所開口の可能性が高い。

選択肢考察
×a　下大静脈後尿管では，静脈で尿管が圧迫され水腎症などの原因になるが，尿失禁の原因とはならない。
×b　後部尿道弁では，排尿困難がみられ，男児に多い。
○c　尿管異所開口は，尿管が膀胱三角部より尾側でつながっている先天的な形態異常で，女児に起こりやすい。本例では，尿管が左右で4本あるはずだが，膀胱鏡検査で3本の尿管口しかみられず，残りの1本は異所性開口と考えられる。
×d　尿管瘤は女児に多く，重複腎盂尿管と合併し，尿路感染や排尿困難の原因となるが，尿失禁とは直接は関係ない。
×e　重複腎盂尿管では膀胱尿管逆流が起こりやすく，尿路感染症の原因となるが，尿失禁とは直接は関係ない。

解答率　a 0.4%，b 0.8%，c 97.5%，d 0.4%，e 0.7%
確定診断　尿管異所開口
ポイント　重複腎盂尿管では，膀胱尿管逆流による尿路感染症をまず考えてしまうが，尿管異所開口も

合併することがある。知識がなくても「アプローチ」⑤,⑥より正答の推測は可能である。

正　解　c　**正答率** 97.5%　　　▶参考文献 MIX 294

受験者つぶやき
・TECOM 4 回模試で出てきたとおりで嬉しかったです。
・過去問にありましたね。
・小児だとしても本人の主張を信じてあげましょう。自覚のないおもらしは尿管異所開口の代表的な所見です。

Check ■ ■ ■

112A-33　60 歳の女性。血便と腹痛とを主訴に来院した。以前から便秘がちで，最後の排便が 5 日前であった。2 日前から腹痛を伴うようになり，新鮮血の排泄が数回あったために受診した。脂質異常症と糖尿病とで治療中である。体温 36.7℃。脈拍 92/分，整。血圧 126/84 mmHg。眼瞼結膜に貧血を認めない。腹部は平坦，軟で，肝・脾を触知しない。下腹部に圧痛を認める。血液所見：赤血球 430 万，Hb 13.1 g/dL，Ht 39%，白血球 8,700，血小板 19 万。CRP 1.2 mg/dL。下部消化管内視鏡検査を施行した。S 状結腸の内視鏡像（**別冊 No. 11**）を別に示す。

対応として適切なのはどれか。

a　絶　食
b　副腎皮質ステロイドの注腸
c　内視鏡的止血術
d　上腸間膜動脈塞栓術
e　大腸切除術

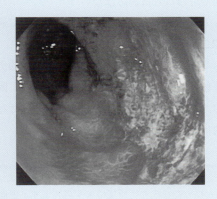

アプローチ
①60 歳の女性，血便と腹痛が主訴 ⟶ 下痢はみられていない。
②以前より便秘がち，排便は 5 日前で，2 日前より腹痛を伴いその後下血 ⟶ ベースに慢性便秘があり，比較的突然の発症
③既往症は，脂質異常症と糖尿病 ⟶ 血管性病変を合併しやすい傾向にある。
④バイタルサインは正常，貧血の症状なし ⟶ 多量の出血はない。
⑤上腹部に所見なく，下腹部に圧痛 ⟶ 病変がある程度限局している。下部消化管か？
⑥生化学的所見では，軽度の貧血と炎症所見 ⟶ 軽度の炎症のみ

画像診断

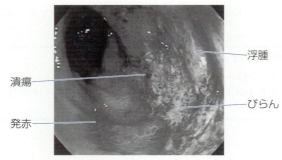

ほぼ半周性の浮腫と，腸管の長軸方向に走る発赤とびらん，潰瘍を認める。以上より，炎症性腸疾患の診断。

鑑別診断

炎症性腸疾患の鑑別診断として，感染性大腸炎（細菌，ウイルスなど），潰瘍性大腸炎，Crohn 病，出血性大腸炎，大腸憩室炎，虚血性大腸炎などがあるが，「アプローチ」①と⑤より感染性大腸炎の可能性は低い。④と⑥より出血性病変が主体ではない。②より慢性疾患（潰瘍性大腸炎，Crohn 病）は考えにくい。「画像診断」と②，③，⑤，⑥より虚血性大腸炎の診断が妥当である。

確定診断

虚血性大腸炎

選択肢考察

○ a 虚血性大腸炎の治療としては，絶食にて保存的治療が第一選択。
× b 潰瘍性大腸炎の急性期の治療に使用される。
× c 局所での出血病変のコントロールに適応される。
× d 広範な出血性病変でなければ適応はない。
× e 大腸穿孔，コントロールのできない出血性病変などで適応となる。

解答率

a 92.3％，b 0.8％，c 2.2％，d 0.1％，e 4.4％

ポイント

炎症性腸疾患に関する問題である。主訴の腹痛は，比較的突然の発症であり，その後に下血が続いている。慢性便秘と今回の症状の前に便秘があった。既往症では，脂質異常と糖尿病で治療中。下血は軽度で，感染症や慢性疾患を思わせる病状はないことから，虚血性大腸炎の診断で，絶食にて保存的治療が第一選択となる。

正解　a　正答率 92.3％

▶参考文献　MIX 267

受験者つぶやき

・虚血性大腸炎でかつ，全身状態がそれほど悪くないと考えました。
・高齢者で腹痛・下血といったら虚血性腸炎はまず考えます。虚血性腸炎は見た目はなかなか派手ですが保存的治療が基本です。
・典型的な虚血性腸炎の経過です。

112A-34 2歳の男児。入浴中に左右の陰嚢の大きさが違うのに気付いた母親に連れられて来院した。痛がることはないという。外陰部の外観と右陰嚢にペンライトを当てたときの写真（別冊 No. 12）を別に示す。
　母親に対する説明で正しいのはどれか。
a 「陰嚢の左右差は多くは自然になくなります」
b 「陰嚢に針を刺して内容物を確認しましょう」
c 「腫瘍が疑われるので詳しく調べます」
d 「陰嚢内に腸管が出ています」
e 「緊急手術が必要です」

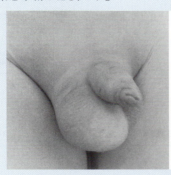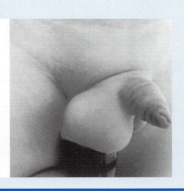

アプローチ
①2歳の男児 → 先天性疾患の可能性が高い。
②痛がることがない，入浴中に左右の陰嚢の差 → 痛みがないので日常生活に支障をきたさない。なお，入浴時はリラックスしていることが多いので陰嚢の観察に適している。

画像診断

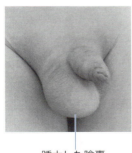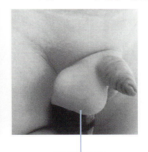

腫大した陰嚢　　　　透光性あり

右陰嚢は，ペンライトによる光が透けている（透光性のある）嚢腫状の腫瘤であり，陰嚢水腫〈精巣水瘤〉と診断される。

鑑別診断　陰嚢水腫は腹膜鞘状突起の部分的開存（閉鎖不全）が成因であり，成因が同様である鼠径ヘルニアとの鑑別が最も大切である。他の精巣腫瘤では，頻度は極めて低いがリンパ管腫や白血病の精巣再発なども考慮される。

確定診断　陰嚢水腫〈精巣水瘤〉

選択肢考察

○ a　腹膜鞘状突起の閉鎖が出生後も引き続き起こるため，陰嚢水腫は4歳くらいまでに自然治癒傾向を認めることが多い。

× b　水腫は穿刺吸引後も再発し，ヘルニアであれば腸管を損傷する（女児であれば卵巣も）可能性が高いため，行わない。

× c　セミノーマや白血病の精巣転移などの腫瘍であった場合は，内容物により透光性が消失する。

× d　陰嚢内に腸管が出た状態がヘルニアであり，内容物により透光性が消失する。

× e　ヘルニアが嵌頓して用手的な整復が困難な場合には緊急手術が必要となる。

解答率　a 90.8％，b 4.1％，c 1.2％，d 1.1％，e 2.7％

ポイント　用手的に圧迫することで陰嚢水腫が縮小する場合は交通性である。超音波による確認が正確だが，透光試験が最も一般的な診察方法である。80％程度は自然軽快する。手術は腹膜鞘状突起の高位結紮と水腫の小切開であり，最近では腹腔鏡下手術であるLPEC法も盛んに行われている。

正解　a　**正答率** 90.8％　　▶参考文献　MIX 304　国小 328

・陰嚢水腫で一発でした。
・陰嚢の透光性があるのは陰嚢水腫ぐらいです。小児と成人では治療が異なるので要注意です。
・光の透過性あり→陰嚢水腫。
・陰嚢水腫は経過観察です。小児の疾患で経過観察するものをまとめておくといいかもしれないです。

Check ☐☐☐

112A-35 68歳の男性。右頬部の腫脹を主訴に来院した。1年半前に右上顎癌と診断され，上顎部分切除術と放射線治療とを行い腫瘍は消失した。2週間前から右頬部が腫脹し，軽度の疼痛と違和感とを自覚した。これまでに副鼻腔炎の既往はない。喫煙は 20 本/日を 48 年間。飲酒は機会飲酒。身長 165 cm，体重 48 kg。体温 36.8℃。尿所見に異常を認めない。血液所見：赤血球 430 万，白血球 7,800，血小板 15 万。CRP 0.5 mg/dL。顔面の写真（**別冊 No. 13A**）及び頭部 MRI の水平断像（**別冊 No. 13B**）と冠状断像（**別冊 No. 13C**）とを別に示す。

最も考えられるのはどれか。

a 丹毒
b 上顎癌再発
c 急性副鼻腔炎
d 放射線皮膚炎
e 術後性上顎囊胞

A
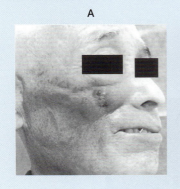

B
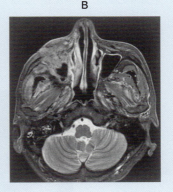

C
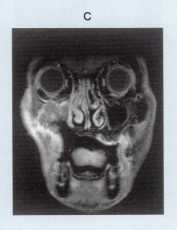

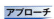
① 1年半前に右上顎癌と診断され，上顎部分切除術と放射線治療とを行い腫瘍は消失 ➡ 右上顎癌の既往あり。
② 2週間前から右頬部が腫脹し，軽度の疼痛と違和感とを自覚 ➡ 術後1年半経過しての症状出現
③ 喫煙は 20 本/日を 48 年間 ➡ がんのリスクファクターあり。

④体温 36.8℃，赤血球 430 万，白血球 7,800，血小板 15 万，CRP 0.5 mg/dL ━━▶ 炎症所見に乏しい。

画像診断

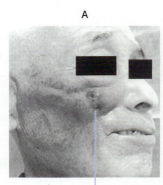

A

右頬部の腫脹，色素沈着，潰瘍の形成を認める

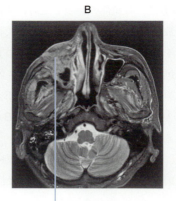

B

上顎洞前壁に不整な浸潤影を認める。一部皮膚へも浸潤している

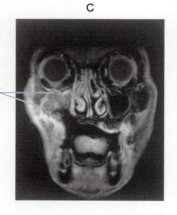

C

上顎洞上方と外側にも浸潤し，眼窩内へも一部浸潤している

鑑別診断 選択肢に挙げられている疾患はすべて鑑別疾患となる。丹毒は真皮の感染症であり，上顎洞内に病変を認めることはない。急性副鼻腔炎は感冒症状などウイルス感染から二次感染を起こし，上顎洞炎であれば患側頬部の腫脹と疼痛，叩打痛や頬部皮膚の発赤，浮腫，発熱がみられる。その他鼻閉や膿性鼻漏，白血球や CRP の上昇も認められる。放射線照射直後であれば皮膚の紅斑，潰瘍，脱毛を認めるが，1 年半以上経過しており，放射線皮膚炎は考えにくい。上顎手術後，嚢胞を形成することがあり，これを術後性頬部嚢胞という。嚢胞内容物の貯留による圧迫で洞骨壁が圧排されて拡大することがあるが，嚢胞壁の境界は明瞭で，不整ではない。

本例は顔面皮膚に潰瘍を伴い，頭部 MRI でも上顎洞内から頬部皮膚にかけて不整な浸潤影を認め，上顎癌の再発と診断できる。

確定診断 上顎癌再発

選択肢考察
×a 主に溶血性連鎖球菌による真皮の感染で，顔面に好発する。境界明瞭な発赤・腫脹を生じる。頭部 MRI 画像から本例は上顎洞から皮膚の病変であり，否定できる。
○b 不整な浸潤影から上顎癌の再発と診断できる。

A　医学各論　**57**

×c　急性の鼻炎症状に引き続いて起こり，上顎洞内に膿が充満し，激しい頭痛や膿性鼻汁がみられる疾患である。本例は発熱や炎症所見に乏しく，頭部 MRI 画像からも否定できる。

×d　放射線照射中や直後であれば放射線皮膚炎の可能性もあるが，1 年半経過しており考えられない。

×e　上顎手術後，長期間（10～20 年が多い）経過してから囊胞が発生し，頬部腫脹，疼痛などを生じる疾患である。本例の頭部 MRI 画像では囊胞陰影ではなく，腫瘍の浸潤陰影を認めることから否定できる。

解答率　a 0.3%，b 73.6%，c 0.6%，d 2.2%，e 23.2%

ポイント　上顎癌の好発年齢は中高年でやや男性に多い。たばこはリスクファクターになる。癌の進展方向によって多彩な症状が出現する。内側進展では鼻閉，鼻出血，悪臭のある鼻漏，頭痛，流涙がみられる。上方進展では眼球突出や複視，下方進展では硬口蓋や歯肉の腫脹がみられ，前方進展では顔面の腫脹，疼痛，側方進展では頬部腫脹，疼痛，後方浸潤では頭痛，眼球突出，眼球運動障害，視力障害などが出現する。治療は手術，化学療法，放射線治療の集学治療（三者併用療法）が行われることが多い。

　　この症例は上顎癌治療後で，一度腫瘍は消失しており，術後の合併症かその他の偶発的な疾患か，癌の再発か，など，応用を問われている。画像をよく見ることが重要である。

正　解　**b**　**正答率 73.6%**　　　　　　　▶参考文献　**MIX** 367　**コンパクト** 78

受験者つぶやき
・TECOM 4 回模試で出てきたとおりで嬉しかったです。
・術後囊胞は数年から数十年の長い経過で，また骨浸潤が激しいため再発と考えました。
・a と d は皮膚の病変なので，CT で上顎洞内に病変はないはず。c は上顎洞内に留まり骨を破らないはず，CT での病変はキレイではないので囊胞は違うと考え，b を選びました。
・e は上顎洞炎の数年から後，数十年経ってから起きます。口腔外科学会のサイトがいい感じです。

112A-36 10歳の女児。血便を主訴に父親と来院した。6日前に家族と焼肉を食べに行った。3日前から水様下痢が出現し，昨日からは血便になり激しい腹痛を自覚するようになったため受診した。身長135cm，体重32kg。体温37.2℃。脈拍84/分，整。血圧120/70mmHg。血液所見：赤血球250万，Hb 8.2g/dL，Ht 25%，白血球9,000（桿状核好中球10%，分葉核好中球70%，リンパ球20%），血小板8.0万。末梢血塗抹May-Giemsa染色標本（**別冊No.14**）を別に示す。

この患者が合併しやすいのはどれか。

a 急性腎障害
b 急性肝不全
c 潰瘍性大腸炎
d 自己免疫性溶血性貧血
e 播種性血管内凝固〈DIC〉

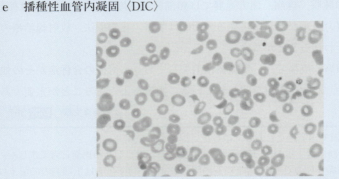

アプローチ
①小児，焼肉を食した，血便 ─→ 特定の疾患を想起させる現病歴
②貧血，血小板数低下，末梢血液像での破砕赤血球の存在 ─→ 血栓性微小血管障害症〈TMA〉

画像診断

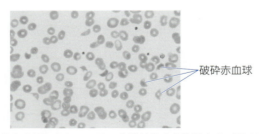

特徴的な破砕赤血球がみられている。血栓性微小血管障害症〈TMA〉と考えられる。

鑑別診断 TMAには，血栓性血小板減少性紫斑病〈TTP〉，溶血性尿毒症症候群〈HUS〉，HELLP症候群（妊娠合併症），造血幹細胞移植後などがあり，これらの疾患が鑑別に挙がる。近年は，非定型溶血性尿毒症症候群〈aHUS〉も話題になっているが，まだ医師国家試験レベルではないであろう。

「アプローチ」①，②から，HUSと診断される。

確定診断 溶血性尿毒症症候群〈HUS〉

A 医学各論　59

選択肢考察
- ○ a　急性腎障害は，HUS の特徴の一つである。
- × b　急性肝不全は，HELLP 症候群でみられる。
- × c　潰瘍性大腸炎は，本例では血便以外には一致した所見はない。ただし，潰瘍性大腸炎では，深部静脈血栓症を合併しやすいことは知っておきたい。
- × d　自己免疫性溶血性貧血を示唆する所見はない。
- × e　DIC の診断のためには，血小板数以外に，FDP（または D-ダイマー），フィブリノゲン，プロトロンビン時間などの情報が必須である。

解答率　a 89.4%，b 0.1%，c 0.2%，d 1.1%，e 9.0%

ポイント
＜血栓性血小板減少性紫斑病〈TTP〉＞

［本　態］微小血管内皮障害および血小板活性化により微小な血小板血栓が多発し，血小板数低下に伴う出血傾向とともに，動揺する精神症状をきたす。

［発症機序］von Willebrand 因子切断酵素〈ADAMTS13〉に対する自己抗体が出現し，この酵素活性が著減。その結果，unusually large vWF が出現し，血小板凝集が進行。

［五主徴］1.血小板数減少，2.溶血性貧血（赤血球破砕像），3.動揺する精神症状，4.腎障害，5.発熱

［検　査］1.血小板数減少，赤血球破砕像（＋），2.溶血性貧血の所見：間接ビリルビンの上昇，LDH の上昇，ハプトグロビンの低下。

［治　療］血漿交換，新鮮凍結血漿輸注，副腎皮質ステロイド。濃厚血小板は禁忌。

＜溶血性尿毒症症候群〈HUS〉＞

［本　態］（TTP との相違点）腎不全の合併。小児に多い。

［発症機序］ADAMTS13 に対する自己抗体の出現はない。病原性大腸菌の産生する Vero 毒素が原因となることが多い。

［三主徴］1.血小板数減少，2.溶血性貧血（赤血球破砕像），3.急性腎不全。

［検　査］TTP と同じ＋腎不全の所見。

［治　療］腎不全の治療，血漿交換など。

正解　a　正答率 89.4%　▶参考文献　MIX 130

受験者つぶやき
・ラスト V 講座で TTP/HUS の比較を扱っていたので記憶に新しかったです。
・破砕赤血球が生じる代表的な疾患として TTP，HUS，DIC くらいは挙げられるようにしましょう。またそれぞれ治療法が異なるのでまとめておきましょう。
・HUS では腎臓と消化管が障害されやすいです。
・TTP と HUS の鑑別は頻出です。焼肉からの血便などのキーワードを拾いましょう。

A

医学各論

Check ▢ ▢ ▢

112A-37 49歳の男性。高熱を主訴に来院した。3日前からの発熱，咳嗽および膿性痰のために受診した。既往歴に特記すべきことはない。意識は清明。体温39.5℃。脈拍116/分，整。血圧128/82mmHg。呼吸数24/分。右肺にcoarse cracklesを聴取する。血液所見：白血球19,200（桿状核好中球4％，分葉核好中球84％，単球2％，リンパ球10％）。血液生化学所見：AST 48U/L，ALT 42U/L。CRP 19.8mg/dL。腎機能は正常である。胸部エックス線写真で右下肺野に浸潤影を認める。急性肺炎と診断し，入院させてスルバクタム・アンピシリン合剤の投与を開始することにした。

1日の投与量を同一とした場合，この患者に対する投与方法として最も適切なのはどれか。

- a　1回経口投与
- b　1回筋注
- c　1回点滴静注
- d　2回点滴静注
- e　3回点滴静注

アプローチ　①49歳の男性，既往歴なし━━➤患者の状態としては，健常成人に該当する。

②意識清明，血圧128/82mmHg━━➤意識変容なし，血圧は正常である。

③白血球19,200（桿状核好中球4％，分葉核好中球84％）━━➤細菌性感染症

④右下肺にcoarse crackles，右下肺野に浸潤影━━➤市中肺炎と確定

⑤入院治療によるスルバクタム・アンピシリン合剤の投与━━➤ペニシリン系抗菌薬によるエンピリック治療の開始

鑑別診断　健常成人に発生した市中肺炎である。重症度分類（A-DROP）では年齢70歳未満，意識清明，血圧正常であることから，重症には該当しない。市中肺炎における細菌性肺炎と非定型肺炎の鑑別項目では，胸部聴診にて異常あり，膿性痰，白血球19,200の所見から細菌性肺炎と考えられる。

スルバクタム・アンピシリンはβラクタマーゼ阻害剤配合ペニシリン系抗菌薬である。ペニシリン系，セフェム系，カルバペネム系のβラクタム系抗菌薬は，生体内においてtime above MICに依存した有効性が観察される。すなわち，総投与量が同じであれば，できるだけ分割回数を多くして投与することが望ましい。

確定診断　市中肺炎（細菌性肺炎）

選択肢考察　×a　入院治療であることから，内服薬は通常使用しない。またスルバクタム・アンピシリン合剤は注射薬である。

×b　スルバクタム・アンピシリン合剤は静注用製剤である。

×c　濃度依存性であるアミノグリコシド系，ニューキノロン系抗菌薬では1日1回投与として，1回投与量を多くする。スルバクタム・アンピシリン合剤は時間依存性である。 **割れ問**

×d　総投与量が同じであるならば，投与回数を分けることが望ましいことから，本問における選択肢では2回が最適とはいえない。

○e　上記の通り，分割投与としては3回が最適である。

解答率　a 4.4％，b 0.1％，c 15.1％，d 5.9％，e 74.2％

A　医学各論　　**61**

ポイント　　抗菌薬の種類，薬理作用について把握しておくこと。さらに各々の外来・入院での投与方法の違いについても理解しておくとよりよい。

本問の狙い　　抗菌薬の特徴・用法について問う設問である。各種抗菌薬はその体内動態としての性質から時間依存性，濃度依存性に分類される。アンピシリン・スルバクタム合剤がβラクタム系抗菌薬であり，時間依存性であること，よって薬剤の血中濃度を高く保つために回数を分けて投与することが重要である。これらを理解できているかが解答を導く鍵となる。

　　しかしながら，現在のアンピシリン・スルバクタムナトリウムの投与量については，添付文書では，「1回3g1日2回，静注・点滴静注，重症時：1回3g1日4回まで」とされている。そのため，受験生にとっては混乱を招く設問と思われる。

正解　　**e**　　**正答率** 74.2%　　　　　　　　　　　　　　　　　▶**参考文献**　**MIX** 438

受験者つぶやき

・わからず，ただ病棟で3回分注していたような気がしてeにしました。
・時間依存性かと思って3回にしました。添付文書には「重症でなければ1日2回で，重症感染症の場合は必要に応じて1日4回まで」とあります。炎症は結構強く感じましたが……。
・ペニシリン系は時間依存性なので，投与回数を増やします。
・来年度から抗菌薬の投与方法もより詳しく聞かれそうです。

Check ■ ■ ■

112A-38 46歳の男性。全身の痒みを伴う皮疹を主訴に来院した。3か月前から大腿，陰部および手に痒みを伴う皮疹が出現した。自宅近くの診療所で抗ヒスタミン薬と副腎皮質ステロイド外用薬とを処方されたが効果はなく，皮疹が徐々に拡大してきたため受診した。高齢者施設の介護職員。受診時，陰部を含む全身に鱗屑を伴う丘疹が多発していた。陰部と手背の写真（別冊 No. 15A，B）及び手掌のダーモスコピー像（別冊 No. 15C）を別に示す。

対応として適切なのはどれか。

a　保健所に届け出る。
b　衣類を煮沸消毒する。
c　個室管理の上で治療を開始する。
d　皮疹が完全に治癒するまでは就業を禁止する。
e　勤務先の施設の職員と入居者に問診と診察を行う。

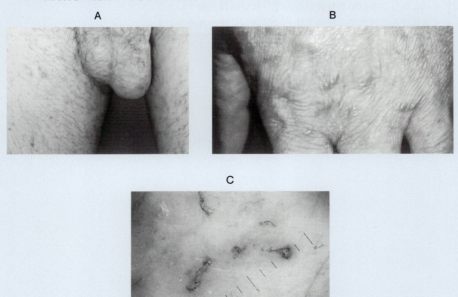

アプローチ
①3か月前から ⟶ 比較的急性の発症
②抗ヒスタミン薬，副腎皮質ステロイドで効果なし ⟶ 湿疹・皮膚炎群は否定的
③高齢者施設の介護職員 ⟶ 施設内感染の疑い
④陰部を含む全身に鱗屑を伴う丘疹 ⟶ 陰部に好発する皮膚疾患

A　医学各論

画像診断

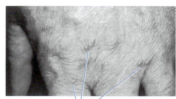

A 陰嚢，大腿内側に鱗屑を伴う紅色の丘疹と掻破によるびらんを認める。

B 手背には漿液性の丘疹と鱗屑を認める

C 手掌のダーモスコピーでは蛇行する褐色あるいは白色の線条（疥癬トンネル）を認め，先端には黒褐色の三角形の所見を認める　黒褐色の三角形の部位にヒゼンダニが認められる

鑑別診断

46歳の男性に生じた皮疹であるが，「アプローチ」①からは3か月前からの発症で，アトピー性皮膚炎などの若年期から生じるような慢性皮膚疾患は考えにくい。また，②より多くの皮膚疾患で有効である抗ヒスタミン薬，副腎皮質ステロイドで効果がないことから，皮膚感染症を念頭に考える必要がある。③からは施設内感染，特に高齢者の多く集まる場所での感染症を疑う。④より鱗屑を伴う丘疹が陰嚢を含む全身にみられることから，疥癬が強く疑われる。

確定診断
（いわゆる通常）疥癬

選択肢考察
× a　感染症法による届出の対象となる感染症ではない。
× b　洗濯は一般的な方法でよい。
× c　通常の疥癬は感染力があまり強くないので個室管理の必要はない。
× d　通常の疥癬では濃密な接触なしに感染が成立する可能性は低い。
○ e　関係者に対して診察・説明を行い，感染拡大予防に努める。

解答率
a 3.4％，b 2.5％，c 3.3％，d 2.7％，e 87.9％

ポイント

疥癬は，ヒトの皮膚角質層にヒゼンダニが寄生することで発症する感染症である。過去に流行した疾患であると思われがちだが，近年では高齢者が多く集まる施設での発生が少なからずみられる。高齢者や介護職員を診察する場合は，疥癬の存在を念頭に置く必要がある。

過去には，個室隔離といった患者に対する過剰な対応が行われていた。通常の疥癬と角化型疥癬は分けて考え，通常の疥癬では過剰な感染対策を行わないようにする。

正解 e　正答率 87.9％　▶参考文献 MIX 175　コンパクト 134

受験者つぶやき
- 疥癬トンネルだと自分に言い聞かせました。TARGET で全く同じ問題が載っていたのでこれかと思いました。
- ノルウェー疥癬までいってしまうと桁違いの感染力をもつため隔離が必要なので要注意です。
- 「介護職員」「痒み」で想起し，「疥癬トンネルだ」「好発部位だ」と気付きました。
- 介護施設関連の感染症は問われます。

Check ☐☐☐

112A-39 56歳の男性。肝臓の腫瘍性病変の精査のため入院中である。C 型肝炎の経過観察中に行った腹部超音波検査で肝臓に腫瘍性病変が見つかったため入院した。入院後に腹部造影 CT を施行したところ，入院時 1.1 mg/dL であった血清クレアチニン値が造影検査後 2 日目に 3.0 mg/dL に上昇した。入院後に新たな薬剤投与はなく，食事は毎日全量摂取できており，体重は安定していた。体温，脈拍，血圧，呼吸数ともに正常範囲で，排尿回数も 5，6 回/日で変わらなかった。

造影検査後 2 日目の検査所見：尿所見：蛋白 (−)，糖 (−)，潜血 (−)，沈渣に赤血球 1〜4/1 視野，白血球 1〜4/1 視野。血液所見：赤血球 302 万，Hb 10.4 g/dL，Ht 31%，白血球 4,600，血小板 16 万。血液生化学所見：総ビリルビン 1.4 mg/dL，直接ビリルビン 0.8 mg/dL，AST 45 U/L，ALT 62 U/L，LD 360 U/L（基準 176〜353），ALP 380 U/L（基準 115〜359），γ-GTP 110 U/L（基準 8〜50），尿素窒素 43 mg/dL，クレアチニン 3.0 mg/dL，尿酸 8.8 mg/dL，Na 136 mEq/L，K 5.2 mEq/L，Cl 100 mEq/L，Ca 8.2 mg/dL，P 6.2 mg/dL。CRP 0.3 mg/dL。腹部超音波検査では両腎に水腎症を認めない。

対応として正しいのはどれか。

a 緊急血液透析　　　　　　　　b 経時的な腎機能評価
c 尿道カテーテル留置　　　　　d 腹部造影 CT の再施行
e 動静脈シャント造設術の準備

アプローチ
①腹部造影 CT 施行（肝細胞癌診断のため）
②入院時血清クレアチニン 1.1 mg/dL ⟶ もともと慢性腎臓病がある。
③造影検査 2 日後に血清クレアチニン 1.1 から 3.0 mg/dL と上昇 ⟶ 急性腎障害
④ほかに急性腎障害の原因を疑う臨床所見はない。バイタル安定（呼吸状態含む）⟶ 肺水腫などはない。
⑤尿蛋白 (−)，潜血 (−)，尿沈渣異常なし ⟶ 糸球体障害などの実質障害を疑う所見なし。
⑥Hb 10.4 g/dL ⟶ 軽度貧血
⑦尿素窒素 43 mg/dL，クレアチニン 3.0 mg/dL，P 6.2 mg/dL ⟶ 腎機能低下で説明可能。
　高カリウム血症は軽度，代謝性アシドーシスは Na−Cl=36 で正常であることから否定的。
⑧腹部超音波で両腎に水腎症なし ⟶ 腎後性腎不全は否定。

鑑別診断 臨床経過から，1. 造影剤検査後の急性腎障害，2. ほかに腎障害の原因を疑う経過がないこと，3. 尿所見が乏しいこと，4. 腎後性も否定的であること，から造影剤腎症による急性腎障

A　医学各論　**65**

害の診断は容易である。

確定診断　造影剤腎症による急性腎障害

選択肢考察　× a　緊急透析の適応は，乏尿無尿による肺水腫，高カリウム血症，薬剤で管理できない代謝性アシドーシスなどを伴う場合である。本例は適応外である。

○ b　発症してしまった造影剤腎症は経過をみるほかない。2～3日をピークに1週間以内に回復するのが一般的な経過である。予防としては検査前後に生理食塩水投与を行う。

× c　尿閉による腎後性腎不全の場合の対応である。

× d　造影剤腎症による急性腎障害を起こしている状態での追加造影剤使用は，生命に危険を及ぼす緊急の疾患の鑑別診断のためを除いては**禁忌**である。

× e　造影剤腎症による急性腎障害は通常可逆的である。シャント造設が必要なのは不可逆的な末期腎不全で，永続的に血液透析を施行していく場合である。

解答率　a 3.8%，b 95.1%，c 0.2%，d 0.1%，e 0.6%

ポイント　造影剤腎症による急性腎障害と，その臨床経過を知っていれば解答は容易である。

正　解　**b**　**正答率** **95.1%**　　　　　　　　　　　　　　▶参考文献　MIX 287

受験者つぶやき
・臨床上明らかな問題がないことをこれでもかというくらい強調していたので，あまり治療介入に踏み切らないほうがいいのかと思いました。
・とりあえずそこまで緊急の状況ではなさそうなのでbにしましたが……。
・再度造影剤を使うdは×，cは尿閉の治療なので関係なく，血液透析するほどのクレアチニンではないのでaとeを×にしました。
・フォローアップすべき病態が最近の国試では問われがちです。

112A-40　67歳の男性。右上下肢の脱力を主訴に来院した。2週間前から右手で車のドアを開けることができない、歩行時に右足を引きずるなどの症状が徐々に進行したため受診した。意識レベルはJCS I-3。体温36.2℃。脈拍72/分、整。血圧142/80 mmHg。呼吸数16/分。右片麻痺を認める。頭部造影MRI（別冊No. 16A）及び定位的脳生検術によって左前頭葉病変から採取した組織のH-E染色標本（別冊No. 16B）と抗CD20抗体による免疫組織染色標本（別冊No. 16C）とを別に示す。FDG-PETでは脳以外に異常集積を認めない。
　治療として適切なのはどれか。

a　抗菌薬投与
b　開頭腫瘍摘出術
c　アシクロビル投与
d　定位的放射線治療
e　大量メトトレキサート療法

A
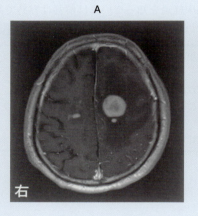

B
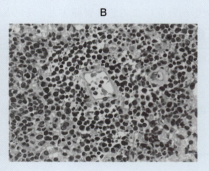

C
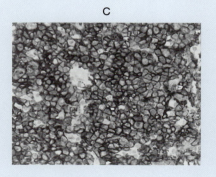

アプローチ
① 67歳の男性 ⟶ 中高年の男性
② 2週間前から右上下肢の脱力が徐々に進行 ⟶ 緩徐発症でかつ進行性
③ JCS I-3 ⟶ 軽度意識障害あり（補足運動野失語の合併？精神症状？）
④ 体温36.2℃、脈拍72/分で整、血圧142/80 mmHg、呼吸数16/分 ⟶ バイタル安定
⑤ 定位的脳生検術 ⟶ 病理学的確定診断を要する疾患である。

画像診断

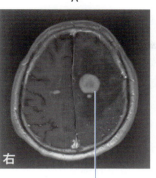

A

比較的稠密に造影。周辺浮腫が強い

少なくとも3個の造影増強効果のある病巣を認める。最大のものは左側補足運動野に位置し、中心部は若干造影増強効果が弱いが全体としては稠密に造影される。また病巣の大きさに比し周辺浮腫が強いのも特徴的である。

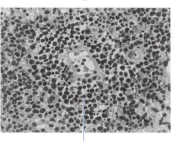

B

血管周囲への腫瘍細胞の集簇・血管破壊像

中～大型の異型リンパ球がびまん性に浸潤・増殖している。血管周囲への集簇・血管破壊像が特徴的である。

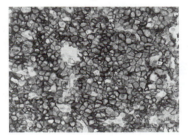

C

腫瘍細胞はB細胞マーカーであるCD20に対して陽性である。

鑑別診断　まずは選択肢からみていくと、脳膿瘍・ヘルペス脳炎・脳腫瘍のいずれかではないかということになる。脳膿瘍に関しては「アプローチ」④、⑤および画像所見から、ヘルペス脳炎に関しては②、④、⑤からいずれも否定的である。したがって消去法で脳腫瘍が残る。H-E染色／CD20免疫染色からはびまん性大細胞型B細胞リンパ腫の診断となり、FDG-PETで脳以外に異常集積がないことから、中枢神経系原発悪性リンパ腫（びまん性大細胞型B細胞リンパ腫）の最終診断となる。60歳以降の中高年に好発する。

確定診断　中枢神経系原発悪性リンパ腫（びまん性大細胞型B細胞リンパ腫）

選択肢考察

×a　脳膿瘍を想定した選択肢である。脳膿瘍は脳の炎症領域が壊死に陥り、その周囲を神経膠細胞と線維芽細胞が被膜で覆うことにより形成される。造影MRIではリング状の増強を伴う浮腫性の腫瘤として描出される。内科的治療は原則的に4～8週間の大量抗菌薬投与となる。外科的治療としてCTガイド下穿刺吸引術または外科的ドレナージが施行されることがある。

×b　中枢神経系原発悪性リンパ腫は概して大量メトトレキサート療法が奏効するので、侵襲の大きい腫瘍摘出術は通常、行われない。

×c　単純ヘルペス脳炎に対する治療法である。単純ヘルペス脳炎は発熱・髄膜刺激症状・意識障害などが初期症状で、けいれんによる突然発症も少なくない。MRI-FLAIR画像での

側頭葉内側面や海馬などの大脳辺縁系における高信号領域出現が特徴的所見である。抗ウイルス薬であるアシクロビル投与を可及的速やかに開始することで，死亡率は 10% 程度までに改善している。

× d　中枢神経系原発悪性リンパ腫は脳組織に広く浸潤するため，放射線治療は全脳照射＋局所照射が標準的治療法である。転移性脳腫瘍はその大きさや転移巣の数などの条件が適合すれば，定位的放射線治療の良い対象となる。中枢神経系原発悪性リンパ腫は造影剤で造影される範囲を超えて広く脳内に浸潤しているという病理学的特徴を把握していない受験者が多かったため，本肢の誤答率が高くなったと推測される。 割れ問

○ e　中枢神経系原発悪性リンパ腫のびまん性大細胞型 B 細胞リンパ腫に対しては，大量メトトレキサート療法（$1\sim8\,g/m^2$）3〜4 コースと，その後の放射線治療（全脳照射 30 Gy ＋局所照射 10 Gy）が標準治療となる。なお，CD20 陽性の B 細胞リンパ腫に対しては抗 CD20 抗体リツキシマブが化学療法と併用可能である。

解 答 率　a 0.7%，b 15.3%，c 2.3%，d 55.7%，e 25.8%

ポイント　治療の選択肢の中に正解があるということを念頭に置き，それぞれの治療にあてはまる疾患を検討していけば，おのずと正解にたどり着ける問題といえる。症例文中には「定位的脳生検術」「抗 CD20 抗体」といった，正解を導き出す上でのヒントも用意されている。

正　解　e　**正答率** 25.8%　　　　　　　　　　　　　　　　　▶参考文献　MIX 127

受験者つぶやき
・悪性リンパ腫だと思ったのですが，治療はわからなかったです。
・放射線の照射方法までは覚えてなかったです。今後はここまで覚えなきゃいけないのでしょうか。
・あまり考えずに e を選択しましたが，d で迷っている人が多いようです。後から調べたら，放射線を使う場合は全脳照射だそうです。
・CD20 で染まっているので B 細胞系です。小児の ALL の中枢神経浸潤の際と同じ対応かなと思いました。

112A-41 55歳の女性。呼吸困難を主訴に来院した。1年前から左頸部の腫瘤を自覚していた。2か月前に呼吸困難が出現した。次第に増悪したため自宅近くの診療所を受診したところ，胸部エックス線写真で胸水を指摘され，左鼠径部にもリンパ節腫大を指摘されたため，紹介されて受診した。身長 151 cm，体重 70 kg。体温 36.8℃。脈拍 92/分，整。血圧 130/102 mmHg。呼吸数 18/分。SpO₂ 94%（room air）。呼吸困難の原因は胸水貯留であると考え，入院の上，胸腔穿刺を行い胸水を排液した。呼吸困難は一時的に改善したが，穿刺1時間後に強い呼吸困難と泡沫状の喀痰がみられ，SpO₂ 92%（鼻カニューラ2L/分 酸素投与下）となった。穿刺2時間後，症状はさらに悪化し，SpO₂ 85%（マスク8L/分 酸素投与下）となったため気管挿管を行った。来院時と胸腔穿刺1時間後の胸部エックス線写真（**別冊 No. 17A**）と胸部CT（**別冊 No. 17B**）とを別に示す。

この患者に最も有効な呼吸管理はどれか。

a 分離肺換気
b 持続的陽圧換気〈CPPV〉
c 非侵襲的陽圧換気〈NPPV〉
d Tピースによる 12 L/分酸素投与
e リザーバー付マスクによる 10 L/分酸素投与

A

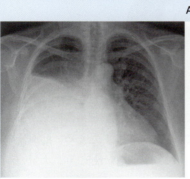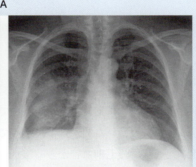

来院時　　　　　　胸腔穿刺1時間後

B

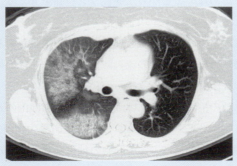

アプローチ

①胸部エックス線写真で胸水，SpO₂ 94%（room air）━━▶ 胸腔穿刺，胸水排液の適応
②胸水排液から1時間後に発症した泡沫状喀痰，呼吸困難 ━━▶ 再膨張性肺水腫の発症
③鼻カニューラ2L/分酸素下でSpO₂ 92% ━━▶ 急性呼吸不全の状態
④酸素投与量をマスク8L/分に増量するもSpO₂ 85%とさらに低下，気管挿管実施 ━━▶ 人工呼吸器管理によって，酸素化の改善を行う。

画像診断

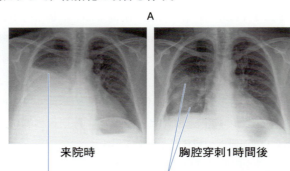

A
来院時／胸腔穿刺1時間後
胸水によるCP angleの消失，肺容量減少／肺容量は改善。末梢側へ向かい広がる均質な浸潤影（consolidation）の出現

B
中・下葉に肺胞性の均質な浸潤影（consolidation）

鑑別診断　胸水排液後に急速に進行した呼吸不全である。経過，胸部画像所見から再膨張性肺水腫と診断できる。虚脱していた肺が排液によって一気に再膨張したため，肺血流の再灌流および血管透過性が亢進し，肺毛細血管から肺胞へ血液成分の漏出が起こり，大量の泡沫状の喀痰が喀出された結果として，換気・血流不均衡が生じ，低酸素血症に至ったものである。

　胸水の原因としては，左頸部腫瘤・左鼠径部にリンパ節腫大を認め，胸部エックス線では肺野に明らかな異常を認めないことから，悪性リンパ腫を考える。

確定診断　再膨張性肺水腫による急性呼吸不全

選択肢考察

× a　分離肺換気は，一方の肺で換気し反対側の肺を虚脱させる換気である。適応として，①他肺からの感染性分泌物・血液の流入防止，②膿胸や片肺の大量出血など，③肺胞蛋白症での一側の肺胞洗浄，④肺葉切除術，が代表的である。

○ b　再膨張性肺水腫の治療は，人工呼吸器管理にて肺胞内の水分を排出させることで酸素化の改善を行う。CPPVにおいて呼気終末の気道内陽圧〈PEEP〉を付加することで，末梢気道から肺胞への陽圧効果によって肺胞の拡張が維持できる。

× c　非挿管時でPEEPをかける場合はNPPVとなる。本例では呼吸不全が急速に進行し，気管挿管が行われたため，適応外である。　割れ問

×d 経過から酸素増量では呼吸不全が改善しないため，適応外である。
×e 気管挿管を行わない治療であり，本例では適応外である。

解答率 a 12.5％，b 57.6％，c 24.2％，d 1.0％，e 4.3％
ポイント 酸素療法で用いる各種器具，人工呼吸管理についての理解を深めておくこと。
本問の狙い 本問は呼吸不全の管理について，以下の3点を重視したものといえる。
①呼吸不全（低酸素血症）の原因となった病態について
②人工呼吸管理の方法（非挿管での呼吸管理，挿管での呼吸管理）に関しての理解度
③人工呼吸器をつけた場合の呼吸管理方法

正解 b **正答率** 57.6％ ▶参考文献 MIX 447

受験者つぶやき
・人工呼吸は名前が紛らわしいのでしっかり区別して覚えましょう。今回は既に挿管しているのでbだと思いました。
・既に挿管されているので，aかbと思いました。aは肺癌の手術など特殊な状況で使うイメージがあり，bを選びました。
・NPPVは呼吸停止，意識障害があるとき，誤嚥のリスクがあるときには使いません。

Check ☐☐☐

112A-42 27歳の女性。突然起こる動悸や息苦しさを主訴に来院した。約1か月前，出勤時の電車内で突然，動悸と冷や汗が出始め次第に呼吸が荒くなり，「このまま窒息して死んでしまうのではないか」という恐怖感に襲われた。途中の駅で電車を降りたところ，症状は約10分で軽快した。以後も電車の中と自宅で1回ずつ同様の症状があった。心電図を含めた精査を行ったが，異常を認めない。どのような場所にいても「また症状が起きるのではないか」という心配が続いている。
このような心配が持続する症状はどれか。
a 心気妄想　　　b 自生思考　　　c 閉所恐怖
d 妄想気分　　　e 予期不安

アプローチ
①突然起こる動悸や息苦しさ…出勤時の電車内で突然，動悸と冷や汗が出始め次第に呼吸が荒くなり ⟹ 急性の自律神経症状
②約1か月前 ⟹ 1か月の持続期間
③「このまま窒息して死んでしまうのではないか」という恐怖感 ⟹ パニック発作の診断基準の一つ
④途中の駅で電車を降りたところ，症状は約10分で軽快 ⟹ 状況依存的
⑤電車の中と自宅で1回ずつ同様の症状 ⟹ 2つ以上の空間で反復的
⑥心電図を含めた精査を行ったが，異常を認めない ⟹ 循環器疾患を含む身体的な問題なし
⑦どのような場所にいても「また症状が起きるのではないか」という心配が続いている ⟹ 予期不安

鑑別診断 「アプローチ」①，③より，パニック発作がみられる。②，⑤，⑦も含めると，繰り返すパ

ニック発作と予期不安が1か月続いているため，パニック障害と診断される。④，⑤より，2つ以上の空間への恐怖も示唆され，今後，広場恐怖症が併発する可能性がある。⑥より，基礎疾患による二次性のパニック発作は否定される。なお，限局性恐怖症，広場恐怖症，パニック障害の特徴の違いについては，下掲「ポイント」を参照とする。

確定診断　パニック障害

選択肢考察
×a　心気妄想とは，自分が不治の病にかかっていると思い込むことである。うつ病に特徴的である。

×b　自生思考とは，自分が考えようとしていない考えが勝手に浮かんでくることである。統合失調症に特徴的である。

×c　閉所恐怖とは，閉所に限局した不安であり，限局性恐怖症の一つである。

×d　妄想気分とは，周囲が急変したように不気味に感じることである。統合失調症に特徴的である。

○e　予期不安とは，パニック発作が起きるのではないかと予期して不安になることである。パニック障害に特徴的である。

解答率　a 0.2%，b 0.1%，c 0.2%，d 0.1%，e 99.3%

ポイント

不安障害の下位分類の特徴

	限局性恐怖症	広場恐怖症	パニック障害
特　徴	閉所，高所，動物など1つの状況（対象）への恐怖がある。	2つ以上の，逃げ出せなくて助けを求められない状況への恐怖がある。	繰り返すパニック発作に予期不安か回避行動がみられる。

正解　e　**正答率** 99.3%　　　　　▶参考文献　MIX 380　コンパクト 210

受験者つぶやき
・患者の発言からe一択でした。過去問どおりです。
・基本的な問題です。他の選択肢をしっかり説明できるようにしましょう。
・予期不安です。
・これが予期不安です。症例で覚えましょう。

112A-43 38歳の女性。不妊を主訴に来院した。4年前に結婚し挙児を希望しているが，妊娠はしていない。6か月前に子宮卵管造影検査を受けたが，異常はなかった。5年前から月経痛があり，1年前から月経中に市販の鎮痛薬を服用している。月経周期は38〜90日，不整。持続は5日間。過多月経はない。身長164 cm，体重54 kg。体温36.8℃。脈拍68/分，整。血圧110/56 mmHg。腹部は平坦，軟。内診では，子宮は前傾後屈で正常大，可動性不良。Douglas窩に有痛性の硬結を触知する。右卵巣に有痛性の囊胞を触知する。経腟超音波検査では右卵巣囊胞の内部エコーは均一である。左卵巣に異常を認めない。右卵巣の経腟超音波像（**別冊No.18**）を別に示す。

治療として適切なのはどれか。

a　プロゲスチン療法
b　クロミフェン療法
c　GnRHアゴニスト療法
d　腹腔鏡下右卵巣切除術
e　エストロゲン・プロゲスチン療法

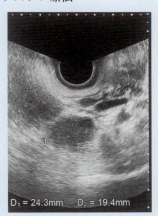

アプローチ
①子宮卵管造影検査では異常なし ━━▶ 卵管性以外の不妊を疑う。
②月経周期は38〜90日 ━━▶ 排卵障害を疑う。
③Douglas窩に有痛性の硬結を触知 ━━▶ 子宮内膜症を疑う。
④有痛性の囊胞 ━━▶ 子宮内膜症性囊胞を疑う。

画像診断

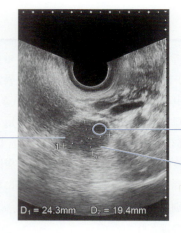

右卵巣（24.3×19.4 mm 大）　　エコーフリースペース
　　　　　　　　　　　　　　　卵巣表面不整

D₁ = 24.3mm　　D₂ = 19.4mm

　表面不整な正常大卵巣内に小卵胞と思われるエコーフリースペースを認める。小チョコレート嚢胞と考えてもよいが，これだけで診断するには画像的に不十分で，MRIによる精査が必要。また表面不整は，子宮内膜症による卵巣と周囲組織との癒着が考えられる所見であり，内診所見と一致する。

鑑別診断　臨床症状からチョコレート嚢胞が疑われるが，その場合は均一な低輝度エコーが占める境界明瞭な嚢胞として描出されるので鑑別できる。また，不妊および月経周期不順から多嚢胞性卵巣も疑われるが，卵巣の腫大ならびに多数の小嚢胞を認めないことから否定的である。

確定診断　子宮内膜症を伴う原発性不妊症

選択肢考察
× a　子宮内膜症の治療として用いるが，第一選択の治療法ではない。
◯ b　月経不順で不妊の場合，まず試してみる治療法である。
× c　手術前あるいは体外受精の補助療法として用いることがあるが，第一選択の治療法ではない。 割れ問
× d　妊娠を希望する場合，適切な治療法ではない。
× e　月経困難症の治療として用いることがあるが，不妊の場合の第一選択の治療法ではない。

解答率　a 9.4%，b 18.4%，c 36.1%，d 19.1%，e 16.7%

ポイント　月経周期の不整，子宮卵管造影検査結果から排卵障害による原発性不妊が考えられる。また，Douglas 窩に有痛性の硬結を触知することから子宮内膜症が考えられる。しかし，現状では手術や薬物療法が第一選択ではないので，まずは不妊治療を優先することが適切と考える。

本問の狙い　子宮内膜症をターゲットとした出題と考えるが，本問は不妊治療と子宮内膜症治療のどちらを優先するかを問う問題である。直ちに手術や薬物療法を行う必要性を認めない場合は，まず不妊治療を優先する。

正解　b　（厚労省発表では正解未提示）　　▶参考文献　MIX 307　チャート 婦 123, 183

受験者つぶやき
・チョコレート嚢胞なら腹腔鏡なのは記憶にあったのですが，内膜症の1st choice は薬物療法だったということと挙児希望があることから選べなかったです。片側の卵巣だけ残すから大丈夫という思いもありましたが。
・どれも一定の効果はあるように思えてしまい，わかりませんでした……a，c，e は妊娠できなくなってしまうような気はしましたが，自信をもって切ることはできませんでした。

A　医学各論　**75**

A

医学各論

・子宮内膜症の治療を目的別に整理していなかったのが悔やまれます。
・婦人科疾患は薬剤が多いので，早めに覚えておきたいものです。

※ A-43 は，平成 30 年 3 月 19 日に「問題としては適切であるが，受験生レベルでは難しすぎるため採点対象から除外する」と公表された。

Check ■ ■ ■

112A-44　54 歳の男性。頭痛と視力低下とを主訴に来院した。2 年前の冬に Raynaud 現象が出現し，1 年前に指先に潰瘍が出現したため皮膚科を受診し，全身性強皮症の診断を受けた。仕事が忙しくて半年間病院を受診していなかったが，頭痛と急な視力低下が出現したため来院した。脈拍 92/分，整。血圧 218/120 mmHg。四肢に皮膚硬化を認める。尿所見：蛋白 1+，潜血 1+。血液所見：赤血球 250 万，Hb 7.5 g/dL，Ht 24%，網赤血球 3.0%，白血球 8,200，血小板 5 万。血液生化学所見：総蛋白 6.9 g/dL，総ビリルビン 2.0 mg/dL，AST 28 U/L，ALT 35 U/L，LD 610 U/L（基準 176〜353），尿素窒素 52 mg/dL，クレアチニン 4.5 mg/dL。眼底検査で視神経乳頭の浮腫を認める。末梢血塗抹標本で破砕赤血球を認める。
　この患者で認められる所見はどれか。

a　血清補体低下　　　　　　　　　b　血清 ASO 上昇

c　血清 M 蛋白上昇　　　　　　　d　血漿レニン活性低下

e　血清ハプトグロビン低下

アプローチ　①50 歳代男性の頭痛と視力低下 ━━→ 緑内障や高血圧性脳症による頭痛＋眼底出血，脳血管障害の合併を考える。

②2 年前の Raynaud 現象 ━━→ 小血管の攣縮の存在を示唆

③1 年前に指先の潰瘍 ━━→ 虚血の存在を示唆

④全身性強皮症の診断 ━━→ ①の原因として，腎血管性高血圧からの高血圧性脳症発症の可能性

⑤血圧 218/120 mmHg ━━→ 高血圧緊急症であり，原因として全身性強皮症による腎血管性高血圧を考える（効果的な降圧治療がなかった時代には悪性腫瘍と同様の予後であるため悪性高血圧と呼ばれたが，現在は高血圧緊急症と呼ぶことが多い）。

⑥尿素窒素 52 mg/dL，クレアチニン 4.5 mg/dL ━━→ 強皮症腎クリーゼを合併し，腎不全に至ったと考えられる。

⑦網赤血球 3%，赤血球 250 万，Hb 7.5 g/dL，Ht 24% ━━→ 網赤血球が上昇していることから溶血や出血による消費亢進による貧血と考えられる（腎性貧血ならば，正球性貧血の点では一致するが，網赤血球は低下〜正常となり否定的）。

⑧総ビリルビン 2.0 mg/dL，LD 610 U/L ━━→ 溶血を示唆する。また AST，ALT は正常であり，ビリルビンは溶血による間接ビリルビンの上昇と予想される。

⑨眼底検査で視神経乳頭の浮腫 ━━→ 乳頭浮腫（Keith-Wagener 分類Ⅳ度）を伴う高血圧緊急症である。

⑩末梢血塗抹標本で破砕赤血球 ━━→ 破砕赤血球症候群である。血栓性微小血管障害による溶血

鑑別診断　「アプローチ」①からは緑内障発作や脳出血を鑑別とするが，それ以外の所見を一元的に説明できない．また高血圧による腎障害という点では良性腎硬化症も鑑別となるが，これもその他の所見で一致しない．

確定診断　全身性強皮症，強皮症腎クリーゼ，高血圧緊急症，微小血管障害性溶血性貧血

選択肢考察

× a　血清補体価が低下する疾患として，本問ではDICが鑑別となるが，血小板低下以外にDICを示唆する情報がない．FDP，フィブリノゲン，PT，アンチトロンビン，トロンビン-アンチトロンビン複合体〈TAT〉，可溶性フィブリノゲン〈SF〉，プロトロンビンフラグメント1＋2〈F1＋2〉などの記載がなく，否定的である．

× b　血清ASO上昇は溶連菌感染後急性糸球体腎炎ならありうるが，それなら潜血がより強いはずである．全身性強皮症との相関もない．

× c　血清M蛋白上昇を示すのは多発性骨髄腫〈MM〉，くすぶり型骨髄腫〈SMM〉，単クローン性ガンマグロブリン血症〈MGUS〉，原発性マクログロブリン血症などである．

× d　強皮症の高血圧性腎クリーゼでは，葉間動脈から輸入細動脈起始部に至るまで，内膜肥厚による内腔狭窄を認める．したがって腎血流は減少し，輸入細動脈付近に存在する傍糸球体装置からレニンが分泌され，血漿レニン活性は上昇する．

○ e　ハプトグロビン〈Hp〉は主に肝で産生される蛋白であり，血中に遊離したヘモグロビン〈Hb〉と結合し，肝に回収される性質をもつ．こうして鉄の喪失やHbによる尿細管障害を防いでいる．したがって，肝疾患では産生低下にて，溶血では消費性亢進にて血清Hp低値を示す．

解答率　a 3.9%，b 0.4%，c 2.6%，d 5.3%，e 87.6%

ポイント　強皮症腎クリーゼ〈SRC〉は高血圧緊急症と急速に進行する腎機能障害を特徴とする．病理的には輸入細動脈から糸球体はフィブリノイド変性を呈し，同部位には血栓が形成され，糸球体に虚血変性を示す．また本例のように微小血管障害性溶血性貧血〈MAHA〉を合併することもある．

　なお全身性強皮症による腎障害で，高血圧を伴わない場合はSRC以外にANCA関連血管炎を合併する例や，我が国ではまれだがMAHAを合併する例を鑑別する必要がある．

正解　e　**正答率** 87.6%　▶参考文献　MIX 123

- 溶血性貧血の所見なのでeは選べました．
- 解答だけなら簡単ですが，こういった問題の病態を一問一問理解していくことで合格に近づけます．自分はTTPやHUS以外にもさまざまな病態で起きることは知らず，勉強になりました．
- 強皮症腎クリーゼで血圧が著明に上昇しています．破砕赤血球が出ている理由はよくわかりませんでしたが，TTPのような病態を合併するのでしょうか．ひとまず溶血はありそうなので，eを選択．
- ハプトグロビンは血管内外の溶血どちらによっても低下します．

A 医学各論 77

Check ■ ■ ■

112A-45 79歳の男性。胸部エックス線写真の異常陰影を指摘されて来院した。精査のために行った胸腹部造影3D-CT（**別冊** No.19）を別に示す。
この疾患に対する手術に際し，最も注意すべき合併症はどれか。

a 髄膜炎　　　　　b 脊髄梗塞　　　　　c 正常圧水頭症
d 胸郭出口症候群　　　e 急性硬膜下血腫

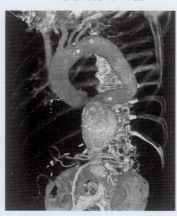

アプローチ　① 79歳の男性 → 高齢者の一般的な問題点の可能性（詳細は特定できない）。
その他，診断につながる情報は提示されていない。

画像診断

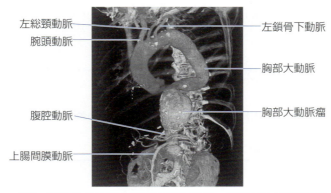

著しく蛇行した胸部大動脈が確認できる。胸部下行大動脈の下部は，上行大動脈の約2倍に拡張（5〜6 cm）し，動脈瘤の存在が明らかである。いわゆる嚢状動脈瘤である。また腹腔動脈と上腸間膜動脈の分岐部より遠位で，腹部大動脈の蛇行か拡張があるように見える。大動脈には全体的に石灰化が散見される。

鑑別診断　3D-CTより，胸部大動脈瘤の存在が明らかである。
確定診断　胸部大動脈瘤
選択肢考察　×a　髄膜炎の原因の多くは感染性であるが，感染が成立するためには血行性または直接の接触が必要である。胸部大動脈瘤の手術の多くは開胸手術になるが，髄膜との直接の接触はない。

○b　脊髄を栄養する前，後脊髄動脈の血流が大動脈から供給されていることもあり，術中・術後に脊髄の虚血，脊髄梗塞を引き起こすことが知られている．胸部下行大動脈の手術では特にアダムキュービッツ動脈の関与が重要である（「ポイント」参照）．

×c　水頭症とは脳脊髄液腔が病的に拡張していることで，脳圧亢進症状のみられないものが正常圧水頭症である．原因は，くも膜下出血，頭部外傷，髄膜炎などであるが，原因不明も多い．しかし胸部大動脈瘤の手術で脳脊髄液の産生と吸収に異常をきたすことはない．

×d　胸郭出口症候群は，腕神経叢と鎖骨下動脈が，1）前斜角筋と中斜角筋の間，2）鎖骨と第1肋骨の間の肋鎖間隙，3）小胸筋などで絞扼されるために生ずる．開胸手術中に腕神経叢や鎖骨下動脈に圧迫が加われば出現する可能性はあるが，最も注意する合併症ではない．

×e　急性硬膜下血腫の原因のほとんどは頭部外傷によるもので，胸部大動脈瘤手術との因果関係は認めない．

解答率　a 0.2％，b 96.0％，c 0.3％，d 3.2％，e 0.1％

ポイント　脊髄は1本の前脊髄動脈と2本の後脊髄動脈によって栄養されている．これらは両側の椎骨動脈から始まり，途中で肋間動脈や腰動脈などからの血流（脊髄枝）が加わる．この脊髄枝のうちの何本かは前根，後根のどちらかに分布する分枝が特に発達して，前脊髄動脈または後脊髄動脈に流入する．これを前根動脈，後根動脈という．

　腰髄に分布する1本の前根動脈はほかの前根動脈より太く，アダムキュービッツ動脈〈artery of Adamkiewicz〉といわれている．この動脈は脊髄の下位半分の前脊髄動脈を栄養する動脈であり，第9胸椎と第1腰椎の間のレベルで大動脈から分岐する（バリエーションが多い）．この血管の障害は前脊髄動脈の血行障害につながりやすく，胸部大動脈手術では最も注意が必要である．

正解　b　**正答率** 96.0％　　　　　　　　　　　　　　　　　　　▶参考文献 MIX 219

・画像がすごすぎて理解できるまで少し時間がかかりました．大動脈の分岐はしっかり押さえておくべきです．
・胸部大動脈瘤なので，大動脈から直接分岐している前脊髄動脈の血流障害を注意すべきと考えました．
・前脊髄動脈が手術で虚血になるのかなと思いました．

A 医学各論　79

A
医学各論

Check ■ ■ ■

112A-46　60歳の女性。関節痛を主訴に来院した。2週間前に38℃台の発熱が出現したが，自宅近くの医療機関で解熱薬を処方され，数日で解熱した。1週間前に手指，手関節を中心とした多発関節痛が出現し，持続するため受診した。3週間前に同居している5歳の孫に発熱と顔面紅斑が出現していたという。体温36.5℃。脈拍76/分，整。血圧128/76 mmHg。心音と呼吸音とに異常を認めない。両手関節に圧痛を認める。尿所見：蛋白（−），潜血（−）。血液所見：赤血球320万，Hb 9.8 g/dL，Ht 31%，白血球2,900（桿状核好中球10%，分葉核好中球57%，好酸球2%，好塩基球1%，単球3%，リンパ球27%），血小板12万。血液生化学所見：AST 68 U/L，ALT 72 U/L，γ-GTP 98 U/L（基準8〜50）。免疫血清学所見：CRP 0.5 mg/dL，リウマトイド因子〈RF〉陰性，抗核抗体40倍（基準20以下），CH$_{50}$ 25 U/mL（基準30〜40），C3 45 mg/dL（基準52〜112），C4 12 mg/dL（基準16〜51）。

　　診断のために追加して聴取すべき情報として最も重要なのはどれか。

　　a　職業歴　　　　　　　　b　難聴の有無　　　　　　c　孫の臨床経過
　　d　解熱薬の種類　　　　　e　陰部潰瘍の有無

アプローチ　①1週間前に多発関節痛 ▶ 急性多関節炎：細菌性，ウイルス性，そして慢性初期の順で考慮

②2週間前に発熱 ▶ 二峰性の病状推移，発熱が関節炎より先行

③3週間前，同居の孫が発熱，顔面紅斑 ▶ 家族内感染の可能性も考える。

④白血球（分画：正常）・赤血球・血小板減少 ▶ 細菌性よりもウイルス性を考慮

⑤軽度の肝機能障害 ▶ 全身性感染症の可能性

⑥リウマトイド因子陰性，CRP・CH$_{50}$低値 ▶ 関節リウマチ，リウマチ熱ではない。

⑦抗核抗体陽性 ▶ 膠原病，ウイルス性肝炎，HIV，パルボウイルス，結核，感染性心内膜炎

鑑別診断　「アプローチ」①からまずは急性多関節炎を考えるが，多くの細菌性関節炎は単関節であり，多発性である淋菌性関節炎が鑑別に挙がる。特に移動性関節炎の場合には，淋菌性関節炎やリウマチ熱を念頭に置くべきであるが，CRP低値や④より細菌性よりもウイルス性関節炎の可能性が高くなる。関節炎が6週以上続く場合には，慢性多関節炎の可能性も出てくる。また膠原病を示唆する検査所見が認められず，⑦よりウイルス性感染が原因の多関節炎を念頭に置きつつ，②，③が最終的な診断のポイントとなる。

確定診断　パルボウイルスB19感染症

選択肢考察　×a　一つまたは一群の関節に運動負荷による変形などを認める場合には，農業や炭鉱労働などの職業歴を，また性感染症を疑う場合には不特定多数との性交渉機会を知る意味で風俗の職業歴を聞くことがある。

×b　ムンプスを疑う場合，唾液腺腫脹前に高度な難聴を起こすことがある。

○c　二峰性の経過を呈する急性多関節炎であり，パルボウイルスB19感染を疑い，接触歴のある孫の臨床経過や診断が重要になる。

×d　薬剤誘発性ループスを疑う場合，プロカインアミド，ヒドララジンなどの薬剤投与歴は詳細に聞く必要がある。

×e 膝や足関節などの四肢大関節症状や主症状である口腔の再発性潰瘍があり，Behçet病を疑う場合には確認すべきである。

解答率 a 0.5％，b 5.3％，c 65.4％，d 25.2％，e 3.5％

ポイント 高齢者の多関節炎ではリウマチやリウマチ性多発筋痛症が浮かんでくるが，いずれも慢性関節炎である。症状の時間的経緯からのみでは，慢性関節炎の初期も否定できないが，検査所見でもリウマチや膠原病を積極的に疑う異常が認められていない。急性多関節炎では小児との接触や性交渉などの曝露履歴をしっかりと聴取する必要がある。特に成人発症のパルボウイルスB19感染の場合，典型的な顔面紅斑や四肢近位部の網状紅斑などの症状に乏しく，検査から膠原病やその他のウイルス疾患と間違えられやすい。そのため伝染性紅斑罹患児との接触歴が診断のキーポイントとなる。

関節炎の鑑別

	急性	慢性
多関節炎	①細菌性関節炎 　感染性心内膜炎 　淋菌性関節炎 　リウマチ熱 ②ウイルス性関節炎 　肝炎ウイルス 　ヒトパルボウイルスB19 　風疹 　HIV感染 ③慢性多関節炎の初期	①関節リウマチ ②全身性エリテマトーデス ③リウマチ性多発筋痛症 ④乾癬性関節炎
単関節炎	①細菌性関節炎 　非淋菌性，淋菌性 ②結晶誘発性関節炎 　（痛風・偽痛風） ③外傷性 ④急性多関節炎の初期	①変形性関節症 ②無菌性骨壊死・荷重関節（膝・股関節）痛 ③結核性関節症 ④慢性多関節炎の初期

正解 c **正答率** 65.4％　　　　　▶参考文献 MIX 79

受験者つぶやき
・SLEとパルボが合併しているのかと思いましたが，cがそれほど重要なのかと思い，無難なdと悩みました。
・孫からリンゴ病をもらったのでしょう。子供と成人で症状が違うものはちゃんと両方とも押さえておきましょう。問題文だけでは自分はSLEの可能性を捨てきれませんでしたが，それを問える選択肢がないですね。
・SLEと伝染性紅斑の鑑別の問題だと思いました。伝染性紅斑で関節痛が出るのか，血球減少が起きるのか……など自信はありませんでしたが，さすがに解熱薬の症状ではないだろうと思いました。
・感染症では，周囲の人からの感染がないかまず調べることが大事です。

A 医学各論

Check ☐☐☐

112A-47 25歳の男性。激しい頭痛のために救急車で搬入された。3年前から短時間の動悸を1日2，3回自覚するようになった。半年前，健診で血圧高値を指摘され，その頃から動悸が頻回に出現するようになり，頭痛，前胸部痛および手指の蒼白を伴うようになった。今朝から激しい頭痛があったため救急車を要請した。既往歴に特記すべきことはない。喫煙歴はなく，飲酒は機会飲酒。家族歴として母親に甲状腺髄様癌の罹患歴がある。身長 174 cm，体重 52 kg。体温 37.5℃。心拍数 120/分，整。血圧 240/124 mmHg。四肢の冷感を認める。項部硬直や jolt accentuation を認めない。腹部超音波検査で左側腹部に径 12 cm の腫瘤影を認める。心エコー検査と頭部 CT とに異常を認めない。高血圧緊急症を疑い，カルシウム拮抗薬の点滴静注を行ったが，その後も頭痛と収縮期血圧が 200 mmHg 以上の高血圧および頻脈が持続している。

この時点の対応として正しいのはどれか。

　a　経過観察
　b　α遮断薬投与
　c　β遮断薬投与
　d　アンジオテンシンⅡ受容体拮抗薬投与
　e　非ステロイド性抗炎症薬〈NSAIDs〉投与

アプローチ
①25歳の男性 → 若い。
②頭痛・動悸・高血圧 → これだけで褐色細胞腫がすぐに頭に浮かばなければならない。
③母親に甲状腺髄様癌 → MEN2 の可能性あり。
④身長 174 cm，体重 52 kg → 肥満なし。
⑤心拍数 120/分 → 頻脈。褐色細胞腫に合致する。
⑥左側腹部に腫瘤 → 副腎腫瘍か？
⑦カルシウム拮抗薬の点滴静注で血圧低下なし → ホルモン異常を強く疑わせる。

鑑別診断　若年男性の高血圧から，二次性高血圧が疑われる。肥満がないことから Cushing 症候群は考えにくい。発作性の頭痛，動悸，手指の蒼白などは強く褐色細胞腫を示唆する。母親の甲状腺髄様癌から，MEN2 の可能性を考慮する必要がある。側腹部の腫瘤も，褐色細胞腫に合致する所見である。

確定診断　高血圧緊急症（褐色細胞腫の疑い）

選択肢考察
×a　褐色細胞腫が疑われる高血圧緊急症を経過観察することは**禁忌**である。高血圧のコントロールが不能となり，生命予後にも関わる。
○b　褐色細胞腫が疑われる高血圧では，第一選択薬である。
×c　褐色細胞腫が疑われる高血圧では，β遮断薬単独使用は**禁忌**である。
×d　褐色細胞腫が疑われる高血圧では，まずα遮断薬を用いる。
×e　NSAIDs は，高血圧に無効である。

解答率　a 0.4％，b 87.1％，c 7.0％，d 4.8％，e 0.4％

ポイント

国家試験に繰り返し出題されてきた褐色細胞腫の症例である。典型的な症状・徴候から診断は容易と思われる。褐色細胞腫の第一選択薬は，とにかく，α遮断薬である。褐色細胞腫における禁忌を想起してほしい（強い腹部触診，造影剤使用，グルカゴン使用，β遮断薬の単独使用など）。

正解 b　**正答率** 87.1%　▶参考文献　MIX 337

受験者つぶやき
- β遮断薬は有名な禁忌選択肢だと思い真っ先に消しました。
- 褐色細胞腫ですが母親の髄様癌を考えるとMENⅡ型も考えるべきです。MENは内分泌系では常に念頭に置いておかないと見逃しかねません。また褐色細胞腫は禁忌が多いので確認しましょう。
- 褐色細胞腫の降圧は，まず血管を拡張させます。
- β遮断薬を先に投与するとα刺激が強くなって血圧が余計ひどくなります。

Check ■ ■ ■

112A-48　70歳の男性。健診で検査値の異常を指摘されたため来院した。1年前に脳梗塞の既往がある。心音と呼吸音とに異常を認めない。肝・脾を触知しない。血液所見：赤血球 468 万，Hb 13.9 g/dL，Ht 42%，白血球 12,300（桿状核好中球 30%，分葉核好中球 45%，好酸球 1%，好塩基球 1%，単球 6%，リンパ球 17%），血小板 253 万。染色体は正常核型である。末梢血塗抹 May-Giemsa 染色標本（**別冊 No. 20A**）と骨髄生検の H-E 染色標本（**別冊 No. 20B**）とを別に示す。

最も考えられるのはどれか。

a　骨髄線維症　　　b　慢性骨髄性白血病　　　c　骨髄異形成症候群
d　真性赤血球増加症　　　e　本態性血小板血症

A
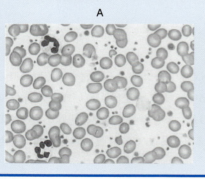

B
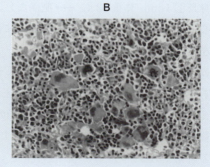

アプローチ

① 70歳の男性，検査値の異常を指摘されたため来院

② 1年前に脳梗塞の既往がある。身体所見では心音，呼吸音に異常なく，肝・脾を，触知しない。

③ 検査所見では，赤血球数 468 万，Hb 13.9 g/dL と貧血はなく，白血球数は 12,300 と若干増加しており，分画では好中球が 75% と増加し，リンパ球は 17% に低下していた。血小板は 253 万と著増しており，染色体分析に異常はなかった。

画像診断

A 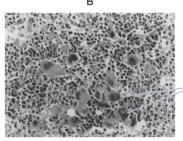 B

巨大血小板　　成熟巨核球

鑑別診断　血球増加をきたす疾患（骨髄増殖性疾患）の鑑別となるが、本例では血小板数が253万と著明に増加しており、まず本態性血小板血症が考えやすい（白血球数も若干は増加しているが、本態性血小板血症でも若干白血球数が増加する場合がある）。さらに末梢血の標本では、赤血球に次いで多数の血小板が散在しており（血小板数が非常に多いことを裏付ける所見）、また巨大血小板が散見される。しかし、末梢血標本にそれ以外の大きな異常はみられない。また、骨髄生検では成熟巨核球の著増を主体とした細胞増生が認められ、これらの所見より本例が本態性血小板血症であると診断できる。

選択肢考察
× a　骨髄線維症では赤血球数は減少することが多く、また本例の末梢血標本で涙滴細胞がみられないことなどから否定的である。
× b　本例では染色体に異常がないことなどから、慢性骨髄性白血病（Philadelphia染色体陽性）は否定的である。
× c　末梢血や骨髄生検の標本で異形成がみられないことなどから、骨髄異形成症候群は否定的である。
× d　真性多血症では赤血球系を中心に汎血球増加がみられるが、本例では肝心の赤血球数の増加がなく、否定的と考えられる。
○ e　血小板数が持続的に60万以上（しばしば100万以上になる）の場合にはまず本症を考え、さらに骨髄での成熟巨核球の増加や遺伝子異常のチェックなどを行う。

解答率　a 2.0%、b 1.0%、c 3.6%、d 3.7%、e 89.5%

確定診断　本態性血小板血症

ポイント　本態性血小板血症はほとんどが50歳以上の発症で、巨核球の腫瘍性増殖と血小板数の増加を特徴とする疾患である。また、急性白血病への移行はまれで、10～20%は骨髄線維症に移行するとされている。遺伝子では*JAK2*の変異が約50%に認められる。症状として、血栓症の症状を示す患者（約30%、血小板増加による）もいれば、出血症状を示す患者（約60%、血小板の機能異常）もいる。

正解　e　**正答率** 89.5%　▶参考文献　MIX 127

受験者つぶやき
・過去問であった気がしました。脳梗塞の既往も血小板血症の後押しです。
・画像でも血小板が異様に多いのがわかります。ヒントが多いのでこういった問題は落としたくないですね。
・見慣れた骨髄生検像でした。
・この画像は特徴的なので、覚えておきましょう。

Check ■ ■ ■

112A-49 45歳の男性。歩行困難を主訴に来院した。2週間前の起床時に右足背に痛みを自覚し，その後，右足関節の背屈が困難になった。5日前から左手の示指と中指に痛みを伴うびりびり感が出現し，昨日から左足関節の背屈も難しくなったため受診し，入院となった。意識は清明。身長 180 cm，体重 72 kg。体温 37.8℃。脈拍 92/分，整。血圧 150/72 mmHg。呼吸数 14/分。腹部は平坦，軟で，肝・脾を触知しない。脳神経に異常を認めない。筋力は上下肢とも近位筋は正常，遠位筋では左右差のある筋力低下がみられた。四肢の腱反射は全般的に低下し，Babinski 徴候は陰性。左正中神経領域と右浅腓骨神経領域とに痛みを伴う感覚低下が観察された。小脳系に異常を認めない。髄膜刺激症候はない。尿所見：蛋白1+，潜血1+，沈渣に赤血球 10〜20/1視野。血液所見：赤血球 352万，Hb 11.8 g/dL，Ht 32%，白血球 12,500（桿状核好中球 10%，分葉核好中球 63%，好酸球 1%，好塩基球 1%，単球 2%，リンパ球 23%），血小板 18万。血液生化学所見：総蛋白 6.6 g/dL，アルブミン 4.2 g/dL，尿素窒素 28 mg/dL，クレアチニン 1.7 mg/dL，血糖 96 mg/dL，HbA1c 5.2%（基準 4.6〜6.2），Na 136 mEq/L，K 4.2 mEq/L，Cl 99 mEq/L。免疫血清学所見：CRP 6.2 mg/dL，抗核抗体陰性，MPO-ANCA 62 U/mL（基準 3.5 未満），PR3-ANCA 3.5 U/mL 未満（基準 3.5 未満）。胸部エックス線写真で異常を認めない。入院翌日の夜に下血があり下部消化管内視鏡検査を施行したところ，上行結腸に潰瘍を認め，生検を行った。生検組織の H-E 染色標本（**別冊 No. 21**）を別に示す。

最も考えられるのはどれか。

a 多発性硬化症
b サルコイドーシス
c 顕微鏡的多発血管炎
d Guillain-Barré 症候群
e 全身性エリテマトーデス〈SLE〉

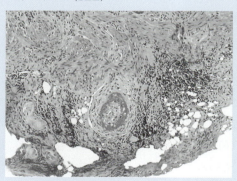

アプローチ
①歩行困難 ⟶ 神経系，筋骨格系，下肢血管の障害を鑑別する。
②2週間前から右足背の痛み＋右足関節背屈困難 ⟶ 総腓骨神経の障害を疑う。
③5日前から左手示指，中指のびりびり感 ⟶ 急性の末梢神経障害が存在する。
④昨日から左足関節の背屈も困難 ⟶ 両側に進行している。
⑤体温 37.8℃ ⟶ 炎症性疾患を考える。

⑥遠位筋で左右差のある筋力低下 ━━▶ 筋原性疾患よりも神経原性疾患で遠位筋の筋力低下が起こりやすい。しかしBabinski徴候は陰性であり，上位運動ニューロン障害は否定的。

⑦左正中神経と右浅腓骨神経領域の感覚低下 ━━▶ 末梢神経障害であり，単神経炎でなく多発性単神経炎である。

⑧尿蛋白1+，尿潜血1+，沈渣で赤血球10〜20/1視野 ━━▶ 腎炎を示唆。

⑨BUN 28 mg/dL，クレアチニン1.7 mg/dL ━━▶ 腎不全まではいかないが，中等度の腎機能障害を認める。発症ははっきりしないが，2週間前からの足の症状と関連していれば急性の腎障害が疑われ，今後急速な増悪が懸念される。

⑩白血球12,500，CRP 6.2 mg/dL ━━▶ 炎症反応高値であり，感染症，自己免疫疾患，悪性腫瘍が鑑別となるが，病歴からは自己免疫疾患による血管炎が疑わしい。

⑪MPO-ANCA陽性 ━━▶ 顕微鏡的多発血管炎〈MPA〉や好酸球性多発血管炎性肉芽腫症〈EGPA〉を疑うが，好酸球の上昇や上気道症状を認めず，EGPAは否定的である。

⑫下血と上行結腸の潰瘍を認め，MPAの診断には組織所見で小型血管の壊死や血管周囲の炎症細胞浸潤を確認したい。

画像診断

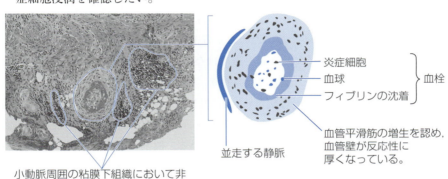

小動脈周囲の粘膜下組織において非特異的な炎症細胞の浸潤を認める

小動脈の血管壁は平滑筋細胞の増生とともに肥厚し，血管内部には血栓を認める。血栓部位はフィブリンの沈着，炎症細胞，血球を認める。周囲の粘膜下組織は非特異的な炎症細胞が浸潤している。壊死性血管炎の所見である。

鑑別診断 ANCA関連血管炎としては，MPA以外ではEGPAや多発血管炎性肉芽腫症〈GPA：旧Wegener肉芽腫症〉が挙げられる（GPAはMPO-ANCAが陽性となる症例もあるため，ANCAの型だけでは否定できない）。しかし，いずれも気道系症状がなく，胸部エックス線でも異常がないことからも否定される。

選択肢考察

× a 腎機能障害，下血，ANCAが陽性となる点でも多発性硬化症では説明できない。

× b サルコイドーシスではANCAは陽性とならない。

◯ c MPAの主要症状である腎・肺以外の臓器症状として，消化管出血と多発単神経炎が該当する（腎に関しては急速進行性糸球体腎炎を疑うが，腎不全までは至っておらず，確定はできない）。さらにMPO-ANCA陽性と組織所見からMPAと考えられる。

× d Guillain-Barré症候群ではANCAではなく，抗ガングリオシド抗体が陽性となる。腎機能障害や組織所見も合わない。

× e SLEであれば抗核抗体はほぼ全例で陽性となるが，本例は陰性であり否定的である。

86 国試112 ― 第112回 医師国家試験問題解説書

A

医学各論

| 解　答　率 | a 0.1％，b 0.6％，c 98.8％，d 0.1％，e 0.1％ |

| 確定診断 | 顕微鏡的多発血管炎〈MPA〉 |

| ポイント |

　　多発単神経炎と腎機能障害，炎症反応に加えて MPO-ANCA 陽性から，MPA を強く疑う。昨年 111I-54 でも病理写真で学生はあまり見慣れない神経生検が出題されたが，本年は腸生検であった。いずれも壊死性血管炎である。

| 正　解 | c | 正答率 98.8％ | ▶参考文献　MIX 403 |

受験者つぶやき

・長文でしたが MPO-ANCA が上がっているのか PR3-ANCA が上がっているのかでほぼ選べます。
・ANCA が書いてあるので迷いませんが，多発単神経障害と腎障害，肺障害のいずれかが欠ける組み合わせからも想起できるようにしておきましょう。
・多発単ニューロパチー＋腎機能障害で血管炎が想起され，MPO-ANCA で診断できます。

Check ■ ■ ■

112A-50　55 歳の女性。黄疸を主訴に自宅近くの医療機関から紹介されて受診した。1 年前に血便と腹痛が出現し，大腸内視鏡検査によって潰瘍性大腸炎と診断された。まず副腎皮質ステロイドを投与されたが，効果不十分のため 6 か月前から抗 TNF-α 抗体製剤の投与が開始された。1 か月前の前医受診時には血便と腹痛はなく，肝機能検査は正常で黄疸もなかったが，1 週間前に黄疸が出現した。飲酒は機会飲酒。この 6 か月間で抗 TNF-α 抗体製剤以外，新たに開始された薬剤はない。母親と兄が B 型肝炎ウイルスのキャリアである。意識は清明。身長 152 cm，体重 45 kg。体温 36.3℃。脈拍 64/分，整。血圧 116/60 mmHg。眼瞼結膜に貧血を認めない。眼球結膜に軽度の黄染を認める。腹部は平坦，軟で，肝・脾を触知しない。圧痛を認めない。下肢に浮腫を認めない。血液所見：赤血球 325 万，Hb 11.6 g/dL，Ht 31％，白血球 4,300，血小板 17 万，PT-INR 1.2（基準 0.9〜1.1）。血液生化学所見：総蛋白 6.3 g/dL，アルブミン 3.8 g/dL，総ビリルビン 4.7 mg/dL，直接ビリルビン 3.5 mg/dL，AST 1,236 U/L，ALT 1,202 U/L，ALP 352 U/L（基準 115〜359），γ-GTP 75 U/L（基準 8〜50）。1 年前の大腸内視鏡検査施行時には HBs 抗原陰性，HCV 抗体陰性であったという。
　　診断を確定するために最も重要な血液検査項目はどれか。

　　a　IgM 型 HA 抗体　　　　b　HBs 抗原　　　　c　HCV 抗体
　　d　IgA 型 HEV 抗体　　　　e　抗核抗体

アプローチ　①1 年前に潰瘍性大腸炎と診断され，6 か月前から抗 TNF-α 抗体製剤の投与開始 ⟶ 免疫抑制状態が考えられる。

②1 週間前から黄疸が出現 ⟶ 急性肝機能障害

③抗 TNF-α 抗体製剤以外，新たに開始された薬剤はない ⟶ 薬剤性肝障害は否定的

④母親と兄が B 型肝炎ウイルスのキャリア ⟶ HBV への曝露の可能性あり

⑤下肢に浮腫を認めない。アルブミン 3.8 g/dL ⟶ 肝硬変は否定的

⑥直接ビリルビン 3.5 mg/dL，AST 1,236 U/L ⟶ 急性肝機能障害

⑦1 年前には HBs 抗原陰性，HCV 抗体陰性 ⟶ いわゆる HBV キャリア，慢性肝炎は否定的

A 医学各論　**87**

鑑別診断　「アプローチ」②，⑤，⑥から肝硬変などの慢性肝機能障害ではなく，急性肝機能障害が考えられる。③より薬剤性肝障害は否定的である。④，⑦よりいわゆる HBV キャリアは否定的だが，HBV への曝露の可能性はあると考えられ，①より現在は免疫抑制状態にあると考えられる。以上より，抗 TNF-α 抗体製剤投与下における HBV の再活性化が疑われる。

確定診断　HBV の再活性化

選択肢考察
- × a　IgM 型 HA 抗体は A 型急性肝炎のマーカーであり，本例は A 型急性肝炎を積極的に疑う所見に乏しい。
- ○ b　HBs 抗原陰性で HBc 抗体または HBs 抗体陽性例は既往感染を表すが，そのような症例でも HBV の再活性化が起きるといわれている。その場合は，HBs 抗原が陽性化する。
- × c　HCV 抗体は C 型肝炎のマーカーであり，本例は C 型肝炎を積極的に疑う所見に乏しい。
- × d　IgA 型 HEV 抗体は E 型肝炎のマーカーであり，本例は E 型急性肝炎を積極的に疑う所見に乏しい。
- × e　自己免疫性肝炎の場合は抗核抗体陽性となることが多いが，本例は HBV 曝露の可能性が考えられ，抗核抗体の測定は第一選択とはならない。

解答率　a 1.5％，b 92.6％，c 0.4％，d 0.2％，e 5.1％

ポイント　化学療法施行中の症例や本例のような免疫抑制状態で，肝機能障害をきたす疾患を考えさせる問題である。薬剤性肝障害などが否定的である場合，免疫抑制状態での HBV 再活性化を考えなければいけない。これは HBV 抗原陽性例において 20〜50％ の頻度で起きるといわれている。また，HBs 抗原陰性で HBc 抗体または HBs 抗体陽性例は既往感染と考えられるが，このような症例においても数％ 程度の頻度で HBV 再活性化は起きるといわれている。

正　解　**b**　**正答率 92.6％**　　　　　　　　▶**参考文献**　**MIX** 271

受験者つぶやき
- ・過去 2 年くらい度々出されている HBV の *de novo* 変異だと思いました。
- ・免疫抑制を起こす薬剤の投与前に B 肝の既往歴を確かめる必要があります。また B 肝の抗原と抗体は種類が多いのでそちらもまとめておきましょう。
- ・免疫抑制薬による *de novo* 肝炎。111 回にも同じような主旨の問題がありました。
- ・関節リウマチの治療で免疫抑制をして，潜在性の B 型肝炎が再活性化することは有名です。

112A-51 16歳の男子。呼吸困難のため救急車で搬入された。本日，昼食にパンを食べた後，体育の授業で長距離走をしている最中に全身の痒み，蕁麻疹と呼吸困難が出現したため，養護教諭が救急車を要請した。学校の部活動でサッカーをしているが，練習中や試合中に同様の症状を呈したことはない。また昼食で食べたパンはこれまでにも頻繁に食べているが，同様の症状を呈したことはない。意識は清明。心拍数 102/分，整。血圧 92/62 mmHg。呼吸数 24/分。SpO₂ 99％（マスク 5 L/分 酸素投与下）。前胸部に膨疹を認める。喘鳴を聴取する。適切な治療の後，症状は改善した。
　この患者の今後の生活指導として適切なのはどれか。
　a　サッカーの禁止
　b　長距離走の禁止
　c　パンの摂取禁止
　d　宿泊を伴う校外活動の禁止
　e　小麦製品の摂取後 2 時間の運動禁止

アプローチ　①パン摂取と長距離走の組合せでアレルギー症状が生じている。
　②パン摂取，サッカー練習の単独では症状が発現しない。

鑑別診断　「アプローチ」①，②より，食物アレルギーが運動で誘発されていることがわかる。ほかに鑑別すべき疾患としては，物理性蕁麻疹（寒冷蕁麻疹，日光蕁麻疹）や発汗刺激で小膨疹を呈するコリン性蕁麻疹がある。これらは通常呼吸困難は呈さない。

確定診断　食物依存性運動誘発アナフィラキシー

選択肢考察
×a，×b　食物依存性運動誘発アナフィラキシーは運動負荷単独では惹起されない。
×c　食物依存性運動誘発アナフィラキシーは食物摂取単独では惹起されない。
×d　症状発現は特に宿泊を伴う校外活動で誘発されるものではないが，同症状の既往がある生徒には，宿泊をする機会には緊急時の処置目的でアドレナリン〈エピネフリン〉を携帯させる。
○e　昼食に該当食品と思われるパン（小麦粉製品）を摂取し，運動負荷量の多い長距離走を行ったことで症状が出現している。運動負荷が食後 2 時間以内に行われたときに生じることが多いので，小麦製品の摂取後 2 時間は運動を避けることで発症を予防できる。

解答率　a 0.1％，b 0.1％，c 0.1％，d 0.0％，e 99.4％

ポイント　食物依存性運動誘発アナフィラキシー〈food-dependent exercise-induced anaphylaxis：FEIA or FDEIA〉はある特定の食物摂取後に運動負荷が加わることによって生じるが，食物摂取，運動負荷単独では生じない。好発初発年齢は中学・高校から青年期であり，原因食物は小麦製品や甲殻類が多い。アスピリンなどの非ステロイド性抗炎症薬〈NSAIDs〉は増悪因子となる。運動や NSAIDs により該当する食物アレルゲンの吸収が促進されるためと考えられている。

正解　e　**正答率** 99.4％

A 医学各論

受験者つぶやき
- a〜dは制限しすぎです。
- FDEIAの原因食物の1位は小麦，2位は甲殻類です。他の食物アレルギーの原因食物も小児と成人に分けてざっくり覚えましょう。小児の1位である鶏卵は新生児の場合は卵黄から与えるのでしたね。
- 安心する問題でした。
- 食物依存性運動誘発アナフィラキシーです。食後に運動しないことが大事です。

Check ■ ■ ■

112A-52 41歳の男性。生石灰が主成分の薬品を用いた作業中に薬品を顔面に浴び来院した。矯正視力は両眼とも眼前手動弁。生理食塩液で持続洗眼を10分間行って，涙液のpHを試験紙で測定したところ9であった。前眼部写真（**別冊No.22**）を別に示す。
次に行うべき対応はどれか。

a 抗菌薬点眼
b 副腎皮質ステロイド点眼
c 希釈ポビドンヨード点眼
d 生理食塩液による洗眼続行
e ホウ酸液による洗眼に変更

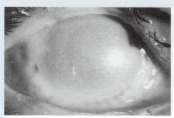
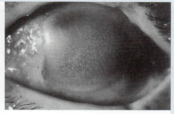
右眼　　左眼

アプローチ
①生石灰が主成分の薬品 → アルカリ性である生石灰によるアルカリ外傷
②生理食塩水で10分間洗眼したが，涙液はpH9と，まだアルカリ性である。

画像診断
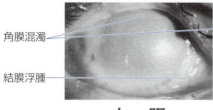
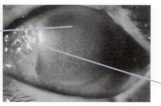

角膜混濁
結膜浮腫
残存している生石灰
右眼　　左眼

前眼部写真では両眼に強い角結膜上皮障害，残存する生石灰を認める。

確定診断 化学外傷（アルカリ外傷）による角結膜上皮障害

選択肢考察
× a 上皮障害が遷延する場合，二次感染予防に抗菌薬点眼を使用するが，急性期の対応としては不適当である。
× b 炎症抑制として重要な治療であるが，この状況でまず行う治療ではない。

× c　滅菌を目的として使用する。
○ d　生石灰が残存しており，アルカリ性物質を早期に除去するためにも生理食塩液の持続洗眼が必要である。場合によっては1時間以上洗眼することもある。
× e　アルカリ物質の中和を目的として，成書にはホウ酸液による洗眼が記載されている。しかし，中和熱が生じるため，慎重に使用する必要がある。

解答率　a 2.5%，b 7.7%，c 0.6%，d 86.3%，e 2.7%

ポイント　アルカリ外傷では早急な対応が視力予後に影響する。可能なかぎり早く，完全にアルカリ物質を除去しないと，角膜内に深達して不可逆的変化を生じる。涙液のpHが中性になるまで根気強く洗眼を継続する。

正解　d　**正答率** 86.3%　　▶参考文献　MIX 358

受験者つぶやき
・実習で習ったとおり，とにかく洗うで覚えました。
・酸性でもアルカリ性でもとにかくひたすら流し続けます。
・d以外は自信がなく，選べませんでした。
・d以外の選択肢は意味がないと思いました。アルカリを酸で中和してはいけません。

Check ■■■

112A-53　23歳の初産婦。妊娠38週2日に陣痛発来のため入院した。これまでの妊娠経過は順調であった。午後0時に10分間隔の規則的な腹痛を自覚して受診した。来院時の内診で子宮口は3cm開大，児頭下降度はSP±0cm，卵膜を触知した。経過観察をしていたところ午後3時に破水し，内診で子宮口は5cm開大，児頭下降度はSP+2cm，2時方向に小泉門を触知した。この時点での胎児心拍数陣痛図（別冊 No. 23）を別に示す。

現時点での対応として適切なのはどれか。

a　帝王切開
b　吸引分娩
c　β_2刺激薬投与
d　オキシトシン投与
e　胎児心拍数陣痛モニターの継続監視

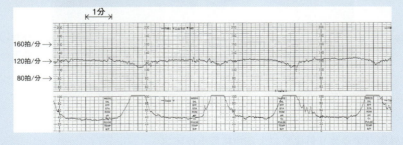

アプローチ　①23歳の初産婦。妊娠38週2日に陣痛発来
②妊娠経過は順調

③午後0時に10分間隔の規則的な腹痛自覚 ➡ 午後0時に陣痛発来
④来院時内診：子宮口3cm，下降度SP±0cm，卵膜触知 ➡ 児頭が嵌入し始めた，未破水
⑤午後3時に破水，子宮口5cm ➡ 早期破水
⑥SP＋2cm，2時方向に小泉門 ➡ 第1回旋正常，第2回旋正常で児頭が十分に嵌入

画像診断

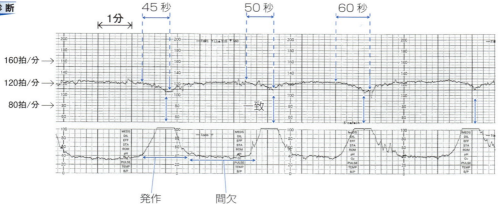

約3分周期（発作1分，間欠2分）の陣痛（子宮収縮）を認め，胎児心拍数基線は120 bpmと正常範囲（110〜180 bpm）にあり，その細変動は6〜10 bpmと正常に認める。一過性頻脈は認めないが，子宮収縮が有効陣痛となっている分娩中では異常所見ではない。子宮収縮に伴って，心拍数が緩やかに（徐脈の最下点までに30秒以上かかる）減少し，緩やかに回復する波形の一過性徐脈が確認できる。また，一過性徐脈の最下点が子宮収縮の最強点とほぼ一致しており，早発一過性徐脈と診断できる。早発一過性徐脈は，児頭圧迫に起因する迷走神経反射が心拍数低下の原因である。

鑑別診断　「アプローチ」および「画像診断」から，本例は一般臨床で通常に遭遇するような経腟分娩例と考える。

　その経過は，破水のタイミングがやや早いが，回旋異常もなく陣痛開始後，わずか3時間で「児頭下降度SP＋2cm」と順調に分娩進行している。陣痛に一致して児頭が骨産道に押し込められるため，児頭圧迫による副交感神経系の興奮（迷走神経反射）に起因する早発一過性除脈が出現している。

選択肢考察
× a　回旋異常，微弱陣痛，胎児機能不全などはなく，帝王切開（急速遂娩）の適応はない。
× b　子宮口5cmと全開大前なので吸引分娩の要約を満たしていない。また，選択肢a同様，適応もない。
× c　β_2刺激薬は，切迫早産の治療として子宮収縮抑制目的で使用するので，37週以降は適応がない。また，分娩中の投与としては，切迫子宮破裂のときに過強陣痛を抑制するため使用されることがあるが，今回は過強陣痛や切迫子宮破裂ではない。
× d　オキシトシンは微弱陣痛に対する陣痛促進薬であるが，本例は約3分周期（発作1分，間欠2分）の有効陣痛であり，陣痛促進の必要はない。
○ e　児頭圧迫のため，頭蓋内圧の上昇による迷走神経反射が心拍数の低下を引き起こす「早発一過性徐脈」が出現しているので，胎児心拍数陣痛モニターの継続監視で経過観察するのが適切である。

解答率　a 12.2％，b 7.3％，c 2.8％，d 1.5％，e 75.9％
正解　e　正答率 75.9％

医学各論

- 遅発一過性徐脈なのかなと思い帝王切開を選んじゃいました。
- 頂点が一致しているので早発一過性徐脈と考えました。個人的には，遅発性一過性徐脈と変動性一過性徐脈は頂点を見るよりも傾きで見る方がずっとわかりやすいと思います。
- 出口（子宮口）が開いていないのでbは×，子宮収縮に問題があるわけではないのでcとdは×，aとeで迷いましたが，早発一過性徐脈と読み，eを選択しました。
- 現時点での対応といわれたら，監視することが一番適切かと思いました。

Check ■■■

112A-54 32歳の男性。左大腿の腫瘤を主訴に来院した。3か月前に径6 cmの左大腿の腫瘤に気付き様子をみていたところ，増大して径10 cmとなったため受診した。これまでの健診で異常は指摘されていない。意識は清明。身長172 cm，体重78 kg。体温36.3℃。脈拍72/分，整。血圧126/78 mmHg。胸腹部に異常を認めない。左大腿近位内側に弾性硬の腫瘤を触知するが，発赤，腫脹および圧痛はない。皮膚との可動性は良好だが，深部との可動性は不良である。血液生化学所見に異常を認めない。左大腿近位MRIのT1強調像（**別冊 No. 24A**）とT2強調像（**別冊 No. 24B**）とを別に示す。

　最も可能性が高いのはどれか。

a 膿瘍　　　　　b 粉瘤　　　　　c 脂肪腫
d 悪性軟部腫瘍　　e ガングリオン

A
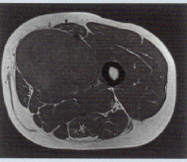

B
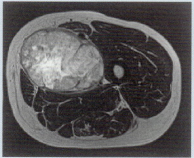

アプローチ
① 32歳の男性，左大腿部の腫瘤 → 腫瘍性病変が発生しやすい年齢であり，大腿部は軟部腫瘍の好発部位の一つ。
② 3か月前に径6 cm → 軟部腫瘍の診断で大きさは重要なポイントの一つ。5 cm以上は悪性病変を考える。
③ 増大して径10 cm → 増殖速度が速い場合には悪性病変や炎症性病変を考える。
④ 左大腿内側に弾性硬を触知 → 硬さも診断のポイント。悪性腫瘍は硬い傾向がある。
⑤ 発赤，腫脹，および圧痛はない → 炎症性変化ではないことが示唆される。
⑥ 皮膚との可動性は良好であるが，深部との可動性は不良である → 軟部腫瘍の診断において深部発生のものは悪性病変を考える。
⑦ 血液生化学的所見に異常を認めない → 全身性疾患でなく局所だけの問題であることがわかる。

画像診断

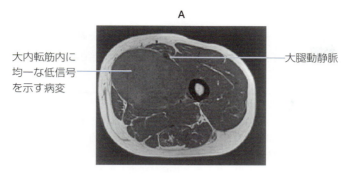

大腿部の大内転筋内にT1強調像で均一な低信号を示す占拠性病変を認める。大腿動静脈の圧排も認められる。

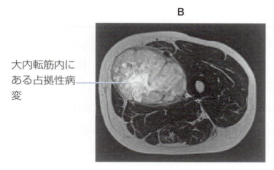

T2強調像において内部は筋肉より高信号であり，脂肪組織とほぼ同程度の信号を示す病変であり，一部に不整な高信号を示す病変も認められる。また分葉傾向も認められる。

鑑別診断 「アプローチ」①，②，③，④，⑥から大腿部の大内転筋内に発生した悪性軟部腫瘍をまず考える。

画像所見や④から軟部腫瘍でも柔らかいものではなく，また，液体貯留も認められないので充実性腫瘍であることがわかる。さらに，⑤，⑦から炎症性病変や全身性疾患ではないことが考えられる。

確定診断 悪性軟部腫瘍

選択肢考察
× a 膿瘍は，一般には炎症性変化を伴う病変である。
× b 粉瘤とは，皮膚の下に袋状の構造物ができ，本来皮膚から剝げ落ちるはずの垢（角質）や皮膚の脂（皮脂）が剝げ落ちずに嚢の中に溜まってできた腫瘍の総称をいう。時に炎症性変化を伴う。つまり皮下の病変である。
× c 脂肪腫は画像所見ではT1・T2強調像において均一な高信号であり，触診上，一般に柔らかい腫瘤である。割れ問
○ d 臨床所見および画像所見から悪性軟部腫瘍が一番考えられる。
× e ガングリオンは臨床所見および画像所見から一番考えにくい病変である。特にMRI画像は境界明瞭な囊腫像であり，T1強調像で低信号，T2強調像で高信号を示し，ともにに均一な像を呈する。割れ問

解答率 a 1.4%，b 7.9%，c 13.6%，d 63.0%，e 13.8%

| ポイント | 整形外科における骨軟部腫瘍の悪性病変は希少癌の一つと考えられており，診断のポイントを理解しておくことは一般診療では大切なことである．一般に深部発生，硬い，径5cm以上の腫瘍性病変は悪性を考えて診断を進めていくことが重要である． |

正解 d　**正答率** 63.0%　▶参考文献　MIX 391, 397

受験者つぶやき
- 自信がなかったのですが，画像からdかなと思いました．
- どの部位であっても可動性の低い腫瘤は悪性を考えなくてはいけません．
- 疼痛がないためaとeは×，cはMRIでは均一の信号になると思い×，bはもっと体表に近いと思い×としました．消去法です．
- 増大しているので，悪性だと思いました．粉瘤は皮膚との可動性は不良です．

Check ■■■

112A-55 35歳の男性．アジ，イカなどの刺身を食べた後に出現した上腹部痛を主訴に来院した．生来健康である．意識は清明．身長170cm，体重66kg．体温36.1℃．脈拍64/分，整．血圧118/78mmHg．眼瞼結膜と眼球結膜とに異常を認めない．心音と呼吸音とに異常を認めない．腹部は平坦で，心窩部に圧痛を認めるが，反跳痛と筋性防御とを認めない．便通に異常はない．緊急上部消化管内視鏡像（**別冊** No. 25）を別に示す．
この疾患について正しいのはどれか．
a　夏季に多い．
b　腸での発症が多い．
c　魚類摂取後24時間以降に発症する．
d　プロトンポンプ阻害薬が有効である．
e　病態には即時型アレルギー反応が関与する．

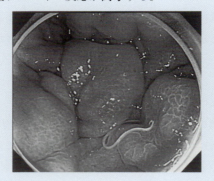

アプローチ
① イカ，アジなどの刺身を食べた後の上腹部痛 → 胃アニサキス症が想起されるが，他の疾患も考慮
② 生来健康 → 心筋梗塞など冠動脈疾患のリスクは低い．
③ 発熱なし，眼球結膜に異常なし → 黄疸なく，急性閉塞性化膿性胆管炎や胆石症はないと考える．

A 医学各論　95

④腹部は平坦，反跳痛，筋性防御なし ⟶ 腹膜炎はない。

画像診断

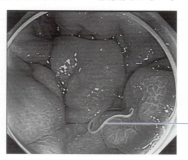

胃粘膜に刺入している
アニサキス（白色の線
状虫体）が認められる

鑑別診断　食歴と上部内視鏡像から診断は容易である。
　　上腹部痛の鑑別診断として，消化管外疾患では心筋梗塞などが，消化管疾患では胃・十二指腸潰瘍，胆石疝痛，胆囊炎，急性閉塞性化膿性胆管炎，膵炎などを鑑別する必要がある。

確定診断　胃アニサキス症

選択肢考察
× a　アニサキスが寄生する魚介類はサバ，イカ，アジ，サンマ，サケなど多数あり，季節性は認められない。
× b　アニサキス症は圧倒的に（90％以上）胃が多い。
× c　魚介類の生食後 1～6 時間で発症することが多い。
× d　胃アニサキス症の病態はアレルギー反応であり，抗アレルギー薬やステロイド投与が有効であったという報告はあるが，プロトンポンプ阻害薬は関係がない。
○ e　胃アニサキス症は IgE が介在するアレルギーであるが，消化管アニサキス症の場合，原因分子が消化管粘膜内への侵入に時間を要するため，症状の発現が遅れると考えられている（遅発性 IgE 介在型アレルギー）。

解答率　a 21.2％，b 4.1％，c 6.1％，d 1.2％，e 67.1％

ポイント　日本人は魚介類の生食を好む人が多いことから，急性腹症の鑑別診断には胃アニサキス症を考え，食歴の聴取を行う。

正解　e　正答率 67.1％　▶参考文献　MIX 87

受験者つぶやき
・一時期芸能人のアニサキス発症がワイドショーで話題になっていたときにアレルギー反応だと言っていたのが印象的で覚えていました。
・実はアニサキスの激烈な痛みはアレルギーによるものなので，1 回目はさほど痛くなかったり自覚症状を欠いたりします。また I 型アレルギーなので蕁麻疹も引き起こすことがあります。
・a と c の○×は正直わかりませんでしたが，e は確実に○なので選べました。
・アニサキスの痛みは咬まれた痛みではなく，アレルギーによる痛みです。

Check ■ ■ ■

112A-56 35歳の男性。腰痛を主訴に来院した。約半年前から左陰嚢の腫大を自覚していたが，特に受診はしていなかった。1か月前から腰痛が出現したため受診した。既往歴に特記すべきことはない。血液所見に異常を認めない。血液生化学所見：LD 1,672 U/L（基準 176〜353），hCG 1,962 mIU/mL（基準 1.0 以下），α-フェトプロテイン〈AFP〉915 ng/mL（基準 20 以下）。来院時の陰嚢の写真（**別冊** No. 26A），肺野条件の胸部CT（**別冊** No. 26B）及び腹部造影CT（**別冊** No. 26C）を別に示す。

この患者にまず行うべきなのはどれか。

a　CTガイド下肺生検
b　CTガイド下後腹膜リンパ節生検
c　左精巣水瘤切除術
d　左精巣生検
e　左高位精巣摘除術

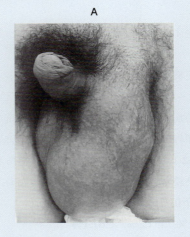

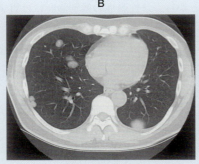
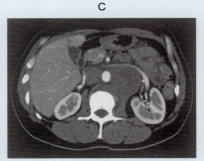

アプローチ

①35歳の男性　→　精巣癌の好発年齢である。

②左陰嚢の腫大　→　痛みの記載がないので精巣上体炎や精索軸捻転症（精巣捻転）は否定的か。

③腰痛　→　非特異的ではあるが精巣癌であれば転移による症状を疑う。

④LD，hCG，AFPの異常高値　→　精巣癌の3つの腫瘍マーカーがいずれも上昇している。

画像診断

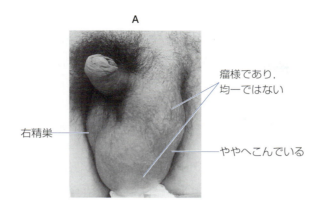

A
- 瘤様であり，均一ではない
- 右精巣
- ややへこんでいる

左陰嚢内容の腫大がみられる。中央に陥凹があるようにみられ，均一の腫大ではなく瘤様の腫瘤が疑われる。

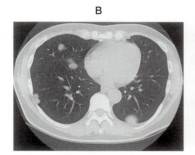

B

肺野条件のCTで左右の肺に多発の腫瘤陰影がみられる。多発肺転移と考える。

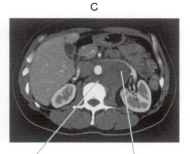

C
- 大動脈背側の転移を疑う
- 大動脈の左のリンパ節転移

腎門部（腎静脈）の高さで大動脈の左にリンパ節腫大がみられる。大動脈の背側にも腫瘤があり，後腹膜リンパ節転移である。

鑑別診断 陰嚢内容腫大の原因としては精巣上体炎や精巣水瘤なども考えられるが，AFP，hCGの異常高値，遠隔転移が明らかであることから精巣癌の診断は容易である。

確定診断 進行性精巣癌（後腹膜転移，多発肺転移）

選択肢考察
- ×a　原発である精巣に腫瘍があることから，転移巣である肺転移の生検の意味は全くない。
- ×b　左精巣に明らかに腫瘤がある本例においては全く考慮されない。精巣癌の中にはまれに精巣に病変のない（性腺外胚細胞腫瘍），あるいは非常に小さい（burned out腫瘍）場合があり，AFPやhCGの上昇もみられないような場合には検討されることもある。
- ×c　精巣水瘤ではないことから全く適応にならない。
- ×d　精巣に腫瘍が明らかな場合に，生検をする意味は全くない。本例ではすでに後腹膜リンパ節と肺転移があるが，転移がなく精巣にのみ腫瘍がある場合でも，針生検によって腫瘍細胞の播種（転移）の可能性があることから禁忌とされる場合もある。
- ○e　左の精索に沿って腫瘍細胞が浸潤する場合もあること，腫瘍摘除の際に血流が残っていると転移のリスクも考えられることから，鼠径管を開放し，内鼠径輪のレベルで精巣動静

脈，精管をまず結紮離断した後に陰嚢内容を剥離する高位精巣摘除術が選択される。摘除標本の病理学的検査は，セミノーマか非セミノーマか，奇形腫成分が存在するかなどが今後の治療方針の決定に重要である。本例の場合には AFP が上昇していることから非セミノーマである。

解答率 a 2.4％，b 1.4％，c 0.1％，d 0.5％，e 95.4％

ポイント 本問では陰嚢腫大が明らかであり，診断は容易である。実際の診療現場では後腹膜リンパ節腫大（転移）のみが指摘されている場合もある。若年男性であれば必ず AFP と hCG を測定し，問診だけでなく必ず陰嚢の触診，超音波検査，あるいは泌尿器科医にコンサルテーションするべきである。初発時の転移巣生検の意味は全くない。そもそもの主訴であった腰痛の原因が後腹膜転移によるものの可能性もあるが，念のため骨シンチによる骨転移の有無，多発肺転移があることから脳転移の有無のチェックも勧められる。精巣癌の原発巣摘除の手術方法は「選択肢考察」にも述べたとおり「高位」であることが重要である。

精巣癌は希少癌であるが，青壮年の男子に好発し，進行が早いことから遅滞のない診断・治療が必須である。精巣は基本的に出生時には腹腔内から腹膜を引き連れて陰嚢内に収まっている。発生学的には原始生殖細胞として卵巣と同じであることから，所属リンパ節は「大動脈周囲（後腹膜）リンパ節」であり，鼠径リンパ節ではない。転移がある場合でもシスプラチンを中心とした多剤併用全身化学療法，手術療法を組み合わせた集学的治療によって根治に導くことができる可能性が高い。本例の場合には，この後速やかに，まず化学療法を行うことになる。

正　解 e　**正答率** 95.4％　　　　▶参考文献　MIX 304　コンパクト 256

受験者つぶやき
・精巣腫瘍はまず高位切除，こういうわかりやすい治療方針はすぐ出てくるようにしてました。
・精巣癌，卵巣癌，腎細胞癌，子宮体癌は転移していようがとにかくまず摘出！と三苫先生がおっしゃってました。前立腺癌や子宮頸癌と混同しないように注意です。
・精巣腫瘍と腎細胞癌は転移があっても，とりあえず手術です。

Check ☐ ☐ ☐

112A-57 48歳の男性。意識障害のため救急車で搬入された。同行した家人によると，3年前からかかりつけ医で2型糖尿病の内服治療を受けている。喫煙歴はないが，毎日缶ビール500 mLを1，2本程度飲むという。昨日は糖尿病の薬を普段通りに内服し，夕食時に缶ビール3本に加えて日本酒2合を飲んで就寝した。朝になっても起きてこないので家人が様子を見に行ったところ反応がおかしかったので救急車を要請した。意識レベルはJCS II-20。身長170 cm，体重81 kg。体温35.7℃。心拍数92/分，整。血圧156/98 mmHg。呼吸数24/分。SpO₂ 99%（room air）。家人が持参してきていたお薬手帳（**別冊 No. 27**）を別に示す。

血糖に加えて，まず確認すべき血液検査項目はどれか。

a 乳酸　　　　b ケトン体　　　　c インスリン
d アルコール　　e 血清浸透圧

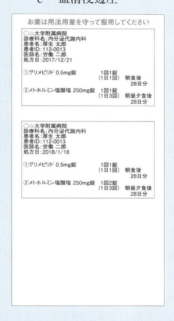

アプローチ
①2型糖尿病
②グリメピリドの服用 ⟶ 低血糖の可能性
③メトホルミンの服用 ⟶ 副作用としての乳酸アシドーシスを鑑別
④薬剤を服用した上で通常より多量の飲酒を服用 ⟶ 低血糖や乳酸アシドーシスをきたしやすい状況

画像診断 グリメピリドとメトホルミンを使用している点を考慮する。

鑑別診断 本例ではスルホニルウレア薬〈SU薬〉であるグリメピリドが投与されていたため，同薬による低血糖に基づく意識障害を最初に鑑別する必要がある。設問では「血糖に加えて」とあるため，低血糖以外に設問のような病態をきたしうる原因について検討することになる。

本例ではメトホルミンの服用，アルコールの多飲（缶ビール3本に加えて日本酒2合）とい

ったキーワードより，乳酸アシドーシスを思い浮かべることができるかどうかが解答のポイントとなる．乳酸アシドーシスは何らかの原因により乳酸の血中濃度が著しい高値（＞5.0 mmol/L）となった結果生じる代謝性アシドーシス（pH＜7.35）で，致命率の高い重篤な病態である．メトホルミンの重篤な副作用として乳酸アシドーシスが知られている．メトホルミン製剤であるメトグルコ錠®の添付文書に基づくと，以下の乳酸アシドーシスをきたしやすい患者へは投与禁忌である．1）乳酸アシドーシスの既往のある患者，2）中等度以上の腎機能障害者，3）透析患者，4）重度の肝機能障害者，5）ショック，心不全，心筋梗塞，肺塞栓などの心血管系，肺機能高度の障害のある患者，6）過度のアルコール摂取をした患者（肝臓における乳酸の代謝能が低下する），7）脱水症，脱水状態が懸念される下痢，嘔吐などの胃腸障害のある患者．本例はアルコールの過量摂取が誘因となり，メトホルミンの副作用としての乳酸アシドーシスをきたしたものと考えられる．

確定診断 乳酸アシドーシス

選択肢考察
○ a 低血糖による意識障害が否定されれば，メトホルミン服用者でアルコールの多飲があったため，まず乳酸アシドーシスを疑うべきである．
× b 糖尿病性ケトアシドーシス〈diabetic ketoacidosis：DKA〉を疑う場合，不可欠な検査である．DKAは通常，1型糖尿病の発症時や1型糖尿病患者でのインスリンの打ち忘れの際などのようにインスリン作用が絶対的に不足している場合に発症する．2型糖尿病でも清涼飲料水を多飲した際などにDKAをきたす場合があるが，本例において症例文中に清涼飲料水などの多飲の記載がないことより，まず上記の乳酸アシドーシスを先に疑うべきである．割れ問
× c 1型糖尿病の発症に伴うDKA，あるいはインスリンやSU薬の過量投与による低血糖などを疑う際には重要な検査となる．
× d アルコールの多飲があり，アルコール濃度も測定すべきではあるが，メトホルミンを服用した事実を考慮すると，まずは血中乳酸値の確認が優先されるべきである．
× e 高浸透圧高血糖症候群を疑う際は必須の検査項目となる．高浸透圧高血糖症候群は，原則としてインスリン分泌能が保たれている患者で，手術，感染症，ステロイド投与などの負荷により高血糖となった際に発症しやすく，著しい高血糖，浸透圧利尿による高度の脱水と高浸透圧血症が特徴である．症例文の内容から，本症を積極的に疑う状況ではない．

解答率 a 48.4％，b 28.5％，c 8.0％，d 2.6％，e 12.2％

本問の狙い 本問はメトホルミンの重篤な副作用である乳酸アシドーシスについて十分な理解ができているかどうかを問うている．この機会にどのような患者にメトホルミンの投与が禁忌となるかを整理して覚えておきたい（「鑑別診断」参照）．

正解 a 正答率 48.4％ ▶参考文献 MIX 341

受験者つぶやき
・ラストV講座でメトホルミンの副作用を扱ってくれたので即答できました．
・メトホルミンがビグアナイド薬とまで覚えていませんでした．薬剤は地道に覚えていくしかないですね．
・メトホルミン＋飲酒で乳酸アシドーシスか，と思いましたが，これだけの情報でDKAやHHSを切ってよいのか……？と悩みました．結局，病歴を重視することにして，aを選択．

A　医学各論　**101**

・aとbで悩みましたが，わざわざ薬の名前を出しているので薬の副作用で起こるものを聞いているのだと考えました。

Check ■ ■ ■

112A-58　56歳の男性。4か月前から物忘れが目立ち始め，2か月前から怒りっぽくなったため心配した家人に連れられて受診した。意識は清明。身長172 cm，体重56 kg。体温36.2℃。脈拍68/分，整。Mini-Mental State Examination〈MMSE〉は13点（30点満点）で，検査中に数回にわたって「もうやめろ」という発言があった。瞳孔径は両側1 mmで対光反射は消失，輻湊反射は保たれており，Argyll Robertson瞳孔を呈している。その他の脳神経に異常を認めない。筋力低下はない。腱反射は四肢で亢進し，Babinski徴候は両側陽性。感覚系と小脳系とに異常を認めない。髄膜刺激症候は陰性。血液所見と血液生化学所見とに異常を認めない。脳脊髄液所見：初圧270 mmH$_2$O（基準70〜170），細胞数58/mm^3（基準0〜2）（単核球100%），蛋白210 mg/dL（基準15〜45），糖72 mg/dL（同時血糖118 mg/dL）。
脳脊髄液の検査項目で追加すべきなのはどれか。

a　タウ蛋白　　　　　　　b　TPHA反応　　　　　　c　β-D-グルカン
d　JCウイルス抗体　　　　e　オリゴクローナルバンド

アプローチ　①4か月前からの物忘れ，2か月前から怒りっぽくなった ━━▶ 亜急性かやや遅い経過
②MMSE　13点 ━━▶ 認知機能低下
③瞳孔径1 mm，対光反射消失，輻湊反射は保たれる ━━▶ Argyll Robertson瞳孔。この所見の診断は限られる。
④脳脊髄液所見 ━━▶ 炎症の存在を示唆するが，髄液糖の低下はない。

鑑別診断　認知機能低下，易怒性からは前頭側頭型認知症などの変性疾患も考えられるが，進行がやや速い。また，髄液検査で細胞数増多や蛋白増多がみられ，炎症の存在が考えやすい。本例ではArgyll Robertson瞳孔が決定的であり，神経梅毒が最も疑わしい。しかし，クリプトコックス髄膜炎もしばしば発熱を伴わず，経過も月単位〜1年くらいのこともあり，実際の臨床現場では認知症と誤診されることもある。国家試験的にはクリプトコックス髄膜炎にしては髄液糖低下が本例ではみられず否定的であるが，実際の症例では髄液糖低下がはっきりしない症例も時にあり，Argyll Robertson瞳孔の記載がなければ鑑別は難しいところである。

確定診断　神経梅毒

選択肢考察　× a　Alzheimer病，大脳皮質基底核変性症，前頭側頭型認知症などの認知症性変性疾患で高値を示すが，正常圧水頭症やCreutzfeldt-Jakob病，AIDSでも高値を示し疾患特異性は低い。

○ b　Argyll Robertson瞳孔から神経梅毒が疑われ，本症の確定診断に必要である。

× c　髄液でβ-D-グルカンが陽性であれば真菌症による髄膜炎の可能性が高い。実際の臨床では髄膜炎を生じる真菌はクリプトコックスが多いのでクリプトコックス抗原や墨汁染色，培養検査とともに提出する。本例では髄液糖が血糖の61%と正常であり，なおかつ

Argyll Robertson 瞳孔も存在しており，真菌性髄膜炎は国家試験としては考えにくい。真菌性髄膜炎の場合には動眼神経麻痺などになる。

× d JC ウイルスは進行性多巣性白質脳症〈PML〉の原因ウイルスである。亜急性に神経症状が進行する点は本例の経過と似ている点もあるが，PML では mass effect や炎症細胞浸潤はみられないかあっても軽微であり，髄液細胞増多を認めることはまれであり，本例の髄液所見には合致しない。割れ問

× e 多発性硬化症をはじめとする脱髄性疾患で陽性が有名であるが，神経梅毒などの中枢神経感染症でも陽性となり，疾患特異性は高くない。多発性硬化症でも明らかな寛解増悪が最初からみられない一次性進行型で高次機能障害，精神症状が進行してくる例もなくはないが，Argyll Robertson 瞳孔はみられず，髄液の初圧 270 mmH$_2$O は高すぎる。

解 答 率 a 5.1%，b 61.5%，c 2.4%，d 26.2%，e 4.6%

ポイント 実際の臨床であればクリプトコックス髄膜炎などを含めてかなり広く鑑別診断を挙げるべき症例である。本問は古典的な神経梅毒の診察所見である Argyll Robertson 瞳孔を知っているかに尽きる。なお，真の Argyll Robertson 瞳孔は縮瞳しているが，縮瞳がなく対光反射消失，輻湊反射が保たれる所見を Argyll Robertson 瞳孔と誤って記載されている場合もあり，注意が必要である。このような対光反射と輻湊反射の解離は Dejerine-Sotta 病，アミロイドニューロパチー，糖尿病性ニューロパチーなどの末梢自律神経を侵す疾患でもしばしば認められる。

正 解 b **正答率 61.5%** ▶参考文献 MIX 83, 352

受験者つぶやき
・わからず，根拠なく e でした。Argyll Robertson を正確に覚えなかったのを後悔しました。
・b と d の二択で迷いました。Argyll Robertson 瞳孔から梅毒に飛びつきたくなりましたが，腱反射亢進の所見から「あれ？」と思いました。確か脊髄癆では腱反射は低下したはず？ 髄液所見もウイルス性のようだし，進行性多巣性白質脳症か……？と思い，一番違和感の少ない d を選びました。
・去年の国試でアツかった梅毒が臨床問題でまた出ました。過去問の周辺知識はやはり大事です。

A 医学各論

Check ■ ■ ■

112A-59 60歳の男性。動悸を主訴に来院した。以前から時々脈が欠けるのを自覚していたが、症状が強くないので様子をみていた。2日前に熱めの湯船につかったところ、いつもとは違う持続する動悸を自覚した。動悸は突然始まり、脈を確認すると規則的ではなくバラバラに乱れて速く打つ感じだったという。洗い場の座椅子で休んでいたところ、約2分で症状は改善した。めまいや冷汗、眼前暗黒感などの症状は伴わなかった。このような症状は初めてで、その後繰り返すことはなかったが、家族が心配したため受診した。既往歴に特記すべきことはない。体温 36.6℃。脈拍 68/分、整。血圧 142/88 mmHg。呼吸数 16/分。SpO_2 98%（room air）。心音と呼吸音とに異常を認めない。

入浴時に生じた動悸の原因として最も可能性が高いのはどれか。

a 心室頻拍　　　　　　b 心室細動　　　　　　c 上室性期外収縮
d 発作性心房細動　　　e 発作性上室性頻拍

アプローチ
①60歳の男性 → 中高年者で発症リスクが高まる不整脈疾患を示唆
②入浴中、突然発症の動悸 → 発作性の不整脈疾患を示唆
③脈はバラバラに乱れて速く打つ感じ → 頻拍型でリズムの全く不規則な不整脈を示唆
④約2分で症状改善 → 発作性で自然寛解している。
⑤めまい、冷感、眼前暗黒などなし → 全身および脳循環不全はない。
⑥SpO_2 98% → 肺機能は正常
⑦心音と呼吸音に異常なし → 基礎に心臓、呼吸器の器質的疾患はない。

鑑別診断　発作性に起こる頻拍型の上室性頻拍症、心室頻拍症、心房粗細動についての鑑別である。発作性上室性頻拍症では発作は突然起こり、脈拍数は 140/分以上になるが、脈は規則的である。心室頻拍は基礎に心疾患を有する場合や QT 延長症候群に伴うが、通常、動悸も激しい。発作が数分以内ならば臨床症状は軽度であるが、長引くと血圧低下、失神発作を来たす。本例で最も疑うべきは発作性心房細動である。通常、脈拍の間隔、脈の強さは、ともに全く不規則な絶対性不整脈を呈する。発作性心房粗動では F 波の房室伝導比が一定ならば脈拍は規則的である。

確定診断　発作性心房細動

選択肢考察
×a　通常、基礎に心筋梗塞症や心筋症などの器質的心疾患や QT 延長症候群などを有する。脈は規則的なこともあるが、わずかに不規則である。
×b　失神発作や突然死をきたす。
×c　自覚的に脈が飛ぶ程度である。
○d　脈拍が全く不規則な絶対性不整脈を呈する。
×d　頻脈発作であるが、脈拍は規則的である。

解答率　a 2.1%、b 0.4%、c 5.2%、d 81.4%、e 10.6%

ポイント　頻拍型の不整脈の鑑別問題である。問診上、不整脈は突然出現したか、脈拍は規則性であったか、不規則であったか、めまい、失神などの脳循環障害や脱力感、呼吸困難などの全身・肺

循環不全症状が生じたか，心筋梗塞症，心筋症の既往，WPW症候群やBrugada症候群などの家族内発生などの聴取が，鑑別上，重要な情報となる．臨床症状が動悸のみの場合，最も多いのが発作性心房粗細動である．QT延長症候群による心室頻拍では，反復する失神をきたすが，頻拍の自然寛解が数分以内であれば，臨床症状に乏しいこともあることに注意すべきである．

心房細動で頻脈型の場合，時に脈拍欠損〈pulse deficit〉により末梢脈と聴診上の心拍数が一致しないことがあり，発作性頻拍症では心拍数が180以上の高度頻拍となると脈が触れ難くなることから，患者の脈拍自覚の訴えを鵜呑みにできない．

正解 d　正答率 81.4%　　　　　　　　　　　　　　　　　　　▶参考文献　MIX 208

・バラバラに乱れて速く打つ脈ということでpAfだと思いました．
・発作性心房細動の原因はわりと何でもアリです．また，不整脈というカテゴリの中でも不規則なものと規則的なものはしっかり分けて覚えましょう．
・「脈が不整」からdを選びました．
・現在の脈が整だからといって心房細動がないとは限りません．脈がバラバラに乱れるのが，心房細動のポイントです．

A 医学各論　105

Check ■■■

112A-60　68歳の男性。白血球数増加の精査を目的に来院した。4年前から風邪をひきやすくなった。右頸部に径1.5 cmのリンパ節1個と左肘部に径2 cmのリンパ節1個とを触知する。脾を左肋骨弓下に4 cm触知する。血液所見：赤血球302万，Hb 9.2 g/dL，Ht 30%，白血球30,500（桿状核好中球3%，分葉核好中球3%，単球6%，リンパ球88%），血小板19万。血液生化学所見：IgG 320 mg/dL（基準960〜1,960），IgA 34 mg/dL（基準110〜410），IgM 46 mg/dL（基準65〜350）。末梢白血球表面抗原はCD5，CD20及びCD23が陽性である。血清蛋白電気泳動でM蛋白を認めない。末梢血塗抹May-Giemsa染色標本（**別冊 No. 28**）を別に示す。

最も考えられるのはどれか。

a　マクログロブリン血症
b　慢性リンパ性白血病
c　急性リンパ性白血病
d　成人T細胞白血病
e　慢性骨髄性白血病

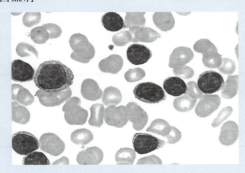

アプローチ
① 68歳の男性 ⟶ 高齢の男性
② 白血球数増加の精査 ⟶ 主訴は白血球増加
③ 4年前から風邪をひきやすい ⟶ 慢性の経過
④ リンパ節，脾臓触知 ⟶ リンパ節，脾臓の腫脹
⑤ 白血球30,500，リンパ球88% ⟶ リンパ球優位の白血球増加
⑥ 末梢白血球表面抗原はCD5，CD20及びCD23が陽性 ⟶ CD5はT細胞抗原，CD20，CD23はB細胞抗原であり，T・B細胞両者の抗原が陽性

画像診断

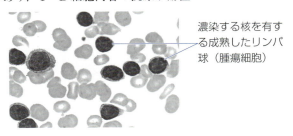

濃染する核を有する成熟したリンパ球（腫瘍細胞）

鑑別診断　高齢の男性で，慢性の経過でリンパ球の著明な増大をきたす白血病（感染で白血球3万にはまず達しない）。表面抗原でCD5，CD23の両抗原が陽性で，骨髄像でも成熟したリンパ球が

増加している。以上から，日本人にはまれではあるが，慢性リンパ性白血病〈CLL〉との診断にたどり着く。

確定診断 慢性リンパ性白血病〈CLL〉

選択肢考察
× a　マクログロブリン血症ではIgMの単クローン性増加をきたすが，本例ではみられていない。
○ b　CLLに合致している。
× c　急性リンパ性白血病〈ALL〉は急性の経過をとる。表面抗原，骨髄像も異なり，未熟な形質を有する。
× d　成人T細胞白血病〈ATL〉はT細胞の腫瘍であり，CD20，CD23のようなB細胞マーカーは陽性にならない。末梢血には花のような核をもつ"flower cell"がみられる。
× e　慢性骨髄性白血病〈CML〉での白血球増加は骨髄球系優位であり，リンパ球系ではない。

解答率 a 1.6%，b 90.6%，c 5.5%，d 0.9%，e 1.1%

ポイント　CLLは欧米では最も多い白血病であるが，日本ではまれ。高齢の男性に多い。肝脾腫，リンパ節腫脹，著明な末梢血リンパ球増多をきたす。腫瘍細胞は濃染する核を有する成熟リンパ球の形態を示し，B細胞抗原のCD19，CD20，CD23とT細胞抗原のCD5が陽性。

正解 b　**正答率** 90.6%　　　　　　　　　　　　　　　　　　▶参考文献　MIX 125

受験者つぶやき
・細胞表面抗原だけで選びました。
・CDを覚えておくとB細胞系かT細胞系かがわかります。
・CD抗原と「風邪をひきやすい」という記載，末梢血塗抹から，CLLを選びました。
・白血病で急性か慢性かを判断するには，真っ先に血小板をみるようにしています。

A　医学各論　**107**

A

医学各論

Check ■ ■ ■

112A-61　83歳の男性。高血圧症のために定期的に受診している。10年前に高血圧症と診断され，カルシウム拮抗薬とアンジオテンシン変換酵素〈ACE〉阻害薬とを内服している。介護保険では要支援2の判定を受けており，週2回デイサービスに通っている。服薬アドヒアランスは良好であり，めまい，ふらつきなどの症状はない。身長162cm，体重53kg。脈拍72/分，整。診察室で測定した血圧144/74mmHg。心音と呼吸音とに異常を認めない。下肢に浮腫を認めない。患者が記録した最近2週間の家庭血圧（**別冊No.29**）を別に示す。

　　この患者に対する対応で適切なのはどれか。

　　a　利尿薬の追加

　　b　β遮断薬の追加

　　c　現在の投薬内容を継続

　　d　カルシウム拮抗薬の減量

　　e　アンジオテンシン変換酵素〈ACE〉阻害薬の増量

日　付	時　刻		血　圧		脈拍数
29年	朝	6:40	142 /	74	86
	昼		/		
5/21	夜	7:00	127 /	69	61
	朝	6:40	140 /	74	56
	昼		/		
/22	夜	7:00	129 /	70	64
	朝	6:40	138 /	73	86
	昼		/		
/23	夜	7:00	134 /	69	52
	朝	6:30	140 /	63	66
	昼		/		
/24	夜	7:00	130 /	73	54
	朝	6:30	134 /	82	77
	昼		/		
/25	夜	7:00	122 /	74	54
	朝	6:40	130 /	76	79
	昼		/		
/26	夜	7:00	128 /	72	60
	朝	6:40	140 /	79	59
	昼		/		
/27	夜	7:00	136 /	79	58

日　付	時　刻		血　圧		脈拍数
29年	朝	6:30	136 /	74	70
	昼		/		
5/28	夜	7:00	134 /	81	61
	朝	6:30	144 /	74	51
	昼		/		
/29	夜	7:00	132 /	74	48
	朝	6:30	145 /	73	61
	昼		/		
/30	夜	7:00	136 /	71	59
	朝	6:40	134 /	72	61
	昼		/		
/31	夜	7:00	126 /	71	61
	朝	6:30	140 /	75	68
	昼		/		
6/1	夜	7:00	138 /	76	55
	朝	6:30	140 /	81	58
	昼		/		
/2	夜	7:00	136 /	80	52
	朝	6:30	136 /	72	62
	昼		/		
/3	夜	7:00	134 /	77	66

アプローチ　①後期高齢者の高血圧で，降圧薬治療中である。

②服薬は守られており，低血圧症状は認められない。

③介護支援を受けており，低血圧による転倒，骨折などのリスクが懸念される。

④カルシウム拮抗薬の副作用である浮腫はなく，ACE阻害薬の副作用である咳についても記載がない。

⑤診察室血圧は144/74mmHg ➡ 収縮期血圧が軽度高値である。

画像診断　2週間の家庭血圧の平均は，朝139/74mmHg，夜132/74mmHg，家庭血圧の高血圧診断基準は135/85mmHg以上なので，朝の収縮期血圧が軽度高値である。

鑑別診断　83歳の男性で10年前，73歳のころに高血圧を発症しており，収縮期血圧が高い。本態性高血圧は中年で発症するので，加齢に伴う動脈壁弾性の低下による（孤立性）収縮期高血圧であると思われる。診察室血圧，家庭血圧とも収縮期血圧が高血圧の基準（それぞれ，140/90，135/85mmHg以上）より高値である。75歳以上の後期高齢者における降圧目標（診療室血

圧）は 150/90 mmHg 未満であるが，本例のように忍容性がある場合には 140/90 mmHg 未満を目標とする。

選択肢考察

△～○ a　過度の降圧による不利益や降圧薬の副作用も認められず，降圧薬治療に対し忍容性は良好であるので，ガイドラインに従えば次のステップとして 140/90 mmHg 未満を目標として降圧薬治療を強化することが勧められる。その際，高齢者の高血圧は食塩感受性であることが多く，利尿薬を追加することによりカルシウム拮抗薬や ACE 阻害薬と相加・相乗的な降圧効果が得られる。

× b　β遮断薬は，利尿薬やカルシウム拮抗薬に比べ，高齢者に多い脳卒中の抑制効果に劣る。

△ c　ADL が制限された後期高齢者において降圧を進める際には，血圧低下に伴い臓器障害や転倒などのリスクに注意が必要であり，診察室血圧 140/90 mmHg 未満の降圧による有益性のエビデンスは十分でない。

× d　さらなる降圧薬治療の強化を行うべきであり，カルシウム拮抗薬による副作用も認められないので，減量する理由はない。

× e　ACE 阻害薬や ARB の降圧効果は内因性のレニン-アンジオテンシン-アルドステロン〈RAA〉系に依存し，高齢者において RAA 系は抑制されていることが多く，ACE 阻害薬の増量による降圧効果の増加は大きくない。

確定診断　後期高齢者の（孤立性）収縮期高血圧

解答率　a 0.3%，b 0.8%，c 89.3%，d 2.6%，e 6.8%

ポイント　高血圧患者の降圧目標は，年齢，危険因子，合併症や臓器障害などの背景因子を考慮して決定する。75 歳以上の後期高齢者では診療室血圧 150/90 mmHg が降圧目標となるが，低血圧による症状・所見や降圧薬の副作用などがなく忍容性が良ければ，診察室血圧 140/90 mmHg 未満まで降圧する。ADL〈日常生活動作〉などの身体活動が低下してフレイルの状態にある場合には，急激な降圧や低血圧による転倒，骨折，腎機能低下などの有害事象に注意を要する。

本問の狙い　高齢化の進行により，実地臨床で診療することが多くなる症例を対象として作問している。高血圧治療ガイドラインでは，診察室血圧よりも家庭血圧を重視することが推奨されており，診察室血圧とともに家庭血圧の記録を評価することが求められている。また，後期高齢者の降圧目標が状況により下げられることや，過度の降圧，降圧薬の副作用，ADL，フレイル，高齢者における降圧薬の適応などについて配慮することが求められている。

正解　a＞c（厚労省の発表では正解 c）　**正答率** 89.3%（正解 c として）　▶参考文献　MIX 221

受験者つぶやき
- 治療介入しなくていい，と判断して欲しいがための誘導をこれでもかというくらい書いてくれたように思います。
- 後期高齢者の降圧目標は少し緩く，150/90 mmHg 未満です。DM や CKD では厳しめに 130/80 mmHg です。リスク群の分類も確認しましょう。
- 高齢者の高血圧では無理して降圧しません。
- 高齢者は収縮期血圧が成人より高くなるので，このままで問題ないと思いました。高齢者を薬漬けにしない傾向にあります。

112A-62 52歳の男性。両側の肺腫瘤を指摘されて来院した。2年前にS状結腸癌のため他院で手術を受けており，2日前に経過観察のため行われた胸部CTで肺野に結節影が認められたため紹介されて受診した。喫煙は20本/日を23年間。意識は清明。身長175cm，体重90kg。体温36.8℃。脈拍92/分，整。血圧132/82mmHg。呼吸数16/分。SpO₂ 98%（room air）。心音と呼吸音とに異常を認めない。血液所見：赤血球456万，Hb 14.3g/dL，Ht 44%，白血球6,500，血小板18万。血液生化学所見：総蛋白7.0g/dL，アルブミン4.3g/dL，総ビリルビン0.3mg/dL，AST 19U/L，ALT 40U/L，LD 124U/L（基準176〜353），クレアチニン0.7mg/dL，Na 144mEq/L，K 4.2mEq/L，Cl 110mEq/L，CEA 6.5ng/mL（基準5.0以下）。CRP 0.1mg/dL。呼吸機能所見：VC 4.57L，%VC 120%，FEV₁ 3.81L，FEV₁% 84%。心電図に異常を認めない。肺野条件の胸部CT（**別冊No.30**）を別に示す。S状結腸に再発はなく，全身検索でも胸部CTで確認された病変以外に異常を認めなかった。

治療として最も適切なのはどれか。

a 放射線化学療法　　b 抗癌化学療法　　c 放射線療法
d 手術療法　　　　　e 免疫療法

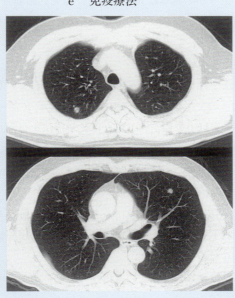

①2年前にS状結腸癌の既往，CTで肺野に結節影 ➡ 大腸癌肺転移，原発性肺癌（IV期 or 同時多発癌）の可能性

②喫煙歴：20本×23年，CEA 6.5ng/mL ➡ 原発性肺癌の可能性，大腸癌肺転移の可能性，喫煙によるCEA高値といずれの可能性もある。

③52歳と若く，理学的所見，血液所見，血液生化学所見，呼吸機能所見，心電図すべて異常なし ➡ PS-0で手術を回避する理由がない。

画像診断

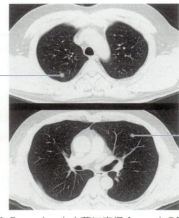

右上葉に直径 1.2 cm 大の腫瘤陰影

左上葉に直径 1 cm 大の腫瘤陰影

右上葉に直径 1.2 cm 大，左上葉に直径 1 cm 大の腫瘤陰影を認める。左上葉の陰影は辺縁が不整に見える。その他に異常を認めない。

鑑別診断　CEA の軽度上昇は，原発性肺癌，大腸癌肺転移，高度喫煙者のいずれでも当てはまる事象で，鑑別できない。2 年前の大腸癌の既往から素直に大腸癌肺転移と考える。経過観察中の両側肺陰影も他の疾患は考えにくい。選択肢を考察する上で，大腸癌肺転移であると考えて選択していくのもよいと思うが，基本に立ち返ると，原発性肺癌（多発癌），良性肺腫瘍の可能性もゼロではない。病理診断が全くついていないものに対し，いきなり化学療法や放射線療法を選択することはありえない。

確定診断　転移性肺腫瘍（大腸癌肺転移）の疑い

選択肢考察
- ×a　放射線化学療法を行うことはガイドラインに示されていない。
- ×b　血行転移であるので，切除不能例や原発巣のコントロールがついていない症例であれば，全身状態が一定以上に保たれる場合は化学療法を行う。大腸癌の肺転移の予後は良いので，両側肺転移でもまず手術を考慮する。**割れ問**
- ×c　手術不能で，原発巣のコントロールができており，5 cm 以内の肺転移個数が 3 個以内であれば定位放射線治療も考慮する。
- ○d　耐術性があり，原発巣がコントロールされており，胸部 CT からも肺転移巣を遺残なく切除可能である。手術を選択しない理由はない。大腸癌肺転移でなかったとしても病理組織診断が得られる意義は大きい。
- ×e　大腸癌肺転移における免疫療法の有用性（免疫チェックポイント阻害薬を含む）は確立されていない。

解答率　a 21.2%，b 43.4%，c 2.1%，d 32.3%，e 0.7%

ポイント　大腸癌の肺転移の治療には，肺切除と全身化学療法，放射線療法があるが，肺切除ができる症例は切除すれば予後が良いので肺切除を考慮する。肺切除には系統的切除（肺葉切除や区域切除）と部分切除がある。

　肺切除の適応は，1）耐術可能，2）原発巣が制御されているか，制御可能，3）肺転移巣を遺残なく切除可能，4）肺外転移がないまたは制御可能，5）十分な残肺機能，であるが，本例は PS-0 で年齢も若く，上記の条件をすべて兼ね備えている。

　切除不能肺転移で全身状態が一定以上に保たれる場合は，全身化学療法を考慮する。また，

A 医学各論　111

耐術不能な場合でも，原発巣と肺外転移が制御されているか，制御可能で，5 cm 以内の肺転移個数が 3 個以内であれば体幹部定位放射線治療も考慮する。

正解 d　**正答率** 32.3%　▶参考文献　MIX 242

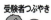
受験者つぶやき
- 転移性肺腫瘍の治療を覚えてなく自信がなかったです。
- 大腸癌は肺転移も肝転移も条件がそろっていれば転移巣の切除を行う例外的疾患です。
- 1か所なら切除でよいと思いましたが，両側の肺を取られたらさすがに厳しいのでは……と思いbを選んでしまいました。
- 答えが複数ある？と焦りましたが，ほかの人も迷っているだろう，と切り替えて次にいきました。

Check ☐☐☐

112A-63　57 歳の男性。食欲不振と肝機能障害のために入院中である。20 歳台から連日日本酒 3 合を飲んでいたが，仕事に支障をきたすことはなかった。3 年前から飲酒量がさらに増加し，毎日 5 合以上飲むようになった。1 週間前から全身倦怠感を自覚し，仕事を休み始めた。それでも飲酒を続けていたが，3 日前に著しい食欲不振で食事を摂れなくなったため外来受診し，血液検査で肝機能障害が認められて入院することになった。入院時から夜間不眠があり，入院 2 日目から落ち着きなく歩き回り，夜間には「動物が壁を這っている」と訴えて不穏になった。このとき手指の粗大な振戦および著明な発汗がみられ，自分が入院していることが分からない様子であった。入院時の頭部 CT で異常を認めなかった。
　まず投与すべき薬剤として適切なのはどれか。2つ選べ。
　a　抗酒薬　　　　　b　ジアゼパム　　　　c　ビタミンB群
　d　イミプラミン　　e　レボドパ〈L-dopa〉

アプローチ
①57 歳の男性 ⟶ 中年期男性
②20 歳台から連日日本酒 3 合を飲んでいた ⟶ 常習飲酒がある。
③毎日 5 合以上飲むようになった ⟶ 大酒家
④肝機能障害が認められて入院 ⟶ アルコール性肝障害を疑う。
⑤入院 2 日目から落ち着きなく歩き回り ⟶ 断酒後 2 日目
⑥夜間には「動物が壁を這っている」と訴えて不穏になった ⟶ 小動物幻視と夜間せん妄がある。
⑦手指の粗大な振戦および著明な発汗 ⟶ 精神症状以外に身体症状も認める。
⑧自分が入院していることが分からない ⟶ 意識障害や認知機能障害が考えられる。
⑨頭部 CT で異常は認めなかった ⟶ 器質性疾患の除外

鑑別診断　アルコール関連疾患の鑑別になる。飲酒中断後 2〜3 日してからの精神症状を伴う自律神経症状などの身体症状の出現は，アルコール離脱による振戦せん妄が最も疑わしい。幻覚は精神病症状として多数の疾患で認める症状であるが，臨床的には幻聴を訴えることが多い。幻聴は統合失調症のほか，うつ病の精神病症状，解離性障害，覚せい剤精神病，アルコール精神病などでも認められ，非特異的な症状である。一方で幻視はせん妄，Lewy 小体型認知症，器質性

精神障害を国家試験的には押さえておきたい。特に小動物幻視は振戦せん妄に特徴的である。アルコール精神病では長期のアルコール常用による幻聴や嫉妬妄想が特徴的な被害妄想を認める。Wernicke-Korsakoff症候群ではビタミンB_1〈チアミン〉欠乏によって起こる眼球運動障害を代表とする運動失調と，認知機能障害を認める。本例では断酒後の経過を考えて，振戦せん妄が最も考えられる。振戦はあるものの，特定の姿勢をとった上での振戦という記載がないため，肝性脳症による羽ばたき振戦を指すものではないと判断した。

確定診断 振戦せん妄，アルコール依存症

選択肢考察

× a 入院しており飲酒はできない状態である。断酒よりも先に現在の症状への対応が必要である。

○ b ベンゾジアゼピンはアルコール離脱による振戦せん妄の治療薬である。ベンゾジアゼピンはアルコールと作用部位が類似しており，アルコールを中断しても離脱作用が起こらなくなる。ジアゼパムを使う場合が多い。ベンゾジアゼピンはせん妄を悪化させるが，振戦せん妄には治療薬となることも覚えておきたい。

○ c 著しい食欲不振のためにビタミンB群が不足している可能性が高い。ブドウ糖の代謝にビタミンB_1が利用される。また，低栄養状態やその他の身体的治療のためにブドウ糖を含む輸液を始めた場合，ブドウ糖代謝でさらにビタミンB_1が利用される。そのため，ビタミンB_1を補充しないとビタミンB_1欠乏を重症化させることにもなる。

× d アルコール依存症はうつ病の原因にもなりうる。本例では夜間不眠は認めているものの，うつ病を示唆する症状は認めない。

× e 振戦は認めているが，Parkinson病ではなく振戦せん妄の症状である。幻覚妄想がある場合，ドパミンの追加投与は悪化の可能性が高い。

解答率 a 1.5％，b 89.7％，c 94.1％，d 12.3％，e 1.6％

ポイント 振戦せん妄は経過が特徴的であるため診断は容易であったと思われる。一方で，精神科疾患としてベンゾジアゼピンを治療薬として選ぶ知識以外に，ビタミンB_1欠乏を知り，身体管理も同時にできるかを問うている重要な問題である。

正解 b，c **正答率** 84.3％　　　　　　　　　　　　　　　　　　▶参考文献 MIX 376

受験者つぶやき
・アルコール離脱症状，とりあえずビタミンを入れるのはわかったのですが，bとdで迷いました。
・アルコールは国試的には適量が決まっているので，超えたら積極的に疑っていきましょう。
・振戦せん妄の治療＋ビタミン補充です。
・アルコール関連の問題は頻出です。離脱せん妄の臨床像から治療までしっかり押さえましょう。

A 医学各論

Check ☐ ☐ ☐

112A-64 55歳の男性。胸痛を主訴に来院した。1週間前から左下の歯痛を自覚していた。痛みは徐々に増強し，3日前から痛みが頸部へ広がり，2日前に胸痛も出現したため受診した。意識は清明。体温 37.5℃。脈拍 96/分，整。血圧 98/62 mmHg。呼吸数 24/分。右胸部で呼吸音が減弱している。血液所見：赤血球 482万，白血球 14,500（桿状核好中球 32%，分葉核好中球 54%，単球 5%，リンパ球 9%），血小板 11万。血液生化学所見：AST 61 U/L，ALT 69 U/L，尿素窒素 27 mg/dL，クレアチニン 1.2 mg/dL。CRP 36 mg/dL。縦隔条件の頸部CT（別冊 No. 31A），胸部CT（別冊 No. 31B）及び矢状断再構成CT（別冊 No. 31C）を別に示す。

治療として適切なのはどれか。2つ選べ。

a 抗菌薬投与
b ドレナージ
c 放射線治療
d 抗癌化学療法
e 副腎皮質ステロイド投与

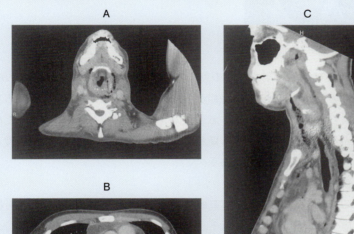

アプローチ
① 55歳の男性，胸痛 ⟶ 心血管系，呼吸器系障害を含む広範な疾患を考慮
② 歯痛に始まり，頸部胸部へと経時的に痛みが拡大 ⟶ 歯性感染症の進展を示唆
③ 体温 37.5℃，血圧 98/62 mmHg，呼吸数 24/分 ⟶ 敗血症の存在を示唆
④ 右呼吸音減弱 ⟶ 伝達障害（胸水，膿胸，気胸，肺水腫など）や気管支閉塞機転（COPD，気道内腫瘍・異物など）の存在を考慮
⑤ 好中球優位の白血球上昇，CRP 36 mg/dL ⟶ 著明な炎症所見
⑥ 尿素窒素 27 mg/dL，クレアチニン 1.2 mg/dL ⟶ 腎機能障害を示唆
⑦ AST 61 U/L，ALT 69 U/L ⟶ 軽度肝機能障害

画像診断

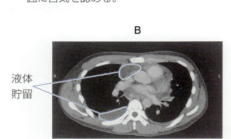

A 咽頭の著明な腫脹 / 含気を認める

咽頭（中〜下咽頭）の浮腫様変化および周囲に含気を認める。

B 液体貯留

前縦隔および右胸腔に液体貯留を認める。

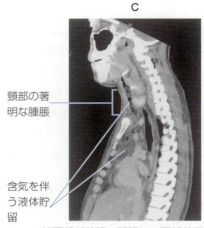

C 頸部の著明な腫脹 / 含気を伴う液体貯留

前頸部が著明に腫脹し，頸部前面，前縦隔心臓上部に含気を伴う液体貯留を認める。

鑑別診断

「アプローチ」①から心血管系障害の可能性は考慮せねばならないが，②の経過は心筋梗塞による放散痛というよりも，歯性感染症から頸胸部への炎症の波及を疑わせる。③，⑤より敗血症への進行の可能性が考慮される。患者の体型や既往歴などの情報がないため明らかではないが，⑥，⑦からは臓器障害の併発も疑わしい。②，④の臨床経過および画像からは深頸部膿瘍，縦隔炎，右膿胸の診断は容易である。

確定診断

深頸部膿瘍，縦隔炎，右膿胸

選択肢考察

○a いかなる感染症であっても膿瘍形成を認めた場合は郭清・ドレナージ・抗菌薬投与を積極的に考慮する。本症例は血圧低下，呼吸数の増加から敗血症に進展してきており，可及的速やかな処置が必要である。

○b 歯性感染からの縦隔炎では口腔内嫌気性菌を含む混合感染症であることが多い。実際にCT画像上でも膿瘍内に含気を認めることから，嫌気性菌の関与が疑わしい。速やかにドレナージを行い，膿瘍を開放することが必要である。

×c 重症感染症が疑われる部位に放射線治療を行う適応はない。

×d 抗癌化学療法は癌の確定診断後に行うべきであり，重症感染症が疑われる状況で使用すべきではない（**禁忌**）。

×e 敗血症時のステロイド治療は議論が分かれるところではあるが，コンセンサスは得られていない。いずれにしても抗菌薬投与，ドレナージに優先されるものではない。

解答率

a 96.2%，b 96.5%，c 2.3%，d 3.0%，e 1.2%

ポイント

歯性感染症から深頸部膿瘍，縦隔炎，膿胸を発症した症例である。CT所見からは含気を有する膿瘍形成を認めており，口腔内嫌気性菌を含む混合感染が疑われる。血圧低下，呼吸数増加を認めており，敗血症への進展を強く疑わせる状態であり，可及的速やかな対応が望まれる。

A 医学各論　115

| 正　解 | a，b | 正答率 95.0% | ▶参考文献　MIX 245 |

受験者つぶやき
・炎症所見や画像からa，bしかないと思いました。
・大きな膿瘍は抗菌薬だけでは治りにくくドレナージが必要です。
・病歴だけの時点ではADSや解離も考えましたが，片側呼吸音減弱とCTの所見で診断しました。
・疾患ははっきりわかりませんでしたが，う歯からの感染で縦隔に炎症が起きていると思いました。

Check ☐ ☐ ☐

112A-65　68歳の女性。4回経産婦。外陰部の腫瘤感と歩行困難とを主訴に来院した。5年前から夕方に腟入口部に径3cmの硬い腫瘤を触れるようになり指で還納していた。1年前から還納しにくくなり，歩行に支障をきたすようになった。身長150cm，体重58kg。体温36.5℃。脈拍72/分，整。血圧134/88mmHg。呼吸数18/分。腹部は軽度膨満，軟で，腫瘤を触知しない。腹部超音波検査で子宮体部に異常を認めないが，子宮頸部は6cmに延長している。いきみによって，子宮腟部は下降して腟外に達する。血液生化学所見に異常を認めない。
　　対応として適切なのはどれか。**2つ選べ**。
　　a　手術　　　　　　b　放射線照射　　　　c　ペッサリー挿入
　　d　抗コリン薬投与　e　自己還納法指導

アプローチ
①68歳の女性。4回経産婦 → 中高年の多産婦
②外陰部の腫瘤感と歩行困難 → 歩行障害をもたらすほどの外陰部腫瘤
③腟入口部に径3cmの硬い腫瘤 → 腟入口部の腫瘤
④腹部は軽度膨満，軟で，腫瘤を触知しない → 腹部腫瘤の存在なし
⑤子宮頸部は6cmに延長 → 腟入口部の腫瘤は延長した子宮頸部ではないかと疑う。
⑥いきみによって子宮頸部は下降して腟外に達する → 腹圧で子宮頸部が下垂する。

鑑別診断
「アプローチ」①から，高齢者で多産婦に生じやすい疾患をまず考える。②から，歩行障害をもたらす腫瘤が，③で腟入口部に位置するため，歩きにくくなったと想定できる。すなわち，腫瘤の大きさではなく，股間部に位置するために両側大腿内側に触れて歩行困難になった病態と考えられる。バイタルサインに変動がないことから，今の現象で大きく身体にダメージを受けてはいない。④から，骨盤内を占拠するほどに巨大化した腹部腫瘤によって子宮が下降したわけではない。⑤，⑥から，延長した子宮頸部が腹圧によって腟外に脱出する骨盤臓器脱であり，この場合は子宮脱であるとの結論に至る。

確定診断　骨盤臓器脱（子宮脱）

選択肢考察
○a　初期治療では保存的に対処するが，骨盤臓器脱のコントロール不良や手術療法を希望する場合は，手術を行う。子宮脱では子宮全摘出術および上部腟固定術，Manchester手術，中央腟閉鎖術〈Le Fort手術〉，などを行う。
×b　外陰，腟，子宮などの悪性腫瘍に行う治療。骨盤臓器脱の治療ではない。
○c　保存的治療として，ペッサリー挿入と骨盤底筋体操がある。ペッサリー治療は，手術療法以外では古くからある積極的な管理法として認められている。ペッサリーとはどのよう

× d 過活動膀胱や切迫性尿失禁に有効な薬剤。

× e 既に自分で腟内に戻す操作では制御不能になっているので，該当しない。割れ問

解答率 a 86.5％，b 0.4％，c 62.6％，d 2.0％，e 47.6％

ポイント
骨盤臓器脱は，外観から直感的に判断できるが，今回のような例文から想定できるように現症と病態を文章で理解しておく必要がある。つまり，骨盤臓器脱の主症状は，子宮腟部，頸部または体部が腟内・腟外に下垂または脱出し，子宮腟部は外的刺激によって潰瘍形成や易出血性を呈する状態であり，程度の差はあるが脱出感も自覚する。骨盤臓器脱の分類を参考にして下垂・脱の程度を理解しておく必要がある。

本問では，骨盤臓器脱の程度を判断し，治療として何を選択するかが問われている。骨盤臓器脱があっても症状を訴えない場合は治療の対象にはならない。治療は症状を有する場合に行う。治療には，生活指導，骨盤底筋訓練指導，ペッサリー挿入，手術治療があり，患者の状態や希望により選択する。

①症状があり，stage Iに対して骨盤底筋訓練を指導する。
②症状があり，stage Ⅱ以上に対してペッサリー療法または手術療法を行う。

これらの治療指針を理解しておく。なお，子宮脱の40～50％に合併する尿失禁は主として腹圧性であり，骨盤支持組織の脆弱化によって生じる。

正解 a，c **正答率** 49.9％ ▶参考文献 MIX 308

受験者つぶやき
・子宮脱の治療を覚えていなかったです。
・物理的に落ちてこないようにします。子宮脱では膀胱や直腸が突出してさまざまな症状をきたすことがあります。
・bとdをまず切りました。aが○というのはわかりましたが，ペッサリーを使うかどうかはわからず。問題文に「還納しにくくなり」と記載があったので，自信がありませんでしたがcを選択。
・a，c，eで悩みましたが，歩行に支障をきたすほどなのでしっかり治療せねばと思いました。

A 医学各論

Check ■■■

112A-66 70歳の男性。労作時の呼吸困難を主訴に来院した。3年前から労作時の息切れを自覚し、徐々に増悪するため受診した。夜間睡眠中には自覚症状はない。43歳時に心房中隔欠損症の手術歴がある。気管支喘息の既往はない。喫煙は20本/日を47年間。3年前から禁煙している。体温36.4℃。脈拍72/分、整。血圧134/70 mmHg。呼吸数20/分。SpO_2 97%(room air)。6分間歩行試験ではSpO_2の最低値は91%であった。胸部聴診では呼吸音は減弱し、軽度のrhonchiを聴取する。心エコー検査では、左室駆出率は保たれ推定肺動脈圧の上昇も認めない。呼吸機能所見:VC 3.40 L, %VC 92%, FEV_1 1.30 L, FEV_1% 38%。胸部エックス線写真（**別冊 No. 32A**）と胸部CT（**別冊 No. 32B**）とを別に示す。

　初期治療として適切なのはどれか。**2つ選べ**。

　　a　抗菌薬の投与
　　b　在宅酸素療法
　　c　副腎皮質ステロイド吸入薬の投与
　　d　長時間作用性吸入$β_2$刺激薬の投与
　　e　長時間作用性吸入抗コリン薬の投与

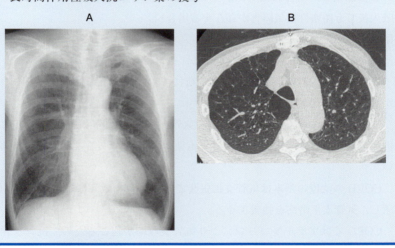

アプローチ
①3年前から労作時呼吸困難, 徐々に増悪 ⟶ 慢性経過であるが, 進行性
②70歳の男性, 喫煙20本/日 47年（3年前まで）⟶ 重喫煙歴のある高齢男性
③安静時SpO_2 97%, 6分間歩行試験にて最低値91% ⟶ 運動負荷にて低酸素状態
④聴診にて呼吸音減弱, rhonchiの聴取 ⟶ 肺の過膨張, 気流閉塞の存在
⑤呼吸機能検査にて%VC 92%, FEV_1% 38% ⟶ 閉塞性換気障害
⑥心エコーにて左室駆出率正常, 推定肺動脈圧上昇なし ⟶ 左心不全は否定

画像診断

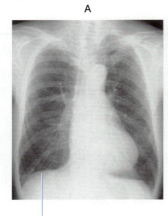
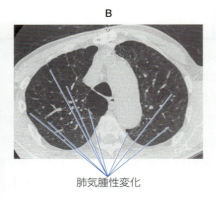

A: 横隔膜の平低化。肺野に腫瘤，活動性肺炎像は認めない

B: 肺気腫性変化

鑑別診断 　呼吸困難を主訴とする高齢男性である。喫煙歴から，循環器疾患，慢性閉塞性肺疾患〈COPD〉を考える。夜間睡眠に問題がないことから，夜間の低酸素血症は生じていないものと考える。心エコー検査結果から左心不全，右心不全は否定できる。気管支喘息の既往がなく，呼吸機能検査，胸部画像所見からCOPDと診断する（ただし，診断基準では，気管支拡張薬吸入後でも閉塞性換気障害が存在する場合）。

確定診断 　慢性閉塞性肺疾患〈COPD〉

選択肢考察
- × a　感染症を示す症状・所見はないため，投与は行わない。
- × b　安静時SpO₂ 97%であり，運動負荷にても呼吸不全には至っていないため，薬物療法が治療の第一選択となる。
- × c　喘息を合併するCOPDではほかの気管支拡張薬と併用して使用することはあるが，本例は喘息の既往がないこと，慢性安定期のCOPDであることから，初期治療では用いない。
- ○ d　COPDの治療の基本は気管支拡張薬である。β₂刺激薬は気管支平滑筋のβ₂受容体を刺激し，気管支平滑筋を弛緩させる。
- ○ e　COPDではアセチルコリンにより気管支収縮が起こるため，抗コリン薬は気管支拡張効果を示す。

解答率 　a 5.6%，b 14.2%，c 28.0%，d 80.7%，e 70.5%

ポイント 　安定期のCOPDの管理のアルゴリズムを覚えておくこと。

正解 　d，e　　正答率 56.6%　　▶参考文献　MIX 235

受験者つぶやき
- HOTを選ばせないようにわざとSpO₂は91%にしているのだと判断しました。
- 在宅酸素療法はしっかり適応を覚えましょう。また喘息もですが急性増悪時と安定期の治療はしっかり分けて考えましょう。
- COPDと気管支喘息の治療を混同しないことが重要です。
- COPDの安定期の薬物治療にステロイドもありますが，dとeの方が優先的だと覚えてました。急性増悪時の治療も押さえておきましょう。

112A-67 56歳の男性。胸背部痛のため救急車で搬入された。本日，事務仕事中に突然の胸背部痛を訴えた後，意識消失した。意識は数秒で回復したが胸背部痛が持続するため，同僚が救急車を要請した。意識は清明。身長163 cm，体重56 kg。体温36.2℃。心拍数92/分，整。血圧（上肢）右 194/104 mmHg，左 198/110 mmHg。呼吸数24/分。SpO₂ 100%（マスク10 L/分 酸素投与下）。心音と呼吸音とに異常を認めない。神経学的所見に異常を認めない。血液所見：白血球21,000。血液生化学所見：AST 15 U/L，ALT 15 U/L，LD 261 U/L（基準176〜353），尿素窒素18 mg/dL，クレアチニン0.6 mg/dL，尿酸6.4 mg/dL，血糖115 mg/dL，Na 142 mEq/L，K 3.8 mEq/L，Cl 107 mEq/L，心筋トロポニンT陰性。心電図に異常を認めない。胸部造影CT（**別冊No. 33**）を別に示す。

治療として適切なのはどれか。**2つ選べ**。

a 血腫除去術
b 心囊ドレナージ
c 人工血管置換術
d 大動脈内バルーンパンピング〈IABP〉
e カルシウム拮抗薬の持続点滴静注による降圧

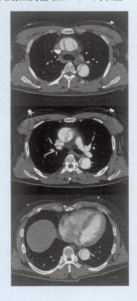

アプローチ

①56歳の男性の突然の胸背部痛。持続性だが，持続時間は不明 ➡ 持続性の胸背部痛は循環器疾患，呼吸器疾患，消化器疾患，整形外科疾患などさまざまな領域にわたる。

②意識消失を伴ったが数秒で回復した。神経学的にも異常なし ➡ 失神である。さまざまな病態が原因になって起こる脳血流の減少による，一過性の低酸素脳症

③重度の高血圧 ➡ 高血圧が関与する病態を疑う。

④血圧の左右差はほぼ認めない ➡ 右上肢血圧は左上肢血圧と等しいか+10 mmHgまでが正

常。この症例の左右差は誤差範囲と考える。血管性のイベントはこの時点では考えにくい。
⑤白血球 21,000 ⟶ 著しい増多で，何らかの重度の器質的異常を示唆する。白血球増多以外のデータには異常を認めない。
⑥心筋トロポニンT陰性，心電図に異常なし ⟶ 急性心筋梗塞は確認されない。

画像診断

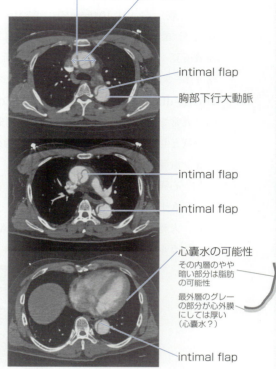

胸部造影 CT が 3 スライス提示されている。スケールがないので正確にはわからないが，上行大動脈がやや拡張し，すべてのスライスで大動脈内に明らかな intimal flap と 2 つの腔（真腔，偽腔）を認め，大動脈解離と診断できる。真腔，偽腔ともよく造影されており，両者とも血流が存在することを示唆する。上行大動脈に解離が及んでいるので，Stanford A 型急性大動脈解離である。また 3 枚目の CT では，少量の心嚢水の存在を疑う。

胸水の貯留や，肺血栓塞栓症，腫瘍性病変，その他の器質的肺疾患などの異常は指摘できない。

鑑別診断 大動脈解離が存在することは明らかである。失神発作に関しては，解離によって一時的に腕頭動脈や左総頸動脈の起始部で血流が障害されて脳血流の減少が起こったが回復したのか，あるいは急性の心嚢内出血で一時的に急性心タンポナーデの病態を呈したか，十分な鑑別が必要である。

確定診断 Stanford A 型急性大動脈解離（偽腔開存型）

選択肢考察
× a　どこの血腫を除去するのかわからないが，解離腔の血腫は除去できないし，仮に急性心タンポナーデであっても，少量なので除去困難である。
× b　仮に心タンポナーデであっても，現時点では循環動態が安定しているので不要である。
○ c　Stanford A 型急性大動脈解離で偽腔が血栓閉塞していない場合は緊急手術の適応である。
× d　**禁忌**である。
○ e　急性期における治療で最も重要なことは，降圧，脈拍数のコントロール，鎮痛および安静である。降圧の目標は 100〜120 mmHg とされている。

解答率 a 1.6％，b 4.1％，c 97.8％，d 0.4％，e 95.3％

ポイント　大動脈解離の典型的な症状は，大動脈が裂ける際の突然の急激な胸背部痛である。この痛み

は背中から腰部へと移動することが多い。約70〜80%の症例でこの胸背部痛は認められるが，症状のない例も約6.4%の頻度で存在する。

その他の臨床症状は，解離に関連した分枝の循環障害に基づく。

急性解離の9〜20%では典型的な痛みや神経学的異常がなくても失神を起こすといわれている。心タンポナーデのほか，激しい痛みや脳血管の閉塞，大動脈のバロレセプター反射にても失神は起こりうる。

Stanford A型は極めて予後不良な病態で，症状の発症から1時間当たり1〜2%の致死率があると報告されている。一般に内科療法のみの予後は極めて不良で，外科療法すなわち緊急手術の適応である。現在の外科治療は，裂孔のある上行大動脈置換術および，必要に応じて弁輪部の修復術が行われる。

正解 c，e　**正答率** 93.5%　▶参考文献 MIX 218

受験者つぶやき
- 大動脈解離の治療は降圧とオペだと覚えてました。
- 基本的な問題です。大動脈解離では上行大動脈にまで解離が及んでいるかどうかも必ず確認しましょう。治療が変わってきます。
- 大動脈解離の治療を素直に選びました。
- Stanford Aの解離ときたらオペです。血圧下げてからオペをしないと危険です。

Check ■ ■ ■

112A-68　35歳の女性。職場の健康診断で肝機能検査の異常を指摘されて来院した。自覚症状はない。昨年も同様の指摘をされたがそのままにしていた。飲酒は機会飲酒。常用薬はなく，自然食品やサプリメントも服用していない。身長163 cm，体重56 kg。体温36.3℃。脈拍56/分，整。血圧116/62 mmHg。眼瞼結膜と眼球結膜とに異常を認めない。腹部は平坦，軟で，肝・脾を触知しない。圧痛を認めない。下肢に浮腫を認めない。血液所見：赤血球325万，Hb 12.0 g/dL，Ht 32%，白血球5,300，血小板27万，PT-INR 1.0（基準0.9〜1.1）。血液生化学所見：総蛋白7.0 g/dL，アルブミン4.3 g/dL，総ビリルビン0.7 mg/dL，AST 36 U/L，ALT 42 U/L，ALP 852 U/L（基準115〜359），γ-GTP 542 U/L（基準8〜50），空腹時血糖85 mg/dL，HbA1c 5.4%（基準4.6〜6.2），総コレステロール254 mg/dL，トリグリセリド95 mg/dL。HBs抗原陰性，HCV抗体陰性。

考えられるのはどれか。2つ選べ。

a　急性胆管炎
b　自己免疫性肝炎
c　原発性硬化性胆管炎
d　原発性胆汁性胆管炎
e　非アルコール性脂肪性肝炎

アプローチ
①35歳女性 ⟶ 若年〜中年女性に発症
②昨年同様の指摘をされた肝機能検査の異常 ⟶ 比較的緩徐な経過が推測される。
③飲酒は機会飲酒，常用薬や自然食品などもない ⟶ アルコール性，薬剤性肝障害は否定的
④腹部は平坦，肝・脾を触知しない ⟶ 肝硬変は否定的

⑤ 総ビリルビン 0.7 mg/dL，AST 36 U/L，ALT 42 U/L，ALP 852 U/L，γ-GTP 542 U/L
　→ 黄疸は認めず，肝細胞障害も認めない．胆道系酵素の上昇を認める．
⑥ 総コレステロール 254 mg/dL　→ 高脂血症の併存を認める．
⑦ HBs 抗原陰性，HCV 抗体陰性 → ウイルス性肝炎は否定的

鑑別診断　「アプローチ」①，②より若年〜中年女性に発症する比較的緩徐な経過の肝機能検査の異常を有する疾患が考えられ，③，④，⑦からウイルス性，薬剤性，アルコール性肝障害は否定的である．また肝硬変も否定的である．⑤から，肝実質性障害は認めず，胆道系酵素の上昇は認めるものの，黄疸を認めない疾患が考えられる．

選択肢考察
× a　急性胆管炎の場合は，明らかな発熱や白血球上昇を認めることが一般的であり，否定的である．
× b　自己免疫性肝炎は，中年女性に発症する慢性活動性肝炎をきたす自己免疫性疾患である．血清トランスアミナーゼの上昇を伴うことが一般的であり，否定的である．**割れ問**
○ c　原発性硬化性胆管炎は，肝内外の胆管の線維性狭窄を生じる進行性の慢性炎症性疾患である．胆道系酵素の上昇が特徴的であり，血清トランスアミナーゼの上昇は伴わないことも多い．
○ d　原発性胆汁性胆管炎は，中年女性に発症する慢性進行性の胆汁うっ滞性肝疾患である．胆道系酵素の上昇が特徴的であり，血清トランスアミナーゼの上昇は伴わないことも多い．また血清コレステロールの上昇を伴うことも多い．
× e　非アルコール性脂肪性肝炎は，メタボリックシンドロームの肝病変である非アルコール性脂肪性肝疾患の一つであり，肝細胞の脂肪沈着に慢性炎症を伴う慢性進行性肝疾患である．血清コレステロールの上昇などを伴うが，胆道系酵素の上昇よりは，血清トランスアミナーゼの上昇を伴うことが一般的であり，否定的である．

解答率　a 2.2%，b 32.4%，c 64.8%，d 75.2%，e 23.8%
確定診断　原発性硬化性胆管炎もしくは原発性胆汁性胆管炎
ポイント　慢性の経過を有する胆道系酵素の上昇をきたす疾患を考えさせる問題である．血清トランスアミナーゼを伴わないことから，肝実質障害よりも胆道系の障害を有する肝疾患であることが予測され，原発性硬化性胆管炎および原発性胆汁性胆管炎が鑑別診断に挙がる．

本問の狙い　慢性肝疾患の鑑別診断を問う問題である．自己免疫性肝炎における抗核抗体や，原発性胆汁性胆管炎における抗ミトコンドリア抗体など，疾患特異的な所見が提示されていない．そのため，臨床経過や一般的な血液生化学検査から考えられる疾患を複数予測できるかが問われていると考えられる．

正解　c，d　正答率 51.9%　▶参考文献　MIX 276

・年齢から一瞬 b を選びましたが，肝酵素が正常範囲内だと思ったのでやめました．
・PBC は Sjögren 症候群，PSC は IgG4 関連疾患に合併します．名前が変わってますます混同しやすくなったので気をつけましょう．
・肝酵素の上昇がなく，胆道系酵素の上昇のみ認めるので，胆管が病変の首座となり慢性的な疾患である c と d を選びました．
・ALP，γ-GTP 上昇から胆汁うっ滞所見があり，AST，ALT はほぼ正常という点から PBC を疑いました．

A 医学各論 123

Check ☐☐☐

112A-69 4歳の女児。手掌の発疹を主訴に父親に連れられて来院した。全身状態は良好である。保育園で同様の発疹を呈する児がいるという。来院時の手の写真（**別冊 No.34**）を別に示す。
診断確定のため観察する必要がある部位はどれか。**2つ選べ**。

a 咽頭　　b 足底　　c 外陰部　　d 前額部　　e 前胸部

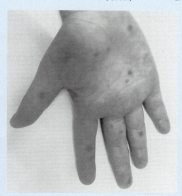

アプローチ
① 4歳の女児
② 手掌の発疹が主訴
③ 保育園で同様の発疹を呈する児が多い → 流行性疾患

画像診断　来院時の手の写真では，径数mmの水疱が手掌に散在している。手足口病を考える。

鑑別診断　小児の流行性疾患で水疱を伴う疾患としては，水痘がある。しかしながら，本例は水痘と違って水疱の性状が一様であること，また体幹ではなく手掌にみられること，痂疲を伴っていないことから，手足口病と診断される。このため，好発部位の口腔内・足底に同様の発疹がみられないか診察を行う。

確定診断　手足口病（エンテロウイルス感染）

選択肢考察
○ a　手足口病では咽頭に水疱がみられる。
○ b　手足口病では足底に水疱がみられる。
× c，× d，× e　手足口病は外陰部・前額部・前胸部には水疱を認めない。

解答率　a 96.7%，b 97.4%，c 1.9%，d 0.5%，e 2.5%

ポイント　発疹の形状として，同様の形態の水疱が手掌・足底・口腔内にみられることから「手足口病」と診断される。今後も，病態生理に基づく身体所見の観察に関する出題は増加するであろう。

正解　a，b　**正答率 94.8%**　▶参考文献　MIX 79　国小 183

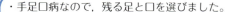

受験者つぶやき
・手足口病なので，残る足と口を選びました。
・手足口病は髄膜炎，ヘルパンギーナは髄膜炎や心筋炎を合併しうるため注意が必要です。
・手足口病の発疹の好発部位です。
・去年流行した手足口病が出ました！　ニュースなどで何が流行しているか確認することも大事です。

112A-70 54歳の女性。7時間前から心窩部痛を自覚したため救急外来を受診した。意識は清明。体温 38.5℃。脈拍 80/分, 整。血圧 154/94 mmHg。腹部は平坦で, 右季肋部に圧痛を認める。血液所見: 赤血球 433万, Hb 14.0 g/dL, Ht 42%, 白血球 12,400, 血小板 17万。血液生化学所見: アルブミン 4.5 g/dL, AST 24 U/L, ALT 18 U/L, LD 161 U/L(基準 176〜353), ALP 350 U/L(基準 115〜359), γ-GTP 94 U/L(基準 8〜50), 尿素窒素 21 mg/dL, クレアチニン 0.7 mg/dL。CRP 13 mg/dL。腹部造影CT(別冊 No.35)を別に示す。

この患者に対する処置として適切なのはどれか。2つ選べ。

a 結腸切除術
b 胆嚢摘出術
c イレウス管留置
d 経皮経肝胆嚢ドレナージ術
e 内視鏡的乳頭括約筋切開術

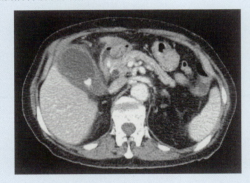

アプローチ ①右季肋部に圧痛 ⟶ 胆石症や胆嚢炎を疑う。

画像診断

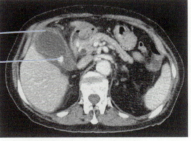

肥厚した胆嚢壁
石灰化を伴う胆石像

胆嚢内に石灰化を伴う結石像があり, 胆嚢壁の肥厚がある。胆石による急性胆嚢炎の典型像である。

鑑別診断 7時間前に発症した胆石を伴う急性胆嚢炎の症例である。提示画像では壁の肥厚した胆嚢内の結石が明らかであり, 炎症所見は伴うが, 全身状態は良好で, 軽症急性胆嚢炎と考えられる。

確定診断 急性胆嚢炎(軽症)

選択肢考察
×a 結腸の病変を示唆するデータはなく, 全く根拠のない選択である。
○b 7時間前に発症した胆石を伴う急性胆嚢炎であり, 胆嚢摘出術の適応である。

A 医学各論 125

× c 嘔気・嘔吐はなく，腸管通過障害を示唆するデータはない。全く根拠のない選択である。

◯ d 全身疾患などの全身麻酔下での手術に対するリスク因子があれば，まず経皮経肝胆嚢ドレナージで炎症を軽減してから，待機的に手術を選択する。

× e 提示された画像には総胆管結石は描出されておらず，ALP は正常範囲であり，総胆管結石の可能性は低い。内視鏡的乳頭括約筋切開術は総胆管結石に対する処置であり，選択する根拠に乏しい。

解答率 a 0.2%，b 96.4%，c 0.4%，d 97.9%，e 4.0%

ポイント 軽症急性胆嚢炎に対しては，発症後 72 時間以内であれば早期の胆嚢摘出術が推奨される。ただし，何らかの理由で早期に胆嚢摘出術が行えない場合には，経皮経肝胆嚢ドレナージを行った後に待機的に胆嚢摘出術を計画する。

正 解 b，d **正答率** 94.9%   ▶参考文献 MIX 270

受験者つぶやき
・急性胆嚢炎です。
・画像的にも迷うことはないでしょう。
・迷う選択肢がなかったので，素直に b と d を選びました。
・毎年 1 問は胆嚢炎か胆管炎の問題が出ます。絶対取りたい問題です。

Check ■ ■ ■

112A-71 64歳の女性。乳がん検診のマンモグラフィで異常を指摘され来院した。左乳房に長径約2cmの腫瘤を触知する。腫瘤は境界不明瞭で硬く圧痛を認めない。乳頭からの分泌物を認めない。マンモグラム（**別冊** No. 36）を別に示す。
次に行うべき検査はどれか。**2つ選べ。**

　a　血管造影
　b　乳管造影
　c　経皮的針生検
　d　乳房超音波検査
　e　骨シンチグラフィ

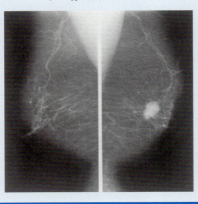

アプローチ
① 64歳の女性 → まず，乳癌を考える年齢
② 左乳房に長径約2cmの腫瘤を触知する。腫瘤は境界不明瞭で硬い → 乳癌を疑う触診の所見である。

画像診断

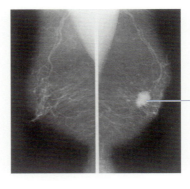

乳頭付近に辺縁不整，放射状陰影（スピキュラ）を伴う腫瘤像

　　　　右乳房　　　左乳房

マンモグラムのM-R（内外）撮影の左乳房に腫瘤像を認める。この撮影では，腫瘤が頭側か，尾側か，乳頭との位置関係を知ることができる。

鑑別診断　年齢や腫瘤の触診，マンモグラムの悪性所見から，乳癌と考えられる。
確定診断　乳　癌
選択肢考察　× a　血管造影は，血管に富む腫瘤像をつくる実質臓器の癌の診断に有用である。
　　　　　　　× b　乳頭からの分泌のあるときに乳管の拡張，乳管内腫瘤を診断するのに用いる。
　　　　　　　○ c　皮膚に局所麻酔し，腫瘤に直接，針を刺して癌細胞，組織を吸引する生検法である。

A 医学各論　**127**

○d　乳癌の画像診断の進め方として，マンモグラムの次は乳房超音波検査である。

×e　乳癌の確定診断がついた後には，乳癌に多い全身転移の中の骨転移をみることは必要である。

解 答 率　a 0.1%，b 1.0%，c 98.7%，d 96.5%，e 2.7%

ポイント　　乳癌の診断順序は，まず臨床的診断として触診，次に画像診断としてマンモグラム，乳房超音波検査である。確定診断としては経皮的針生検を行い，病理学的診断を得る。

正　解　**c，d**　**正答率 95.8%**　　　　　　　　　　　　　▶**参考文献**　**MIX** 327

受験者つぶやき
・乳癌の診断の流れは過去問で徹底して覚えました。
・エコーで腫瘤の形態を評価し，生検で診断確定します。
・乳癌の検査はまずマンモとエコー，次に針生検です。

Check ■■■

112A-72　82 歳の女性。筋肉痛を主訴に来院した。2 週間前の朝に，急に頸部，肩甲部，腰部，殿部および大腿部に筋肉痛とこわばりを自覚し，起き上がりが困難になり，症状が持続するため受診した。意識は清明。体温 37.8℃。脈拍 84/分，整。血圧 148/86 mmHg。尿所見：蛋白（－），潜血（－）。赤沈 110 mm/1 時間。血液所見：赤血球 312 万，Hb 9.8 g/dL，Ht 30%，白血球 10,200，血小板 43 万。血液生化学所見：総蛋白 5.9 g/dL，AST 29 U/L，ALT 28 U/L，LD 321 U/L（基準 176〜353），CK 38 U/L（基準 30〜140），尿素窒素 18 mg/dL，クレアチニン 0.7 mg/dL。免疫血清学所見：CRP 15 mg/dL，リウマトイド因子〈RF〉陰性，抗核抗体陰性。

この患者で注意すべき合併症を示唆する症状はどれか。**2 つ選べ。**

a　複視　　　　　　　b　盗汗　　　　　　　c　頭痛
d　網状皮斑　　　　　e　Raynaud 現象

アプローチ　①2 週間前の朝 ━━▶ 明瞭な突発性発症

②頸部・肩甲部・腰部・殿部・大腿部の筋痛 ━━▶ 体幹および近位に非関節性疼痛

③赤沈 110 mm/1 時間，赤血球 312 万，Hb 9.8 g/dL，Ht 30%，白血球 10,200，CRP 15 mg/dL ━━▶ 強い炎症反応と炎症性貧血

④リウマトイド因子，抗核抗体ともに陰性 ━━▶ 関節リウマチや SLE などは否定的

鑑別診断　　「アプローチ」②，③からリウマチ性多発筋痛症〈PMR〉や多発性筋炎，皮膚筋炎が想起される。しかしながら CK 正常範囲であり，①，④から PMR である可能性が高い。高齢女性であることも PMR の診断を間接的に支持する。PMR の一部には巨細胞性動脈炎〈GCA〉（旧称：側頭動脈炎〈TA〉）の合併が多いことが知られている。

確定診断　リウマチ性多発筋痛症

選択肢考察　○a　GCA では視神経の虚血により複視をきたすことがある。

×b　炎症状態全般で高頻度に起こりうる非特異的症状である。

○c　頭部血管の怒張により頭痛をきたす。側頭動脈怒張は GCA 診断の手がかりとなる。

128 国試112 ― 第112回　医師国家試験問題解説書

A

医学各論

×d　血管炎・自己免疫疾患・クリオグロブリン血症などで広くみられる。PMRやGCAではみられない。

×e　多発性筋炎，皮膚筋炎を含め多くの膠原病でみられる症状である。PMRやGCAではみられない。

解答率　a 66.7%，b 11.1%，c 89.8%，d 22.1%，e 9.3%

ポイント　日本人でのPMRとGCAの合併は，欧米人に比べ，少ないと思われる。しかし国試では頻出ポイントであるので留意すべきである。PMRでは疼痛による抑うつ状態が前景に立つ例があること，ステロイド治療に反応の良くないPMRでは悪性腫瘍が隠れていること，TAでは虚血症状の亜型として顎関節痛や顎跛行がみられることなどが実践的なポイントであろう。

正　解　a，c　**正答率 63.3%**　　　　　　　　　　　▶参考文献　MIX 402

受験者つぶやき
・111回の問題と同じかと思いました。
・PMRは除外疾患で見逃されやすいですがステロイドがよく効くので，診断できれば名医扱いされやすいらしいです。合併する巨細胞性動脈炎は失明に至るため要注意です。網状皮斑（リベド）は血管炎などで起きます。
・巨細胞性動脈炎でまずcを選びました。dとeは細い血管の障害で出る症状だと思い×にしました。aは視力低下であれば○なのに……と思いつつ，あらためてbを見てみると，慢性炎症が起こっているのだからbが○でも良いかなと思い，b，cを選んでしまいました。
・側頭動脈炎でcはわかりましたが，a，bで悩みました。視力低下は知ってたので，複視もあるかも？とaにしました。

A 医学各論

Check ■ ■ ■

112A-73 53歳の男性。3か月前から持続する上腹部痛を主訴に来院した。25歳ごろからアルコールを多飲している。上腹部に圧痛を認める。血液生化学所見：総ビリルビン1.0 mg/dL, AST 84 U/L, ALT 53 U/L, ALP 258 U/L（基準115〜359），γ-GTP 110 U/L（基準8〜50），アミラーゼ215 U/L（基準37〜160），空腹時血糖278 mg/dL，HbA1c 9.6%（基準4.6〜6.2），CA19-9 32 U/mL（基準37以下）。腹部CT（別冊No. 37A）とMRCP（別冊No. 37B）とを別に示す。

この患者への指導として適切なのはどれか。**2つ選べ。**

a 禁酒
b 水分制限
c 脂肪制限食
d 蛋白制限食
e 高エネルギー食

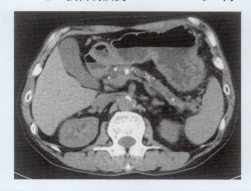
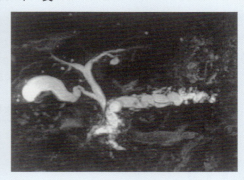

アプローチ
① 3か月前から持続する上腹部痛 → 急性疾患は考えにくい。
② 25歳ごろからアルコールを多飲 → アルコール関連の疾患が疑われる。
③ 上腹部に圧痛 → 膵疾患などが疑われる。
④ γ-GTP高値 → アルコール多飲と合致する。
⑤ アミラーゼ高値 → 膵疾患が疑われる。
⑥ 空腹時血糖高値，HbA1c高値 → 糖尿病である。

画像診断

A
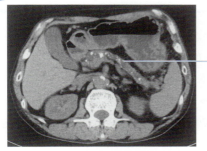
膵内に多数の膵石をびまん性に認める

B
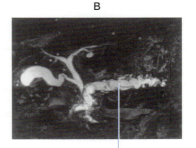
主膵管のびまん性拡張を認める

鑑別診断 30年に及ぶアルコール多飲があり，3か月前からの上腹部痛，上腹部の圧痛，アミラーゼ高値，腹部CTで膵頭部から尾部にかけてのびまん性の膵石，MRCPで主膵管のびまん性拡張

130 国試112 － 第112回　医師国家試験問題解説書

があり，限局性狭窄は指摘できない。アルコール性慢性膵炎の急性増悪による症状である。

確定診断　アルコール性慢性膵炎（急性増悪）

選択肢考察
○ a　アルコール性慢性膵炎であり，禁酒を指導すべきである。
× b　糖尿病で高血糖状態のため，水分を制限することは避けるべきである。
○ c　慢性膵炎であるため，脂質は制限するべきである。
× d　蛋白摂取は必要であり，慢性膵炎を増悪させることはない。
× e　糖尿病があるため，摂取カロリーは制限すべきである。

解答率　a 97.6%，b 0.3%，c 83.6%，d 15.2%，e 1.9%

ポイント　アルコール多飲があり，CTで膵石の存在，MRCPで主膵管のびまん性拡張がわかれば，慢性膵炎であることは比較的容易に判断が可能である。糖尿病を有する慢性膵炎患者は少なくないことから，その適切な指導について理解しておくことが重要である。

正　解　**a，c**　**正答率** 81.9%　　　　　　　　　▶参考文献 **MIX** 277

受験者つぶやき
・慢性膵炎のリスクとなるものを選びました。
・慢性膵炎はうっ滞→膵石析出→さらに詰まる，と考えると画像所見がわかりやすいと思います。
・慢性膵炎では脂肪を分解するリパーゼなどの分泌（外分泌）の機能が低下するので，脂肪制限します。
・CTで石灰化が見え，慢性膵炎だと思いました。治療は禁煙，断酒，低脂肪食です。

Check ■ ■ ■

112A-74　32歳の女性。乾性咳嗽を主訴に来院した。5年前から毎年，2月から5月までの間に乾性咳嗽を自覚していたが，今年も2月から同様の症状が出現したため受診した。アレルギー性鼻炎の既往がある。喫煙歴はない。体温 36.8℃。脈拍 72/分，整。血圧 120/60 mmHg。呼吸数 16/分。SpO_2 99%（room air）。呼吸音に異常を認めない。胸部エックス線写真で異常を認めない。

次に行うべき検査として適切なのはどれか。**2つ選べ。**

a　胸部CT　　　　　　　b　気管支鏡検査　　　　　c　動脈血ガス分析
d　スパイロメトリ　　　 e　喀痰中好酸球比率算定

アプローチ
①32歳の女性，喫煙歴なし━➤中高年に発生する喫煙関連疾患を除外
②毎年2〜5月に乾性咳嗽━➤季節変動のある疾患を考える。
③アレルギー性鼻炎あり━➤アレルギー性素因あり
④呼吸音異常なし，胸部エックス線異常なし━➤気管支喘息発作，肺炎は否定

鑑別診断　季節変動のある乾性咳嗽である。若年の非喫煙女性であることからCOPDは否定される。呼吸音に異常がないことから気管支喘息発作の状態ではないことがわかる。アレルギー性素因を考えると，咳喘息，アトピー咳嗽，気管支喘息を想定して検査を進めていくことになる。

選択肢考察　× a　中高年，喫煙者であれば，肺門部肺癌，肺気腫の可能性を考え，施行することはあるが，本例は若年非喫煙女性であり胸部エックス線で異常を認めないことから，次に行うべ

き検査ではない。
- ×b 胸部エックス線にて異常がなく，血痰が出ているわけではないため，必要性は低い。
- ×c SpO$_2$ 99%と正常であり，症状・経過から肺胞換気を調べる必要性は低い。
- ○d 咳喘息では中枢～末梢気道に炎症がみられるため，末梢気道閉塞障害の存在の有無の確認のため，次に行うべき検査である。
- ○e 咳喘息では喀痰，気管支洗浄液での好酸球比率が高く，補助診断に有用であり，次に行うべき検査である。

解答率 a 21.4％, b 7.6％, c 7.4％, d 70.1％, e 91.9％

ポイント 乾性咳嗽を主訴とする診断について問う設問である。アレルギーが関与する気道疾患の鑑別方法を把握しておくこと。

正解 d, e 　正答率 64.4％　　　　　　　　　　　▶参考文献 MIX 235

- ・喘息の診断に必要そうなものを選びました。
- ・胸部エックス線で異常を認めないことがポイントでしょうか。
- ・春先に症状が悪化する点に違和感を覚えながらも，咳喘息を疑い，d，eを選びました。アレルギー性疾患ではありそうです。
- ・喘息だと思いました。アレルギー性鼻炎の既往から，好酸球が関与するI型アレルギーかなと思いました。

Check ☐ ☐ ☐

112A-75 24歳の女性。発熱と左下腿の浮腫とを主訴に来院した。1年前から海水浴やスキーに行った際に顔面の紅斑が出現した。1か月前から37℃台の発熱と顔面紅斑が持続し、1週間前から左下腿の浮腫を自覚したため受診した。体温 37.5℃。脈拍 80/分、整。血圧 124/76 mmHg。呼吸数 12/分。SpO_2 98%（room air）。頬部と爪周囲とに紅斑を認める。心音と呼吸音とに異常を認めない。両手関節と肘関節とに圧痛を認める。左下腿部の腫脹と把握痛とを認める。尿所見：蛋白（±），潜血1＋，沈渣に赤血球5～10/1視野，白血球1～4/1視野，細胞円柱を認めない。血液所見：赤血球330万，Hb 10.5 g/dL，Ht 32％，白血球 3,200（桿状核好中球20％，分葉核好中球45％，好酸球2％，好塩基球1％，単球3％，リンパ球29％），血小板12万，PT-INR 1.1（基準 0.9～1.1），APTT 44.5秒（基準対照 32.2），Dダイマー 6.5 μg/mL（基準 1.0以下）。血液生化学所見：総蛋白 7.4 g/dL，アルブミン 4.0 g/dL，CK 52 U/L（基準 30～140），尿素窒素 16 mg/dL，クレアチニン 0.6 mg/dL。免疫血清学所見：CRP 0.2 mg/dL，リウマトイド因子〈RF〉陰性，抗核抗体 2,560倍（基準 20以下），抗 dsDNA抗体 107 IU/mL（基準 12以下），CH_{50} 17 U/mL（基準 30～40），C3 32 mg/dL（基準 52～112），C4 7 mg/dL（基準 16～51）。心電図，胸部エックス線写真および心エコー検査で異常を認めない。

次に行うべき検査はどれか。**2つ選べ。**

a 腎生検
b 下肢の筋生検
c 抗 Jo-1抗体測定
d 下肢静脈超音波検査
e 抗カルジオリピン抗体測定

▶**臨床eye** **Step1** 24歳女性　発熱と左下腿浮腫

①片側の下腿浮腫 ➡ 片側という点では局所の感染（蜂窩織炎），静脈やリンパ液の灌流障害（手術後，腫瘍圧迫，血栓などによる）を鑑別とする。
②1か月前からの発熱 ➡ 感染症，膠原病，悪性腫瘍の合併を考える。
③顔面紅斑 ➡ 化粧品などのアレルギーも考えられるが，20歳代女性の発熱も加味して全身性エリテマトーデス〈SLE〉を疑う ➡ 下腿浮腫は両側ならループス腎炎で説明がつくが，片側であることから抗リン脂質抗体症候群〈APS〉の合併を示唆する。

Step2 病歴，身体診察

④1年前から海水浴やスキーに行った際の顔面の紅斑，頬部紅斑 ➡ 日光過敏性皮疹であり，急性皮膚型ループスが考えられる。
⑤両手関節と肘関節に圧痛 ➡ 関節炎（滑膜炎）を示唆
⑥左下腿の腫脹と把握痛 ➡ 炎症の存在。蜂窩織炎であれば発赤などの色調変化の記載があるはずであり，深部静脈血栓症〈DVT〉が考えられる。

Step3 検査所見

⑦蛋白尿±と尿潜血1＋，沈渣で赤血球5～10/1視野 ➡ 軽度腎炎所見があるが，発熱に

A　医学各論　**133**

伴うものとも考えられ，ループス腎炎は否定的（SLE 分類基準の腎病変の基準である尿
蛋白≧0.5 g/日，赤血球円柱も認めない）。

⑧白血球＜4,000 およびリンパ球＜1,000 ⟶ SLE 分類基準の白血球減少を満たす。これで
④，⑤も含め 3 つめ。残りは免疫学的基準の 1 項目があれば SLE と診断できる。

⑨尿素窒素 16 mg/dL，クレアチニン 0.6 mg/dL ⟶ 腎機能に問題はなく，⑦の評価を支
持する。

⑩ APTT 延長，PT-INR 正常 ⟶ 内因系凝固異常であり，循環性抗凝血素（凝固因子イン
ヒビターや抗リン脂質抗体）の存在や，Ⅷ，Ⅸ，Ⅺ，Ⅻ因子の欠乏，ヘパリン使用を鑑
別する。

⑪ D ダイマー上昇 ⟶ 二次線溶（血管内凝固に続発する線溶）の亢進を示唆する。DIC，
血栓症，敗血症などを鑑別とする。⑥からは DVT が最も考えやすい。

⑪抗核抗体 2,560 倍，抗 dsDNA 陽性，低補体血症 ⟶ 免疫学的基準の 3 項目も満たし，
SLE の診断。

Step4)　総合考察

SLE の分類改訂基準で臨床的基準は④，⑤，⑧で 3 つ。免疫学的基準の 1 項目を含む 4
項目で SLE と診断できるが，⑪で 3 項目も満たすので，SLE と診断できる。SLE の少な
くとも 1 割には APS が合併するが，⑩から抗リン脂質抗体（抗カルジオリピン抗体やル
ープスアンチコアグラント）の存在を示唆しており，APS の合併を疑う。さらに⑥，⑪の
存在から DVT の合併を示唆し，これは APS を支持する。

確定診断　全身性エリテマトーデス〈SLE〉，深部静脈血栓症〈DVT〉の疑い，抗リン脂質抗体症候群
〈APS〉の疑い

選択肢考察　×a　腎生検は，尿蛋白の増加や赤血球円柱などのループス腎炎の合併の可能性が強くなれば
検討する必要があるが，現時点で次に行うほど優先度は高くない。

×b　筋生検は皮膚筋炎，多発筋炎などの炎症性筋疾患などで検討するが，本例では CK の上
昇は認めず否定的である。

×c　抗 Jo-1 抗体は皮膚筋炎，多発筋炎の標識抗体であるが，上記理由で否定的である。

○d　下肢静脈超音波検査は DVT の確定診断に必要である。造影剤を使用せず，腎機能増悪
の心配もない。

○e　抗カルジオリピン抗体は β_2 グリコプロテイン〈GPI〉を認識する抗体であり，向血栓
細胞に作用し，血栓分子を誘導する。したがって APS の診断のみならず，近年は血栓リ
スクの定量化にも用いられはじめている。

解答率　a 18.9%，b 1.3%，c 1.9%，d 88.9%，e 88.2%

ポイント　　APS と DVT の診断に必要な検査についての問題である。SLE からループス腎炎と誤解し
て腎生検を選ばないようにしたい。重要なのは片側の浮腫である。もしループス腎炎による尿
からの蛋白漏出で低蛋白血症からの浮腫であれば，両下肢に浮腫をきたすはずである。また
APTT が延長している点も APS のヒントとなる。

正　解　**d，e**　**正答率 78.7%**　　　　　　　　　　　　▶参考文献　MIX 399，403

- SLEにAPSを合併するのはわかっていたのですが，eだけで満足してdを見落としました。
- SLEを疑ったら問題文中に番号を書きながら読み，診断基準を満たすか数えながら解くようにしてました。
- SLEだけでDVTの症状は出ないと思い，SLEに合併した抗リン脂質抗体症候群を疑いました。
- 若い女性であり，抗リン脂質抗体症候群，それによるDVTだと思いました。

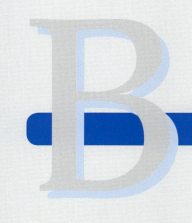

B問題 必修の基本的事項 49問

必修一般 24問
必修臨床 15問
必修長文 10問

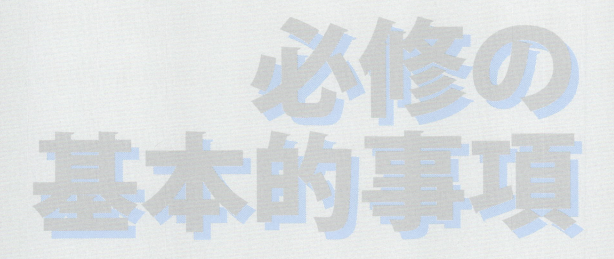

Check ■■■

112B-1 標準予防策〈standard precautions〉について正しいのはどれか。
 a 患者を隔離する。
 b 医療者の手指衛生を徹底する。
 c 感染症と診断してから開始する。
 d 感染症の治療が済んだら終了する。
 e 特定の感染症への対策として実施する。

選択肢考察
 × a 隔離を必要とするか否かにかかわらず，標準予防策はすべての患者に対して行う。
 ○ b 手指衛生は，標準予防策の最も基本的な処置である。
 × c 標準予防策は，感染症の有無にかかわらず，すべての患者に対して行う。
 × d 標準予防策は，感染症の治療が済んだ後でも行う。
 × e 特定の感染症に対してではなく，すべての患者に行うのが標準予防策である。

解答率 a 0.5%，b 99.3%，c 0.0%，d 0.1%，e 0.0%

ポイント
・標準予防策とは，すべての患者の血液，汗を除く体液，分泌物，排泄物，健常でない皮膚，粘膜は感染性があるものとして対応することで，患者および医療従事者双方の感染リスクを低減するために実施する。
・手指衛生は標準予防策の基本である。さらに，血液や体液で汚染される可能性がある場合には，手袋やマスク，ゴーグル，ガウン（またはエプロン）を着用することも標準予防策の一つである。
・標準予防策により，既に明らかになっている感染症はもとより，未知の病原体に対する感染防止も期待できる。
・標準予防策がなされた上で，特定の感染経路を有する患者に対して「感染経路別予防策」を追加する。院内感染で重要な感染経路別対策は，空気感染対策，飛沫感染対策，接触感染対策の3つである。

正解 b **正答率** 99.3%　　　▶参考文献 MIX 88

受験者つぶやき
・標準予防策は常に行うことです。医療者の手指が院内では主な感染源になりうることは念頭に置いておきましょう。
・おなじみの問題です。
・去年の必修のような難易度だったら嫌だなと思っていましたが，1問目から簡単で，ひとまず安心しました。

Check ■ ■ ■

112B-2 院内の医療安全を推進する上で**誤っている**のはどれか。
　a　医療安全に関する研修を行う。
　b　ヒヤリハット事例の検討を行う。
　c　誰でも間違う可能性があることを理解する。
　d　薬液を使用する際に声出し指差し確認を遵守する。
　e　医療事故調査を行う目的は責任を追及するためである。

選択肢考察
　○a　医療安全を推進する上で医療スタッフの教育は大切で，そのための研修は必要である（各種研修あり）。
　○b　重大な医療事故・医療過誤（アクシデント）などに至らないように，これらに直結しうるヒヤリハット（インシデント）事例の検討を行う。
　○c　医療の世界だけでなく，どの世界でも人為的ミスを100％防ぐことは不可能であり，誰でも間違う可能性がある。
　○d　原始的だが，薬液の使用や輸血バッグなどの確認は，使用する際に声出し指差し確認を遵守する。できれば，複数人で行う。
　×e　医療事故調査を行う目的は医療事故の再発防止であり，責任を追及するためではない。

解答率　a 0.1％，b 0.0％，c 0.0％，d 0.1％，e 99.6％

ポイント　院内の医療安全を推進する上で，さまざまな工夫が各病院で行われており，本選択肢 a ～ d を基本にして医療の安全確保と医療の質の向上が図られている。

正解　e　**正答率** 99.6％　　▶参考文献　MIX 6

受験者つぶやき

・丁寧に選択肢を読んで消していきました。
・責任追及のためだと隠蔽が蔓延しそうです。
・aからdはどう考えても間違いになりそうにありませんでした。

Check ■ ■ ■

112B-3 多数の傷病者が発生した場面でトリアージを行う際，脈拍108/分，整，呼吸数14/分で，歩くことはできず，簡単な指示に従うことができる状態の患者に適用すべきトリアージタッグはどれか。
　a　黒タッグ　　　　　b　赤タッグ　　　　　c　黄タッグ
　d　緑タッグ　　　　　e　タッグなし

選択肢考察
　×a　黒タッグは，死亡もしくは，救命不可能な患者に適用する。
　×b　赤タッグは，最優先で搬送，治療する患者に適用する。
　○c　黄タッグは，念のために搬送する患者に適用する。
　×d　緑タッグは，搬送する必要のない患者に適用する。

× e　タッグなしは，治療する必要のない患者に適用する。

解答率　a 0.2%，b 7.6%，c 89.2%，d 3.0%，e 0.0%

ポイント　トリアージタッグとは，患者の重症度により，治療の優先度が色別でわかるように取り付けるものである。過去にも出題されており，何色がどういう患者に適用されるか押さえておく必要がある。

判定基準には，歩行，呼吸，循環，意識で選別するSTART法が用いられる。

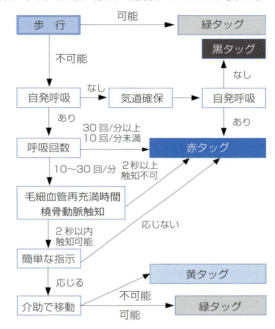

災害現場におけるトリアージ（START plus法）

正解　c　　**正答率** 89.2%　　▶参考文献　MIX 464

受験者つぶやき

・歩けないけど重症ではないので黄色，実習中に何度も確認してました。
・大まかに，歩けるかどうか→自発呼吸あるか→状態悪いか，で見ていきますが，必ず分類表に目を通しておきましょう。
・赤タッグのみ覚えました。
・歩くことができないので黄色です。トリアージは自分で表を書けるようにすると安心です。

112B-4

成人の筋骨格系の診察において正しいのはどれか。

a 徒手筋力テストで筋収縮のみが認められる場合は1と評価する。
b 下腿周径は膝蓋骨下縁から5cm遠位の部位で測定する。
c 下肢長は恥骨結合から母趾爪先までを測定する。
d 膝関節の可動域は6方向を測定する。
e 大腿周径は最大周径で測定する。

選択肢考察
○a 徒手筋力テスト〈manual muscle testing〉で筋収縮のみは1（trace）である。
×b 下腿周径は下腿近位1/3のレベルで計測する。
×c 下肢長は上前腸骨棘から内果までの距離〈棘果長：spina malleolar distance〉である。
×d 膝関節の可動域は屈曲，伸展の2方向である。
×e 大腿周径は膝蓋骨から10cm近位のレベルで計測する。

解答率 a 79.4％，b 2.3％，c 0.4％，d 1.1％，e 16.8％

ポイント 整形外科における基本的な診察のポイントである。特に徒手筋力テストは各領域にまたがって使用されるので十分理解しておく必要がある。

正解 a　正答率 79.4％　▶参考文献 MIX 182　コンパクト 152

受験者つぶやき
・aだけは絶対に合ってると思ったので，ほかは深く考えないようにしました。
・bとcとeはよくわかりませんでしたがaは確実です。徒手筋力テストで評価0は筋収縮も認められません。
・MMTの最低点は0です。
・正直b，c，eは知識があやふやで焦りましたが，aは間違ってなさそうと自分を信じました。

112B-5

造影CTを施行するにあたり事前に確認すべきこととして最も重要なのはどれか。

a 喫煙歴　　b 飲酒歴　　c 肝機能　　d 腎機能　　e 認知機能

選択肢考察
×a 喫煙歴は造影CTに影響しない。
×b 飲酒歴は造影CTに影響しない。
×c CT用のヨード系造影剤は腎より排泄されるので，肝障害との関連はない。
○d 腎機能が低下している患者にCTでヨード系造影剤を使用すると造影剤腎症発症のリスクがある。
×e 認知機能は造影CTに影響しない。

解答率 a 0.2％，b 0.0％，c 0.0％，d 99.7％，e 0.0％

ポイント 腎機能が低下している患者にヨード系造影剤を使用すると，急性腎障害を起こす。これは造影剤投与による血管攣縮に伴う腎虚血や造影剤による尿細管の障害によるとされている。血清

Crが1.5〜4.0 mg/dLでは4〜11%，糖尿病と軽度から中等度の腎障害を有する患者では9〜38%に造影腎症が起きるとされている（日内会誌 99：938-942, 2010より引用）。

一般に造影CTでの危険因子には腎障害（血清Cr：1.2 mg/dL以上），糖尿病，多発性骨髄腫，脱水，腎毒性薬剤の併用などがあり，現在ではCT検査前の血清Crチェックは必須となっている。

正 解　d　正答率 99.7%　　　　　　　　　　　▶参考文献　MIX 450

受験者つぶやき
・腎機能が悪い人には造影禁忌なのは覚えていました。
・造影の場合は必ず腎機能とアレルギーの有無を確認します。
・クレアチニンを測ってから造影します。
・臨床問題でも，造影CTを答えとして選ぶときは腎機能を確認する習慣をつけましょう。

Check ■■■

112B-6　解釈モデルを知るための質問として**適切でない**のはどれか。
　a　「症状をあげていただけますか」
　b　「どんな治療が必要になるとお考えですか」
　c　「病気が治ったら生活はどう変わりますか」
　d　「病気があることでどのようにお困りですか」
　e　「原因について思い当たることはありませんか」

選択肢考察　解釈モデルとは，「患者あるいは医療者が考える，病気の原因，病態，経過，病気の影響，望む治療法，期待感などの体系」である。
　×a　aは単に症状を聞いている問診で，患者の解釈モデルを問う質問ではない。
　○b，○c，○d，○e　b以下は明らかに解釈モデルを問う質問である。

解答率　a 91.2%，b 1.3%，c 5.4%，d 1.1%，e 1.1%
正 解　a　正答率 91.1%　　　　　　　　　　　▶参考文献　MIX 458

Check ■■■

112B-7　子宮頸癌罹患と最も関連が深いのはどれか。
　a　飲酒　　b　喫煙　　c　睡眠　　d　塩分摂取　　e　身体活動

選択肢考察　×a　飲酒により食道癌や大腸癌，乳癌のリスクは上昇するが，子宮頸癌罹患との関連は薄い。
　○b　喫煙により肺癌や胃癌など多くの癌のリスクが上昇する。子宮頸癌についても独立したリスク因子であることが証明されている。
　×c　睡眠不足による自己免疫能低下が発癌と関連していると考えられているが，子宮頸癌罹患との関連は薄い。

×d 塩分の過量摂取により胃癌の発生頻度が上昇するが，子宮頸癌罹患との関連はない。
×e 身体活動が増加すると，男性では結腸癌，肝癌，膵癌，女性では胃癌のリスクが低下するが，子宮頸癌罹患との関連はない。

解答率 a 2.8％，b 77.5％，c 0.7％，d 0.4％，e 18.6％

ポイント 子宮頸癌は性行為によって感染するヒトパピローマウイルス〈human papillomavirus：HPV〉の感染が，特に扁平上皮癌の確立したリスク要因とされている。子宮頸癌患者の90％以上からHPVが検出され，中でも16型や18型などが子宮頸癌の発生と関係が強いハイリスクタイプのHPVとして知られており，その感染予防が重要である。また，喫煙も確立したリスク要因とされており，その他，経口避妊薬の使用や低所得階層との関連性も指摘されている。

正解 b **正答率** 77.5％ ▶参考文献 MIX 308 チャート 婦 191

受験者つぶやき
・タバコがリスクなことが出たのは意外でしたが，なんとか覚えてました。
・性交渉とHIVなどの免疫低下しか覚えていませんでしたが，喫煙がリスクにならない癌はあまりない気がします。
・喫煙がリスクにならない癌は少ないです。
・最初は身体活動とは…？と思いましたが，喫煙は百害あって一利なしと思いbにしました。

Check □□□

112B-8 急性呼吸窮迫症候群〈ARDS〉の病態について正しいのはどれか。

a 肺死腔減少　　　　　　　　b 肺内シャント減少
c 肺血管透過性亢進　　　　　d 肺サーファクタント増加
e 肺コンプライアンス増加

選択肢考察
×a ガス交換に関与しない肺死腔は増加することはあるが，減少することはない。
×b 酸素投与では改善が得られない低酸素血症をきたすが，肺内シャントが増加することが原因であり，減少することはない。
○c 肺血管内皮細胞障害により肺血管透過性亢進がみられる。
×d 肺サーファクタントは機能不全を呈している。
×e 肺の伸展性低下，膨張障害により肺コンプライアンスは低下する。

解答率 a 0.4％，b 0.5％，c 97.7％，d 0.3％，e 1.1％

ポイント 日本呼吸器学会，日本呼吸療法医学会，日本集中治療医学会の3学会による「ARDS診療ガイドライン2016」で，ARDSは，高度の炎症に伴い，肺胞隔壁（血管内皮，肺胞上皮）の透過性が亢進することによって生じる非心原性肺水腫であるとされている。病態，治療に関して理解を深めておくことが重要である。

正解 c **正答率** 97.7％ ▶参考文献 MIX 237

B 必修の基本的事項   143

- 消去法で行きました。
- 非心原性肺水腫ですね。模試でありましたが胸部打撲などの外傷性にも発生し，その場合片側に偏っていることもあります。
- 血管透過性亢進による肺水腫がARDSです。膨らみにくくなるので，コンプライアンスは減少します。
- ARDSの定義が，血管透過性亢進型肺水腫です。

Check ■ ■ ■

112B-9 老人性難聴の発症に最も関連が深いのはどれか。
　　　　a 鼓膜　　b 耳管　　c 耳小骨　　d 迷路動脈　　e 有毛細胞

選択肢考察
× a 加齢により萎縮や肥厚をきたすこともあるが，聴力に影響を与えることは少ない。
× b 加齢により耳管機能が低下し，上気道炎や副鼻腔炎に併発する滲出性中耳炎の原因となることがある。
× c 加齢により関節の骨化が生じることがあるが，聞こえにはほとんど影響しない。
× d 前下小脳動脈からの枝で，血栓が生じると高度感音難聴となる。
○ e 外有毛細胞が加齢変化を最も受けやすく，次いで内有毛細胞，血管条も障害される。老人性難聴の主病変は内耳である。

解答率 a 1.1％, b 0.1％, c 2.3％, d 0.9％, e 95.6％

ポイント 老人性難聴〈加齢性難聴〉は両側性左右対称性感音難聴で，初期には8,000 Hz，4,000 Hzの高音漸傾型感音難聴が特徴的であるが，混合難聴のこともある。聴器の老人性変性は中耳，内耳，中枢神経などで起きる。内耳では，コルチ器上皮の萎縮性変化，ラセン神経節細胞の萎縮・減少，血管条の萎縮が現れる。また，延髄，脳幹の神経伝達路や皮質の神経変性も生じる。聴覚検査では，高音漸傾型感音難聴で左右対称である。閾値上検査陽性で内耳性難聴を呈する。

正解 e　**正答率** 95.6％　▶参考文献 MIX 366　コンパクト 50

受験者つぶやき
- 覚えていました。
- 感音性難聴なのでdとe以外は否定的です。そして迷路動脈は聞いたこともないので有毛細胞を選びました。確信をもって否定できるとき以外は有名な方を選んだ方がいいと思います。
- 覚え方：加齢→毛が抜ける→老人性難聴。
- 老人性難聴は感音難聴だという知識から解きました。

144 国試112 ― 第112回　医師国家試験問題解説書

B

必修の基本的事項

Check ☐☐☐

112B-10　介入研究はどれか。

　　a　横断研究　　　　　　　　　b　コホート研究
　　c　症例対照研究　　　　　　　d　ケースシリーズ研究
　　e　ランダム化比較試験〈RCT〉

選択肢考察　×a　横断研究〈cross-sectional study〉は，時間断面的な観察研究である。

　　　　　×b　コホート研究〈cohort study〉は，前向き，後ろ向きに要因（リスク，曝露）の有無で疾病発症を追っていく研究であるが，介入研究ではない。

　　　　　×c　症例対照研究〈case-control study〉は，症例群と対照群の（過去の）要因の有無を検証するが，介入は伴わない。

　　　　　×d　ケースシリーズ研究〈case-series study〉は，集積した複数の症例（cases）をまとめ，評価する研究である。

　　　　　○e　ランダム化比較試験〈RCT：randomized controlled trial〉は，対象者に無作為に要因を割り付け，その後のアウトカムとの関連を調べる介入研究である。

解 答 率　a 1.1%，b 2.6%，c 0.9%，d 0.8%，e 94.8%

ポイント　疫学研究は，「記述研究である症例報告/ケースシリーズ研究，分析疫学研究である横断研究，症例対照研究，コホート研究」からなる観察研究と，「ランダム化比較試験，非ランダム化比較試験」からなる介入研究などがある。

正　解　**e**　正答率 94.7%　　　　　　　　　　　　　▶参考文献　MIX 459

受験者つぶやき
・過去問どおりです。
・疫学研究は観察研究と介入研究に分かれていて，臨床試験で介入研究をします。その中でランダム化比較試験が行われます。

Check ☐☐☐

112B-11　酸素投与法，酸素流量と想定される吸入酸素濃度の組合せで正しいのはどれか。

　　a　鼻カニューラ 2 L/分 ──────── 20%
　　b　鼻カニューラ 4 L/分 ──────── 50%
　　c　マスク 6 L/分 ──────────── 80%
　　d　リザーバー付きマスク 7 L/分 ─── 50%
　　e　リザーバー付きマスク 10 L/分 ── 90% 以上

選択肢考察　×a　鼻カニューラでは，酸素流量を 1 L 増加するごとに 4% ずつ酸素濃度が上昇する。20%は室内気であり，誤りである。

　　　　　×b　4 L/分では，酸素濃度は 36% 程度であり，50% までは上昇しない。

　　　　　×c　マスクでも，6 L/分では酸素濃度は 50% 前後であり，80% までは上昇しない。

× d　リザーバー付きマスク 7 L/分であれば，原理的には酸素濃度は 70% 前後になる。
○ e　リザーバー付きマスク 10 L/分で，原理的には酸素濃度は 90% 以上に上昇する。

解答率　a 5.8%，b 4.7%，c 2.2%，d 15.8%，e 71.5%

ポイント　鼻カニューラは鼻腔に直接酸素を供給することができ，鼻カニューラ使用下で会話や食事も行うことが可能である。鼻カニューラによる酸素投与は低濃度酸素吸入に適しており，6 L 以上では粘膜への刺激が強くなり，酸素濃度上昇も期待できないことから通常は行われない。酸素流量は 1 L 増加するごとに約 4% ずつ酸素濃度が上昇するとされている。

マスクは鼻腔および口腔から酸素を供給することができ，通常は酸素流量が 5 L 以上で行われる。リザーバー付きマスクは呼気時にリザーバーバッグに酸素を貯留させ，リザーバーバッグ内の酸素を吸入することができる。リザーバー付きマスクは 6 L/分以上で使用し，酸素流量を 1 L 増加するごとに酸素濃度が約 10% ずつ上昇するとされている。

酸素濃度は，デバイスの特性や 1 回換気量などに左右されることから画一的ではない。

本問の狙い　実臨床の場で酸素療法を行う必要がある際に，デバイスの選択，酸素流量を決定することが求められる。実践的な臨床能力を問う問題であるといえる。

正解　e　**正答率 71.5%**　　▶参考文献　MIX 447

受験者つぶやき

・a がおかしいこと以外はさっぱりわからず，残りでそれらしいものを選びました。
・よくわかりませんでしたが，リザーバー付きマスクは酸素化の効率が良く，鼻カニューラは一定以上は横から漏れるという印象で e を選びました。
・挿管せずに最大の酸素投与が可能なのがリザーバー付きマスクだと思うので，e を○にしました。
・d と e で悩みました。最近の国試は臨床的なことや細かい数字まで聞かれます。

Check

112B-12　大動脈解離による腰背部痛の特徴はどれか。
a　突然の発症　　　　　　　　　　b　数日間の高熱の先行
c　前屈での痛みの軽減　　　　　　d　圧迫による痛みの軽減
e　呼吸による痛みの強さの変動

選択肢考察
○ a　「突然の発症」こそ，本設問の「大動脈解離による腰背部痛の特徴」そのものである。突然，激烈な前胸部痛ないし「腰背部痛」が出現するが，「突然の発症」であればまず本疾患を疑わなければならない。ただ，日常臨床では急性大動脈解離の 1 割が，「突然発症の」胸背部痛を主訴とせずに来院する。複数の臓器障害が同時に起こっていたら，大動脈解離を鑑別する。
× b　数日間の高熱の先行も，ないこともないが，本疾患を特徴付けるとは言えない。他疾患の方が想定される。
× c　「前屈での痛みの軽減」が典型的な疾患としては，整形外科の腰部脊柱管狭窄症であろう。
× d　圧迫による痛みの軽減というのが，循環器領域を問わず いくつかの疾患でみられないこともないが，本設問の疾患ではみられない。

×e 呼吸による痛みの強さの変動は，胸部外科の「気胸」でよくみられる。設問の疾患は，突然の激烈な痛みで「呼吸もできないほどの痛み」ゆえに，呼吸すれば一段と痛く，失神してしまう。

解答率 a 99.8%，b 0.0%，c 0.1%，d 0.1%，e 0.1%

ポイント 本症は，突然の激烈な胸痛・背部痛・腰背部痛を主訴とすることが特徴である。急激に病態がさまざまに悪化する。もともと高血圧がある人に多い。引き裂かれるような激烈な痛さ，とも表現される。

突然の胸痛をきたす疾患には，本症のほか，急性心筋梗塞，肺血栓塞栓症，などがある。自然気胸もかなり痛いことがある。

本症は，解離が進展するにつれ，痛みが頸部から肩，腰へ移っていく。解離が腹部大動脈に及ぶと「腹痛」も訴えるようになる。

大動脈解離は大動脈壁が「中」膜のレベルで2層に剝離し，動脈走行に沿ってある程度の長さをもって2腔になった状態である。2腔のうち，本来の血管腔を「真腔」，解離によって生じた腔を「偽腔」と呼ぶ。

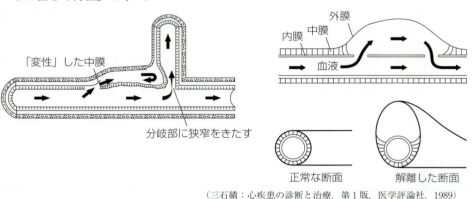

(三石績：心疾患の診断と治療．第1版，医学評論社，1989)

正解 a **正答率** 99.7% ▶参考文献 MIX 218

受験者つぶやき
・消去法で丁寧に除外していきました。
・他の選択肢からも代表疾患を想起できるようにしましょう。
・「裂ける」疾患は突然発症が基本です。
・Aブロックに引き続きまた解離が訊かれました。

Check ■■■

112B-13 急性副鼻腔炎の症状のうち，緊急手術の必要性を示唆するのはどれか。
　　　a 鼻閉　　b 頰部痛　　c 膿性鼻汁　　d 視力低下　　e 嗅覚低下

選択肢考察 ×a，×b，×c，×e　これらは通常みられる症状であり，緊急性はない。
○d　副鼻腔の炎症が眼窩内に波及した状態を示し，副鼻腔を開放する必要がある。

解答率 a 0.6%，b 2.3%，c 0.4%，d 95.2%，e 1.4%

ポイント 急性副鼻腔炎の眼窩内合併症には，眼窩蜂窩織炎，眼窩内膿瘍，海綿静脈洞血栓症などが挙げられる．これらの合併症は進行すると視力低下から急速に失明をきたす危険性が高く，緊急手術の適応となる．眼窩内合併症のほかには，硬膜外膿瘍，硬膜下膿瘍，脳膿瘍，髄膜炎などの頭蓋内合併症も手術適応となる．

正解 d **正答率** 95.2% ▶参考文献 MIX 367

受験者つぶやき
- 一番やばそうなものを選びました．
- 頭蓋内に波及しているならかなり危険です．
- 一番困る症状を選びました．
- a，c，eは風邪をひいたときでも起こります．自分なら頬部痛より視力低下した方が病院に行くと思いました．

Check ☐☐☐

112B-14 散瞳して行う検査はどれか．
a 視野検査　　b 調節検査　　c 隅角検査
d 両眼視機能検査　　e 蛍光眼底造影検査

選択肢考察 散瞳とは，点眼薬で瞳孔を広げることである．散瞳することによって水晶体の全容が観察でき，硝子体・網膜は周辺まで観察が可能となる．散瞳下で行う検査≒眼底の精密検査と解釈していい．

× a 散瞳しても視野検査は可能であるが，無散瞳で施行した方が結果が安定する．
× b 散瞳すると調節麻痺を引き起こすため，調節検査ができなくなる．
× c 隅角検査は散瞳下でも検査が可能だが，狭隅角眼は散瞳することで隅角閉塞を引き起こすことがある．隅角検査は無散瞳で施行するのが一般的である．
× d 両眼視機能検査は，遠見と近見があるが，近見では散瞳すると検査が施行できなくなる．そのため，無散瞳の方が一般的である．
○ e 昨今は無散瞳で蛍光眼底造影検査が可能な機器があるが，一般的には散瞳下で施行する検査である．

解答率 a 1.1%，b 23.8%，c 10.5%，d 0.8%，e 63.8%

ポイント 散瞳した方が検査結果が安定する検査は，眼底写真，蛍光眼底造影検査，網膜電図，OCTなどである．ほとんどの機器では無散瞳で検査可能であるが，十分な結果が出ないこともある．

本問の狙い 臨床実習で，検査機器に触れているかを判断する設問と思われる．散瞳≒眼底を十分に観察する，ということがわかれば，解答できる．

正解 e **正答率** 63.8% ▶参考文献 MIX 352

受験者つぶやき
・実習でアトロピン点眼して調節力検査をした気がしてbを選びました。
・眼底を見るために散瞳させますが，病院から帰り道がまぶしくて辛かったのを思い出し，他の検査にも影響を及ぼしうると考えながら解いてました。
・a，dは×にし，bも見えないとできなさそうなので×にしました。c，eのどちらなのかはわかりませんでした。
・Bブロックの一般問題の中で一番悩みましたが，どうせ1点だから，と思い飛ばしました。

Check ■ ■ ■

112B-15 咳嗽を伴うことが**少ない**のはどれか。
a 気管支喘息　　　　b 細菌性肺炎　　　　c 過換気症候群
d 慢性気管支炎　　　e 特発性肺線維症〈IPF〉

選択肢考察
○ a 気管支喘息では，咳嗽，喘鳴，呼気延長，喀痰増加がみられる。
○ b 細菌性肺炎では，発熱，(湿性)咳嗽，喀痰増加，呼吸困難がみられる。
× c 精神的不安や極度の緊張を背景に頻呼吸となり，呼吸困難を認める。頻呼吸による呼吸性アルカローシスとなり，低カルシウム血症からテタニー（口周囲や指先のしびれ・異常知覚，上下肢の筋の強い拘縮）や，クボステック徴候〈Chvostek sign〉（外耳道の前を軽く指で叩くと，顔面筋が収縮する）を認める。
○ d 数週間から数か月間の経過で続く咳嗽，喀痰増加，呼吸困難がみられる
○ e 特発性肺線維症〈IPF〉では，(乾性)咳嗽や呼吸困難がみられる。進行すると，チアノーゼ，肺性心，浮腫，体重減少などがみられる。

解答率 a 0.3%，b 0.2%，c 98.7%，d 0.1%，e 0.6%

ポイント　各疾患を勉強する際に，症状などの臨床像をイメージしながら覚えることが重要。
　　咳嗽を主訴とする疾患は多いが，急性咳嗽の原因としては各種細菌（特にマイコプラズマ），ウイルスなどによる上気道感染があり，慢性咳嗽の原因としては気管支喘息，後鼻漏，COPD，気管支拡張症などがある。見逃してはならない咳嗽の原因として，肺結核，肺癌，間質性肺炎，慢性心不全が挙げられる。

正解 c　**正答率** 98.7%　　▶参考文献 MIX 242

受験者つぶやき
・過去問でありました。
・消去法でcだと思いましたが，自信はなかったです。
・過換気症候群は過呼吸＋テタニーです。
・cの臨床像は，息苦しさ，しびれ，テタニーなどです。

B　必修の基本的事項　149

Check ☐☐☐

112B-16　患者中心の医療を実践するにあたり**適切でない**のはどれか。
a　患者の意向の確認
b　患者の感情への配慮
c　患者との対立の解消
d　患者からの質問の制止
e　患者とのパートナーシップ

選択肢考察
○a　医療全般においてもそうだが，特にEBMを実施するにあたり，「患者への適応」において，患者の意向や希望を訊くのは当然である。
○b　患者中心の医療を実践するには共感的態度が必要である。
○c　医師と患者は良好な関係を築かなければ，良い医療は行えない。
×d　インフォームド・コンセントの際，患者は医師の説明に対して疑問点をもった場合，質問する権利がある。
○e　医師と患者は協力しなければ，患者の問題点を解決できない。

解答率　a 0.2%，b 0.0%，c 0.1%，d 99.5%，e 0.1%
ポイント　日頃の臨床実習を通して，医師の患者に対する態度を見たり，自ら患者と接したりすることから学ぶことができる内容である。

正解　d　**正答率 99.5%**　▶参考文献　MIX 457

受験者つぶやき
・必修定番の形式，国語の問題でした。
・医療に限らず相手の話を遮ることを繰り返していたら，そのうち孤立すると思います。
・質問は聞きます。
・医療にかぎらず，人として会話をする上でdは不適切ですね。

Check ☐☐☐

112B-17　感度80%，特異度60%の検査の陽性尤度比はどれか。
a　0.3　　b　0.5　　c　1.3　　d　2.0　　e　4.8

計算はポイントに示す通り。
×a，×b，×c，○d，×e

解答率　a 0.4%，b 0.5%，c 0.7%，d 98.3%，e 0.0%
ポイント　（陽性）尤度比は，疾病ありのものが，疾病なしのものに比較して，検査陽性が何倍出やすいかを示す。

（陽性）尤度比〈likelihood ratio〉＝感度／（1－特異度）＝0.80／（1－0.60）＝2.0

なお，検査後オッズ＝検査前オッズ×尤度比　の関係がある。

	疾病あり	疾病なし	小計
検査陽性	真陽性 A	偽陽性 B	A+B
検査陰性	偽陰性 C	真陰性 D	C+D
小計	A+C	B+D	A+B+C+D

感度＝A/(A+C)
特異度＝D/(B+D)
検査前確率＝有病率＝(A+C)/(A+B+C+D)
検査後確率＝陽性反応適中度＝A/(A+B)
検査前オッズ＝疾病ありの確率/疾病なしの確率＝有病率/(1－有病率)

正解 d 正答率 98.3%　　▶参考文献 MIX 440

受験者つぶやき
・陽性尤度比の公式は覚えましょう。
・これを落とすと厳しいと思います。
・(病気のときの陽性率)÷(健康なときの陽性率)です。
・感度, 特異度, 尤度比, 陽性反応適中度, 検査前確率, 検査後確率などは定義を必ず覚えましょう。

Check ■■■

112B-18 介護保険の要介護認定の申請先はどれか。
　　a　保健所　　　　　　　b　市区町村　　　　　　　c　地域医療拠点病院
　　d　在宅療養支援診療所　e　社会福祉事務所

選択肢考察
×a　公衆衛生活動の中心的業務を担う。
○b　介護保険の保険者は市町村であり, 要介護認定の申請先である。
×c　正式名称は地域医療支援病院であり, 地域のかかりつけ医に対する支援を担う。
×d　24時間往診や訪問看護が可能な体制を整えた診療所。
×e　生活困窮者, 障害者, 児童, 高齢者などで生活上の問題を抱えている人の福祉行政を担う。

解答率 a 1.4%, b 92.1%, c 0.0%, d 0.3%, e 6.1%

ポイント　介護保険の保険者は市町村および特別区であり, 要介護認定の申請は市町村または特別区に行う。被保険者は40歳以上のすべての国民であり, 65歳以上が1号被保険者, 40～64歳の医療保険加入者が2号被保険者となる。2号被保険者の保険料は居住地による差はないが, 1号被保険者は市町村ごとに保険料が定められている。

正解 b 正答率 92.1%　　▶参考文献 MIX 30

受験者つぶやき
・過去問どおりでした。
・「介護を受ける高齢者は非常に多いので市町村」という法則に従って考えました。
・介護保険の保険者は市町村なので, bを選択。
・まず市区町村に申請し, その後訪問調査があり, 一次判定が行われます。

112B-19 ネフローゼ症候群を併発した全身性エリテマトーデス〈SLE〉のため副腎皮質ステロイドによる治療を受けていた患者が，経過中に糖尿病と細菌性肺炎とを発症し，敗血症性ショックとなり死亡した．死亡診断書の様式の一部（**別冊 No. 1**）を別に示す．

死亡診断書の作成にあたり，「死亡の原因」の「（ア）直接死因」に記載すべきなのはどれか．

  a 糖尿病
  b 細菌性肺炎
  c ネフローゼ症候群
  d 敗血症性ショック
  e 全身性エリテマトーデス〈SLE〉

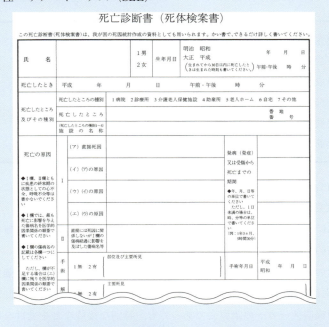

選択肢考察
× a 死亡に至る経過に直接関与しているわけではないが，肺炎の増悪に影響を及ぼした可能性は考えられる．死因欄に記載する場合は，Ⅱ欄が適切であろう．
× b 実際の臨床では「細菌性肺炎」を直接死因として記載する医師もいると思われるが，「敗血症性ショック」という，より死亡に直結する疾患名が本文中に記載されているので，本問においては×とするべきであろう．
× c 死亡に至る経過に直接関係する疾病ではない．
○ d 直接死因として記載するのが妥当である．
× e SLE の治療に伴って生じた疾患で死亡しており，SLE 自体が直接の死亡原因になったわけではない．

解答率 a 0.1％，b 9.0％，c 0.1％，d 90.5％，e 0.3％
ポイント 直接死因とは最終的に患者が死亡する原因となった傷病のことである．ただし，終末段階では心不全・呼吸不全の段階を経て死亡するのは当然の経過であり，この場合の「心不全」「呼

吸不全」は直接死因には該当しない。一方，医学的因果関係に基づいて直接死因からその原因を遡っていき，死亡に至るおおもとの原因と判断される傷病が原死因である。死因の種類（病死，不慮の外因死，自殺，他殺など）は，原死因がどれに該当するかで判定する。

正解　d　正答率 90.5%　　　　　　　　　　　　　　　　　　▶参考文献　MIX 432

受験者つぶやき
・死亡診断書の書き方は実習でも習いました。
・注意書きとして書いてありますが，心不全・呼吸不全は死因として書けないので注意が必要です。
・素直にdを選びました。
・敗血症ショックとなり死亡したと書いてあったので，素直にこれが直接の死因だと思いました。

Check ■ ■ ■

112B-20　医師の職業倫理に反するのはどれか。
　a　講演会に出席して新薬の説明を受ける。
　b　手術成績の良い外科医に患者を紹介する。
　c　病院経営改善を目的として検査の件数を増やす。
　d　医療機器メーカー主催の医療機器講習会に参加する。
　e　治験薬剤の適応に合致する患者に治験への参加を提案する。

選択肢考察
○a　講演会に出席して新薬の説明を受けることは，医師の生涯教育にとって有用なことであり，職業倫理に沿っている。
○b　EBMを実践する上でも，手術成績（アウトカム）の良好な医師を患者に紹介することは医師の職業倫理に適っている。
×c　患者のために検査を増やすのなら良いが，患者に経済的負担を強いるだけの検査の増加は，「医療行為は非営利目的である」という日本医師会の医の倫理に反する。
○d　医療機器メーカーの講習会であっても，特別な接待などを受けなければ，利益相反はなく，医師の職業倫理に反しない。
○e　条件に適合するのであれば，患者に治験の参加を提案すること自体は問題ではない。参加しないと診療を打ち切るなど，何らかの条件をつけたりして，参加を強要するのでなければ問題ない。

解答率　a 0.2%，b 0.3%，c 99.4%，d 0.0%，e 0.0%
ポイント　医師の職業倫理は，日本医師会からも『医師の職業倫理指針』という冊子が出ているので，医師になるにあたり重要であるとともに，試験対策としても一読することをお勧めする。

正解　c　正答率 99.4%　　　　　　　　　　　　　　　　　　▶参考文献　MIX 3, 4

受験者つぶやき
・利益優先はNGです。
・余計な検査は患者さんにも医療費にも負担をかけます。
・経営（お金）を目的にしてはいけないと思いました。
・病院経営などというワードが正解選択肢になることはあまりなさそうです。

B　必修の基本的事項　153

Check ■ ■ ■

112B-21　慢性腎炎症候群のうち最も頻度が高いのはどれか。
　　a　IgA腎症
　　b　膜性腎症
　　c　膜性増殖性糸球体腎炎
　　d　巣状分節性糸球体硬化症
　　e　基底膜菲薄化症候群〈良性家族性血尿〉

選択肢考察　日本腎臓学会のレジストリー調査より，腎生検で診断される症例における割合を示す。
　○ a　32%
　× b　8%
　× c　2%（成人のネフローゼ症候群の37%）
　× d　4%（成人のネフローゼ症候群の12%）
　× e　1%（成人のネフローゼ症候群の5%）

解答率　a 96.3%，b 3.0%，c 0.3%，d 0.2%，e 0.3%

ポイント　各種の慢性糸球体腎炎につき，その頻度とともに，好発年齢，ネフローゼ症候群を呈するか，血尿の有無，ステロイド反応性などを理解しておく。

正解　a　**正答率 96.3%**　　　▶参考文献　MIX 290

受験者つぶやき
・何回か出題されていると思いました。
・基本的な問題です。
・最も多いのはaです。
・小児に多いことも覚えておきましょう。

Check ■ ■ ■

112B-22　検査前確率〈事前確率〉が変わると変化するのはどれか。
　　a　感度　　　　b　特異度　　　　c　適中度〈的中度〉
　　d　偽陰性率　　e　ROC曲線

選択肢考察　検査前確率が変わると，適中度が変化する。
　× a，× b，○ c，× d，× e

解答率　a 1.4%，b 0.1%，c 90.7%，d 7.3%，e 0.6%

ポイント　感度，特異度，（偽陽性率，偽陰性率）は検査手法により一定の値をとる。対象とする集団の有病率（検査前確率）が変わっても影響されない。陽性反応適中度は，対象とする集団の有病率により影響を受ける。例えば，その集団で非常にまれな疾患（有病率が低い）で検査陽性が出た場合には，偽陽性の可能性が高い（陽性反応適中度が低い）。
　下表は，感度＝0.90，特異度＝0.90の検査を，有病率10%，20%の集団に行った際の陽性

反応適中度を示す。有病率が高い方が，陽性反応適中度は高い。

有病率＝10%　のときの　陽性反応適中度＝90／（90＋90）＝0.50

	疾病あり	疾病なし	小計
検査陽性	真陽性　90	偽陽性　90	180
検査陰性	偽陰性　10	真陰性　810	820
小計	100	900	1000

有病率＝20%　のときの　陽性反応適中度＝180／（180＋80）＝0.69

	疾病あり	疾病なし	小計
検査陽性	真陽性　180	偽陽性　80	260
検査陰性	偽陰性　20	真陰性　720	740
小計	200	800	1000

正解 c **正答率 90.7%** ▶参考文献 MIX 440

受験者つぶやき
・これも公衆衛生では定番の内容だと思いました。
・a，b，d，eはすべて検査そのものに由来するものなので固定です。検査前確率は有病率なので集団によって変化します。
・適中度は有病率に左右される値です。
・検査前確率はスクリーニング検査での有病率に相当，検査後確率は適中度と覚えていました。

Check ■ ■ ■

112B-23　治験審査委員会・倫理審査委員会〈IRB〉が行うのはどれか。
　　a　研究の効果判定
　　b　研究の資金調達
　　c　介入研究の比較群の割付
　　d　研究の科学的妥当性の評価
　　e　被験者への説明と同意の取得

選択肢考察
×a　効果判定は研究実施者が行う。
×b　研究に必要な資金の調達は研究実施者が行わなければならない。
×c　介入研究における割付も研究実施者が行う。
○d　当該研究の倫理的，科学的妥当性を評価する。
×e　研究実施者が行う。

解答率　a 1.4%，b 0.2%，c 0.6%，d 93.8%，e 4.0%

ポイント　人を対象とする医学系研究においては，研究計画は施設内倫理審査委員会で審査されなければならない（「人を対象とする医学系研究に関する倫理指針」）。なお，医薬品としての承認を目的とする治験の場合には，医薬品の臨床試験の実施の基準に関する厚生労働省令に基づき，治験審査委員会の審査を受ける必要がある。

正解 d **正答率 93.8%** ▶参考文献 MIX 38

B 必修の基本的事項　155

受験者つぶやき
・科学的妥当性という言葉に引っかかって消してしまいました。
・科学的妥当性がない試験はやる意味のない試験です。
・治験のデザインを審査します。
・臨床試験，治験の流れとGCPの遵守，IRBの役割など細かいところまで確認しましょう。

Check ■■■

112B-24　妊娠初期の性器出血の原因として正しいのはどれか。
　　a　子宮破裂　　　　b　前置胎盤　　　　c　癒着胎盤
　　d　絨毛膜下血腫　　e　常位胎盤早期剥離

選択肢考察

×a　子宮破裂は主として分娩時に起こる，子宮体部ないしは子宮下部の裂傷であり，大量の腹腔内出血を起こす。妊娠初期には起こらない。

×b　胎盤は妊娠4か月末に完成し，子宮増大や子宮下節の伸長に伴い，子宮口と胎盤の位置関係が変化するため，前置胎盤の診断はおおむね妊娠20週以降に行われる。

×c　癒着胎盤は分娩後出血の原因となる。

○d　絨毛膜下血腫は絨毛膜と子宮壁の間隙に生じた血腫であり，妊娠初期によくみられ，性器出血の原因となる。

×e　常位胎盤早期剥離は，正常位置に付着している胎盤が妊娠中または分娩中に胎児の娩出に先立って剥離するものであり，妊娠後半期に起こる。

解答率　a 0.9%，b 10.2%，c 1.2%，d 82.1%，e 5.6%

ポイント　妊娠初期に性器出血を認める疾患としては，流産，切迫流産，異所性妊娠，絨毛膜下血腫がある。切迫流産には有効な治療がないとされているが，胎児心拍確認後に絨毛膜下血腫を認める場合には安静療法が有効である可能性がある。

正解　d　**正答率** 82.1%　　　▶参考文献　MIX 323, 324　チャート 産 158

受験者つぶやき
・丁寧に初期で起こらないものを消しました。
・絨毛膜下血腫は知らなかったですが，ほかは妊娠中期か後期以降の疾患なので消去法で選びました。
・初期には胎盤が完成していないのでb，c，eは×にしました。まだ子宮が大きくないのでaは起きないと思い，dを選びました。
・胎盤は15週ごろから形成されます。消去法で解きました。

Check ■ ■ ■

112B-25 8か月の乳児。今朝からの発熱を主訴に母親に連れられて休日診療所に来院した。①体をさすると開眼するが，②すぐに寝てしまう。③皮膚色はピンク色で④ツルゴールは軽度低下している。⑤口唇の乾燥は軽度である。
　この児において，重篤な疾患を疑う所見は下線のどれか。

a ①　　　b ②　　　c ③　　　d ④　　　e ⑤

アプローチ
①8か月の乳児 → 自分で症状を訴えられない。
②今朝からの発熱 → 急性発症
③休日診療所に来院 → 母親からみて，重篤感ありを示唆する。
④体をさすると開眼する → 刺激で開眼
⑤すぐに寝てしまう → 傾眠で，意識障害の可能性あり。
⑥皮膚色はピンク色 → 低酸素血症の可能性は低い。
⑦ツルゴールは軽度低下 → 脱水は軽度
⑧口唇の乾燥は軽度 → 脱水は軽度

鑑別診断
「アプローチ」①，②より，急性発症の乳児の発熱疾患であることがわかる。④，⑤より刺激で開眼するが傾眠状態で，意識障害があることが推測される。⑥より，呼吸器や循環器系の疾患の可能性は低くなる。⑦，⑧より脱水も軽度で，熱中症や嘔吐下痢症などの疾患も考えにくい。バイタルサインの異常が軽度であるのに意識障害があることより，中枢神経系の感染症などを疑う。

確定診断 中枢神経感染症の疑い

選択肢考察
× a 体をさすると開眼するので，最重度の意識障害ではない。
○ b すぐに寝てしまうのは傾眠で，意識障害の存在を示唆する。
× c 皮膚はピンク色で，チアノーゼなどはみられない。
× d ツルゴールの軽度低下であるので，脱水は軽度である。
× e 口唇の乾燥は軽度であるため，やはり脱水は軽度と考える。

解答率 a 0.7%，b 87.5%，c 0.4%，d 11.3%，e 0.1%

ポイント 乳児は，自分で症状を訴えられないため，診断が難しいことが多い。意識障害の判断も大切なポイントで，評価としては，乳児用JCS，小児用GCSも使用される。

正解 b　**正答率** 87.5%　　▶参考文献　MIX 422

・d，eどちらかだけを削ることはできないのでこの2つはなさそうだと思いました。bは成人でいうところの傾眠傾向だと思いました。
・中等度以上の脱水症で傾眠をきたすのを思い出しながら解いていました。
・dとeは同じことを意味していると思いました。意識障害であることを示すbを選択しました。
・去年の必修にもあった小児の not doing well の問題です。傾眠はマズいんじゃないかと思いました。

B 必修の基本的事項

Check ☐☐☐

112B-26 86歳の男性。誤嚥性肺炎のために1週間入院し，経過は順調である。入院前から高血圧症で薬物療法を受けているが，それ以外の基礎疾患はない。認知機能は問題ない。日常生活動作は介助を必要としないが，筋力低下によって歩行が不安定で屋外は見守りが必要である。入院中はきざみ食にとろみをつけて提供し，嚥下訓練を施している。要介護度は要支援2である。82歳の妻と2人暮らしだが，息子夫婦が隣接する市に住んでおり入院前から週に2,3回は様子を見に通っていた。
　自宅への退院にあたり必要なのはどれか。
　a　胃瘻の造設
　b　家族への調理指導
　c　家族への排泄介助の指導
　d　訪問入浴介護サービスの手配
　e　訪問診療による末梢静脈栄養療法

アプローチ
①86歳の男性，誤嚥性肺炎で1週間入院 → 今後も誤嚥性肺炎を繰り返すリスクがある。
②日常生活動作は介助を必要としない → 排泄，食事，更衣，洗面，入浴など身の回りの事は自立している。
③筋力低下によって歩行が不安定で屋外では見守りが必要 → 筋力の回復のため，通所リハビリテーションまたは訪問リハビリテーションの利用を検討する。
④入院中はきざみ食にとろみをつけて提供し，嚥下訓練を施している → 退院後も嚥下訓練を続けるとともに，入院中の食事形態を続ける必要がある。

選択肢考察
×a　経口摂取ができない場合や誤嚥性肺炎を何度も繰り返す場合は，胃瘻も選択肢となりえるが，本例は経口摂取ができているので胃瘻の造設は必要ない。
○b　入院中の食事形態を続けるため，家族に調理指導をする。
×c　排泄は自立しているので，介助の指導は必要ない。
×d　入浴も自立しているので，訪問入浴介護サービスの手配は必要ない。
×e　経口摂取できており，食事量が少ないというような記載はないので，末梢静脈栄養療法の必要はない。

解答率　a 0.1%，b 98.6%，c 0.1%，d 1.1%，e 0.0%

ポイント　退院に際して，在宅で必要な医療や介護サービスを考えさせる問題である。86歳という年齢を考えると，嚥下訓練，筋力訓練，歩行訓練などのリハビリを，ある程度のペースで進めていかないと，どんどん生活レベルが落ちてしまう。ただ，無理に進めると，誤嚥性肺炎の再発や，転倒・骨折のリスクもあるので，本人のADLに合わせていく必要もあるだろう。

正解 b　正答率 98.6%　　▶参考文献 MIX 234

・丁寧に経過の文章を読んで合致する選択肢を選ぶだけです。
・患者が困りうることは「屋外での歩行に見守りが必要」と「きざみ食で嚥下訓練中」なので，bを選びました。
・とろみ食により誤嚥を予防することができます。

158 国試112 — 第112回　医師国家試験問題解説書

B

必修の基本的事項

Check ☐☐☐

112B-27　28歳の女性。1年前から口唇ヘルペスで3回の治療を受けた。歩行時の息苦しさを主訴に受診し，ニューモシスチス肺炎と診断された。ニューモシスチス肺炎の治療と同時に基礎疾患が検索され，HIV感染症と診断された。性交渉のパートナーは男性のみで特定の3人である。喫煙は22歳から10本/日。飲酒はビール350 mL/日。血液所見：赤血球468万，Hb 14.7 g/dL，白血球7,600（好中球60％，好酸球3％，好塩基球1％，単球8％，リンパ球28％），CD4陽性細胞数180/mm^3（基準800〜1,200），血小板15万。血液生化学所見：総ビリルビン0.7 mg/dL，AST 68 U/L，ALT 128 U/L，LD 305 U/L（基準176〜353），尿素窒素15 mg/dL，クレアチニン1.0 mg/dL。免疫血清学所見：HBs抗原陽性，HBs抗体陰性，HBV-DNA陽性，HCV抗体陰性。

この患者の抗HIV治療薬の選択において最も重要なのはどれか。

a　飲酒歴　　　　　　　　　　　　b　喫煙歴

c　B型肝炎の合併　　　　　　　　d　口唇ヘルペスの既往

e　性交渉のパートナーの人数

アプローチ　①1年前から口唇ヘルペスで3回の治療 ➡ 免疫不全状態の持続を示唆する。

②ニューモシスチス肺炎，その後HIV感染症と診断 ➡ ニューモシスチス肺炎はAIDS指標疾患の一つである。

③CD4数は180/mm^3 ➡ AIDS発症の状態としては平均的なCD4数と考えられる（HIV感染症では，CD4数がおおむね200/mm^{3}を下回ると日和見感染症を発症しやすくなる）。

④AST 68 U/L，ALT 128 U/L ➡ 肝機能障害

⑤HBs抗原陽性，HBs抗体陰性，HBV-DNA陽性 ➡ HBV陽性であり，④を考慮するとB型慢性肝炎の状態と考えられる。

⑥HCV抗体陰性 ➡ C型慢性肝炎は否定できる。

確定診断　HIV感染症（ニューモシスチス肺炎を発症しているのでAIDS），B型慢性肝炎

選択肢考察　×a　飲酒歴は，抗HIV薬の選択にはほとんど影響しない。

×b　喫煙歴は，抗HIV薬の選択にはほとんど影響しない。

○c　B型肝炎の有無は，抗HIV薬の選択を左右する重要な要素である。

×d　口唇ヘルペスの既往は，抗HIV薬の選択にはほとんど影響しない。

×e　性交渉のパートナーの人数は，抗HIV薬の選択にはほとんど影響しない。

解答率　a 0.3％，b 0.4％，c 98.1％，d 0.9％，e 0.2％

ポイント　一部の抗HIV薬は抗HBV作用も有しているため，HIV治療の開始時にはHBVの有無を把握しておくことは必須である。HBVを合併したHIV感染者に対しては，耐性HBVの出現を防ぐために，抗HBV作用を有する抗HIV薬を2剤以上含む組み合わせを選択する。具体的には「TAF/FTCまたはTDF/FTC」＋「インテグラーゼ阻害薬またはプロテアーゼ阻害薬」を用いる。TAF，TDF，FTCは，すべて抗HBV作用を持つ抗HIV薬である。

（注：3TCも抗HBV作用をもつ抗HIV薬であり，「3TC＋TDF（またはTAF）」＋「インテグラーゼ阻

害薬またはプロテアーゼ阻害薬」という組合せも可能ではある。しかし3TC＋TDF（またはTAF）には合剤がないため，特別な事情がないかぎりは，合剤化されたTAF/FTCまたはTDF/FTCを用いるのが一般的である。）

本問の狙い　この設問の狙いは以下の3点に集約できる。
1. HBVは，HIVと同様に性感染症であるため，両者を合併している場合がある。抗HIV治療の開始前には必ずHBVの有無を調べなければならない。
2. HBVを合併しているHIV感染者に対しては，抗HBV作用をもつ抗HIV薬を選択する。
3. HBV感染者に対しても，HIV感染症の合併がないかどうかを調べることが極めて重要である。

正解　c　**正答率** 98.1%　　▶参考文献　MIX 79

受験者つぶやき
・Aブロックでも出てきたB型肝炎のde novoだと思いました。
・免疫再構築症候群は重要ですが，そこまで考えてなくても解けてしまう問題になっていると思います。
・HIV治療薬にどのような選択肢があるのかはわかりませんでしたが，dよりはcを注意した方がよさそうと思いました。

Check ☐☐☐

112B-28　68歳の男性。複視を主訴に来院した。昨日の夕方，自動車を運転中に突然対向車が二重に見えるようになり，今朝になっても改善しないため受診した。7年前から糖尿病の治療を受けている。眼位は，左眼は正中位，右眼は内転位をとっている。複視は正面視で自覚し，右方視で増強するが，左方視では消失する。
　　最も考えられるのはどれか。
　　a　左MLF症候群　　　b　右外転神経麻痺　　　c　左動眼神経麻痺
　　d　右滑車神経麻痺　　e　左Horner症候群

アプローチ
①昨日の夕方から複視を訴え，今朝になっても改善していない　→　急性発症
②7年前から糖尿病の治療　→　末梢神経障害，脳血管障害の発症リスク
③眼位は，左眼が正中位，右眼が内転位　→　右外直筋麻痺
④複視は正面視で自覚し，右方視で増強するが左方視では消失する　→　注視方向に依存した複視が出現

鑑別診断　「アプローチ」①，②から脳幹梗塞ないし末梢神経障害の発症が疑われる。複視を訴え，③，④により右外直筋の麻痺によるものと考えられる。脳神経障害による複視は注視方向に依存するが，本例では右外転神経障害によるものと考えられる。糖尿病に合併した孤発性末梢神経障害（単ニューロパチー）であろう。脳神経障害としては動眼神経と外転神経麻痺による眼筋麻痺が最も多く，突然の発症で，多くは数か月以内に完全に回復する。その成因は脳神経の栄養血管の閉塞による虚血性神経障害であると一般に考えられている。

確定診断　孤発性末梢神経障害（単ニューロパチー）

選択肢考察　×a　内側縦束〈MLF〉は一側の動眼神経核と対側の動眼神経核を連絡する線維束群で，橋

160 国試112 ― 第112回　医師国家試験問題解説書

から中脳下部にかけて存在する。脳幹梗塞などで障害されると，輻輳は可能だが，側方注視時に障害側眼球の内転障害と対側眼球の眼振を認める。左MLFの障害では右眼の内転が障害される。しかし，本例では眼位は右眼で内転位をとり，左方注視時に複視は出現していないことから右眼の内転は障害されておらず，左MLF症候群ではない。

○ b　本例で主訴となっている複視は，右注視時に出現し左注視時に消失するという，注視方向性をもつ。右外転神経麻痺によるものである。

× c　左動眼神経は内直筋，上直筋，下直筋および下斜筋を支配する。左眼球の内転，上転および外下方への回転に関与する。一方，本例では右外直筋麻痺がみられている。

× d　右滑車神経は上斜筋を支配する。右眼球を内下方に回転させる。下方視で複視が出現する。

× e　Horner症候群〈Horner's syndrome〉は頸部交感神経障害で発症し，中等度縮瞳，眼瞼下垂（眼裂狭小），眼球陥凹を三大徴候（Horner's triad）とする。

解答率　a 1.4%，b 96.9%，c 1.2%，d 0.3%，e 0.0%

ポイント　糖尿病の病型に関係なく，高血糖が慢性的に持続すると，末梢神経が遠位優位に障害され，痛み・しびれ・熱感などの感覚障害，めまい・立ちくらみ，下痢・便秘・排尿障害・インポテンツなどの自律神経障害，筋力低下や筋萎縮などの運動障害がみられる。末梢神経障害では左右対称性で遠位優位のいわゆる手袋・靴下型の障害を示す多発ニューロパチー〈polyneuropathy〉が最も多いが，孤発性神経障害（単ニューロパチー〈mononeuropathy〉）もまれではない。また，2つ以上の神経が障害される場合は多発性単ニューロパチー〈mononeuropathy multiplex〉と呼ばれ，多くは非対称性に障害される。単ニューロパチーや多発性単ニューロパチーは脳神経障害，四肢体幹部の神経障害や腓骨神経障害などでみられる。

正解　b　**正答率** 96.9%　　　▶**参考文献**　MIX 160, 350

受験者つぶやき
・落ち着いて絵を描けば大丈夫だと思います。そろそろMLF症候群とか出題されそうです。
・今回は正解肢ではないですが，MLF症候群はしっかり理解しておきましょう。
・右眼が外側を向けないので右外転神経麻痺です。

Check ■ ■ ■

112B-29 1歳10か月の男児。咳と喘鳴とを主訴に母親に連れられて来院した。昨日歩きながらピーナッツの入った菓子を食べていた時に，急にむせ込んで咳をし始めた。本日も咳が持続し喘鳴が出現したため受診した。体温36.7℃。脈拍108/分，整。呼吸数30/分。SpO_2 98%（room air）。吸気時と呼気時の胸部エックス線写真（**別冊 No. 2**）を別に示す。
　この患児にまず行う処置として正しいのはどれか。

　　a　酸素投与
　　b　開胸手術
　　c　抗菌薬静脈内投与
　　d　Heimlich 法の施行
　　e　気管支内視鏡による摘出

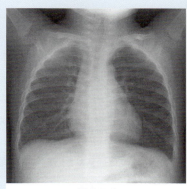
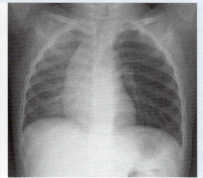
吸気時　　呼気時

アプローチ
① 1歳10か月の男児，主訴は咳と喘鳴
② 歩きながら，ピーナッツ入りの菓子を食べていて，急にむせ込んで咳が出て，その後，咳と喘鳴が続く。
③ 胸部エックス線写真は呼気時と吸気時の前後の2枚撮影

画像診断

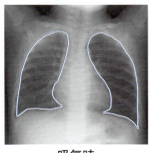
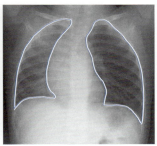
吸気時　　呼気時

横隔膜は下がり，左右の肺容量はほぼ等しい。

右横隔膜は挙上し，右肺の容量は減少し，中心陰影は左から右へ移動する。左横隔膜の挙上は少なく，左肺の容量は変化しないので，中心陰影が右へ引き寄せられる。

　左主気管にピーナッツ異物が介在し，左肺は過膨張となる。気管支異物のある患側（左肺）の容量は呼気・吸気で変化しない。呼気時に縦隔陰影は健側（右）に偏位している（Holzknecht sign〈ホルツクネヒト徴候〉）。

鑑別診断　咳・喘鳴を示す疾患としては1）気管支喘息，2）気管支炎，3）クループ症候群があるが，気管支異物では気道の炎症症状の発熱，鼻汁，くしゃみ，咳が全くない状態で突然咳き込みが始まる。咳き込む直前に口の中に原因となる異物が存在した病歴が重要である。

確定診断　左気管支異物（ピーナッツ異物）

選択肢考察

× a 低酸素血症（多呼吸，チアノーゼ，酸素飽和度低下）の場合に酸素投与をする。

× b 気管支異物が長期間になり肺膿瘍の場合に開胸手術が検討される。

× c 気管支異物で発熱を伴う場合に，投与される場合もある。

× d 喉頭異物で気道閉塞・窒息の呼吸困難時に，上腹部を強く圧迫して異物を吐き出させる救命処置である。

○ e 胸部エックス線写真で診断がつき次第，異物摘出術を行う。

解答率 a 5.6%，b 0.0%，c 0.1%，d 10.6%，e 83.6%

ポイント

気管・気管支異物ではピーナッツ，枝豆，大豆などの豆類が多い。好発年齢は1〜2歳である。重症度は気道狭窄の程度によって異なる。完全閉塞に近いほど緊急に対応しなければ生命に危険が及ぶ。軽症例では症状がほとんど目立たず，異物の嵌入が長期化することがある。診断は病歴から，豆類を食べているときの突然の咳き込みとそれ以後の咳の持続が重要である。胸部エックス線写真で，呼気時と吸気時の前後の2枚撮影で両者を比較することで診断される。

その治療は，診断がつき次第，異物摘出術を行う。摘出術は全身麻酔下に内視鏡を用いて行う方法を基本とする。したがって，実施には経験豊富な術者と麻酔科医，特別な機器などが必要であり，摘出術を行える医療機関は限定される。

正　解 e **正答率 83.6%** ▶参考文献 **MIX** 424 **国小** 51, 52

受験者つぶやき

・気管内でふやけて摘出するときに崩れてしまわないように注意することをどこかで読みました。

・先に Heimlich 法ではだめなんでしょうか……。

・バイタルが OK でエックス線を撮る余裕もあるくらいの状態であれば，d ではなく e の方が安全確実で良さそうです。

・d は初見で焦りましたが，左主気管支が閉塞して危険そうだったので，内視鏡で摘出しにいった方が良いと思いました。

B 必修の基本的事項

Check ■ ■ ■

112B-30 31歳の1回経産婦。妊娠32週1日。性器出血を主訴に妊婦健康診査を受けている周産期母子医療センターに来院した。10日ほど前にも少量の性器出血があり，3日間の自宅安静で軽快したという。本日自宅で夕食作りをしていたとき，突然，性器出血があり，慌てて受診した。第1子を妊娠38週で正常分娩している。体温36.5℃。脈拍88/分，整。血圧102/62 mmHg。来院時，ナプキンに付着した血液は約50 mLだった。腟鏡診で計250 mLの血液および凝血塊の貯留を認め，子宮口から血液流出が続いているのが観察された。腹部超音波検査で胎児推定体重は1,850 g，羊水量は正常。胎児心拍数陣痛図で子宮収縮はなく，胎児心拍数波形に異常を認めない。経腟超音波像（**別冊 No.3**）を別に示す。

対応として正しいのはどれか。

a 帝王切開を行う。
b 子宮頸管縫縮術を行う。
c 翌日の受診を指示し帰宅させる。
d β_2刺激薬の点滴静注を開始する。
e オキシトシンの点滴静注を開始する。

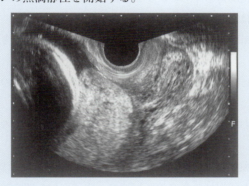

アプローチ
①妊娠32週1日，性器出血を主訴に来院 ⟶ 切迫早産，前置胎盤，常位胎盤早期剝離などを考える。

②来院時ナプキンに付着した血液は約50 mL，腟鏡診で計250 mLの血液および凝血塊を認め，子宮口から血液流出が持続している ⟶ 外出血があり，前置胎盤を疑う。

③胎児心拍数陣痛図で子宮収縮はなく，胎児心拍数波形に異常を認めない ⟶ 子宮収縮はないため，常位胎盤早期剝離は否定的である。胎児機能不全はない。

画像診断

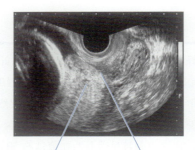

前置胎盤　　内子宮口

経腟超音波断層法により，胎盤が後壁から内子宮口を超えて付着
しており，全前置胎盤あるいは部分前置胎盤と診断される。

鑑別診断　前置胎盤ならびに常位胎盤早期剝離の鑑別が重要である。本例は画像により前置胎盤だということがわかる。

確定診断　前置胎盤

選択肢考察
- ○ a　出血多量の状況にあり，いかなる週数であれ，母体救命のために帝王切開が必要である。
- × b　頸管縫縮術は頸管無力症の場合に行う手技である。
- × c　一般に 200 mL 程度の出血があった場合には帝王切開を考えるため，少なくとも入院管理を行う。
- ○ d　児が 32 週と未熟であるため，$β_2$ 刺激薬投与で妊娠期間の延長を図ることも可能と思われる。
- × e　前置胎盤においては，オキシトシンの点滴静注は**禁忌**となる。

解答率　a 46.3%，b 14.0%，c 15.9%，d 22.2%，e 1.7%

ポイント　内診での前置胎盤の診断はできないため，前置胎盤の診断は経腟超音波で診断がなされる。内子宮口が閉鎖した状況での超音波断層法で，内子宮口を覆う胎盤の辺縁から内子宮口までの最短距離が 2 cm 以上の場合を全前置胎盤，2 cm 未満の場合を部分前置胎盤とする。

産婦人科診療ガイドライン産科編 2017 の改訂により，前置胎盤の診断は経腟超音波で診断することになった。また前置胎盤の診断はおおむね 20 週以降を確認する週数とするため，地域周産期センターでの健診を受けている本例では，診断が既になされている状況であり，筆者としては問題の設定に疑問があると考える。

正解　a または d　正答率 68.4%　　▶参考文献　MIX 323　チャート 産 184〜186

受験者つぶやき

- 妊娠週数も 32 週と微妙で，散々母子の状態が良好なことを書いておきながら，子宮口からの出血が持続していると書いてあって，選びにくかったです。
- 出血が続いているということで a にしましたが……。帰宅は怖くて選べませんでした。
- 前置胎盤です。b は頸管無力症の手術なので×，e は前置胎盤ではやらないので×，現時点で胎児に異常はなく出したくないかなと思い a は×にしました。c と d で迷いましたが，血液流出が続いているという記載から c は選べず d にしました（子宮収縮はありませんが……）。
- a にしましたが，友達と答えが割れて落ち込みました。どちらが正しいかわからないので，すべて終わるまで答え合わせをしない方がメンタル的に良いです！

※ B-30 は，平成 30 年 3 月 19 日に「設問が不明確で複数の選択肢が正解と考えられるため」を理由として「複数の選択肢を正解として採点する」と公表された。

B 必修の基本的事項　165

Check ☐☐☐

112B-31　83歳の女性。右大腿骨頸部骨折のため手術を受けた。手術当日の夜は意識清明であったが，手術翌日の夜間に，死別した夫の食事を作るために帰宅したいなど，つじつまの合わない言動が出現した。これまで認知症を指摘されたことはない。
この病態について正しいのはどれか。
a　生命予後は悪化しない。
b　抗精神病薬は禁忌である。
c　認知症の初発症状である。
d　意識の混濁が短時間で変動する。
e　ベンゾジアゼピン系薬剤が適応である。

アプローチ
①83歳の女性 ⟶ 高齢はせん妄の発症因子であり，また認知症の好発年齢でもある。
②大腿骨頸部骨折のため手術 ⟶ 股関節手術後にはせん妄が生じやすい。
③手術翌日の夜間 ⟶ 急性の発症
④つじつまの合わない言動 ⟶ 意識障害や妄想が窺われる。
⑤認知症を指摘されたことはない ⟶ 認知症の症状である可能性は低い。

鑑別診断
　見当識の低下や妄想が生じていると思われる。「アプローチ」①から，認知症による周辺症状とせん妄との鑑別が重要である。⑤から，認知症症状の出現や進展は緩徐であるため，認知症による症状である可能性は低くなる。③，④から，意識の障害や認知の障害が短時間のうちに急激に出現していることがわかり，②から，股関節手術後という強力な発症因子も認められるため，総合して術後せん妄状態である可能性が高いと考えられる。

確定診断　術後せん妄

選択肢考察
× a　せん妄が生じると，危険な行動による自傷や自殺といった事故，意志決定困難などのために入院期間が長期化することが多く，生命予後が悪化しうる。
× b　せん妄の精神症状に対する薬物療法として抗精神病薬が使用される。
× c　認知症症状は潜在性に生じて緩徐に進行する。また，日内変動はせん妄よりも一般に軽度である。
○ d　軽度～中等度の意識障害が，短時間のうちに変動するのがせん妄の特徴である。
× e　ベンゾジアゼピン系薬剤はせん妄の発症因子の一つであり，もし使用されていれば中止する。また，既に発症したせん妄には，症状を悪化させるため使用しない。

解答率　a 21.3%，b 0.6%，c 0.0%，d 74.0%，e 4.0%

ポイント　せん妄について，発症因子や精神症状，認知症との鑑別，適切な薬剤選択，治療への影響といった幅広い知識が問われている。せん妄はいずれの診療科においても入院加療中に日常的に遭遇する病態であるため，適切な評価や介入について知っておくことが重要である。

正解　d　**正答率** 74.0%　　　　▶参考文献　MIX 375

受験者つぶやき
・せん妄に関する事柄を1つずつ吟味しました。
・aとdで迷いましたが，そのものでは予後に関係なくても転倒とか考えるとdなんでしょうね。
・せん妄の定義です。

166 国試112 － 第112回　医師国家試験問題解説書

・aとdで悩みましたが，例えばせん妄でカテーテルを引っこ抜くだけでも入院期間を延長させると思い，aは間違いだと思いました。

B

必修の基本的事項

Check ■ ■ ■

112B-32　救急外来に日本語を話せない40歳の外国人女性が来院した。病院に勤務している外国人医師が英語で医療面接と身体診察とを行い，記載した診療録の一部を示す。

Presenting complaint：

Severe lower abdominal pain.

History of presenting complaint：

Sudden onset of right lower abdominal pain 6 hours ago.

Pain has been gradually worsening.

Slight nausea but no vomiting or diarrhea.

Last menstruation was 9 weeks ago.

She noticed vaginal spotting* 3 days ago.

Past medical and social history：

Appendectomy at 18.

Married.

Examination：

Temperature 36.3℃.

Right lower abdominal tenderness without rebound tenderness.

Bowel sounds are reduced.

---

* vaginal spotting（少量の性器出血）

可能性の高い疾患はどれか。

a　Crohn's disease
b　Ectopic pregnancy
c　Pelvic inflammatory disease
d　Premenstrual syndrome
e　Ureterolithiasis

アプローチ　① 40歳の女性，lower abdominal pain ━━▶ 生殖年齢の女性の下腹部痛

② Sudden onset of right lower abdominal pain ━━▶ 突然発症の右下腹部痛

③ Slight nausea but no vomiting or diarrhea ━━▶ 軽い悪心があるが，嘔吐や下痢はない。

④ Last menstruation was 9 weeks ago ━━▶ 最終月経が9週間前であり妊娠の可能性

⑤ Appendectomy at 18 ━━▶ 18歳の時に虫垂切除施行済み

鑑別診断　「アプローチ」①より産婦人科疾患，消化器疾患，泌尿器科疾患などを念頭に置いて鑑別診

断を行う。③や⑤から胃腸炎や急性虫垂炎などの消化器疾患は否定的である。一方④で述べたとおり，現在妊娠している可能性が高いと考えられることから産科疾患に伴う急性腹症の可能性が高く，異所性妊娠などを念頭に診察を行う必要がある。

確定診断	異所性妊娠の疑い
選択肢考察	×a 下痢などの症状がなく，発症様式からも積極的には疑わない。
	○b 最終月経が9週間前であることからも異所性妊娠（右卵管妊娠）が最も疑わしい。
	×c 急激な発症であり，また発熱を伴っていないことからも，骨盤内炎症性疾患は否定的である。
	×d 月経前症候群であれば，これまでの月経前にも同様の症状がみられたはずである。
	×e 尿管結石を積極的に示唆する所見は乏しい。まずは産科疾患を念頭に置くべきである。
解答率	a 0.3%，b 96.5%，c 0.9%，d 1.5%，e 0.8%
ポイント	問題文がしっかりと理解できれば設問としては容易であろう。妊娠反応，HCG定量検査，経腟超音波検査などを行い，診断を確定することになる。
正解	b 正答率 96.5% ▶参考文献 MIX 320 チャート 産 162

受験者つぶやき
- d，eは意味がわからなかったです。
- この問題自体はほとんどpregnancyがわかるかどうかだけの問題だと思いますが，過去問を解くときは症候だけでもしっかりわかるとかなり解きやすくなると思うので，症候中心に覚えてました。
- 「Sudden」「Last menstruation」「vaginal spotting」からbを選びました。
- 今年の英語の問題は簡単でホッとしました。知っているワードだけでも落ち着いて拾いましょう。

Check ☐☐☐

112B-33 59歳の男性。左腎細胞癌の診断で腎部分切除術を受け入院中である。手術2時間後にドレーンから血性の排液があり，意識レベルが低下した。JCS Ⅱ-20。脈拍152/分，整。血圧56/42 mmHg。呼吸数16/分。SpO₂は測定できなかった。腹部は軽度膨満している。血液所見：赤血球218万，Hb 5.0 g/dL，Ht 18%，白血球9,300，血小板15万。
次に行うべき処置として**誤っている**のはどれか。

a 酸素投与　　　b 赤血球輸血　　　c 血小板輸血
d 細胞外液の投与　　　e ノルアドレナリン投与

▶臨床eye **Step 1** 所見のアセスメント
①手術2時間後にドレーンから血性の排液 → 術後出血が疑われる。
②脈拍152/分，血圧56/42 mmHg → ショック状態
③腹部は軽度膨満 → 術後出血による血腫の可能性
④赤血球218万，Hb 5.0 g/dL，Ht 18% → 極度の貧血
Step 2 状態のアセスメント
術後出血による出血性ショックの状態で，血圧も低く，極度の貧血状態，意識レベルも

低下していることから，すぐに処置しなければいけない状態である。

Step3 対 処

　出血性ショックになるほどの術後出血なので，再開腹による止血術が必要である。しかしその前に，ショック状態に対する緊急処置が必要である。低血圧に対してはショック体位，補液，輸血，昇圧薬の投与が必要である。低血圧による末梢循環不全により，SpO_2 が測定できていないので，酸素投与も必要である。ある程度バイタルサインが落ち着いたら，再手術による止血術をすることができるだろう。

鑑別診断　ショックの原因には，出血性のほか，心原性，アナフィラキシーなどがあるが，明らかに貧血と低血圧があるので，術後出血による出血性ショックで間違いない。

確定診断　術後出血による出血性ショック

選択肢考察
○a　SpO_2 が測定できておらず，末梢循環不全の状態であると考えられる。低血圧も呈しているので，酸素投与をして酸素分圧を上げるべきである。

○b　極度の貧血を呈しており，赤血球輸血が必要である。

×c　血小板数は 15 万と正常下限程度で，すぐに血小板輸血する必要はない。

○d　輸血の準備が常にできているとは限らず，まずは循環血液量の補充に細胞外液を投与する。

○e　低血圧を改善するため，輸液・輸血を行いながら，昇圧剤で血圧を上昇させる。

解答率　a 0.1％，b 0.0％，c 80.4％，d 0.1％，e 19.4％

ポイント　術後出血による出血性ショックに対して，行うべき処置を問う問題である。血小板数が減少しており，出血傾向がある場合は，血小板輸血も有効であるが，血小板の数も正常下限なので，すぐに血小板輸血する必要はない。

正　解　**c**　正答率 80.4％　　　　　　　▶参考文献 MIX 202

受験者つぶやき
・hypovolemia にノルアドレナリンってどうなの？と思い e を選びました。一方で血小板 15 万なのに輸血する必要もないしと思って迷いました。
・血小板輸血の適応を考えるとまだ入れなくていいと考えました。むやみな血小板輸血は抗血小板抗体の産生につながりかねません。
・e に引っかかりを覚えましたが，外液を投与しながらであれば使ってもよいと思いました。血小板輸血の適応は現時点ではないと思い c を選択。
・c と e でかなり悩みました。会場でも各々が自論を展開していました。

B 必修の基本的事項 **169**

B

必修の基本的事項

Check ■ ■ ■

112B-34 35歳の男性。黄疸を主訴に来院した。1週間前から全身倦怠感を自覚していたが，2日前に家族から眼の黄染を指摘されたため受診した。1か月前にシカ肉を焼いて食べたが一部生焼けであったという。意識は清明。身長174 cm，体重70 kg。体温36.5℃。脈拍76/分，整。血圧128/76 mmHg。呼吸数18/分。眼瞼結膜に貧血を認めない。眼球結膜に黄染を認める。心音と呼吸音とに異常を認めない。腹部は平坦，軟で，圧痛を認めない。肝を右季肋部に2 cm触知する。脾を触知しない。血液所見：赤血球451万，Hb 13.8 g/dL，Ht 44%，白血球4,600，血小板21万，PT-INR 1.0（基準0.9〜1.1）。血液生化学所見：総蛋白7.8 g/dL，アルブミン4.3 g/dL，総ビリルビン4.5 mg/dL，直接ビリルビン2.2 mg/dL，AST 406 U/L，ALT 498 U/L，LD 426 U/L（基準176〜353），ALP 486 U/L（基準115〜359），γ-GTP 134 U/L（基準8〜50）。免疫血清学所見：CRP 1.0 mg/dL，HBs抗原陰性，HCV抗体陰性。腹部超音波検査で肝は腫大し胆嚢は萎縮しているが，胆管の拡張はみられない。

対応として正しいのはどれか。

a 安静を指示する。 b 血漿交換を行う。

c シクロスポリンを投与する。 d インターフェロンを投与する。

e 内視鏡的胆道ドレナージを行う。

アプローチ ①黄疸 ━→ 肝・胆道系疾患，溶血性疾患などを考える。

②1週間前から ━→ 急性の経過

③1か月前にシカ肉（一部生焼け） ━→ 経口感染する肝炎ウイルスを考慮。A型は貝類など，E型はシカ・イノシシなどの肉が原因となる。

④肝を右季肋部に2 cm触知 ━→ 肝腫大（炎症性）

⑤総ビリルビン4.5 mg/dL，直接ビリルビン2.2 mg/dL，AST 406 U/L，ALT 498 U/L，LD 426 U/L，ALP 486 U/L，γ-GTP 134 U/L，CRP 1.0 mg/dL ━→ 直接・間接ともにビリルビン値上昇，肝細胞系酵素上昇（ALT＞AST）＞胆道系酵素上昇，CRP値上昇 ━→ 肝炎パターン

⑥HBs抗原陰性，HCV抗体陰性 ━→ B型・C型肝炎は否定的

⑦腹部超音波検査で肝は腫大，胆管の拡張はみられない ━→ 黄疸の原因として胆道閉塞は否定的。肝炎を疑わせる腫大あり。

鑑別診断 「アプローチ」③，⑤，⑥，⑦から，黄疸の原因は胆道閉鎖ではなく，肝炎と診断され，その原因としてB型・C型肝炎は否定的で，病歴からはA型よりもむしろE型肝炎が疑われる。

確定診断 急性肝炎（E型肝炎ウイルス）

選択肢考察 ○a E型肝炎に対する特効薬はなく，通常の急性肝炎同様，基本的には安静で対症療法が中心となる。

×b 劇症化した場合には血漿交換も考慮されるが，現段階では必要ない。

×c 免疫抑制薬が自己免疫性肝炎の治療に用いられることはあるが，ウイルス性肝炎ではむしろ悪化の報告がある。

×d　インターフェロンはB型・C型肝炎の治療に用いられる。
×e　閉塞性黄疸ではないので内視鏡的胆道ドレナージの必要はない。

解答率　a 92.4%，b 1.2%，c 0.3%，d 4.6%，e 1.4%

ポイント　E型肝炎の潜伏期は平均6週間であり，海外渡航歴，ブタ・イノシシ・シカなどの生焼け状態での摂取歴が診断の手がかりとなる。急性期はIgA型・IgM型，回復期はIgG型HEV抗体によって診断を確定する。

正解　a　**正答率** 92.4%　▶参考文献　MIX 272

受験者つぶやき
・臨床上明らかな問題がないことを，これでもかというくらい強調していたので，あまり治療介入に踏み切らないほうがいいのかと思いました。
・A肝の問題は見たことありましたがE肝とは……。B肝やC肝と違って細かい治療を聞いたことがなく，劇症というほどではなさそうなのでA肝と同じく安静ではないかと考えました。
・急性肝炎です。
・E（イー）肝はイノシシなどの獣の生焼けの肉を食べるとなります。安静にし，肝臓の再生を促すために高カロリー食にします。

Check ■ ■ ■　

112B-35　65歳の男性。会社役員。間質性肺炎のために入院している。看護師から担当医へ，患者が咳で眠れないと訴えていることに加え，態度が威圧的であるという連絡があった。
　患者へ治療方針を説明するにあたり担当医として**適切でない**のはどれか。
　a　治療に対する希望を尋ねる。
　b　治療に関する最新の知見を調べる。
　c　会社役員なので優遇して診療を行う。
　d　看護師と治療に関する情報を共有する。
　e　患者の態度にかかわらず丁寧に説明する。

アプローチ　①65歳の男性，会社役員，間質性肺炎のため入院
②看護師から担当医への連絡：患者は咳で眠れない，患者の態度が威圧的

確定診断　間質性肺炎

選択肢考察
○a　インフォームド・コンセントののち，患者に自己決定権を与える。例えば，治療に対する希望を尋ねる。
○b　治療方針を説明するにあたり，治療に関する最新の知見を収集することは大切である。
×c　医療の倫理からして，会社役員だからといって優遇することはない。
○d　チーム医療が原則であり，他の医療スタッフとの治療に関する情報の共有は必要である。
○e　患者の態度が威圧的であろうとなかろうと，丁寧に説明することは，医療者側の最低限度の義務である。

解答率　a 0.1%，b 0.0%，c 99.8%，d 0.0%，e 0.0%

ポイント　医療は最高のサービス業であることが前提で，患者間での差別は原則ありえない。

B 必修の基本的事項　171

正解 c　正答率 99.8%　▶参考文献　MIX 457

受験者つぶやき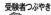
- cは明らかにおかしいです。
- 大丈夫でしょう。
- 人によって態度は変えません。
- 患者さんは皆さん平等に接しないといけませんね。

Check ■■■

112B-36　36歳の女性。悪心と嘔吐とを主訴に来院した。1週間前から微熱，悪心および全身倦怠感を自覚していた。今朝一回嘔吐した。既往歴に特記すべきことはない。月経周期30〜60日，不整。最終月経は記憶していない。3週間前に市販のキットで実施した妊娠反応は陰性であったという。母親は糖尿病で治療を受けている。身長159 cm，体重49 kg。体温37.0℃。脈拍72/分，整。血圧102/58 mmHg。皮膚は乾燥している。腹部は平坦で，圧痛を認めない。
まず行うべきなのはどれか。
- a 腹部CT
- b 妊娠反応
- c 脳脊髄液検査
- d 上部消化管内視鏡検査
- e 経口ブドウ糖負荷試験

アプローチ
①1週間前から微熱，悪心および全身倦怠感を自覚
②月経周期不整，最終月経は記憶していない。
③3週間前に市販のキットで施行した妊娠反応は陰性 → 妊娠の可能性を自覚
④体温37.0℃，脈拍72/分，整，血圧102/58 mmHg → バイタルサイン異常なし
⑤腹部は平坦で，圧痛を認めない。

鑑別診断　「アプローチ」②，③より妊娠の心当たりがある女性であることがわかる。3週間前に妊娠反応が陰性であっても，①から1週間前よりつわり様の症状が出現しているので，妊娠の診断をまず行うべき状況である。④，⑤から消化器や感染などの重篤な疾患を疑う所見はない。

確定診断　妊娠悪阻

選択肢考察
- ×a 妊娠初期の腹部CT検査は避けなければならない。腹部に異常所見を認めないので，まずは妊娠の有無を確認する。
- ○b 3週間前に陰性であっても，まずは妊娠反応を再検し，妊娠の有無を確認する。
- ×c 頭痛やその他の神経症状はないので，まず行うべき検査ではない。
- ×d 悪心・嘔吐の原因として胃腸疾患が最も多いが，まずは妊娠の有無を確認すべきである。
- ×e 糖尿病の家族歴があるので，妊娠経過中に耐糖能異常に注意が必要であるが，まず行うべき検査ではない。

解答率　a 0.2%，b 99.5%，c 0.1%，d 0.0%，e 0.1%

ポイント　正常妊娠では，着床後まもなくヒト絨毛性ゴナドトロピン〈human chorionic gonadotropin：hCG〉が検出されはじめる。妊娠反応は酵素免疫測定法〈enzyme immunoassay：EIA〉を

用いて hCG を半定量する検査であり，市販のものの測定感度は 25～50 U/L である．妊娠 4 週 0 日の血中 hCG は 100～200 U/L であるため，次回の月経予定日前後には陽性になることになる．

正解 b　正答率 99.5%　▶参考文献　MIX 312　チャート産 53

受験者つぶやき
・もう 1 回妊娠反応を見ないといけないということを，月経周期から察しました．
・「若い女性は必ず妊娠を確認」です．この月経周期ではなおのこと確認が必要です．
・他の選択肢は見ないようにし，b を選びました．月経周期が一定しないという記載から，より検査の必要性が高まります．
・女性を見たら妊娠を疑え！です．

Check ☐☐☐

112B-37　21 歳の男性．左示指の切創を主訴に来院した．飲食店のアルバイトをしている際に受傷した．

適用となる保険はどれか．

a　傷害保険　　　　　　b　協会けんぽ　　　　　c　国民健康保険
d　組合管掌健康保険　　e　労働者災害補償保険

選択肢考察
× a　急激かつ偶然の外部的な原因に基づく事故（交通事故など）による怪我などを対象にするものである．
× b　全国健康保険協会により運営され，中小企業などの被用者やその扶養家族を対象とする医療保険である．
× c　市町村・特別区，国民健康保険組合が運営しているもので，会社員や公務員以外，つまり，自営業者，アルバイト，無職の者が加入する医療保険である．
× d　大企業などの健康保険組合により運営される医療保険である．
○ e　業務上の事由または通勤による労働者の負傷・疾病・障害・死亡などを対象とする公的保険制度であり，本事例が該当する．

解答率　a 0.5%，b 0.9%，c 4.6%，d 0.1%，e 93.9%
ポイント　労災保険の基本的な概念を問う問題である．勤務中の受傷の際は，医療保険は適用されないことを押さえておく必要がある．

正解 e　正答率 93.9%　▶参考文献　MIX 32

受験者つぶやき
・実質一般問題だと思いました．
・一瞬面食らいましたが，パートもアルバイトも労災が適用されます．ちなみに業務上疾病（≠労災）で最多を占めるのは腰痛です．
・勤務中なので，アルバイトだとしても労災です．

Check ■ ■ ■

112B-38 50歳の男性。咳嗽を主訴に来院した。2か月前から咳嗽があり，他院で肺炎と診断され抗菌薬を処方されたが改善しないため受診した。喫煙は40本/日を30年間。意識は清明。身長175cm，体重78kg。体温36.5℃。脈拍88/分，整。血圧126/80mmHg。呼吸数15/分。SpO₂ 96%（room air）。心音と呼吸音とに異常を認めない。血液所見：赤血球508万，Hb 14.8g/dL，白血球5,600，血小板25万。血液生化学所見：総ビリルビン0.6mg/dL，AST 10U/L，ALT 21U/L，LD 425U/L（基準176～353），尿素窒素14mg/dL，クレアチニン1.2mg/dL，CEA 2.9ng/mL（基準5.0以下），SCC 1.2ng/mL（基準1.5以下），ProGRP 350pg/mL（基準81以下）。CRP 0.3mg/dL。胸部エックス線写真（**別冊 No.4A**）と胸部CT（**別冊 No.4B**）とを別に示す。気管支鏡下生検で肺癌と診断された。

肺癌の組織型として最も可能性が高いのはどれか。

a 大細胞神経内分泌癌　　b 扁平上皮癌　　c 小細胞癌
d 大細胞癌　　　　　　　e 腺　癌

A

B

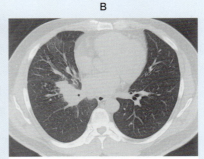
（肺野条件）

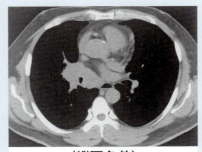
（縦隔条件）

　①2か月続く咳嗽，喫煙歴40本×30年 ⟶ 扁平上皮癌，小細胞癌，大細胞神経内分泌腫瘍の可能性が高い。
②理学的所見，血液，血液生化学所見に異常なく，組織型を同定する特徴的な所見がない。腫瘍マーカーはSCCが正常，ProGRP 350pg/mLと基準値の4倍以上高値 ⟶ 扁平上皮癌は否定的。小細胞癌，大細胞神経内分泌癌の可能性大

画像診断

A

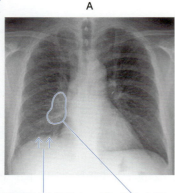

- 横隔膜はやや挙上
- ひょうたん型の腫瘤陰影

右肺門陰影増大，肺門から血管陰影に重なり縦長，ひょうたん型の腫瘤陰影を認める。右横隔膜はやや挙上。

B

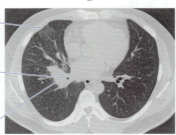

- 中葉の末梢に一部浸潤陰影を認める
- 気管支の内腔は腫瘍に圧迫されて狭窄している
- 気管支を巻き込みリンパ節と一塊になった腫瘍陰影

（肺野条件）

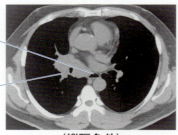

- 食道
- 累々と腫れたリンパ節と腫瘍が一塊となって気管支を圧迫している

（縦隔条件）

鑑別診断 肺癌の組織型を問うている問題であるが，病理，細胞の写真もなく，また一部の小細胞癌や扁平上皮癌の特徴的な腫瘍随伴症候群もない。腫瘍がリンパ節と一塊となった中心型であることから大細胞神経内分泌癌，大細胞癌，腺癌を除外する。SCC が正常で ProGRP が高値であることから，扁平上皮癌を除外する。小細胞癌が最も可能性の高い組織型として矛盾しない。

選択肢考察
- × a　まれな腫瘍で予後不良である。胸部 CT 所見の特徴は末梢性の境界明瞭で分葉状の充実腫瘍である。
- × b　喫煙歴，画像上中心型である点では一致するが，ProGRP が高値になることはほとんどない。
- ○ c　原発巣がはっきりせず腫瘍とリンパ節が一塊となった CT 所見，喫煙歴，ProGRP 高値などから最も可能性が高い。
- × d　胸部 CT 所見上，末梢に孤立した腫瘤陰影を認める。
- × e　胸部 CT 所見上，末梢に孤立した腫瘤陰影を認める。ProGRP が高値になることはほとんどなく，SLX が高値になることがある。

解答率 a 0.3%，b 0.6%，c 98.9%，d 0.1%，e 0.1%

確定診断 肺小細胞癌

ポイント　肺癌の病理学的分類が昨年改定され，腺癌，扁平上皮癌，大細胞癌，神経内分泌性腫瘍の4つに分類され，神経内分泌性腫瘍の亜型として，小細胞癌，大細胞神経内分泌腫瘍，カルチノイドが位置づけられた。

ProGRP は肺小細胞癌での陽性率は 65〜75% と高く，肺癌領域では最も信頼性の高いマーカーである。治療効果を鋭敏に反映し，再発の場合は陽性率 90% 以上と有意に上昇する。大細胞癌でも 20% 程度に上昇するが，国試レベルでは無視してよい。

その他の肺癌の腫瘍マーカーとしては，CEA は組織型に関わらないマーカー，SLX 抗原は腺癌，CYFRA や SCC 抗原は扁平上皮癌の腫瘍マーカーとして記憶しておくとよい。

B 必修の基本的事項　175

正解 c　**正答率** 98.9%　▶参考文献 MIX 241

受験者つぶやき
・ProGRPだけ見て答えられます。
・肺癌の腫瘍マーカーは頻出です。中枢性・末梢性も確認しておきましょう。
・喫煙歴，肺門部腫瘤，腫瘍マーカーからcを選択しました。
・腫瘍マーカーを覚えているだけで3点が入ります。

Check ☐ ☐ ☐

112B-39　2歳の男児。発熱と呼吸困難のため救急車で搬入された。本日朝，38.8℃の発熱と呼吸困難とに両親が気付き救急車を要請した。来院時の体温 39.8℃。心拍数 120/分，整。呼吸数 28/分。SpO_2 96％（リザーバー付マスク 5 L/分 酸素投与下）。毛細血管再充満時間は1秒と正常である。呼吸困難は仰臥位で増悪し，座位でやや軽快する。下顎を上げた姿勢で努力呼吸を認める。嚥下が困難で唾液を飲み込むことができない。心音に異常を認めない。呼吸音では，吸気時に喘鳴と肋間窩の陥入とを認める。腹部は平坦，軟で，肝・脾を触知しない。

最も優先すべきなのはどれか。

a 喉頭内視鏡での気管挿管　　　b 呼気時の胸部エックス線撮影
c 舌圧子を用いた咽頭の視診　　d エピネフリン吸入
e 動脈血ガス分析

アプローチ
①発熱と呼吸困難 → 上気道または肺の炎症性疾患
②体温 39.8℃，心拍数 120/分，SpO_2 96％（リザーバー付マスク 5 L/分 酸素投与下）→ 緊迫した呼吸状態
③毛細血管再充満時間は正常である → 末梢循環は保たれている。
④呼吸困難は仰臥位で増悪し，座位でやや軽快する。下顎を挙げた姿勢で努力呼吸を認める → 上気道狭窄の所見
⑤嚥下が困難で唾液を飲み込むことができない → 咽頭にも炎症
⑥吸気時に喘鳴と肋間窩の陥入とを認める → 上気道狭窄の所見

鑑別診断　呼吸困難をきたす疾患はすべて鑑別が必要となる。急性発症ということから腫瘍性疾患は否定的である。また，高熱を伴うことから炎症性疾患を疑う。吸気性喘鳴であることから，喘息や肺炎というよりも上気道狭窄をきたす疾患が考えられる。年齢からは急性声門下喉頭炎や喉頭または気管支異物なども鑑別として挙げられるが，嚥下困難があり唾液も飲み込めないことから，炎症は咽頭にも関与しており，急性喉頭蓋炎が最も考えられる。

確定診断　急性喉頭蓋炎

選択肢考察
○ a 気道確保が最優先であり，喉頭内視鏡で観察しながら気道を探し気管挿管するのが望ましい。
× b 気管支異物の場合には吸気時に心臓および縦隔陰影が患側へ移動する所見（Holzknecht徴候）がみられることがある。

× c　小児の場合には舌圧子で舌を圧排して喉頭蓋を観察できることもあるが，一般的に観察は困難である。また，最も優先すべき対応ではない。

× d　気管支喘息の場合には β_2 刺激作用により気管支を拡張させ，呼吸状態を緩和させる目的で用いる。

× e　SpO_2 96％（リザーバー付マスク 5 L/分 酸素投与下）と呼吸状態が悪いと推測され，まずは気道確保が最優先となる。

解 答 率　a 88.4％，b 0.9％，c 3.0％，d 7.3％，e 0.3％

ポイント　急性喉頭蓋炎は気道閉塞により急速に呼吸困難を起こすため，緊急性の高い疾患である。症状としては激しい咽頭痛と吸気性喘鳴が認められ，増悪すると起坐呼吸になる。喉頭内視鏡検査で容易に診断できる。気道確保が最重要となるが，気管挿管は喉頭蓋の腫脹が強いと困難なこともある。可能であれば喉頭内視鏡下に挿管する方が，気道を確認しやすい。腫脹が強すぎるとそれも困難なことがあり，気管切開や輪状甲状靱帯穿刺になることもある。

　急性喉頭蓋炎は国家試験では頻出のテーマである。緊急性の高い疾患でもあり，窒息により死亡する可能性もある疾患であることを理解しておきたい。

正　解　a　**正答率** 88.4％　　　　　　　　　　▶参考文献　MIX 369　コンパクト 96

受験者つぶやき
・急性喉頭蓋炎と気道熱傷はあっという間に挿管できなくなるので急いで挿管します。また急性喉頭蓋炎は，唾液が飲みこめずティッシュなどを持ってくることからも疑えるらしいです。
・急性喉頭蓋炎。呼吸状態が悪いので，まずこれに対処する必要があると思いました。dは喉頭蓋より先の気管・気道を広げる治療なので効果がないと思い，aを選択しました。

B 必修の基本的事項 **177**

Check ☐☐☐

次の文を読み，40，41 の問いに答えよ。

22 歳の女性。腹痛，嘔吐および発熱を主訴に来院した。

現病歴：午前 6 時ごろから心窩部痛を自覚した。痛みは徐々に右下腹部に移動し，悪心，嘔吐および発熱が出現したため午前 9 時に救急外来を受診した。

既往歴：特記すべきことはない。

生活歴：喫煙歴と飲酒歴はない。

現　症：意識は清明。身長 153 cm，体重 48 kg。体温 37.6℃。脈拍 100/分，整。血圧 118/62 mmHg。呼吸数 24/分。頸静脈の怒張を認めない。心音と呼吸音とに異常を認めない。腹部は平坦で，右下腹部に圧痛を認める。下腿に浮腫を認めない。

検査所見：血液所見：赤血球 368 万，Hb 11.9 g/dL，Ht 36%，白血球 9,800，血小板 23 万。血液生化学所見：尿素窒素 22 mg/dL，クレアチニン 0.9 mg/dL。CRP 5.2 mg/dL。腹部超音波検査と腹部単純 CT とで虫垂の腫大を認める。

112B-40　直ちに手術は必要ないと判断し，入院して抗菌薬による治療を開始することにした。①抗菌薬投与の指示を出す際に，適切な溶解液が分からず薬剤部に問い合わせた。②末梢静脈へのカテーテルの刺入を 2 回失敗し，3 回目で成功した。③抗菌薬投与前に，点滴ボトルに別の患者の名前が記してあることに気が付いた。④正しい抗菌薬の投与を午前 11 時に開始したところ，30 分後に患者が全身の痒みを訴え全身に紅斑が出現した。⑤抗菌薬を中止し様子をみたところ，午後 2 時までに紅斑は消退した。

インシデントレポートの作成が必要なのは下線のどれか。

a ①　　　　b ②　　　　c ③　　　　d ④　　　　e ⑤

その後の経過：腹痛は持続し，午後 5 時ごろから体温がさらに上昇し，悪寒を訴えた。体温 39.3℃。脈拍 124/分，整。血圧 80 mmHg（触診）。

112B-41　この時点で直ちに行うべき治療はどれか。

a　β遮断薬急速静注　　　　　　　　b　抗ヒスタミン薬静注

c　生理食塩液急速輸液　　　　　　　d　ペンタゾシン静注

e　副腎皮質ステロイド静注

アプローチ　①22 歳の女性，腹痛 ➡ 女性であるから産婦人科疾患も考える必要がある。

②腹痛の移動（心窩部痛→徐々に右下腹部に移動）➡ 関連痛であり，虫垂炎に特徴的

③悪心，嘔吐，発熱，白血球 9,800，CRP 5.2 mg/dL ➡ 炎症を示唆する。

④右下腹部の圧痛 ➡ McBurney 圧痛点である（虫垂根部に相当する）。

⑤画像検査で虫垂の腫大を認める ➡ ほぼ急性虫垂炎の診断が確定する。

鑑別診断　「アプローチ」①から婦人科的炎症疾患や卵巣嚢腫の茎捻転，子宮外妊娠を鑑別する必要があるが，②，④，⑤から否定的である。③から急性胃腸炎も鑑別しなければならないが，②，⑤から否定的である。また，若年者であり，炎症性腸疾患や尿管結石も鑑別に挙がるが，②，④，⑤から否定的である。以上から，急性虫垂炎と診断してよい。

確定診断　急性虫垂炎

[40]

選択肢考察　× a　適切な溶解液を薬剤部に問い合わせることは，アクシデントを防ぐ観点から正しい行動である。

× b　末梢静脈ライン確保の技術が未熟だっただけであり，3回目で成功しているので，誤った医療行為には相当しない。

○ c　抗菌薬の取り違えであり，誤りに気がつかなければ重大なアクシデントにつながる可能性がある。まさにインシデントであり，インシデントレポートの作成が必要である。

× d　抗菌薬によるアレルギー症状である。偶発的事象であり，誤った医療行為によるものではない。

× e　適切な処置（抗菌薬中止）によりアレルギー症状は軽快している。したがって，誤った医療行為の実施には相当しない。

解答率　a 0.1%，b 0.2%，c 98.0%，d 1.6%，e 0.0%

[41]

選択肢考察　× a　血圧が低下したため心拍出量を補うために頻脈になっているのであり，β遮断薬の急速静注は，さらに血圧を低下させて心停止をもたらすため禁忌である。

× b　抗菌薬中止により，全身の痒みや紅斑は消失しており，抗アレルギー薬である抗ヒスタミン薬静注は不要である。

○ c　急性虫垂炎から敗血症に進展したと推定される。まず行うことは，臓器循環の改善を図る目的で細胞外液（乳酸加リンゲル液）または生理食塩水の急速大量輸液（2,000 mL〜/時の点滴静注）である。

× d　ペンタゾシンは，癌性疼痛，術後疼痛，心筋梗塞の疼痛に投与される非麻薬性鎮痛薬である。副作用に呼吸抑制があり，全身状態が悪化した患者には投与しない。

× e　副腎皮質ステロイドの1種であるメチルプレドニゾロンは，感染性ショックに有効とされている。しかし，本例では臓器循環動態を改善させることが最優先され，循環動態が安定したらメチルプレドニゾロンの投与も考慮される。

解答率　a 0.1%，b 0.2%，c 99.0%，d 0.4%，e 0.3%

ポイント　　本例は，旧来の全身性炎症反応症候群〈SIRS〉に基づく診断基準では敗血症と診断される（体温>38℃，脈拍>90/分の2項目を満たしている）。しかし，Sepsis-3の基準では，意識レベルと呼吸数の記載がなく，血圧 80 mmHg（収縮期血圧≦100 mmHg）と qSOFA スコア1点であり，敗血症とは診断できない。不親切な出題であるが，第一印象による重症度評価では，明らかに重症の病態であり，急速大量輸液が選択される。

1）新しい敗血症と敗血症性ショックの定義と診断基準（Sepsis-3）

①敗血症〈sepsis〉

定　義　：感染症に対する制御不能な宿主反応に起因した生命を脅かす臓器障害。

診断基準：感染（疑いを含む）により SOFA スコアが2点以上の上昇。

②敗血症性ショック（septic shock）

定　義　：実質的に死亡率を増加させるに十分な重篤な循環，細胞，代謝の異常を有する敗血

症のサブセット。

診断基準：十分な輸液負荷にもかかわらず，平均血圧≧65 mmHgの維持に血管作動薬が必要，かつ血清乳酸値≧2 mmol/L

2）平均血圧＝平均動脈圧

平均血圧＝拡張期血圧＋脈圧（＝収縮期血圧－拡張期血圧）×1/3

3）qSOFAスコア〈quick sequential organ failure assessment〉

呼吸数≧22回/分

意識レベルの変化（GCS＜15）

収縮期血圧≦100 mmHg

正 解　［40］c　正答率 98.0%　　［41］c　正答率 99.0%　　▶参考文献　MIX 6, 71, 203

[40]・インシデントとアクシデントの違いは実際に事故が起こったかどうかです。過失の有無ではありません。
・ヒヤリハットです。
・患者への被害がないものがインシデント（ヒヤリハット），あるものがアクシデントです。

[41]・cの生食以外はショックには使いません。
・脈拍と血圧が示されたら常にShock indexを計算する癖をつけましょう。この問題では血圧が下がっているのでわかりやすいですが，血圧が保たれていてもShock indexが1.0以上では治療が必要です。
・発熱・悪寒を伴うショックから，敗血症を疑います。ショックに対してまずは外液補充を行います。
・虫垂炎による敗血症性ショックの治療です。直ちに生食です。

180　　国試112 — 第112回　医師国家試験問題解説書

B

必修の基本的事項

Check ■ ■ ■

次の文を読み，42，43 の問いに答えよ。

76 歳の女性。息切れを主訴に来院した。

現病歴：1 年前から息切れを自覚するようになり，3 か月前から 10 分程度歩くと息切れがするようになった。3 日前に風邪をひいてから息切れが増悪して動けなくなったため，同居の娘に伴われて総合病院の呼吸器内科外来を受診した。

既往歴：糖尿病，高血圧症，慢性心不全（NYHA Ⅱ），変形性膝関節症，骨粗鬆症および不眠で複数の医療機関に通院していた。半年前からこれらの医療機関の受診が滞りがちになっていた。

生活歴：娘と 2 人暮らし。日中，娘は仕事に出ている。摂食，排泄および更衣は自分でできるが，家事や外出は困難で，入浴は娘が介助している。喫煙は 15 本/日を 45 年間。飲酒歴はない。

現　症：意識は清明。身長 158 cm，体重 42 kg。体温 36.6℃。脈拍 104/分，整。血圧 120/76 mmHg。呼吸数 28/分。SpO$_2$ 93%（room air）。皮膚は正常。眼瞼結膜と眼球結膜とに異常を認めない。頸部に甲状腺腫大やリンパ節を触知せず，頸静脈の怒張を認めない。呼吸補助筋が目立つ。心音に異常を認めない。呼吸音は両側の胸部に wheezes を聴取するが，crackles は聴取しない。腹部は平坦，軟。四肢に浮腫を認めない。改訂長谷川式簡易知能評価スケールは 27 点（30 点満点）。

検査所見：胸部エックス線写真で肺の過膨張を認めるが，浸潤影や肺うっ血を認めない。心胸郭比は53%。胸部 CT で全肺野に低吸収域〈low attenuation area〉を認める。

112B-42　副腎皮質ステロイドの内服と β アゴニスト吸入の外来治療を 4 日間行い，呼吸器の急性症状は改善し SpO$_2$ は 96%（room air）となった。しかし，看護師から「これからも禁煙するつもりはないけど，病院には通わないといけないのかね」と患者が話していると聞いた。

　　この時点での患者への対応として最も適切なのはどれか。

　　a　禁煙外来への通院を義務付ける。

　　b　かかりつけ医を紹介し定期受診を勧める。

　　c　同居していない親族の状況を詳細に尋ねる。

　　d　通院歴のあるすべての診療科への継続受診を勧める。

　　e　症状再燃時でも安易に総合病院を受診しないように説明する。

112B-43　この患者の療養を支援していくために重要性が**低い**のはどれか。

　　a　訪問看護師　　　　　　b　成年後見人　　　　　c　介護福祉士

　　d　ケアマネジャー　　　　e　近隣のボランティア

アプローチ　①緩徐に息切れ増悪（糖尿病，高血圧，慢性心不全）━━━➤ 心不全増悪？

　　　　　　②喫煙歴，心音異常なし，四肢浮腫なし ━━━➤ 慢性閉塞性肺疾患〈COPD〉による SpO$_2$ 低下？

　　　　　　③胸部エックス線写真で心肥大なし，肺過膨張 ━━━➤ 気腫性変化あり，心不全なし

　　　　　　④胸部 CT の肺野低吸収域 ━━━➤ 肺胞破壊（COPD の所見）

鑑別診断　本例は「アプローチ」より COPD と診断される。鑑別すべき疾患は以下のとおり。

　　　　　　気管支喘息：重積発作以外は酸素の低下は少なく，慢性的な息切れは認めない。心不全：心

肥大，四肢浮腫などがみられる。間質性肺炎：発熱，炎症所見，エックス線写真での浸潤影などを認める。気管支拡張症：痰，咳，時に血痰などを認め，CT では拡張した気管支像を認める。

確定診断 慢性閉塞性肺疾患〈COPD〉

[42]

選択肢考察

× a　76 歳の後期高齢者であり，禁煙の意思がなく，一人で通院できないので投薬治療の継続が困難と考える。

○ b　かかりつけ医（できれば循環器と呼吸器，糖尿病に対応できる内科医）を紹介し，今後，ADL の低下や COPD の進行があれば在宅訪問診療に移行し，在宅酸素療法を導入することが望ましい。

× c　同居していない親族には本人の療養のサポートは期待できないことが多い。

× d　今後 COPD の症状が重くなり，ADL 低下，認知症進行が懸念され，就労している娘のサポートにも限界がある。

× e　かかりつけ医（可能なら在宅診療）と連携し，症状再燃時は一時的にでも入院加療も考慮する。

解答率 a 0.6%，b 93.6%，c 1.9%，d 3.8%，e 0.1%

ポイント　喫煙歴（45 年）のある 76 歳女性，慢性心不全があるが，心肥大や四肢浮腫などはみられず，画像所見（胸部エックス線で肺過膨張，胸部 CT で全肺野低吸収域），SpO_2 からも COPD を診断。今後は通院加療は困難となることが予見され，訪問診療を受け，在宅酸素療法を導入することが考えられる。

[43]

選択肢考察

× a　今後，病院への通院が困難となることが予見され，在宅診療や訪問看護が適応となる。

○ b　本例は，改訂長谷川式簡易知能評価スケール 27 点（30 点満点で，21 点以上は非認知症）で現状では家族（娘）もいることから，成年後見人の重要性は低い。

× c　介護福祉士などの訪問介護を利用することも在宅療養には必要な場合がある。

× d　在宅療養を続け，介護保険によるサービスを利用するには介護認定を受ける必要がある。介護認定を受け，要介護となると担当ケアマネジャーが選任され，個々の病状や状況に応じてケアプランを作成する。

× e　昼間は家族が就労していることから，近隣の人が見守りや手助けをすることは重要。

解答率 a 1.1%，b 94.9%，c 0.6%，d 0.3%，e 3.0%

ポイント　高齢になり，定期的な通院が困難になると，在宅訪問診療に移行することが一般的となりつつある。また現在の医療制度では長期に一般病棟に入院することは不可能で，可能であれば在宅訪問診療に移行することが多い。この場合，病状によっては訪問看護ステーションに指示書を書いて訪問看護を導入し，医療と訪問看護，さらには訪問服薬指導として薬剤師が薬を患家に届けるサービスもある。訪問介護やデイサービス，ショートステイなどの利用を，担当となったケアマネジャーが個々の症例のケアプランを立ててマネジメントする。

正解　[42] **b**　**正答率 93.6%**　　[43] **b**　**正答率 94.9%**　　▶参考文献　**MIX** 31

[42] ・無難そうなものを選ぶだけでした。
・dはポリファーマシーの原因となる可能性があります。
・通院への意欲が低いので，ハードルを低く設定した方が良いと思いました。
・遠方の大病院は足が遠のきがちです。気軽に通え，相談しやすいような近所の診療所を紹介した方が良さそうだと思いました。

[43] ・娘がいるのに成年後見人って…と思いました。
・そういえば試験が無事に終わったら「成年被後見人・被保佐人でないことの証明書」を貰いに法務局へ行かなきゃ（もしくは郵送）と思いながら解いてました。
・成年後見人は判断能力が不十分な人に必要です。
・認知症はなく，自分で判断する能力はあるので，bはまだ必要ではありません。

Check ■ ■ ■

次の文を読み，44，45 の問いに答えよ。

74 歳の女性。持続する前胸部痛のため来院した。

現病歴：本日午前 7 時 45 分，朝食の準備中に突然，咽頭部に放散する前胸部全体の痛みと冷汗とを自覚した。意識消失，呼吸性の痛みの変動および胸部の圧痛はなかったという。ソファに横になっていたが症状が持続するため，家族に連れられて自家用車で午前 8 時 15 分に来院した。症状を聞いた看護師が重篤な状態と判断し，直ちに救急室に搬入した。

既往歴：特記すべきことはない。

生活歴：特記すべきことはない。

家族歴：父親が 80 歳時に脳出血で死亡。母親が 84 歳時に胃癌で死亡。

現　症：意識は清明。身長 158 cm，体重 56 kg。体温 36.5℃。脈拍 92/分，整。血圧 120/80 mmHg。呼吸数 18/分。SpO$_2$ 99％（room air）。心音と呼吸音とに異常を認めない。腹部は平坦，軟で，肝・脾を触知しない。直ちに施行した心電図（別冊 No. 5）を別に示す。

112B-44 最も可能性が高いのはどれか。

　　a　胸膜炎　　　　　　　b　急性冠症候群　　　　　c　上室性頻拍
　　d　肺血栓塞栓症　　　　e　完全房室ブロック

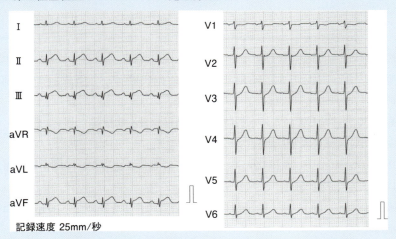

記録速度 25mm/秒

検査所見（午前8時25分の採血）：血液所見：赤血球416万，Hb 12.6 g/dL，Ht 36％，白血球9,800，血小板20万，Dダイマー0.7 μg/mL（基準1.0以下）。血液生化学所見：AST 26 U/L，ALT 30 U/L，LD 254 U/L（基準176〜353），CK 118 U/L（基準30〜140），尿素窒素16 mg/dL，クレアチニン1.6 mg/dL，血糖98 mg/dL，心筋トロポニンT陰性。胸部エックス線写真で異常を認めない。

112B-45 緊急処置の準備中，突然，うめき声とともに意識消失した。呼吸は停止しており脈を触れない。胸骨圧迫とバッグバルブマスクによる換気を開始した。このときのモニター心電図（別冊No. 6）を別に示す。
　この患者に直ちに行うべきなのはどれか。

a ニトログリセリン静注　　b アドレナリン静注
c アミオダロン静注　　　　d アトロピン静注
e 電気ショック

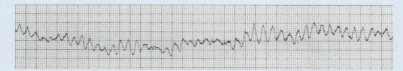

---

[44]

アプローチ
①突然の胸痛と咽頭部に放散する痛み → 急性冠症候群〈ACS〉が強く疑われる放散痛
②呼吸性の痛みの変動および胸部の圧痛はない → 胸膜炎，心膜炎，骨軟部組織系の疾患は否定的
③胸痛が30分持続している → 長時間の胸痛は急性心筋梗塞を示唆する。
④体温36.5℃ → 感染症は否定的
⑤血圧120/80 mmHg，脈拍92/分，整，心音に異常を認めない → 循環は保たれ，ショックではない。
⑥呼吸数18/分，SpO₂ 99％（room air），呼吸音に異常を認めない → 呼吸は保たれ，低酸素血症はない。
⑦Dダイマー0.7 μg/mL → 肺血栓塞栓症は否定的
⑧CK 118 U/L，心筋トロポニンT陰性 → 現時点で心筋壊死は否定的

画像診断

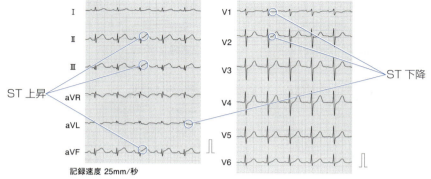

Ⅱ，Ⅲ，aVFでST上昇，aVL，V₁，V₂で軽度のST下降を認める。下壁領域のACSが疑われる。

鑑別診断　胸痛の原因は心臓，血管，呼吸器，消化器系，骨軟部組織，心因性など多岐にわたる。胸痛を主訴とする疾患のうち，緊急対応を要する病態の代表はACS，急性動脈解離，肺塞栓である。ACSなどの心疾患による胸痛は頸部，下顎，左腕，さらには上腹部に放散することがある。このような場合には胸部症状が典型的でなくても心電図，心エコー，心筋逸脱酵素を確認する必要がある。

選択肢考察
× a　胸膜炎には発熱などの感染症状が先行することが多い。深呼吸で増強する胸痛が特徴的である。

○ b　急性冠症候群の胸痛は突然に発症する。頸部や下顎，心窩部に放散し，歯科，整形外科，消化器内科を受診することもある。心電図では冠動脈の閉塞部位に一致したST上昇と，その反対側にreciprocal change（mirror image）としてのST下降がみられる。

× c　上室性頻拍は心房側のリエントリ回路による頻脈である。WPW症候群による房室回帰性頻拍，房室結節リエントリ性頻拍，心房頻拍などが含まれる。心電図では幅の狭いQRSを伴う頻拍がみられる。

× d　肺血栓塞栓症は，重症例では血圧低下や低酸素血症を示すが，軽症例では胸痛のみを主訴とすることもある。心電図ではS1Q3T3（Ⅰ誘導の深いS波，Ⅲ誘導のQ波，Ⅲ誘導の陰性T波）が典型的とされるが頻度は多くない。右心系圧の上昇を反映し，右軸偏位，右脚ブロック，V₁〜V₃誘導におけるT波陰転化が認められることの方が多い。

× e　完全房室ブロックはめまい，ふらつき，失神，倦怠感などを主訴とする。心電図ではP波とQRSが関連なく出現する。

解答率　a 0.1％，b 99.8％，c 0.0％，d 0.0％，e 0.0％

確定診断　急性冠症候群〈ACS〉（下壁）

ポイント　胸痛を主訴とする症例に出合ったら直ちにバイタルサインのチェックと静脈路確保，モニター類の装着を行う（近年，低酸素を伴わない急性心筋梗塞に対しては酸素を投与しない方が良いとする研究が報告された）。その後にSAMPLE-OPQRSTに沿った病歴聴取，心電図などにより迅速に鑑別を進める。ST上昇が明らかでなくても非ST上昇型心筋梗塞，大動脈解離，肺血栓塞栓症など致死的な疾患のこともあるので，これらの疾患が疑わしければ心筋逸脱酵素やD-ダイマーなどのマーカー，心エコー・造影CTなどを追加で行う必要がある。高感度ト

ロポニンTはACSの早期診断や予後予測に有用ではあるが，超急性期には上昇しないこともあり，臨床的にACSが強く疑われる症例は，胸痛の発生後6時間以内の測定で陰性であっても，6〜12時間後に再度測定することが推奨されている。

[45]

アプローチ
⑨突然の意識消失，呼吸停止，脈拍触知不可能 → 心停止
⑩胸骨圧迫とバッグバルブマスクによる換気 → BLSを開始

画像診断 幅が広く振幅が不揃いの波形が不規則にみられ，心室細動と診断できる。

確定診断 心室細動による心停止

選択肢考察
× a　ニトログリセリンは血管拡張により血圧を低下させて臓器の血液灌流が悪化するために使用しない。
× b　ACLSのガイドラインではアドレナリンは2度目の電気ショックの後に投与することになっている。
× c　ACLSのガイドラインではアミオダロンは3度目の電気ショックの後に投与することになっている。
× d　アトロピンは抗アセチルコリン作用により副交感神経を抑制し交感神経を相対的に興奮させる。心室細動，心室頻拍など頻脈性不整脈には使用しない。
○ e　心室細動・心室頻拍に対するできるだけ早期の電気ショックは心肺蘇生の基本である。

解答率 a 0.1%，b 1.7%，c 0.4%，d 0.1%，e 97.7%

ポイント ＜心肺蘇生の要点＞

抗不整脈薬としてはアミオダロンまたはリドカインを使用する。アミオダロンは初回300 mg，追加で150 mgまで，リドカインは初回1〜1.5 mg，追加は0.75 mg/kg，総量3 mg/kgを限度とする。

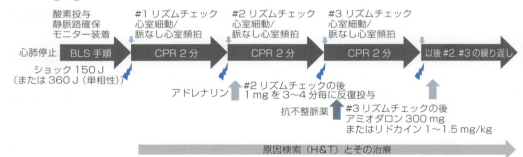

正解 [44] b　**正答率** 99.8%　　[45] e　**正答率** 97.7%　　▶参考文献　MIX 206, 210

受験者つぶやき
[44]・臨床経過と画像所見から一発です。
　　・ちなみにもしST上昇がなくても急性冠症候群を否定できません。
　　・病歴でAMIを疑い，心電図でST上昇と鏡面像を確認。
　　・現病歴の1，2行目が決め手です。
[45]・ちなみに心停止と心静止は別物です。心静止に除細動の適応はないので注意です。
　　・VFに対して電気ショックです。
　　・VFは，心肺蘇生をして速やかに電気的除細動をします。

B 必修の基本的事項

Check ■■■

次の文を読み，46，47 の問いに答えよ。

66 歳の男性。発熱，頭痛および嘔吐のため救急車で搬入された。

現病歴：2 日前から 38℃ の発熱があった。昨日，頭部全体の頭痛が出現し徐々に増悪して，市販の鎮痛薬を内服しても改善しなかった。さらに嘔吐を繰り返すようになったため，同居する妻が救急車を要請した。

既往歴：58 歳時から高血圧症のため内服治療中。

生活歴：妻と 2 人暮らし。長年，事務職をしていた。喫煙は 20 本/日を 35 年間。飲酒はビール 350 mL/日を 30 年間。

家族歴：父親が高血圧症。母親が大腸癌で死亡。

現　症：意識レベルは JCS I-1。身長 173 cm。体重 52 kg。体温 38.7℃。心拍数 90/分，整。血圧 110/66 mmHg。呼吸数 22/分。SpO_2 98%（room air）。眼瞼結膜と眼球結膜とに異常を認めない。瞳孔不同はなく，対光反射は両側正常。口腔粘膜に異常を認めない。心音と呼吸音とに異常を認めない。腹部は平坦，軟で，肝・脾を触知しない。

112B-46 診断のためにまず確認すべき所見はどれか。

　　a 眼　振　　　　　b 筋強剛　　　　　c 項部硬直
　　d Barré 徴候　　　e Babinski 徴候

112B-47 診断のために血液培養の検体を採取することにした。
　　採取にあたり適切なのはどれか。

　　a 2 セット採取する。　　　　　　b 抗菌薬投与後に採取する。
　　c 採取後は検体容器を冷蔵する。　　d 手指消毒後，素手で採取する。
　　e 動脈からの採取が優先される。

アプローチ
① 2 日前から 38℃ の発熱 → 急性の発熱で発症
② 頭部全体の頭痛，徐々に増悪 → 頭部疼痛
③ 嘔吐 → 頭蓋内圧上昇
④ 高血圧 → 8 年来治療中で家族歴もあり
⑤ 喫煙 → 成人病リスクあり
⑥ 飲酒 → 成人病リスクあり
⑦ 身長 173 cm，体重 52 kg → BMI 17 でやせ型
⑧ 意識レベル正常 → 意識障害なし
⑨ 体温 38.7℃ → 中等度の発熱
⑩ 神経学的異常所見なし → 頭痛と嘔吐以外の神経学的異常を認めない。

鑑別診断　「アプローチ」①，⑨ から，中等度の発熱が発症時より続いている。②，③ から頭蓋内圧上昇を疑う。発熱と頭蓋内圧亢進から髄膜炎，脳炎の可能性が考えられる。さらに⑧，⑩ から脳の局在症状がみられないため，したがって髄膜炎が最も考えられる。

確定診断　髄膜炎

[46]

選択肢考察

×a 眼球の不随意的往復運動で，大脳，小脳，脳幹などの中枢神経系の障害および，内耳の障害や視力障害といった末梢性の障害によるものがある。

×b 収縮した骨格筋が弛緩しにくい現象で，骨格筋の障害や錐体外路系の障害などで起こる。

○c 髄膜刺激症候で，髄膜に炎症があったり，くも膜下出血などで髄膜に刺激が起こると出現する。仰臥位で枕をはずし，頭部を持ち上げて前屈したときに，頸部の抵抗が出現することをいう。

×d 下肢の軽微な筋力低下，特に上位運動ニューロン障害による錐体路徴候を鋭敏に看破するための手技で，患者を腹臥位とし，下肢を垂直に保持して，この肢位を保つように命ず る。錐体路徴候のある側の下腿は次第に落下する。上肢の水平挙上と回外，遮眼により上肢の軽度の筋力低下を看破する方法も同様の名称で呼ばれることがある。

×e 足底の外側部を針やハンマーの柄などで踵から足趾の方へこすり上げると，母趾が背屈する。あるいは，ほかの趾が扇を広げたときのように開くこともある。前者が重要な所見であり，同側の錐体路障害が上位運動ニューロンレベルで起きていることを意味する。

解答率 a 0.1％，b 0.1％，c 99.7％，d 0.0％，e 0.1％

ポイント 急性発症の中等度の発熱と頭蓋内圧上昇の症状（頭痛と嘔吐）があり，脳の局所症状がない，などから髄膜炎が疑われ，髄膜の刺激症状の有無がこの診断に必須である。

[47]

選択肢考察

○a 血液培養の検体は2つの別の場所から採取することが原則である。

×b 抗菌薬投与前に採取すべきである。薬剤投与後では原因菌などが減少していて陰性になりやすい。

×c 検体は直ちに培養へ回す。冷蔵してはいけない。

×d 雑菌などの混入をできるだけ防ぐ必要があるため素手では行わない。

×e 血液培養では動脈血と静脈血とでほぼ同価値である。

解答率 a 98.7％，b 0.3％，c 0.3％，d 0.0％，e 0.6％

ポイント 髄液穿刺でなく血液採取となったのは，髄液穿刺が危険だと判断されたためと思われる。2か所で血液を採取することは，2か所で同じ結果が出て培養がコンタミ（混入）でないと判断できるからである。

正解 [46] c 正答率 99.7％　[47] a 正答率 98.6％　▶参考文献 MIX 155

受験者つぶやき
[46]・髄膜炎疑いで，髄膜刺激徴候を確認します。
・発熱，頭痛，嘔吐ときたら髄膜炎を疑いましょう。
[47]・血液培養に関する問題は必修の頻出テーマです。
・培養ボトルは嫌気性（オレンジ）→好気性（青）の順です。
・2本1セットを2セット採ります。

B 必修の基本的事項　189

Check ☐☐☐

次の文を読み，48，49の問いに答えよ。

20歳の女性。体重減少を主訴に来院した。

現病歴：生来健康であった。2か月前の健康診断では47 kgであった体重が40 kgになった。食事量は以前と変わらず，過食や嘔吐はない。倦怠感が強く，暑がりになり，夜は眠れなくなった。

既往歴：12歳時に急性虫垂炎で手術。輸血歴はない。

生活歴：大学生。喫煙歴と飲酒歴はない。

家族歴：父親が高血圧症。

現　症：意識は清明。身長153 cm，体重40 kg。体温37.5℃。脈拍104/分，不整。血圧142/52 mmHg。呼吸数16/分。前頸部の腫脹と手指振戦とを認める。腱反射は全体的に亢進している。

検査所見：血液所見：赤血球462万，Hb 13.2 g/dL，Ht 40％，白血球4,600，血小板28万。血液生化学所見：AST 35 U/L，ALT 40 U/L，血糖85 mg/dL，HbA1c 5.2％（基準4.6〜6.2），Na 142 mEq/L，K 3.8 mEq/L，Cl 104 mEq/L。

112B-48 この患者でみられる可能性が高いのはどれか。
- a 咳嗽
- b 月経異常
- c 多尿
- d 皮膚乾燥
- e 便秘

112B-49 診断に最も有用な血液検査項目はどれか。
- a インスリン
- b アルブミン
- c コルチゾール
- d カテコラミン
- e 甲状腺刺激ホルモン〈TSH〉

アプローチ

① 2か月で7 kgの体重減少を示す若い女性 → 甲状腺中毒症，神経性食思不振症，薬物乱用もしくは悪性疾患など

② 食事量は以前と変わらず → エネルギー摂取量減少による体重減少ではない。

③ 過食や嘔吐はない → 食行動異常はなく，神経性食思不振症の可能性は低い。

④ 暑がりになった → 甲状腺中毒症の症状と矛盾しない。

⑤ 夜は眠れなくなった → 甲状腺中毒症では，気分がハイや抑うつ状態となることがある。

⑥ 153 cm，40 kg → BMI 17.1

⑦ 体温37.5℃ → 微熱

⑧ 脈拍104/分 → 頻脈

⑨ 血圧142/52 mmHg → 収縮期高血圧，脈圧90 mmHgと脈圧差増大

⑩ 前頸部の腫脹 → 甲状腺腫大か？

⑪ 手指振戦 → 交感神経刺激亢進症状 → 甲状腺中毒症または褐色細胞腫

⑫ 腱反射は全体的に亢進 → 深部腱反射が甲状腺中毒症では全身的に亢進，甲状腺機能低下症では全身的に遅延する。

⑬ 赤血球462万，Hb 13.2 g/dL，Ht 40％ → 貧血は認められない → 頻脈の原因として貧血は否定。体重減少の原因として，貧血を伴う消化管疾患や悪性疾患などの可能性は低い。

⑭白血球 4,600 ━━▶ 白血球数は基準内 ━━▶ 体重減少と微熱を示す感染症や炎症性疾患の可能性は低い。

⑮ Na 142 mEq/L，K 3.8 mEq/L，Cl 104 mEq/L ━━▶ 電解質値は基準内

鑑別診断 　体重減少を示す病態としては多くの鑑別疾患が候補に挙がるが，本例では前頸部の腫脹（「アプローチ」⑩：甲状腺腫が推定される），暑がり（④），微熱（⑦），頻脈（⑧），手指振戦（⑪），全体的な腱反射亢進（⑫）から原発性甲状腺中毒症を疑うのは容易であろう。

確定診断 原発性甲状腺中毒症

[48]

選択肢考察 × a　体重減少，微熱からは肺結核が鑑別疾患に挙がるが，本例では白血球数が増加しておらず，なにより前頸部の腫脹と手指振戦から甲状腺中毒症がまず疑われる。

○ b　甲状腺中毒症に月経異常を伴うことはまれでなく，過少月経〜無月経を示すことがある。

× c　検査所見から多尿を示す糖尿病や低カリウム血症は否定されており，また想定される甲状腺中毒症は多尿を呈しない。

× d　甲状腺中毒症では発汗が亢進し体温も上昇するため，皮膚は湿潤し温かい。

× e　甲状腺中毒症では消化管蠕動が亢進して下痢傾向となる。

解 答 率 a 2.0%，b 71.0%，c 17.1%，d 6.8%，e 3.1%

[49]

選択肢考察 × a　血糖値は基準内である。体重減少の原因として糖尿病は否定的で，また低血糖ではないため手指振戦や頻脈の原因がインスリノーマやインスリン自己免疫症候群である可能性はまずない。

× b　体重減少と低アルブミン血症を示す肝不全は，AST や ALT 値が基準内にあることから可能性は低く，また吸収不良症候群を疑わせるような症状の記載もない。

× c　体重減少の原因としては副腎不全も鑑別すべき疾患ではあるが，低血圧でなく，低血糖や低ナトリウム血症は認められず，副腎不全を積極的に疑うことはできない。

× d　頻脈，手指振戦，体重減少は褐色細胞腫にも生ずる症状ではあるが，2 か月で 7 kg もの体重減少は通常認められず，なにより前頸部の腫脹から甲状腺腫大を推定し，原発性甲状腺中毒症をまず考えるべきである。

○ e　原発性甲状腺中毒症では視床下部・下垂体・甲状腺系のネガティブフィードバックの結果，TSH 値は低値を示す。TSH 測定は診断に有用である。

解 答 率 a 0.1%，b 0.0%，c 0.1%，d 0.0%，e 99.7%

ポイント 　甲状腺中毒症の臨床症状を有する患者に TSH の低値（本例では測定感度以下が予想される）と FT_4 高値が確認できれば，原発性甲状腺中毒症と診断できる。甲状腺中毒症には，狭義の甲状腺機能亢進症（Basedow 病と，頻度は低いが機能性甲状腺結節（Plummer 病が含まれる）や hCG 高値による妊娠性一過性甲状腺機能亢進症や絨毛性疾患）および破壊性甲状腺炎（亜急性甲状腺炎，無痛性甲状腺炎など）が含まれる。甲状腺中毒症の臨床症状とともに眼球突出所見がみられれば Basedow 病，甲状腺に圧痛が認められれば亜急性甲状腺炎と診断できる。最も頻度が高いのは Basedow 病である。

| 正　解 | [48] b　正答率 71.0% | [49] e　正答率 99.7% | ▶参考文献　MIX 330, 332 |

受験者つぶやき

[48]・甲状腺機能がおかしいと月経異常は起こりそうだと思いました。Kは低いので多尿もなさそうだと思いました。
・Kの値から多尿は否定的，ということなのでしょうか。ちょっと自信はなかったです。
・bとcで悩みましたが，月経異常はちょっとしたことでも起こるので，甲状腺中毒症で起こってもいいんじゃないかと思いました。尿は体内の水分量を調節しているはずなので，ちょっとしたことでは起こってほしくないです。
・甲状腺中毒症でなくても，急に体重が減少したら月経異常が起こります。

[49]・臨床経過から focus は甲状腺です。
・甲状腺なので TSH 値の確認ですね。
・ネガティブフィードバックで TSH が低下します。

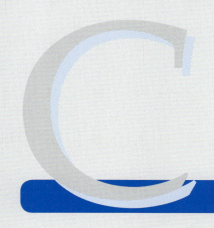

C問題 医学総論／長文問題 66問

一般総論 24問
臨床総論 26問
長文問題 15問
計算問題　1問

医学総論
長文問題

C 医学総論／長文問題

Check ☐☐☐

112C-1 アルコールによる手指衛生の効果が高いのはどれか。
- a 破傷風菌
- b ノロウイルス
- c ロタウイルス
- d ボツリヌス菌
- e インフルエンザウイルス

選択肢考察

×a 破傷風菌〈*Clostridium tetani*〉は偏性嫌気性の Gram 陽性桿菌である。芽胞の形態で世界中の土壌に生存しており、アルコールは無効である。

×b ノロウイルス〈Norovirus〉はカリシウイルス科に属し、急性感染性胃腸炎の原因ウイルスである。構造的にエンベロープを有さず、アルコール消毒は無効で、流水での手洗いが効果的である。汚染物品には次亜塩素酸を使用する。

×c ロタウイルス〈Rotavirus〉はレオウイルス科に属し、小児における急性感染性胃腸炎の主たる原因ウイルスである。エンベロープを有さず、ノロウイルス同様アルコール消毒には耐性を示す。

×d ボツリヌス菌〈*Clostridium botulinum*〉は偏性嫌気性の Gram 陽性桿菌である。ボツリヌス神経毒素を産生し、全身の神経麻痺を生じるボツリヌス症の原因菌である。好気条件下では破傷風菌同様、芽胞を形成する。

○e インフルエンザウイルス〈Influenzavirus〉はオルソミクソウイルス科に属し、エンベロープを有するためアルコール消毒は有効である。

解答率 a 4.7%, b 4.1%, c 12.8%, d 1.2%, e 77.2%

ポイント 芽胞を形成する菌には、破傷風菌、ボツリヌス菌以外に、ウェルシュ菌、炭疽菌、セレウス菌などが挙げられ、いずれもアルコール消毒は無効である。滅菌にはオートクレーブ処理やグルタラールを使用せねばならず、いずれも人体に使用できるものではない。また、ウイルスに対するアルコール消毒は、膜蛋白を変性させることで効果を発揮する。エンベロープを有さないノロウイルス、ロタウイルス、アデノウイルス、ポリオウイルスを含むエンテロウイルスなどにはアルコール消毒は無効である。流水洗浄で予防をし、物品には次亜塩素酸を使用する。

正解 e 正答率 77.2% ▶参考文献 MIX 88

受験者つぶやき
- わかりませんでした。
- ノロウイルスは吐瀉物などの乾燥した粉塵から空気感染するので要注意です。また、緑膿菌はさまざまなものに耐性を持っていますがアルコールは有効です。
- よく病院の入り口にインフルエンザ対策でアルコール消毒が置いてあります。
- ノロ、ロタはノンエンベロープなので無効。インフルエンザはエンベロープウイルスなので有効。なぜ効果の有無があるのかまで覚えておきました。

196 国試112 ― 第112回　医師国家試験問題解説書

C

医学総論

Check ■ ■ ■

112C-2　WHO の活動について正しいのはどれか。

　　a　識字率を向上させる。　　　　　　b　たばこ規制を推進する。

　　c　食糧を安定的に供給する。　　　　d　温室効果ガスの削減を行う。

　　e　労働者の作業環境を改善させる。

選択肢考察　×a　国際連合教育科学文化機関〈UNESCO〉をはじめ，さまざまな国際機関によって行われてきているが，WHO による取り組みはない。

　○b　WHO により国際条約「たばこ規制枠組条約〈FCTC〉」が策定された（2005 年発行）。

　×c　国際連合食糧農業機関〈FAO〉が関与し，調査，情報提供，各国政府間の交渉を支援している。

　×d　温室効果ガスの削減は，国際連合の気候変動枠組条約に基づく。

　×e　労働者の作業環境改善には，国際労働機関〈ILO〉が関与している。

解答率　a 5.7%，b 86.2%，c 3.1%，d 4.5%，e 0.5%

ポイント　WHO は，「すべての人々が可能な最高の健康水準に到達すること」（憲章第 1 条）を目的に掲げており，以下の活動を行っている。①医学情報の総合調整，②国際保健事業の指導的かつ調整機関としての活動，③保健事業の強化についての世界各国への技術協力，④感染症およびその他の疾病の撲滅事業の促進，⑤保健分野における研究の促進・指導，⑥生物学的製剤および類似の医薬品，食品に関する国際的基準の発展・向上などである。

正解　**b**　**正答率 86.2%**

受験者つぶやき
　・過去問どおりです。
　・英語の一部でも覚えているとかなり楽になります。例えば UNESCO の ES は Education と Science と覚えていると UNICEF と混同しにくくなります。
　・たばこ規制には力を入れています。
　・WHO といえば国際保健ですよね。

Check ■ ■ ■

112C-3　吸収不良症候群の症状として頻度の**低い**のはどれか。

　　a　貧血　　　b　浮腫　　　c　便秘　　　d　体重減少　　　e　腹部膨満感

選択肢考察　○a　鉄，葉酸，ビタミンの十二指腸や空腸からの吸収障害で起きる。

　○b　空腸からの蛋白質の吸収障害で起きる。

　×c　空腸からの脂肪の吸収障害で脂肪便になることがある。便秘はまれである。

　○d　空腸からの糖質などの吸収障害で起きる。

　○e　乳糖などの吸収障害で起きる。

解答率　a 3.6%，b 5.2%，c 82.4%，d 2.0%，e 6.8%

ポイント 「吸収不良症候群」は、腸管から栄養素がうまく吸収されず、栄養障害を起こす疾患の総称である。吸収障害は脂肪、蛋白質、糖の順で多い。代表的な疾患としてはセリアック病、熱帯スプルー、Whipple病、乳糖不耐症などがある。このため、症状や治療法は原因によって異なる。

正解 c **正答率** 82.4%　▶参考文献 MIX 268

受験者つぶやき

・吸収障害が起こると下痢になると思いました。
・下痢の印象が強かったのであまり考えず選びました。浮腫と腹部膨満感は低蛋白によるものでしょうか。
・吸収不良症候群の原因の一つに水様性下痢で有名なWDHA症候群があります。

Check ☐☐☐

112C-4 末梢静脈路から1Lの維持輸液製剤（電解質組成：Na^+ 35 mEq/L, K^+ 20 mEq/L, Cl^- 35 mEq/L）を投与する際、この製剤に追加できるカリウムの最大量（mEq）はどれか。

a 2　　b 4　　c 20　　d 40　　e 200

選択肢考察 ×a, ×b 割れ問, ×d, ×e 当てはまらない。選択肢bは、輸液製剤の組成で見覚えのある数字であったため誤答率が高かったものと推察される。

○c カリウムを静脈内に投与する際には40 mEq/L以下に希釈する必要がある。輸液製剤に既に20 mEq/Lのカリウムが含まれていることから、本製剤1Lに追加できるカリウムの最大量は40 mEq − 20 mEq = 20 mEqとなる。

解答率 a 7.2%, b 31.1%, c 42.8%, d 17.8%, e 0.9%

ポイント 高濃度のカリウムを急速に静注すると、不整脈や心停止をきたすことが知られている。40 mEq/L以下に希釈した上で、緩徐に静脈内に投与する。カリウムに限らず電解質の補正は慎重に行う必要がある。

本問の狙い 輸液製剤の選択や投与量の調整、電解質の補正方法などは、研修医になってまず身につけるべき必須の知識である。実際の臨床を意識したこのような出題は今後も増えてくると思われる。

正解 c **正答率** 42.8%　▶参考文献 MIX 445

受験者つぶやき

・わからなかったです。
・お手上げでした。過去問を見てNaClは覚えていましたがKで来るとは……。勘で選びました。
・輸液は細かいところまで聞かれますね……。
・近年NaClのmEq計算が出ているのでそろそろKも……と思っていましたが対策不足でした。

> **Check** ■ ■ ■
>
> **112C-5** 圧力波による一次爆傷を**受けにくい**のはどれか。
> a 眼球　　b 鼓膜　　c 肺　　d 胸椎　　e 消化管

選択肢考察　一次爆傷とは，爆発の際に生じる爆風が，身体に直接的に作用することで生じる損傷である。
○a　眼球はまともに圧力波による損傷を受ける。
○b，○c，○e　これらは空気と接するから，異常に大きい気圧によって傷害を受けやすい。
×d　aと異なり体の内部に存在し，b，c，eと異なり空気とも接していない。

解答率　a 1.3%，b 0.4%，c 11.7%，d 55.5%，e 31.0%

ポイント　学生のどのような能力を見たいのか，出題の意図が理解できない問題である。消防，警察，自衛隊の昇任試験には適すると思う。

正解　d　正答率 **55.5%**

> **Check** ■ ■ ■
>
> **112C-6** 女子の二次性徴のうち最も遅れてみられるのはどれか。
> a 初経　　　　　b 子宮発育　　　　c 恥毛発生
> d 乳房発育　　　e 全身の骨端線閉鎖

選択肢考察
×a　初経は，恥毛発生後の段階で起こる。 **割れ問**
×b　子宮発育は，乳房の発達の次の段階で起こる。
×c　恥毛発生は，乳房，女性器の発達の次の段階で起こる。
×d　乳房発育は，女子の二次性徴の最初に起こる。
○e　思春期が終了するころ，全身の骨端線が閉鎖し，身長の伸びも止まる。

解答率　a 38.1%，b 1.0%，c 0.7%，d 0.3%，e 59.8%

ポイント　女子の二次性徴は，d→b→c→a→eの順番で起こる。ただ，この問題の場合，正確な順番を理解していなくても，骨端線の閉鎖が思春期の最後とわかっていれば正答できる。

正解　e　正答率 **59.8%**　　　　　　　　　　　　▶参考文献　MIX 423

受験者つぶやき
・骨端線の閉鎖という言葉に引っかかったのでこれにしました。
・二次性徴は男は下から，女は上からと覚えてました。また二次性徴の終了は骨端軟骨の消失です。ちなみに男の死因の悪性新生物の頻度は上からです。
・見覚えがあったのでeを選びました。91A-39で類問が出題されていました。
・成長発達は細かく確認しましょう。

112C-7 冠動脈の造影 3D-CT（**別冊** No. 1 ①〜⑤）を別に示す。
左冠動脈回旋枝はどれか。

a ①   b ②   c ③   d ④   e ⑤

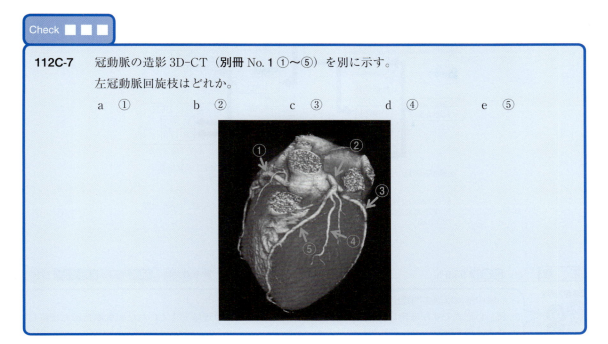

画像診断

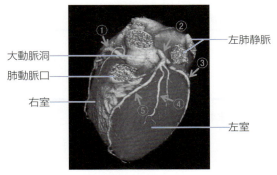

①右冠動脈 ②左冠動脈 ③回旋枝 ④対角枝 ⑤前下行枝
冠動脈造影 3D-CT 左前斜位像。右冠動脈（太い枝をもたない）と左冠動脈（前下行枝・回旋枝に分かれる）から各部位が同定される。

選択肢考察

× a ①は右冠動脈。基部から洞結節枝と円錐枝が共通幹で出ている。

× b ②は左冠動脈主幹部。2本に分岐している。

◯ c ③は左冠動脈回旋枝。回旋枝から分かれる鈍縁枝，後側壁枝は見えていない。

× d ④は対角枝。前下行枝から分かれ左室前壁に分布する。

× e ⑤は左冠動脈前下行枝。前室間溝を下行する。肺動脈に向かう円錐肢が出ている。

解答率 a 0.2％，b 0.2％，c 95.9％，d 0.2％，e 3.5％

ポイント 冠動脈の分枝についての基礎知識として以下の点をおさえておく必要がある。

1. 左冠動脈〈LCA〉は回旋枝〈LCX〉と前下行枝〈LAD〉に分岐する。
2. 前下行枝は心室中隔前部に中隔枝〈SEP〉を送る。
3. 右冠動脈〈RCA〉は洞結節〈SN〉や房室結節〈AVN〉に枝を送る。
4. 下壁〜後壁には右冠動脈〈RCA〉の枝である後下行枝〈PD〉が分布する。

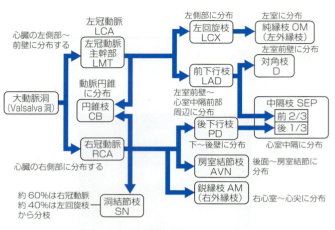

冠動脈の分枝

| 正解 | c | 正答率 95.9% |

参考文献 MIX 193　いらすと! 179

・心臓の解剖は過去問頻出なので簡単でした。
・新しい形式ですが非常に重要な問題ですね。これがしっかり理解できていれば冠動脈造影も理解しやすいのではないでしょうか。
・②が左冠動脈主幹部とわかれば解けます。
・LADは前室間溝，LCXは房室間溝を走行します。

Check ☐☐☐

112C-8　訪問看護サービスに**含まれない**のはどれか。
a　服薬指導　　　b　歩行訓練　　　c　室内清掃
d　食事の援助　　e　人工呼吸器の管理

選択肢考察
○a　服薬指導，療養指導などの指導が行われる。
○b　歩行訓練，嚥下機能訓練などのリハビリテーションが行われる。
×c　訪問介護で行われるものであり，訪問看護では行われない。
○d　食事の援助，排泄の援助などの療養上の世話が行われる。
○e　人工呼吸器の管理，点滴の管理などの医療的な処置が行われる。

解答率　a 4.1%，b 7.7%，c 85.5%，d 0.7%，e 1.9%

ポイント　訪問看護はかかりつけ医の指示を受けて，看護師が行うものであり，診療補助行為（点滴の管理，人工呼吸器の管理，酸素療法など），療養上の世話（食事の援助，排泄の援助，入浴介助など），病状の観察（バイタルサインのチェック，ターミナルケアなど），リハビリテーション（歩行訓練，嚥下機能訓練）などが含まれる。訪問介護員（ホームヘルパー）などが行う訪問介護とは別の居宅サービスである。

| 正解 | c | 正答率 85.5% |

参考文献 MIX 30

受験者つぶやき
- リハはやらないと思ってbにしてしまいました。
- 清掃まではやりませんね。一方でリハビリは訪問看護に含まれるので注意です。
- cはヘルパーの仕事です。
- やはり在宅医療はトピック。何ができるのかまで具体的に押さえたほうがいいです。

Check ■ ■ ■

112C-9 妊娠中にワクチンが接種可能なのはどれか。
　a 風疹　　　　　　　b 麻疹　　　　　　c 水痘
　d 流行性耳下腺炎　　e インフルエンザ

選択肢考察

×a 風疹ワクチンは生ワクチンであって，妊娠経過中の投与は原則**禁忌**であり，必要な場合には産後に接種する。授乳婦に風疹ワクチンを投与した場合は母乳の安全性は不変であり，児に無症候性感染が起きても差し支えない。むしろ風疹抗体価が16倍以下の産褥期にはワクチン接種が推奨される。

×b 麻疹ワクチンも生ワクチンであるので，MRワクチン（麻疹・風疹混合ワクチン）の妊娠経過中の接種は原則，**禁忌**である。

×c 水痘ワクチンも生ワクチンであり，妊娠経過中の母体接種は原則，**禁忌**である。

×d 流行性耳下腺炎ワクチンも生ワクチンであり，妊娠経過中の母体接種は原則，**禁忌**である。

○e インフルエンザワクチンは不活化ワクチンであり，妊婦に投与しても胎児感染は起きない。一方，妊娠経過中にインフルエンザに罹患すればさまざまな合併症が併発するので，流行期ではむしろ積極的な接種を行う。

解答率 a 0.2%，b 0.2%，c 0.1%，d 0.2%，e 99.2%

ポイント　妊娠経過中に母体に接種してもよいのは，病原体となるウイルスや細菌の感染能力を失わせた不活化ワクチンか，病原体となる細菌が作る毒素だけを取り出して作ったトキソイドである。生ワクチンは，弱毒化したワクチンであり，ウイルスは弱毒化しているが，妊婦に投与すれば経胎盤性に胎児感染するリスクがある。しかしながら，誤って投与した場合でも胎児感染を起こすリスクは低いので，それを理由として人工妊娠中絶を行う必要はない。

　生ワクチンには，風疹ワクチン，麻疹ワクチン，MRワクチン，水痘ワクチン，流行性耳下腺炎ワクチン，BCG，黄熱ワクチン，ロタウイルスワクチンなどがある。

　不活化ワクチンには，インフルエンザワクチン，Hibワクチン，小児用肺炎ワクチン，B型肝炎ワクチン，4〜2種混合ワクチン，日本脳炎ワクチン，狂犬病ワクチン，破傷風ワクチン，HPVワクチンなどがある。

正解 e　正答率 99.2%　　　　　　　　　　　　　　　▶参考文献 MIX 77

受験者つぶやき
- 生ワクチン，不活化ワクチンの暗記は必ずしましょう。
- 生ワクチンを選ぶ問題ですね。妊婦が風疹の抗体を持っておらず，感染の危険があるときでも，残念ながらもう妊娠終了までワクチンは使えません。夫はわかり次第すぐワクチン接種です。

・不活化ワクチンは接種可能です。
・すべて学校感染症の出席停止基準の観点からも問われやすい疾患です。

Check

112C-10 市町村保健センターの業務はどれか。
　a　医療計画の策定
　b　健康教室の開催
　c　人口動態統計の作成
　d　食中毒発生時の原因調査
　e　医療安全管理に関する指導

選択肢考察
×a　地域の医療確保のために，都道府県が作成する。
○b　地域保健センターの業務である。
×c　保健所の業務である。
×d　保健所の業務である。
×e　都道府県知事，保健所を設置する市の市長または特別区の区長が指導を行う（医療法に規定）。

解答率 a 0.4％，b 98.1％，c 0.4％，d 0.5％，e 0.5％

ポイント
　市長村保健センターの業務は，地域住民に対する母子保健，成人保健，老人保健に関する対人保健サービスである。重要なポイントは，保健所との機能の違いである。市町村保健センターは地域の健康づくりを担っているのに対し，保健所は人口動態統計や地域保健に関わる統計の作成，食品衛生，伝染病予防，水質調査などの環境衛生，そして医療機関の監視など，専門性の高い業務を行う。

正解 b　**正答率** 98.1％　▶参考文献　MIX 18

受験者つぶやき
・保健センターと保健所の区別は頻出範囲です。
・保健センターは原則的には一次予防のみを行います。人口動態統計の作成は保健所のイメージとつなげにくいと思いますが，そのぶん頻出です。
・保健所と保健センターの役割の違いを直前に整理しておきました。

Check

112C-11 胃粘膜下腫瘍の診断に有用なのはどれか。
　a　拡大内視鏡
　b　色素内視鏡
　c　超音波内視鏡
　d　カプセル内視鏡
　e　ダブルバルーン内視鏡

選択肢考察
×a，×b　上皮性病変の診断に有用である。
○c　非上皮性病変の診断に有用である。
×d　主に小腸病変の診断に有用であるが，生検や治療はできない。
×e　主に小腸病変の診断に有用であり，生検や治療もできる。

C 医学総論／長文問題

解答率 a 8.9%，b 4.9%，c 83.8%，d 1.8%，e 0.5%

ポイント　　GIST などの非上皮性の胃粘膜下腫瘍の診断には超音波内視鏡が有用であり，生検を行うこともある。その他，内視鏡検査，超音波検査，CT 検査，MRI 検査などがある。一般に，腫瘍の大きさが 2 cm 未満の場合には年 1 回程度の内視鏡検査などで定期的な観察を行い，2〜5 cm の腫瘍の場合は腹腔鏡補助下に切除を行うことが推奨されている。大きさが 5 cm 以上の場合は悪性腫瘍である可能性が高いため，手術を行うことが原則である。

正　解　c　**正答率** 83.8%　　　　　　　　　　　　　　▶ **参考文献** **MIX** 260

受験者つぶやき
・わからなかったです。
・超音波以外では正常粘膜の下は調べられないと考えましたが，あまり自信はありませんでした。
・消化管の中から超音波を当てたいと思いました。
・粘膜下の組織まで見るにはエコー内視鏡です。画像も確認しておきましょう。

Check ☐☐☐

112C-12　心神喪失の状態で殺人未遂を犯し，不起訴処分になった者の指定入院医療機関について定めた法律はどれか。
　　　a　刑　法　　　　　　　b　医師法　　　　　　　c　医療観察法
　　　d　地域保健法　　　　　e　精神保健福祉法

選択肢考察　×a　刑法は，刑罰を規定した法律である。心神喪失者の行為を罰しないという規定（第 39条）はある。

×b　医師法は，医師の資格などを規定した法律である。

○c　医療観察法とは，心神喪失などにより重大な他害行為を行った者について規定した法律である。指定入院医療機関の規定（2 条 4 項）がある。

×d　地域保健法は，保健所などについて規定した法律である。

×e　精神保健福祉法は，精神障害や精神保健福祉について規定した法律である。この特別法が医療観察法である。

解答率 a 1.9%，b 0.1%，c 74.6%，d 0.0%，e 23.2%

ポイント　　心神喪失とは，精神障害（主に統合失調症）により善悪の区別がつかないために通常の刑事責任を全く問えないことである。

　重大な他害行為とは，殺人，放火，強盗，強制性交，強制わいせつ，傷害などである。なお，傷害以外は未遂も含む。

　精神障害により自傷他害のおそれがあっても，警察保護されただけの場合は，精神保健福祉法の適応となり，措置診察により措置入院となる。一方，逮捕され検察に送検され，検察で不起訴処分または裁判所で心神喪失などの理由で無罪判決になった場合は，医療観察法の適応となる。

　本問は，医療観察法についての初めての出題であり，精神保健福祉法との区別を問う狙いがある。

204 国試112 ― 第112回 医師国家試験問題解説書

C

医学総論

| 正　解 | **c** | **正答率** 74.6% | ▶参考文献 | MIX 372 |

受験者つぶやき
・ラストⅤで強調されていました。ラッキー。
・ラストⅤ講座が的中しました。直前だと何気に覚えているので勘が働きやすいです。
・医学の勉強とは関係ないドラマなどの知識で解きました。
・正直知りませんでしたがeによる入院形式を勉強したときに本問の状況を見た覚えがなかったので，cにしました。

Check ■■■

112C-13　疾患と用いられる治療との組合せで**誤っている**のはどれか。
　　a　洞性頻脈 ――――――― カテーテルアブレーション
　　b　急性冠症候群 ――――― 経皮的冠動脈インターベンション
　　c　頸動脈狭窄症 ――――― ステント留置術
　　d　腹部大動脈瘤 ――――― ステントグラフト留置術
　　e　閉塞性動脈硬化症 ――― ステント留置術

選択肢考察　×a　洞性頻脈は心臓以外の問題を反映した機能的なもので，原因疾患や原因となる状態が存在することがほとんどである。心臓や不整脈に対する治療は不要である。

○b　急性冠症候群は，冠動脈プラークの破綻とそれに伴う血栓形成により冠動脈の高度狭窄や閉塞をきたす病態である。したがって，経皮的冠動脈インターベンションが効果的である。

○c　高度狭窄をきたした頸動脈に対して，外科的血行再建術である頸動脈内膜剝離術や，血管内治療である頸動脈ステント留置術が行われる。

○d　大動脈瘤の外科治療としては人工血管置換術や血管内治療であるステントグラフト内挿術が行われる。

○e　閉塞性動脈硬化症に対しては血管拡張術，ステント留置術などの血管内治療と，バイパス術や血栓内膜摘除術などの外科的血行再建術がある。狭窄部位によって治療の選択肢が異なる。

解答率　a 72.0%，b 1.2%，c 1.2%，d 4.0%，e 21.7%

ポイント　インターベンション治療は，技術と器具の進歩により，安全かつ低侵襲の治療がより広範囲に可能になってきた。しかし，すべてが従来の治療法（外科的治療など）の代用になるわけではなく，患者背景や治療部位などの情報をもとに，症例ごとに治療法を判断する必要がある。現状で可能な方法と適応について，整理しておきたい。

| 正　解 | **a** | **正答率** 72.0% | ▶参考文献 | MIX 208, 209 |

受験者つぶやき
・洞性頻脈は治療介入しないです。
・aは洞結節を焼くということでしょうか……。とんでもないことになりそうです。
・カテーテルアブレーションはWPW症候群やAfなどです。
・アブレーションは異常な電気伝導路に対して行います。

C 医学総論／長文問題　205

Check ■■■

112C-14 正常胎芽・胎児において心拍数が最も多い時期はどれか。
　　a 妊娠6週　　　　b 妊娠9週　　　　c 妊娠16週
　　d 妊娠28週　　　e 妊娠40週

選択肢考察
× a 妊娠6週ころの平均心拍数は100〜110/分程度である。
○ b 妊娠9週ころの平均心拍数が最も多く，160〜180/分程度である。
× c 妊娠16週ころの平均心拍数は150/分程度である。妊娠初期から中期の心拍数がピークと考え，bとcで迷った受験者が多かったと思われる。細かい知識がないと難しい。
　　割れ問
× d 妊娠28週ころの平均心拍数は140/分程度である。
× e 妊娠40週ころの平均心拍数は140/分程度である。

解答率 a 11.6%，b 40.5%，c 23.5%，d 16.7%，e 7.7%

ポイント
　胎芽・胎児の心拍数は成人よりも早く，妊娠週数によって変化する。妊娠後半期から評価可能となる胎児心拍数陣痛図の基線の正常範囲が110〜160/分であることは基本知識である。妊娠初期の5〜6週ころは平均80〜110/分程度で，妊娠9週ころに160〜180/分程度のピークとなり，その後は漸減して妊娠16週ころに150/分程度，妊娠28週ころ以降妊娠末期までは平均140/分程度となり，胎児心拍数陣痛図の基線の正常範囲内で安定する。胎児心拍数は，妊娠週数の早い方が妊娠後半期より多いことは知られているが，さらに細かい知識を問う問題で，難易度は高い。

本問の狙い
　医師国家試験レベルにおける胎児の心拍数に関する基本知識としては，胎児心拍数陣痛図の基線の正常範囲110〜160/分を知っていればよいと考える。しかしながら，経腟超音波検査の普及により，妊娠初期の胎児心拍数も簡便に評価可能となっていることから，妊娠5〜6週ころには110/分より徐脈でも正常であり，妊娠9週ころには160/分より頻脈でも正常であることを知っておくことが，妊婦に無用の心配をさせない重要な知識と判断されたものと推察するが，医師国家試験としては難易度が高い。

正解 b　**正答率** 40.5%　　　　▶参考文献　チャート産 69

受験者つぶやき
・わからなかったです。
・小さいほど心拍数は多いですが，心拍が確認されるのはおよそ8週付近からです。
・わかりませんでした。aは心拍が確認される前なので×にしました。おそらく初期〜中期でピークになって下がっていくんだろうと予測し，b，cまで絞りました。

国試112 ― 第112回　医師国家試験問題解説書

Check ■ ■ ■

112C-15　二次医療圏について正しいのはどれか。

　　a　都道府県が定める。　　　　　　　　b　特定機能病院を設置する。
　　c　ドクターヘリを配備する。　　　　　d　地域保健法によって規定される。
　　e　人口30万人を基準として設定される。

選択肢考察　○a　都道府県は医療計画の中で，病院の病床および診療所の病床の整備を図るべき地域的単
　　　　　　　　　　位として区分する医療圏を定めることとされている。
　　　　　×b　特定機能病院は，高度の医療の提供，高度の医療技術の開発および高度の医療に関する
　　　　　　　　　　研修を実施する能力などを備えた病院として，厚生労働大臣が個別に承認している。
　　　　　×c　ドクターヘリ配備に特別な要件はない。
　　　　　×d　医療法第30条に基づく医療計画で定められる。
　　　　　×e　複数の市町村で構成されるが，人口要件はない。

解 答 率　a 82.9%，b 3.2%，c 1.6%，d 5.2%，e 6.9%

ポイント　　医療計画は，都道府県が医療を提供する体制の確保に関する計画であり，医療法第30条で
定められている。5年ごとに二次医療圏・三次医療圏の設定，基準病床数の算定，医療従事者
の確保，僻地医療・救急医療の確保，地域医療支援病院の整備，病院・診療所・薬局などの機
能および連携の推進，医療供給体制の確保についての計画を見直す。

正　　解　a　**正答率** 82.9%　　　　　　　　　　　　　　　　▶参考文献　MIX 17

受験者つぶやき
　・基本的に医療の話は都道府県が決める，ということでaを選びました。
　・自分の研修先が何次救急なのか，何次医療圏なのか知っておくとリアルな勉強ができます。

Check ■ ■ ■

112C-16　深部静脈血栓症の発症リスクとなるのはどれか。2つ選べ。

　　a　アンチトロンビン欠乏症　　　　　　b　第XIII因子欠損症
　　c　フィブリノゲン欠乏症　　　　　　　d　プラスミノゲン活性化抑制因子1欠損症
　　e　プロテインS欠乏症

選択肢考察　○a　アンチトロンビンは，プロテインC，プロテインSとともに，生理的な凝固阻止因子で
　　　　　　　　　　ある。
　　　　　×b　第XIII因子は，フィブリンを架橋結合して安定化させる。第XIII因子の著明な低下は出血症
　　　　　　　　　　状をきたす。
　　　　　×c　フィブリノゲンは止血の最終段階で，トロンビンの作用によりフィブリンに転換する。
　　　　　　　　　　フィブリノゲンの低下は出血傾向となる。
　　　　　×d　プラスミノゲン活性化抑制因子1〈plasminogen activator inhibitor 1：PAI-1〉は，組
　　　　　　　　　　織プラスミノゲンアクチベーター〈tissue plasminogen activator：t-PA〉と1対1結合

することで，線溶阻止的に作用する。
○ e 先天性プロテインS欠乏症（日本人では1/55人の発症頻度）が知られているが，プロテインSは経口避妊薬，妊娠，炎症などによって後天的にも低下する。経口避妊薬の血栓傾向の理由として，プロテインSの低下が挙げられる。

解答率 a 92.1%, b 1.3%, c 1.5%, d 10.3%, e 92.9%

ポイント
血栓性素因は，先天性の原因としては先天性アンチトロンビン・プロテインC・プロテインS欠損症など，後天性の原因としては抗リン脂質抗体症候群や経口避妊薬などの薬物，悪性腫瘍などがある。

＜深部静脈血栓症＞
1) 罹患血管は深部静脈。上肢よりも下肢の方が，はるかに多い。
2) 原因：長期臥床，悪性腫瘍，先天性および後天性凝固異常など。
3) 症状：片下肢の腫脹，疼痛。
4) 肺塞栓：合併すると致命症になる場合がある。
5) 治療：抗血栓療法。急性期はヘパリン類（未分画ヘパリンなど），慢性期はワルファリンを使用。ただし，近年は，新規経口抗凝固薬〈NOAC〉（直接経口抗凝固薬〈DOAC〉ともいう）で，急性期～慢性期の治療を通して行われることも多くなった。

＜プラスミノゲン活性化抑制因子1〈PAI-1〉＞
1) 血管内皮からt-PAが産生されると，t-PAはプラスノゲンをプラスミンに転換する。
2) プラスミンが血栓（フィブリン）を分解すると，血栓の分解産物であるFDP（D-ダイマー）が形成される。
3) PAI-1は，t-PA同様に血管内皮から産生され，t-PAと1：1結合することで，線溶を阻止する。
4) PAIが上昇した症例においては，線溶に抑制がかかり，血栓傾向となる。例えば敗血症に合併したDICにおいては，PAI-1が著増するために血栓が溶解されにくく，微小循環障害に起因する臓器障害をきたしやすい。

正解 a, e **正答率** 86.3%　　　　　　　　　　　　　　▶参考文献 MIX 107

- 凝固を阻害するものが欠けてるものを選びました。
- プラスミノゲン活性化抑制因子1欠損症は一瞬混乱しますが線溶亢進です。
- 凝固・線溶系の生理学を思い出しながら解きました。
- プロテインS，プロテインCはビタミンKに依存する抗凝固因子です。

Check ☐☐☐

112C-17 ショックをきたす病態で早期から中心静脈圧が上昇するのはどれか。2つ選べ。

a 敗血症　　　b 緊張性気胸　　　c 異所性妊娠破裂
d 心タンポナーデ　　　e アナフィラキシー

選択肢考察

×a 内因性サイトカインに関連した静脈系拡張，血管透過性亢進により相対的循環血液量不足をきたす。CVP は低下する。

○b 胸壁，肺，気管支の一方弁となった損傷部から吸気時に入った空気が排出されないことで胸腔内圧が上昇し，静脈還流の低下をきたす。患側から健側に縦隔は偏位する。CVP は高くなる。

×c 卵管妊娠に代表される異所性妊娠の経過中に破裂し，大量出血から循環血液量減少をきたす。CVP は低下する。

○d 心膜腔に心嚢液が貯留したことで心臓が圧迫され，心室拡張障害，静脈還流低下，心拍出量低下をきたす。CVP は高くなる。

×e IgE 抗体を介する免疫反応で放出されたヒスタミンなどの化学伝達物質による血管拡張，血管透過性亢進から，相対的な循環血液量低下をきたす。CVP は低下する。

解答率 a 0.4%，b 99.3%，c 0.2%，d 99.1%，e 0.4%

ポイント 代表的なショックの病態を問う問題である。4つのショック分類の病態と代表的な原因疾患の整理をしておきたい。

分類	循環血液量減少性ショック	血液分布異常性ショック	心原性ショック	心外閉塞・拘束性ショック
基本病態	大量出血や脱水，血管透過性亢進などによる循環血液量減少	アレルギー反応，エンドトキシンの作用，神経原性など末梢血管が拡張し，相対的循環血液量減少	心臓のポンプ機能低下	心圧迫や胸腔内圧上昇など，物理的因子によって静脈還流が低下
原因疾患	出血，脱水，熱傷，イレウスなど	脊髄損傷などの神経原性，アナフィラキシー，敗血症など	心筋障害，不整脈など	緊張性気胸，心タンポナーデ，肺血栓塞栓症など

正解 b, d　**正答率** 98.8%　▶参考文献 MIX 202

受験者つぶやき
・閉塞性ショックを選ばせる問題は過去問頻出です。
・閉塞性ショックですね。ショックは分類もできるようにしておきましょう。
・閉塞性ショックとなるものを選びました。
・ショックの分類，また分類ごとの治療法は臨床問題としても問われやすいです。

C 医学総論／長文問題　209

Check ☐ ☐ ☐

112C-18 労働衛生管理のうち作業環境管理はどれか。**2つ選べ。**

a 労働時間の短縮　　　　　　　　b 防毒マスクの着用
c 局所排気装置の設置　　　　　　d 特殊健康診断の実施
e 気中有害物質濃度の測定

選択肢考察

×a 過重労働や疾病を理由とする業務軽減のための労働時間短縮は，健康管理に該当する。

×b 有害な物質や有害なエネルギーが人に及ぼす影響は，作業の内容や方法によって異なってくる。これらの要因を適切に管理し，労働者への影響を少なくすることを作業管理という。防毒マスクの着用は，これに該当する。

○c 作業環境を的確に把握し，種々の有害物質を取り除き，良好な作業環境を確保することを作業環境管理という。局所排気装置の設置は，これに該当する。

×d 特殊健康診断の実施は，健康管理に該当する。

○e 気中有害物質濃度の測定は，上記cの解説内容から，作業環境管理に該当すると考えられる。

解答率 a 1.9%，b 3.4%，c 97.9%，d 0.3%，e 96.0%

ポイント 労働衛生の3管理とは，作業環境管理，作業管理および健康管理の3管理を指す。これは，労働衛生管理の基本となるものであり，これに総括管理と労働衛生教育を加え，5管理とすることもある。

正　解 **c，e** **正答率 95.3%**　　　　　　　　　▶参考文献 **MIX** 32

受験者つぶやき

・ラストVで扱っていました。
・作業環境管理→作業管理→健康管理です。まずは環境を管理するのが安全です。
・言葉の定義の問題です。
・たびたび問われます。作業環境管理はまさに環境の整備，作業管理は実際に働く人間が取れる対応と覚えていました。

Check ☐ ☐ ☐

112C-19 胆道疾患と治療の組合せで正しいのはどれか。**2つ選べ。**

a 急性胆管炎 ─────── 内視鏡的胆道ドレナージ
b 急性胆嚢炎 ─────── 腹腔鏡下胆嚢摘出術
c 肝門部胆管癌 ─────── 経皮的胆嚢ドレナージ
d 胆嚢腺筋腫症 ─────── 内視鏡的十二指腸乳頭切開術
e 先天性胆道拡張症 ─────── 経皮的胆道ドレナージ

選択肢考察

○a 絶飲食・輸液・抗菌薬などで改善しない場合，内視鏡的胆道ドレナージを考慮しなくてはならない。

○b　急性胆嚢炎治療の原則は抗菌薬・ドレナージ・胆嚢摘出術であり，近年は腹腔鏡下に行われることが多い。

×c　肝門部胆管癌が黄疸をきたす場合，閉塞部位は肝門部であり，胆嚢を穿刺しても有効なドレナージは得られない。

×d　内視鏡的十二指腸乳頭切開術は総胆管結石に対して行われる治療であり，胆嚢腺筋腫症は癌化のリスクはほとんどないため経過観察とされることがほとんどである。

×e　先天性胆道拡張症の治療の原則は手術である。小児の場合，胆道穿孔を起こし，緊急手術が必要なこともある。

| 解答率 | a 96.5%，b 98.0%，c 0.9%，d 0.6%，e 3.4% |

ポイント　先天性胆道拡張症に対し，減黄目的に一時的な経皮的胆道ドレナージが行われることもあるが，治療という観点からは誤りとするのが妥当と思われる。あまり良い出題とはいえないかもしれない。

| 正　解 | **a，b**　正答率 94.9% | ▶参考文献　MIX 270, 271 |

受験者つぶやき
・丁寧に検査 1 つ 1 つを吟味すれば，検査名からでも消去法でいけます。
・胆嚢腺筋腫症はラスト V で出てました。
・消化器の各疾患と治療法の組合せはよく覚えていました。画像で出されるときもあります。

Check ■ ■ ■

112C-20　35 歳未満の女性と比較して 35 歳以上の女性の妊娠で低率なのはどれか。**2 つ選べ。**

　　a　帝王切開実施率　　　　　　　　　b　妊娠糖尿病の罹患率
　　c　児の染色体異常発生率　　　　　　d　妊娠成立後の生児獲得率
　　e　体外受精-胚移植を行った場合の妊娠率

選択肢考察　×a　35 歳以上の初産婦を高年初産婦といい，軟産道強靱のために，35 歳未満の初産婦に比較して帝王切開実施率が高率になる。

×b　35 歳以上の女性では，肥満などによる 2 型糖尿病合併妊娠の増加や，耐糖能異常による妊娠糖尿病の罹患率が，35 歳未満の女性よりも高率になる。

×c　35 歳以上の女性では卵の老化によって 21 trisomy などの染色体異常が 35 歳未満の女性よりも高率になる。例えば Down 症候群の発生率は，20 歳で 1/1667，30 歳で 1/952，34 歳で 1/500，35 歳で 1/389，40 歳で 1/106，45 歳で 1/30 になる。

○d　妊娠成立後の生児獲得率は 32 歳ころまでは不変であるが，それ以降は低下し（約 1%/歳），40 歳を超えると著明に低下する。反復流産の頻度は 25〜29 歳で 1.2% であるのに対して，40〜44 歳で 25% である。

○e　総体外受精-胚移植の妊娠率は 20 歳代で 42%，35 歳で 36%，40 歳で 24%，43 歳で 12.3%，45 歳で 6.8% と，35 歳を超えれば著明に低下する。

| 解答率 | a 1.4%，b 1.9%，c 0.4%，d 97.9%，e 97.4% |

ポイント　年齢別の妊産婦死亡率（対 10 万）をみると，19 歳未満が 5.98，20〜24 歳が 2.54，25〜30

C 医学総論／長文問題　　**211**

歳が 2.98，30〜34 歳が 7.30，35〜39 歳が 13.91，40 歳以上が 29.59 となって，35 歳以上の妊娠はそれ自体ハイリスク妊娠になる。

正　解　**d，e**　**正答率 96.5%**　　　　　　　▶参考文献　MIX 306　チャート 産 321

受験者つぶやき
・高齢出産でリスクになるものを選べば大丈夫です。
・疲れてきてたのか間違えました……しっかり日本語を読みましょう。
・妊娠したい人にとって都合の悪そうなものを選びました。
・高齢出産が増えているので今後も出るのではないでしょうか。

C
医学総論

Check ■ ■ ■

112C-21　尿路および男性生殖器の解剖について正しいのはどれか。**2 つ選べ**。

　　a　精管は鼠径管を通過する。　　　　　　b　尿道は陰茎の腹側を走行する。
　　c　尿管口は膀胱頂部にみられる。　　　　d　尿管は総腸骨静脈の背側を走行する。
　　e　上膀胱動脈は外腸骨動脈から分枝する。

選択肢考察　○a　発生途上，精巣が腹腔から陰嚢に下降する際，これに続く精管も鼠径管を通って陰嚢に達する。

　　　　　　○b　尿道（尿道海綿体）は四足姿勢で陰茎の下側（身体の腹側）に位置する。

　　　　　　×c　尿管は膀胱底の左右後外側に開く。膀胱頂部〈膀胱尖〉は尿膜管索に連なる部を指す。尿管口の位置を膀胱上部と誤解してはならない。割れ問

　　　　　　×d　尿管は腎門では最も背側にあり，総腸骨動静脈との交叉部では最も腹側を走る。尿管は後腹壁の腎臓から骨盤腔前部の膀胱に向かう。割れ問

　　　　　　×e　上膀胱動脈は胎生期の臍動脈近位部から形成される。遠位部は閉塞して臍動脈索となる。

解答率　a 64.3%，b 57.1%，c 30.6%，d 34.0%，e 13.3%

ポイント　　尿管・精管・血管・各骨盤臓器の位置関係は，腹腔鏡手術などで必須の知識である。

　　特に尿管の走行について以下の点を理解しておく必要がある。

①尿管は総腸骨動脈の腹側を通り，膀胱の後下面（膀胱底）に開く。

②女性では尿管は卵管および子宮動脈の背側，腟動脈の腹側を通る。

③左右の尿管口と内尿道口を結ぶ領域を膀胱三角，その外面を膀胱底という。

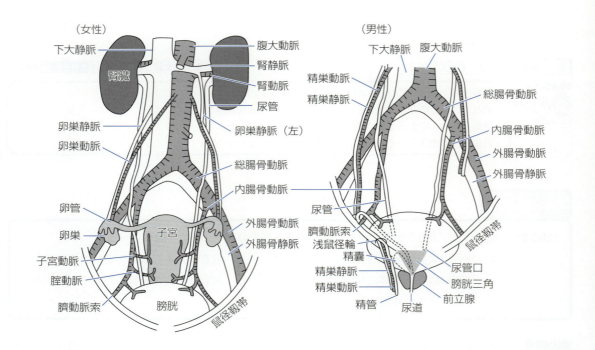

| 正　解 | a，b | 正答率 31.7% |

▶参考文献　MIX 280　コンパクト 224　いらすと！142, 146

受験者つぶやき
- bの腹側の意味するところをみんな誤解していました。
- a，b，eで迷って間違えました。精管は円を描くように走行するんですね。
- 鼠径管を通るのは精管ではなく精索では？という考えがよぎり，間違えました。精管は精索に含まれます。
- どっちが腹だよって感じでしたが陰茎の裏側が解剖学的腹側らしいです。鼠径管の解剖はヘルニアと絡めて抑えていました。dは尿管の生理的狭窄部位の一つです。消去法で解きました。

Check ☐☐☐

112C-22　我が国において主要な曝露源が魚介類摂取であるのはどれか。2つ選べ。
　　a　鉛　　　　　　　b　メチル水銀　　　　c　カドミウム
　　d　ダイオキシン類　e　ビスフェノールA

選択肢考察
×a　鉛の主な曝露源は食品群であるが，米からの摂取量が最も多い。
〇b　メチル水銀の曝露源は魚介類であり，特に食物連鎖を通じた大型の魚やクジラからの摂取に注意が必要である。
×c　カドミウムの主な曝露源は食品群であり，日本人では1日摂取量の約4割は米からである。選択肢bを選んだあとの2つめの解答として，cかdかで迷ったかもしれない。ダイオキシン類が廃棄物焼却炉から発生することが有名なため，大気からの曝露を推測し，消去法の結果としてcのカドミウムを誤って選ぶ可能性がある。カドミウムは米からの曝露が多いことを記憶しておくことが大切である。割れ問
〇d　ダイオキシン類は，発生源としてはゴミ焼却，自動車の排ガスであり，大気へと発散さ

れる。主な曝露源としては，大気中からの土壌・水質汚染を通じた魚介類である。

×e　ビスフェノールAの主な曝露源は食品群である。その原因は，ポリカーボネート製の食器・容器などから飲食物に移行するケースや，食品缶詰または飲料缶内面のエポキシ樹脂による防蝕塗装が施された部分から飲食物に移行するケースなどが挙げられている。しかし，国内で製造されるこれらの食品用の器具や容器塗装については，代替品への切り替えが進んでおり，現在の摂取量は微量である。

解答率　a 10.3%，b 95.4%，c 47.3%，d 37.8%，e 8.8%

ポイント　近年，世界的に問題となっている環境汚染物質の曝露源に関する問題である。

正解　b，d　**正答率** 34.3%　▶参考文献　MIX 14～16

受験者つぶやき
・生物濃縮されるものはどれか，と言い換えて解きました。
・cとdで迷って間違えました。イタイイタイ病（カドミウム）は汚染米が主な経路みたいですね。
・bは選べましたが，あとはわかりませんでした。
・ダイオキシンは魚介類の摂取がほとんどということを知りませんでした。

Check ☐☐☐

112C-23　介護保険における要介護認定に必要なのはどれか。2つ選べ。
　　a　訪問調査　　　　b　主治医意見書　　　c　保健所長の許可
　　d　年金手帳　　　　e　ケアプランの作成

選択肢考察
○a　訪問調査の基礎調査内容を基に一次判定が行われる。
○b　一次判定に主治医意見書などを踏まえて二次判定が行われる。
×c，×d　必要ない。
×e　要介護度が認定された後にケアプランが作成される。

解答率　a 96.2%，b 99.3%，c 1.0%，d 0.2%，e 3.1%

ポイント　市町村は要介護認定の申請者の主治医に対して意見書を求め，申請者への訪問調査を行う。訪問調査の基礎調査結果から一次判定を行い，さらに訪問調査の特記事項および主治医意見書などを踏まえて介護認定審査会による二次判定を行い，要介護度を決定する。

正解　a，b　**正答率** 95.6%　▶参考文献　MIX 30

受験者つぶやき
・bはすぐ選べたのですが，残りがどれも怪しくて選びづらかったです。
・祖母で必要になったので覚えてました。
・要介護認定には訪問調査が必要です。
・介護保険申請の流れはよく覚えておきました。主治医意見書の内容も問われやすいです。

112C-24 高血圧と糖代謝異常をきたす疾患はどれか。3つ選べ。

a 肝硬変
b 先端巨大症
c Cushing症候群
d 偽性Bartter症候群
e 偽性アルドステロン症

選択肢考察

× a 肝臓での糖の取り込みや末梢でのインスリン感受性が低下するため、糖代謝異常をきたす。肝臓でのグリコーゲン蓄積の低下と糖新生の障害、末梢でのグリコーゲンの合成低下により、典型的には早朝空腹時血糖値はほぼ正常で、食後高血糖をきたしやすい。アルブミン合成の低下から、血漿膠質浸透圧が低下して腹水を生じるが、有効循環血漿量は低下しており、高血圧はきたさない。塩分制限、抗アルドステロン薬、利尿薬、β遮断薬などは、主に浮腫や腹水、門脈圧亢進症の管理のために使用され、降圧が主目的ではないことに注意する。割れ問

○ b 成長ホルモンの過剰により、特有の顔貌、巨舌、高血圧、糖・脂質代謝異常、睡眠時無呼吸症候群などを認める。

○ c コルチゾールの慢性的過剰により、中心性肥満、満月様顔貌、近位筋の筋力低下、高血圧、糖代謝異常などを認める。

× d 神経性食思不振症、習慣性嘔吐、利尿薬や下剤の過度の使用により、Bartter症候群（腎尿細管 Henle 上行脚における $Na^+/K^+/2Cl^-$ 共輸送体の遺伝子異常）に類似した低カリウム血症、代謝性アルカローシス、脱水をきたす。浮腫はなく、血圧は正常である。

○ e 原発性アルドステロン症に類似した低カリウム血症と高血圧を認める。狭義には、甘草やその主成分であるグリチルリチンを含む医薬品の服用により、腎型11β-水酸化ステロイド脱水素酵素〈11β-HSD2：コルチゾールをコルチゾンに不活性化する酵素〉が阻害されることが原因である。低カリウム血症による脱力（ミオパチー）やインスリン分泌不全をきたす。

解答率 a 50.9%, b 97.1%, c 97.4%, d 4.6%, e 43.1%

ポイント 選択肢と名称がまぎらわしい疾患があり、各々の病態に注意する。偽性アルドステロン症は、広義には、AME〈apparent mineralocorticoid excess〉症候群（11β-HSD2遺伝子の不活性化変異による遺伝性高血圧）、Liddle症候群（アミロイド感受性上皮性 Na チャネル〈ENaC〉の遺伝子異常）などのミネラルコルチコイド関連遺伝子の異常を含む。

正解 b, c, e　正答率 41.8%

▶参考文献 MIX 331, 335

受験者つぶやき
・何も考えずに a, b, c にしてしまいました。
・b, c は間違いなく○で、d は×ですが、a と e はどちらもありえそうで迷いました。
・a と d は高血圧にならないので×にしました。e は糖代謝異常をきたすのか、が引っかかりましたが、a, d が確実に×なので選べました。
・糖代謝に関連するホルモン異常が出る疾患で絞り、かつ高血圧にもなる疾患という観点で解きました。

C 医学総論／長文問題

Check ■■■

112C-25 32歳の女性。痒みを伴う皮疹を主訴に来院した。昨日夕食後に皮疹が背部に出現し，消退した後に下肢に同様の皮疹が出現した。下肢の写真（**別冊** No. 2）を別に示す。
この皮疹の種類はどれか。

　a 丘疹　　b 局面　　c 紅斑　　d 水疱　　e 膨疹

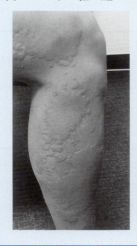

アプローチ ①夕食後に皮疹が出現したが消退 ⟶ 急性発症と短時間での消退
② 下肢に同様の皮疹 ⟶ 繰り返す皮疹。発症部位が異なる。

画像診断

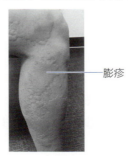

―膨疹

皮膚表面から軽度隆起した，境界明瞭な一定の面積を持った皮疹。
痒みを伴うことと比較的短時間で消退していることから膨疹と診断できる。

鑑別診断　「アプローチ」①から急性に発症しており，慢性的な皮膚疾患は除外される。また夕食以外に明確な誘因はなく，薬疹なども否定的である。さらに背部の皮疹は短時間（長くても24時間以内）で消退していることから皮疹は膨疹であり，診断は蕁麻疹となる。②で別の部位に同様の皮疹が再燃していることとも矛盾しない。

確定診断　蕁麻疹

選択肢考察　×a　皮膚表面から半球状や扁平な形状の限局性，5〜10 mmまでの隆起。
　　　　　　×b　扁平に隆起した一定の面積をもった皮膚病変の総称。短時間で消退することはない。
　　　　　　×c　限局性で立体的変化を伴わない色調の変化。真皮乳頭・乳頭下層の血管拡張。

× d 皮膚からの限局隆起で，内容が水様性のもの。
○ e 真皮の限局性，一過性の浮腫。短時間で消退する。

解答率 a 1.4%, b 1.3%, c 0.3%, d 0.1%, e 96.9%

ポイント 発疹学の問題である。発疹学は皮膚科学の基本となるので必ず学習しておきたい。皮疹には原発疹，続発疹と，それらが特有の像をとったり組み合わさったりする発疹名がある。各皮疹の定義を確認し，記憶しておくことが重要である。

正解 e **正答率** 96.8%   ▶参考文献 MIX 169 コンパクト 114

受験者つぶやき
・CBT に出てきそうな問題です。常識です。
・皮膚科は画像を覚えましょう。また蕁麻疹（膨疹）は割とすぐ消失します。
・皮膚科はとにかく画像を見ておくと良いと思いました。

Check ■ ■ ■

112C-26 日齢 21 の新生児。母子手帳の便色カードを見て，便の色が薄いことに気付いた母親に連れられて来院した。在胎 39 週，出生体重 2,800 g で出生し，出生時に異常は指摘されなかった。完全母乳栄養である。体重 3,200 g。体温 37.0℃。心拍数 110/分，整。血圧 80/40 mmHg。呼吸数 32/分。SpO₂ 98%（room air）。四肢を活発に動かしている。皮膚および眼球結膜に黄染を認める。心音と呼吸音とに異常を認めない。腹部は軽度膨満しており，肝を肋骨弓下に 3 cm 触知する。腸雑音の亢進はない。患児の便の写真（**別冊 No. 3**）を別に示す。

母親への説明で適切なのはどれか。
a 「母乳をやめましょう」
b 「すぐに血液検査をしましょう」
c 「1 週間後に便を持参してください」
d 「便の細菌を調べる必要があります」
e 「この便の色であれば再受診の必要はありません」

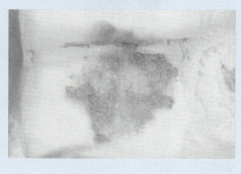

アプローチ
①日齢 21 の新生児 ⟶ 新生児期の疾患
②便の色が薄い ⟶ 胆汁排泄障害
③皮膚および眼球結膜に黄染を認める ⟶ 黄疸を引き起こす疾患

画像診断

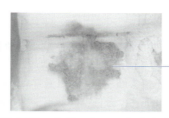

灰白色～若干黄色味を帯びた便

鑑別診断　「アプローチ」①より新生児期の疾患であることがわかる。②，③より何らかの理由による黄疸と胆汁排泄障害を引き起こす疾患を考える。

確定診断　先天性胆道閉鎖症，あるいは先天性胆管拡張症，乳児肝炎

選択肢考察
- × a　消化管閉鎖症状がないので母乳をやめる必要はない。
- ○ b　直接ビリルビン値および AST，ALT を直ちに確認する必要がある。
- × c　胆汁うっ滞に伴うビタミン K の吸収障害のために出血傾向をきたす場合があり，脳出血の危険があるので，直ちに検査を要する。
- × d　感染性腸炎などの症状は示していない。
- × e　先天性胆道閉鎖症であれば肝硬変などへ移行するため，慎重な対応が必要である。若干「便色」を正常と見誤る可能性があるが，疑わしいときは再受診（評価）を進める必要があるので，選択肢としては誤りである。本肢は**禁忌肢**の可能性がある。　割れ問

解答率　a 0.7%，b 66.8%，c 6.3%，d 0.4%，e 25.8%

ポイント　先天性胆道閉鎖症と先天性胆管拡張症，乳児肝炎を鑑別する必要がある。鑑別には腹部超音波検査，十二指腸液採取，肝胆道シンチグラフィなどが必要である。

正解　b　**正答率 66.8%**　▶参考文献　MIX 417　国小 275

受験者つぶやき
- 灰白色便なので異常です。
- 白色便と言っても真っ白とは限りません。典型的な白色便でしょう。小さい子は正常でも肝臓は触れますが，腫大かどうかは大きさを覚えていないとわかりません。
- 灰白色便と読むかどうかがポイントだと思いますが，「便の色が薄くなっている」と母親が思っているので，調べてあげた方が良いと思いました。
- 灰白色便かなと思いました。胆道閉鎖症の早期発見のために母子健康手帳に掲載されている便色カードは必見です。

112C-27 68歳の女性。左下腿の腫脹を主訴に来院した。3日前に転倒し左下腿を打撲した。徐々に腫脹が強くなり，心配になって受診した。脂質異常症，高血圧症，糖尿病および心房細動で内服治療中である。現在服用中の薬剤は，スタチン，カルシウム拮抗薬，アンジオテンシンⅡ受容体拮抗薬，ビグアナイド薬およびワルファリンである。左下腿後面の写真（**別冊 No. 4**）を別に示す。

この病変に関係しているのはどれか。

a　スタチン
b　ワルファリン
c　ビグアナイド薬
d　カルシウム拮抗薬
e　アンジオテンシンⅡ受容体拮抗薬

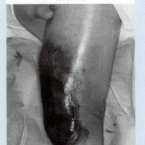

アプローチ
①左大腿の腫脹 → 片側性 → 深部静脈血栓症，リンパ管炎，蜂窩織炎，皮下・筋肉内血腫，軟部腫瘍などを疑う。
②転倒打撲後に徐々に腫脹が大きくなり，心配になり受診した → 熱感や激しい疼痛はなさそう → 血腫を疑う。
③高脂血症，高血圧症，糖尿病 → 血管障害のリスクファクター
④心房細動 → 抗凝固療法の必要性あり
⑤ワルファリン内服中 → 出血傾向あり

画像診断

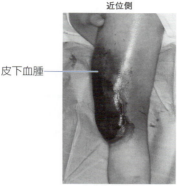

近位側／遠位側／皮下血腫

左大腿部に暗赤紫色の腫脹を認め，皮下血腫と考えられる。一部表皮は剝離している。

鑑別診断　打撲後の左大腿部の腫脹で，徐々に増大傾向を認める（同部位の熱感や顕著な疼痛はなさそうである）。高脂血症，高血圧，糖尿病の血管障害のリスクファクターがあり，心房細動も合併していることから脳梗塞予防のためにワルファリンを服用している。画像よりワルファリン服用の出血傾向を背景に，打撲により誘発された皮下血腫と診断する。

確定診断　皮下血腫

選択肢考察
× a　高脂血症の治療薬であるスタチンの副作用には横紋筋融解症がある。初期症状としては筋肉痛，手足のしびれ，脱力感，こわばり，褐色尿がある。皮下血腫との関連性はない。
○ b　血栓塞栓症の予防・治療薬であるワルファリンはビタミンK依存性凝固因子（Ⅱ，Ⅶ，Ⅸ，Ⅹ）の活性を阻害することで抗凝固活性を発現する。このため出血傾向をきたすことがある。
× c　2型糖尿病治療薬のビグアナイドの副作用としては，乳酸アシドーシス，低血糖などがある。皮下血腫との関連性はない。
× d　カルシウム拮抗薬は副作用の少ない降圧薬であるが，副作用には血管拡張作用による頭痛，顔のほてりや歯肉肥厚が挙げられる。本例との関連性はない。
× e　アンジオテンシンⅡ受容体拮抗薬〈ARB〉もカルシウム拮抗薬と同様に副作用の少ない薬剤であるが，まれに血管性浮腫は認められる。また，妊産婦への投与は，羊水過少症による胎児への悪影響があるため禁忌となっている。本例との関連性はない。

解答率　a 6.3%，b 92.4%，c 0.7%，d 0.2%，e 0.3%

ポイント　ワルファリンはビタミンK依存性の凝固因子（Ⅱ，Ⅶ，Ⅸ，Ⅹ）の活性を阻害することで，血栓症の予防・治療に用いられる。血栓症予防に用いる場合には，薬理効果をプロトロンビン時間〈PT〉でモニタリングする必要があり，PT-INR〈International Normalized Ratio〉が1.6〜3になるように投与量を調節していく。本例のように外傷を契機に出血傾向が問題化した場合は，ワルファリンの中止と拮抗薬であるビタミンK製剤の投与を行うか，新鮮凍結血漿〈FFP〉を投与して凝固因子を補うことで対応する。

正解　b　正答率 92.4%　　▶参考文献　MIX 120

受験者つぶやき
・凝固系に異常をきたす薬がbしかなかったです。
・血腫なのでしょうが，なかなか派手な見た目ですね。
・出血していると読みました。

220　国試112 － 第112回　医師国家試験問題解説書

C

医
学
総
論

・薬剤の副作用はよく問われます。また発症の契機が打撲であることからもbに絞りました。

Check ■■■

112C-28　70歳の女性。腰痛を主訴に来院した。2日前に屋内で段差につまずいて転倒した後から腰痛が出現した。歩行は可能である。下位腰椎に強い叩打痛がある。腰椎エックス線写真で第3腰椎の圧迫骨折を認める。
　　　　　この患者の今後の生活に対する指導をする際に考慮する必要性が**低い**のはどれか。
　　　a　ロコモティブシンドローム　　　　　b　むずむず脚症候群
　　　c　サルコペニア　　　　　　　　　　　d　廃用症候群
　　　e　フレイル

アプローチ　腰椎圧迫骨折の急性期であることから治療には臥床安静が必要となる。したがって，臥床安静からますます廃用性変化，廃用症候群が進行することは想像に難くない。本例では既に段差でつまずき，転倒していることで，下肢筋力の低下や反射的な姿勢のとり方に問題がありそうである。今後，介入が十分でなければ運動障害は進展して生活機能（起立，歩行から用足し，買い物まで）に支障をきたし，時に寝たきりになってしまう可能性がある。

鑑別診断　ロコモティブシンドローム，サルコペニア，廃用症候群，フレイルは全部あるいは一部が運動障害そのものであるのに対して，むずむず脚症候群は感覚障害であることから鑑別は容易である。すなわち，ロコモティブシンドロームは横断歩道を青信号の間に渡れないとか立ったまま靴下を履けないといった運動障害の症状群，サルコペニアは筋肉減少・筋力低下・生活機能低下の3点がみられるもの，廃用症候群は安静による臓器・器官の機能低下（筋萎縮が含まれる）であり，身体的フレイルにはサルコペニアが含まれる。

選択肢考察　○a　ロコモティブシンドロームは転倒・骨折予防の啓発運動の中で作られた日本発の概念であり，起立・歩行の機能低下がみられるもので，指導上の必要性は高い。
　　　×b　むずむず脚症候群は四肢末端の感覚障害（不快な異常感覚）によってじっとしていられない状態（下肢静止不能）で，本例との関連は薄く，指導上の必要性は低い。
　　　○c　サルコペニアは不動，低栄養などによって筋肉減少と筋力低下がみられるもので，放置すれば転倒・骨折から寝たきりとなる。
　　　○d　廃用症候群は臥床安静によって全身の臓器・器官に機能低下が生じたもので，筋萎縮が早期に起こることから，本例でも十分な指導が必要である。
　　　○e　フレイルのうちでも身体的フレイルはサルコペニアに易疲労性，低活動が加わったもので，寝たきりに移行しやすいため，十分な介護予防が必要である。

解　答　率　a 0.7%，b 97.9%，c 0.5%，d 0.2%，e 0.7%

ポイント　用語の理解と臥床安静に伴う弊害，すなわち廃用性変化の知識が問題解決のキーとなる。用語については解説したが，サルコペニア，フレイルは新しい用語であり，超高齢社会を迎えた我が国では寝たきり予防に必要不可欠な用語である。このうち，フレイルは，①加齢に伴う予

備能低下，②わずかな健康被害で要介護状態に陥る，③介入で介護予防ができる，といった要素が含まれるが，その判定基準はなお一定していない。

本問の狙い 高齢者は症状・経過が非定型的で，臥床安静によって寝たきりになってしまうこと，また，高齢者では廃用性変化がみられることが臨床的特徴である。したがって，寝たきり予防が叫ばれるが，このなかで生活機能の視点から高齢者を頑健，フレイル，要介護状態の3グループに分け（暦年齢では分けない），それぞれ健康の維持・増進，介護予防，介護に努めようという問題志向型の考えが展開されている。介護予防の意味でフレイルの意義は極めて大きい。

正解 b **正答率** 97.9%　　　　　　　　　　　　　　　　　▶参考文献 **MIX** 426

・bだけ疾患概念が違います。
・近年の国試では同じ疾患が繰り返し出題される傾向があります。聞きなれない選択肢があった場合，休み時間や1日目の夜にぱっと調べておくといいと思います。またサルコペニアやフレイルはトピックです。
・cとeの言葉の意味を知っているかが問われたのだと思います。
・トピック勢揃いって感じで壮観でした。サルコペニアなどは定義，診断基準も勉強しておきました。

Check ■■■

112C-29 救急外来で小児を診察した研修医から指導医への報告を次に示す。

研修医「3歳の男の子です。本日18時に突然腹痛が出現したため来院しました。痛みの部位ははっきりしません。全身状態は良好で嘔吐や発熱はなく，身体所見では腹部膨満があります。腸雑音は異常ありませんでした。鑑別のため腹部エックス線撮影，腹部超音波検査，血液検査を行いたいと思います」
指導医「排便の状況はどうですか」
研修医「排便は3日間ないそうです」
指導医「腹部の圧痛や反跳痛はありますか」
研修医「どちらもありませんでした」
指導医「検査より先に行う処置は何かありますか」
研修医「（ア）が良いと思います」
指導医「そうですね。では一緒に診察に行きましょう」

研修医の正しい判断として（ア）にあてはまるのはどれか。

a 浣腸　　　　　　　b 経鼻胃管の挿入　　　c 経静脈的な補液
d ペンタゾシンの投与　e 酸化マグネシウムの投与

▶**臨床eye** **Step 1** 所見のアセスメント

①3歳男児の突然の腹痛 → 幼児の急性腹症
②腹部膨満はあるが，腸雑音に異常なし → 少なくとも腸管麻痺はない。
③排便は3日間ない → 腸管の通過障害あるいは便秘を示唆
④腹部の圧痛や反跳痛はない → 炎症性疾患を思わせない。

Step 2 状態のアセスメント

嘔吐や発熱など随伴症状のみられない幼児の腹痛である。急性腹症としては腹部の圧痛や腹膜刺激症状はなく，全身状態良好のために緊急性は感じられない。

Step 3 重症度についての考え方

症状および身体所見から現状では軽症と考えられる。腹痛が増強し，圧痛が著明になったり，嘔吐，血便，発熱などの症状を伴うようになれば，全身状態の変化に応じて検査を進める。

鑑別診断 小児の腹痛の原因は消化器にとどまらず多岐にわたる。まず腹痛が急性か慢性（あるいは反復性）の経過をたどっているかに注目する。ここでは急性の腹痛であり，さらに年齢を加味して鑑別していくべきである。幼児であり，消化器疾患では胃腸炎，腸重積，虫垂炎，憩室炎，ヘルニア嵌頓，便秘症，膵炎など，腎泌尿器疾患では尿路感染症，水腎症など，呼吸器疾患では肺炎や胸膜炎などが考えられる。急性疾患には外科治療を要する緊急性の高いものもあり，全身状態や腹部所見の綿密な把握が重要である。患児の全身状態は良く，局在する腹部所見もない。排便が3日間ないことを加味して，便秘をまず疑うべきである。

確定診断 便秘の疑い

選択肢考察
○ a 出血，炎症など穿孔のおそれやショックに陥る可能性がある場合は，安易に浣腸をしてはならない。患児は3日間排便がなく，全身状態が良いので浣腸は治療とともに診断にもなる。
× b 腸管麻痺があり，嘔吐が著しい際に施行する。
× c 著明な脱水や経口摂取が不可能なときなどに行う。
× d オピオイド受容体部分作動薬に分類される非麻薬性の中枢性鎮痛薬。小児では診断を遅らせてしまう可能性があり，鎮痛薬を安易に投与してはならない。
× e 緩下剤であるが，内服薬であり即効性はない。

解答率 a 83.7％，b 3.1％，c 9.0％，d 0.4％，e 3.7％

ポイント 小児の急性腹症への対応を問う問題である。まず緊急性を要する状態かを判断することが急務である。そのために綿密な問診と理学所見から重症度と該当する臓器を推測した上で，必要に応じて血液，尿および画像検査を施行する。

正解 a　正答率 83.7％　　▶参考文献 MIX 254

・肛門を刺激して排便を促す問題が過去に出ていたのを思い出しました。
・小児の腹痛の最多は便秘です。選択肢 e の緩下剤も迷いましたが即効性に欠けそうなので浣腸を選びました。
・小児，全身状態良好，嘔吐も発熱もないことから便秘を考えました。また，このような問題は指導医の導きに乗ると正解できることもあります。

C　医学総論／長文問題　　**223**

Check ■ ■ ■

112C-30　78歳の女性。夕食後に腹痛が出現し，次第に増強したため救急車で搬入された。43歳時に卵巣嚢腫摘出術を受けている。体温 38.0℃。心拍数 120/分，整。血圧 116/66 mmHg。SpO_2 98%（鼻カニューラ 1 L/分 酸素投与下）。腹部は膨隆し，下腹部に圧痛と筋性防御とを認めた。腹部造影 CT で絞扼性イレウス及び汎発性腹膜炎と診断され，緊急手術を行うことになった。手術室入室時，体温 38.0℃。心拍数 124/分，整。血圧 90/54 mmHg。SpO_2 100%（マスク 6 L/分 酸素投与下）。麻酔導入は，酸素マスクによって十分な酸素化を行いつつ，<u>静脈麻酔薬と筋弛緩薬とを投与後，陽圧換気を行わずに輪状軟骨圧迫を併用し迅速に気管挿管を行う迅速導入</u>とした。

　　下線に示すような麻酔導入を行う目的はどれか。

　　a　誤嚥の防止　　　　　b　気胸の予防　　　　　c　舌根沈下の予防
　　d　声帯損傷の回避　　　e　食道への誤挿管の回避

アプローチ　①夕食後に腹痛出現━━▶腹痛のため消化管蠕動運動は抑制され，夕食で食べたものが胃の中に残っている可能性がある（充満胃〈full stomach〉）。

②イレウス━━▶消化管通過障害で胃液，腸液の貯留が示唆される。

③酸素マスクでの酸素化━━▶意識のある状態で酸素化を行い，気管挿管時の無呼吸に備える。

④陽圧換気をしない━━▶陽圧呼吸は横隔膜を押し下げて胃内圧を上げ，嘔吐を誘発する。よって充満胃では挿管前にマスクによる陽圧呼吸を行わない。また，挿管前に嘔吐すると誤嚥する。

⑤輪状軟骨圧迫━━▶輪状軟骨と頸椎の椎体により，間にある軟部組織でできている食道を閉塞させ，胃から口腔内への逆流を防ぐことができる。

確定診断　充満胃での全身麻酔導入

選択肢考察　○ a　「アプローチ」①，②から誤嚥の危険性が最も高い。

　　× b　通常の麻酔導入の陽圧換気で気胸が起きることはほとんどない。

　　× c　静脈麻酔薬と筋弛緩薬投与で舌根沈下が起こるが，舌根沈下の回避は下顎挙上法や頭部後屈顎先挙上法で行う。

　　× d　挿管チューブで声帯損傷を起こすことがある。下線部分の手技で声帯損傷を回避できるわけではない。

　　× e　気管挿管時の喉頭展開で声門が確認しにくい場合，前頸部を圧迫して声門を確認しやすくする方法（BURP法）があるが，圧迫するのは甲状軟骨であって輪状軟骨ではない。

　　　　割れ問

解答率　a 52.9%，b 14.2%，c 10.0%，d 1.4%，e 21.4%

ポイント　通常の麻酔導入の手順は，静脈麻酔薬で意識消失後，用手気道確保してマスクで人工呼吸を開始し，換気可能を確認して筋弛緩薬を投与，マスクでの人工呼吸で十分酸素を投与し，喉頭鏡を用いて気管挿管，麻酔維持に移行する。

　　選択肢の事象は気管挿管時に起こりうる合併症（気胸は可能性が低い）であるが，中でも誤

嚥は絶対に回避しなければならない。予定手術では術前から絶飲食にしておくが，緊急手術では胃内容物が充満していることがある。充満胃では，導入前に十分に酸素を吸入させ，静脈麻酔薬投与後はマスクによる陽圧呼吸を避け，輪状軟骨を圧迫して胃内容物の逆流を防止し，気管挿管されたら直ちに気管チューブのカフを膨らませる。

　臨床実習で挿管時に前頸部を圧迫しているのを目にしたことがあるかもしれない。これはBURP法で，甲状軟骨を圧迫して挿管時に喉頭を確認しやすくする方法である。輪状軟骨部の圧迫は食道を閉鎖して逆流を防止する方法であり，輪状軟骨以外の甲状軟骨・気管軟骨は後面が膜様部であるため，圧迫しても食道を閉塞することができず，逆流防止はできない。この2つの手技は見ただけでは混同されやすいが，本例で最も起こる可能性があり，起こると重篤になる状態を考えると理解できるかもしれない。

本問の狙い　麻酔の導入方法を問う問題である。手技を伴う問題では，講義のみでは理解しがたいことも多く，臨床実習で実際行ったり見学したりすることが重要である。本問は，講義と実習をコラボレーションさせた問題といえる。

正　解　**a**　**正答率**52.9%　　　　　　　　　　　　　　　　▶**参考文献** MIX 443

受験者つぶやき

・知らなかったです。理屈としてはaとeのどちらかとは思ったのですが……。

・緊急手術では最終飲食から時間があまり経っていない場合があり，胃の中に物が入ったままなので，陽圧換気のときに誤嚥を起こしやすいということだと思います。「聴取すべき情報はどれか」で「最終飲食時刻」を○にする問題もありそうですね。

・周術期の問題と同時に麻酔法も問われます。臨床実習で麻酔科を回ったときに，急速導入，緩徐導入，迅速導入などについて，それぞれで使用する麻酔薬なども勉強していました。

112C-31 75歳の男性。3か月前から徐々に左眼の視力低下をきたし，中心暗点も自覚するようになったため来院した。視力は右0.1（1.0×−1.5 D），左0.1（0.2×−2.0 D）。左眼の眼底写真（別冊 No. 5A）と光干渉断層計〈OCT〉像（別冊 No. 5B）とを別に示す。

この疾患のリスクファクターはどれか。

a 喫煙
b 紫外線
c 糖尿病
d 緑内障手術既往
e 大量アルコール摂取

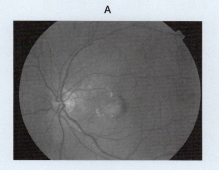
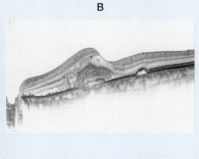

アプローチ

① 75歳の男性 ⟶ 高齢者に発症

② 3か月前から徐々に左眼の視力低下 ⟶ 片眼性の疾患

③ 中心暗点 ⟶ 黄斑部，または視神経疾患が疑わしい。

④ 視力は右（1.0），左（0.2） ⟶ 片眼性に視力低下をきたす疾患

画像診断

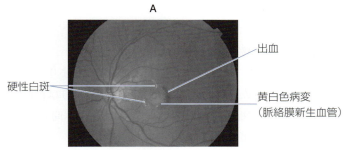

黄斑部に出血，硬性白斑を伴う黄白色病変。その他，視神経，網膜血管に異常は認めない。

B

フィブリン
の析出

網膜色素上皮剥離

脈絡膜新生血管

網膜色素上皮   漿液性網膜剥離

黄斑部を含む網膜の OCT 像。1） 網膜色素上皮剥離，2） 漿液性網膜剥離，脈絡膜新生血管，フィブリンの析出による網膜の隆起がみられる。

鑑別診断　「アプローチ」①，②，④から中高年以降に起こる，片眼性の眼疾患を考える。③の中心暗点は，病変部位を推測できる重要な所見で，黄斑部，または視神経疾患が疑われる。眼底写真を見れば，病巣は一目瞭然である。

確定診断　加齢黄斑変性

選択肢考察
○a　本症に対し，喫煙と加齢はリスクファクターとして証明されている。
×b　紫外線がリスクファクターとなるのは電気性眼炎，雪目などによる角膜炎，また翼状片などの眼表層疾患である。
×c　糖尿病でも新生血管ができるが，網膜に生じる。多くの受験者が糖尿病黄斑浮腫と判断し，この選択肢の誤答率が高くなってしまったと推察される。 **割れ問**
×d　緑内障，またはその手術既往とは無関係。
×e　本疾患は栄養の偏りもリスクファクターとされており，「大量のアルコール摂取」による食生活の乱れはリスクファクターとなりうるが，間接的なので，1つを選択するとすれば外れる。

解答率　a 42.6%，b 8.3%，c 46.3%，d 2.0%，e 0.9%

ポイント　まず片眼性か両眼性か。片眼性なら視交叉より末梢，つまり視神経疾患か眼球疾患かを考える。そして中心暗点をきたす疾患は，まず黄斑部疾患，残りは視神経疾患が考えられる。対光反射に異常がみられれば視神経疾患が疑わしくなるが，本問では対光反射に関する記載はなく，眼底写真から黄斑疾患であることは明らかである。
　「加齢黄斑変性」は我が国で後天性の失明原因として有病率が増加している。今後も出題が予想されるため，特徴的な画像所見，治療法なども把握しておくとよい。

正解　**a**　**正答率** 42.5%　　　　▶**参考文献** **MIX** 356 **コンパクト** 40

受験者つぶやき
・新生血管が厄介な疾患なので血管系かと考えてaかcを考えました。紫外線は白内障のリスクなので網膜より先に水晶体がやられそうだと思いました。
・ざっくり血管障害なので，aかcと思いました。cは網膜症を起こすので，加齢黄斑変性のリスクとしては問われないだろうと思い，aを選びました。
・高齢，慢性の経過，中心暗点などから黄斑部病変。OCT から加齢黄斑変性かなと考えました。

112C-32 75歳の男性。労作時の呼吸困難と体重減少とを主訴に来院した。5年前から労作時の呼吸困難を自覚していたが徐々に増強し，体重も半年前と比較して8kg減少したため心配になり来院した。7年前に肺炎で入院治療を受けている。喫煙は30本/日を50年間。意識は清明。身長162cm，体重39kg。体温36.5℃。脈拍96/分，整。血圧140/70mmHg。呼吸数24/分。SpO₂ 91%（room air）。心音はⅠ音とⅡ音の減弱を認めるが心雑音は認めない。呼吸音は減弱している。腹部は平坦，軟で，肝・脾を触知しない。血液所見：赤血球435万，Hb 13.7 g/dL，Ht 41%，白血球7,200，血小板19万。血液生化学所見：総蛋白6.4 g/dL，アルブミン3.4 g/dL。CRP 0.4 mg/dL。動脈血ガス分析（room air）：pH 7.42，PaCO₂ 47 Torr，PaO₂ 62 Torr，HCO₃⁻ 28 mEq/L。呼吸機能所見：%VC 78%，FEV₁% 42%。胸部エックス線写真（別冊No. 6A）と胸部CT（別冊No. 6B）とを別に示す。

この疾患について**誤っている**のはどれか。

a 除脂肪体重は予後と関連する。
b 高蛋白・高エネルギー食が望ましい。
c 脂質の割合が高い栄養素配分が基本である。
d 安静時エネルギー消費量は予測値より低下する。
e 食事に伴う呼吸困難が食事摂取量減少の一因となる。

A

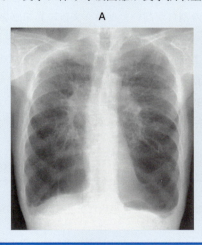

B

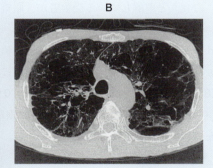

アプローチ
①慢性に経過する労作時の呼吸困難と体重減少 ⟶ 慢性消耗性疾患を考える。
②喫煙30/本日を50年間 ⟶ 重喫煙者であり，呼吸器疾患や循環器疾患が考えられる。
③呼吸音の減弱 ⟶ 肺気腫や胸水貯留を考える。
④呼吸機能検査でFEV₁% 42% ⟶ 著明な閉塞性換気障害

画像診断

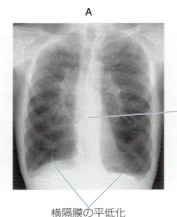
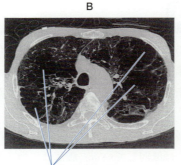

A: 両側肺の過膨張による横隔膜の平低化，滴状心を認める。（横隔膜の平低化、滴状心）

B: 両側肺に多発する低吸収域〈LAA〉を認める。（多発する低吸収域）

鑑別診断 画像所見および著明な閉塞性換気障害から COPD と診断できる。

確定診断 COPD〈慢性閉塞性肺疾患〉

選択肢考察
- ○a 全体重から脂肪組織を取り除いた体重（除脂肪体重）は予後と相関する。
- ○b 筋肉の蛋白量の減少を補うために，高蛋白・高エネルギー食を指導する。
- ○c 炭水化物の多量の摂取は二酸化炭素を多く産生するため，脂質を多く摂取する。「高蛋白食」と理解している受験者が「脂質の割合が高い」という文言に違和感を抱いたことが推定される。 割れ問
- ×d 安静時のエネルギー消費量は予測値より大きく，栄養障害の原因の一つである。
- ○e 食事中に呼吸困難が増強するために食事摂取量が低下する。

解答率 a 0.8%，b 5.7%，c 45.0%，d 47.6%，e 0.9%

ポイント COPD の治療は大きく分けて，薬物療法と非薬物療法がある。非薬物療法では運動療法，栄養療法などが重要な位置を占めている。

正解 d **正答率** 47.6% ▶参考文献 MIX 234

受験者つぶやき
- 消去法で選びました。
- COPD は呼吸のためのエネルギー消費が亢進します。また，息切れがひどいと食事の摂取量が減り，るいそうをきたすことがあります。
- b と c に矛盾があるようにも思いましたが，d が確実に×なので選べました。COPD では呼吸するのに健常人より多くのエネルギーを使います。
- COPD は呼吸補助筋肥大の所見がありますが，通常の人よりも呼吸にエネルギーを消費するので栄養療法を行うと覚えていました。

C 医学総論／長文問題　229

Check □□□

112C-33 生後2時間の新生児。在胎40週0日，出生体重2,000 g，Apgar スコア8点（1分），8点（5分）で出生した。生後2時間で四肢を小刻みに震わせることが頻回にあった。体温36.5 ℃。心拍数120/分，整。呼吸数40/分。下肢のSpO₂ 98%（room air）。大泉門は平坦。心雑音を聴取せず，呼吸音に異常を認めない。筋緊張は正常で，Moro 反射と吸啜反射とを正常に認める。出生後は排尿を認めていない。
　直ちに行うべき検査はどれか。
　a 血糖測定　　　　　b 心エコー検査　　　c 血液ガス分析
　d 血清ビリルビン測定　e 胸腹部エックス線撮影

アプローチ
①生後2時間の新生児 → 生後直後の新生児疾患を考える。
②在胎40週0日，出生体重2000 g → 不当軽量〈SFD：small for date〉児である。
③Apgar スコア8点（1分），8点（5分）→ 新生児仮死ではない。
④四肢を小刻みに震わせることが頻回 → 新生児けいれんか振戦かを鑑別する。
⑤下肢のSpO₂ 98%（room air）→ 早急に対応が必要な先天性心疾患ではない。
⑥筋緊張は正常で，Moro 反射と吸啜反射とを正常に認める → 神経障害はない。

鑑別診断
「アプローチ」①，②からSFD 児に起こりやすい低血糖を念頭に置くことが重要である。③から新生児仮死による低酸素性虚血性脳症は否定できる。④から新生児低血糖けいれんか振戦かを鑑別する必要がある。⑤から右左シャントによるチアノーゼ性心疾患は否定的であり，早急に心疾患を鑑別する必要はない。⑥からは，けいれんを起こすような神経障害は考えられない。

確定診断 振戦あるいは低血糖けいれん

選択肢考察
○a SFD 児のため新生児低血糖に陥りやすく，速やかに新生児低血糖けいれんを鑑別する必要があるので，血糖値測定をする。
×b チアノーゼ性心疾患による症状を示していないので，直ちに行うべき検査ではない。
×c 呼吸障害，チアノーゼ，末梢循環不全，アシドーシスなどの症状，バイタル異常は示していないので，直ちに行うべき検査ではない。
×d 黄疸を疑う所見はみられず，直ちに行うべき検査ではない。
×e 呼吸器疾患，循環器疾患，腹部疾患によると考えられる症状を示していないので，直ちに行うべき検査ではない。

解答率 a 79.6%，b 0.9%，c 5.0%，d 10.3%，e 4.3%

ポイント　生後2時間の低出生体重児で，在胎期間と出生体重からSFDと判断すると，合併症として低血糖症が重要である。鑑別診断として「振戦」と「低血糖けいれん」が思い浮かべば解答は容易である。

正 解　a　正答率 79.5%　　　▶参考文献　MIX 418　国小 92

受験者つぶやき
・検査所見から行う必要がないものを消していくと一つだけ残ります。
・低血糖が最も疑わしいですが「四肢を小刻みに震わせる」というのがよくわかりませんでした。

・問題があるとすれば「四肢を小刻みに震わせる」のところかなと思い，a を選びました．
・低出生体重児なのでまずは新生児低血糖に注意しました．新生児低血糖の主な症状にけいれんがあります．

Check ■■■

112C-34 62歳の男性．左視床出血で入院中である．6週間前に右上下肢の脱力感のために来院し，左視床出血と診断され入院した．入院後の経過は良好で，退院に向けたリハビリテーションを行っている．意識は清明．身長 172 cm，体重 71 kg．血圧 118/78 mmHg．呼吸数 16/分．SpO_2 97％（room air）．徒手筋力テストで右上肢筋力は 4，右下肢筋力は腸腰筋 4，大腿四頭筋 4，前脛骨筋 2．右半身の表在感覚は脱失し，位置覚は重度低下している．食事は左手を使って自立しており，立ち上がりもベッド柵を使用して可能である．患者は事務職への早期復職を希望しているが，通勤には電車の利用が必要である．

退院に向けたリハビリテーションの目標として適切なのはどれか．
a キーボードを見ずに右手でパソコン入力を行う．
b 閉眼したまま右下肢で片足立ちを保持する．
c 長下肢装具を用いた移乗動作を行う．
d 介助を受けてズボンの上げ下ろしを行う．
e 短下肢装具と T 字杖とを用いて歩行する．

アプローチ
① 62歳の男性，身長 172 cm，体重 71 kg ─→ 中肉中背男性，就労年齢
② 6週間前に右上下肢脱力，左視床出血で入院．経過良好 ─→ 亜急性期視床出血．血腫の吸収はほぼ完了したと考えられる．
③ 意識清明，血圧 118/78 mmHg，呼吸数 16/分，SpO_2 97％ ─→ バイタル安定
④ 徒手筋力テスト右上肢筋力 4 ─→ 筋力的には日常生活で使用可能なレベル
⑤ 徒手筋力テスト右下肢腸腰筋 4，大腿四頭筋 4 ─→ 股関節および膝関節を伸展させる筋力あり＝右下肢で体重支持可能な筋力
⑥ 徒手筋力テスト右下肢前脛骨筋 2 ─→ 足部背屈困難．歩行時下垂足が予想される．
⑦ 右半身表在感覚脱失，位置覚重度低下 ─→ 感覚以外の視覚などの知覚を用いた何らかのフィードバックがないと，右上下肢の動きをコントロールすることは困難
⑧ 食事は左手で自立，立ち上がりも可能 ─→ 左健側の上下肢機能に問題なし
⑨ 事務職，早期復職希望，通勤に電車利用 ─→ 患者ニード

鑑別診断
「アプローチ」②，④，⑤，⑥から右半身に運動麻痺が残存しているが足部以外は軽度である．一方，足部の麻痺は重く，その対応が必要である．また⑦より右半身に重度な感覚障害が残存しており，これまた大きな問題となる．②から血腫はほぼ吸収された時期と考えられ，この時点で残っている上記障害は今後も残存の可能性が高い．⑧より左健側上下肢機能は良好であり，⑨より今後のリハビリで目指す目標は，できれば電車通勤して復職することにあることがわかる．

C 医学総論／長文問題　　231

確定診断　右半身の重度知覚障害および片麻痺が残存した左視床出血

選択肢考察

× a　感覚障害が重度であり，右手のブラインドタッチで入力することは困難である。

× b　閉眼片足立ちも感覚障害が重度なため困難である。

× c　長下肢装具を装着しなくても，移乗動作は健側の左下肢を軸に行えるので，あえて煩雑な長下肢装具を装着して患側右下肢で行う意味はない。

× d　復職のためには，トイレ動作時に必要なズボンの上げ下ろしが自立することが必要であり，目標として不適切である。

○ e　患側右下肢に短下肢装具を装着することにより，足部背屈力低下による下垂足を改善し，膝関節の支持性を向上させることが可能で，杖とともに使用することで実用的な屋外歩行の獲得が期待できる。電車通勤による復職を目指す患者の目標として適切である。

解答率　a 0.2%，b 0.4%，c 6.0%，d 0.5%，e 92.8%

ポイント

　リハビリテーションの目標は，残存機能を最大限引き出した上で，なお残る障害に対しては，生活するための適応方法を学習して受け入れてもらうことにある。視床出血による障害では，重度の感覚障害が残ることが多く，それに対する対応を考える必要がある。感覚障害に対しては，多くの場合，視覚的フィードバックが必要となるため，それを欠いたアプローチは不適切となる。またリハビリテーションの目標設定では，患者自身の希望が尊重される必要があることは言うまでもない。

正　解　e　**正答率 92.8%**　　　　　　　　　　　　　　　　▶参考文献　MIX 152

受験者つぶやき

・過去問頻出のリハビリに関する問題。1つ1つ検討すれば大丈夫です。

・移乗動作という言葉が輝きだしていたのですが，前脛骨筋の障害なのでぐっとこらえて短下肢装具を選びました。前脛骨筋は総腓骨神経支配です。名前が一致しないので注意です。

・長下肢装具をつけると膝が伸びたままになるので，移乗訓練は難しいかと思いました。

・ICFに沿ったケアプランを立てるならば，まずは職場に通勤できるように装具による歩行訓練が重要かなと思いました。国試では患者さんの希望を文面から読みとることが重要です。

232　国試112 － 第112回　医師国家試験問題解説書

Check ■ ■ ■

112C-35　82歳の女性。悪心と骨盤の痛みとを主訴に来院した。2年前に骨病変を伴う多発性骨髄腫と診断された。抗癌化学療法とビスホスホネート製剤の投与とを受けていたが治療抵抗性となり，3か月前に抗癌化学療法は中止した。その後，多発性骨髄腫による骨盤の痛みが生じたため，局所放射線照射を行ったが除痛効果は一時的であり，モルヒネの内服を開始した。当初，痛みは良好にコントロールされていたが，徐々にモルヒネの効果が乏しくなったため，段階的に増量した。数日前から痛みに加え，食欲不振と悪心が強くなり受診した。血液検査で電解質に異常を認めない。腹部エックス線写真でイレウス所見を認めない。
　対応として適切なのはどれか。

　　a　モルヒネを増量する。　　　　　　　　b　抗癌化学療法を再開する。
　　c　モルヒネをアスピリンに変更する。　　d　ビスホスホネート製剤を増量する。
　　e　モルヒネを他のオピオイドに変更する。

アプローチ　①抗癌化学療法が治療抵抗性　━▶抗癌化学療法を再開しても効果は期待できない。

　②局所放射線照射の除痛効果は一時的　━▶今後，長期間の除痛は期待できない。

　③モルヒネを段階的に増量した　━▶既に疼痛緩和療法が開始されている。量は記載されていないが，モルヒネのみを高用量投与されていると推察される。

　④血中電解質正常。イレウス所見なし　━▶血中電解質や消化管通過障害が食欲不振と悪心，疼痛の原因ではない。

　⑤食欲不振と悪心　━▶モルヒネの副作用。オピオイドによる悪心・嘔吐は投与開始時と増量時に出やすい。

鑑別診断　「アプローチ」①，④より，根治あるいは寛解が期待できない癌性疼痛をきたしていると考える。

確定診断　多発性骨髄腫

選択肢考察　×a　傾眠傾向が生じない範囲でのモルヒネの増量は可能であるが，副作用も強くなる。オピオイド単独の増量でなく，鎮痛補助薬の併用も考慮する。

　×b　癌による神経圧迫などが痛みの原因の場合には，抗癌化学療法で腫瘍を縮小させ，除痛が得られることもあるが，即効性はない。

　×c　癌性疼痛治療では，NSAIDsやアセトアミノフェン投与から始め，その後痛みの残存や増強に応じてオピオイドの投与を開始する。アスピリンはNSAIDsであり，単独投与にすると鎮痛効果を減弱させる。

　×d　ビスホスホネート製剤は骨吸収を抑えて，骨量の低下を抑える作用があり，骨粗鬆症，変形性骨炎，腫瘍の骨転移，多発性骨髄腫その他の骨の脆弱症を特徴とする疾患の骨折予防や治療に用いられる。増量に比例して骨量が増加することはなく，骨量増加が除痛に直接関与するわけでもない。

　○e　モルヒネを増量しているにもかかわらず疼痛が残存あるいは増強する場合には，オピオイドの種類や投与経路を変更するか，鎮痛補助薬の併用を検討する。

| 解答率 | a 11.1%, b 0.0%, c 1.1%, d 1.3%, e 86.3% |

ポイント　緩和ケアのうち疼痛緩和は，重要な治療である．治療は，WHOによる3段階除痛ラダーを基に個々の症状に応じて非オピオイド鎮痛薬，オピオイドを単独あるいは組み合わせて使用する．治療の主体は薬物療法であるが，放射線治療，神経ブロックなどを併用することもある．また疼痛は，器質的な原因だけでなく精神的因子なども関与するため，抗うつ薬などの鎮痛補助薬投与，薬物によらないケアなども必要となる．

正解　e　正答率　86.3%　　　　　　　　　　　　　　　　　　▶参考文献　MIX 455

受験者つぶやき
- WHOの除痛ラダーも頻出事項です．
- 食欲不振と悪心はモルヒネの副作用でしょう．そちらは別の薬で対処しつつ，痛みに対してモルヒネを増量すると考えてしまいました……．
- モルヒネによる悪心と考え，オピオイドローテーションします．
- オピオイドローテーションです．モルヒネの重要な副作用に便秘と嘔吐があります．

Check ■■■

112C-36 44歳の男性．消化管検査のため1日絶食が必要になり，末梢静脈から1,500 mL/日の輸液を行うことになった．耐糖能異常と電解質異常はない．身長167 cm，体重61 kg．Na$^+$は成人推奨量を，K$^+$は平均的な経口摂取量の半分程度を入れたい．アミノ酸や脂肪乳剤の投与は行わない．輸液の既製市販品の組成を示す．

輸液の名称	Na$^+$（mEq/L）	K$^+$（mEq/L）	ブドウ糖（g/dL）
A液	30	20	20
B液	84	20	3.2
C液	35	20	4.3

1日分の輸液として適切なのはどれか．

a　A液 1,500 mL
b　B液 1,500 mL
c　C液 1,500 mL
d　乳酸リンゲル液 1,500 mL
e　5％ブドウ糖液 500 mLと生理食塩液 1,000 mL

アプローチ
① 44歳の男性
② 絶飲食のため末梢から1,500 mL/日の輸液を行う．
③ Na$^+$は成人推奨量　→　Naは成人男性では8 g未満の摂取が薦められている．
④ K$^+$は平均的な経口摂取量の半分程度　→　1.2 g程度を補液する必要がある．

選択肢考察　8 g程度のNaは，8 g×17 mEq/g＝136 mEqに相当する．これを1,500 mLの輸液から摂取するためには90 mEq/L程度の輸液製剤を使用する必要がある．また1.2 g程度のKは1.2 g×25.6 mEq/g≒30 mEq程度に相当する．1,500 mLの輸液から摂取するためには20 mEq/Lの

輸液製剤を用いる必要がある。

× a　ブドウ糖の濃度が 20％ となっており，静脈炎のリスクが高く，一般的ではない。本肢の誤答率が高めであったのは，少しでも多くのブドウ糖を投与したいとの思いがあったのかもしれない。**割れ問**

○ b　Na の推奨量を食塩として 8 g とすると 136 mEq となり，B 液が最も近い。

× c　Na の 1 日摂取量が 60 mEq 以下となっており，成人推奨量と比較して不足している。本肢は，一般的な維持液であることから選択した受験者が多かったのかもしれない。**割れ問**

× d　乳酸リンゲル液には K が少量しか含まれておらず，不適切である。

× e　ブドウ糖液および生理食塩液のいずれにも K は含まれていない。

解答率　a 23.7％，b 52.0％，c 18.1％，d 4.9％，e 1.4％

ポイント　一般的な体形の成人男性に対する輸液療法についての設問である。本問の C 液がいわゆる維持液であり，成人男性の場合 C 液を 1 日当たり 2 L 程度輸液すると，必要な水分量や電解質をある程度満たすことができる。

本問の狙い　輸液管理はすべての医師にとって必須の知識である。これから医師となる医学生は，必要な電解質の計算にもあらかじめ習熟しておく必要があるとのメッセージであろう。

正　解　b　**正答率** 51.9％　　　　　　　　　　　　　　　　　▶参考文献　MIX 445

受験者つぶやき
- 輸液問題は全くわからなかったです，
- 今年は特に輸液の問題が多かった気がします。来年受ける人はしっかり勉強しておきましょう。
- 食塩は 1 g 17 mEq から計算し b を選びましたが，普通に 3 号液なら c だな……と思って迷いました。
- 輸液の推奨量は知りませんでしたが，Na 17 mEq で 1 g ですから，絶飲食の成人に推奨量というなら 6 g，100 mEq 以上は入れたほうが良いし，逆に d，e の Na 組成では多すぎるだろうと思い，b にしました。

C 医学総論／長文問題 **235**

Check ■ ■ ■

112C-37 1歳3か月の女児。長引く咳嗽と鼻汁とを主訴に母親に連れられて来院した。1週間前に39℃台の発熱、鼻汁および咳嗽が出現し、かかりつけ医でセフェム系抗菌薬と鎮咳薬とを処方され、2日後に解熱した。その後も内服を続けているが、鼻汁と痰がらみの咳が続いている。鼻閉のために時に息苦しそうな呼吸になるが、夜間の睡眠は良好である。食欲は普段と変わらず、活気も良好でよく遊ぶ。呼吸器疾患の既往はない。身長75 cm、体重10.2 kg。体温37.1℃。脈拍112/分、整。呼吸数30/分。SpO_2 98%（room air）。咽頭に発赤と白苔とを認めない。心音に異常を認めない。鼻閉音を認めるが、呼吸音には異常を認めない。

患児に対する対応として適切なのはどれか。

a　抗菌薬をマクロライド系抗菌薬に変更

b　ロイコトリエン受容体拮抗薬の追加

c　内服薬を中止し経過観察

d　抗ヒスタミン薬の追加

e　β_2刺激薬の吸入

C

医学総論

▶**臨床eye**　**Step1** 所見のアセスメント

①1歳3か月の女児

②1週間前から長引く咳嗽と鼻汁 ➡ 気道症状

③セフェム系抗菌薬を処方され、2日後に解熱した ➡ 上気道炎

④鼻閉 ➡ 鼻炎症状あり

⑤夜間の睡眠は良好である。食欲は普段と変わらず、活気も良好 ➡ 生活には支障はない。

⑥咽頭に発赤と白苔とを認めない。鼻閉音を認めるが呼吸音には異常を認めない。 ➡ 全身状態は良好である。

Step2 状態のアセスメント

経過からは、小児で多い何らかのウイルス感染による上気道炎、よくある風邪の経過と思われる。鼻閉と咳嗽が軽度残るが、解熱後の全身状態は良好である。食欲・睡眠・遊びなどの日常生活には支障はなく、急性上気道炎の自然経過と思われる。

Step3 対 処

今後は無治療により改善が予測される。

鑑別診断　呼吸音で明らかな喘鳴を認めず睡眠障害を認めないことから気管支喘息とは異なる。また発熱がみられたこと、咳嗽の状態からは百日咳感染症とも異なる印象である。また、鼻閉も生活に支障が出るレベルではないと判断する。

確定診断　急性上気道炎

選択肢考察　×a　百日咳感染症とは異なる印象であり、不要と考えられる。割れ問

×b　気管支喘息発作の予防治療の一つであり、本例では不要である。割れ問

○ c　自然経過で改善が予測されるため，漫然と抗菌薬内服は行わない。
× d　鼻閉も生活に支障がないレベルであることから不要である。
× e　喘鳴・呼吸困難を認めないことから不要である。

解答率　a 19.9％，b 23.6％，c 47.8％，d 7.3％，e 1.5％

ポイント　本問は，小児で多い急性上気道炎（ウイルス感染症）における治療内容を生活での支障や臨床経過から判断する問題である。咳嗽が強くて眠れないわけではなく，百日咳感染症を示唆する経過，また気管支喘息を示唆する経過とは異なり，現時点で生活に支障はなく，自然軽快が予測されるため，抗菌薬適正使用の観点からも不必要な抗菌薬投与などを中止して，ホームケアの指導が重要となる。

・小児の上気道炎は，抗菌薬の効果がないウイルス感染が多く，百日咳やマイコプラズマ感染症が示唆されなければ抗菌薬は基本的に不要である。

本問の狙い　診療報酬などで，「小児抗菌薬適正加算」が平成30年より算定される背景もあり，漫然と抗菌薬投与を行わないという姿勢を問う良問であるが，学生レベルでは難易度が高い。

正解　c　**正答率** 47.8％　　▶参考文献　国小 205

・症状は鼻閉のみで，アレルギーもないと本文中にあることから経過観察でいいでしょう。
・後鼻漏かなとは思いましたが治療はよくわかりませんでした。
・鼻汁を伴う咳嗽，発熱であれば，ウイルス性上気道炎が疑われるので抗菌薬は必要ないと思いました。bとdは，アレルギーではないので×にしました。
・むやみに抗菌薬を投与するなということでしょうか。

Check ■■■

112C-38 59歳の男性。労作時の呼吸困難を主訴に来院した。3年前から労作時の呼吸困難があったがそのままにしていた。健診で胸部の異常陰影を指摘されたため、心配になり受診した。身長 172 cm、体重 70 kg。体温 36.3℃。脈拍 80/分、整。血圧 128/84 mmHg。呼吸数 18/分。SpO_2 95%（room air）。心音に異常を認めない。呼吸音は正常だが、両側の背部に fine crackles を聴取する。胸部エックス線写真（**別冊 No. 7A**）と胸部CT（**別冊 No. 7B**）とを別に示す。

別に示す flow-volume 曲線（**別冊 No. 7C ①〜⑤**）のうち、この患者で予想されるのはどれか。

a ①
b ②
c ③
d ④
e ⑤

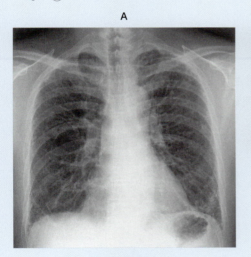

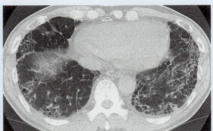

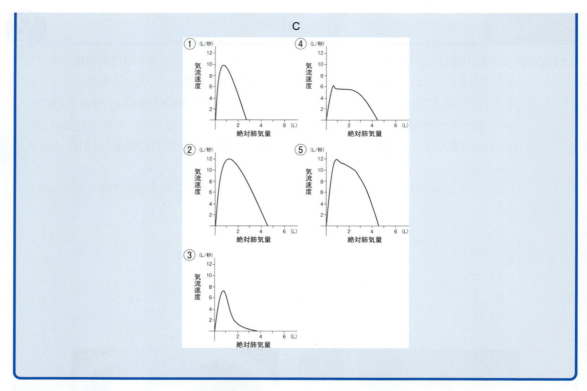

アプローチ　①3年前からの労作時呼吸困難 ━━▶ 慢性進行性の疾患を考える。
　　　　　　　②両側背部に fine crackles を聴取 ━━▶ 間質性肺疾患を考える。

画像診断

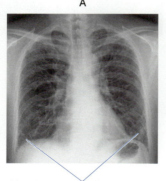

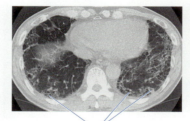

鑑別診断　両側背部に fine crackles を聴取し，胸部 CT で蜂巣肺を認める。特発性間質性肺炎と診断される。

確定診断　特発性間質性肺炎

選択肢考察　○ a　①：特発性間質性肺炎は肺容積が縮小するため，絶対肺気量は減少する。

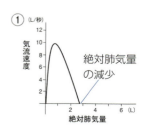

× b ②：健常者の flow-volume 曲線を示している。

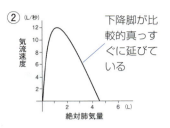

× c ③：COPD でみられる所見である。

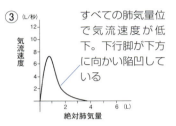

× d ④：上気道狭窄でみられる所見である。

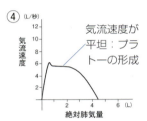

× e ⑤：若年の女性健常者でみられる所見である。

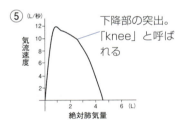

解答率 a 81.3％，b 0.4％，c 10.1％，d 6.9％，e 1.2％

ポイント flow-volume 曲線は，形を視覚的に捉えることにより疾患や病態が理解できる，という大きな特徴がある。健常者，特発性肺線維症，COPD および上気道狭窄のパターンは記憶すること。

正解 a　正答率 81.3％　　　　　　　　　　　　　　　　　　　　　▶参考文献　MIX 236

- COPD に飛びつかず，IPF のものを選びました。
- 症状と CT から拘束性だとわかるかどうかでしょう。この flow-volume 曲線はすべて頭に入れておきましょう。
- CT から間質性肺炎です。
- 拘束性障害なので上に凸の曲線で，全肺気量は減ります。

Check ■■■

112C-39 70歳の女性。数か月前から食後に心窩部痛があるため来院した。体温37.1℃。血圧124/62 mmHg。眼球結膜に黄染を認める。腹部は平坦, 軟で, 肝・脾を触知しない。血液所見：赤血球432万, 白血球7,600, 血小板26万。血液生化学所見：総ビリルビン7.9 mg/dL, 直接ビリルビン5.2 mg/dL, AST 271 U/L, ALT 283 U/L, ALP 2,118 U/L（基準115〜359）, γ-GTP 605 U/L（基準8〜50）, アミラーゼ42 U/L（基準37〜160）。CRP 6.1 mg/dL。ERCP（**別冊** No. 8）を別に示す。

最も可能性が高いのはどれか。
a　原発性胆汁性胆管炎　　b　Mirizzi症候群　　c　総胆管結石
d　肝細胞癌　　　　　　　e　胆管癌

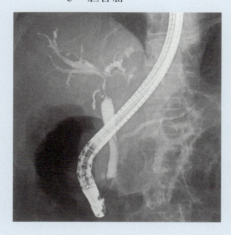

アプローチ
①数か月前から食後に心窩部痛 ─→ 急性疾患は考えにくい。
②眼球結膜に黄染 ─→ 黄疸が疑われる。
③肝胆道系酵素高値 ─→ 膵疾患や胆道疾患による閉塞性黄疸が疑われる。
④アミラーゼ基準値内 ─→ 膵疾患を否定できないが, 急性膵炎は考えにくい。

画像診断

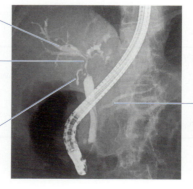

- 肝内胆管は拡張している
- 肝門部胆管から上部胆管に両側性の高度な胆管狭窄を認める
- 胆嚢管がわずかに造影されている
- 主膵管が膵体部まで造影されているが, 拡張などの明らかな異常所見はみられない

鑑別診断　「アプローチ」から, 閉塞性黄疸をきたす疾患を想定する。提示されているERCPでは肝門部胆管, 上部胆管に両側性の高度な胆管狭窄を認める。胆嚢管がわずかに造影されており, 肝

内胆管は拡張している。肝門部領域胆管癌の所見である。主膵管が膵体部まで造影されているが，拡張などの明らかな異常所見はみられない。

選択肢考察
× a 原発性胆汁性胆管炎は肝内の小型胆管が破壊されて消失することにより，慢性進行性の胆汁うっ滞を呈する疾患であり，肝門部胆管に狭窄をきたすことはない。割れ問
× b Mirizzi症候群は腫大した胆嚢によって肝外胆管が圧排されて狭窄を呈する病態であり，画像所見が合致しない。割れ問
× c 胆道造影で総胆管結石を疑わせる透亮像はみられない。
× d 肝細胞癌で両側性に肝門部胆管の狭窄をきたすことはない。
○ e 胆管癌の可能性が最も高く，肝門部領域胆管癌として矛盾しない。

解答率 a 18.9%，b 17.2%，c 6.9%，d 0.2%，e 56.8%
確定診断 肝門部領域胆管癌
ポイント 肝門部胆管から上部胆管に不整な狭窄があり，それによって肝内胆管は拡張し，閉塞性黄疸をきたしている状態である。選択肢の中で，このような病態を引き起こす可能性が最も高いのは，胆管癌である。

正解 e 　正答率 56.8%　　　　　　　　　　　　　▶参考文献 MIX 270

・丁寧に所見を読んでいくと選べました。
・片方に押さえつけられる感じではなく，両側からの閉塞のように見えるので胆管癌を疑いましたが……。Mirizzi症候群やLemmel症候群は押さえておきましょう。
・胆管が不整に閉塞していることから胆管癌かなと考えました。

Check ■ ■ ■

112C-40 生後8か月の乳児。ぐったりしていると，母親に抱きかかえられて救急外来を受診した。児は呼吸，心拍および対光反射がなく，蘇生を試みたが反応なく，死亡が確認された。頭部や顔面に新旧混在した皮下出血の散在と両足底に多数の円形の熱傷痕とを認める。母親によるとこれまで病気を指摘されたことはなかったという。死後に行った頭部CTでは，両側に硬膜下血腫を認める。
　最も考えられるのはどれか。
a 虐待　　　　　　　　　　b 髄膜炎
c 先天性心疾患　　　　　　d 溶血性尿毒症症候群〈HUS〉
e 乳幼児突然死症候群〈SIDS〉

アプローチ
①頭部や顔面に新旧混在した皮下出血の散在 → 継続的な外力作用がある。
②両足底に多数の円形の熱傷痕 → 繰り返される熱作用（多くの場合はタバコによる）
③両側の硬膜下血腫 → 頭部への外力作用による。

鑑別診断 乳幼児の両側硬膜下血腫があることから，まず，頭部外傷で死亡したことが最も考えられる。その他，全身に多数の打撲痕や熱傷痕があることから虐待が考えられる。内因性疾患を示唆する記載はない。

242 国試112 － 第112回 医師国家試験問題解説書

選択肢考察 ○a 外力が虐待で生じたと考えられる。

× b 髄膜炎を示唆する記載はない。

× c 先天性心疾患を示唆する所見はない。

× d 児に認められるのは出血傾向による変化ではなく，虐待による外傷である。

× e 乳幼児突然死症候群は，剖検結果や死亡状況を加味しても死因となりうる所見が見当たらない1歳未満の突然死のことである。

解答率 a 99.8%，b 0.0%，c 0.1%，d 0.0%，e 0.0%

確定診断 乳児の虐待死

ポイント 本問のような最悪の結末を防ぐべく，児童虐待防止法によって，虐待を受けたと思われる児を発見した際に，福祉事務所，児童相談所，市町村に通告すべき義務が課せられている。虐待死の多くは頭部外傷である。

正解 a **正答率** 99.8% ▶参考文献 MIX 422

受験者つぶやき
・虐待しかないです。
・円形の熱傷痕はいわゆる根性焼きの跡でしょう。またゆさぶりで硬膜下血腫が発生します。
・虐待の身体的特徴がそろっています。
・新旧混在した皮下出血，円形の熱傷瘢痕などの所見から虐待を疑いました。

Check ■ ■ ■

112C-41 10か月の乳児。お坐りができないことを心配した母親に連れられて来院した。4か月時に受けた健康診査では異常を指摘されなかった。

この児の神経学的評価に適しているのはどれか。

a 背反射　　　　　　　b Moro 反射　　　　　c Landau 反射

d 手掌把握反射　　　　e 非対称性緊張性頸反射

アプローチ ①10か月の乳児━→通常の発達では，坐位が可能な月齢である。

②お坐りができない━→運動発達の遅れが認められる。

③4か月時の健康診査は異常なし━→5か月以降の発達の遅れであることを示している。

④神経学的評価━→新生児期から乳幼児期においては発達に伴って出現する反射，新生児期には出現しているが発達に伴って消失する原始反射などを組み合わせて神経学的発達評価を行う。

鑑別診断 「アプローチ」①，②，③より，4か月では正常発達に見えた乳児が，10か月では運動の発達に問題があることがわかる。この問題の情報量では，その他の精神発達などの遅滞もあるのかは不明であるので，詳細な確定診断はできない。

確定診断 運動発達遅延

選択肢考察 × a 背反射はGalant反射ともいい，新生児期からみられ，2～4か月で消失する。

× b Moro反射も新生児期からみられ，4か月ころまでに消失する。

○ c Landau反射は第1相から第3相まであり，発達に従い変化するため，この時期の発達

C 医学総論／長文問題　　**243**

評価に適している。

× d　手掌把握反射は新生児期からみられ，3〜6か月で消失する。

× e　非対称性緊張性頸反射も新生児期からみられ，4〜6か月で消失する。

解 答 率　a 7.3%，b 2.0%，c 81.1%，d 1.4%，e 8.2%

ポイント　a，b，d，e は原始反射で，それぞれの消失時期が異なる。Landau 反射，パラシュート反射（8 か月までに出現）は発達に伴って出現する反射。それぞれ代表的なものを把握しておく。

正　解　c　**正答率 81.1%**　　　　　　　　　　▶参考文献　MIX 419　国小 18

受験者つぶやき

・実質的に原始反射の出現時期の一般問題です。
・小児の発達は頻出です。丁寧に覚えましょう。
・c と e で少し迷いましたが，e は消失することで寝返りが打てるようになる反射なので，お坐りができなくて受診した患者の評価には適切でないと考えました。
・小児の反射についての問題は必ず出ます。111 回の除外問題に Landau 反射があったのでマークしていました。

Check ■ ■ ■

112C-42　45 歳の女性。関節痛の増悪を主訴に来院した。5 年前に両手指関節，両手関節および両肘関節の痛みが出現した。関節リウマチと診断され，サラゾスルファピリジン，非ステロイド性抗炎症薬および少量の副腎皮質ステロイドが処方された。2 年前から関節痛が強くなったため，メトトレキサートの投与が開始され痛みは軽減したが，3 か月前から増悪し，メトトレキサートが増量されたが効果は不十分で，日常の動作も困難となったため受診した。心音と呼吸音とに異常を認めない。両側の示指，中指，環指の中手指節関節〈MP 関節〉と両手関節および両肘関節の腫脹と圧痛とを認める。血液所見：赤血球 420 万，Hb 12.9 g/dL，Ht 39%，白血球 7,200。血液生化学所見：AST 16 U/L，ALT 20 U/L，尿素窒素 12 mg/dL，クレアチニン 0.5 mg/dL。免疫血清学所見：CRP 2.8 mg/dL，リウマトイド因子〈RF〉122 IU/mL（基準 20 未満），抗 CCP 抗体 86 U/mL（基準 4.5 未満）。HBs 抗原，HBs 抗体，HBc 抗体，HCV 抗体および結核菌特異的全血インターフェロン γ 遊離測定法〈IGRA〉は陰性である。

次に投与する薬剤として適切なのはどれか。

a　アスピリン　　　　　　b　コルヒチン　　　　　　c　抗 TNF-α 抗体製剤

d　シクロホスファミド　　e　免疫グロブリン製剤

アプローチ　①関節リウマチ━━▶アンカードラッグであるメトトレキサート〈MTX〉が有効であった。

②両上肢に小関節と中関節の関節炎━━▶メトトレキサートの二次無効

③B 型肝炎ウイルス〈HBV〉，C 型肝炎ウイルス〈HCV〉，IGRA すべて陰性━━▶免疫抑制による感染症発症のリスクは低い。

鑑別診断　原疾患の診断は例文で関節リウマチであることが記載されている。MTX を含む標準的治療がなされ，経過良好であったが，関節炎の悪化を起こしている。CRP 高値で炎症所見も出現

している。つまり MTX の二次無効例である。次の治療ステップとしては生物学的製剤を考慮すべきである。生物学的製剤の合併症としては慢性ウイルス感染症の増悪や結核の再燃が懸念されるが，「アプローチ」③からそのリスクは低いと思われる。

確定診断 メトトレキサートに二次無効をきたした関節リウマチ

選択肢考察
× a 疼痛管理のために消炎鎮痛薬は常に適応があるが，関節リウマチの病態改善には無効である。
× b 痛風発作の予防や Behçet 病，地中海熱の治療に用いられる。
○ c 抗 TNF-α 抗体，抗 IL-6 受容体抗体，CTLA4-Ig は関節リウマチの生物学的製剤の柱である。「アプローチ」③から投与禁忌や慎重投与とすべき感染症も見当たらない。
× d 血管炎を合併した関節リウマチには適応があるが，現時点では不要である。
× e Guillain-Barré 症候群，川崎病，慢性炎症性脱髄性多発神経炎〈CIDP〉などでは適応がある。

解答率 a 0.2%, b 0.2%, c 95.4%, d 3.8%, e 0.3%

ポイント HBs 抗原が陰性でも，HBs 抗体または HBc 抗体が陽性の場合，細胞内のゲノムに取り込まれた HBV の存在は否定できない。免疫抑制薬投与により HBV の再活性化が起こり，*de novo* 肝炎を起こすことがあるので注意が必要である。

正 解 c 正答率 95.4% ▶参考文献 MIX 402

受験者つぶやき

・リウマチの治療は覚えましょう。
・RA の治療アルゴリズムは書き出せるようにしておきましょう。MTX は妊婦や腎不全，活動性の結核には使えません。抗 TNF-α 抗体も結核や B 肝には使えません。
・結核などの感染症も陰性であり，c を選びました。
・関節リウマチは薬剤が多いので復習時にまとめ直しました。

Check ■■■

112C-43 27 歳の男性。1 か月前に乾性咳嗽と呼吸困難が出現し，軽快しないため受診した。4 年前から液晶パネル製造工場に勤務している。胸部エックス線写真で両肺野にすりガラス陰影を認める。胸腔鏡下肺生検で直径 1 μm 前後の微細粒子を認める。
この患者が曝露した物質として考えられるのはどれか。
　a 鉛　　b ヒ素　　c 水銀　　d クロム　　e インジウム

アプローチ
① 27 歳男性，工場勤務者 ⟶ 若い男性労働者
② 乾性咳嗽と呼吸困難が出現し，軽快しない ⟶ 発熱のない気管支炎・肺炎の鑑別診断
③ 4 年前から液晶パネル製造工場 ⟶ 使用されている化学物質に注目したい。
④ 胸部エックス線写真で両肺野のスリガラス陰影 ⟶ 間質性肺疾患の疑い
⑤ 胸腔鏡下肺生検で微細粒子 ⟶ 環境から曝露された不溶性の物質の存在

鑑別診断 液晶パネル製造工場で使用されるインジウムの経気道曝露による間質性肺炎の可能性が高い。

確定診断 間質性肺炎（インジウム曝露による）

選択肢考察

× a　鉛の主な健康障害は，貧血と中枢神経症状である。

× b　ヒ素は細胞毒であり，あらゆる臓器への障害を引き起こすが，国家試験的には皮膚癌（Bowen病）や肺癌の原因であることが重要。また，ヒ素に曝露される作業場は鉱山や精錬所であり，液晶パネル工場ではない。

× c　水銀蒸気を吸い込むことによる急性中毒が報告されているが，中枢神経障害や腎障害が主な症状である。現在，水銀は毒性が強いため，使用は厳しく制限されている。

× d　クロム酸塩および重クロム酸塩は強い酸化性をもち，皮膚・粘膜を強く腐蝕し，皮膚炎，クロム潰瘍を引き起こす。粉じんやミストを吸入すると，鼻粘膜の炎症，また潰瘍や鼻中隔穿孔を起こすが，肺炎よりも肺癌の原因として記憶しておく。また，主に使用される作業現場はメッキ工場である。

○ e　インジウムは，1990年代より液晶パネル工場で使用され，インジウムスズ化合物製造に関わる研磨作業者において間質性肺炎の症例報告がなされ，有害性が危惧されている。

解答率　a 1.3％，b 2.6％，c 1.6％，d 14.8％，e 79.6％

ポイント

若い労働者の感染性ではない間質性肺炎の症状である。液晶パネル工場で働いていることから，近年，規制が強化されたインジウムを思いつくかが鍵となる。

かつて安全な金属として認識されていたインジウムであるが，1990年代に動物実験でその毒性が報告され，さらに，ヒトでは液晶パネル製造に関わる研磨作業において肺障害（間質性肺炎）の症例報告がなされるなど，その有害性が確認された。2012（平成24）年10月からインジウム化合物を含む無機化合物の特定化学物質障害予防規則が改正され，規制が強化された。

正解　e　**正答率 79.6％**　▶参考文献　MIX 15

・トピックだったようですね。自分は知らなかったので消去法で解きました。ヒ素とクロムはよく似ているのでセット覚えてました（鼻中隔穿孔，肺癌，皮膚癌（炎））。
・インジウムは液晶パネルに使われています。

Check ■ ■ ■

112C-44 67歳の男性。3週間前に脊髄梗塞を発症し，下肢対麻痺を呈している。殿部に皮膚潰瘍を合併し，治療に難渋している。殿部の写真（**別冊 No. 9**）を別に示す。
　この病変に関係するのはどれか。
　a 坐骨　　b 仙骨　　c 尾骨　　d 腸骨　　e 大腿骨

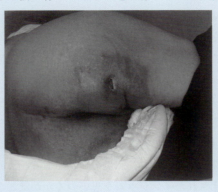

アプローチ
① 3週間前に脊髄梗塞を発症し，下肢対麻痺 → いわゆる脊髄損傷と同様の症状であることがわかる。
② 殿部に皮膚潰瘍を合併 → 褥瘡が生じている。

画像診断

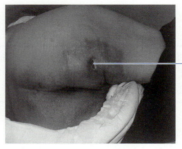

―皮膚欠損

画像所見で右坐骨部に全層皮膚欠損が認められるが，筋肉，腱，骨は露出していない。褥瘡のステージは 3 度と考えられる。

鑑別診断　「アプローチ」①，②から脊髄損傷患者の下肢対麻痺による殿部褥瘡と考えられる。画像所見で容易に診断できる。

確定診断　右坐骨部に生じた褥瘡

選択肢考察
○ a　坐骨部に生じた褥瘡である。
× b　画像所見より仙骨部ではない。
× c　尾骨には一般に褥瘡は発生しない。
× d　褥瘡の好発部位として腸骨翼が挙げられるが，画像所見とは異なる。
× e　大腿骨には褥瘡は生じない。大腿骨転子部は側臥位にて褥瘡が生じる。

解答率　a 77.2％，b 10.3％，c 1.2％，d 7.4％，e 3.7％

ポイント　脊髄損傷患者の合併症の一つが褥瘡である。特に下肢対麻痺患者は一度褥瘡を発生させると

感覚がないので治療に難渋することが多い。長時間の臥床では仙骨部，後頭部，脊椎棘突起，踵部に発生しやすく，側臥位では大転子部，坐位では坐骨結節部に発生しやすい。

＜褥瘡のステージ＞

  1度：局所皮膚の発赤，水疱，表皮剝離

  2度：真皮までの皮膚欠損

  3度：皮下組織・脂肪に達する

  4度：筋肉や骨の露出

褥瘡予防は早期発見が肝心で，体位変換は重要である。1度〜2度は，圧迫の除去，創面の湿潤環境の保持，感染コントロールで，3度〜4度は外科的治療を検討する。

正解 a　**正答率** 77.2%　▶参考文献 MIX 427

受験者つぶやき
- 褥瘡のできている部位に当たる骨を選びました。
- はっきりとはわからなくても恥骨結合や上前腸骨棘などの名称からかなり絞れます。
- 正中から少しずれているので，b，cは違います。場所を見てaにしました。
- 座っているときに椅子に接しているのが坐骨だよな，と一瞬自分で確認しました。

Check ■■■

112C-45　72歳の男性。脳梗塞で入院し，急性期治療を終え，現在は回復期病棟でリハビリテーションを行っている。右半身麻痺と嚥下障害が残存しているが，病状が安定してきたので退院を見据えて療養環境を調整することになった。

多職種連携における職種と役割の組合せで**誤っている**のはどれか。

 a　看護師 ──────── 吸痰処置の指導
 b　薬剤師 ──────── 服薬の指導
 c　理学療法士 ────── 関節拘縮の予防
 d　管理栄養士 ────── 食事の指導
 e　ケアマネジャー ──── 介護度の認定

鑑別診断　特にない。

確定診断　脳梗塞後遺症

選択肢考察　○a，○b，○c，○d　いずれも明らかに正しい。
　　　　　　×e　介護度の認定は市町村の仕事である。

解答率　a 0.6%，b 0.0%，c 0.4%，d 0.3%，e 98.6%

正解　e　**正答率** 98.6%　▶参考文献 MIX 9, 30, 31

Check ☐ ☐ ☐

112C-46 日齢 0 の新生児。在胎 35 週 1 日で早期破水があり，同日に経腟分娩で出生した。出生時は身長 44 cm，体重 1,960 g，頭囲 30.0 cm で，心拍数は 120/分であった。自発呼吸が微弱で全身にチアノーゼを認めたため，酸素投与を開始した。啼泣時に強直してチアノーゼと SpO_2 の低下とを認める。両側の多指症および多趾症と両側停留精巣とを認める。合併する腹壁異常の写真（**別冊 No. 10**）を別に示す。

基礎疾患を診断するために行うべき検査はどれか。

a　頭部 CT
b　腹部 CT
c　染色体検査
d　臍帯病理組織学的検査
e　全身骨エックス線撮影

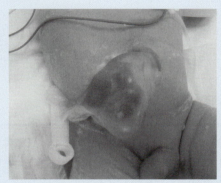

アプローチ
①日齢 0 の新生児 ⟶ 新生児疾患を考える。
②在胎 35 週 ⟶ 早産児
③体重 1,960 g，頭位 30 cm ⟶ 低出生体重児，頭囲が小さいので asymmetrical SFD〈small for date〉と判断できる。
④自発呼吸が微弱で全身にチアノーゼ ⟶ 呼吸循環系の合併症を考える。
⑤啼泣時に強直してチアノーゼと SpO_2 の低下 ⟶ 胸腔内圧低下による循環血液量変動，上気道の狭窄閉鎖などが考えられる。
⑥両側の多指症および多趾症と両側停留精巣 ⟶ 多発奇形を合併する基礎疾患を考える。

画像診断

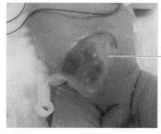

———臍帯ヘルニア

臍帯付着部より腸管が腹腔外へ脱出し，ヘルニア嚢を有している。

鑑別診断　「アプローチ」①〜③から早産児でかつ asymmetrical SFD を示す疾患として奇形症候群を

考える。④〜⑥より上気道疾患，呼吸器疾患，循環器系疾患，外表奇形などの多岐にわたる先天性奇形を合併する奇形症候群が考えられる。

確定診断 染色体異常の疑い（臍帯ヘルニア）

選択肢考察
× a 臍帯ヘルニアには中枢神経奇形を合併することが多いが，基礎疾患の診断には不十分である。
× b 脱出臓器の確認が必要であり，腹部CTよりは腹部超音波検査の方が有用である。
○ c 先天多発奇形を合併しているため，染色体異常を調べる必要がある。
× d 絨毛膜羊膜炎，臍帯炎などの早産の原因検索として行う。
× e 骨系統疾患が考えられる場合に行う検査である。

解答率 a 1.6%，b 4.7%，c 92.5%，d 0.5%，e 0.6%

ポイント 臍帯付着部より腸管・胃・肝臓などが腹腔外へ脱出し，臍帯によりヘルニア嚢を有していれば診断は容易である。臍帯ヘルニアでは，50〜80%に染色体異常や泌尿生殖器，中枢神経系などの重症奇形を合併する。脱出部位が臍帯のどの部分であるかによって，臍上部型，臍部型，臍下部型の3種類に分類される。

正解 c　正答率 92.5%　▶参考文献 国小 263

受験者つぶやき
・臍帯ヘルニアですね。臍ヘルニア（でべそ）とは別物です。
・18 trisomyを疑いました。
・多発奇形なのでまずはトリソミーを考えました。

Check ■ ■ ■

112C-47 31歳の男性。頭重感，倦怠感および悪心を主訴に来院した。大企業の事務職をしている。半年前の職場の改修工事の際に刺激臭を感じ，その後，頭重感，倦怠感および悪心が出現するようになった。職場を離れると症状は消失し，休日は症状が出現しない。既往歴に特記すべきことはない。意識は清明。身長 165 cm，体重 61 kg。体温 36.2℃。脈拍 72/分，整。血圧 112/78 mmHg。身体所見に異常を認めない。1か月前に行われた職場の健康診断とストレスチェックとで問題を指摘されていない。
　まず行うべきなのはどれか。
　a 頭部CTを行う。　　　　　　　b 甲状腺機能検査を行う。
　c 精神科受診を指示する。　　　 d 産業医との面談を勧める。
　e 市町村保健センターを紹介する。

アプローチ
①31歳の男性，頭重感，倦怠感，悪心 → 若い男性労働者の不定愁訴の鑑別診断
②職場の改修工事の際に刺激臭を感じ，その後上記症状が出現 → 建物改修に使われた化学物質による健康障害の疑い
③職場を離れると症状は消失 → 職場環境依存性あり
④健康診断とストレスチェックで問題なし → 心因性疾患の否定

鑑別診断 「アプローチ」①〜④から，シックビルディング症候群である可能性が高い。

確定診断 シックビルディング症候群

選択肢考察
× a　会社の従業員であり，まず産業医に相談することが第一である。頭部 CT の実施などの医療行為はその次。
× b　会社の従業員であり，まず産業医に相談することが第一である。医療機関で実施する検査はその次。
× c　会社の従業員であり，まず産業医に相談することが第一である。また，ストレスチェックの結果に問題がないことから心因性疾患の可能性は低い。
○ d　まず行うことは，最も身近である企業の医師である産業医と面談することである。
× e　会社の従業員であり，まず産業医に相談することが第一である。

解答率 a 1.0％，b 0.2％，c 0.6％，d 90.7％，e 7.4％

ポイント 建物内の化学物質に起因すると考えられる健康障害のうち，ビルについてはシックビルディング症候群と呼び，住宅についてはシックハウス症候群と呼んでいる。

正解 d　正答率 90.7％　▶参考文献 MIX 32

受験者つぶやき

・ほぼ公衆衛生の一般問題です。
・何らかの物質への曝露を疑います。シックビルディング症候群ですかね。
・シックビルディング症候群で，職場環境の調整が必要だと思いました。
・産業医の対応は過去問でも繰り返し問われています。

Check ■■■

112C-48　65 歳の男性。スクーターで走行中に対向車と正面衝突して受傷したため救急車で搬入された。腹部から腰部の痛みを訴えている。意識はほぼ清明。体温 35.8℃。心拍数 140/分，整。血圧 80/50 mmHg。呼吸数 24/分。SpO₂ 100％（リザーバー付マスク 10 L/分 酸素投与下）。頸静脈の怒張を認めない。迅速簡易超音波検査〈FAST〉で異常所見を認めなかった。
ショックの原因として最も考えられるのはどれか。
　a　大量血胸
　b　緊張性気胸
　c　心タンポナーデ
　d　大量腹腔内出血
　e　大量後腹膜出血

アプローチ
①スクーターで対向車と衝突 ➡ 受傷機転から高エネルギー外傷と判断
②腹部から腰部の痛み ➡ 腹腔内，腰背部，腰椎/骨盤/大腿骨頭などの損傷の可能性
③意識清明 ➡ 重大な脳損傷はなさそう（脳血流が保たれているので酸素化・換気，循環もまずは大丈夫）
④低体温，頻脈，低血圧，頻呼吸 ➡ 生理学的異常（バイタルサインの悪化）が存在し，外傷が原因の場合，出血など低容量性ショックが考えやすい。
⑤SpO₂ 100％（酸素投与下）➡ 重大な酸素化障害をきたす外傷はない。
⑥頸静脈の怒張なし ➡ 胸腔内圧の上昇（緊張性気胸）や肺塞栓・心タンポナーデなどの閉塞性ショックを示唆する徴候はない。
⑦FAST 陰性 ➡ 腹腔内液体貯留（出血）と大量血胸，皮下気腫（気胸），心囊液貯留はな

い。

鑑別診断 「アプローチ」①，④から高エネルギー外傷による出血性ショックの可能性がある。③，⑤，⑥，⑦から重大な脳・胸部外傷はなさそう。また⑦で腹腔内出血がないことは確認されているが，②から腹部または腰背部の外傷の可能性は高い。

確定診断 大量後腹膜出血によるショック

選択肢考察
×a　やや頻呼吸ではあるが，酸素化に問題なく，胸腔内圧上昇もない。さらにFASTでの胸腔内液体貯留は認められないので可能性は低い。ただ，大量血胸の有無は，本来ならばポータブル胸部正面エックス線で確認する。

×b　頸部気管の変位，胸郭の吸気時の挙がりと呼吸音の左右差についての記載はないが，頸静脈怒張はなく，FASTで皮下気腫は認めない。

×c　FASTで心嚢液貯留なく，頸静脈怒張もないので否定できる。

×d　少なくとも現状では，FASTで腹腔内の液体貯留は否定された。

○e　腹部から腰部の痛みを伴う出血性ショックで，a～dが否定されれば，残るは骨盤骨折や腰動脈損傷に伴う後腹膜出血が残る。

解答率 a 3.8％，b 0.8％，c 0.2％，d 1.3％，e 93.8％

ポイント 本来，primary surveyの最中にFASTとほぼ同時タイミングで施行するはずのポータブル撮影による胸部正面エックス線と骨盤正面エックス線の情報があれば，さらに診断は確実になる。

正　解　e　　正答率 93.8％　　　　　　　　　　　　　　　　　　　▶参考文献　MIX 465

受験者つぶやき
・FAST陰性でもhypovolemiaなものを選びました。
・FASTでa，c，dは否定されます。FASTの確認部位は覚えておきましょう。
・a～dはFASTで拾えるはずと思いました。
・直前にFASTを友人と復習していました。選択肢の中でFASTで確認しにくいのはeだけです。

Check ☐ ☐ ☐

112C-49 中年の男性。道路で血を流して倒れているところを通行人に発見された。救急隊到着時には心肺停止状態で，病院に搬送されたが死亡が確認された。背部から出血があり，血液を拭き取ったところ確認された創の写真（**別冊 No. 11**）を別に示す。

死亡を確認した医師が，まず行うべきなのはどれか。

a　創を縫合する。　　　　　　　　b　警察署に届け出る。
c　病理解剖を依頼する。　　　　　d　死亡診断書を交付する。
e　死体検案書を交付する。

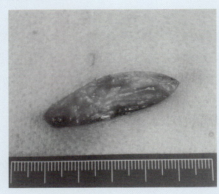

アプローチ　①外傷があり，心肺停止状態で搬送されて死亡確認された →異状死である。
②背部に損傷がある →「画像診断」のとおり，刺創が考えられる。

画像診断　長さ約 4 cm の開放損傷がある。創縁は整鋭であり，周囲に表皮剝脱を伴わない。右創端は鋭で，左創端は鈍で約 0.3 cm の幅があるようにみえる。上下創縁を接着すると直線状の創となり，片刃の鋭刃器による刺創を示唆する。

鑑別診断　背面に刺創が疑われる所見があり，心肺停止状態で搬送され死亡した事案である。他殺が疑われる異状死であり，所轄警察署に届け出なければならない。

確定診断　背部刺創が疑われる死亡

選択肢考察　×a　他殺による死亡では司法解剖になるため，創の縫合は不要である。
○b　異状死の届出である。
×c　犯罪に関する場合は司法解剖になる。
×d　他殺が疑われる異状死であり，死体検案書となる。
×e　異状死の届出をせずに記載することはできない。

解答率　a 0.2％，b 97.8％，c 0.1％，d 0.0％，e 1.8％

ポイント　写真からは刺創あるいは切創が考えられ，いずれにせよ他殺が疑われることは判断できる。解答は容易であろう。創洞の深さがわかれば，より平易に刺創と判断できるだろう。

正　解　b　**正答率** 97.8％　　　　　　　▶参考文献　MIX 432

C 医学総論／長文問題　253

受験者つぶやき
・異状死体→警察署に届出，は頻出です。
・24時間以内に警察署に届け出ます。
・外因死の可能性があり，警察署です。
・医師法の異状死の届け出義務としてF問題でも問われていましたね。24時間以内に所轄警察署へ届け出ます。

Check ☐☐☐

112C-50　40歳の初妊婦。妊娠6週の問診で，20歳から喫煙を開始し，現在も20本/日喫煙していることが分かった。
　妊婦への説明として適切なのはどれか。**2つ選べ**。
　a　「早産の可能性が高くなります」
　b　「急に禁煙すると胎児に危険です」
　c　「胎児形態異常の頻度は2倍に上昇します」
　d　「妊娠12週になるまでは禁煙してください」
　e　「赤ちゃんの体重が小さくなりやすいと言われています」

アプローチ　喫煙と妊娠との関係は，受動喫煙を含めて，①不妊・異所性妊娠，②流・早・死産，③絨毛膜羊膜炎・常位胎盤早期剥離・前置胎盤，④胎児発育不全，⑤口唇・口蓋裂，先天性心疾患，手足の欠損，腹壁破裂などの胎児奇形，⑥乳幼児突然死症候群〈SIDS〉などの増加が認められる。

鑑別診断　喫煙によりニコチンとともに一酸化炭素が吸入され，一酸化炭素は酸素よりも血液Hbに親和性をもつので，ニコチンの血管収縮作用も相まって，胎児への経胎盤酸素供給を障害して，胎児は低酸素症になる。
　急に禁煙しても，妊娠12週になるまでに禁煙しても，胎児への悪影響は不変である。
　喫煙の害には，肺癌などの発癌，冠動脈疾患・脳卒中などの循環器系疾患，喘息などの呼吸器疾患などの増加が挙げられるが，口唇・口蓋裂などを除いて，胎児の形態異常（奇形）が2倍に上昇するという事実はない。

確定診断　喫煙妊婦

選択肢考察　○a　喫煙妊婦は非喫煙妊婦に比較して早産のリスクが27%増加する。また，喫煙本数と早産率との関連も高く，30本/日以上の妊婦は約3人に1人が早産になる。常位胎盤早期剥離や前置胎盤の頻度も増加する。
　×b　急に禁煙しても，胎児への悪影響は不変である。
　×c　喫煙によって口唇・口蓋裂，先天性心疾患，手足の欠損，腹壁の破裂などのリスクは高まるが，胎児形態異常の頻度が2倍以上になるほど多くはない。
　×d　妊娠のどの時期に禁煙しても，胎児への悪影響は不変である。
　○e　喫煙の頻度や本数が増加するほど胎児発育不全の重症度が高くなる。喫煙妊婦からの児の体重は約200g低く，ヘビースモーカーの場合は約450g軽くなる。受動喫煙でも35〜

90g低くなるといわれている。また，出生時体重が2,500g以下の低出生体重児が生まれる頻度が約2倍増加する（厚生労働省の最新たばこ情報）。

解答率 a 96.3％，b 0.2％，c 3.5％，d 0.3％，e 97.9％

ポイント 喫煙者が吸う主流煙よりも，受動喫煙者が吸う副流煙のほうが，一酸化炭素は4.7倍，ニコチンは2.8倍，タールは3.4倍も多いため，妊娠中は受動喫煙も避ける必要がある。

正解 a，e **正答率** 94.9％ ▶参考文献 MIX 28 チャート 産 68

受験者つぶやき
- 4〜8週で奇形が起こるリスクが高いです。
- タバコの滲出液をミミズにかけると収縮して細長くなるそうです。これは輪状筋が収縮しているからですが，人体でも血管で同じことが起きます。胎児の命綱を細くしてしまうのです。
- aとeは比較的有名だと思います。
- 喫煙は血管収縮作用があり早産，胎児発育遅延のリスクファクターですね。家族からの受動喫煙でも危険です。

C　医学総論／長文問題　　**255**

Check ■ ■ ■

次の文を読み，51〜53 の問いに答えよ。

73 歳の女性。意識障害のためかかりつけ医から紹介されて家人とともに受診した。

現病歴：25 年前に C 型肝炎ウイルス感染を指摘された。6 か月前に腹水貯留を指摘され，肝硬変と診断されてかかりつけ医で利尿薬を処方されていた。今朝から呼びかけに対する反応が鈍くなり徐々に傾眠状態になったため，かかりつけ医から紹介されて受診した。

既往歴：28 歳の分娩時輸血歴あり。64 歳時に食道静脈瘤に対し内視鏡的治療。

生活歴：喫煙歴と飲酒歴はない。

家族歴：特記すべきことはない。

現　症：傾眠状態だが呼びかけには開眼し，意思疎通は可能である。身長 161 cm，体重 59 kg。体温 36.1℃。脈拍 76/分，整。血圧 104/80 mmHg。呼吸数 20/分。SpO_2 95%（room air）。眼瞼結膜は軽度貧血様であり，眼球結膜に軽度黄染を認める。心音と呼吸音とに異常を認めない。腹部は膨隆しているが，圧痛と反跳痛とを認めない。腸雑音に異常を認めない。肝・脾を触知しない。直腸指診で黒色便や鮮血の付着を認めない。両上肢に固定姿勢保持困難〈asterixis〉を認める。両下腿に浮腫を認める。

検査所見（3 週間前のかかりつけ医受診時）：血液所見：赤血球 368 万，Hb 11.8 g/dL，Ht 38%，白血球 3,800，血小板 4.0 万，PT-INR 1.3（基準 0.9〜1.1）。血液生化学所見：総蛋白 6.5 g/dL，アルブミン 3.1 g/dL，総ビリルビン 1.8 mg/dL，AST 78 U/L，ALT 66 U/L，LD 277 U/L（基準 176〜353），ALP 483 U/L（基準 115〜359），γ-GTP 132 U/L（基準 8〜50），血糖 98 mg/dL。

112C-51　確認すべき症状として最も重要なのはどれか。

a　けいれん　　　　　b　頭　痛　　　　　c　動　悸

d　腹　痛　　　　　e　便　秘

検査所見（来院時）：血液所見：赤血球 356 万，Hb 9.7 g/dL，Ht 35%，白血球 4,000，血小板 8.6 万，PT-INR 1.3（基準 0.9〜1.1）。血液生化学所見：総蛋白 6.4 g/dL，アルブミン 3.0 g/dL，総ビリルビン 6.3 mg/dL，直接ビリルビン 2.1 mg/dL，AST 78 U/L，ALT 62 U/L，LD 303 U/L（基準 176〜353），ALP 452 U/L（基準 115〜359），γ-GTP 103 U/L（基準 8〜50），アミラーゼ 95 U/L（基準 37〜160），アンモニア 170 μg/dL（基準 18〜48），尿素窒素 28 mg/dL，クレアチニン 0.8 mg/dL，尿酸 5.9 mg/dL，血糖 98 mg/dL，総コレステロール 106 mg/dL，トリグリセリド 90 mg/dL，Na 132 mEq/L，K 4.0 mEq/L，Cl 100 mEq/L，α-フェトプロテイン〈AFP〉468 ng/mL（基準 20 以下）。CRP 1.0 mg/dL。腹部超音波像（**別冊** No. **12A**）と腹部造影 CT（**別冊** No. **12B**）とを別に示す。

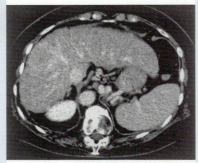

A　　　　　　　B

（早期相）

（遅延相）

112C-52 次に行うべき検査はどれか。

　　a　FDG-PET
　　b　腹腔動脈造影
　　c　上部消化管内視鏡
　　d　下部消化管内視鏡
　　e　内視鏡的逆行性胆管膵管造影〈ERCP〉

112C-53 来院時の血液検査所見から現時点で肝腫瘍に対する治療適応はないと判断した。その根拠として最も重要なのはどれか。

　　a　血小板 8.6 万
　　b　PT-INR 1.3
　　c　アルブミン 3.0 g/dL
　　d　総ビリルビン 6.3 mg/dL
　　e　α-フェトプロテイン〈AFP〉468 ng/mL

---

[51]

アプローチ
①Ｃ型ウイルス肝炎感染から肝硬変と診断
②腹水貯留と肝硬変　→　高度の肝硬変
③食道静脈瘤に対する内視鏡治療　→　門脈圧亢進症の存在
④傾眠傾向　→　肝性脳症の可能性
⑤結膜に貧血と黄染　→　黄疸と脾機能亢進を疑う。
⑥固定姿勢保持困難　→　肝性脳症の症状
⑦両下腿浮腫　→　低アルブミン血症

鑑別診断　Ｃ型肝炎から肝硬変に移行した患者で，既に腹水貯留や食道静脈瘤を合併しており，眼球結

膜の黄染から黄疸の合併も示唆され，高度の肝硬変と診断される。このような患者が傾眠傾向を示しており，肝性脳症を呈していると考えるべきである。肝硬変では肝細胞機能の低下に伴って，アンモニアに代表される神経有毒物質の肝での処理能の低下により肝性脳症が現れる。

選択肢考察
× a すでに肝性脳症を呈しており，けいれんの確認が最も重要とはいえない。 割れ問
× b 肝性脳症には頭痛は伴わない。
× c 肝硬変で動悸が主要な症状となることはない。
× d 肝硬変で腹痛が主要な症状となることはない。
○ e 肝硬変では便秘が高アンモニア血症の誘因となり，治療にもつながるので確認が必要である。

解答率 a 53.8%，b 10.1%，c 1.0%，d 2.1%，e 32.8%

ポイント 肝性脳症の症状としては，多幸感，異常行動などを示し，見当識障害，言語障害も加わり，次第に傾眠傾向となる。また不随意運動，ミオクローヌス，固定姿勢保持困難，羽ばたき振戦など，さまざまの特異な運動障害がみられる。消化管で産生されるアンモニアは肝臓で処理されるが，肝硬変ではこの処理能が低下するので，肝硬変における肝性脳症の発症には消化管で産生されるアンモニアの増加が誘因となる。したがって，肝性脳症の予防と治療には便秘対策が重要である。

[52]

アプローチ
⑧ 血小板 8.6 万 ⟶ 肝硬変による門脈圧亢進による脾腫
⑨ アルブミン 3.0 g/dL ⟶ 肝硬変による蛋白合成能低下
⑩ 総ビリルビン 6.3 mg/dL ⟶ 肝硬変によるビリルビン処理能低下
⑪ α-フェトプロテイン 468 ng/mL ⟶ 肝細胞癌の合併

画像診断

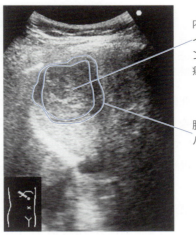

超音波では周囲にハローを伴う腫瘍像があり，内部は不均一でモザイクパターンを示している。

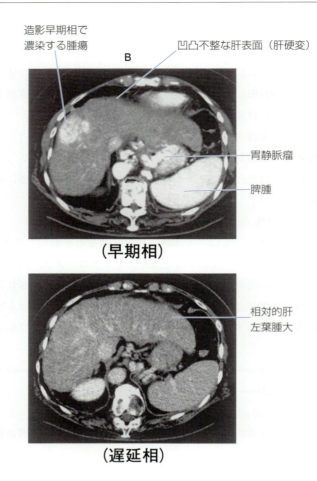

（早期相）

（遅延相）

　造影 CT では肝右葉に早期相で濃染され，遅延相では周囲と比較して血流が同程度の腫瘍が描出されている。また肝表面に凹凸不整があり，肝右葉の萎縮と相対的な肝左葉の腫大がみられる。また，脾腫の存在と側副血行路として発達した胃静脈瘤が描出されている。以前にみられたという腹水はみられないが，門脈圧亢進を伴う進行した肝硬変に合併した肝細胞癌の典型的画像所見である。

鑑別診断　病歴と画像から高度の肝硬変に合併した肝細胞癌の診断は明らかである。肝細胞癌の診断のために追加の検査は必要ない。この症例では，3 週間前の採血結果と比較して，Hb が 11.8 g/dL から 9.7 g/dL に低下しており，貧血の進行がみられる。造影 CT では胃静脈瘤が発達しており，病歴にある食道静脈瘤の再発や胃静脈瘤からの出血も考えられるため，行うとすれば上部消化管内視鏡であろう。

確定診断　肝硬変に合併した肝細胞癌，肝性脳症

選択肢考察
× a　US，CT，採血結果で肝細胞癌は明らかであり，FDG-PET の必要はない。患者への侵襲が少ないので選択されやすいかもしれないが，FDG-PET 検査は腫瘍の多臓器への転移や化学療法の効果判定に行うものであり，肝細胞癌では行う必要性は少ない。割れ問

× b　血管造影を行う必要はなく，行うべきではない。

○ c　CT では胃静脈瘤があり，貧血も進行しており，胃静脈瘤の状態を確認するために必要である。

×d　下部消化管内視鏡の必要はない。
×e　ERCPの必要はなく，行うべきではない。

解答率　a 43.2％，b 16.4％，c 37.3％，d 0.5％，e 2.6％

[53]

選択肢考察
×a　血小板減少は肝細胞癌の治療選択には影響しない。
×b　血液凝固能低下は肝機能低下を示す指標ではあるが，PT-INR 1.3では肝細胞癌の治療選択に影響はない。
×c　アルブミン低値は消化吸収障害や肝機能障害を反映するが，アルブミン低値のみで肝細胞癌に対する治療適応がないとする判断はできない。
○d　血清ビリルビンは肝予備能の指標であり，その上昇は肝機能の高度の障害を示している。血清ビリルビン3 mg/dL以上はChild-PughスコアでgradeCで，非代償期の肝硬変であると判断され，この状態では肝機能に影響を及ぼす治療行為を加えると肝不全が必発である。
×e　AFPは肝細胞癌の腫瘍マーカーであり，本例における上昇は当然であり，治療選択に影響を与えない。

解答率　a 8.3％，b 7.4％，c 5.3％，d 78.0％，e 1.0％

ポイント　肝細胞癌に対する治療法の選択では，残存肝機能と肝細胞癌の進行度を組み合わせて治療法を決定する。ただし，高度の肝機能障害を伴う非代償期の肝硬変と診断されれば，治療行為により肝不全を合併するので，肝移植以外の肝細胞癌に対する治療は行うべきでない。肝機能の評価としては，血清ビリルビン，血清アルブミン，腹水の程度，肝性脳症，プロトロンビン時間から判定するChild-Pughスコアや，手術適応を決定するために用いられ，腹水の状態，血清ビリルビン，ICG 15分値から判定する幕内基準などがある。本例では腹水はコントロールされているものの，いずれの基準でも血清ビリルビン6.3 mg/dLという結果は既に肝予備能のない非代償期の肝硬変と判定され，腫瘍に対する治療は選択すべきではない。

正解　[51] e　**正答率** 32.8％　　[52] c　**正答率** 37.3％　　[53] d　**正答率** 78.0％

▶参考文献　MIX 270

受験者つぶやき
[51]・肝性脳症ではアンモニアを大量発生させる便秘を確認します。
・肝性脳症の誘因となるものを素直に選びました。意識障害の原因として，肝臓以外の可能性を積極的に考えにいくならaもありかと思いましたが……。
・まずは肝性脳症の悪化因子を検索したいと考え，eを選びました。本文中でなされている消化管出血の検索も重要です。
[52]・次の112C-53の問題文がヒントになっていて，検査所見で手術適応まで考えていない人にも手術適応はないからFDG-PETはしないと教えているんですね……気付けませんでした。
・a，b（肝細胞癌の精査）かc（消化管出血の精査）で悩むと思います。直腸指診で異常がないと言っているけれども，肝性脳症の誘因を除きにいくならcだし，今の全身状態で「次に」肝細胞癌の精査をしにいくかも，と思い，悩みました。
・BUNの上昇，CT画像から静脈瘤からの出血を疑いました。また肝硬変では定期的な上部消化管内視鏡検査が必要です。
[53]・肝機能の指標で一番悪いものを選びました。
・アルブミンの基準が3.0未満なのか3.0以下なのかわかりませんでしたが，ビリルビンが大幅

に超えているので選べました。肝障害度分類は B と C の境界をしっかり覚えましょう。
・肝障害度，または Child-Pugh 分類です。
・肝障害度を思い出して解きました。

> **Check** ☐ ☐ ☐

次の文を読み，54〜56 の問いに答えよ。

84 歳の女性。ふらつきがあり，頻回に転倒するため夫と来院した。

現病歴：2 か月前に腰椎圧迫骨折を起こし，自宅近くの病院に入院した。入院後は腰痛のためベッド上で安静にしていた。徐々に痛みは改善し，1 か月後，自宅に退院したが，退院後にふらつきを自覚し，転倒するようになった。ふらつきは特に朝方に強い。難聴と耳鳴りは自覚していない。入院した病院で頭部を含めた精査を受けたが原因が明らかでなく，症状が改善しないため受診した。

既往歴：68 歳時から糖尿病と高血圧症，75 歳時から逆流性食道炎と不眠症。

生活歴：夫と 2 人暮らし。喫煙歴と飲酒歴はない。入院までは夫と飲食業をしていた。リハビリテーションは週 1 回続けている。

家族歴：父親は胃癌で死亡。母親は肺炎で死亡。弟は糖尿病で治療中。

現　症：意識は清明。身長 150 cm，体重 36 kg（2 か月前は 40 kg）。体温 36.0℃。脈拍 72/分，整。血圧 146/78 mmHg（立位 3 分後 138/74 mmHg）。呼吸数 16/分。眼瞼結膜に貧血を認めない。頸静脈の怒張を認めない。心音と呼吸音とに異常を認めない。腹部は平坦，軟で，肝・脾を触知しない。下腿に浮腫を認めない。脳神経に異常を認めない。眼振を認めない。四肢に明らかな麻痺を認めない。筋強剛を認めない。握力 14 kg（基準 18 以上）。指鼻試験陰性。Romberg 徴候陰性。明らかな歩行障害を認めない。通常歩行速度 0.7 m/秒（基準 0.8 以上）。手指振戦を認めない。振動覚と腱反射は正常である。

検査所見：尿所見：蛋白（−），糖 1+，ケトン体（−）。血液所見：赤血球 403 万，Hb 12.1 g/dL，Ht 38%，白血球 7,400。血液生化学所見：総蛋白 6.8 g/dL，アルブミン 3.3 g/dL，AST 22 U/L，ALT 14 U/L，LD 278 U/L（基準 176〜353），CK 90 U/L（基準 30〜140），尿素窒素 21 mg/dL，クレアチニン 0.7 mg/dL，血糖 128 mg/dL，HbA1c 7.4%（基準 4.6〜6.2），総コレステロール 186 mg/dL，トリグリセリド 100 mg/dL，HDL コレステロール 50 mg/dL，Na 135 mEq/L，K 4.2 mEq/L，Cl 97 mEq/L。心電図に異常を認めない。高齢者総合機能評価〈CGA〉：基本的日常生活動作（Barthel 指数）100 点（100 点満点），手段的日常生活動作（IADL スケール）8 点（8 点満点），Mini-Mental State Examination〈MMSE〉27 点（30 点満点），Geriatric Depression Scale 2 点（基準 5 点以下）。

112C-54　患者の状態として最も考えられるのはどれか。

a	ADL 低下	b	抑うつ状態	c	身体機能低下
d	認知機能低下	e	社会的支援不足		

112C-55　患者のふらつきと易転倒性の原因として最も考えられるのはどれか。

a	貧　血	b	廃用症候群	c	起立性低血圧
d	認知機能障害	e	糖尿病性神経障害		

112C-56 来院時の内服薬を調べたところ，経口血糖降下薬，降圧薬，ビスホスホネート製剤，ベンゾジアゼピン系睡眠薬，プロトンポンプ阻害薬が処方されていた。

まず減量を検討すべきなのはどれか。

a　経口血糖降下薬

b　降圧薬

c　ビスホスホネート製剤

d　ベンゾジアゼピン系睡眠薬

e　プロトンポンプ阻害薬

▶臨床eye　**Step 1**　84 歳女性　ふらつき，転倒

　ふらつきを主訴とする高齢者は多く，転倒・骨折の原因となる。その結果，寝たきり（寝たきり高齢女性の約 3 割は骨折や関節症などの運動器疾患が原因）に至るため，転倒予防は必要となる。この点で易転倒性の高齢者の早期発見，転倒リスクの評価と予防的介入が重要である。しかし，ふらつきの原因は多彩で，しかも自覚症状を表す言葉であるためにめまいとの線引きも難しく，両者は一括して平衡障害として捉えられる。鑑別診断には症状の性状や発症様式，神経診察，併発症や薬物歴，画像がポイントとなる（表 1）。

表 1　高齢者が訴えるめまい・ふらつきの特徴と原因

患者の訴え	考えられる原因
1．回転性めまいとして感じる——眼振を認めることがある	
ある頭の位置で起こる	良性発作性頭位めまい症
耳鳴りや難聴を伴う	Ménière 病
嚥下困難，構音障害を伴う	Wallenberg 症候群，椎骨脳底動脈循環不全（動脈硬化，頸椎疾患），脳腫瘍（聴神経鞘腫）
最近，風邪をひいた	内耳炎
薬物で治療中	副作用（向精神薬，睡眠薬，抗うつ薬，降圧薬など。特に長期連用による蓄積作用）
2．身体のバランスがとりにくい，ふらつくと感じる——立位で強く，坐位で訴えることは少ない	
神経学的な異常がある	ニューロパチー，パーキンソニズム，運動失調
右記の老化に関連した変化がある	感覚情報に関する入力系の低下（視力，固有感覚，運動感覚などの障害），下肢の筋力，持久力，柔軟性に関する出力系の低下，重心中心の偏り（脊柱後彎・側彎など），疲労・眠気などの複合状態
薬物で治療中	副作用（筋弛緩作用のある向精神薬，錐体外路障害をきたす抗精神病薬など）
3．頭の中でフワッと感じる——体位変換・体動や視界内の動体で増強する	
立ちくらみ	起立性調節障害（降圧薬，長期臥床，糖尿病などによる起立性低血圧），甲状腺機能低下症，貧血
血圧上昇，心血管疾患あり	脳血流不全状態
動悸，息切れ，発汗あり	不安（血圧低下，頻脈，過呼吸を伴う）
うつあるいは認知症あり	うつでは頭重感，認知症では作話傾向を伴う
薬物で治療中	多薬による薬物相互作用，長期連用の蓄積作用

註：患者の訴えに特徴があり，坐位で軽減するふらつきは下肢の出入力系に問題のある場合が多い。なお，高齢者ではベンゾジアゼピン系薬剤の長期服薬例が多く，その蓄積作用によってめまい，ふらつき・転倒が生じる。

Step 2 病歴, 身体診察

①腰椎圧迫骨折, 入院中のベッド上安静, 退院後にふらつきを自覚 ⟶ 脊柱変形, 安静が引き金

②朝方に強いふらつき ⟶ 良性発作性頭位めまい症のような突然襲ってくるめまいではない。

③難聴, 耳鳴りなし ⟶ Ménière 病, 内耳炎は否定的

④頭部精査および神経診察で異常なし ⟶ Wallenberg 症候群, 脳腫瘍, ニューロパチー, パーキンソニズム, 運動失調はなさそう。

⑤血圧 146/78 mmHg（立位 3 分後 138/74 mmHg）⟶ 血圧はやや高く, 起立性低血圧, 脳血流不全状態はない。

⑥握力, 歩行速度低下 ⟶ これに加えて体重減少（2 か月間で 4 kg）が筋肉減少によるものとすれば, サルコペニアの可能性。

　以上から, 本例では表 1 中の 1. 回転性めまい, 3. 浮遊感がまず除外され, ①と⑥の所見から下肢筋力低下がふらつきの原因と考えられよう。これは入院中の臥床安静が引き起こした廃用性変化と思われる。なお, サルコペニアは歩行速度低下, 握力低下, 筋肉減少の 3 点で診断されるが, 筋肉量は二重エネルギーエックス線吸収測定法もしくはインピーダンス法で測定される。

Step 3 検査所見

⑦糖尿病の既往, 尿糖 1＋, 血糖 128 mg/dL, HbA1c 7.4% ⟶ 糖尿病管理が必要である。

⑧検査所見 ⟶ 肝腎心に異常はない。

⑨高齢者総合機能評価〈CGA〉⟶ 日常生活動作自立。認知症, 抑うつは否定的

　ここではふらつきに関連した異常を見いだすことはできない。一方, 高齢者は複数の症状, 障害を有し, 複雑な病態を呈している（老年症候群）ために, さまざまな視点から生活上の問題点を浮き彫りにする必要がある。それには CGA（表 2）が有用で, その全体像を把握して初めて的確かつ効率的な治療, ケアが導き出される。

表2　高齢者総合機能評価〈CGA〉とこれに含まれる視点（記憶術 Dr. SUPERMAN を用いて）

S	Sensation	視覚や聴覚などの感覚障害
U	Understanding	言語理解，コミュニケーションの障害
PER	Pharmacy, key PERson	服薬状況とキーパーソン，環境
M	3M's：老年症候群の中核症状	
	M1：mentality（精神）	認知症，抑うつ，低活動，不眠など
	M2：mobility（運動）	上肢・下肢・バランス・嚥下などの機能障害
	M3：micturition（排尿）	頻尿，尿失禁
A	ADL	日常生活動作能力の低下
N	Nutrition	低栄養

註：Dr. SUPERMAN は覚えやすく，簡便な評価で問題点を抽出することができる。問題ある小項目については さらに詳細な評価を行って確認することになる。

Step4 総合考察

　ふらつきを主訴とし，多くの原因疾患から下肢筋力低下が鑑別され，その背景に臥床安静があると考えられた。この点で，高齢者の特徴（症状・経過が非定型的である，廃用性変化がみられる）が思い出される。特に，高齢者では容易に廃用症候群（表3）に陥ることを念頭に早急な対応（早期離床，リハビリテーション）が求められる。

表3　不動・臥床安静に伴う廃用性変化，廃用症候群

臓器・器官	認められる変化	合併する症状・障害
運動器	筋力低下・筋萎縮	運動（起立・歩行）障害，転倒
	関節の拘縮	柔軟性低下，関節可動域〈ROM〉制限，運動痛
	骨粗鬆症	骨折（大腿骨，椎体など）
	口腔機能低下	齲歯，歯周疾患，咀嚼障害，低栄養
	咽喉頭機能低下	嚥下障害，誤嚥性肺炎，脱水症，低栄養
神経・精神系	起立性調節障害	立ちくらみ，めまい，失神，転倒
	睡眠・意識障害	不眠，不活発，昼夜逆転，せん妄
	知的活動低下	認知症
	心理的荒廃	意欲低下，無関心，うつ
循環器	心肺機能低下	息切れ，動悸
	深部静脈血栓症	下肢の腫脹・発赤・疼痛・肺梗塞
消化器	蠕動低下	食欲低下，低栄養，便秘
泌尿器，皮膚	括約筋障害，褥瘡	尿便失禁，褥瘡感染

註：各臓器・器官にみられる変化が廃用性変化であり，これが複数の組合せでみられるのが廃用症候群である。

C 医学総論／長文問題 **265**

確定診断 廃用症候群

[54]

選択肢考察　高齢者の複雑な病態を正しく把握する上で欠かせないのが高齢者総合機能評価〈CGA〉（表2）である。特に，老年症候群を有する高齢者に有用で，身体面，精神心理面，生活機能面，社会環境面からアプローチして問題点を抽出する。抽出された問題点は医療，介護の各職種で共有され，治療計画・ケアプランが策定され，介入に移される。また，CGA は定期的に繰り返され，介入の到達目標とその効果判定の成績から繰り返し見直される。本問は CGA の成績からこれをどのように解釈するかの問いである。

　身体面（握力，歩行速度）からは身体機能が，精神心理面（MMSE, Geriatric Depression Scale）からは認知症，抑うつが，生活機能面（Barthel 指数，IADL スケール）からは ADL が，社会環境面（夫と 2 人暮らし，夫と飲食業，リハビリテーションは週 1 回）からは社会的支援が評価される。

× a　基本的日常生活動作 100 点満点，手段的日常生活動作 8 点満点で，ADL は自立し，低下はみられない。

× b　通常，高齢者抑うつ状態の評価に GDS-15 が用いられる。15 項目のうち，抑うつに該当する項目が 5 つ以上あればうつ傾向と判定されるが，本例は 2 つであり，抑うつ状態ではない。

○ c　身体機能を示す指標として握力，歩行速度が測定されているが，いずれも基準値以下であり，身体機能は低下している。

× d　通常，認知機能は MMSE で評価され，30 点満点で 23 点以下の場合に低下が疑われるが，本例は 27 点で認知機能は低下していない。

× e　社会的支援には介護者（キーパーソン）や地域包括支援などの社会資源が含まれるが，夫に付き添われ，リハビリテーションも行っていることから不足とはいえない。

解答率 a 4.2%，b 2.9%，c 87.7%，d 0.3%，e 4.9%

ポイント　高齢者の複雑病態を身体面，精神心理面，生活機能面，社会環境面から正しく把握するのには CGA が有用である。この考え方は，長寿者，特に，老年症候群を有する高齢者が増加している我が国では必要不可欠で，これなしで患者の全体像を捉えることは難しい。このアプローチで抽出された問題点に対して医療-介護連携の中心に患者・介護者を置いて対応する（患者・介護者中心のケア〈person-centered care〉）。実際には医療は在宅医療や病院で，介護は地域包括センターで展開されている。

[55]

選択肢考察　× a　血液検査所見（赤血球 403 万，Hb 12.1 g/dL，Ht 38%）から貧血はない。

○ b　現病歴から 1 か月間の臥床安静が廃用症候群を招き，退院後に身体機能の低下（握力，歩行速度低下）が明らかになったと考えられる。

× c　起立時の血圧値変動（立位 3 分後に収縮期血圧は 8 mmHg 下降）はわずかで，起立性低血圧（起立後 3～4 分後の血圧下降が収縮期で 20 mmHg 以上）があるとはいえない。

× d　MMSE 27 点であることから認知機能障害（カットオフ値 23 点以下）は否定できる。

× e　しびれに関する自覚症状の記載はないが，神経診察所見（Romberg 徴候陰性，振動

266　国試112 － 第112回　医師国家試験問題解説書

覚・腱反射正常）より糖尿病性神経障害はないといえる。

解答率　a 0.1%，b 74.6%，c 22.2%，d 0.2%，e 2.8%

ポイント　高齢者は廃用性変化・廃用症候群（表3）に陥りやすいのが特徴で，安易な安静は避けるべきである。すなわち，早期離床，リハビリテーション的介入の意識や実行が必要である。また，廃用性変化・廃用症候群にはどのようなものがあるのかを知っていれば，その目で臓器・器官を診ることができ，この予防に苦慮することはない。下肢筋力の低下は早期より起こることが知られている（筋力低下は完全な不動下で1日2～3% 減少する）。

[56]

選択肢考察

× a　既往歴，家族歴があり，現在の尿・血液所見（尿糖1+，血糖128 mg/dL，HbA1c 7.4 %）から経口血糖降下薬（HbA1c 7.0% 未満が目標）の減量は不要である。

× b　既往歴，現在の血圧値（146/78 mmHg）から降圧薬（診察室血圧130/80 mmHg 未満が目標）の減量は不要である。

× c　高齢女性で，腰椎圧迫骨折があることから骨粗鬆症が存在することは明らかで，ビスホスホネート製剤の減量は不要である。

○ d　ベンゾジアゼピン系睡眠薬は不眠症に処方されているが，日中の眠気，ふらつきや筋弛緩作用は転倒リスクを高めるために減量し，睡眠衛生からのアプローチが必要となる。

× e　プロトンポンプ阻害薬は高齢女性に多い逆流性食道炎に処方され，減量は不要である。

解答率　a 0.9%，b 13.1%，c 1.8%，d 83.8%，e 0.4%

ポイント　本来，薬物はリスクとベネフィットの比較考量から選択，処方されるべきで，その疾患や障害・症状に対して医師は薬物固有の効果と副作用に注意を払う必要がある。高齢者ではさらに，薬物動態・薬力学〈PK/PD〉の加齢に伴う変化や多剤併用（薬物相互作用），長期連用（蓄積作用），服薬アドヒアランス不良などが薬物療法に影響する。したがって，高齢者の薬物療法にはこれらを考慮（高齢者では控えるべき薬物がある）した慎重な姿勢（simple 単純，small 少量，short 短期間の3S）が求められる。

　高齢者に処方する場合，経口血糖降下薬，特にSU 製剤は低血糖（食事摂取量，食欲低下が血糖値に影響）に，降圧薬は過降圧（起立性低血圧によるめまい，失神）に，ビスホスホネート製剤は食道潰瘍や顎骨壊死に，ベンゾジアゼピン系睡眠薬は日中の眠気，記憶障害，転倒，依存性に注意すべきであり，定期的なチェックが必要である。

　不眠症に対してベンゾジアゼピン系睡眠薬が汎用されているが，その適応や副作用，依存性に問題がある。高齢者ではどのような不眠症なのかを詳しく評価し，適否を判断すべきである。すなわち，就床時間，起床時間，夜間排尿回数，日中の眠気（昼寝）などの評価で，高齢者では睡眠覚醒リズムの減弱（睡眠深度，レム睡眠の減少）と位相の前進のほか，何もすることがないために早くから布団に入る高齢者も多く，不眠を訴える。これらには睡眠習慣の修正を指導し，安易にベンゾジアゼピン系睡眠薬を処方してはならない。

正　解　[54] **c**　正答率 **87.7%**　[55] **b**　正答率 **74.6%**　[56] **d**　正答率 **83.8%**

▶参考文献　**MIX** 426

受験者つぶやき

[54] ・サルコペニアを考えました。サルコペニアやフレイルは今後も出題されるのではないでしょうか。
・ほかの選択肢を，問題文を読みながら1つ1つ除外しました。
・臨床問題の症例文は年々長くなっている気がします。患者さんの所見を丁寧に見る姿勢が問われているのでしょうか。本問も症例文と照らし合わせながら解きました。

[55] ・器質的な異常でないものを選びました。
・Romberg 徴候が陰性なので糖尿病性神経障害はありえません。
・b 以外の選択肢を，問題文を読みながら1つ1つ除外しました。c の診察もされていましたね。
・元気な高齢者が骨折で入院して，一気に衰弱してしまうという話はよく聞きますよね。廃用症候群も老年医学のトピックです。

[56] ・睡眠薬はふらつきなど必発です。のちのブロックでも出てきました。
・朝に特にふらつきが強いということでベンゾジアゼピン薬の効果が残っているためと考えました。
・高齢者に睡眠薬はなるべく出さないほうが良いです。
・ベンゾジアゼピンが高齢者の転倒リスクを増やすことは知っていました。

268 国試112 － 第112回 医師国家試験問題解説書

Check ☐☐☐

次の文を読み，57〜59 の問いに答えよ。

63 歳の女性。結腸癌のため開腹手術が予定されている。

現病歴：2 か月前に受けた健診で貧血と便潜血反応陽性とを指摘された。2 週間前の下部消化管内視
鏡検査で上行結腸に腫瘤を認め，生検で大腸癌と診断された。胸腹部 CT で転移を認めなかった。
上行結腸切除術が予定されている。労作時の息切れや胸部圧迫感，動悸，腹痛，便秘，下痢および
体重減少を認めない。

既往歴：45 歳ごろから，高血圧症と糖尿病のため内服治療中。

生活歴：営業職で外回りをしている。ゴルフが趣味で現在も続けている。喫煙は 20 本/日 を 40 年間。
飲酒は機会飲酒。

家族歴：父親が心筋梗塞で死亡。母親が胃癌で死亡。

現　症：意識は清明。身長 155 cm，体重 62 kg。体温 36.2℃。脈拍 84/分，整。血圧 154/84 mmHg。
呼吸数 18/分。SpO₂ 96%（room air）。眼瞼結膜は貧血様であり，眼球結膜に黄染を認めない。表
在リンパ節を触知しない。頸静脈の怒張を認めない。頸部で血管雑音を聴取しない。胸骨右縁第 2
肋間にて Ⅲ/Ⅵ の収縮期駆出性雑音を聴取する。呼吸音に異常を認めない。腹部は平坦，軟で，
肝・脾を触知しない。下腿に浮腫を認めない。神経学的所見に異常を認めない。

検査所見：尿所見：蛋白 1+，糖（－）。血液所見：赤血球 410 万，Hb 10.8 g/dL，Ht 34%，白血球
6,400，血小板 24 万，PT-INR 1.0（基準 0.9〜1.1）。血液生化学所見：総蛋白 7.0 g/dL，アルブミン
4.0 g/dL，総ビリルビン 0.3 mg/dL，AST 26 U/L，ALT 32 U/L，尿素窒素 24 mg/dL，クレアチ
ニン 1.0 mg/dL，血糖 116 mg/dL，HbA1c 6.6%（基準 4.6〜6.2），総コレステロール 204 mg/dL，
トリグリセリド 180 mg/dL，HDL コレステロール 46 mg/dL，Na 138 mEq/L，K 4.4 mEq/L，Cl
102 mEq/L。CRP 0.3 mg/dL。胸部エックス線写真と心電図とに異常を認めない。

112C-57　術前検査として行うべきなのはどれか。**2 つ選べ。**

　　　a　頭部 MRI　　　　　　　　　　　　b　心エコー検査

　　　c　呼吸機能検査　　　　　　　　　　d　運動負荷心電図

　　　e　75 g 経口グルコース負荷試験

112C-58　手術室入室後，皮膚切開までの間に行うべきなのはどれか。**2 つ選べ。**

　　　a　剃　毛　　　　　　　　　　　　　b　抗菌薬投与

　　　c　タイムアウト　　　　　　　　　　d　肺動脈カテーテル挿入

　　　e　インフォームド・コンセント取得

手術後の経過：手術は問題なく終了した。術後 4 日目早朝の体温は 37.5℃ であった。意識は清明。
脈拍 88/分，整。血圧 124/70 mmHg。呼吸数 20/分。SpO₂ 96%（room air）。呼吸音に異常
を認めない。腹部に圧痛を認めない。手術創周囲に発赤と腫脹とを認めない。肋骨脊柱角に
叩打痛を認めない。2 時間後に再測定したところ，体温は 37.0℃ であった。術後 4 日目の朝
の血液検査では，Hb 9.4 g/dL，白血球 6,800，CRP 1.7 mg/dL であった。胸部エックス線写
真で異常を認めない。

C　医学総論／長文問題　　**269**

> **112C-59**　この時点での対応として適切なのはどれか。
>
> 　　a　カルバペネム系抗菌薬投与　　　　b　下部消化管内視鏡検査
>
> 　　c　試験開腹手術　　　　　　　　　　d　全身CT
>
> 　　e　経過観察

アプローチ

①63歳の女性　➡️　年齢は中年

②貧血と便潜血反応陽性，下部内視鏡検査で上行結腸に腫瘤，生検で大腸癌　➡️　典型的なスクリーニングによる大腸癌検出の経過

③労作時息切れや胸部圧迫感，動悸，腹痛，便秘，下痢および体重減少を認めない　➡️　特記すべき自覚症状なし。

④高血圧と糖尿病のため内服治療中　➡️　心血管疾患のリスクファクター

⑤喫煙歴　➡️　心血管疾患および呼吸器疾患のリスクファクター

⑥HbA1c 6.6%　➡️　コントロールはまずまず。

⑦胸部エックス線写真と心電図とに異常を認めず　➡️　これらの検査でわかる範囲での心臓および肺の異常はない。

[57]

選択肢考察

×a　神経学的な所見に乏しく，頭部MRIは必須ではない。

○b　高血圧，糖尿病，喫煙歴と心血管疾患のリスクを有する症例であり，心エコー検査を行う。

○c　全身麻酔を行う手術の術前には呼吸機能検査を行う。

×d　運動負荷心電図は，労作時狭心症などを疑う場合に行う。本例は，労作時の症状がなく，胸部エックス線写真と心電図とに異常を認めず，必須ではない。

×e　75g経口グルコース負荷試験は，糖尿病の診断時に行う。本例は既に診断されている。

解答率　a 4.0%，b 91.6%，c 74.1%，d 2.0%，e 27.5%

ポイント　一般的な待機的な外科手術症例で，術前にどのような検査を受けるのかを問う問題。外科系診療科での臨床実習で，担当症例の手術までの流れを理解しておくとよい。

[58]

選択肢考察

×a　『2013年版 手術医療の実践ガイドライン』によると，除毛は必要な場合のみ電気クリッパーや除毛クリームを使用して，手術の直前に行うのがよいとの勧告がある。剃毛を行うと必ず小さな創ができ，そこに細菌感染を起こして手術部位感染の発生率が上昇するので，できるだけ行わない。以前は剃毛により手術部位感染のリスクが下げられると考えられていたが，現在は逆に感染リスクを高めるとの見解である。ガイドラインなどに目を通しておくことが重要だ。**割れ問**

○b　同ガイドラインによると，予防的抗菌薬の初回投与は手術開始前60分以内に行うことが推奨されている。手術部位感染の発生頻度を低下させることが目的であり，手術開始時に血中濃度および組織内濃度が上昇していることが必要である。そのため，手術室入室後に投与されるのが一般的となっている。

○ c　同ガイドラインによると，手術開始前には「タイムアウト」を行い，これからの手術全般の確認をすることが具体的安全対策として提案されている。タイムアウトでは，手術室内のチームは，皮膚切開の直前に一斉に手を止めて，共同で患者名および術式と部位を確認する。

× d　肺動脈カテーテルは本例においては必須ではない。肺動脈カテーテルは，肺動脈圧，肺動脈楔入圧，心拍出量，中心静脈圧などを測定できる。術中の循環血漿量の把握や右心不全の指標となる。循環動態のモニタリングのために行い，多くの場合は心臓手術に用いられる。

× e　明らかに不適切。インフォームド・コンセントは，通常，外来または入院時に，十分な時間をとって行う。医療者は，ただエビデンスを提供するのみならず，医療者・患者間で，シェアードデシジョンメイキング〈共有意思決定〉が行われるべきである。

解答率　a 31.3%，b 59.8%，c 89.4%，d 8.7%，e 9.8%

ポイント　一般的な待機的な外科手術症例に対し，手術室入室後にどのような行程があるのかを問う問題。外科系診療科での臨床実習で，担当症例の手術室での流れに十分触れておく。

本問の狙い　「ポイント」にも記載したように，臨床現場に必要な知識が重視される問題である。教科書的な学習に加え，ガイドラインなどを確認し，実際の臨床現場で必要な対応を学ぶことが問われている。

[59]

アプローチ　⑧手術は問題なく終了

⑨術後4日目，体温37.5℃（再検で37.0℃），脈拍88/分，血圧124/70 mmHg，呼吸数20/分 ⟶ 微熱と，やや呼吸数が多いが，術後としては問題のない経過である。

⑩呼吸音に異常を認めない ⟶ 術後肺炎は積極的に疑われない。

⑪腹部に圧痛を認めない ⟶ 術後の穿孔，腹膜炎などは積極的に疑われない。

⑫手術創周囲に発赤と腫脹を認めない ⟶ 創感染は積極的に疑われない。

⑬肋骨脊柱角に叩打痛を認めない ⟶ 尿管結石，尿路感染症は積極的には疑われない。

⑭Hb 9.4 g/dL，白血球6,800，CRP 1.7 mg/dL ⟶ 貧血はやや進行しているが，術後の一般的な経過としては矛盾しない。CRPは微増しているが，白血球増多もなく，術後の一般的な経過と考える。

⑮胸部エックス線写真で異常を認めない ⟶ 術後肺炎や心不全は積極的には疑われない。

鑑別診断　なし。術後の一般的な経過である。

選択肢考察　× a　感染徴候がなく不適当。CRPだけを見てこれを選択してはいけない。

× b　腹部症状がないのに，術後すぐに下部内視鏡検査を行う理由がない。

× c　試験開腹は，確定診断がつかず，腹腔内臓器の疾患を疑った際に行う場合がある。本例では，急性腹症は疑われず，適切ではない。

× d　全身CTは，身体所見からは熱源が不明な場合や，外傷などでやむをえない場合に行う。本例は術後の一般的な経過と考えられ，不適切。

○ e　本例は，術後の一般的な経過である。経過観察でよい。

解答率　a 0.2%，b 1.0%，c 0.1%，d 0.4%，e 98.1%

TECOMNET

CBTから医師国家試験対策まで **個人単位**ネット講座

2018年度

合格圏到達に必要不可欠なものを集めた「国試Basic」様々なニーズにこたえた「Plus」
2つのカテゴリーで学習をサポート！大学単位ネット講座では受講できない講座も多数！

国試Basic

メジャーはもちろん、産婦人科・マイナーから公衆衛生・必修対策まで、国試合格に必要な講座を集めたカテゴリーです。すべてが最新の国家試験の傾向を取り入れて新録された講座です。

- ■SELECT臓器別講座—循環器　三苫先生
- ■SELECT臓器別講座—呼吸器　三苫先生
- ■SELECT臓器別講座—腎臓　三苫先生
- ■SELECT臓器別講座—消化器　三苫先生
- ■SELECT臓器別講座—内分泌・代謝　三苫先生
- ■SELECT臓器別講座—血液　三苫先生
- ■SELECT臓器別講座—免疫　三苫先生
- ■SELECT臓器別講座—神経　三苫先生
- ■SELECT臓器別講座—感染症　三苫先生
- ■SELECT臓器別講座—中毒・環境異常症　三苫先生
- ■SELECT産婦人科講座　三苫先生
- ■SELECT小児科講座　三苫先生
- ■SELECTマイナー講座　三苫先生
- ■SELECT必修の罠講座　三苫先生他
- ■SHIKITAI—必修問題　三苫先生
- ■SHIKITAI—一般問題　塘先生
- ■SHIKITAI—臨床問題　三苫先生
- ■公衆衛生講座　礒先生
- ■必修問題予想講座　塘先生
- ■ターゲット講座　三苫先生

※国試Basicではすべての講座で「頭出し機能」がご利用いただけます

Plus

国試・卒試・CBT対策からマッチング対策・BSLの準備予習まで、様々なテーマ別の講座がラインナップされたカテゴリーです。弱点の克服や得意分野のさらなる向上など、それぞれのニーズに合わせて受講いただけます。

- ■症候・病態からのアプローチ講座　三苫先生 ★
- ■解剖生理講座　礒先生
- ■病態生理講座　礒先生
- ■差がつく！専門医による精神科総論講座　荒田先生 ★
- ■差がつく！専門医による産婦人科予想講座　笹森先生 ★
- ■徹底分析 国試110-112講座　李先生
- ■マッチング小論文講座　石黒先生 ★
- ■外科総論講座　石黒先生 ★
- ■CBT 臓器別 病態と診断・治療講座　李先生
- ■CBT 基礎医学のすべて講座　李先生
- ■CBT 基本診療講座　李先生
- ■CBT 公衆衛生講座　礒先生

※頭出し機能付き　★大学単位ネット講座では見られない講座です

講師紹介

- 荒田 智史 先生
- 石黒 達昌 先生
- 塘 篤雄 先生
- 三苫 博 先生（東京医科大学）
- 笹森 幸文 先生
- 李 権二 先生

1コマ30分を実現！大好評「SELECTノート」！

「SELECTノート」には既に重要事項が記載されており、書き込むのは図やフローチャートだけ。板書を書き写す時間を大幅に短縮しつつ、「書いて理解する」ことも可能にする夢のノートです。
「SELECTノート」は国家試験対策のメインとなる「SELECT」が講座名の最初につく講座で主に使用します。
※1コマ30分となるのは「SELECTノート」を使用する講座です（「SELECT必修の罠講座」を除く）

52万円（税別）で国試合格の必須事項を網羅！

「国試Basicセット（模試あり）」は、合格に必要な講座はもちろん、模擬試験や自宅での学習をサポートする「医師による電話相談」などが一つになっています。これだけ揃ってこの価格は他にはありません！

「全講座セット」ついに登場！

TECOMNET（個人単位ネット講座）のすべての講座が受講できる「全講座セット」ができました。基本事項を確認する講座から専門医による講座まで、72万円（税別）ですべて受講できます（模試なしの場合は70万円）。年度の途中で追加された講座も受講可能です。

期　間	第113回医師国家試験終了時まで（希望者は動画配信期間を2019年3月初旬まで延長可能）
テキスト	宅配便などでお届けします。※テキストなしのお申込みの場合は除きます。※一部の講座はプリントでの提供になります。※追加資料などはPDFダウンロードの形で提供することもあります。
申込方法	TECOMNETサイトの申込フォームからお申し込みください。※講座の名称・内容・講師・単位数・開講予定日などは変更になる場合がございます。必ずTECOMNETサイトにて最新情報をお確かめの上、お申し込みください。※様々なお支払方法が選べる教育ローンもご利用できます。
受講料	国試Basicセット（模試あり）・・・￥520,000（税別） 国試Basicセット（模試なし）・・・￥500,000（税別） 全講座セット（模試あり）・・・・・￥720,000（税別） 全講座セット（模試なし）・・・・・￥700,000（税別） CBTセット・・・・・・・・・・・・・￥98,000（税別） 単科受講・・・・・・・・￥5,000～￥91,000（税別）

ご利用いただけるコンテンツ

●講義動画配信

[頭出し機能]
1クリックで各項目に頭出しできます。復習に便利です。
※Plusでは一部の講座でご利用できません

[10秒早送り、10秒巻戻し]
1クリックで10秒早送りや10秒巻戻しができます。

[再生速度変更]
0.8、1.0、1.2、1.5、1.8、2.0倍速再生ができます。

※PC以外ではレイアウトが異なります。
※「10秒早送り、10秒巻戻し」「再生速度変更」はAndroid搭載の一部の端末ではご利用いただけない場合があります。

●Q&A

講義に関する質問を専用フォームで受け付け、メールで回答します。

（質問例／回答例）

●国試過去問ランダム演習ツール

101～112回（112回は秋以降に追加）の国試過去問をランダムに出題。国家試験回数、科目、問題の種類、正答率、で自由に絞り込むこともできます。何年の問題か分からない状態で演習できるので、より実践的な復習が可能です。

国試Basicセット・全講座セット特典コンテンツ （どちらかのセット申込みの方は以下のコンテンツもご利用になれます）

●医師による電話相談

年に数回実施される電話相談で、テコム講師として長年個人面談を担当してきた李先生に電話で直接相談できます。
※希望者のみ

●テスト

講座受講前に実力をチェックする「予習テスト」、受講後に知識の確認をする「復習テスト」が受講できます。
解き終わるとその場で採点結果が表示されます。
※テストは「臓器別講座（中毒・環境異常症を除く）」「産婦人科講座」「小児科講座」「マイナー講座」など一部の講座で提供しています。

●国試解説らくらく検索

国試問題番号を検索すると国試Basicの講座でその問題を解説している講師の一覧が表示され、すぐに視聴することができます。

●模試サポート

テコム模擬試験の詳細分析結果をいち早く確認できます。

●学習計画相談

学習方針やスケジュールなどに関する相談を専用フォームで受け付け、個人面談のエキスパートである李先生がメールで丁寧にお答えいたします。

（相談例／回答例）

詳細・無料サンプル動画は　TECOMNET　検索

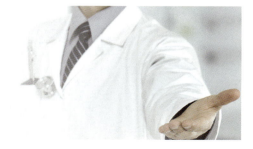

株式会社テコム　個人単位ネット講座係　〒169-0073 東京都新宿区百人町1-22-23 東京ノモスビル1F　tel：03-5330-3571（平日9～17時）　e-mail：info@tecomnet.jp

www.tecomnet.jp

TECOM

第113回医師国家試験対策
全国統一模擬試験

第1回 国試チャレンジ 模擬試験 公開実施期間

〜国試とはどのようなものか〜

2018年 6 月 8 日(金)〜2018年 8 月 6 日(月)

過去10年間の国試の傾向を分析, 高頻度出題疾患から基本的な内容の問題を出題します。

1次マークシート締切日　7 月 12 日(木)　　web 成績公開開始日　7 月 18 日(水)
2次マークシート締切日　8 月 15 日(水)　　全国版成績表発送日　8 月 24 日(金)

1次マークシート締切に対する成績は web 成績のみとなります。
全受験生への成績表は2次マークシート締切日後の全国版成績表発送日に発送いたします。
web 成績は公開開始以降, 定期的に更新いたします。

第2回 国試センター 模擬試験 公開実施期間

〜厚労省が重要視するテーマ（BSL,OSCE）〜

2018年 9 月 7 日(金)〜2018年 10 月 17 日(水)

国試攻略最大のカギとなる『臨床実習（BSL）』や『OSCE』。
BSL や OSCE で学んだ内容と国試にでるパターンを総チェックします。

1次マークシート締切日　10 月 4 日(木)　　web 成績公開開始日　10 月 10 日(水)
2次マークシート締切日　10 月 22 日(月)　全国版成績表発送日　11 月 1 日(木)

1次マークシート締切に対する成績は web 成績のみとなります。
全受験生への成績表は2次マークシート締切日後の全国版成績表発送日に発送いたします。
web 成績は公開開始以降, 定期的に更新いたします。

第3回 国試予想 模擬試験 公開実施期間

〜国試を肌で感じる〜

2018年 11 月 9 日(金)〜2018年 12 月 3 日(月)

テコム独自の情報網を駆使して国試直前情報を収集・分析し, 各問題への完全
対応を図ります。国試対策の集大成として位置付けられる模試です。

マークシート締切日　12 月 4 日(火)　全国版成績表発送日　12 月 13 日(木)

第4回 国試ファイナル 模擬試験 公開実施期間

〜総決算〜

2019年 1 月 5 日(土)〜2019年 1 月 12 日(土)

テコムが贈る国試直前の総決算模試。
あらゆる角度から徹底的に研究し尽くした問題を出題します。

マークシート締切日　1 月 13 日(日)　全国版成績表発送日　1 月 23 日(水)

受験料

大学単位：各回1名あたり　9,500 円（税込）
個人単位：各回1名あたり 15,000 円（税込）

TECOM 株式会社テコム

〒151-0053　東京都渋谷区代々木 2-1-1　新宿マインズタワー 10 階
［フリーダイヤル］**0120-10-5061**　　［E-mail］**moshi-cen@tecomgroup.jp**
［URL］**http://www.tecomgroup.jp/igaku/**

模試を復習教材として活用

模擬試験 web サービス

TECOM MEMBER'S SITE には模擬試験専用サイト web サービスがあります。
模擬試験に関する短時間での見直しにぜひ！

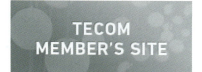

個人 & 全国受験生 成績情報

個人の総合成績表をはじめ、
得点順位早見表（BSL review test は除く）、
学校別平均得点率一覧表（全国統一模試のみ）
をいち早く公開いたします。
最新データでご自身の成績、全国受験生の動向を
ご確認ください。

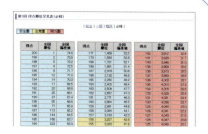

解説講座

模擬試験問題の正解率、識別指数、各選択肢からの分析はもちろん、国家試験で不合格になってしまった人の過去の国家試験や模擬試験の問題の解答傾向なども踏まえた受験生中心の講義をお届けします。

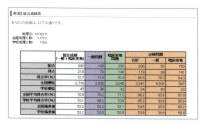

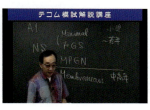

「なかなか絞りきれない…」
「最後の選択が…」

問題検索

ネットの利便性を最大限に生かし、受験した模擬試験全問題をさまざまな条件で瞬時に検索することが可能です。自分に合った条件で問題の見直しができるので、効率良く復習するには最適です。

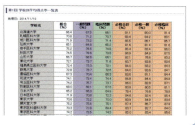

TECOM ACCESS MAP

全国に広がるテコム校は医大生の大きな支え

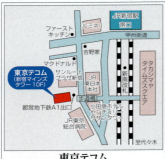

東京テコム
〒151-0053
東京都渋谷区代々木2-1-1 新宿マインズタワー10F
0120-105-060
E-mail center@tecomgroup.jp

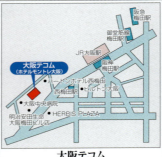

大阪テコム
〒530-0001
大阪府大阪市北区梅田3-3-45 マルイト西梅田ビル3階
0120-594-562
E-mail osaka-tecom@tecomgroup.jp

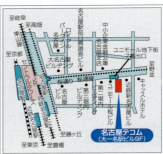

名古屋テコム
〒450-0022
名古屋市中村区名駅4-5-27 大一名駅ビル9F
0120-594-561
E-mail nagoya-tecom@tecomgroup.jp

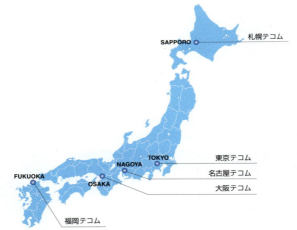

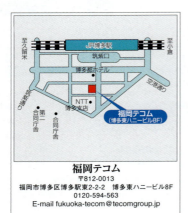

福岡テコム
〒812-0013
福岡市博多区博多駅東2-2-2 博多東ハニービル8F
0120-594-563
E-mail fukuoka-tecom@tecomgroup.jp

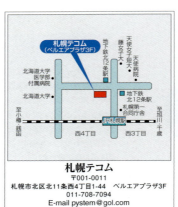

札幌テコム
〒001-0011
札幌市北区北11条西4丁目1-44 ベルエアプラザ3F
011-708-7094
E-mail pystem@gol.com

C　医学総論／長文問題　**271**

ポイント　　一般的な待機的な外科手術症例が，手術後にたどる経過を把握しているか問う問題。外科系
診療科での臨床実習で，担当症例の術後の経過に触れることが重要である。

正　解　［57］**b，c**　**正答率 66.6%**　　　［58］**b，c**　**正答率 52.2%**　　　［59］**e**　**正答率 98.1%**

▶**参考文献**　**MIX** 442

受験者つぶやき

［57］・AS から心エコー，喫煙から呼吸機能検査を考えましたが，術前検査としてはルーチンでやるら
　　　　しいと友人に教えられて愕然としました。
　　　・b，c は周術期にはほとんどルーチン検査です。
　　　・周術期管理が問われる傾向にあります。また a，d は必要ないと思い消去しました。

［58］・実習の流れを思い出しました。
　　　・タイムアウトが何のことだかわからず，字面だけでは選べませんでした。剃毛は可能なかぎり
　　　　病棟でやってから手術室に行きますよね。
　　　・剃毛は，手術部位（右腹部）からして，要らないと思いました。
　　　・まさに臨床実習を大事にするべきというメッセージなのでしょうか。a，b のタイミングをい
　　　　まいち覚えていませんでした。

［59］・術後の経過は良好だと思いました。
　　　・特に問題はなさそうに見えますが，2 時間後に再測定する理由がわからず少し怖かったです。
　　　・術後しばらくは，少しの炎症反応があっても大丈夫です。
　　　・外科を回っていたときに担当患者さんのバイタルを毎朝測ってカルテを書いていました。

C

長
文
問
題

272 国試112 ― 第112回　医師国家試験問題解説書

Check ■■■

次の文を読み，60〜62の問いに答えよ。

　15歳の男子。通っている学習塾の講師が肺結核と診断されたため，保健所からの結核接触者検診の指示を受けて受診した。

現病歴：2週間前から微熱と咳嗽が続いている。痰が絡む咳嗽が1日中持続している。

既往歴：特記すべきことはない。

予防接種歴：BCG接種歴あり。

家族歴：父と母との3人暮らし。家族内に他に咳嗽のある者はいない。

現　症：意識は清明。身長166cm，体重56kg。体温37.6℃。脈拍72/分，整。血圧124/62mmHg。呼吸数16/分。SpO₂ 98%（room air）。眼球結膜に黄染を認めない。咽頭に発赤を認めない。甲状腺と頸部リンパ節とを触知しない。心音と呼吸音とに異常を認めない。腹部は平坦，軟で，肝・脾を触知しない。

検査所見：血液所見：赤血球472万，Hb 13.5g/dL，Ht 39%，白血球7,400（①分葉核好中球56%，好酸球1%，リンパ球43%），血小板24万。血液生化学所見：総蛋白7.6g/dL，アルブミン3.8g/dL，総ビリルビン0.6mg/dL，AST 26U/L，ALT 13U/L，LD 228U/L（基準176〜353），γ-GTP 12U/L（基準8〜50），尿素窒素11mg/dL，クレアチニン0.3mg/dL，血糖96mg/dL，Na 140mEq/L，K 4.1mEq/L，Cl 102mEq/L。CRP 0.8mg/dL。②結核菌特異的全血インターフェロンγ遊離測定法〈IGRA〉は陽性。③喀痰塗抹 Ziehl-Neelsen 染色で Gaffky 3号。④喀痰結核菌 PCR 検査は陽性。胸部エックス線写真で異常を認めない。⑤胸部 CT で右下肺野に小葉中心性の粒状影を認める。

112C-60　この患者を結核感染症と確定診断するために最も有用な検査所見は下線のどれか。

　　　　a　①　　　　　b　②　　　　　c　③　　　　　d　④　　　　　e　⑤

112C-61　臨床経過と検査所見から肺結核と診断した。
　　　　保健所に肺結核の届出を行う際に，届出が必要な診断後の期間はどれか。
　　　　a　直ちに　　　　　　b　7日以内　　　　　c　14日以内
　　　　d　21日以内　　　　　e　28日以内

112C-62　この患者に対する標準治療として**使用しない**のはどれか。
　　　　a　イソニアジド　　　　b　ピラジナミド　　　　c　エタンブトール
　　　　d　リファンピシン　　　e　レボフロキサシン

アプローチ　①通っている学習塾の講師が肺結核と診断 ⟶ 結核菌は空気感染する。
　　　　　②保健所から接触者検診の指示を受けて受診 ⟶ ツベルクリン反応よりも IGRA 検査の方が特異度が高い。
　　　　　③2週間前から微熱と咳嗽 ⟶ 結核かどうか確定診断しなければならない。
　　　　　④BCG接種歴あり ⟶ BCG は乳幼児期の結核重症化を予防するものの，15歳の者には予防効果がない。

鑑別診断　肺結核では多様な画像所見を示す。可能ならば，過去の画像所見との比較が必要である。肺

炎との鑑別のため，必ず喀痰や胃液を用いて結核菌の同定を行う。非結核性抗酸菌症との鑑別は，画像のみでは不可である。

確定診断 肺結核

[60]

選択肢考察
- × a 好中球の上昇で結核と診断することはできない。
- × b IGRA は BCG の影響がなく特異度が高いものの，現在の感染を示すとは限らない。
- × c Gaffky 3 号は 1 視野あたり平均 1 個を示すが，非結核性抗酸菌症の可能性もある。
- ○ d 喀痰や胃液の PCR 検査はヒト結核菌の確定診断となる。
- × e 画像所見だけで結核と診断することはできない。

解答率 a 0.2%，b 3.9%，c 1.2%，d 94.5%，e 0.1%

[61]

選択肢考察
- ○ a 感染症法の規定により，PCR で結核と診断したら直ちに保健所に届出をする。
- × b アメーバ赤痢やウイルス性肝炎など主に 5 類感染症では 7 日以内に届出をする。
- × c，× d，× e 性器クラミジアや尖圭コンジローマなどの性感染症は定点医療機関が月単位で届出をする。

解答率 a 98.7%，b 1.1%，c 0.0%，d 0.0%，e 0.0%

[62]

選択肢考察
- ○ a 抗結核薬の中で最も抗菌力が強く，副作用は少ないので安全に使用できる。
- ○ b ピラジナミドはイソニアジドと併用すると菌の耐性獲得を遅らせる効果がある。
- ○ c リファンピシンとの併用で視力障害が増強すると報告されている。
- ○ d リファンピシンには副腎皮質ステロイドの代謝を亢進させる作用がある。
- × e イソニアジドやリファンピシンを上回る効能はなく，標準治療の第一選択とはならない。副作用や合併症で抗結核薬の使用が困難であったケースでのみ投与が検討される。

解答率 a 0.2%，b 0.9%，c 0.6%，d 0.2%，e 97.9%

ポイント 肺結核は感染症法2類に属する。PCR で診断後も，喀痰塗抹検査が陽性など他者に感染を生じさせる可能性があれば，専門医療機関の陰圧室で入院管理となる。このとき患者はサージカルマスクでよいものの，医療関係者や面会する家族は N95 マスクを着用しなければならない。さらに大量の菌を滅菌・殺菌するため，多種類の薬剤を半年ほど併用しなければならない。そのため，排菌がなくなり外来に移行しても直視監視下短期化学療法〈DOTS：directly observed therapy, short course〉による服薬支援が行われる。

正解 [60] d 正答率 94.5% [61] a 正答率 98.7% [62] e 正答率 97.9%

▶参考文献 MIX 232

受験者つぶやき
- [60] ・結核の診断に一番特異的なものを選びました。
  - ・IGRA は既感染と区別できず，Ziehl-Neelsen では非結核性抗酸菌と区別できません。ちなみに検体に胃液も用いるので覚えておきましょう。
  - ・確定診断には PCR です。
- [61] ・1～4類感染症はすべて直ちに届け出ます。
  - ・結核は2類感染症です。2類は「鳥（鳥インフルエンザ）は2時間（2類）時（ジフテリア）差（SARS）ポ（ポリオ）ケ（結核）マン（MERS）」と覚えていました。

[62] ・各薬の頭文字をとった結核 SPIRE で覚えてました。略語までしっかり覚えると副作用まで覚えられるのでオススメです。
・結核治療薬は必ず覚えます。
・eはニューキノロン系です。代表的な抗菌薬は一般名まで覚えておいたほうがいいです。

C 医学総論／長文問題　275

Check ■■■

次の文を読み，63〜65の問いに答えよ。

35歳の女性。左上下肢の脱力のため夫に連れられて来院した。

現病歴：3年前に複視を自覚したが，疲れ目と考え様子をみたところ，数日で自然軽快した。1年前に右眼のかすみを自覚して自宅近くの眼科診療所を受診したが，眼底検査に異常なく約2週間で軽快した。2日前に左下肢，引き続いて左上肢の脱力を自覚した。本日，歩行も困難になったため受診した。

既往歴：特記すべきことはない。

生活歴：事務職。会社員の夫と2人暮らしで子どもはいない。喫煙歴と飲酒歴はない。

家族歴：特記すべきことはない。

現　症：意識は清明。身長156 cm，体重50 kg。体温36.5℃。脈拍64/分，整。血圧126/68 mmHg。心音と呼吸音とに異常を認めない。腹部は平坦，軟で，肝・脾を触知しない。視力は右0.4（0.8×−1.5 D），左0.6（1.2×−1.0 D）。他の脳神経に異常を認めない。四肢筋力は，右側は正常，左側は徒手筋力テストで3〜4の筋力低下を認める。腱反射は左上下肢で亢進し，左Babinski徴候が陽性である。自覚的に左半身のしびれ感を訴えるが，温痛覚，振動覚および関節位置覚は左右差を認めない。

検査所見：尿所見：蛋白（−），糖（−），潜血（−）。血液所見：赤血球468万，Hb 13.9 g/dL，Ht 42％，白血球5,300，血小板21万，PT-INR 1.0（基準0.9〜1.1），APTT 31.4秒（基準対照32.2）。血液生化学所見：総蛋白7.5 g/dL，アルブミン3.9 g/dL，IgG 1,424 mg/dL（基準960〜1,960），総ビリルビン0.9 mg/dL，直接ビリルビン0.2 mg/dL，AST 28 U/L，ALT 16 U/L，LD 177 U/L（基準176〜353），ALP 233 U/L（基準115〜359），γ-GTP 32 U/L（基準8〜50），CK 72 U/L（基準30〜140），尿素窒素12 mg/dL，クレアチニン0.6 mg/dL，血糖98 mg/dL，Na 140 mEq/L，K 4.4 mEq/L，Cl 97 mEq/L。免疫血清学所見：CRP 0.3 mg/dL。抗核抗体，抗DNA抗体，抗カルジオリピン抗体，抗アクアポリン4抗体およびMPO-ANCAは陰性。脳脊髄液所見：初圧80 mmH$_2$O（基準70〜170），細胞数1/mm^3（基準0〜2），蛋白60 mg/dL（基準15〜45），糖60 mg/dL（基準50〜75）。頭部MRIのFLAIR像（**別冊No. 13**）を別に示す。

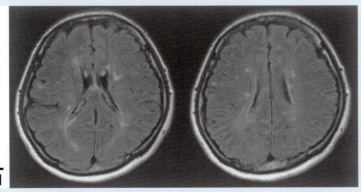

112C-63 診断に有用な検査はどれか。

    a 脳 波   b 視覚誘発電位   c 脳血流 SPECT

    d 頸動脈超音波検査   e 反復誘発筋電図検査

112C-64 まず行うべき治療はどれか。

    a 血栓溶解療法   b 血漿交換療法

    c 免疫抑制薬投与   d ステロイドパルス療法

    e 免疫グロブリン大量静注療法

112C-65 治療は奏効し，症状は軽快した。

    再発予防に用いるのはどれか。

    a アスピリン   b ワルファリン   c シクロスポリン

    d インターフェロンβ   e 副腎皮質ステロイド

▶臨床eye **Step 1** 35 歳女性　左上下肢の脱力

①上下肢麻痺は，大脳運動皮質から頸髄までの病変で生じうる。

②30 代女性では，脳血管障害の頻度は高くない。腫瘍・圧迫性病変・脱髄・炎症などの可能性を考える。

③症状は 2 日かけて進行しており，急性発症だが突発性ではないことから，血管障害よりも脱髄・炎症性疾患を疑う。

Step 2 病歴，身体診察

④3 年前と 1 年前に自然軽快する神経症状 ➡ 複視は脳幹，眼のかすみは視神経・視放線・後頭葉などが責任病巣の可能性がある。つまり，時間的にも空間的にも多発し，自然寛解する疾患を考える。

⑤脳血管障害をきたしうる危険因子はない。

⑥左上下肢の不全片麻痺と錐体路徴候（腱反射亢進と Babinski 徴候陽性） ➡ 大脳運動皮質から頸髄までの片側性の病変を疑う。

⑦しびれ感も左半身であり，明らかな表在覚・深部感覚の異常を指摘できない ➡ 半側脊髄の障害（Brown-Séquard 症候群）は否定的である。

　病歴と身体所見から，時間的・空間的に多発し，再発・寛解を繰り返す多発性硬化症〈MS〉を最も疑う。また，全身性エリテマトーデスに伴う神経症状（CNS ループス）や血管炎，抗リン脂質抗体症候群，神経 Behçet 病や神経サルコイドーシスも，MS と類似した症候をとりうることから，鑑別に挙げる必要がある。

　一般身体所見の記載が少ないが，口腔内アフタや蝶形紅斑などの皮疹，リンパ節腫脹や静脈炎などの所見はないと判断する。

　最も重要な鑑別診断として，以前「視神経脊髄型 MS」といわれた視神経脊髄炎〈NMO〉という疾患がある。これは抗アクアポリン 4 抗体が関与し，中枢神経，特に視神経と脊髄に高度の炎症を生じる疾患である。MS とは病態が異なり，したがって治療法も

異なるので理解しておくことが重要である。

Step 3 検査所見

⑧血液検査一般・凝固検査・尿検査に異常はない ⟶ 上記で挙げたCNSループスや血管炎，抗リン脂質抗体症候群の可能性は低い。

⑨さらに，抗核抗体・抗DNA抗体・抗カルジオリピン抗体・抗アクアポリン4抗体・MPO-ANCAのすべてが陰性 ⟶ MS以外は否定的である。

⑩免疫性中枢神経疾患での脳脊髄液検査では，下表のような所見を認める。

	髄液細胞数	髄液蛋白	その他
多発性硬化症〈MS〉	正常～軽度増多（単核球）	正常～軽度増加	オリゴクローナルバンド〈OCB〉陽性，ミエリン塩基性蛋白〈MBP〉上昇
視神経脊髄炎〈NMO〉	増多（好中球優位のこともある）	正常～増加	インターロイキン-6〈IL-6〉上昇，OCB陽性（一部）
急性散在性脳脊髄炎〈ADEM〉	増多（単核球）	正常～増加	OCB陽性（一部），MBP上昇
CNSループス	正常～軽度増多（単核球）	正常～軽度増加	IL-6上昇
神経Behçet病	増多（急性期は好中球優位）	増加	IL-6上昇
神経サルコイドーシス	増多	増加	ACE高値，可溶性IL-2レセプター上昇

⑪頭部MRIのFLAIR画像は，脳室に接した脱髄巣をT2強調像よりも鋭敏に描出する。両側側脳室周囲や皮質下白質に，小さな楕円形の高信号域が多発している。病巣は血管の分布に一致しない。MSの脱髄巣として，典型的な所見である。

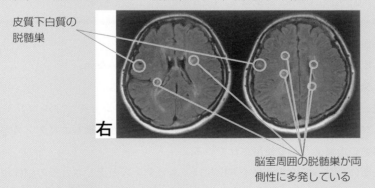

皮質下白質の脱髄巣

右

脳室周囲の脱髄巣が両側性に多発している

Step 4 総合考察

MSに典型的な中枢神経病変領域は，脳室周囲，皮質直下，テント下，脊髄である。そのうちの2つ以上の領域で病変があれば，空間的多発といえる。本例では施行されていないが，ガドリニウム造影MRI検査も可能なかぎり行うべき検査である。ガドリニウムで造影される新規（活動性）病変以外に非造影病変が存在すれば，時間的多発性を示唆するからである。

確定診断 多発性硬化症〈MS〉（再発寛解型）

[63]

選択肢考察
× a 脳波検査は MS の診断や活動性評価に有用ではない。

○ b 以前に視神経炎があった場合は，視覚誘発電位で異常を指摘できることがある。時間的多発性を確認するのに有用である。

× c 脳血流 SPECT は，中枢神経系の虚血や代謝を評価する際に使用される。MS の診断には使用しない。

× d 脳血管障害の評価には有用であるが，MS には関係しない。

× e 重症筋無力症や Lambert-Eaton 症候群の診断に必要な検査である。

解答率 a 6.4%，b 68.1%，c 13.6%，d 2.9%，e 8.9%

[64]

選択肢考察
× a 脳血管障害ではない。また，発症から 4.5 時間以上が経過しており，その点でも選ぶべきではない。

× b まずは選択肢 d のステロイドパルス療法が選択される。その効果が不十分であった場合や，副作用や合併症のためにステロイドの使用が困難なときは，血液浄化療法も選択肢に挙がる。本例ではステロイド禁忌はない。

× c MS では，再発防止に病態修飾薬〈disease modifying drug：DMD〉が使用される。これらはいわゆる免疫抑制薬とは異なる。

○ d 急性期の治療としては，ステロイドパルス療法が一般的である。メチルプレドニゾロン 500～1,000 mg/日を 3～5 日間点滴する。

× e 免疫グロブリン大量静注療法は，Guillain-Barré 症候群などで行われているが，MS でのエビデンスはない。

解答率 a 0.7%，b 0.9%，c 0.4%，d 95.2%，e 2.6%

[65]

選択肢考察
× a 脳血管障害ではないので，用いない。

× b 心原性塞栓症でも静脈洞血栓症でもないので，用いない。

× c 再発防止には，免疫抑制薬よりも DMD を選択する。

○ d 我が国で使用可能な DMD には，インターフェロンβやフィンゴリモド，ナタリズマブ，グラチラマー酢酸塩がある。インターフェロンβは最もエビデンスが豊富であり，世界標準の治療薬として使用されている。

× e 長期にわたってのステロイド投与は，エビデンスの乏しさとその副作用から推奨されない。

解答率 a 0.6%，b 0.3%，c 1.6%，d 93.2%，e 4.1%

ポイント 脳脊髄液検査やさまざまな自己抗体の測定がされていることから，脳血管障害以外の中枢神経疾患に注目するのは容易であったのではないか。病歴から，「時間的・空間的多発」というキーワードが思い浮かべば，MS の診断は難しくない。ただし，MS の治療は最近急速に進歩しており，今後はインターフェロンβ以外の DMD についての知識も求められるかもしれない。

C 医学総論／長文問題　279

正　解　［63］b　正答率 68.1%　［64］d　正答率 95.2%　［65］d　正答率 93.2%

▶参考文献　MIX 157

受験者つぶやき

［63］・MSの診断がつけば検査を選ぶのは簡単でしょう。
　　　・VEPはABRの眼バージョンです。
　　　・球後視神経炎が出る可能性があると考え，bを選びました。血流は関係ないのでcとdは×，神経筋接合部ではないのでeは×。aは大脳の表面の方の電気活動を拾う検査だと思いますが，多発性硬化症の病変部位は軸索が集まっている脳の深いところ（白質）なので，関係ないと思いました。
　　　・多発性硬化症の診断にVEPが有効であると数年前の専門医試験にも出題されていました。専門医試験から数年して国試に降りてくるパターンがよくある気がします。
［64］・MS急性期はステロイドです。
　　　・ステロイドは実に多くの疾患に使います。問題としては例外的にステロイドが無効の自己免疫性疾患や，感染なのにステロイドを使うものが出題しやすいのではないでしょうか。
　　　・治療は急性期と慢性期に分けて覚えます。
　　　・直前に視神経脊髄炎とともに治療をまとめておきました。
［65］・MSは予防期にIFN-βです。
　　　・ほかに再発につながることのある過労や感染を避けるように指導します。また，よく似た疾患である視神経脊髄炎にはIFN-βは使えません。
　　　・視神経脊髄炎との再発予防薬の違いは押さえておきたいです。

Check ■ ■ ■

112C-66 ある患者の動脈血ガス分析（room air）のデータを示す。

pH 7.40, $PaCO_2$ 36 Torr, PaO_2 79 Torr。

肺胞気-動脈血酸素分圧較差〈A-aDO$_2$〉を求めよ。

ただし，小数点以下の数値が得られた場合には，小数第1位を四捨五入すること。

解答：① ② Torr

① 0 1 2 3 4 5 6 7 8 9
② 0 1 2 3 4 5 6 7 8 9

選択肢考察 肺胞気-動脈血酸素分圧較差〈A-aDO$_2$〉は，肺胞に取り込まれた酸素が正常に血液中に移行しているか，確認するための重要な指標である。

A-aDO$_2$ ＝ P_AO_2 － PaO_2（肺胞酸素分圧と動脈酸素分圧の差）である。

P_AO_2 を，手持ちの血液ガス分析の結果から求めるためには，以下のように行う。

P_AO_2（肺胞酸素分圧）＝ P_IO_2（吸気酸素分圧）－ $(P_ACO_2/0.8)$ である。

P_IO_2 ＝（大気圧 － 飽和水蒸気圧）× F_IO_2（吸入酸素濃度）であり，room airの場合は F_IO_2 ＝ 21%なので，(760 － 47) × 0.21 ＝ 149.7 ≒ 150 Torr となる。

続いて P_ACO_2（肺胞二酸化炭素分圧）だが，直接測定することができない。二酸化炭素は拡散能が非常に高いため P_ACO_2 ≒ $PaCO_2$（動脈血二酸化炭素分圧）と考えて計算して問題ない。

以上をまとめると，room airでは，A-aDO$_2$ ＝ 150 － $(PaCO_2/0.8)$ － PaO_2 となり，本問では 150 － (36/0.8) － 79 ＝ 26 となる。

ポイント A-aDO$_2$ の開大は，肺胞から血液中への酸素の移動がうまくできていないということである。原因としては，①拡散障害（間質などが厚くなって酸素が通りにくい），②換気血流比不均衡（血流が異常に少ない肺胞や，逆に換気が異常に少ない肺胞がある状態），③シャント（血液が酸素化されずに通過してしまう）がある。

room airでの，A-aDO$_2$ ＝ 150 － $(PaCO_2/0.8)$ － PaO_2 の式だけを覚えている受験生もいるが，式の成り立ちから考えれば，他の条件を変えて出題されても対応できる。臨床現場では日々利用されている指標であり，すぐに計算できるようになることが望ましい。

正解 ① 2, ② 6　**正答率** 84.9%　▶参考文献　MIX 225

・A-aDO$_2$ の計算は一度やっておくべきです。
・代表的な計算は押さえておきましょう。

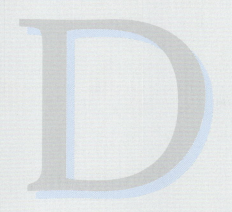

D問題 医学各論 75問

一般各論 15問
臨床各論 60問

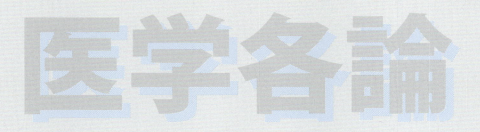

D 医学各論　283

Check ■ ■ ■

112D-1　白内障手術について正しいのはどれか。

　　a　水晶体摘出には冷凍凝固装置が用いられる。

　　b　眼内レンズを挿入すると調節力が回復する。

　　c　水晶体を摘出すると正視の場合には遠視になる。

　　d　眼内レンズは劣化のため入れ替える必要がある。

　　e　眼内レンズは虹彩に固定するタイプが用いられる。

選択肢考察　△a　水晶体嚢内摘出術〈ICCE〉では，まれに使用されている。

　　×b　眼内レンズは厚さを変えられないため，術後は理論上，調節力がなくなる。

　　○c　術前に正視だった場合，水晶体を摘出して無水晶体眼になると強度な遠視となる。

　　×d　眼内レンズは劣化しないため，交換の必要はない。

　　×e　眼内レンズは固定する場所により，前房支持型，後房支持型，虹彩支持型，縫着用の4
　　　　種類に分けることができる。現在は，後房支持型を水晶体嚢内に挿入するのが主流。

解 答 率　a 1.0%，b 9.0%，c 68.7%，d 6.3%，e 14.9%

ポイント　　水晶体再建術の一般的知識が必要である。aも誤りではないが，cが確実に正しいので正解
はcとする。

正　解　c　**正答率 68.7%**　　　　　　　　　　　　　▶**参考文献** MIX 355　コンパクト 16

受験者つぶやき
　・ほかはわからなかったですが，cは間違いないと思いました。
　・dの眼内レンズを水晶体に読み替える「試験せん妄」を発症して間違えました。眼内レンズを入れ
　　ると近視や遠視の状態は解除されて視力は良くなりますが，眼内レンズは厚くも薄くもならないた
　　め調節力は失われます。
　・水晶体は凸レンズの役割なので，摘出すると遠視になると思いました。
　・眼球と水晶体の屈折図を書いて，焦点の位置を軽く確認して解きました。

Check ■ ■ ■

112D-2　　月経周期の12日目に性交があった女性が緊急避妊の目的でホルモン薬を内服する場合，
適切な服用時期に含まれるのはどれか。

　　a　性交後1日目　　　　　　　　　b　予定月経の1日前

　　c　基礎体温上昇後5日目　　　　　d　予定月経が3日遅れた日

　　e　妊娠反応が陽性になった日

選択肢考察　○a　性交後72時間以内である。

　　×b，×c，×d，×e　受精卵の着床後は効果が期待できない。

解 答 率　a 96.4%，b 1.7%，c 1.6%，d 0.2%，e 0.1%

ポイント　　緊急避妊目的のホルモン剤は，レボノルゲストレルという黄体ホルモン剤であり，排卵抑制
あるいは受精卵の着床障害の作用がある。性交後72時間以内の服用により約80%の確率で妊

娠を阻止できるとされる。

正解 a　正答率 96.4%　　　　　　　　　　　　　　　▶参考文献　MIX 307　チャート婦 133

受験者つぶやき
・性交してすぐに避妊しないと意味ないでしょう。
・アフターピルは性交後すぐのイメージがありました。
・早い方がいいと思いました。
・緊急避妊薬のOTC化が厚労省検討会議で不可とされたことが騒がれていましたね。

Check ■■■

112D-3　小児期からの増悪と寛解を繰り返す耳漏を主訴に受診した患者の左鼓膜写真（別冊 No.1）を別に示す。
この疾患で，耳漏の細菌検査で同定される可能性が最も高いのはどれか。

a　結核菌
b　肺炎球菌
c　黄色ブドウ球菌
d　インフルエンザ菌
e　*Moraxella catarrhalis*

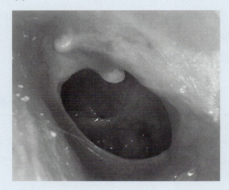

画像診断

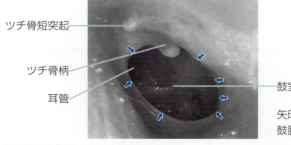

ツチ骨短突起
ツチ骨柄
耳管
鼓室粘膜
矢印の先が鼓膜穿孔縁

小児期から増悪と寛解を繰り返す耳漏から，慢性中耳炎を最も疑う。鼓膜写真は，左鼓膜で弛緩部大穿孔を認め，慢性化膿性中耳炎と診断する。

選択肢考察
× a　中耳結核であっても耳漏から結核菌が検出されることは少なく，耳漏の塗抹検査，培養検査，PCR法，病理組織検査を組み合わせて診断する。
× b　小児急性中耳炎の起炎菌として最も多い。割れ問
○ c　慢性中耳炎の起炎菌として最も多く，40％以上を占める。
× d　小児急性中耳炎の起炎菌として，肺炎球菌に次いで多い。

D　医学各論　285

　　　× e　急性中耳炎の起炎菌として3番目に多い。

解答率　a 1.6％，b 48.0％，c 28.4％，d 14.2％，e 7.8％

ポイント　本例の鑑別診断としては真珠腫性中耳炎が挙がるが，鼓膜所見で真珠腫塊や上鼓室の拡大を認めないため否定される。

　慢性中耳炎の原因菌としては黄色ブドウ球菌が最も多く，40％以上を占める。緑膿菌，coagulase negative *Staphylococcus*〈CNS〉も多い。

　本問の正答率が低かったのは，中耳炎＝急性中耳炎と考えてしまい，3大菌（すなわち選択肢b，d，e）を思い浮かべてしまったのであろう。中耳炎には急性，慢性，真珠腫性があり，年齢と鼓膜所見，側頭骨CT，病歴から的確に判断してほしい。

正解　c　正答率 28.4％　　　　　　　　　　　▶参考文献　MIX 365　コンパクト 62

受験者つぶやき
・弱毒菌で手強いものだと思いました。
・肺炎球菌もHibも急性中耳炎は起こすので，そこからの慢性化を考えて少し迷いましたが，仮にそうだとしても肺炎球菌とHibの頻度の差はわからないので素直に黄色ブドウ球菌を選びました。
・慢性中耳炎だから違うかなと思いつつ，bかdを選ぶのが無難と思いbを選択してしまいました。
・見事に間違えてしまいました。急性と慢性の起因菌をそれぞれ押さえておくべきでした。

Check ■ ■ ■

112D-4　Tourette症候群について正しいのはどれか。
　　a　乳児期に発症する。　　　　　b　発達の退行を伴う。
　　c　音声チックを認める。　　　　d　6か月以内に症状は消失する。
　　e　場面による症状の変動を認めない。

選択肢考察
× a　小児期に発症する。
× b　退行は認めないが，発達障害の合併を認める場合がある。
○ c　音声チックを特徴とする。
× d　多くは小学生くらいで発症し，成人に向かうにつれて徐々に軽快，消失する。
× e　緊張時に出現，増悪する。

解答率　a 0.4％，b 1.4％，c 97.5％，d 0.4％，e 0.2％

ポイント　Tourette症候群は小児期に発症する音声チックを症状とするチック症の一つである。多くは18歳になるまでに軽快，もしくは消失する。卑猥な言葉などを発する汚言症が特徴的といわれるが，実際は汚言症が出現するほど重篤な場合はまれである。チックは緊張時に増悪し，意識して一時的に止めることは可能である。チックが重篤な場合は，治療薬としてハロペリドールが使用されることがある。

正解　c　正答率 97.5％　　　　　　　　　　　▶参考文献　MIX 382

受験者つぶやき
・音声チックは必発です。
・短時間なら意識的に抑えることができ，睡眠中は消失しますが，本人の意識的な行動ではないので注意が必要です。

・音声チック＋運動チックです。
・治療にはハロペリドールが使われますが，まだ根治治療は確立されていないと聞いていました。

Check ■■■

112D-5 気胸でみられる所見はどれか。

　　a　胸壁動揺　　　　　b　下顎呼吸　　　　　c　テタニー
　　d　呼気の延長　　　　e　患側の呼吸音減弱

選択肢考察

× a　胸壁動揺〈flail chest〉は，多発肋骨骨折や胸骨骨折（あるいは単独肋骨の複数骨折）でみられる。胸郭の呼吸運動は不安定になり奇異呼吸となる。

× b　下顎呼吸は，死亡前にみられる努力呼吸である。

× c　テタニーは，低カルシウム血症などでみられる四肢筋群の有痛性・強直性けいれんを起こす状態である。

× d　呼気の延長は，気管支喘息，慢性閉塞性肺疾患〈COPD〉でみられる。

○ e　患側気胸では，肺が縮小し，胸膜腔に溜まった空気により呼吸音が胸壁まで伝わりにくくなるため呼吸音は減弱する。

解答率　a 0.3％，b 0.0％，c 0.1％，d 0.3％，e 99.2％

ポイント　気胸は，胸膜の破綻（胸膜に穴があくこと）により胸膜腔に空気が溜まった状態である。明らかな外傷の有無，肺自体の病変の有無により分類される。最多であるのは自然気胸である。

正解　e　**正答率** 99.2％　　　　　　　　　　　　　　　　　▶参考文献　MIX 244

受験者つぶやき
・不安だったので消去法にしました。
・同時に患側の鼓音もみられます。呼吸音減弱と濁音がみられる場合，無気肺か血気胸などを考えます。
・肺が膨らみません。
・臨床問題で気胸を見つけるときによくありますね。

Check ■ ■ ■

112D-6 ある患者に対して処置を行った後の腹部エックス線写真（**別冊** No. 2）を別に示す。この患者の疾患として考えられるのはどれか。

a　イレウス　　　　b　Crohn 病　　　　c　食道静脈瘤
d　総胆管結石　　　e　非閉塞性腸管虚血症

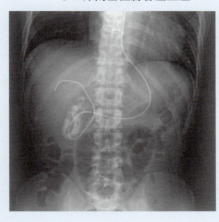

画像診断

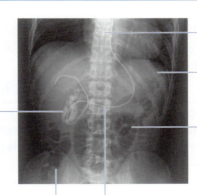

- 胸骨ワイヤー（心臓手術後？）
- 胃泡なし→臥位での腹部エックス線単純撮影
- 小腸ガス
- ERCP によって造影された胆嚢？
- 結腸ガス
- 胃→十二指腸→ Vater 乳頭→総胆管→右の肝管へ挿入された胆道ドレナージチューブ

選択肢考察　× a 割れ問，× b，× c，× e　胆道ドレナージは用いられない。
　　　　　　　○ d　胆道ドレナージの必要があるのはdの総胆管結石症のみである。

解答率　a 38.1％，b 1.5％，c 1.0％，d 57.6％，e 1.9％

ポイント　長く挿入されたチューブという点ではイレウス管も考えられるが，これは通るルートが異なり，胃→十二指腸→トライツ靱帯→小腸となる。

正解　d　**正答率** 57.6％　　　　　　　　　　　　　　　　　▶参考文献　MIX 270

受験者つぶやき
・カテーテルの先にある臓器から想像しました。
・食道→胃→十二指腸まではすぐわかり，そこから上行しているので胆道のドレナージを考えました。
・aかdで迷いました。胆道に造影剤が残っているかな，と思いdにしました。
・正直わかりませんでしたが，内視鏡的経鼻胆管ドレナージのチューブなんですね。

Check ■ ■ ■

112D-7 皮膚疾患と浸潤細胞の組合せで正しいのはどれか。

a Sweet 病 ─────────── マクロファージ
b 固定薬疹 ─────────── 形質細胞
c 尋常性狼瘡 ─────────── 好酸球
d 色素性蕁麻疹 ─────────── 肥満細胞
e 移植片対宿主病〈GVHD〉 ─── 好中球

選択肢考察
× a 真皮に密な好中球浸潤を認める。好中球皮膚症の別名もある。
× b 表皮真皮境界部や表皮内へのリンパ球浸潤を認める。
× c 真性皮膚結核。真皮に Langhans 型巨細胞を伴う類上皮細胞を主体とした肉芽腫を形成。潰瘍型では乾酪壊死を伴う。
○ d 真皮上層に肥満細胞の増殖を認める。皮膚肥満細胞症の多くを占める。
× e 急性 GVHD ではリンパ球の表皮内浸潤を認め，リンパ球が個細胞壊死に陥った角化細胞を取り囲む satellite cell necrosis が特徴的である。

解答率 a 0.6％，b 4.4％，c 2.5％，d 88.4％，e 4.0％

ポイント 皮膚病理学の問題であり，各疾患の組織像を記憶しておく必要がある。一方で，各疾患がどのような病態であるか，あるいはどのカテゴリーの疾患であるかを理解していれば，浸潤細胞について推察することは可能である。

正解 d **正答率** 88.4％   ▶参考文献 MIX 169 コンパクト 130

受験者つぶやき
・Sweet 病は好中球なのは過去問どおりです。
・模試に出ていました。模試の後は友人とともに「こんな重箱の隅をつつくような問題出しやがって」と話していたのでまさか出るとは思いませんでした。模試の復習は重要です。
・蕁麻疹は I 型アレルギーで肥満細胞です。
・直前期に画像で確認していて助かりました。皮膚疾患は画像と病理がポイントですね。Darier 徴候も押さえておくといいです。

Check ■ ■ ■

112D-8 左→右シャントをきたす先天性心疾患はどれか。

a Ebstein 奇形   b Fallot 四徴症   c 動脈管開存症
d 左心低形成症候群   e 完全大血管転位症

選択肢考察
× a Ebstein 奇形は三尖弁の 1 枚または 2 枚の弁尖付着位置が右室内にずれ落ちるために，三尖弁の閉鎖に支障が生じて高度の逆流を呈する。また右房化した右室の心筋は菲薄化する。三尖弁逆流と右房化右室のために右房は著明に拡大し，機能的右室は狭小化し，機能的肺動脈閉鎖の血行動態を呈する。心房間右-左シャントによるチアノーゼと肺低形成による呼吸不全により，新生児期に重篤化する。

× b　Fallot 四徴症は，①心室中隔欠損，②肺動脈狭窄，③大動脈騎乗，④右室肥大の 4 つの異常が重複している．肺動脈狭窄により右心室の仕事量が増大することで，右の拍出力が左を上回るために右-左シャントとなり，チアノーゼをきたす．

○ c　動脈管開存症〈PDA〉とは，大動脈と肺動脈をつなぐ胎児期の交通路（動脈管）が出生後も開存している状態であり，結果として左-右シャントが生じる．

× d　左心低形成症候群は非常に小さい左室を認める．大動脈弁および僧帽弁は閉鎖または狭窄している．左室は左後方に存在するが低形成で心尖部に到達しない．一方，肺動脈は太く，動脈管が閉鎖しない状態では，血液は肺動脈から大動脈へ右-左シャントしている．

△ e　完全大血管転位症とは，右房と右室，左房と左室が正常につながり，右室から大動脈が，左室から肺動脈が起始している先天性心疾患である．右室から拍出された静脈血が，肺でガス交換されず，二酸化炭素を多く含んだまま左室から大動脈を経て全身に送り出される．体循環と，肺循環のシャントが必要であるが，合併する心奇形によりシャントの方向はさまざまである．卵円孔を介する心房レベルでは左-右シャント，心室中隔欠損を介するレベルでは両方向性か右-左シャント，動脈管レベルでは左-右シャントが起きる．

解答率　a 1.6%，b 9.3%，c 83.6%，d 2.4%，e 3.1%

ポイント　解答に迷う設問である．Ebstein 奇形，Fallot 四徴症，左心低形成症候群は右-左シャント，動脈管開存症は左-右シャントをきたす先天性心疾患であるが，完全大血管転位症は合併するほかの心奇形とシャントの部位により方向性が異なる．したがって，完全大血管転位症は「左-右シャントをきたさない」とは言い切れない．

正解　c　　正答率 83.6%　　▶参考文献　MIX 215　　国小 80, 234

受験者つぶやき
・1 つ 1 つ絵を描いて確認しました．
・この手の問題は必ず図を書いてミスで落とさないようにしましょう．私は落としました．
・左→右シャントといえば VSD か PDA，と狙っていたら，選択肢に出てきたのでそのまま選びました．
・左→右シャント，右→左シャントの疾患をそれぞれまとめておきましょう．

Check ■■■

112D-9　僧帽弁閉鎖不全症の原因に**なりにくい**のはどれか．
　　a　急性心筋梗塞　　b　拡張型心筋症　　c　上行大動脈瘤
　　d　感染性心内膜炎　　e　僧帽弁の粘液変性

選択肢考察

○ a　左室乳頭筋を含む領域の急性心筋梗塞では，乳頭筋断裂が起こることがあり，その際は突然に僧帽弁閉鎖不全症に陥る．また，断裂にまで至らなくても，乳頭筋機能不全となると，収縮期の左室内圧に耐えられず，僧帽弁閉鎖不全症となりうる．

○ b　拡張型心筋症では，極端に左室が拡張して，乳頭筋-腱索-僧帽弁尖の距離が長くなって弁尖を引っ張る形となり，弁尖の接合が悪くなって僧帽弁閉鎖不全症が発生する．

× c　上行大動脈瘤の径が拡大し，大動脈弁輪の拡大にまで及ぶと大動脈弁閉鎖不全症になる

ことはあるが，一般的に僧帽弁閉鎖不全症にはならない。
○ d 感染性心内膜炎で，感染が弁尖に及ぶと接合が不良となったり，腱索断裂となったり，弁腹の穿孔が起こったりと，僧帽弁閉鎖不全症に陥る可能性は大きい。
○ e 僧帽弁の粘液変性により，弁腹や腱索が延長して僧帽弁逸脱を起こし，前尖と後尖の接合が悪くなり，僧帽弁閉鎖不全症をきたしてくる。

解答率 a 0.9%，b 1.8%，c 93.1%，d 2.2%，e 2.0%

ポイント 僧帽弁閉鎖不全症の原因として，かつてはリウマチ性によるものが多かったが，近年はリウマチ性のものは少なく，粘液変性によるものが多数を占めるようになった。その他の原因として，心筋梗塞後の乳頭筋断裂や乳頭筋不全，感染性心内膜炎による腱索断裂や弁穿孔，拡張型心筋症，Marfan 症候群などの結合織異常などが挙げられる。

正解 c　**正答率** 93.1%　▶参考文献 MIX 212

受験者つぶやき
・僧帽弁に病変が及ばないものを選びました。
・上行大動脈瘤は部位によっては AR の原因となります。
・大動脈は僧帽弁と連続しないので，c は違うと思いました。
・消去法で解きました。

Check ■ ■ ■

112D-10 胸膜中皮腫について正しいのはどれか。
a 良性腫瘍である。
b 上皮型が最も多い。
c 両側に病変を認めることが多い。
d 硅酸〈ケイ酸〉曝露との関連性が認められる。
e 我が国での年間死亡者数は 1 万を超える。

選択肢考察
× a 胸膜中皮腫は悪性疾患である。良性の胸膜由来の腫瘍は，孤在性線維性腫瘍として扱われている。
○ b 上皮型が約半数，混合型（上皮型と肉腫型の混合）が 20〜30%，肉腫型 20% 程度とする報告が多い。
× c 一側性であることが多い。アスベストを吸入することに関連する疾患であっても悪性疾患が発症するのは両側ではないので誤り（喫煙と関連のある肺癌でも両側発生はまれ）。
  割れ問
× d アスベスト〈石綿〉曝露であり，ケイ酸曝露ではない。
× e 悪性中皮腫による死亡は，年間 1,500 人程度である（2015 年厚生労働省人動態統計）。

解答率 a 2.0%，b 29.7%，c 60.1%，d 3.7%，e 4.5%

ポイント 胸膜中皮腫は，胸膜由来の悪性腫瘍であり，アスベスト〈石綿〉曝露との関連が指摘されている。1970〜1980 年代まで社会でアスベストが用いられていた経過から，2020 年代後半が発症のピークと考えられている。

正解 b　正答率 29.7%　　▶参考文献　MIX 244

受験者つぶやき
- 過去問のCT画像を必死に思い出しながら，そういえばなぜか片側のみが多かった気がすると思いました。
- bとcで迷いましたが，両側の悪性中皮腫の国家試験問題は見たことがないので，bを選択。
- 胸膜中皮腫は細部まで問われることが多いです。

Check ■■■

112D-11　労働形態と健康障害の組合せで正しいのはどれか。2つ選べ。
- a　重量物取扱い作業 ―――― 職業性頸肩腕障害
- b　食品冷凍作業 ―――― 網膜損傷
- c　中腰作業 ―――― 職業性腰痛
- d　振動工具作業 ―――― Raynaud現象
- e　VDT作業 ―――― 白内障

選択肢考察
- ×a　重量物取扱い作業で多いのは，腰痛である。職業性頸肩腕障害は，VDT作業で多い。
- ×b　食品冷凍作業で多いのは，凍傷である。網膜損傷は，赤外線，レーザー光線にさらされる作業に多い。
- ○c　中腰作業では，職業性腰痛をきたす。
- ○d　振動工具作業では，Raynaud現象をきたす。
- ×e　VDT作業では，頸肩腕症候群に注意する。白内障は，赤外線，電離放射線を扱う作業に多い。

解答率　a 2.0%，b 0.3%，c 99.3%，d 97.7%，e 0.2%

ポイント　労働形態と健康障害の組合せとは，つまり，職業病を問うものである。本問では，主に，物理的因子によるもの，身体に過度の負担のかかる作業姿勢によるものが問われている。職業病には，このほか，業務上の負傷，化学物質，粉じん，細菌やウイルスなどの病原体，癌原性物質，長期間にわたる長時間の業務などによる疾病や，過度の心理的負担による精神，行動障害などがある。

正解　c，d　正答率 97.3%　　▶参考文献　MIX 15, 32

受験者つぶやき
- 過去問どおりでした。
- 頸肩腕症候群は字面だけでは間違うかもしれませんね。これもVDT作業やデスクワークであまり動かさないとなります。またcの腰痛は業務上疾病で最多なので覚えておきましょう。
- 特に迷わず○×をつけられました。
- 過去問で全く同じような問題がありました。公衆衛生はプール問題が多いです。

Check ■■■

112D-12 多発性内分泌腫瘍症〈MEN〉Ⅰ型について正しいのはどれか。2つ選べ。
a 副甲状腺病変は過形成を示す。
b 膵消化管病変は単発性である。
c 常染色体劣性遺伝性疾患である。
d 膵内分泌腫瘍はガストリノーマが最も多い。
e 下垂体腺腫は成長ホルモン産生腺腫が最も多い。

選択肢考察
○ a 副甲状腺の主細胞の過形成が最も多い。腺腫のこともある。
× b 膵消化管内分泌腫瘍は多発性である。特に，ガストリノーマは十二指腸壁に多発する。
× c 常染色体優性遺伝性疾患である。
○ d ガストリノーマが 80％ を占める。次に多いのがインスリノーマで，グルカゴノーマなどはまれである。
× e プロラクチン産生腺腫が多い。

解答率 a 79.5％，b 14.3％，c 9.1％，d 67.2％，e 28.7％

ポイント MEN Ⅰ型は副甲状腺〈parathyroid〉，下垂体〈pituitary〉，膵臓〈pancreas〉の病変で構成されるため 3P もしくは PPP と呼ばれる。

本問はさらに詳しい知識を要求しているため難問ではあるが，MEN Ⅰ型もⅡ型も常染色体優性遺伝性疾患であることは覚えていたい。国試ではガストリノーマ（別名 Zollinger-Ellison 症候群）とくればすぐに MEN Ⅰ型を連想するぐらいでよい。ガストリノーマは多発する。副甲状腺の4腺すべてが腫れるのは過形成で，MEN Ⅰ型を疑う必要がある。以上の辺りを押さえておけば正解にたどり着く。

正解 a，d **正答率** 50.9％ ▶**参考文献** **MIX** 338

受験者つぶやき
・MEN Ⅰ型の細かいところまでは覚えてなかったです。
・MEN Ⅰ型は「すいすいと不幸（"膵"腫瘍，下"垂"体，副甲状腺）」，MEN ⅡA 型は「ずいずいと不幸（褐色細胞腫（副腎"髄"質），"髄"様癌，副甲状腺）」と覚えていました。
・c を真っ先に×にし，下垂体病変は非機能性が多かったような気がしたので e を×にしました。d は確か○……？，b は遺伝性なので多発しそうだと思い，最終的に a，d を選択しました。
・下垂体腫瘍はプロラクチノーマが最多です。次いで GH 産生腫瘍が多いです。

D　医学各論　293

Check ■ ■ ■

112D-13　角結膜のウイルス性疾患はどれか。**2つ選べ**。
　　　a　乾性角結膜炎　　　　　　　　　　b　樹枝状角結膜炎
　　　c　流行性角結膜炎　　　　　　　　　d　巨大乳頭結膜炎
　　　e　フリクテン性角結膜炎

選択肢考察　×a　ドライアイに代表される涙液障害疾患によって生じる。
　　　　　　　○b　上皮型単純ヘルペスウイルス角膜炎によって生じる。
　　　　　　　○c　主にアデノウイルス8型，19型，37型によって引き起こされる。
　　　　　　　×d　コンタクトレンズ，義眼，眼科手術時の縫合糸などの機械的刺激により結膜に増殖変化
　　　　　　　　　を伴う疾患である。
　　　　　　　×e　フリクテン性角結膜炎は細菌性抗原，主にブドウ球菌に対するアレルギー反応である。

解答率　a0.5%，b96.0%，c99.2%，d2.4%，e1.5%

ポイント　細菌，アレルギー，ウイルス感染など，さまざまな原因で角結膜疾患は生じるため，病態を
しっかりと把握することが重要である。

正　解　**b，c**　**正答率** 95.4%　　　　　　　▶参考文献　MIX 354　コンパクト 8, 14

受験者つぶやき
・HSV とアデノです。
・流行性角結膜炎は角膜混濁を起こすことがありその場合はステロイドを用います。また，近年のコ
　ンタクトレンズの使用率から巨大乳頭結膜炎や緑膿菌，アカントアメーバ感染は重要です。
・ヘルペスウイルスとアデノウイルスです。
・フリクテン性角結膜炎なんて聞いたことありませんでした。bはヘルペス，cはアデノです。

Check ■ ■ ■

112D-14　慢性腎臓病〈CKD〉について正しいのはどれか。**2つ選べ**。
　　　a　重症度は原疾患，GFR，血尿の3者で分類する。
　　　b　蛋白尿の量は心血管死亡のリスクと関連しない。
　　　c　GFR が正常でも血尿が3か月続けば CKD である。
　　　d　GFR が正常でも顕性蛋白尿が3か月続けば CKD である。
　　　e　腎の形態的異常があっても GFR が正常であれば CKD ではない。

選択肢考察　×a　慢性腎臓病〈CKD〉の重症度は推算 GFR〈eGFR〉で分類される。
　　　　　　　×b　持続性の蛋白尿の程度が心血管死亡のリスクと関連することが統計調査の結果から明ら
　　　　　　　　　かにされている。
　　　　　　　○c　持続性の血尿はそれ単独で CKD と診断される。GFR の程度とは関係がない。
　　　　　　　○d　持続性の顕性蛋白尿はそれ単独で CKD と診断される。この場合も GFR の程度とは関
　　　　　　　　　係がない。

× e　腎の形態的異常もそれ単独でCKDと診断される。

解答率　a 2.3%，b 7.1%，c 8.6%，d 93.7%，e 87.5%

ポイント　慢性腎臓病〈CKD〉は，腎機能の低下がなくても尿検査，血液検査，画像検査あるいは病理組織学的検査で腎の障害が明らかなものを指す疾患概念である。
　　CKDの重症度は推算GFR〈eGFR〉で分類される。病期はG1（正常または高値：90〜），G2（正常または軽度低下：60〜89），G3a（軽度から中等度低下：45〜59），G3b（中等度から高度低下：30〜44），G4（高度低下：15〜29），G5（末期腎不全：＜15）に分類される。

正解　c，d　**正答率** 8.1%　　　　　　　　　　　　　　　　　　▶参考文献　MIX 288

受験者つぶやき
・選択肢cはこの条件だけだと膀胱癌なども否定できないと思い，外しましたが……。CKDの重症度分類のAはAlb（蛋白尿）から，GはGFRからです。
・CKDの定義や重症度は細かいところまで覚えていませんでした。

Check ■ ■ ■

112D-15　肺移植の適応となる疾患はどれか。3つ選べ。
　　a　肺リンパ脈管筋腫症〈LAM〉　　　b　特発性肺線維症〈IPF〉
　　c　特発性肺動脈性肺高血圧症　　　　d　肺アスペルギルス症
　　e　肺小細胞癌

選択肢考察
○a，○b，○c　日本臓器移植ネットワークの報告によると，脳死片肺移植では肺リンパ脈管筋腫症や間質性肺炎，脳死両肺移植では肺動脈性高血圧症や気管支拡張症，生体肺移植では造血幹細胞移植後肺障害，間質性肺炎，肺高血圧での肺移植が実施されている。
× d　肺アスペルギルス症では抗真菌薬が投与される。
× e　肺小細胞癌の標準療法は化学療法である。

解答率　a 95.1%，b 96.9%，c 82.5%，d 9.4%，e 12.5%

正解　a，b，c　**正答率** 77.8%　　　　　　　　　　　　　　　　▶参考文献　MIX 238

受験者つぶやき
・よくわからなかったですが，移植以外でなんとかなるものを除きました。
・肺アスペルギルス症は抗真菌薬で十分治療できそうで，肺小細胞癌は非小細胞癌と異なり原則的に手術はしない，と考えてa，b，cを選びました。
・dはステロイド治療で治りそうなので×，eは移植をやっても意義が少なそうなので×にしました。
・肺動脈性肺高血圧症は去年に引き続きアツいです。薬物治療はプロスタサイクリン，エンドセリン受容体拮抗薬，ホスホジエステラーゼ5阻害薬です。

Check ■■■

112D-16　2歳の女児。4日前から続く微熱のため母親に連れられて来院した。既往歴に特記すべきことはない。在胎39週，出生体重2,602 gで出生した。身長82 cm，体重9.3 kg。体温37.8℃。脈拍112/分，整。血圧88/48 mmHg。呼吸数24/分。SpO₂ 98%（room air）。眼瞼結膜と眼球結膜とに異常を認めない。頸部リンパ節を触知しない。心音と呼吸音とに異常を認めない。左上腹部に表面平滑で境界明瞭，可動性のない径8 cmの腫瘤を触知するが圧痛はない。尿所見：蛋白（−），糖（−），潜血（−），沈渣に白血球を認めない。血液所見：赤血球428万，Hb 11.1 g/dL，Ht 34％，白血球12,600，血小板58万。血液生化学所見：総蛋白7.6 g/dL，総ビリルビン0.2 mg/dL，AST 35 U/L，ALT 9 U/L，LD 589 U/L（基準334〜742），尿素窒素7 mg/dL，クレアチニン0.2 mg/dL，尿酸2.7 mg/dL，Na 141 mEq/L，K 3.9 mEq/L，Cl 104 mEq/L。免疫血清学所見：CRP 3.4 mg/dL，NSE 169 ng/mL（基準10以下），α-フェトプロテイン〈AFP〉2.5 ng/mL（基準10以下），尿中バニリルマンデル酸〈VMA〉96 μg/mgCr（基準6〜11）。腹部単純CT（**別冊 No. 3A**）と胸腹部造影CT（**別冊 No. 3B**）とを別に示す。

最も考えられるのはどれか。

a　神経芽腫
b　褐色細胞腫
c　成熟奇形腫
d　Wilms腫瘍
e　悪性リンパ腫

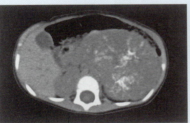

A

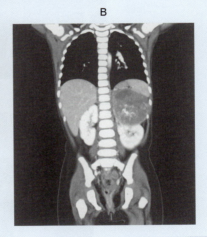

B

アプローチ

①4日前から続く微熱 ⟶ 多くの重大な疾患も初診時は，感冒や入浴などの際の偶然の発見を契機に受診することが多い。

②在胎39週，出生体重2,602 gで出生，2歳で身長82 cm，体重9.3 kg ⟶ いずれも正常範囲であり，症候性疾患が基礎にある可能性は少ない。

③体温37.8℃。脈拍112/分，整。血圧88/48 mmHg ⟶ 発熱は中等度でやや脈拍は早いが血圧は正常なため，腫瘤の破綻に伴う出血（循環減少性ショック）は否定的。また，腎血管性高血圧やカテコラミンによる頻脈と高血圧も否定的

④呼吸数24/分。SpO₂ 98%（room air）⟶ 努力呼吸の記載や低酸素血症はないため，肺実

質の炎症（肺炎，転移）はあってもごくわずか

⑤眼瞼結膜と眼球結膜とに異常を認めない。頸部リンパ節を触知しない ─→ 貧血や黄疸は認めない。幼小児では通常時でも「ぐりぐり」として頸部リンパ節を触知することが多い。

⑥心音と呼吸音とに異常を認めない。左上腹部に表面平滑で境界明瞭，可動性のない径 8 cm の腫瘤を触知するが圧痛はない ─→ 腫瘤による循環器や呼吸器への影響はほぼない。左上腹部に位置する腫瘤は巨大で可動性がないため悪性腫瘍の可能性を示唆

⑦尿所見：蛋白（−），糖（−），潜血（−），沈渣に白血球を認めない ─→ 腫瘤の存在は腎泌尿器に影響がなく，尿路感染症も否定的

⑧血液所見 ─→ 造血能は保たれているが，白血球数は上昇し血小板数もやや上昇しているため，体内の炎症（反応）の存在を示唆

⑨血液生化学所見 ─→ 肝機能障害や低蛋白血症，腎機能障害や電解質失調はない。LD は上昇している一方で尿酸や K は正常であり，ある程度の大きさの悪性腫瘍の存在を示唆

⑩免疫血清学所見：CRP 3.4 mg/dL，NSE 169 ng/mL，AFP 2.5 ng/mL，尿中 VMA 96 μg/mgCr ─→ 炎症反応の軽度上昇とカテコラミン系代謝産物の上昇があり，交感神経系由来の腫瘍を示唆

画像診断

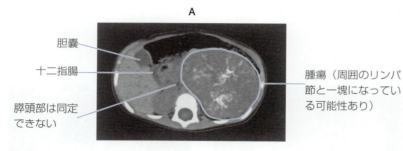

腫瘍内部は石灰化を伴い，周囲のリンパ節と一塊となっている可能性がある。通常ではこのスライスで観察される膵頭部が不明瞭。

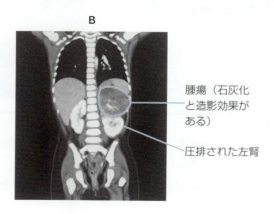

左腎上極の腫瘍は石灰化と造影効果を伴っている。また左腎を下方に圧迫している（左腎は圧迫され変形している）。

鑑別診断 　LD 上昇を伴う幼小児の腹部腫瘤であり，発熱などの症状がなければ入浴や健診の際に偶然気付かれることも多い。LD 上昇は悪性腫瘍に共通した検査所見であり，選択肢に挙がってい

D　医学各論　297

る腫瘍以外にも肝芽腫や肉腫などが候補となるが，好発部位や年齢，特異的画像所見から候補が絞られていく。また，カテコラミン産生腫瘍では発作性の高血圧，頭痛などを呈することもある。

選択肢考察

○a　本例は左腎を上方から圧排する石灰化を伴う腫瘍で，血清NSE・尿中VMAの上昇も認めるため，神経芽腫が最も考えられる。診断や治療の最適化のためには生検が必要だが，^{123}I-MIBGシンチによる集積（最近ではMRI）も転移部位の特定に重要である。

×b　カテコラミンを産生する機能性腫瘍で，全体の5%程度が小児に発生する。また，小児期発生の20%は両側性で，約半数は遺伝子関連で発生しており，*VHL*（von Hippel-Lindau病）遺伝子が有名である。

×c　胚細胞腫瘍は小児がんの5%未満だが，多彩な組織像を示す。中でも成熟奇形腫は良性囊胞性で，悪性胚細胞腫瘍で多く認める血清AFPの上昇は認めない。

×d　小児腎腫瘍の90%以上を占め，腎実質から発生し，画像上腎は腫瘍に圧排されて菲薄化（引き伸ばされたような形）する。症状に乏しいことも多いが，血尿，腹痛，高血圧が有名である。有用な腫瘍マーカーはない。

×e　悪性リンパ腫は体のあらゆる場所にできるが，病理学的にある程度好発部位（皮膚，胸腺→T細胞，回盲部→Burkitt，頸部→Hodgkin）が限られる。悪性リンパ腫における特異的な腫瘍マーカーとしてはsIL-2Rが挙げられる。

解答率　a 89.3%，b 1.5%，c 0.2%，d 9.0%，e 0.0%

確定診断　神経芽腫（おそらく左副腎原発）

ポイント　小児悪性固形腫瘍は毎年のように出題され，とりわけ神経芽腫関連は必須ともいえる。神経芽腫による症状は，発熱以外には骨髄転移に伴う骨痛や跛行，縦隔の交感神経節から発生した腫瘍による脊椎神経の圧迫症状などがある。有用な腫瘍マーカーとしては尿中HVA〈ホモバニリン酸〉も挙げられる。

正解　a　正答率 89.3%　　　▶参考文献　MIX 338　国小 299

受験者つぶやき
・VMA高値だけで選べます。
・あまり凹凸のある腫瘤には見えませんでしたが，正中を超えること，石灰化のような高吸収域があることなどから，典型的な神経芽腫なんだろうなと思いました。Wilms腫瘍とセットで覚えてました。
・正中を超えて存在する腹部腫瘤で，NSEやVMAが高値なので選べました。
・VMA高値，副腎領域の腫瘍ときたら神経芽腫です。

Check ■ ■ ■

112D-17 65歳の女性。手指を伸ばせないことを主訴に来院した。数日前に絵を描いていたところ右手から前腕に痛みが走り，環指と小指とを自力では伸ばせなくなったという。環指と小指との中手指節関節を他動的に伸展させることは可能であり，屈曲は自動，他動ともに可能である。また母指，示指，中指および手関節の自動伸展と自動屈曲は可能である。感覚障害はない。15年前に関節リウマチの診断を受け，現在はメトトレキサートと副腎皮質ステロイドにて治療中である。手指を伸ばすように指示した際の手の写真（**別冊 No. 4A**）と手関節部エックス線写真（**別冊 No. 4B**）とを別に示す。

病態として考えられるのはどれか。

a 頸椎性脊髄症　　b 手根管症候群　　c 橈骨神経麻痺
d 指伸筋腱断裂　　e 中手指節関節強直

A
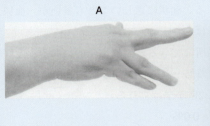

B
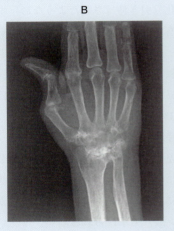

アプローチ
① 65歳の女性 → 中高年の女性に多い疾患を考慮
② 絵を描いていて右手に痛み → 軽微な外傷により疼痛が出現
③ 環指・小指の自動伸展障害 → 神経麻痺や関節，腱の障害を考慮
④ 感覚障害はない → 神経麻痺は否定的
⑤ 手関節の自動伸展は可能 → 橈骨神経麻痺は否定的
⑥ 15年前から関節リウマチ〈RA〉の既往 → RAに特異的な合併症を考慮
⑦ MTXとステロイドの併用 → 活動性の高いRAであり，合併症をきたしやすい。

画像診断

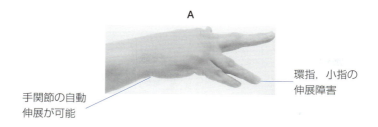

手関節は伸展位が可能であるが，環指・小指の伸展障害がみられる。

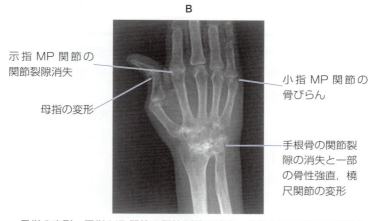

母指の変形，示指MP関節の関節裂隙の消失，小指MP関節の骨びらんがみられる。手根骨では関節裂隙の消失と，数個の手根骨の骨性強直がみられ，かなり進行したRAの所見である。

鑑別診断 「アプローチ」から，RA特有の合併症である環軸椎亜脱臼による頸椎性脊髄症や手根管症候群，橈骨神経麻痺，MP関節脱臼，腱断裂を考慮する。しかし感覚障害がなく手関節の伸展が可能との記述から，手根管症候群や橈骨神経麻痺は否定的である。写真Aからも手関節は伸展位が可能である。写真BからMP関節は強直を呈しておらず，手根骨は一部強直を呈しており，遠位橈尺関節の変形と滑膜炎による指伸筋腱皮下断裂が最も考えられる。

選択肢考察
× a　環軸椎亜脱臼による頸椎性脊髄症の場合は脊髄症状を呈する。
× b　母指，示指，中指の掌側に感覚障害が出現する。
× c　手関節の伸展，背屈が不可能（いわゆる下垂手）で，母指・示指背側の感覚障害が出現する。
○ d　手根骨が強直し，遠位橈尺関節に変形を生じると腱断裂をきたしやすい。
× e　写真Bから，MP関節は強直を呈していないことがわかる。

解答率 a 1.2％，b 4.4％，c 2.4％，d 89.4％，e 2.5％
確定診断 指伸筋腱断裂
ポイント 　RAの経過と画像所見より指伸筋腱断裂が最も考えられる。特にエックス線所見にて手根骨の骨性強直と遠位橈尺関節の不安定性があり，滑膜炎がある場合は指伸筋腱断裂を生じやすい。小指と環指に生じやすいことも特徴である。まれではあるが，橈骨神経の後骨間神経麻痺では手関節の背屈が可能で，指の伸展が不可能になるので，肘の変形や滑膜炎の有無が鑑別に

重要となる。

正解 d **正答率** 89.4%　　　　　　　　　▶参考文献　MIX 401

受験者つぶやき
・症例文を丁寧に読めば選べます。
・一瞬，鷲手に見えて Guyon 管症候群かと思いましたが選択肢に助けられました（Guyon 管症候群では骨間筋も障害されます）。
・神経系の障害だとすると，末梢神経だとしても神経根だとしても分布がおかしいのでdかeです。他動的に動かすことは可能なので，eは×でdが正解です。
・108D-32 のプール問題です。関節リウマチは指伸筋腱断裂を合併しやすいです。

Check ■ ■ ■

112D-18 60歳の女性。殿部の疼痛を主訴に来院した。疼痛のために座ることも困難であるという。殿部には熱感があり，圧痛を認める。殿部の写真（**別冊 No.5**）を別に示す。
治療として最も適切なのはどれか。

a 切開排膿　　　　　　　　　b 湿布薬貼付
c 紫外線照射　　　　　　　　d 抗ウイルス薬点滴静注
e 副腎皮質ステロイド軟膏塗布

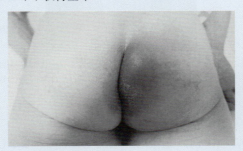

アプローチ　①殿部の疼痛，熱感，圧痛
②座ることも困難

画像診断

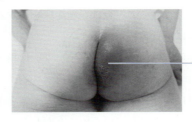
発赤・膨潤

鑑別診断　殿部の写真では，右殿部内側より肛門部に向かって発赤と膨潤があり，発赤は周囲まで広がっていて，膨潤により左殿部を圧排している。殿部膿瘍と診断される。肛門部付近もしくは肛門部の瘻孔が原因の膿瘍である可能性も示唆される。

確定診断　殿部膿瘍

選択肢考察　○a　既に完全に形成されている膿瘍であり，抗菌薬やアクリノール冷湿布では対応不可。切開排膿を行う。

×b 打撲，筋肉痛などで使用される。
×c 乾癬などの皮疹に対して行う光線療法で利用される。
×d 帯状疱疹などのウイルス感染治療で使用される。
×e 接触性皮膚炎などの発赤に対して使用される。

解答率　a 97.7％，b 0.3％，c 0.2％，d 0.2％，e 1.6％

ポイント　主訴の殿部痛，殿部の熱感と圧痛，写真より，殿部膿瘍の診断は明白。かつ，患者は，既に座ることもできないほど疼痛があることを考慮すると，小外科的な適応としては，切開排膿が第一選択。もちろん，抗菌薬と鎮痛薬の使用も必要である。

正解　a　正答率 97.7％　▶参考文献　MIX 111

受験者つぶやき
・写真を見れば何をしないといけないかがわかると思いました。
・膿瘍がありそうな腫れ方と痛がり方です。
・何の疾患かわかりませんでしたが，熱感があり炎症っぽかったので，切開排膿にしました。

Check □□□

112D-19　72歳の女性。動悸を主訴に来院した。5年前に大動脈弁狭窄症に対して機械弁による大動脈弁置換術を受けており，定期的に受診し，ワルファリンを内服している。これまでの受診時の心電図検査では洞調律であったが，来院時の心電図は心拍数 104/分の心房細動であった。意識は清明。脈拍 96/分，不整。血圧 120/76 mmHg。眼瞼結膜に貧血を認めない。頸部血管雑音を認めない。呼吸音に異常を認めない。神経学的所見に異常を認めない。血液所見：赤血球 468万，Hb 13.7 g/dL，白血球 7,300，血小板 18万，PT-INR 2.3（基準 0.9〜1.1）。
この患者への対応として適切なのはどれか。
a　止血薬の点滴静注を行う。
b　ヘパリンの皮下注を追加する。
c　現在の抗凝固療法を継続する。
d　ビタミンKの投与を直ちに行う。
e　ワルファリン以外の経口抗凝固薬を追加する。

アプローチ
①72歳の女性，動悸　→　中高年以上で増加する不整脈疾患
②機械弁による大動脈弁置換術後　→　生涯，ワルファリンによる抗凝固療法を要する。
③心房細動　→　人工弁置換後同様，全身性の血栓塞栓症のリスクがある。
④神経学的所見に異常なし　→　脳血管障害は否定される。
⑤貧血なく，Hb 13.7 g/dL　→　出血性合併症はない。

鑑別診断　機械弁による大動脈弁位の人工弁置換術後に心房細動を併発した場合，ワルファリンによる抗凝固療法はいかにすべきか，の問題。PT-INR値からワルファリンの治療量は最適であり，心房細動を併発したからといって抗凝固療法を変更する必要は全くない。出血性疾患や神経学的異常はみられないことから止血薬あるいは抗凝固療法の強化も不要。

確定診断 機械弁による大動脈弁置換術後心房細動

選択肢考察
× a 出血性の合併症はない。
× b PT-INR 値からワルファリンの治療量は最適であり，抗凝固療法の強化は不要。
◯ c 抗凝固療法を変更する理由はない。
× d ワルファリンの抗凝固効果を阻害し，急速な人工弁血栓のリスクを高める。**禁忌肢**の可能性あり。
× e PT-INR 値は適切に調節されているため，ほかの抗凝固薬は不要。

解答率 a 0.1％，b 2.2％，c 76.3％，d 7.2％，e 14.0％

ポイント 　機械弁による人工弁置換例では心房細動の有無にかかわらず，PT-INR（プロトロンビン時間の国際標準値）で調節されたワルファリンの治療量は変わらない。ワルファリンの治療量は個人差があり，人工弁置換患者では PT-INR 2.0~3.0 を目標に投与量を調節する。心房細動のみの場合の治療量もほぼ同様である。出血性合併症やほかの大手術などの際には減量，中止することもあるが，止血されたならば，できうるかぎり早期にワルファリン投与再開が望ましい。ワルファリンに対し拮抗的に働くビタミン K の投与は急激に人工弁血栓をきたし，弁の開閉機能を阻害する危険がある。生命予後を不良とするような重篤な出血性合併症がなければ，その投与は避けるべきである。

正解 c　**正答率 76.3％**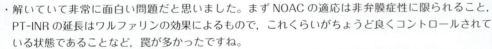

受験者つぶやき
・これ以上血をサラサラにも固める必要もないと思いました。
・解いていて非常に面白い問題だと思いました。まず NOAC の適応は非弁膜症性に限られること，PT-INR の延長はワルファリンの効果によるもので，これくらいがちょうど良くコントロールされている状態であることなど，罠が多かったですね。
・既にワルファリンを飲んでいて，PT-INR もしっかり延長しているので問題ないと思いました。
・新規経口抗凝固薬は，非弁膜症性疾患に使います。

Check ■ ■ ■

112D-20 33歳の男性。右の下腹部から側腹部にかけての激しい痛みを主訴に来院した。2日前，仕事中に右背部に軽度の痛みが出現したが，約30分で軽快した。本日午前7時ごろ，右の下腹部から側腹部にかけての激しい痛みが突然出現したため受診した。来院の途中に嘔吐があった。意識は清明。体温36.4℃。血圧118/74 mmHg。顔色は蒼白で冷汗を認める。腹部は平坦で，圧痛を認めない。右の肋骨脊柱角に叩打痛を認める。尿所見：蛋白（−），糖（−），潜血3＋，沈渣に赤血球100以上/1視野，正八面体の結晶を認める。血液所見：赤血球458万，Hb 14.0 g/dL，Ht 45％，白血球9,300，血小板21万。血液生化学所見：総蛋白7.2 g/dL，アルブミン3.7 g/dL，総ビリルビン0.9 mg/dL，直接ビリルビン0.2 mg/dL，AST 35 U/L，ALT 32 U/L，LD 179 U/L（基準176〜353），尿素窒素22 mg/dL，クレアチニン1.2 mg/dL，尿酸6.9 mg/dL，血糖98 mg/dL，Na 132 mEq/L，K 4.3 mEq/L，Cl 97 mEq/L，Ca 9.1 mg/dL。

非ステロイド性抗炎症薬が投与され疼痛は軽減した。その後に撮影した腹部CT（別冊No. 6A，B）を別に示す。

この患者に対する説明で正しいのはどれか。

a 水分摂取を勧める。
b 手術治療が必要である。
c ビタミンCの摂取を勧める。
d 尿酸排泄促進薬が有効である。
e カルシウムの摂取制限を勧める。

A
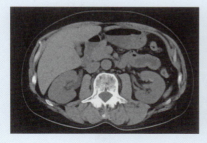

B
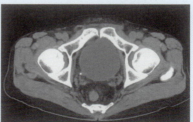

▶臨床eye **Step1** 33歳男性　右下腹部から側腹部にかけての激しい痛み

・急性腹症である。男性であることから婦人科疾患は否定できるが，急性虫垂炎，右尿管結石の疝痛発作などが疑われる。2日前にも右背部痛があったことから右尿管結石のほうが強く疑われる。
・尿路結石症は再発しやすい疾患なので，尿路結石症の既往歴・家族歴を問うことが重要である。

Step2 病歴，身体診察

・発熱がないことから急性腎盂腎炎は否定的。
・右肋骨脊柱角に叩打痛があることから，右腎に何らかの病変（水腎症など）の存在が疑

われる。
・急性虫垂炎の可能性は低くなった。

Step3 検査所見

・尿沈渣で赤血球が100以上/1視野と血尿が認められること，血液所見で白血球数が軽度上昇し，また血液生化学検査所見で血清クレアチニン値が年齢の割に軽度上昇していることから，尿管結石が強く疑われる。
・腎超音波検査や腎骨盤部単純撮影を行い，水腎症や尿路結石を確認する。
・尿沈渣で正八面体の結晶（シュウ酸カルシウム結晶）が存在したからといって尿路結石の診断にはならない。
・高カルシウム血症がないので，上皮小体機能亢進症は否定的。
・単純CT画像Aで，右腎は軽度水腎・水尿管を呈している。

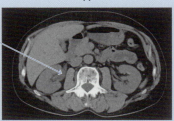

・単純CT画像Bで，尿管膀胱移行部と思われる部位に石灰像（右尿管結石と思われる）が認められる。

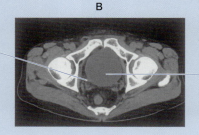

Step4 総合考察

初診2日前に尿管に落下した小結石が，時間経過とともに尿管内を下降し，初診時には尿管膀胱移行部にまで達し，その際に疝痛発作をきたしたものと考えられる。臨床症状，検査所見と一致する。

確定診断 右尿管結石

選択肢考察
○a 既に結石は尿管膀胱移行部まで下降しており，小結石であり十分自然排石が期待できるため，水分の多量摂取を勧める。
×b 結石が長期間同部位に留まった結果，水腎症の増強や尿路感染の持続が起こったりしないかぎり，手術適応にはならない。
×c，×d，×e 現状の結石に対して何ら意味はなく，また再発予防の観点からも誤りである。

D 医学各論 305

解答率 a 96.4%, b 2.2%, c 0.6%, d 0.2%, e 0.5%

ポイント　尿管結石による急性腹症に関する出題である。急性虫垂炎や成人女性では卵巣嚢腫の茎捻転などとの鑑別が必要となり，近年では画像診断として CT 検査が頻用されている。尿管結石は尿沈渣で血尿の有無，腎超音波検査で水腎症の存在，腎骨盤部単純撮影で尿路と考えられる部位での石灰化（結石像）の存在でほぼ診断できるが，確定診断は排泄性尿路造影による。CT画像でも結石と思われる石灰像の直上に拡張した尿管が認められれば尿管結石の診断が確定できるが，それがなければ確定診断にはならないことを銘記すべきである。

正　解　a　**正答率** 96.4%　　　　▶参考文献 MIX 295　コンパクト 232

受験者つぶやき
・尿路結石の手術適応がない場合を考えました。
・手術か水分摂取かの最後の決め手は CT 上で結石がそんなに大きくはないことでした。尿路結石は種類，頻度，それぞれの機序，できやすくする因子・疾患をしっかり押さえておきましょう。

D
医学各論

306

Check ☐ ☐ ☐

112D-21 53歳の男性。健診で白血球増多を指摘され来院した。体温36.5℃。脈拍84/分，整。血圧136/76 mmHg。眼瞼結膜と眼球結膜とに異常を認めない。心音と呼吸音とに異常を認めない。左季肋下に脾臓を3cm触知する。表在リンパ節は触知しない。血液所見：赤血球430万，Hb 12.8 g/dL，Ht 42％，白血球54,000（骨髄芽球1％，前骨髄球2％，骨髄球5％，後骨髄球7％，桿状核好中球5％，分葉核好中球60％，好酸球8％，好塩基球7％，リンパ球5％），血小板35万。血清ビタミンB_{12} 8,600 pg/mL（基準250〜950）。骨髄血塗抹May-Giemsa染色標本（**別冊 No. 7A**）及びGiemsa染色による骨髄細胞染色体解析（**別冊 No. 7B．矢印は異常を示す**）を別に示す。

治療薬として適切なのはどれか。

a　サリドマイド
b　JAK2阻害薬
c　プロテアソーム阻害薬
d　全トランス型レチノイン酸
e　チロシンキナーゼ阻害薬

アプローチ
① 53歳の男性，健診で白血球増多を指摘され来院した。
② 身体所見で脾腫を認める。
③ 検査所見では，軽度貧血（Hb 12.8 g/dL）があり，白血球数は54,000と著明に増加，分画では骨髄芽球1％，前骨髄球2％，骨髄球5％，後骨髄球7％，桿状核好中球5％，分葉核好中球60％，好酸球8％，好塩基球7％で，血小板数35万であった。また，血清ビタミンB_{12}は8,600と著増していた。

画像診断　骨髄の標本（弱拡大）で一見して骨髄系の細胞が著増していることがわかり，染色体分析で9：22染色体相互転座が認められる。

鑑別診断　血球増加をきたす疾患（骨髄増殖性疾患）の鑑別となるが，本例では白血球数が著しく増加しており，その分画では骨髄芽球から成熟分葉核好中球に至るまで各成熟段階の細胞がまんべんなく出現し（白血病裂孔がない），好酸球や好塩基球の増加が認められる。この時点で慢性骨髄性白血病〈CML〉がまず疑われる。さらに，「画像診断」より明らかにCMLと診断できる。

確定診断　慢性骨髄性白血病〈CML〉

選択肢考察
- ×a サリドマイドは多発性骨髄腫に使用する。
- ×b JAK2阻害薬は真性多血症などで使用される。
- ×c プロテアソーム阻害薬は多発性骨髄腫で使用される。
- ×d 全トランス型レチノイン酸〈ATRA〉は急性前骨髄球性白血病〈APL〉で使用される。
- ○e チロシンキナーゼ阻害薬登場によりCMLの予後は大幅に改善された。

解答率 a 0.2%, b 0.2%, c 0.6%, d 0.4%, e 98.5%

ポイント CMLの初期治療の第一選択薬にはチロシンキナーゼ阻害薬が推奨される。チロシンキナーゼ阻害薬はCMLの病因分子であるBCR-ABLチロシンキナーゼの自己リン酸化を選択的に阻害し，白血病細胞の増殖の抑制や，細胞死（アポトーシス）の誘導により抗腫瘍効果を発揮する分子標的薬である。

正解 e 正答率 98.5% ▶参考文献 MIX 125

受験者つぶやき
- CMLの治療は頻出事項です。
- 巨脾ほどの脾腫ではない点以外は典型的ですね。白血病の遺伝子変異は頻出です。語呂合わせなどを使いながら覚えましょう。
- いろいろな細胞が増えているのでCMLです。
- Ph染色体陽性で血小板が減少していないのでCMLです。

Check ■■■

112D-22 22歳の女性。右乳房のしこりを主訴に来院した。右乳房に長径約2cmの卵形の腫瘤を触知する。腫瘤は表面平滑で弾性硬，可動性は良好で圧痛を認めない。乳頭からの分泌物を認めない。乳房超音波像（**別冊** No.8）を別に示す。
最も考えられるのはどれか。

a 乳癌　　　　　　b 乳腺症　　　　　　c Mondor病
d 乳管内乳頭腫　　e 乳腺線維腺腫

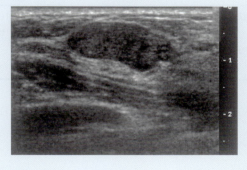

アプローチ
① 22歳の女性 ⟶ 若年者の乳腺疾患は？
② 右乳房に長径約2cmの卵形の腫瘤を触知する。腫瘤は，表面平滑で弾性硬，可動性は良好で圧痛を認めない ⟶ 良性腫瘍を考える。

画像診断 楕円形で横長，辺縁整，内部エコー均一の超音波腫瘤像

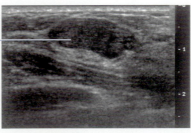

乳房超音波検査において腫瘤の診断は，主に腫瘤の形状，辺縁像，内部エコーの所見によって決まる。良性腫瘤は，楕円形（縦に比して横長），辺縁は整，内部エコーは均一となる。

鑑別診断 乳房のしこりの鑑別については，まず，年齢をみる。10〜20歳の若年者は線維腺腫が多く，40歳以降の中年，高齢者は乳癌を考える。触診所見では，ともに弾性硬であるが，線維腺腫は表面が平滑であり，可動性良好である。線維腺腫の乳房超音波像は，円形または楕円形（特に横長）で，辺縁整，内部エコーが均一である。

選択肢考察
× a 乳癌の超音波検査の所見は，凸凹な縦長の腫瘤で辺縁不整，内部エコーは不均一である。
× b 触診と同様，超音波像でも腫瘤は認めにくく，全体的に豹紋状の所見を示す。
× c 末梢血管炎が原因であるために乳房に索状物として触れる。
× d 乳管内に腫瘤をつくり，症状としては乳頭分泌がみられる。超音波所見は，乳管の拡張と乳管内腫瘤である。
○ e 超音波所見で，卵形（横長の楕円形），辺縁整，内部エコー均一の良性腫瘤の特徴がみられる。

解答率 a 0.5％，b 3.8％，c 2.0％，d 1.5％，e 92.1％

確定診断 乳腺線維腺腫

ポイント 乳腺線維腺腫は，10〜20歳代に多い良性腫瘤であり，弾性硬であるが，表面平滑，可動性良好が癌と異なる所見である。超音波検査でも同様の所見を示す。

正解 e 正答率 92.1％ ▶参考文献 MIX 326

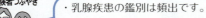

受験者つぶやき
・乳腺疾患の鑑別は頻出です。
・年齢的にも間違いないでしょう。乳腺疾患は年齢も意識すると覚えやすいと思います。
・若年者で，腫瘤の形状もeの特徴がそろっていました。
・bとcは痛くて，dは血性分泌物が特徴だと思いました。

Check ■ ■ ■

112D-23　67歳の女性。根治的右腎摘除術後の治療効果の確認のために来院した。1年前に長径11 cm 大の右腎細胞癌と多発肺転移に対して，根治的右腎摘除術を受けており，術直後から肺転移巣に対してインターフェロンαの自己投与を週3回施行している。インターフェロン導入11か月後の治療効果の確認のため受診した。現在，他の疾患は認めていない。体温36.2℃。血圧 132/84 mmHg。尿所見：蛋白（−），糖（−），沈渣に赤血球 1〜5/1 視野，白血球 1〜5/1 視野。血液所見：赤血球 420 万，Hb 12.8 g/dL，Ht 41％，白血球 3,900，血小板 17 万。血液生化学所見：総蛋白 7.0 g/dL，アルブミン 3.8 g/dL，総ビリルビン 1.1 mg/dL，AST 34 U/L，ALT 36 U/L，LD 176 U/L（基準 176〜353），γ-GTP 38 U/L（基準 8〜50），尿素窒素 20 mg/dL，クレアチニン 1.0 mg/dL，尿酸 7.1 mg/dL，血糖 96 mg/dL，Na 137 mEq/L，K 3.9 mEq/L，Cl 104 mEq/L。CRP 0.1 mg/dL。心電図に異常を認めない。11か月前と今回の胸部CT（別冊 No. 9）を別に示す。

　今後の治療として適切なのはどれか。

a　手術療法への変更
b　分子標的薬への変更
c　放射線治療への変更
d　抗癌化学療法への変更
e　インターフェロンαの継続

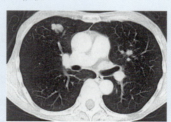
11か月前

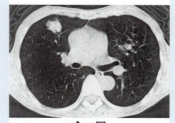
今　回

①1年前に長径 11 cm 大の右腎細胞癌と多発肺転移に対して，根治的右腎摘除術
②術後肺転移巣に対して，インターフェロンαの治療開始
③インターフェロン治療導入11か月後の肺CT評価 ─→ 左右の転移巣ともサイズ増大

画像診断

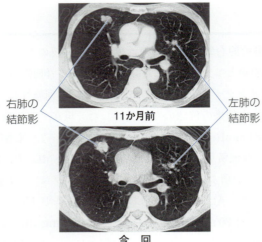

右肺の結節影　11か月前　左肺の結節影

今回

11か月前：左肺に結節影とその周囲に衛星病変，右肺に結節影を認め，転移性肺腫瘍を疑う所見。
今回：右肺の結節影のサイズは拡大しており，左肺の陰影も衛星病変を疑う小結節の数が増加している。

鑑別診断　腎癌の転移性肺腫瘍の診断は病歴から容易であるし，胸部CT所見も11か月前と比べて増大しているのは容易に判断できる。

確定診断　転移性肺腫瘍（右腎癌）

選択肢考察
× a　近年は両側の肺転移に対しても全身状態が良好で切除可能症例では手術治療が推奨されているが，本例ではサイズの拡大と衛星病変を伴っているため，第一選択ではない。
○ b　適切である。近年，転移巣に対しては，分子標的薬（癌細胞がもっている細胞表面マーカーに対する抗体）が腫瘍縮小効果，生存期間の延長効果があり推奨される。インターフェロン療法無効例に対して，分子標的治療により無増悪生存期間の延長が期待でき，分子標的薬の投与が推奨されている。
× c　腎癌の転移では，脳転移に対してガンマナイフ，エックス線による定位放射線治療を，骨転移に対して疼痛の改善とQOLの改善目的で放射線治療を行うが，肺転移では行わない。
× d　腎細胞癌に対して抗癌化学療法は無効で，免疫療法が中心である。
× e　この症例はインターフェロン療法無効例と判定される。

解答率　a 1.1%，b 86.3%，c 0.6%，d 6.5%，e 5.5%

ポイント　腎癌の治療のポイント（原発巣は根治的切除で，転移があっても原発巣は根治的切除，転移巣は免疫療法（インターフェロン：生物学的製剤）および近年注目される免疫チェックポイント阻害薬（腎癌は2016年から保険適用））を押さえておく。

正解　b　**正答率** 86.3%　▶参考文献　MIX 294　コンパクト 244

受験者つぶやき
・腎細胞癌の肺転移についてはよくわからなかったです。
・腎細胞癌といえばまず摘除→分子標的薬かインターフェロンです。
・CTで腫瘍が大きくなっているので，治療法の変更は必要だと思いました。腎細胞癌は化学療法をあまりやらないイメージでbを選びました。

D　医学各論　311

・肺に転移したら分子標的薬のソラフェニブを使います。

Check ■ ■ ■

112D-24　39歳の男性。性交中に鈍い音と同時に陰茎に激痛があり，痛みが持続するため受傷2時間後に来院した。圧痛は中等度であり，陰茎の腫脹が目立ち，陰茎全体と亀頭の一部が暗赤色を呈している。陰茎の写真（**別冊 No.10**）を別に示す。
　この病態と関連するのはどれか。

a　尿道下裂　　　　　b　尿道損傷　　　　　c　陰茎絞扼症
d　陰茎海綿体損傷　　e　尿道海綿体損傷

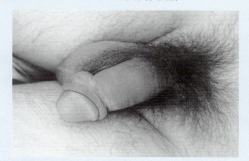

アプローチ
①性交中に鈍い音と同時に陰茎に激痛 ⟶ 陰茎白膜が断裂するときの音と考えられる。「バキッ」と表現されることもある。
②陰茎の腫脹 ⟶ 白膜の断裂部からの出血による腫脹が考えられる。
③陰茎全体と亀頭の一部が暗赤色 ⟶ 陰茎皮下に出血が広がっている。

画像診断

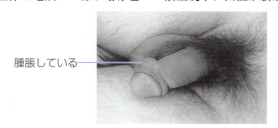

腫脹している

陰茎の冠状溝の腫脹。全体として暗赤色である。

鑑別診断　本文中に受傷とあるとおり，一種の外傷であり，陰茎折症（いんけいせっしょう）と考えられる。
確定診断　陰茎折症

選択肢考察
× a　尿道下裂は男児の出生時からみられる先天的なものである。尿道の形成不全があり，外尿道口が亀頭の先端に開口しておらず，冠状溝や陰茎に開口している状態である。
× b　性交時に尿道を損傷する可能性は低い。カテーテル留置時（尿道内でバルーンを膨らませた場合など）や尿道バルーンカテーテルを自己抜去したような場合に生じる。
× c　自慰行為やいたずらで陰茎に鋼鉄管などの硬性絞扼物を用いた場合や，ゴムや紐などの

軟性絞扼物を用いた場合にも発症することがある。

○d　勃起は，大脳の興奮が伝わって陰茎海綿体神経の神経終末から NO〈一酸化窒素〉が出て，陰茎海綿体平滑筋内の c-GMP が増加して平滑筋の弛緩が起き，海面体洞に血液が流入して海綿体白膜が伸展され，流出静脈が閉鎖されて勃起が完成することになる。したがって，性交時に無理な力が加わって損傷される可能性があるのは伸展している陰茎海綿体白膜である。

×e　尿道海綿体は尿道の周囲の海綿体であるが，勃起時に特に伸展もせず柔らかいので性交時に損傷するリスクは少ない。

解答率　a 0.6%，b 1.3%，c 11.1%，d 79.4%，e 7.6%

ポイント　勃起時に無理な外力が陰茎にかかることによって陰茎海綿体白膜が断裂する「外傷」が陰茎折症である。本問の陰茎の写真では亀頭の近くに軽い腫脹を認めるのみであるが，断裂部からの出血が多い場合にはソフトボールのような球状を呈することもある。治療としては外科的に血腫を除去し白膜断裂部を修復する。

　救急外来受診でみられる外傷であり，陰茎折症という病態を知っているかどうかにかかっている。問診と診察ではほぼ診断可能であるが，自慰行為が原因の場合もある。患者が正直に話すかどうかわからないが，いずれにしても緊急手術の適応となる。

　ちなみに，勃起時に増加する c-GMP を分解する PDE5（ホスホジエステラーゼ 5）を阻害する薬剤がシルデナフィル（バイアグラ®）であり，c-GMP を維持して勃起状態を維持しうる ED 治療薬である。最近同系統の PDE5 阻害薬が前立腺肥大症の第一選択薬になっていることも知っておきたい。

正解　d　**正答率** 79.4%　　　　　▶参考文献 **MIX** 295

受験者つぶやき
・写真を見て判断しました。
・模試で陰茎の解剖の問題を見た気がします。一度見ておくと忘れないでしょう。
・何が起きているかわかりませんでしたが，とりあえず痛そうでした。
・今年も陰茎の画像がきたな…と思いました。次は陰茎の画像だけで答えを選ばせる問題が出てもおかしくありません。

Check ■ ■ ■

112D-25 65歳の男性。人間ドックの腹部超音波検査で異常を指摘されたため受診した。腹部は平坦，軟で，自発痛と圧痛とを認めない。血液所見：赤血球 480 万，Hb 15.8 g/dL，Ht 46%，白血球 6,800，血小板 24 万。血液生化学所見：アルブミン 4.3 g/dL，AST 32 U/L，ALT 40 U/L，LD 180 U/L（基準 176〜353），ALP 212 U/L（基準 115〜359），γ-GTP 40 U/L（基準 8〜50），アミラーゼ 73 U/L（基準 37〜160），CEA 3.2 ng/mL（基準 5.0 以下），CA19-9 14 U/mL（基準 37 以下）。CRP 0.2 mg/dL。腹部造影 CT（**別冊 No. 11A**）と MRCP（**別冊 No. 11B**）とを別に示す。

　病変の質的診断を行うため次に行うべき検査はどれか。

a　腹腔鏡検査
b　腹腔動脈造影
c　超音波内視鏡検査
d　下部消化管内視鏡検査
e　内視鏡的逆行性胆管膵管造影〈ERCP〉

A
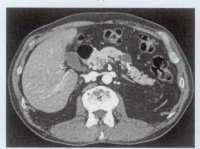

B
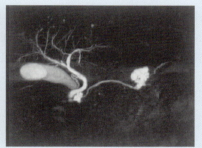

アプローチ
①人間ドックの腹部超音波検査で異常を指摘 → 無症状で発見
②腹部は平坦，軟で，自発痛と圧痛とを認めない → 腹部症状を認めない。
③血液検査 → 基準値内であり，異常を認めない。

画像診断

A
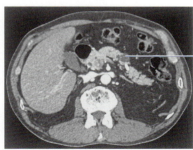

膵体部に線状の隔壁様構造をもつ低吸収性病変を認める

314　　国試112 － 第112回　医師国家試験問題解説書

B

膵頭部にも小型の囊
胞性病変を認める

ブドウの房状の形態
を示す多房性の囊胞
性病変を認める

鑑別診断　　症例文からは異常を認めず，画像で判断する。造影 CT で膵体部の内部に線状の隔壁構造を
有する低吸収性病変を認め，この病変は MRCP で囊胞性であることがわかる。ブドウの房状
の形態を示す多房性の囊胞性病変であり，主膵管に拡張を認めないことから，分枝型の膵管内
乳頭粘液性腫瘍である。膵頭部にも同様の小型の病変を認め，多発性であることがわかる。分
枝型の膵管内乳頭粘液性腫瘍は多発性であることが少なくない。胆道系には異常が認められな
い。

確定診断　膵管内乳頭粘液性腫瘍（分枝型）

選択肢考察　× a　画像検査だけで十分であり，侵襲が大きいため，推奨されない。

　　× b　血管造影検査で得られる情報は限られており，推奨されない。

　　○ c　膵管内乳頭粘液性腫瘍で問題となる壁在結節病変の有無について詳細に診断することが
　　　　　可能であり，病変の質的診断，他の囊胞性膵腫瘍との鑑別のために，行うべき検査であ
　　　　　る。

　　× d　膵疾患であるため，質的診断のために行うべき検査ではない。

　　× e　膵液を採取し，膵液中の細胞診を目的に行われることがある。ERCP 後膵炎などの偶発
　　　　　症の問題があるため，CT と MRCP の次に行うべき検査とはいえない。　割れ問

解答率　a 11.7%，b 13.7%，c 27.3%，d 1.3%，e 45.9%

ポイント　　造影 CT と MRCP が提示されていることで，膵の囊胞性病変であることは比較的容易に判
断できる。膵管内乳頭粘液性腫瘍を含む囊胞性膵疾患の診断に超音波内視鏡は有用である。膵
管内乳頭粘液性腫瘍は日常診療で遭遇することの多い膵囊胞性腫瘍である。次に行うべき検査
について理解していることは重要である。

正　解　　c　**正答率** 27.3%　　　　　　　　　　　　　　　　　　▶参考文献　MIX 277

受験者つぶやき
　　・質的診断の意味がわからなかったです。
　　・ちゃんと問題文に質的診断って書いてありますね……そうでなくても MRCP に ERCP を重ねる必要
　　　はなさそうです。
　　・「質的診断」ができるのは b か c かな……と思いつつ，どちらも IPMN の検査としてしっくりこなか
　　　ったので，e を選んでしまいました。
　　・膵管の狭窄を見たいのかと思い e を選んでしまいました。膵癌の質的診断となると c なんですね。

D　医学各論　315

Check ■ ■ ■

112D-26　日齢 0 の新生児。出生 30 分後から多呼吸を認めた。在胎 29 週，出生体重 1,100 g。体温 37.4℃。心拍数 160/分，整。呼吸数 80/分。全身のチアノーゼ，陥没呼吸および呼気時の呻吟を認める。外表奇形はなく，心雑音は聴取しない。胸部エックス線写真ですりガラス陰影を認める。診断確定のため，マイクロバブルテストを行うこととした。

　　　　必要な検体はどれか。

　　　　a　胃　液　　　　b　全　血　　　　c　血　清　　　　d　尿　　　　e　便

アプローチ
①出生 30 分後から多呼吸 → 出産直後ではない。

②在胎 29 週，出生体重 1,100 g → 早産で，低出生体重児である。

③体温 37.4℃，心拍数 160/分，整 → 発熱はなく，心疾患の可能性も低い。

④呼吸数 80/分，全身のチアノーゼ，陥没呼吸，呼気時の呻吟 → 呼吸に異常がみられる。

⑤外表奇形はなく，心雑音は聴取しない → 染色体異常や，先天性心疾患などの異常の可能性は低い。

⑥胸部エックス線写真ですりガラス陰影 → 肺に原因があると考える。

⑦診断確定のためマイクロバブルテスト → 新生児呼吸窮迫症候群〈IRDS〉の確定検査で，サーファクタントの影響をみる。

鑑別診断
「アプローチ」①，②より，早産の低出生体重児の出生後 30 分で，呼吸障害が出現している。IRDS，新生児一過性多呼吸〈TTN〉や胎便吸引症候群〈MAS〉などの疾患が考えられる。TTN は帝王切開児に多く，多呼吸を生じるが，酸素療法などで治療する。MAS では出生直後から呼吸障害がみられ，通常正期産児や過期産児で起こる。③，⑤より，感染症や先天性の心疾患による呼吸障害も考えにくい。④，⑥より，IRDS が考えられ，⑦の結果で確定診断となる。

確定診断
新生児呼吸窮迫症候群〈IRDS〉

選択肢考察
○a　マイクロバブルテスト（小泡沫安定試験）は，羊水または，胃液で行う。

×b　全血ではない。

×c　血清ではない。

×d　尿ではない。

×e　便ではない。

解答率　a 94.2％，b 1.3％，c 1.9％，d 2.4％，e 0.1％

ポイント　この問題の場合，マイクロバブルテストの知識があればよく，ある意味一般問題と変わらない。

正　解　**a**　**正答率 94.2％**　　　　　　　　　　　　　▶参考文献　**MIX** 417

受験者つぶやき
・羊水を産生するのはどこかと考えました。

・知らなかったですが肺から分泌されるものを見たいことを考えれば a しか選べないのではないでしょうか。またマイクロバブルテストは陽性だと正常です。ちなみに羊水でも計測できるそうです。

・マイクロバブルテストは胃液で泡立ちが少ないこと＝表面活性物質が少ないことをみます。

> **Check** ☐ ☐ ☐
>
> **112D-27** 74歳の女性。ネフローゼ症候群のために一般病棟に入院中であったが，呼吸困難，低酸素血症および腎機能低下による尿量減少をきたした。胸部エックス線写真で肺うっ血と両側胸水とを認め，心胸郭比は74％であった。持続血液透析濾過〈CHDF〉と呼吸管理とを行うためICUに入室し，気管挿管下に人工呼吸を開始した。動脈血ガス分析（F_IO_2 1.0）：pH 7.45，$PaCO_2$ 32 Torr，PaO_2 100 Torr，HCO_3^- 22 mEq/L。肺胞気-動脈血酸素分圧較差〈A-aDO₂〉は，一般的にP_AO_2（肺胞気酸素分圧）−PaO_2で表される。
>
> この患者のP_AO_2はどれか。
>
> ただし，大気圧は760 Torr，37℃での水蒸気圧は47 Torrr，呼吸商は0.8とする。
>
> a　150 − 32
> b　150 − 32/0.8
> c　760 − 47
> d　(760 − 47) × 1.0 − 32
> e　(760 − 47) × 1.0 − 32/0.8

アプローチ
① 74歳の女性
② ネフローゼ症候群で入院中
③ 低酸素血症，尿量減少（腎機能低下）
④ 肺うっ血，両側胸水，心胸郭比74％ ⟶ 心不全が疑われる。
⑤ 持続血液透析濾過〈CHDF〉と気管挿管下人工呼吸を開始

確定診断 ネフローゼ症候群および心不全

選択肢考察
× a　適切な式ではない。
× b　適切な式ではない。室内気の条件下である。この選択肢は誤答率が高かったが，それは室内気の場合の式のみを暗記していたことが原因であると考えられる。**割れ問**
× c　適切な式ではない。
× d　呼吸商が加味されておらず，適切な式ではない。
○ e　F_IO_2は1.0であり，正しい選択肢といえる。

解答率 a 0.5％，b 41.7％，c 1.4％，d 0.3％，e 56.0％

ポイント　P_AO_2は，P_AO_2 = (760 − 47) × F_IO_2 − $PaCO_2$/0.8 で求められる。また呼吸商が0.8というのは，酸素と二酸化炭素が1：0.8で交換されていることを意味している。

本問では大気圧が760 Torr，37℃の水蒸気圧が47 Torrとされている。気道内は37℃で湿度が100％であると考えられることから，713 Torr（= 760 − 47）の空気が気道内に入ることになる。本問では吸い込んだ空気は100％酸素であるが，ガス交換により，二酸化炭素と交換された肺胞内の酸素の分圧（= P_ACO_2 ÷ 0.8）を引く必要がある（CO_2は速やかに動脈から肺胞に移動するためP_ACO_2と$PaCO_2$は同じである）。

なお，肺胞気-動脈血酸素分圧較差〈A-aDO₂〉は，P_AO_2〈肺胞気酸素分圧〉とPaO_2〈動脈血酸素分圧〉の差で求めることができるため，重要である。

正解 e　**正答率 56.0％**　　▶参考文献 MIX 224

受験者つぶやき
・再びA-aDO₂の問題です。
・前日の問題を確認しなかったことを後悔しました。150という数字だけ覚えていて意味がわかって

D　医学各論　**317**

いなかったので，room air でないことが分かっていても選べませんでした。

・A-aDO$_2$ の計算式から PaO$_2$ を引かないものを選びました。F$_I$O$_2$ の数字を見るのがポイントです。

・今年の A-aDO$_2$ は細かいところまで聞かれました。ほぼ毎年出ています。

Check ■ ■ ■

112D-28　80 歳の女性。頭痛，吐き気および下肢のけいれんを主訴に来院した。日中は自宅に一人でおり，夕方帰宅した家族に連れられて受診した。同日の最高気温は 39℃ で，冷房は使用していなかったという。60 歳から高血圧症のため，降圧薬を内服している。75 歳時に急性心筋梗塞のため冠動脈ステントを留置されている。意識は清明。身長 154 cm，体重 48 kg。体温 37.0℃。脈拍 92/分，整。血圧 108/58 mmHg。尿所見：比重 1.020，蛋白（±），潜血（−），尿中 Na 15 mEq/L。血液所見：赤血球 490 万，Hb 14.0 g/dL，Ht 43%，白血球 6,300，血小板 18 万。血液生化学所見：総蛋白 6.8 g/dL，アルブミン 4.2 g/dL，AST 35 U/L，ALT 40 U/L，CK 4,320 U/L（基準 30〜140），尿素窒素 38 mg/dL，クレアチニン 2.5 mg/dL，尿酸 7.5 mg/dL，Na 140 mEq/L，K 5.0 mEq/L，Cl 104 mEq/L。

最初に行う輸液の組成として最も適切なのはどれか。

a　5% ブドウ糖

b　Na$^+$ 35 mEq/L，K$^+$ 20 mEq/L，Cl$^-$ 35 mEq/L

c　Na$^+$ 84 mEq/L，K$^+$ 20 mEq/L，Cl$^-$ 66 mEq/L

d　Na$^+$ 90 mEq/L，K$^+$ 0 mEq/L，Cl$^-$ 70 mEq/L

e　Na$^+$ 154 mEq/L，濃グリセリン，フルクトース配合液

アプローチ　①高齢女性の頭痛，吐き気および下肢のけいれん━━ くも膜下出血のほか，感染症や電解質異常などが鑑別に挙がる。

②昼間は自宅に一人，最高気温 39℃，冷房使わず━━ 高温環境に昼間長くいた可能性

③高血圧で内服，心筋梗塞の既往歴━━ β遮断薬，利尿薬，抗血小板薬などの内服の可能性

④小柄で意識清明，ほぼ平熱で低血圧ぎみだが頻脈ではない━━ 重症感はない。ただ頻脈にならないのは β遮断薬による可能性が否定できない。

⑤尿比重はやや高く，尿中排泄 Na は少ない━━ 尿中蛋白は出ていないので，尿量にもよるが腎前性の脱水気味

⑥Hb，Ht，総蛋白，アルブミン上昇，白血球と血小板正常━━ 血液濃縮あり，感染症や DIC ではなさそう。

⑦AST，ALT，CK，K ━━ 肝機能は問題なく，横紋筋融解症の所見あり（K は細胞崩壊で上昇）

⑧BUN，Cre，K の上昇━━ 脱水と急性の腎障害

鑑別診断　「アプローチ」①，②を併せ考えると，熱中症が最も考えやすい。くも膜下出血は突然発症で頭痛と嘔吐が特徴的だが，本例ではその後の経過に④で示すように重篤感がない。脳炎や髄膜炎などでも①の頭痛，嘔吐はあるが，意識は清明で発熱なく（④），白血球の上昇もない

318 　国試112 ― 第112回　医師国家試験問題解説書

（⑥）ので感染症も考えづらい。熱中症の危険因子として，1）高齢，2）エアコン未使用，に加え，3）心疾患などの既往，がある。また発汗や不感蒸泄により⑤，⑥に示すように脱水を伴っており，臓器の高体温と虚血に関連して腎前性の急性腎障害（⑧）を起こしているので，Ⅲ度熱中症（重症）に分類される。⑦の横紋筋融解症は下肢のけいれん，筋肉の虚血が原因であろう。

確定診断　Ⅲ度熱中症，横紋筋融解症

選択肢考察
× a　血糖値は明らかでないが，意識清明で尿比重はやや高い程度なので，尿糖は出ていない可能性が高い。ということは高血糖，低血糖は否定的。Na も正常なので自由水（5% ブドウ糖液）だけを補充するのは誤り。

× b　3号液（維持液）に相当する電解質組成。K が高く，今後の輸液によって尿の流出が確認できるまで，K を含む輸液は適切でない。

× c　1号液（開始液）に近いが，K を含む電解質組成。選択肢 b と同様に K を含む輸液は適切でない。

○ d　電解質組成は1号液（開始液）。K を含んでおらず，発汗などで喪失する Na の補充もできる。

× e　頭蓋内圧亢進，眼圧上昇時に緊急で使用する浸透圧利尿薬であり，熱中症患者の初期輸液に使用することはない。

解答率　a 3.8%，b 1.0%，c 1.6%，d 73.6%，e 20.0%

ポイント　熱中症の診断は比較的容易。治療法として選択すべき輸液組成を，患者の検査結果を十分吟味した上で，安全性，効果ともに高い輸液製剤を選択させる良問。

本問の狙い　まず熱中症を正しく診断させてから，急性腎障害（＋横紋筋融解症）で生じた高 K 血症を悪化させないよう配慮しつつ，患者の臨床データに応じて水分，Na を補充するために1号液〜4号液のうちから適切な輸液製剤を選ぶ，臨床に即した問題である。ただ e は全くお門違いの浸透圧利尿薬であり，混乱した受験生もいたのではないかと心配になる。

正　解　d　**正答率 73.6%**　　　　　▶参考文献　MIX 410

受験者つぶやき
・輸液の組成はわからなかったです。
・また輸液ですか……そうですか，またですか。e はよくわからなくて選べず，それ以外でそれなりに濃くて K が入っていない開始液を選びました。
・細胞外液を入れたいのですが，クレアチニンが上昇しつつ，K も上がってきているので，K フリーの d を選びました。e の濃グリセリンは脳浮腫のときに入れるイメージで×にしました。
・熱中症患者には細胞外液をたくさん入れてあげましょう。

D 医学各論　319

Check ■ ■ ■

112D-29 30歳の女性。咽頭痛と開口障害とを主訴に来院した。5日前から咽頭痛と軽度の発熱があったため自宅近くの医療機関を受診し，抗菌薬と解熱鎮痛薬の内服治療を受けていた。昨日から開口障害と摂食困難とが出現したため受診した。喫煙歴はなく，飲酒は機会飲酒。頸部リンパ節と肝・脾とを触知しない。血液所見：赤血球 480万, Hb 13.0 g/dL, 白血球 16,800（桿状核好中球 30%, 分葉核好中球 52%, 好酸球 1%, 好塩基球 1%, 単球 6%, リンパ球 10%），血小板 21万。血液生化学所見：AST 30 U/L, ALT 28 U/L。CRP 14 mg/dL。口腔内写真（**別冊** No. 12）を別に示す。

診断はどれか。

a　中咽頭癌　　　b　悪性リンパ腫　　　c　扁桃肥大症
d　扁桃周囲膿瘍　　e　伝染性単核球症

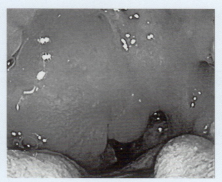

アプローチ
① 5日前から咽頭痛と軽度の発熱 → 急性咽頭炎や扁桃炎があった。
② 昨日から開口障害と摂食困難 → 炎症が増悪し，開口筋に波及している。
③ 白血球 16,800　好中球上昇，CRP 14 mg/dL → かなり強い炎症の存在

画像診断

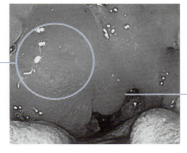

前口蓋弓の発赤が著明であり，膨隆を認める

口蓋垂は浮腫状で，やや左へ偏位している

鑑別診断　選択肢になっている疾患が鑑別に挙げられる。急性発症であり，血液検査所見からも急性の炎症性疾患が考えられる。急性扁桃炎，扁桃周囲膿瘍，伝染性単核球症，咽頭炎，咽後膿瘍などが考えられるが，開口障害を起こす疾患としては扁桃周囲膿瘍が考えられ，画像からも診断は容易である。

選択肢考察　× a　扁平上皮癌が多いが，本例は30歳の女性で喫煙歴もなく，急性発症であり，画像診断からも否定できる。

× b　悪性リンパ腫は比較的若年者に多いが，発熱や開口障害をきたすことはまれである。

× c　扁桃肥大ではいびきや無呼吸が症状であり，咽頭痛や開口障害をきたすことはない。

○ d　画像などから右扁桃周囲膿瘍と診断できる。

× e　両側扁桃に白苔形成，頸部リンパ節腫脹を認めるが，開口障害をきたすことはない。肝機能障害を認めることが多い。

解答率　a 0.2%，b 0.0%，c 1.3%，d 97.9%，e 0.5%

確定診断　扁桃周囲膿瘍

ポイント　扁桃周囲膿瘍は急性扁桃炎に続発することが多い。通常は一側性であるが，まれに両側性のこともある。激しい嚥下痛がみられ，開口筋に炎症が波及すると開口障害をきたす。また高熱，口臭が生じ，含み声になる。口蓋扁桃周囲の発赤腫脹が著明で，口蓋垂は健側に偏位する。水分の摂取も困難になるため輸液が必要になることもある。治療は抗菌薬を使用するが，膿瘍形成が著明であれば切開・排膿が必要である。

　扁桃周囲膿瘍は国試頻出のテーマである。口腔内所見や画像で診断できるようにしておきたい。

正　解　d　**正答率** 97.9%　　　▶**参考文献**　**MIX** 369　**コンパクト** 84

受験者つぶやき
・開口障害から扁桃周囲膿瘍を疑います。頸部膿瘍から縦隔炎をきたし，敗血症になると死に至る可能性があるため注意が必要です。
・急性の経過で咽頭痛と開口障害があり，扁桃周囲膿瘍を疑いました。写真で確認です。
・扁桃周囲膿瘍は開口障害や口蓋垂の健側への偏位が特徴的です。

Check ■ ■ ■

112D-30 70歳の男性。激しい腹痛と腹部膨満感とを主訴に救急車で搬入された。以前からParkinson病で内服治療中であった。体温36.8℃。心拍数72/分，整。血圧130/70 mmHg。呼吸数16/分。血液所見：赤血球420万，Hb 11.2 g/dL，白血球11,000，血小板20万。血液生化学所見：AST 33 U/L，ALT 25 U/L。CRP 5.8 mg/dL。腹部エックス線写真（**別冊No. 13**）を別に示す。

まず行うべきなのはどれか。

a　イレウス管留置　　b　高圧酸素療法　　c　緊急開腹手術
d　内視鏡治療　　　　e　浣　腸

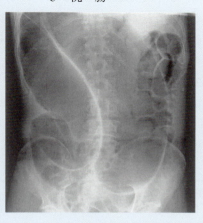

アプローチ
① 激しい腹痛と腹部膨満感 → 急性発症。腹部膨満感は腸管に関連？
② Parkinson病で内服治療 → 消化管の変性あるいは薬剤による腸管蠕動低下が存在
③ バイタルサイン → ショック状態ではない
④ 白血球11,000，CRP 5.8 mg/dL → 中等度の炎症反応

画像診断

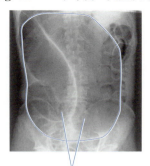

著明に拡張した腸管（S状結腸）

腹部エックス線写真では正中に著明に拡張した腸管（S状結腸）を認め，いわゆる"coffee bean sign"と考えられる。

鑑別診断　急性発症で腹部膨満感を呈し，腸管の拡張を生じる病態としては腸閉塞（イレウス）が最も考えられる。成人においてイレウスを生じる原因としては，癒着，腫瘍および捻転などが挙げ

られるが，発症経過や特徴的画像所見からＳ状結腸軸捻転と診断される。

確定診断 Ｓ状結腸軸捻転

選択肢考察
×a　イレウス管が有効なのは主に小腸イレウスであり，大腸イレウスに対する有効性は高くない。イレウス管を挿入しても大腸まで減圧されるには時間がかかり，現在の腸管内圧の減圧には有効ではないと考える。 割れ問

×b　高圧酸素療法は，癒着性イレウスや腸管嚢腫様気腫症などに対する有効性が報告されている。

△c　捻転による腸管虚血や消化管穿孔を伴っている場合は適応であるが，バイタルサインは正常であり，炎症反応が中等度に留まることを勘案すると，この時点では穿孔による腹膜炎は明らかではなく，まず内視鏡的整復を試みる状況である。緊急開腹手術の適応は腸管壊死・穿孔であるが，現時点ではそのような徴候はみられない。 割れ問

○d　前処置なしに経肛門的に内視鏡を挿入し，腸管内の減圧を行う。

×e　腸管内圧の上昇をきたすため行わない。

解答率 a 48.1%，b 0.1%，c 33.0%，d 7.9%，e 10.9%

ポイント 急性発症で腹痛および腹部膨満を伴う疾患の鑑別と，画像所見を問う設問である。経過および特徴的画像所見からＳ状結腸軸捻転と診断される。本症はイレウスの原因となる疾患として比較的頻度が高く，疾患の機序や概要，治療法を理解しておく。

正解 d　**正答率** 7.9%　▶参考文献　MIX 265

受験者つぶやき
・内視鏡的整復……勉強不足でした。
・エックス線の coffee bean sign からＳ状結腸軸捻転を疑い，d を選びました。よくよく考えてみたら，Parkinson 病治療薬の副作用で麻痺性イレウスをきたした可能性もあるなと思い，a なのか d なのか……腹膜刺激症状などの記載はないものの，腸管がかなり拡張しているので c なのか……わかりません。

112D-31 46歳の男性。呼吸困難を主訴に来院した。1か月前から胸部違和感と労作時呼吸困難とを自覚していたが，徐々に増強するため来院した。1週間前までは胸部にヒューヒューという音がしていたが，現在は消失しているという。既往歴に特記すべきことはない。喫煙は40本/日を26年間。胸部エックス線写真（**別冊 No. 14**）を別に示す。

異常所見の原因として最も可能性が高いのはどれか。

a 肺 癌　　b 気 胸　　c 血 胸　　d 胸膜炎　　e 胸膜中皮腫

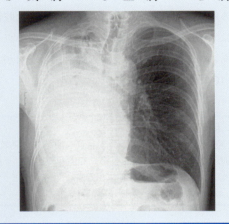

アプローチ

① 46歳の男性 ⟶ 中年男性の疾患

② 1か月前からの胸部違和感と労作時呼吸困難 ⟶ 比較的緩徐に進行する疾患

③ ヒューヒューという音があったが現在は消失 ⟶ 大気道あるいは末梢に気道狭窄があったが，増悪したか改善したかどうか

④ 喫煙40本/日を26年 ⟶ 重喫煙と関連する疾患を想定

画像診断

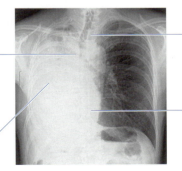

右主気管支は気管分岐部の近傍から明瞭でなくなり，途絶している

気管は右方へ偏位している

右肺尖の一部を除き，右肺全体の透過性が低下している

心陰影は右方へ偏位し，その辺縁は明瞭でない

鑑別診断　胸部単純エックス線では，右肺全体の透過性が低下し，肺尖にわずかに含気がみられるのみである。右主気管支は気管分岐部近傍以遠で明瞭でなくなり，同部位で途絶している。縦隔（気管，心陰影）は右側に偏位し，心陰影は右胸郭内に移動して陰影自体が不明瞭となっている。したがって占拠性病変ではなく，無気肺のために縦隔が患側に偏位していると判断される。「アプローチ」も併せ，肺癌による無気肺を最も疑う。

確定診断　無気肺

選択肢考察 ○ a　右主気管支あるいはその近傍に発生する肺癌，さらに進展したリンパ節により，ほぼ一側全体に及ぶ無気肺を生じている可能性が高い。中枢発生の肺癌（扁平上皮癌，小細胞癌）は喫煙との関連性が高い。

　　　　　× b　気胸では縮小した肺と肺外の胸腔に漏れ出した気腔が確認されるが，画像が全く異なる。

　　　　　× c　右肺の透過性低下がある点は一致するが，占拠性病変であり縦隔は健側に偏位するはずである。右主気管支陰影が見えない点も合致しない。胸水か血胸は穿刺しなければ確認できない。

　　　　　× d　炎症を示唆する所見の記載がなく，胸膜炎による胸水貯留では占拠性病変のため縦隔は健側に偏位するはずである。右主気管支陰影が見えない点も合致しない。

　　　　　× e　胸膜の腫瘍であるので，右主気管支の途絶所見の説明がつかない。

解答率　a 70.4%，b 9.8%，c 10.4%，d 7.1%，e 2.2%

正　解　**a**　**正答率** 70.4%　　　　　　　　　　　　　　　　▶参考文献　MIX 241

受験者つぶやき
・画像から見て判断しました。
・中枢性が多い扁平上皮癌は大きくなるにつれて気管を閉塞させ無気肺を起こしやすいです。
・1週間前までは気道が狭くなる程度（wheeze）で済んでいて，それ以降は完全に閉塞して無気肺になったと考えました。比較的長い経過からも a です。
・無気肺を最もきたしやすいものはどれかと読み替えました。

D 医学各論　325

Check ■■■

112D-32 12歳の女児。右大腿部から膝の痛みを主訴に来院した。1か月前に友人とぶつかって転倒した後から，痛みが出現した。様子をみていたが痛みが軽快しないため受診した。身長 148 cm，体重 50 kg。体温 36.3℃。右股関節前方に圧痛を認める。歩行は疼痛のため困難である。右股関節可動域は屈曲と内旋とに制限がある。血液生化学所見に異常を認めない。股関節のエックス線写真（**別冊 No. 15A～C**）を別に示す。

初期対応として適切なのはどれか。

　　a　関節穿刺　　　　b　減量指導　　　　c　右下肢の免荷
　　d　抗菌薬の投与　　e　股関節の可動域訓練

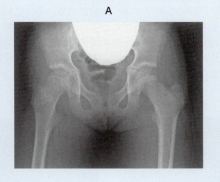

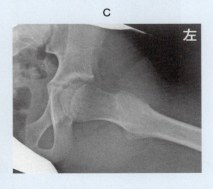

① 12歳の女児

② 右大腿部から膝の痛みを主訴 ⟶ 股関節疾患を疑う症状である。

③ 1か月前に友人とぶつかって転倒 ⟶ 外傷を契機に痛みが出てきている。

④ 身長 148 cm，体重 50 kg。体温 36.3℃ ⟶ BMI では 22.8 であり標準である。発熱もなく，炎症性疾患ではないことが考えられる。

⑤ 右股関節前方に圧痛を認める，歩行は疼痛のため困難 ⟶ 股関節に外傷を契機として異常な病態が起きていることが考えられる。

⑥ 右股関節可動域は屈曲と内旋に制限がある ⟶ 股関節頸部などの構造的異常が起きていることが考えられる。

⑦血液生化学所見に異常なし ⟶ 全身的な炎症性疾患および局所の化膿性疾患なども否定される。

画像診断

A

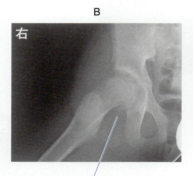

Trethowan 徴候陽性　　　　　　　　　　Trethowan 徴候陰性

　　両股関節単純エックス線像において大転子に着目すると，右股関節は大転子が描出されておらず，また，同時に小転子がよく描出されている。これらから右股関節は内旋制限のため外旋位をとっていることがわかる。大腿骨骨端核も左右同じような形状でない。また，右股関節は Trethowan 徴候陽性である。これは正常では頸部外側に引いた線の延長線（Klein line）より外側にはみ出ているが，骨頭すべり症では骨頭外縁が線より内側にある。

B　　　　　　　　　　　　C

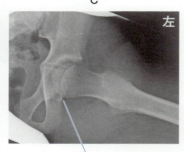

右股関節側面像において Capener 徴候陽性（骨端核後方部分が寛骨臼の外にはみ出している所見）が認められる

左股関節側面像において Capener 徴候は認められない。正常像である

鑑別診断　「アプローチ」①，②から，12歳女児の股関節痛としては発育性股関節形成不全の後遺症などが考えられる。小児整形外科疾患で代表的な Perthes 病や大腿骨頭すべり症などは一般には男児にみられるが，女児でも否定はできない。④，⑦からは肥満児でもなく，炎症性変化もない病変であることがわかる。②，③，⑤，⑥と画像所見から Perthes 病や大腿骨頸部骨折は否定されるので，大腿骨頭すべり症が一番考えられる。

確定診断　大腿骨頭すべり症

選択肢考察
× a　炎症性疾患は否定されているので考えられない。
× b　標準的な体重であり，肥満児ではない。
○ c　初期対応として一番適当である。
× d　化膿性疾患も否定されているので抗菌薬投与は適切ではない。
× e　可動域制限があるので無理に可動域訓練をする必要はない。また，転位が強くなる可能性がある。

| 解答率 | a 0.8％，b 3.6％，c 93.9％，d 0.1％，e 1.5％ |

ポイント　本問は大腿骨頭すべり症の初期対応を考えさせる問題である。大腿骨頭すべり症は，小児の整形外科疾患で代表的な疾患の一つである。特に小児の股関節疾患で発育性股関節形成不全やPerthes病，化膿性股関節炎などはよく理解しておく必要がある。大腿骨頭すべり症の5〜10％は外傷を契機として発症するタイプであり，鑑別診断としては小児大腿骨頸部骨折が挙げられる。

正解 c　正答率 93.9％　　　　　　　　　　　　　　　　　　▶参考文献　MIX 191

受験者つぶやき
- 年齢・体重から大腿骨頭すべり症を疑いました。画像は上手く読めませんでした。減量も有効でしょうが，まずは免荷です。ペルテス病と対で覚えてました。
- すべり症です。消去法でも解けます。
- 初期対応なので，免荷させて悪いことはないと思いました。

112D-33 8歳の男児。頭部の脱毛と疼痛とを主訴に来院した。2か月前から頭皮に痒みとともに脱毛斑が出現した。市販の副腎皮質ステロイド外用薬を塗布していたところ，2週間前から次第に発赤し，膿疱や痂皮を伴い疼痛も出現してきたため受診した。ネコを飼育している。痂皮を剥がすと少量の排膿があり圧痛を伴う。病変部に残存する毛は容易に抜毛される。後頸部に径2cmのリンパ節を2個触知し圧痛を認める。後頭部の写真（**別冊 No. 16A**）と抜毛の苛性カリ〈KOH〉直接鏡検標本（**別冊 No. 16B**）とを別に示す。

治療薬として適切なのはどれか。

a　イソニアジド　　b　バラシクロビル　　c　ミノサイクリン
d　イトラコナゾール　　e　レボフロキサシン

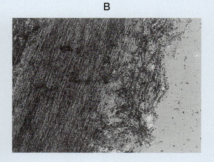

アプローチ
① 8歳の男児 ⟶ 小児に好発する疾患
② 頭部の脱毛と疼痛 ⟶ 脱毛をきたす疾患
③ 副腎皮質ステロイド外用薬で悪化 ⟶ 感染症を考える。
④ ネコを飼育 ⟶ ネコからの感染症の可能性がある。
⑤ 容易に抜毛される ⟶ 毛根に炎症が及んでいる。
⑥ 後頸部のリンパ節触知 ⟶ 強い炎症が生じている。

画像診断

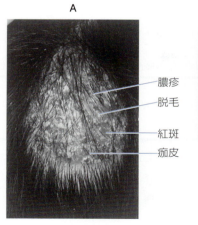
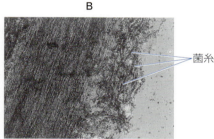

A: 後頭部の写真で，脱毛・紅斑・びらん・痂皮・膿疱がみられる。(膿疱／脱毛／紅斑／痂皮)

B: 苛性カリ直接鏡検で，淡い青緑色の菌糸がみられる。(菌糸)

鑑別診断

年齢と頭部の脱毛から円形脱毛症がまず考えられる。しかし主訴に疼痛，現病歴に痒みがあることから，自覚症状のない円形脱毛症は除外できる。「アプローチ」③から，細菌感染症・真菌感染症・ウイルス感染症などを鑑別する必要がある。④からネコとの関連が強い疾患であることが考えられる。ネコからは，真菌感染による頭部白癬・Celsus 禿瘡（ケルスス），ネコひっかき病，ネコ疥癬が想起できる。ネコひっかき病とネコ疥癬では，脱毛はみられないので，否定できる。苛性カリ直接鏡検で菌糸がみられることから，頭部浅在性白癬か Celsus 禿瘡が考えられる。後頭部の写真で，脱毛・紅斑・びらん・痂皮・膿疱がみられる。頭部浅在性白癬では鱗屑と軽度の脱毛のみがみられるので，除外できる。さらに⑤と⑥から，毛根にまで炎症が及びリンパ節腫脹も伴う，Celsus 禿瘡と診断できる。ネコから感染していることから，原因菌は *Microsporum canis* と考えられる。

確定診断
Celsus 禿瘡

選択肢考察
× a　結核の治療薬である。
× b　単純ヘルペスと水痘・帯状疱疹ウイルスによる疾患に対する治療薬である。
× c　細菌感染症に対する治療薬である。
○ d　真菌感染症に対する治療薬であり，Celsus 禿瘡に有効な薬剤である。
× e　細菌感染症に対する治療薬である。

解答率
a 0.3%，b 0.2%，c 3.8%，d 95.0%，e 0.5%

ポイント
Celsus 禿瘡は炎症性頭部白癬である。ネコやイヌの飼育歴があることが多く，その場合の原因菌は *Microsporum canis* が多い。臨床症状としては紅斑・鱗屑・丘疹・膿疱・脱毛・びらん・痂皮・痛み・痒みなど多彩である。発熱・頭痛・頸部リンパ節腫脹などもみられる。抜毛した毛髪を直接鏡検すると菌糸がみられ，また培養すると菌種が同定できる。

正解 d　正答率 95.0%

330　国試112 ─ 第112回　医師国家試験問題解説書

受験者つぶやき
・Celsus 禿瘡です。TARGET でありました。
・白癬症は人獣共通感染症で，不用意にステロイドを使うと Celsus 禿瘡となります。
・白癬による Celsus 禿瘡です。
・標本はよくわかりませんでしたが，苛性カリは真菌の検査なので，抗真菌薬を選びました。

Check ■ ■ ■

112D-34　36歳の男性。2日前に左眼の充血と流涙とを自覚したため来院した。ハードコンタクトレンズを使用している。会社の同僚が1週間前まで同様の症状で治療中であった。耳前リンパ節の腫大と圧痛とを認める。左眼の前眼部写真（**別冊** No. 17）を別に示す。
　この患者への生活指導として正しいのはどれか。
a　頻回の洗眼を勧める。
b　コンタクトレンズの装用は許可する。
c　家族より先の入浴を勧める。
d　流水による手洗いの励行を勧める。
e　会社への出勤は許可する。

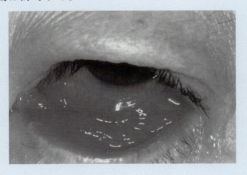

アプローチ
①2日前に左眼の充血と流涙 ⟶ 急性の結膜炎
②ハードコンタクトレンズを使用 ⟶ 不衛生なコンタクトレンズ使用による感染も考慮
③会社の同僚が1週間前まで同様の症状で治療中であった ⟶ sick contact がある
④耳前リンパ節の腫大と圧痛 ⟶ 流行性角結膜炎の特徴

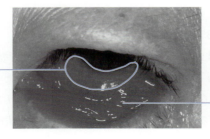

球結膜の著明な充血を認める

下眼瞼結膜の著明な充血と濾胞を認める。偽膜を生じているようにも見える

鑑別診断　「アプローチ」①，②からは細菌やアカントアメーバなどによる感染性結膜炎も考慮すべきであるが，③から他人への感染力が強い疾患であることが想起され，④から流行性角結膜炎の

D 医学各論

可能性が高まる。画像所見も併せて流行性角結膜炎の診断となる。

確定診断 流行性角結膜炎

選択肢考察
× a 水道水などによる洗眼では，病原体であるアデノウイルスを除去できない。
× b アレルギー性・感染性を問わず，炎症眼へのコンタクトレンズ装用は症状悪化につながる。
× c 流行性角結膜炎は感染力が大変強く，その経路は接触感染である。患者の家族にウイルスが伝播しないためには，患者は家族よりも後に入浴すべきである。
○ d 流水手洗いによる物理的なウイルス除去が基本である。
× e 周囲の人への感染拡大を予防するためには出勤不可とするべきである。

解答率 a 4.2%, b 0.2%, c 0.4%, d 93.3%, e 1.9%

ポイント 流行性角結膜炎は感染力が大変強く，ドアノブなどを介して容易に接触感染する。潜伏期は1〜2週間であり，大量の眼脂，充血，流涙，眼瞼腫脹，耳前リンパ節の腫脹などを特徴とする。根本的な治療法はないが，細菌の混合感染の予防目的で抗菌薬点眼，角膜上皮下混濁の予防目的でステロイド点眼を処方することが多い。

正解 d **正答率** 93.3%   ▶参考文献 MIX 354 コンパクト 8

受験者つぶやき
・流行性角結膜炎です。
・同僚からの感染が強く疑われるため流行性角結膜炎と考えました。感染力がかなり強いので感染対策が重要になります。
・接触感染対策を選びます。
・流行性角結膜炎は抗菌薬を予防投与したり，弱ステロイドを点眼をすることもありますが，手洗いなどの生活指導が大事です。

Check ☐ ☐ ☐

112D-35 21歳の男性。奇妙な行動をとるため両親に伴われて来院した。1週間前に大学院の入学試験を受けてから不眠が続いていた。本日朝から駅前のベンチの周りを独り言を言いながら約3時間ぐるぐると回っていたことで警察に保護されたため，両親に伴われて近くの総合病院を受診した。身振りや表情が乏しく，一点を凝視しており視線を合わせようとしない。急ににやにやするかと思うと，おびえたような表情に変わる。黙ったまま何かに聞き入ってうなずく様子がみられ，質問には全く返答することはないが，唐突に「なるほど」「だからか」などとあたかも対話するように短く独語する。これまでに発達や適応上の問題はない。血液生化学所見，頭部MRI及び脳波で異常を認めない。
　この疾患にみられる症状はどれか。
　　a　感覚失語　　　　b　行為心迫　　　　c　連合弛緩
　　d　小動物幻視　　　e　記銘力障害

アプローチ
① 21歳の男性，両親に伴われて来院 ➡ 10歳代から20歳代に好発する病識の乏しい疾患を念頭に置く必要がある。
② 1週間前に大学院の入学試験を受けてから不眠をきたしている ➡ 大学院入学試験が一つの

発症のきっかけとなった可能性がある。しかし，これが本疾病の原因というわけではなさそう。

③独り言を言いながら約３時間ぐるぐると回る━━➤独語，常同運動

④両親に伴われて近くの総合病院を受診━━➤自ら問題意識をもっているというよりは，病識が欠如している。

⑤身振りや表情が乏しい━━➤表情の乏しさは統合失調症の特徴の一つである。

⑥一点を凝視して目を合わせない━━➤プレコックス感といわれる，治療者が患者と会ったときに感じる疎外感，疎通性の悪さという所見につながると思われる。

⑦急ににやにやする，おびえたような表情に変わる━━➤不適切な情動の表出であり，感情の障害の一つといえるであろう。感情の障害も統合失調症の症状の一つで，その場にそぐわない情緒が生じてくることが特徴である。

⑧黙ったまま何かに聞き入ってうなずく様子━━➤幻聴を示唆する症状である。

⑨質問には全く返答することはない━━➤自閉，あるいは緘黙とみることができるが，その背景には思考途絶が起こっている可能性が考えられる。自閉，思考途絶も統合失調症ではしばしばみられる。

⑩唐突に「なるほど」「だからか」などとあたかも対話するように短く独語する━━➤実際にはいない人と対話をしていることを示唆し，幻聴が聞こえている可能性，妄想着想の可能性などが考えられる。

鑑別診断 統合失調症には，破瓜型，緊張型，妄想型，の病型がある。破瓜型は，10歳代に発症することが多く，感情が乏しくなり，意欲が低下して思考の障害を生じる。入浴や身だしなみへの関心が急激に乏しくなり，日常生活を維持することが困難となる。患者と話をしていても疎通性が乏しいという印象を治療者はもつ。緊張型は，20歳前後に急性発症し，昏迷，興奮，硬直，常同姿勢，緘黙などの緊張病性症状がみられる。妄想型は，発症年齢はやや遅く，被害妄想，迫害妄想が主な症状である。

統合失調症を疑われたのち，上記のような諸症状が１か月以上にわたり続いているとき，統合失調症と診断される（ICD-10）。本例ではその持続期間が十分とはいえないため疑い病名となるが，実際の臨床現場では統合失調症として治療を始めることがほとんどである。病型分類としては緊張型に当たる。ブロイラーの挙げた統合失調症の基本症状は，連合弛緩，感情の障害，両価性，自閉だが，本例においては，感情の障害と自閉がみられているようである。

確定診断 統合失調症（緊張型）

選択肢考察 ×a　脳梗塞後などにみられる。

×b　躁状態でみられる。

○c　統合失調症にみられる。思考のまとまりがなくなる状態で，幻覚や妄想ほどには一見目立たない症状だが，統合失調症の中核的な病理と考えられている。

×d　アルコール離脱せん妄にみられる。

×e　認知症にみられる。

解答率 a 0.6%，b 6.2%，c 92.3%，d 0.4%，e 0.5%

ポイント 病識の欠如，疎通性の乏しさ（プレコックス感），独語，不適切な情動表出，感情鈍麻，幻

D　医学各論　333

聴, 妄想（これは本例では当てはまらない）, などの統合失調症の特徴を理解しておく必要がある。また破瓜型, 緊張型, 妄想型といった基本病型を押さえておくとよい。

| 正　解 | c | 正答率 92.2% | ▶参考文献　MIX 377　コンパクト 208 |

受験者つぶやき

・統合失調症の診断がつけば選べるでしょう。
・典型的な統合失調症ですね。陽性症状と陰性症状に分けて覚え, それぞれに対する薬物も押さえましょう。
・統合失調症による幻聴がみられています。
・連合弛緩は言葉のサラダとも言われます。

Check ■ ■ ■

112D-36　47歳の女性。顔のほてりを主訴に来院した。7年前に子宮筋腫のため子宮全摘出術を受けた。両側卵巣は温存されている。2か月前から顔のほてりがあり, 汗をかきやすくなったという。動悸と息切れも自覚している。身長 160 cm, 体重 56 kg。体温 36.5℃。脈拍 76/分, 整。血圧 112/64 mmHg。呼吸数 18/分。甲状腺の腫大を認めない。超音波検査で両側卵巣に卵胞を認めない。

まず確認すべき検査項目はどれか。

　a　FT_4
　b　FSH
　c　コルチゾール
　d　プロゲステロン
　e　脳性ナトリウム利尿ペプチド〈BNP〉

アプローチ　① 47歳 ━▶ 更年期の年代（閉経前後の10年間）

② 7年前に子宮全摘出術を受けた ━▶ 月経がないので更年期がわかりにくい。

③両側卵巣は温存 ━▶ 卵巣が十分に機能していれば更年期障害ではない。

④顔のほてりがあり, 汗をかきやすくなった ━▶ 甲状腺機能亢進も疑う。

⑤動悸と息切れも自覚 ━▶ 甲状腺機能亢進も疑う。

⑥甲状腺腫大を認めない ━▶ Basedow 病ではなさそう。

⑦両側卵巣に卵胞を認めない ━▶ 卵巣機能は消失していると考えられる。

鑑別診断　　閉経期前後の5年間, 計10年間を更年期といい, だいたい45〜55歳が相当する。したがって,「アプローチ」①の47歳という年齢では卵巣機能が低下しはじめ, 月経も不順になるが, ②のため, 更年期にあるという認識はなかったと考えられる。③から, 温存された卵巣は手術後も正常に機能していたようだ。それが2か月前から④, ⑤の症状を自覚した。これは, 甲状腺機能亢進でも生じるが, ⑥からは Basedow 病は考えにくい。したがって, 卵巣機能が低下し, エストロゲンが減少したことによる更年期障害をまず疑う必要がある。⑦から, 閉経による卵胞消失の状態にあると理解できる。

確定診断　更年期障害

選択肢考察　×a　甲状腺機能検査として必要だが, 甲状腺腫大がないことから行うべき検査としての優先順位は下がる。

○b　更年期障害におけるホルモン検査として，LH↑，FSH↑，エストロゲン↓をまず確認しなければならない。

×c　副腎機能異常を疑う場合は必要な検査であるが，本例の症状と合致しない。

×d　黄体ホルモン測定は，優先的に行う検査ではない。

×e　BNPは心臓から分泌されるホルモンで，主として心室で合成される。心不全のときに濃度が高くなる。

解答率　a 3.5%，b 81.9%，c 0.8%，d 13.6%，e 0.1%

ポイント　閉経期前後の年齢層では，卵巣機能低下によってエストロゲン↓，LH↑，FSH↑の濃度測定結果が得られる。同時に，月経異常，のぼせ，ほてり，発汗などの自律神経失調症と，倦怠感，抑うつ感，いらいら，不眠などの精神神経症状，腰痛，肩こり，消化器症状などの不定愁訴を訴えるが，各種検査では卵巣機能低下以外には異常を認めない，いわゆる器質的疾患がない状態において，更年期障害を疑う。

　本問は，2か月前からの自律神経失調症に動悸と息切れが追加して自覚された点から，更年期障害と考えてよいのか，甲状腺機能亢進ではないのかと疑うことがポイントになる。卵巣ホルモン検査と甲状腺機能検査を同時に行うことで直ちに病態が判明するが，本問は理学的所見から甲状腺異常の有無を推し量り，行うべき検査順位を求めた点に意義がある。

正　解　b　**正答率 81.9%**　　　　　　　　　　▶参考文献　MIX 306

受験者つぶやき
・更年期障害です。
・年齢とほてりから更年期障害でしょう。卵巣機能が落ちるのでFSHは上昇します。ちなみに早発閉経は今は早発卵巣不全と呼ぶそうです。
・更年期障害ではエストロゲンが減ってFSHがネガティブフィードバックで上昇します。

D 医学各論 **335**

Check ■ ■ ■

112D-37 56歳の男性。小腸切除術後のため入院中である。4日前に突然，腹部全体の疝痛が出現したため救急車で搬入された。上腸間膜動脈閉塞症と診断し緊急で小腸切除術を施行し，残存小腸は40cmであった。術後48時間までは循環動態の安定を目的に乳酸リンゲル液の輸液と昇圧薬の投与とを行った。術後72時間から高カロリー輸液の実施と経鼻胃管からの少量の経腸栄養剤の持続投与とを開始したところ，1日4，5回の下痢を認めた。

この患者への対応として**適切でない**のはどれか。

a　1か月間の絶飲食　　　　　　　　b　在宅静脈栄養の導入

c　サルコペニアの予防　　　　　　　d　経腸栄養剤成分の変更

e　経腸栄養剤投与方法の変更

D 医学各論

アプローチ　①56歳の男性

②小腸切除術後で入院，上腸間膜動脈閉塞症の診断

③残存小腸は40cm ━━▶ 小腸機能低下，長期療養が予測される。

④術後72時間から，経鼻胃管からの少量の経腸栄養剤の持続投与で1日4，5回の下痢 ━━▶ 短腸症候群

鑑別診断　残存小腸が40cmと短いこと，経腸栄養開始後での下痢であることから，術後2〜7日間での腸管麻痺に続いた腸蠕動の亢進という短腸症候群の臨床経過・病態である。

確定診断　短腸症候群

選択肢考察　× a　残存する腸管機能を維持・管理する観点からは推奨されない。

○ b　残存小腸が100cm以下と短いために，長期的治療としては，在宅静脈栄養が検討される。

○ c　長期臥床による筋力低下が予測されるため，サルコペニア予防は重要である。

○ d　症状に応じた経腸栄養剤成分の変更を適宜行っていく。

○ e　栄養剤の投与速度や1日での投与頻度なども病状に応じて適宜変更を行う。

解答率　a 83.4%，b 14.6%，c 0.5%，d 0.6%，e 1.0%

ポイント　広範囲の小腸切除による短腸症候群では，吸収面積の減少により水分・電解質はもちろんのこと，微量元素・ビタミンなどの吸収不良もみられる。また，術後の腸管麻痺後に経腸栄養を再開してから下痢症状が安定するには1か月程度を要する。

残存小腸機能や栄養吸収の状況によっては，在宅静脈栄養などが検討される。同時に，在宅での生活指導の一環である筋力低下予防など，多角的な視点が病状管理には必要である。

本問の狙い　近年の出題では，疾患名の診断・治療は明示されているが，各患者での急性期のみならず在宅での長期的治療を視野に入れた多角的な治療内容・ケアを問う問題が増加している。本問でも，短腸症候群であることは容易に想像できるが，急性期の経腸栄養の実際（内容，投与方法），在宅を視野に入れた筋力低下予防（サルコペニア予防），在宅静脈栄養など，各疾患での急性期医療から在宅医療までの流れをイメージすることが重要である。

正　解　**a**　**正答率 83.3%**　　　　　　　　　　　　　　▶参考文献 MIX 445

・さすがに1か月間も絶食はないだろうと思いました。
・腸は使えるのであれば使った方がよいです。昨年の過去問でも違った形で問われていたように思います。
・1か月も絶飲食にしたら，腸管がかわいそうです。
・口から摂取できない条件がなかったのでaにしました。下痢くらいなら大丈夫だと考えました。

Check □□□

112D-38　出生直後の新生児。妊娠36週までの妊婦健康診査では児の発育は順調であったが，妊娠37週2日に母親に下腹部痛と性器出血が出現し，胎児心拍数陣痛図で遅発一過性徐脈を繰り返し認めたため緊急帝王切開で出生した。心拍数60/分。出生時から自発呼吸がなく，全身にチアノーゼを認める。刺激をしても反応がなく，全身がだらりとしている。娩出後30秒の時点で自発呼吸を認めない。外表奇形を認めない。
　この時点で開始する処置として適切なのはどれか。

　a　胸骨圧迫　　　　　　　　　　b　静脈路確保
　c　足底および背部刺激　　　　　 d　バッグバルブマスク換気
　e　持続的気道陽圧法〈CPAP〉

アプローチ
①出生直後の新生児
②妊娠36週までの児の発育は順調であった。
③妊娠37週2日に母親の下腹部痛・性器出血，胎児心拍低下 ➡ 常位胎盤早期剝離による胎児機能不全
④心拍数60/分，自発呼吸なし，全身にチアノーゼ，刺激への反応なし
⑤娩出後30秒の時点での自発呼吸を認めない ➡ 重症新生児仮死であり，直ちに人工呼吸（蘇生）が必要である。

鑑別診断　経過からは，母体の常位胎盤早期剝離による臍帯血流低下による胎児機能不全と判断され，緊急帝王切開を必要とした症例である。「アプローチ」④，⑤の経過からは重症新生児仮死であり，刺激に対して反応がないため，30秒経過した時点では人工呼吸・胸骨圧迫などの蘇生対応が必要である。心拍数60/分を認めており，この時点で行うべきことは人工呼吸（マスク換気）である。

確定診断　新生児仮死

選択肢考察
×a　心拍が60/分みられるため，胸骨圧迫は不要と考える。
×b　気道確保・人工呼吸が優先される。
×c　刺激を行っても反応がないため，次のステップである人工呼吸が必要である。　割れ問
○d　本例では直ちに行われる対応である。
×e　間欠的な無呼吸ではないため，この時点では行わない。

解答率　a 5.5％，b 0.6％，c 35.2％，d 54.8％，e 3.9％

ポイント　本例では，2015年版新生児蘇生法アルゴリズムに基づき，刺激に反応せず自発呼吸がない

ので60秒以内に人工呼吸を開始する。概ね30秒間の処置を実施し，その都度，状態と適切な対応を迅速に再評価する。初期処置を確実に行い，有効な人工呼吸を行う。出生後60秒以内なるべく早い時期に確実に有効な人工呼吸を開始することを目標としている。

新生児蘇生のアルゴリズムに関して再確認が必要である。臨床現場に則した問題であるが，問題のレベルとしては小児科専門医試験レベルであり，やや難しい。

正解 d　**正答率** 54.8%　　　　　　　　　　　▶参考文献　MIX 414　国小 73

受験者つぶやき

- まだ1分経っていないのでApgarを測らないといけないと思いました。
- 新生児仮死の対応で，普通にアルゴリズムどおりいけば，皮膚刺激と吸引が最初だと思います。全身状態が悪そうなので，dの選択肢もあるのかなと思いましたが，どの状態であればアルゴリズムを外れてdに行くのかわからなかったので，cを選びました。
- cとdで悩みましたが，cは生まれてすぐ産声をあげなかった新生児にやるイメージがありました。

112D-39

2歳の男児。発熱と左膝痛とを主訴に母親に連れられて来院した。2週間前から弛張熱，跛行および下腿の皮疹がみられるようになった。1週間前から左膝を痛がるようになった。抗菌薬を内服しても解熱しないため受診した。身長 84.2 cm，体重 10.3 kg。体温 38.5℃。脈拍 168/分，整。血圧 126/62 mmHg。皮膚は両側の下腿に 2 cm 大の淡紅色の紅斑を認める。眼瞼結膜と眼球結膜とに異常を認めない。口腔内にアフタを認めない。咽頭に発赤はなく，扁桃に腫大を認めない。両側の頸部に径 1.5 cm のリンパ節を 3 個ずつ触知する。心音と呼吸音とに異常を認めない。腹部は平坦，軟で，肝を右季肋下に 2 cm，脾を左季肋下に 3 cm 触知する。左膝関節の腫脹と圧痛とを認めるが，可動域制限はない。赤沈 90 mm/1 時間。血液所見：赤血球 390 万，Hb 9.8 g/dL，Ht 32%，白血球 10,400（桿状核好中球 1%，分葉核好中球 77%，好酸球 1%，好塩基球 1%，単球 8%，リンパ球 12%），血小板 38 万，PT-INR 1.2（基準 0.9～1.1），血漿フィブリノゲン 469 mg/dL（基準 185～370），フィブリン分解産物 9.2 μg/mL（基準 5 未満）。血液生化学所見：総蛋白 5.8 g/dL，アルブミン 3.0 g/dL，AST 33 U/L，ALT 6 U/L，LD 374 U/L（基準 397～734），CK 57 U/L（基準 30～140），尿素窒素 6 mg/dL，クレアチニン 0.2 mg/dL，Na 137 mEq/L，K 4.3 mEq/L，Cl 100 mEq/L。免疫血清学所見：CRP 3.2 mg/dL，matrix metalloproteinase-3〈MMP-3〉196 ng/mL（基準 37～121），リウマトイド因子〈RF〉3 IU/mL（基準 15 未満），抗核抗体陰性。両膝の造影 MRI 水平断像（別冊 No. 18）を別に示す。

考えられる疾患はどれか。

a 川崎病
b IgA 血管炎〈Schönlein-Henoch 紫斑病〉
c リウマチ熱
d 化膿性関節炎
e 若年性特発性関節炎〈JIA〉

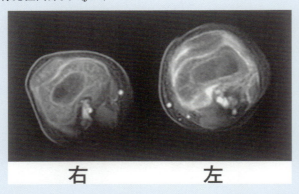

▶臨床eye　**Step 1**　2歳男児　1週間前からの左膝痛と発熱

発熱と関節痛を認める小児の疾患としては，化膿性関節炎，リウマチ性疾患，IgA 血管炎などが挙げられる。2週間程度の経過が続いており，発熱に伴う一過性の関節炎ではなく，前述の急性疾患を考える。

Step2 病歴，身体所見

① 2週間前から弛張熱，抗菌薬を内服しても解熱しない ⟶ 細菌感染よりは，リウマチ性疾患などの自己免疫疾患を疑う。

② 両側の下腿に2cm大の淡紅色の紅斑 ⟶ リウマチ性疾患，ウイルス感染症，川崎病などを考える。

③ 眼瞼結膜と眼球結膜に異常なし，口腔内にアフタを認めない ⟶ 川崎病の眼症状，口腔症状とは異なる。

④ 両側の頸部に径1.5cmのリンパ節を3個触知 ⟶ リンパ節炎

⑤ 肝を右季肋下に2cm，脾を左季肋下に3cm触知 ⟶ 肝脾腫

⑥ 左膝関節の腫脹・圧痛を認めるが可動域制限なし ⟶ 左膝関節炎

　上記の病歴，身体所見より自己免疫性疾患（リウマチ性疾患），川崎病が推定されるが，手指の浮腫・口腔症状・眼球結膜充血がなく，川崎病の可能性は低い。

Step3 検査所見

⑦ 白血球10,400（桿状核好中球1％，分葉核好中球77％），CRP 3.2mg/dL ⟶ 炎症反応の増強

⑧ matrix metalloproteinase-3〈MMP-3〉196ng/mL ⟶ 関節炎

⑨ リウマトイド因子3IU/mL，抗核抗体陰性 ⟶ 若年性特発性関節炎（全身型）として矛盾しない。

⑩ 膝造影MRIで，左膝は右膝と比較して滑膜の肥厚・造影効果が高い炎症像を認める。また，滑膜内に低吸収域（水腫）を認める ⟶ 左膝滑膜炎と診断される。

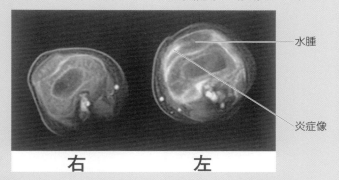

Step4 総合考察

2週間前からの弛張熱，関節炎，全身反応（発疹，リンパ節腫脹，肝脾腫）から若年性特発性関節炎（全身型）と診断される。

選択肢考察
- ×a　眼球結膜充血・手指の浮腫を認めず，異なる印象である。
- ×b　発熱が持続すること，腹痛，発疹の隆起がないことが経過として異なる。
- ×c　抗菌薬内服でも解熱しておらず，また心雑音などの心症状を認めず，異なる。
- ×d　関節の発赤，熱感がみられず，またMRI所見で膿瘍を認めず，異なる。
- ○e　若年性特発性関節炎の全身型の典型的な経過である。

解答率　a 0.4％，b 1.6％，c 3.8％，d 1.9％，e 92.3％

| 確定診断 | 若年性特発性関節炎〈JIA〉 |

ポイント　　若年性特発性関節炎にはいくつかの類型がある。本例の経過が該当する全身型は，若年性特発性関節炎では最も多い病型である。関節痛と抗菌薬投与に反応しない2週間以上持続する発熱に加えて，皮疹・リンパ節腫脹・肝脾腫が特徴的である。

| 正　解 | e | 正答率 92.2% |

▶参考文献　MIX 401　国小 140

受験者つぶやき

・可動域制限はないので化膿性関節炎はないのかなと思いました。
・JIA の診断はどうも苦手です。皮疹の性状が違うので a，b は×，A 群溶連菌感染を疑わせる症状の記載がないので b は×，関節痛以外の症状の説明がつかないので d は×にしました。MMP-3 や MRI はよくわかりませんでした。
・リウマチ熱と JIA の鑑別は大事です。

D 医学各論

Check ■ ■ ■

112D-40 85歳の男性。右利き。左上肢の感覚鈍麻を主訴に来院した。昨夜，入浴中に左上肢全体の感覚が鈍いことに気付いたが，そのまま就寝した。今朝になっても改善していなかったため，不安になり受診した。60歳台から高血圧症と糖尿病があり，降圧薬と経口糖尿病薬とを内服している。意識は清明。脈拍68/分，整。血圧164/92 mmHg。脳神経に異常を認めない。上肢のBarré徴候は陰性で，両下肢の筋力低下も認めない。腱反射は全般に軽度亢進しているが，左右差は認めない。左上肢に表在覚鈍麻があり，閉眼すると左母指を右手指でうまく摘めない。左下肢および右上下肢に感覚異常はない。

別に示す頭部MRIの拡散強調像（**別冊 No. 19** ①〜⑤）のうち，この患者のものと考えられるのはどれか。

a ①　　b ②　　c ③　　d ④　　e ⑤

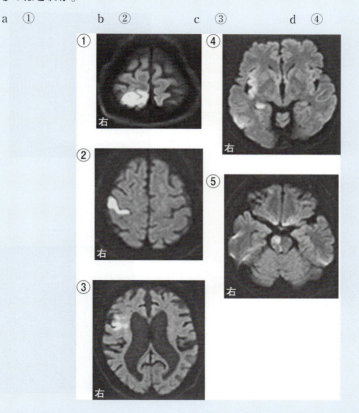

アプローチ　①左上肢（のみ）の感覚鈍麻 ➡ 神経根より末梢か上肢の一次感覚野
②85歳の男性。60歳台からの高血圧と糖尿病 ➡ 動脈硬化リスクは高い。
③脳神経に異常を認めない。上肢のBarré徴候は陰性で，両下肢の筋力低下も認めない ➡ 左上肢の感覚鈍麻のみである。

鑑別診断　左上肢のみの感覚障害である。単肢の感覚障害や運動障害は，大脳皮質ないしその直下か後角や前角ないしそれより末梢の病変である。内包や脳幹病変では上肢優位とか下肢優位とかはあるが，よく診察すれば片麻痺を呈する。実際の臨床では診察で末梢性のものを否定しないと

いけないが，本例では腱反射は患側でも亢進しているとのことであり，中枢性病変の方が考えやすい．頭部MRI拡散強調像からは皮質の脳梗塞であることがわかる．

確定診断 脳梗塞

選択肢考察

×a 中心後回を含む頭頂葉病変であり，感覚障害を生じる病変だが，内側面にも病変は及んでおり，下肢の症状も呈する．

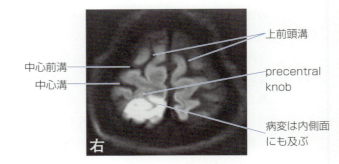

○b 右中心後回のhand areaに病変が存在しており，左上肢のみの感覚障害という本例に合致する．なお，皮質病変による感覚障害では識別的感覚（関節位置覚，立体覚など）が要素的感覚（触覚，痛覚など）よりも障害されやすい傾向にある．

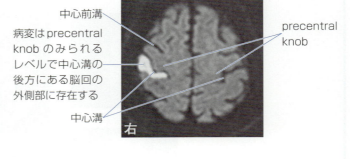

×c 右前頭葉のおそらく中心前回より前方の病変のようである．右利きの症例だと症状はあまり出ないかもしれない．

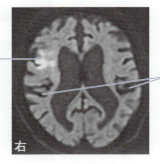

×d 島皮質や海馬傍回，側頭後頭移行部に多発する病変がある．脈拍異常，めまい，味覚障害，記憶障害などが出るかもしれないが，症状に乏しい可能性もある．

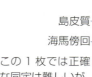
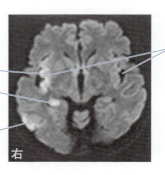

× e 右橋底部の病変であり，左片麻痺を呈する。

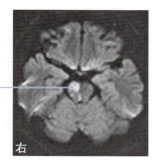

橋上部の底部に病変がみられる

解答率 a 9.8％，b 65.7％，c 6.2％，d 5.6％，e 12.7％

ポイント 脳には機能局在がある。したがって，同じ病変でもどの部位に存在するかで症状は異なってくる。"脳梗塞があります"だけではなく，その病変部位で患者の症状を説明できるかが重要である。もし，画像上みられる病変が患者の症状を説明しないのなら，ほかの原因も考えなくてはならないからである。

脳画像の解剖学的同定は細かいものはきりがないが，ここでは中心溝の同定方法のみ述べる。中心溝の同定には，①比較的上のスライスで前後に走る上前頭溝と垂直近くに交わる中心前溝を同定し，その1つ後ろの深い脳溝，②頭頂間溝が合流する中心後溝を同定して，その前の深い脳溝，③中心前回の hand area にしばしば認める precentral knob の同定，④内側面で特徴ある形状をしている帯状溝縁部を同定して，それに向かいながらもその前方に終わる深い脳溝，などがよく用いられる。1.5～3 T の MRI では難しいが，より高磁場の MRI や剖検脳では中心前回と中心後回の皮質の厚みが約 3：2 というのも用いられる。その他，側頭葉は当然，Sylvius 裂の後方に存在する。

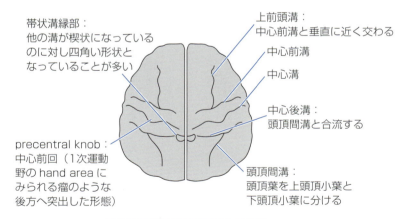

中心溝同定に役立つ画像上の特徴

正解 b **正答率** 65.7％

▶参考文献 **MIX** 138

受験者つぶやき
・両側に病変があるのと，感覚障害をきたす画像を選びました。
・尾側の感覚野を狙って選びに行かないと，難しいかなと思いました。b の病変はちょうど中心溝の背側に病変があり，選べました。e では錐体路症状が出そうだと思いました。
・感覚障害のみがやられているので，一次感覚野のみの梗塞だと思いました。

112D-41 83歳の男性。咳嗽と喀痰とを主訴に来院した。約1か月前に咳嗽と喀痰が出現し，1週間前には血痰も出現したため受診した。体温36.5℃。脈拍84/分，整。血圧140/76 mmHg。呼吸数18/分。SpO_2 92%（room air）。心音に異常を認めないが，呼吸音は右背下部にcracklesを聴取する。神経学的所見に異常を認めない。尿所見：蛋白1＋，糖（－），潜血1＋。血液所見：赤血球284万，Hb 7.8 g/dL，Ht 24%，白血球6,000（桿状核好中球12%，分葉核好中球55%，好酸球3%，単球5%，リンパ球25%），血小板29万，PT-INR 1.0（基準0.9〜1.1）。血液生化学所見：AST 29 U/L，ALT 24 U/L，LD 189 U/L（基準176〜353），尿素窒素19 mg/dL，クレアチニン1.7 mg/dL。免疫血清学所見：CRP 9.2 mg/dL，MPO-ANCA 267 U/mL（基準3.5未満），PR3-ANCA 3.5 U/mL 未満（基準3.5未満），抗核抗体陰性，抗GBM抗体陰性。気管支鏡によって採取した気管支肺胞洗浄液は肉眼的に血性であった。腎機能障害が進行したため腎生検を施行した結果，壊死性半月体形成糸球体腎炎を認めた。胸部エックス線写真（別冊 No. 20A）と胸部CT（別冊 No. 20B）とを別に示す。

最も考えられる疾患はどれか。

a 結節性多発動脈炎
b Goodpasture症候群
c 顕微鏡的多発血管炎
d 多発血管炎性肉芽腫症〈Wegener肉芽腫症〉
e 好酸球性多発血管炎性肉芽腫症〈Churg-Strauss症候群〉

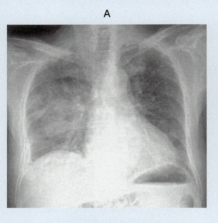
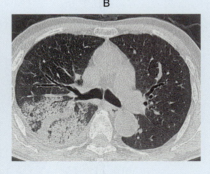

A　　　B

アプローチ
① SpO_2 92%の低酸素血症，胸部画像で浸潤影，BAL液は血性 ➡ 肺胞出血
② クレアチニン1.7 mg/dL，半月体形成性糸球体腎炎 ➡ ①と併せて肺腎症候群
③ MPO-ANCA陽性 ➡ 血管炎症候群の可能性

画像診断

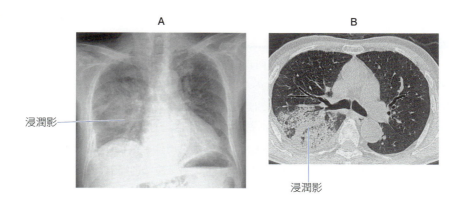

胸部エックス線と胸部単純 CT で右肺に浸潤影を認める。

鑑別診断　「アプローチ」①，②を一元的に説明できる疾患として，一連の血管炎症候群と Goodpasture 症候群が挙げられる。抗 GBM 抗体陰性と③から血管炎症候群，中でも顕微鏡的多発血管炎と好酸球性多発血管炎性肉芽腫症〈Churg-Strauss 症候群〉に絞られる。好酸球増多や喘息症状の合併はなく，顕微鏡的多発血管炎が最も考えられる。

選択肢考察

× a　肺病変は極めてまれである。また ANCA は MPO-ANCA，PR3-ANCA ともに陰性である。

× b　鑑別診断に述べたように，抗 GBM 抗体陰性から可能性は低い。

○ c　①，②を充足し，かつ MPO-ANCA が陽性で，最も可能性が高い疾患である。

× d　肺病変はしばしば空洞性である。また上気道病変を併発することも多い。そして MPO-ANCA でなく PR3-ANCA が陽性となる。

× e　MPO-ANCA が陽性の血管炎であるが，腎病変は頻度が低く，また好酸球増多，喘息合併が多い。

確定診断　顕微鏡的多発血管炎

解答率　a 1.2％，b 2.4％，c 87.5％，d 4.9％，e 3.9％

ポイント　罹患血管の大きさにより血管炎を分類して理解する。大型血管の血管炎としては高安動脈炎と巨細胞性動脈炎の 2 つがある。これ以外はすべて中小動脈ないし毛細血管レベルの血管炎である。肺病変の有無で考えると，結節性多発動脈炎は肺が冒されない血管炎である。

正　解　c　**正答率** 87.5％　　　▶参考文献　MIX 403

受験者つぶやき

- MPO-ANCA から c 一択です。
- 今回は顕微鏡的多発血管炎も多いですね……。肺，腎，多発単神経障害のいずれかが欠けていても想起できるようにしておきましょう。
- 顕微鏡的多発血管炎，再びです。
- MPO-ANCA 陽性で，b と e を疑う所見もなかったので，c を選びました。

Check ☐ ☐ ☐

112D-42 日齢24の新生児。嘔吐を主訴に両親に連れられて来院した。10日前から哺乳後の嘔吐を時々認めていたが，2日前から哺乳のたびに噴水状の嘔吐を認めるようになった。活気は不良である。体重3,848 g（日齢9では3,882 g）。体温36.7℃。心拍数128/分。血圧94/58 mmHg。呼吸数28/分。毛細血管再充満時間は3秒と延長している。四肢末梢に軽度冷感を認める。皮膚のツルゴールは低下している。大泉門はやや陥凹。咽頭発赤を認めない。胸部に異常を認めない。腹部は軽度膨満しており，右上腹部に径1.5 cmの腫瘤を触知する。
患児の腹部超音波検査で認められる所見はどれか。

a 腸管の拡張　　　b 腸管壁の浮腫　　　c 幽門筋層の肥厚
d 肝内の充実性腫瘤　　e 総胆管の囊腫状変化

アプローチ
① 日齢24の新生児の嘔吐 ⟶ 哺乳と関係しているようである。
② 10日前から哺乳後の嘔吐 ⟶ 上部消化管疾患が示唆されるが，先天性かに疑問あり
③ 2日前から哺乳のたびに噴水状嘔吐 ⟶ 症状は進行的である。
④ 体重が15日間で3,882 gから3,848 gへ ⟶ 体重減少
⑤ 毛細血管再充満時間の延長，皮膚のツルゴール低下，大泉門陥凹 ⟶ 脱水を認める。
⑥ 右上腹部の腫瘤 ⟶ 胃十二指腸ないしは肝胆道系の病変が示唆される。

鑑別診断　新生児期に嘔吐をきたす疾患の鑑別である。体重減少や脱水に陥っているため，早急な検査と治療が必要である。考えられる原因としては消化器疾患のほかに中枢神経疾患，内分泌疾患，感染症など多岐にわたるが，哺乳後に嘔吐していることから消化管疾患と考えてよいだろう。生理的な胃食道逆流や呑気症では体重減少をきたすことはまずない。特徴的な経過はまず，生後14日ころより嘔吐が出現し，しかも徐々に頻度が増加していることである。そして腫瘤を触知しており，圧迫ないし狭窄により嘔吐が誘発されているものと推察される。症状の増悪を考えると，極めて短期間に腫瘤が増大してきたことが推測される。これらの特徴から肥厚性幽門狭窄症と診断される。

確定診断　肥厚性幽門狭窄症

選択肢考察
× a 胃の拡張はみられるが，肛門側の拡張はない。
× b 粘膜の血流障害や炎症はないので浮腫はみられない。
○ c 幽門筋肥厚4 mm以上，幽門管長14 cm以上が一般的な診断基準である。
× d 肝内の腫瘤では主に発熱，腹痛，体重減少や黄疸などがみられる。
× e これは総胆管拡張症の所見で，黄疸や腹痛を伴う。

解答率　a 0.3%，b 0.1%，c 99.3%，d 0.0%，e 0.2%

ポイント　嘔吐は，新生児ではよくみられる症状の一つである。初発時期，哺乳との関係，吐物の性状，腹部膨満や腫瘤の有無，発熱や神経症状の有無などの随伴症状を確認して診断を進めていく。腸管疾患であれば単純エックス線写真でも有用な所見が得られることがある。

正解 c　**正答率** 99.3%

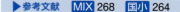

D　医学各論　347

受験者つぶやき
・肥厚性幽門狭窄症です。
・小児の輸液の中でも肥厚性幽門狭窄症に用いるものは特殊です。嘔吐によってHClを失ってアルカローシスになるため（さらにK低値になるため）、乳酸は入れずKは入れます。
・また今年も小児のCRTが出ました。が、設問は普通でした。
・生後数週間の噴水状の嘔吐、腹部の腫瘤といったら肥厚性幽門狭窄症を疑います。オリーブ状の腫瘤で覚えていました。1.5 cmほどなんですね。

Check ■■■

112D-43　47歳の女性。腹部膨満を主訴に来院した。20歳台からアルコールの多飲歴があり、1週間前までワイン1本/日を飲んでいた。3日前から腹部膨満が出現し食事が摂れなくなったため受診した。意識は清明。身長156 cm、体重49 kg。体温36.3℃。脈拍72/分、整。血圧106/60 mmHg。眼瞼結膜に貧血を認めない。眼球結膜に軽度黄染を認める。頸部から胸部にかけて赤い放射状の皮疹を多数認め、圧迫によって消退する。腹部は膨満しているが圧痛を認めない。下肢に浮腫を認める。血液所見：赤血球325万、Hb 9.4 g/dL、Ht 31％、白血球4,000、血小板7.0万、PT-INR 1.4（基準0.9～1.1）。血液生化学所見：総蛋白5.9 g/dL、アルブミン2.5 g/dL、総ビリルビン3.2 mg/dL、直接ビリルビン0.9 mg/dL、AST 56 U/L、ALT 40 U/L、ALP 280 U/L（基準115～359）、γ-GTP 24 U/L（基準8～50）、アンモニア185 µg/dL（基準18～48）、尿素窒素35 mg/dL、クレアチニン0.7 mg/dL、Na 131 mEq/L、K 3.6 mEq/L、Cl 97 mEq/L、α-フェトプロテイン〈AFP〉3.1 ng/mL（基準20以下）。免疫血清学所見：CRP 1.2 mg/dL、HBs抗原陰性、HCV抗体陰性。来院時の腹部CT（**別冊No. 21**）を別に示す。経口摂取ができないため輸液を開始した。

初期輸液のNa$^+$濃度（mEq/L）として適切なのはどれか。

a　35　　b　77　　c　90　　d　130　　e　154

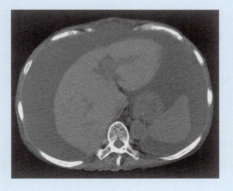

アプローチ
① 20歳代からのアルコール多飲歴、HBs抗原陰性、HCV抗体陰性 ⟶ ウイルス性肝炎は否定的であり、アルコール性の疾患が推測される。
② 腹部膨満、下肢浮腫を認める ⟶ 低栄養による腹水貯留が推測される。
③ 頸部から胸部にかけて赤い放射状の皮疹 ⟶ クモ状血管腫

④ 血小板 7.0 万，PT-INR 1.4，アルブミン 2.5 g/dL，総ビリルビン 3.2 mg/dL，アンモニア 185 μg/dL ⟶ 肝硬変の存在

⑤ Na 131 mEq/L ⟶ 低ナトリウム血症の存在

画像診断

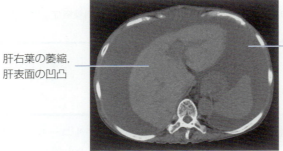

肝右葉の萎縮，肝表面の凹凸
大量の腹水

肝硬変非代償期の典型的な CT 所見を呈している。

鑑別診断　「アプローチ」②，③，④より肝硬変の存在が考えられ，画像診断から著明な腹水貯留を認める。ビリルビンの上昇，アンモニアの上昇も認めており，重症度の高い肝硬変から腹水貯留をきたしたと考えられる。①も踏まえ，アルコール性肝硬変が考えられる。

確定診断　アルコール性肝硬変

選択肢考察

○ a　肝硬変の進行に伴い，体内の総 Na 量は増加している一方で，それを上回る水分貯留をきたし，低ナトリウム血症をきたしていると考えられる。そのため，初期輸液としては低 Na の輸液を開始すべきである。

× b　正常成人の一日に必要な Na 量は 50〜100 mEq であり，水分量は 30〜40 mL/kg といわれている。そのため 77 mEq/L では Na 濃度は高いと考えられ，より低 Na の輸液を選択すべきである。

× c　上記と同様に 90 mEq/L の輸液では Na 濃度は高いと考えられる。

× d　上記と同様に 130 mEq/L の輸液では Na 濃度は高いと考えられる。

× e　上記と同様に 154 mEq/L の輸液では Na 濃度は高いと考えられる。　割れ問

解答率　a 17.5%，b 3.4%，c 15.8%，d 14.8%，e 48.4%

ポイント　腹水貯留，低ナトリウム血症を認める肝硬変非代償期の病態に関する設問である。肝硬変の場合は，体内の Na 量は増加傾向となるが，それ以上に水分貯留が顕著となる。その場合は低 Na の輸液が必要である。健康成人の一日に必要な Na は 50〜100 mEq であり，水分量は 30〜40 mL/kg といわれている。

本問の狙い　肝硬変非代償期の病態と治療を問う問題である。臨床所見と CT 所見より診断は容易であるが，健康成人の一日に必要な Na 量を知らないと答えが導けない。「肝硬変の腹水治療は塩分制限と利尿薬投与」という基本のみではなく，実臨床において活用できる知識が求められている。

正解　a　**正答率** 17.5%　▶参考文献 MIX 273

受験者つぶやき
・輸液の組成はわからなかったです。
・肝硬変では複雑な機序で低 Na になりますが，Na を入れても腹水がひどくなるだけなので腹水対策としては Na 制限を行います。

D　医学各論　349

- お腹にたまっている水は生理食塩水と同じなので，なるべく Na は入れたくない……と思いつつ，血管内脱水もありそうなのである程度は入れないと……と悩みました。
- 正直わかりませんでした。今年は輸液の問題が非常に多いように感じます。

Check ■ ■ ■

112D-44　日齢 4 の新生児。在胎 39 週，出生体重 2,900 g で出生した。出生時に切れあがった目，低くて広い鼻根などの顔貌と心雑音，肝脾腫を認めた。血液所見：Hb 9.8 g/dL，白血球 32,000（芽球様幼若細胞 70％），血小板 3.5 万。心エコー検査で心室中隔欠損症を認めた。その後，血液所見は日齢 10 で正常化した。

この患児に今後合併する可能性が高いのはどれか。

　a　甲状腺機能低下症　　　b　思春期早発症　　　c　筋緊張亢進

　d　難治性下痢　　　　　　e　神経芽腫

アプローチ　①日齢 4 の新生児，在胎 39 週，出生体重 2,900 g ➡ 満期で出生，子宮内発育遅延なし。

②切れあがった目，低くて広い鼻根などの顔貌 ➡ 特徴的な顔貌

③心雑音，心室中隔欠損症 ➡ Down 症候群の 40％ に心奇形を合併

④肝脾腫，Hb 9.8 g/dL，白血球 32,000（芽球様幼若細胞 70％），血小板 3.5 万，血液所見は日齢 10 で正常化 ➡ 一過性骨髄異常増殖症〈TAM〉と Down 症候群に合併する白血病の芽球を形態的に区別することは困難だが，前者は生後 3 か月以内に軽快する。

鑑別診断　本例は特徴的な合併症をもつ先天奇形症候群であり，Down 症候群が強く疑われる。皮膚紋理や短頭，短頸を合併していればほぼ Down 症候群と診断できるが，最終診断は染色体解析（G バンド法）で確定する。

確定診断　Down 症候群

選択肢考察　○a　学童期や成人期に問題になることが多く，高尿酸血症とともに注意が必要である。

×b　思春期発来は遅れないことが多いが，女子の思春期遅発症に対しては Kaufmann 療法などを計画する。

×c　新生児期は顔貌の特徴のほかに筋緊張低下が臨床診断の大きな助けとなる。

×d　消化器異常で多い合併症は，十二指腸閉鎖，鎖肛，Hirschsprung 病などである。

×e　Down 症候群に伴う血液腫瘍性疾患では，TAM のほかには骨髄性白血病が主流であり，神経芽腫などの固形腫瘍の合併は少ない。

解答率　a 95.1％，b 0.6％，c 0.5％，d 2.2％，e 1.6％

ポイント　Down 症候群は国試頻出の疾患であり，合併疾患のバリエーションも豊富である。生後すぐに外科的介入が必要になる心臓や十二指腸に生じる先天奇形以外に，最近では生命予後の上昇に伴い内分泌や知的障害のフォローも重要な課題である。

正　解　a　**正答率 95.1％**　　　▶参考文献　MIX 103　国小 100

- 21 trisomy で起こりうるのはどれかと考えました。
- Down 症候群も「また」ですね。Down 症候群は合併症が多いですが頻出なので覚えましょう。甲状腺疾患は機能低下症＞機能亢進症で，頻度に差はありますが，どちらも合併することがあります。
- 今回の国試では小児科の染色体異常の問題が目立っていた気がしました。
- Down 症候群の合併症は，全部覚えて損はないと思います。固形腫瘍は合併しません。

Check ■ ■ ■

112D-45 34 歳の女性。昨年受けた人間ドックで「リウマチの反応が出ている」と言われたが，自覚症状がなかったため精密検査は受けていなかった。近々結婚の予定で挙児を希望しているため，人間ドックでの指摘事項が気になり来院した。現在はドライアイのため眼科で点眼薬による治療を受けている。また，う歯のために頻繁に歯科を受診している。舌の写真（**別冊 No. 22**）を別に示す。

診断に有用な自己抗体はどれか。

a 抗 ARS 抗体　　　b 抗 SS-A 抗体　　　c 抗平滑筋抗体
d 抗 Scl-70 抗体　　e 抗 dsDNA 抗体

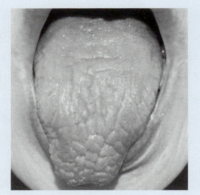

アプローチ
① 34 歳の女性でリウマチの反応指摘 ➡「リウマチの反応が出ている」がリウマトイド因子陽性の意味であれば，関節リウマチ〈RA〉の 8 割，Sjögren 症候群〈SS〉やクリオグロブリン血症の症例の 7 割が陽性となる。
② ドライアイ，う歯で頻繁に歯科受診 ➡ 乾燥症状である。ドライマウスの結果，う歯にもなりやすいと考える。

画像診断

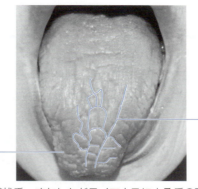

舌に溝を認める（溝状舌）
舌の乾燥

舌の乾燥と溝状舌，すなわちドライマウスによる舌の所見を認める。

鑑別診断　「リウマチの反応が出ている」がリウマトイド因子陽性の意味であれば，上記のごとくRA，SS，クリオグロブリン血症以外にもSLE，強皮症，肝硬変などさまざまな疾患で陽性となる。また健常者でも5%でリウマトイド因子は陽性となるため注意を要する。本例では乾燥症状もあり，SSが考えやすい。

確定診断　Sjögren症候群〈SS〉

選択肢考察
× a　抗ARS抗体は多発性筋炎，皮膚筋炎〈PM/DM〉の診断に補助的に用いられ，間質性肺炎を併発する症例で陽性となりやすい。2014年に保険収載された。
○ b　SS-A抗体は感度がSSの7〜9割と高いが，特異度は低い。一方でSS-B抗体は感度は3〜4割と低いが，特異度はSS-A抗体より高いという特徴がある。
× c　抗平滑筋抗体は筋蛋白成分の一つのアクチンに対する自己抗体であり，自己免疫性の肝炎や胆管炎で高値を示す。また原発性胆汁性肝硬変やアルコール性肝障害でも軽度高値となることがある。
× d　抗Scl-70抗体は全身性強皮症の約3割で陽性となる。びまん性皮膚硬化型であればより高率となり，肺線維症を合併すると約8割で陽性となる。
× e　抗dsDNA抗体はSLE患者の約7割で検出され，疾患活動性を反映する抗体である。

解答率　a 0.5%，b 98.5%，c 0.2%，d 0.6%，e 0.2%

ポイント　SSには原発性と，膠原病に合併する二次性があり，RAの患者の約2割にSSが合併する。またSS-A抗体は新生児房室ブロックの不整脈を1〜2%起こすことがあるという知識も重要である。109B-22で抗SS-A抗体がIgGであることを問う問題が出題され，111D-51の臨床問題では「自己抗体で妊娠の際に胎児に影響を与えるもの」として出題されている。

正解　b　正答率98.5%　　　　　　　　　　　　　　　　　▶参考文献　MIX 403

受験者つぶやき
・Sjögren症候群です。
・抗ARS抗体を覚えておらず，抗SS-A抗体は抗SS-B抗体と比べて特異度が低いことがちらついて選べませんでした。ちなみに抗SS-A抗体はSLEなどでも陽性になり，先天性心ブロックの原因となります。
・ドライアイ，う歯からSjögren症候群を考えました。

352 国試112 － 第112回 医師国家試験問題解説書

D

医学各論

Check ☐ ☐ ☐

112D-46 75歳の女性。抑うつ気分を訴えるのを心配した隣人に付き添われて来院した。約3年前から徐々に物忘れが進行し，2年前にAlzheimer型認知症と診断され，ドネペジルを服用している。5か月前に長男が交通事故で死亡し，その直後から著明な抑うつ傾向を認め，「生きていても仕方がない」と頻繁に口にするようになった。夫は10年前に死亡し，現在は一人暮らしである。診察時，「死んだ長男のことばかり考えているだけなので，治療は受けなくていい。家族にも連絡しないで欲しい」と述べる。身体診察では異常所見を認めない。改訂長谷川式簡易知能評価スケールは19点（30点満点）。

対応として適切なのはどれか。

a　ドネペジルを増量する。

b　できるだけ安静にするよう指示する。

c　家族への連絡の承諾を得られるよう説得する。

d　病状を地域の精神保健福祉センターに連絡する。

e　付き添ってきた隣人の同意を得て医療保護入院とする。

アプローチ　①2年前にAlzheimer型認知症と診断

②長男が交通事故で死亡してから抑うつ傾向

③「治療は受けなくていい。家族にも連絡しないで欲しい」と述べる。

鑑別診断　　75歳の高齢女性が抑うつ状態に陥り，心配した隣人が医療機関に連れてきたという事例。教科書的な知識だけではない，社会の仕組みや成り立ちをある程度理解している常識も含めて問われた，良い問題といえる。抑うつ気分の原因は何か？　独居で治療介入に拒否的な態度を示す高齢者に対してどのような一手を打つか，工夫が必要である。

　　Alzheimer型認知症の増悪，うつ病の併発，が鑑別診断として挙げられる。認知症が進行した場合，抑うつ気分が軽快する場合も少なくないが，自らのさまざまな能力の低下を悲観して抑うつ的になる例もみられる。本例では5か月前に長男を交通事故で亡くしてから抑うつ気分を生じていると述べられているので，喪失体験を契機としたうつ病の併発と考えた方が自然である。興味減退はみられるようだが，うつ病と診断するには不眠その他の症状も確認する必要がある。

確定診断　うつ病の併発の可能性

選択肢考察　×a　ドネペジルでは認知症の進行を抑制する効果は期待できるが，抑うつ気分を改善させる効果は期待できない。

×b　認知症患者に対して安静は症状の増悪につながるため推奨できない。また，独居老人に1人で安静にしていることを勧めた場合，身の回りの世話をする人が必要となる。

○c　自殺の危険性などを考慮し，まず初めに家庭への連絡の承諾を得られるよう説得したい。説得してうまく承諾が得られない場合には次善の方法をとる。

×d　地域の精神保健福祉センターが本例のような独居老人のサポートを担当してくれている。本人が家族への連絡を拒んでいるため，本人を説得してもうまく承諾が得られない場

合はこちらにつなげることが重要である。本人の判断力が低下している可能性を考慮すると本選択肢を選びたくなるが，順序としては家族への連絡の可能性を探るのが最初と考えられる。 割れ問

× e 医療保護入院には，保護者や扶養義務者の同意が必要。隣人の同意だけでは医療保護入院にすることはできない。

解答率 a 0.9%，b 1.8%，c 65.5%，d 28.5%，e 3.2%

ポイント 高齢者の認知症〈dementia〉，抑うつ〈depression〉，せん妄〈delirium〉は「3つのD」といわれ，高齢者にしばしばみられるとともにそれぞれの鑑別が難しい病態である。これらの特徴を押さえておこう。

正 解 c **正答率** 65.5% ▶参考文献 MIX 373

受験者つぶやき
・順番的に認知機能低下はAlzheimerでいいでしょう。自殺の可能性や認知機能低下による事故を考えると家族への連絡をするためになんとか説得するしかないと思いましたが……。
・一番違和感の少ないcを選びました。
・まずは患者を説得するべきなのか，自傷のおそれがあるため精神保健福祉センターに連絡するべきなのか，受験者の解答が割れていました。

Check ■■■

112D-47 18歳の女子。くしゃみと鼻汁とを主訴に来院した。幼少時から一年中くしゃみと水様性鼻汁があり，特に起床直後に症状が強い。血清特異的IgE検査でヤケヒョウヒダニとコナヒョウヒダニのスコアが高値を示した。根治的な治療を希望して受診した。
　根治が期待できる治療法はどれか。

a 減感作療法　　　　　　　　b 鼻内レーザー手術
c 抗ヒスタミン薬内服　　　　d 抗ロイコトリエン薬内服
e 副腎皮質ステロイド点鼻

アプローチ ①一年中のくしゃみ，水様性鼻汁 ➡ 通年性であることから花粉症などの季節性アレルギー性鼻炎ではない。
②血清特異的IgE検査でヒョウヒダニのスコアが高い ➡ 特異的IgE抗体が検出されたことからアレルギー性鼻炎と診断できる。

鑑別診断 類似の症状と非特異的過敏性を示すが，アレルギーを証明できない好酸球増多性鼻炎や血管運動性鼻炎が鑑別に挙がる。「アプローチ」②で特異的IgE抗体が検出されているのでアレルギー性鼻炎の診断は比較的容易である。

確定診断 通年性アレルギー性鼻炎

選択肢考察 ○a 現在，通年性アレルギー性鼻炎の根治が期待される唯一の治療法であり，皮下注射法または舌下免疫法がある。遮断抗体と思われる抗原特異的IgG4抗体が産生されるのが効果発現機序の一つと考えられている。

× b 鼻内レーザー手術や粘膜下下鼻甲介手術は鼻閉の改善目的で行われる。薬物療法に反応

が悪い症例で適応となり，有効な治療法であるが，根治は期待できない。

× c　ヒスタミンH_1受容体拮抗薬であり，抗原抗体反応で遊離されるヒスタミンの受容体に拮抗することでくしゃみ，水様性鼻汁に効果を示すが，対症療法薬であり根治は期待できない。

× d　ロイコトリエンは鼻粘膜血管拡張や血管透過性亢進，好酸球遊走などの作用があることから，ロイコトリエン受容体拮抗薬は即時相・遅発相の鼻閉に対して効果を示すが，対症療法薬であり根治療法ではない。

× e　副腎皮質ステロイドの点鼻は強力な抗炎症効果を示し，抗ヒスタミン薬に抵抗する鼻閉にも有効であるが，対症療法であり根治療法ではない。

解答率　a 75.4%，b 22.6%，c 1.5%，d 0.4%，e 0.1%

ポイント　室内塵の主成分であるヒョウヒダニは通年性アレルギー性鼻炎の原因抗原として日本では最も重要であり，寝具やカーペットに生息し，回避が難しい抗原である。季節性であれば一定期間の対症療法で治療が可能であるが，通年性では薬剤を含めた経済負担が大きいことからも，本問では根治が期待される治療を求めている。

正　解　a　**正答率** 75.4%　　　　　▶参考文献　MIX 368　コンパクト 74

受験者つぶやき
・根治が期待できるものに注意して選びました。
・減感作療法以外は根治に至りません。レーザーで焼いても再生と浸潤で再発します。
・皮下注射法か舌下免疫法です。
・c，d，eは根治ではないと思いました。減感作療法は，病院のポスターなどで見たことがありました。

112D-48 28歳の女性。健診で胸部の異常陰影を指摘されたため来院した。胸部エックス線写真（別冊 No. 23A）と胸部 CT（別冊 No. 23B）とを別に示す。
診断のために必要性が低い検査項目はどれか。

a hCG
b β-D-グルカン
c 可溶性 IL-2 受容体
d α-フェトプロテイン〈AFP〉
e 抗アセチルコリン受容体抗体

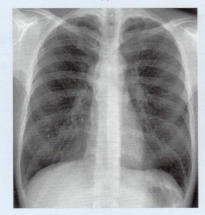

アプローチ
① 28歳 ━━ 青年期の疾患
② 検診で胸部異常陰影 ━━ 急性に進行する疾患の可能性は低い。

画像診断

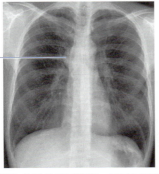

右中縦隔に比較的辺縁明瞭，平滑な腫瘤（3 cm より小さければ結節）が存在している。

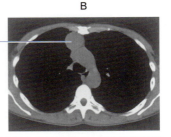

大動脈の前方の前縦隔に比較的辺縁明瞭，平滑な腫瘤（3 cm より小さければ結節）が確認される。

鑑別診断　中ないし上前縦隔の腫瘍性疾患の鑑別の問題である。縦隔腫瘍は，正常解剖で存在する臓器と関連し記憶することが重要である。すなわち前縦隔には胸腺，中縦隔にはリンパ組織，後縦隔には神経が存在するので，前縦隔では胸腺腫や胚細胞腫，中縦隔ではリンパ腫（ただしリンパ組織は他の部位にも存在するので他の部位でもリンパ腫はありうる），後縦隔では神経に関連した腫瘍（神経鞘腫など）の頻度が高い。また各腫瘍と関連した検査についても併せて記憶

すべきである．本例は中前縦隔の腫瘍を考える問題であるので，胸腺腫や胚細胞腫が鑑別に挙げられる．またリンパ腫も鑑別に入れるべき疾患である．

選択肢考察
- ○a 胚細胞腫では血中 hCG 高値を呈する例があり，鑑別には必要な検査である．
- ×b β-D-グルカンは，真菌感染の検査であり，必要性が低い検査である．
- ○c 悪性リンパ腫では血中可溶性 IL-2 受容体が高値を呈する例があり，鑑別には必要な検査である．
- ○d α-フェトプロテインは胚細胞腫で高値を呈する例があり，鑑別には必要な検査である．
- ○e 胸腺腫では抗アセチルコリン受容体抗体が高い値を呈する例があり，前縦隔腫瘍の鑑別には重要な検査である．

解答率 a 0.7％，b 97.4％，c 0.5％，d 0.4％，e 0.9％

正解 b　**正答率** 97.4％　▶参考文献 MIX 245

受験者つぶやき
・縦隔腫瘍を疑います．シルエットサインは陽性陰性が紛らわしいですがしっかり覚えましょう．
・前縦隔腫瘍の鑑別の問題です．
・前縦隔腫瘍に真菌は関係ないと思いました．

> **112D-49** 74歳の女性。左乳房のしこりを主訴に来院した。30年前に左乳房にゴルフボール大のしこりがあるのに気付いていたが，大きさに変化がないためそのままにしていた。先日，入浴時にしこりの増大に気付き心配になり受診した。乳房に色調の変化やひきつれを認めない。表面平滑で弾性硬，可動性良好な径3cmの腫瘤を触知する。腋窩リンパ節を触知しない。左乳房のマンモグラム（**別冊No.24A**）と胸部CT（**別冊No.24B**）とを別に示す。
> 　考えられる診断はどれか。
> 　a　乳癌　　　　　　b　乳腺炎　　　　　c　乳腺症
> 　d　Paget病　　　　e　乳腺葉状腫瘍

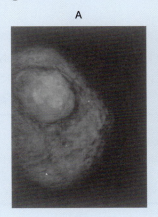
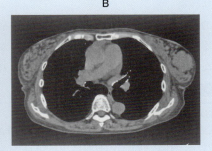

アプローチ
① 74歳の女性，左乳房のしこり ⟶ 乳癌が十分に疑われる。
② 30年前に左乳房にゴルフボール大のしこり ⟶ 癌の病悩期間にしては，長過ぎる。
③ 大きな変化がない ⟶ 癌ではなく良性腫瘍？
④ 乳房に色調の変化，ひきつれを認めない，表面平滑で弾性硬，可動性良好な径3cmの腫瘤，腋窩リンパ節を触知しない ⟶ 線維腺腫の触診所見である。

画像診断

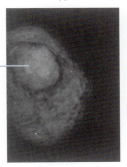

ほぼ円形で一部分葉状の辺縁整，内部も分葉状の腫瘤像

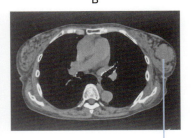

左胸壁に分葉状の腫瘤像

左乳房のマンモグラムC-C撮影（頭尾方向）では，外側に大きな腫瘤像を認める。辺縁整，腫瘤内は分葉状に濃度差がある。CTでは，左乳房部に分葉状のほぼ円形の腫瘤像を認める。

鑑別診断　弾性硬のしこりは，乳癌か線維腺腫かの鑑別診断となる。年齢，触診所見，マンモグラム，CTの読影が重要である。選択肢に線維腺腫はなく，ここでは，大きな線維腺腫と診断できれば正解である。

選択肢考察
- ×a　30年の病悩期間，触診，画像から乳癌は考えにくい。
- ×b　視診，触診所見に発赤，腫脹，発熱などの炎症症状をみる。
- ×c　乳腺症では，硬い腫瘤でなく，軟らかな硬結程度である。
- ×d　乳頭の乳管内に発生する乳癌であるが，腫瘤をつくらず湿疹を症状とする。
- ○e　円形（卵形）の分葉状の巨大腫瘤を形成する良性腫瘍で，大きな線維腺腫の一種である。

解答率　a 1.8％，b 0.2％，c 5.9％，d 1.6％，e 90.3％

確定診断　乳腺葉状腫瘍

ポイント　臨床的には，巨大化した良性腫瘍である。病理学的には，線維腺腫が分葉状に増大・巨大化している。しかし，良性であるため弾性硬ながら表面平滑，可動性良好であり，腋窩リンパ節転移しないところが乳癌と異なる。極めてまれに癌化するものは葉状肉腫になる。

正　解　e　**正答率** 90.3％　　　　　　　　　　　▶参考文献　MIX 326

受験者つぶやき
- ・乳腺疾患の鑑別は頻出です。
- ・消去法で葉状腫瘍だと思いました。良性〜悪性まであるので注意が必要です。
- ・皮膚ひきつれや可動性不良がないのでaは×，痛みがないのでb，cは×，dは確か表皮に所見がでるはず，と思いeを選びました。
- ・腫瘍が急に大きくなっていたので葉状腫瘍を疑いました。

Check ☐ ☐ ☐

112D-50 66歳の男性。呼吸困難を主訴に来院した。3か月前から早歩きの際に呼吸困難を自覚するようになった。症状は急に始まり，そのまま歩行を続けることはできないが，立ち止まって安静にすると約3分で改善する。冷汗や眼前暗黒感，呼吸性の痛みの増強はないという。症状の頻度や程度は変わらなかったが，心配した家族に付き添われて受診した。体温36.6℃。脈拍68/分，整。血圧132/82 mmHg。呼吸数14/分。SpO$_2$ 98%（room air）。眼瞼結膜に貧血を認めない。心音と呼吸音とに異常を認めない。胸部エックス線写真で異常を認めなかった。心電図をとって検査室から早足で外来に戻ってきたところ，いつもと同じ症状が出現してきたという訴えがあった。直ちに外来診察室でバイタルサインを確認し，心電図の再検査を行った。心拍数98/分。血圧172/92 mmHg。SpO$_2$ 99%（room air）。症状は，いつもと同じ強さで出現から約2分続いている。本日受診時の心電図（**別冊 No. 25A**）と診察室での発作時の心電図（**別冊 No. 25B**）とを別に示す。

まず行うべきなのはどれか。

a　ベラパミル経口投与　　　b　ニトログリセリン舌下投与
c　ヘパリン静注　　　　　　d　アトロピン静注
e　アドレナリン静注

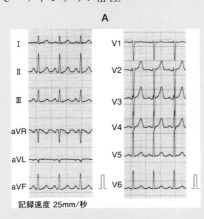
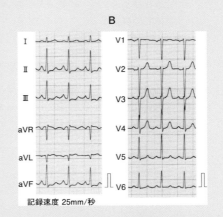

記録速度 25mm/秒　　　　　　　記録速度 25mm/秒

▶**臨床eye**　**Step 1**　**66歳男性　比較的最近に発症した労作時の呼吸困難**

中高年過ぎから発症リスクのある心臓・呼吸器疾患を鑑別する必要がある。

呼吸器疾患では肺気腫や肺線維症，肺結核などの慢性肺疾患の急性増悪や肺癌の増殖拡大，自然気胸などが挙げられる。呼吸困難以外の自覚症状，喫煙歴や過去の健康診断歴が参考となる。

心臓疾患では冠動脈硬化による虚血性心疾患，急性発症の弁膜疾患，心筋症，不整脈などを念頭に置いて問診，診察を行う。

Step 2　**病歴，身体所見**

①症状は歩行中，急に出現し，歩行休止後，数分で改善する ─→ 呼吸困難は発作性で，明

らかに急速歩行によって誘発されていることがわかる。
②自覚症状の発症は3か月前で，発作の強さや頻度の増悪はない。発作は安定している。
③身体所見では発熱なく，バイタルサインにも異常所見がない。心肺雑音もなく，SpO_2 は正常 → 肺疾患は除外してもよい。心疾患でも貧血による場合を除いて，機能的疾患を考えたい。

以上の点を念頭に置き，胸部エックス線や心電図などのルーティンチェックを行うが，本例では偶然，発作中の心電図が測定されたため，診断が容易となった。

Step3 検査所見

④胸部エックス線写真では心陰影および肺野に異常なく，器質的な心疾患や呼吸器疾患は除外される。
⑤最初の安静時心電図は洞調律でST-Tに異常はない。しかし，発作出現時の心電図ではⅡ, Ⅲ, aV_F で約1mmのSTの水平低下を認める。下壁の心筋虚血を示唆している。

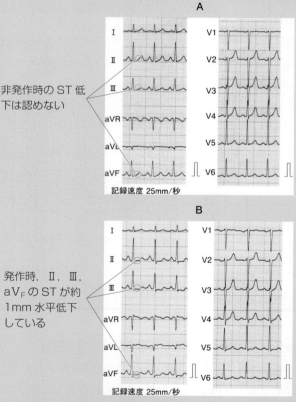

⑥発作の強さに変化はなく，数分で収まっている。その間のバイタルサインは頻脈をきたしているが，血圧はむしろ上昇し，SpO_2 の低下もなく，心機能の低下はないと判断できる。おそらく，高血圧と頻脈は交感神経系の緊張によると考えられる。

Step4 総合考察

主訴は呼吸困難であるが，呼吸器疾患よりは心臓疾患，特に虚血性心疾患を強く疑うことができる。自覚症状は一定条件で起こり，強さ，頻度は安定している。発作中の心電図

は下壁の一過性心筋虚血を示唆し，これらの所見を総合すると，安定型の労作性狭心症と診断される。

確定診断　安定狭心症

選択肢考察
× a　冠動脈の抗攣縮作用があり，発作の予防的効果がある。
○ b　速効性で，発作の寛解に有効。
× c　抗凝固療法の適応はない。
× d　冠血行改善効果はない。
× e　心筋の酸素消費量を増大させ，心筋虚血を悪化させるため**禁忌**である。

解答率　a 17.0%，b 81.3%，c 0.8%，d 0.6%，e 0.0%

ポイント　狭心症の病型診断とその発作時の適応薬についての問題である。狭心症は安定型と不安定型に分けられるが，本例は発症して既に3週間以上経過し，発作はほぼ一定の労作で起こり，発作の頻度，強さは変わらないことから，労作性の安定狭心症である。発作時には速効的な冠拡張薬である硝酸薬の適応である。非発作時には心筋酸素消費量を抑えるβ遮断薬および冠拡張と冠攣縮防止効果のあるCa拮抗薬，硝酸薬を使用する。冠動脈内血栓を防止するためにはアスピリンのような血小板凝集抑制薬が併用される。

正解　b　正答率 81.3%　▶参考文献 MIX 206

受験者つぶやき
・症状で急性冠症候群を疑いましたが，いまいち心電図ではわかりませんでした。不整脈も徐脈もなく血圧は高いため消去法で選べます。
・労作性狭心症の特徴的な症状が書かれています。症状があるときの心電図のST低下を確認し，bを選択。
・運動負荷で悪化しているので労作性狭心症です。

Check ■■■

112D-51　65歳の男性。飲酒後の悪心と上腹部痛とを主訴に来院した。身長165 cm，体重90 kg。体温37.5℃。脈拍112/分，整。血圧108/60 mmHg。腹部は平坦で，上腹部に圧痛を認める。尿所見：蛋白（−），糖（−），潜血（−）。血液生化学所見：総ビリルビン0.8 mg/dL，AST 35 U/L，ALT 30 U/L，アミラーゼ2,540 U/L（基準37〜160），尿素窒素19 mg/dL，クレアチニン0.9 mg/dL。腹部超音波検査を行ったが，消化管ガスのため上腹部の観察は困難であった。

次に行うべき検査はどれか。

a　血管造影
b　腹部造影CT
c　上部消化管造影
d　上部消化管内視鏡検査
e　内視鏡的逆行性胆管膵管造影〈ERCP〉

アプローチ
①飲酒後の悪心と上腹部痛 ⟶ 膵炎を示唆する所見
②アミラーゼ2,540 U/L ⟶ 膵疾患が疑われる。

鑑別診断 　飲酒後の悪心と上腹部痛を主訴とする 65 歳男性で，上腹部に圧痛を認め，アミラーゼ値は高値である。急性膵炎を疑って，膵腫大や膵周囲の脂肪織濃度の上昇，浸出液貯留の有無などを評価するため，腹部 CT 検査を行うべきである。膵壊死の有無をみるため，造影 CT が推奨される。

選択肢考察 　×a 　血管造影検査で得られる情報は限られており，次に行うべき検査ではない。

　○b 　得られる情報は最も多く，侵襲も少ないため，次に行うべき検査として推奨される。

　×c 　膵疾患が疑われるため，まずは腹部造影 CT を行うべきである。急性膵炎では麻痺性の消化管蠕動低下があるため，消化管造影検査は行うべきでない。

　×d 　急性膵炎などの膵疾患が疑われるため，まずは腹部造影 CT を行うべきである。

　×e 　胆石性膵炎では緊急 ERCP による胆道結石除去を行うことがある。肝胆道系酵素の上昇はみられず，まずは腹部 CT で胆石や胆管の拡張の有無を確認するべきである。

解答率 　a 0.2%，b 98.2%，c 0.5%，d 0.6%，e 0.5%

正解 　b 　**正答率** 98.2% 　　　　　　　　　　　　▶参考文献 **MIX** 276

受験者つぶやき
・急性膵炎を疑って b を選びました。ちなみにアミラーゼ→リパーゼ→エラスターゼの順に上昇し，アミラーゼとリパーゼは戻っていくこともありますがエラスターゼは低下しません。
・アミラーゼ上昇，臨床像から急性膵炎だと思いました。重症度評価の項目も押さえておきましょう。

Check ■■■

112D-52 78歳の女性。左股関節痛のため救急車で搬入された。本日朝，正座をしていて立ち上がろうとしたときに，バランスを崩して転倒し，痛みのため歩行不能となった。8か月前に左変形性股関節症に対する左人工股関節全置換術を受け，術後経過は良好で，股関節に痛みを感じることなく歩行できていた。既往歴に特記すべきことはない。左股関節は屈曲，内転，内旋位をとっている。血液生化学所見に異常を認めない。股関節のエックス線写真（**別冊 No. 26**）を別に示す。

初期対応として適切なのはどれか。

a 関節造影　　　b 関節穿刺　　　c 左下肢のギプス固定
d 左股関節の徒手整復　　　e 左下肢の持続鋼線牽引

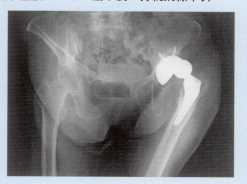

アプローチ
①転倒し，痛みのため歩行不能 ⟶ まず大腿骨近位部骨折を疑う。
②8か月前に左人工股関節全置換術 ⟶ 人工股関節周辺骨折や脱臼の可能性
③術後経過は良好で，痛みなく歩行 ⟶ 慢性疾患による歩行障害は否定的
④左股関節は屈曲，内転，内旋位 ⟶ 股関節の後方脱臼の典型的肢位
⑤血液生化学所見に異常なし ⟶ 炎症性疾患は否定的

画像診断

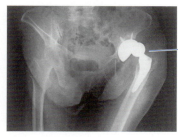

人工股関節の後方脱臼

左人工股関節の脱臼が明白である。人工股関節周囲の骨折はみられない。
寛骨臼（腸骨），恥骨，坐骨にも明らかな骨折はみられない。

鑑別診断　人工股関節全置換後の転倒，歩行困難の場合はまず人工股関節周辺骨折や脱臼，骨盤骨折を疑い，画像を詳細に検討する必要がある。人工股関節周辺骨折の場合，下肢は外旋位となる。股関節の屈曲，内転，内旋は後方脱臼の典型的肢位である。画像所見と肢位から人工股関節の後方脱臼の診断は容易である。

確定診断 左人工股関節の脱臼

選択肢考察 ×a 主に発育性股関節形成不全〈DDH〉の診断に用いられる。

×b 感染や関節水症，血腫の診断に用いられる手技である。

×c ギプス固定は全く無意味である。

○d 可及的早期に静脈内麻酔下に徒手整復すべきである。時間が経過すると疼痛による筋短縮が生じ，整復操作が困難になることがある。

×e 現在では転位の著しい骨折や粉砕骨折にのみ施行される。

解答率 a 3.2％，b 0.9％，c 7.6％，d 78.7％，e 9.6％

ポイント 大腿骨近位部骨折は国試に頻回に出題されているが，人工股関節の脱臼が出題されたのは初めてである。近年の人工関節手術の急激な増加に伴い，その合併症の一つである脱臼も認知しておく必要がある。

正 解 d **正答率 78.7％**   ▶参考文献 MIX 185

受験者つぶやき
・人工関節の再脱臼だと思いました。
・わかりやすく脱臼していますね。まずは整復しましょう。
・関節脱臼の初期対応と聞かれているので，まずは手で整復してみるのではと思いました。

Check ■ ■ ■

112D-53 65歳の男性。糖尿病の教育入院中である。退院予定日の午前4時に突然の前胸部痛を自覚し，30分程度我慢したが症状が持続するため，病棟スタッフに訴えた。これまでに同様の症状を自覚したことはない。60歳時から糖尿病に対し経口糖尿病薬で治療中である。家族歴に特記すべきことはない。意識は清明。体温 36.6℃。心拍数 104/分，整。血圧 160/94 mmHg。呼吸数 20/分。SpO$_2$ 94％（room air）。心雑音はないが，奔馬調律を聴取する。呼吸音に異常を認めない。腹部は平坦，軟で，肝・脾を触知しない。下肢に浮腫を認めない。直ちに記録した心電図（**別冊 No. 27**）を別に示す。

この患者に対する初期対応として**適切でない**のはどれか。

a 酸素投与　　　b 硝酸薬投与　　　c 静脈路確保
d アトロピン投与　　　e 心電図モニター装着

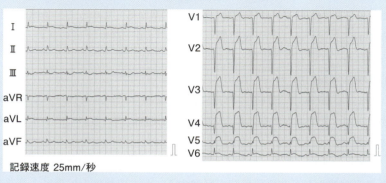

記録速度 25mm/秒

アプローチ

① 男性，糖尿病の既往 ⟶ 冠危険因子

② 突然の前胸部痛が30分持続 ⟶ 急性冠症候群，肺塞栓，急性動脈解離など緊急性を要する疾患を考慮

③ 心拍数 104/分，血圧 160/94 mmHg ⟶ 循環は保たれているが頻脈

④ 呼吸数 20/分，SpO$_2$ 94％（room air），呼吸音に異常を認めない ⟶ 呼吸は保たれ，低酸素血症はない。

⑤ 奔馬調律を聴取する，下肢に浮腫を認めない ⟶ 左室拡張期圧の上昇すなわち心不全が疑われるが，慢性の経過ではなく急性発症であることが推測できる。

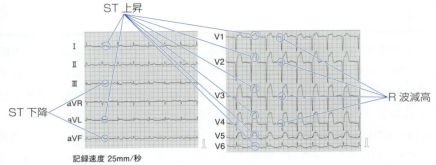

Ⅰ，aV_L，V_1～V_6 で ST 上昇，Ⅲ，aV_F で軽度の ST 下降，V_1～V_4 で R 波の減高を認める。前壁から側壁領域の広範な急性冠症候群（急性心筋梗塞）が疑われる。

鑑別診断　心電図の ST 上昇については，急性心筋梗塞（全層性の心筋虚血），急性心膜炎，心筋炎，心室瘤（心室の収縮時奇異性壁運動）が鑑別に挙がる。このうち，急性心筋梗塞では ST 上昇に加えて reciprocal change（鏡面像）としての ST 下降や R 波の減高，異常 Q 波，T 波の変化がみられる。

確定診断　急性心筋梗塞（前壁）

選択肢考察
△ a　従来，心筋への酸素供給のために急性心筋梗塞での酸素投与がルーチンで行われていたが，近年，低酸素血症を伴わない急性心筋梗塞症例においてはメリットがないと報告されている。

○ b　硝酸薬は末梢の動脈・静脈の拡張作用を有する。これにより，1. 末梢静脈が拡張して静脈還流が減少し，左室前負荷が軽減する，2. 末梢動脈の拡張により後負荷が軽減する，3.（日本人に多い）冠攣縮を軽減する，4. 梗塞部位への側副血行路を発達させる，などの機序が報告されている。

○ c　急性心筋梗塞に限らず，救急症例では，迅速に薬剤を投与するために静脈路確保は基本的な手技である。

× d　アトロピンは副交感神経の抑制作用を有する。急性心筋梗塞の発症直後には洞性徐脈やさまざまなブロックにより失神，呼吸困難，ショックをきたすことがあり，その場合にはまずアトロピンを投与する。アトロピンの効果がない場合には速やかにペーシングを行う。下壁領域の急性心筋梗塞の急性期には徐脈性不整脈を合併することがあるが，アトロピンを予防的に使用することはない。この症例の脈拍，血圧は低くないので適応にはならない。

○ e　急性心筋梗塞は発症直後に心室細動，房室ブロックなどの重症不整脈を発症することがあるため，心電図モニターは必須である。

解答率　a 0.3%，b 0.3%，c 1.5%，d 97.5%，e 0.4%

ポイント　本例のような急性心筋梗塞に限らず，救急疾患を診察する場合，まず呼びかけで心肺蘇生・BLS の必要性を判断した後に primary ABCD（Airway：気道，Breathing：呼吸，Circulation：循環サイン，Dysfunction of CNS：意識障害）を視診，触診などで迅速に評価するとともに O_2，IV，Monitor（酸素投与，静脈路確保，モニター装着）を行う。病歴や

secondary ABCD から急性冠症候群と診断された場合には，MONA（Morphine：鎮痛，Oxygen：酸素投与，Nitrate：硝酸薬，Aspirin：抗血小板薬）を投与し，血行動態の維持と再灌流療法の準備を行う．

正解 d　正答率 97.5%　　　　　　　　　　　　　　　　　　　▶参考文献　MIX 206, 207

受験者つぶやき
- 急性心筋梗塞でしょうか．アトロピンは徐脈の場合や散瞳させたい場合などに使います．
- アトロピンは徐脈性不整脈の治療なので×です．
- AMI の初期対応は MONA です．モルヒネ，酸素，ニトロ，アスピリンです．

Check ■ ■ ■

112D-54　89歳の男性．発熱と意識レベルの低下とを主訴に来院した．2年前に脳梗塞を発症し嚥下困難となったため，胃瘻から栄養を摂っている．この1年間で2回，肺炎に罹患している．2週間前，38℃台の発熱があり，意識障害を認めたため，入所中の特別養護老人ホームの職員に連れられて来院した．胸部エックス線写真で両側下肺野にすりガラス陰影を認めた．入院し抗菌薬の投与を行ったところ，症状は改善し退院することとなった．合併症に対する内服薬を胃瘻から投与している．
　肺炎再発リスクとなる可能性の高い薬剤はどれか．
　a　睡眠薬　　　　　　b　去痰薬　　　　　　c　胃粘膜保護薬
　d　腸管蠕動改善薬　　e　カルシウム拮抗薬

アプローチ　①すりガラス陰影 ⟶ 嚥下性肺炎か？
②合併症に対する内服薬を胃瘻から投与

選択肢考察
○a　嚥下反射を低下させるため，再発のリスクを高める．
×b　去痰薬が再発のリスクに関与するか不明である．
×c　PPI は胃食道逆流による Mendelson 症候群の予防となる．
×d　腸蠕動の改善は再発のリスクを低下させる．
×e　カルシウム拮抗薬は再発のリスクには関与しない．本肢の誤答率が高かったのは，アカラシアの治療にカルシウム拮抗薬が有効であることが頭をよぎったのではないか． 割れ問

解答率　a 59.8%，b 6.7%，c 1.1%，d 1.9%，e 30.4%

ポイント　サブスタンスＰは咳反射や嚥下反射の亢進に関与している．そのサブスタンスＰの前駆物質であるドパミンは，脳の黒質線条体で作られる．このため脳血管障害では結果的にサブスタンスＰが減少することとなる．また ACE 阻害薬はサブスタンスＰの分解を抑制し，咳反射および嚥下反射を改善するといわれている．

本問の狙い　高齢化社会を反映して，脳血管障害を基礎疾患に有する嚥下性肺炎は多数みられる．これらに対する治療および予防は医学的にも社会的にも大きな問題となっていることを反映した出題である．

正解 a　正答率 59.8%　　　　　　　　　　　　　　　　　　　▶参考文献　MIX 234

受験者つぶやき
・消去法で選びました。
・アカラシアにカルシウム拮抗薬を使うことを考えると，LES圧の低下による逆流が誤嚥を起こす可能性を否定しきれませんでした……。
・高齢者に睡眠薬は出さないほうがよい問題，2問目です。
・睡眠薬は嚥下反射を低下させるのかなと思いました。

Check ☐ ☐ ☐

112D-55　日齢12の新生児。呼吸障害のためNICUに入院中である。在胎37週，出生体重2,386g，身長47cmで帝王切開で出生した。筋緊張低下，色白な皮膚，矮小陰茎と停留精巣があり，哺乳障害を認める。FISH法にて15番染色体長腕に微細欠失を認める。
最も考えられるのはどれか。
a　Werdnig-Hoffmann症候群
b　Prader-Willi症候群
c　Klinefelter症候群
d　Angelman症候群
e　DiGeorge症候群

アプローチ
①日齢12の新生児，呼吸障害と哺乳障害を認める　→　呼吸筋や吸啜を担う筋力の低下の可能性
②在胎37週，出生体重2,386g，身長47cm，帝王切開　→　低出生体重児であり，子宮内発育遅延あり。
③筋緊張低下，色白な皮膚，矮小陰茎と停留精巣　→　15番染色体長腕の微細欠失領域には皮膚の色素の遺伝子が含まれている。
④FISH法にて15番染色体長腕に微細欠失　→　Prader-Willi症候群とAngelman症候群の約70%は15番染色体長腕の微細欠失

鑑別診断
乳児期の筋緊張低下や発達遅滞をきたす染色体異常は多く存在するが，FISH法にて15番染色体長腕の微細欠失が同定されているため，Prader-Willi症候群とAngelman症候群が強く疑われる。麻痺性の筋力低下を伴う筋緊張低下の場合には，Werdnig-Hoffmann症候群や糖原病などが候補に挙がる。

選択肢考察
×a　常染色体劣〈潜〉性遺伝形式で，脊髄前角細胞の変性や脱落により，主に体幹の筋萎縮と筋力低下をきたす，重症型の脊髄性筋萎縮症である。
○b　父親由来の15番染色体の微細欠失あるいは15番染色体の母親性ダイソミー（2本とも母親由来）により生じる。父性発現している*SNRPN*遺伝子が責任遺伝子とされる。1歳を過ぎると過食傾向となり，精神運動発達も遅れる。
×c　X染色体が1本多い47,XXYで，高身長と外性器の低形成以外は健常者との区別は困難である。精神運動発達は比較的良好なため，Turner症候群とともに不妊が大きな問題である。
×d　Prader-Willi症候群とは乳児期の筋緊張低下やその後の発達遅滞が共通するが，母方アリルの欠失によりその他の症状は異なる。笑い発作や難治性のてんかん発作がメインであり，*UBE3A*遺伝子が責任遺伝子とされる。

×e 両眼解離，眼裂斜下などの特徴と，低カルシウム血症，胸腺低形成による細胞性免疫の低下による免疫不全を特徴とした症候群．

解答率　a 13.2%，b 71.4%，c 1.2%，d 12.7%，e 1.5%

確定診断　Prader-Willi 症候群

ポイント　臨床遺伝では，先天異常と症状の組合せから何らかの特徴やパターンを見いだす．そこから特定の染色体領域の異常を疑えば，FISH 法による染色体検査にて診断へとつなげる．先天奇形症候群と関係するゲノム刷り込み領域は，15 番染色体以外に 6・7・11・14 番染色体が知られている．

正解　b　正答率 71.4%　　　▶参考文献　MIX 424　国小 102

受験者つぶやき
- よくわからず Prader-Willi 症候群にしました．
- 模試解説書に 15 番染色体のことまでしっかり載っていました．floppy infant は筋トーヌスの低下であり，筋力低下を伴うものと伴わないものがあります．ちなみに Prader-Willi の肥満は満腹中枢が働かないことによる過食のせいでもあります．
- 15 番が覚えていませんでしたが，染色体異常が原因になりそうな b を選びました．d は知りませんでした．
- Prader-Willi を「まるいチョコボ」(まるい＝肥満，チ＝知能低下，ョ＝弱い(筋緊張低下)，コ＝小人，ボ＝勃起不全) と覚えている友達がいました．

Check ■■■

112D-56　40 歳の女性．人間ドックの上部消化管造影検査で胃に異常を指摘されたため来院した．上部消化管内視鏡像 (**別冊** No. 28) を別に示す．
対応として適切なのはどれか．

a　経過観察
b　プロトンポンプ阻害薬の投与
c　*Helicobacter pylori* 除菌
d　内視鏡的粘膜切除
e　胃全摘

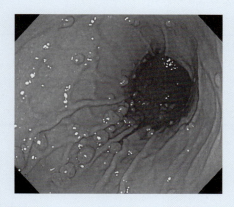

アプローチ
①40 歳の女性　→　壮年期
②上部消化管造影検査で胃に異常を指摘された

画像診断

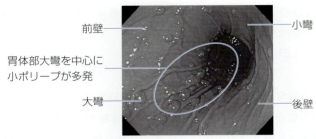

前壁 — 小彎
胃体部大彎を中心に
小ポリープが多発
大彎 — 後壁

胃体部大彎を中心とする胃底腺領域に，数 mm 大以下で，表面は周囲粘膜とほぼ同様の無茎性（〜亜有茎性）ポリープを多数認める。胃底腺ポリープの特徴を示している。

確定診断 胃底腺ポリープ

選択肢考察
○ a 胃底腺ポリープは癌化の可能性はないと考えられているため，経過観察でよく，治療の必要性はない。
× b プロトンポンプ阻害薬の長期投与により胃底腺ポリープが発生あるいは増大することが報告されている。
× c 胃底腺ポリープは *Helicobacter pylori* 陰性の萎縮のない胃粘膜を背景に発生する。
× d，× e 胃底腺ポリープは癌化の危険性はなく，自覚症状もないことから，切除・摘出の必要性はない。

解答率 a 77.0%，b 3.3%，c 17.4%，d 1.0%，e 1.3%

ポイント 胃ポリープは上皮性・良性・限局性の隆起性病変の総称である。胃底腺ポリープは 30〜40 歳代の女性に多くみられ，*H. pylori* 陰性の萎縮のない胃の胃体部（胃底腺領域）大彎に好発する無茎性の小ポリープである。表面は周囲粘膜とほぼ同様で，多発することが多い。癌化の危険性はないため経過観察でよい。一方，過形成性ポリープは *H. pylori* 陽性の萎縮性胃炎を背景に，胃粘膜被蓋上皮が乳頭状に過形成して発生する。*H. pylori* 除菌により縮小・消失することもある。大きさが 2 cm 以上の場合，まれに癌化することがあり，大きいポリープに対しては内視鏡的切除も考慮するが，原則経過観察でよい。胃底腺ポリープと過形成性ポリープの特徴を比較して覚えるとよい。

正解 a **正答率** 77.0% ▶参考文献 MIX 261

受験者つぶやき
・胃底腺ポリープは経過観察でいいと思いました。
・胃のポリポーシスですが，a，b，c のどれかわかりませんでした。何となく潰瘍もなさそうなので a にしましたが……。
・1 つ 1 つ切除しようと思ったら大変そうです。
・胃過形成性ポリープはピロリ除菌の対象になりますが，胃底腺ポリープは対象になりません。

112D-57 51歳の女性。1週間前からの右顎下部の腫脹を主訴に来院した。血液所見：赤血球480万，Hb 13.8 g/dL，Ht 42%，白血球9,000，血小板22万。CRP 0.4 mg/dL。尿所見と他の血液生化学所見とに異常を認めない。頭頸部CT（**別冊 No. 29**）を別に示す。
　この疾患について正しいのはどれか。

a 発熱を伴う。　　　　　　　　b 口腔乾燥を伴う。
c 食事中に疼痛を伴う。　　　　d 頰部粘膜の腫脹を伴う。
e 口腔底に潰瘍形成を伴う。

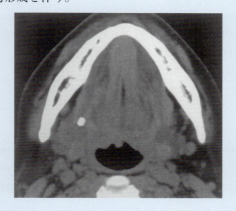

アプローチ
①1週間前からの右顎下部の腫脹 ⟶ 急性病変
②血液所見正常 ⟶ 炎症性疾患は否定的

画像診断

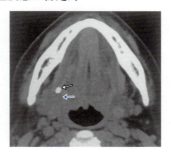

右下顎骨内側に骨と同じレベルの高吸収域を認め（⇐），その後方に低吸収域を認める（←）。

鑑別診断　唾石の典型的画像所見であり，鑑別すべき疾患はない。
確定診断　顎下腺唾石
選択肢考察
× a　血液検査で炎症所見を認めないことから，発熱を伴う可能性は低い。
× b　唾石のみで口腔内乾燥の症状を呈することはない。
○ c　食事の際に産生された唾液の流出が障害されるため，疼痛と顎下腺の腫脹をきたす。疼痛は唾疝痛と呼ばれる。疼痛も腫脹も一過性で，食後，時間とともに消退するが，食事ごとに繰り返されることが多い。

× d　頰部粘膜には病変は及ばない。

× e　口腔底粘膜にも病変は及ばない。

解答率　a 0.5%，b 9.0%，c 87.7%，d 1.8%，e 0.8%

ポイント　　画像所見と症状，血液所見から，感染を伴わない顎下腺唾石の診断は容易である。唾液腺の解剖と病態を理解することが重要である。治療に関しては，感染を伴う場合は抗菌薬を用いるが，原則は手術であり，口腔底の Wharton 管開口部の近くであれば口内からの唾石摘出術を行い，顎下腺と Wharton 管の移行部あるいは顎下腺内であれば顎下腺摘出術を行う。

正　解　c　**正答率** 87.7%　　　　　　　▶参考文献　MIX 371　コンパクト 94

受験者つぶやき
・唾液腺に石が見えたら大丈夫です。
・唾石で c でしょうか。国試的メジャーな疾患の深い理解とマイナーな疾患の浅く広い知識の勉強のバランスの重要さが問われます。勉強したい科の勉強だけでは国試は厳しいです。
・CT で石が見えたので，唾石症と考え c を選びました。
・唾石症だと思いました。石があったら痛そうですよね。

Check ■■■

112D-58　　45 歳の女性。息切れを主訴に来院した。6 か月前に Raynaud 現象と両手のこわばりが出現した。2 か月前から労作時の息切れを自覚していたが，1 週間前から増悪したため受診した。意識は清明。体温 36.5℃。脈拍 80/分，整。血圧 130/80 mmHg。呼吸数 22/分。SpO₂ 95%（room air）。両肘関節より遠位部および背部に暗紫色斑と皮膚硬化とを認める。眼瞼結膜と眼球結膜とに異常を認めない。口腔内に異常を認めない。心音では，Ⅱ音の亢進と胸骨左縁第 4 肋間にⅢ/Ⅵの吸気で増強する収縮期雑音とを認める。呼吸音に異常を認めない。下腿に軽度の浮腫を認める。尿所見：蛋白（－），潜血（－）。血液所見：Hb 12.9 g/dL，白血球 7,800，血小板 46 万。血液生化学所見：尿素窒素 10 mg/dL，クレアチニン 0.5 mg/dL，KL-6 430 U/mL（基準 500 未満）。免疫血清学所見：CRP 1.4 mg/dL，抗核抗体 320 倍（基準 20 以下），抗 Scl-70 抗体 240 U/mL（基準 7 未満）。心電図で右心負荷所見を認める。胸部エックス線写真で異常を認めない。

　　次に行うべき検査はどれか。

　　a　冠動脈造影　　　　　　b　心エコー検査　　　　　c　気管支鏡検査

　　d　ポリソムノグラフィ　　e　ガリウムシンチグラフィ

アプローチ　①両肘関節遠位および背部の皮膚硬化 ━▶ 診断基準に従えばこれだけで全身性強皮症〈SSc〉といってよい。

②Raynaud 現象と両手のこわばり ━▶ SSc を初め，膠原病全般で認められる。

③Ⅱ音の亢進，胸骨左縁第 4 肋間の収縮期雑音 ━▶ 肺動脈弁，三尖弁の圧負荷を示唆する。

④抗核抗体と抗 Scl-70 抗体陽性 ━▶ SSc，特にびまん型 SSc の疾患標識抗体である。

鑑別診断　　「アプローチ」①から SSc であることは明白であるが，②，③，④からでも SSc に思い至るべきである。③は肺高血圧症の存在を示唆し，下腿浮腫と心電図所見は右心不全への進展を懸

念させる。④に記したとおり，SScのうち，びまん型全身性強皮症が最も考えられる。

確定診断 びまん型全身性強皮症〈SSc〉，肺高血圧症

選択肢考察
× a 虚血性心疾患の存在は現病歴および心電図から否定的である。いま行う理由はない。
○ b 心機能や肺動脈圧の評価に心エコーは必須である。
× c 気管・気管支内腔に器質的変化をきたす病態ではないので無意味である。
× d SScが睡眠時無呼吸と関連することはないので不要である。
× e SScは局所的な炎症所見を呈する疾患ではないので無用である。

解答率 a 0.4％，b 98.3％，c 0.5％，d 0.2％，e 0.6％

ポイント SScのうち，びまん型では前述のように抗Scl-70抗体が，予後の良い限局型では抗セントロメア抗体が陽性である。また抗RNAポリメラーゼⅢ抗体が陽性のSScでは強皮症腎のリスクが高いとされる。

正解 b **正答率** 98.3％ 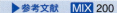 ▶参考文献 MIX 200

 受験者つぶやき
・強皮症の生命予後はPHTにかなり影響されます。また，自己免疫疾患の中でもPHTと間質性肺炎は片方しか合併しない疾患も押さえておきましょう。
・途中まで全身性強皮症に伴う間質性肺炎かなと思いましたが，心音の所見から肺高血圧症だと思い，bを選択。
・強皮症→肺高血圧を合併→右心負荷を見るためにエコーだ，と思いました。

Check ■ ■ ■

112D-59 68歳の男性。発熱と皮疹とを主訴に来院した。5日前から持続する38℃台の発熱と顔面，頸部および体幹を中心に紅斑が出現し，次第に拡大融合したために受診した。三叉神経痛に対し6週間前からカルバマゼピンを内服中であった。体温38.6℃。脈拍88/分，整。血圧140/86 mmHg。口腔粘膜と咽頭とに異常を認めなかった。頸部と鼠径部とに径2 cmのリンパ節を2個ずつ触知した。肝・脾は触知しなかった。血液所見：赤血球420万，Hb 14.0 g/dL，Ht 43%，白血球16,000（桿状核好中球7%，分葉核好中球49%，好酸球23%，単球6%，リンパ球12%，異型リンパ球3%），血小板34万。血液生化学所見：総ビリルビン1.0 mg/dL，AST 110 U/L，ALT 345 U/L，γ-GTP 250 U/L（基準8〜50），クレアチニン1.2 mg/dL。免疫血清学所見：CRP 3.1 mg/dL，VCA-IgG抗体陰性，抗EBNA抗体陰性，抗ヒトヘルペスウイルス6 IgG抗体価20倍（基準10以下）。体幹部の写真（**別冊 No. 30**）を別に示す。

3週間後の採血で，抗ヒトヘルペスウイルス6 IgG抗体価は1,280倍であった。
最も考えられるのはどれか。

a 麻疹　　　　　　　b 伝染性紅斑　　　　　c 伝染性単核球症
d 中毒性表皮壊死症　　e 薬剤性過敏症症候群

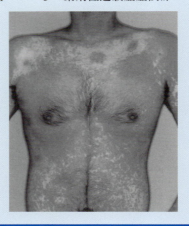

アプローチ

①発熱と皮疹 ━━▶ ウイルス性発疹症，薬疹，中毒疹が考えられる。

②6週間前からカルバマゼピンを内服 ━━▶ 薬疹が考えられる。

③口腔粘膜と咽頭に異常を認めない ━━▶ 粘膜症状を伴わない薬疹を考える。

④血液所見で白血球16,000，好酸球23%，異型リンパ球3% ━━▶ 白血球増多，好酸球増多，異型リンパ球の出現を伴う薬疹が考えられる。

⑤血液生化学所見で AST 110 U/L，ALT 345 U/L，γ-GTP 250 U/L ━━▶ 肝機能障害がみられる。

⑥VCA-IgG抗体陰性，抗EBNA抗体陰性 ━━▶ EBウイルス感染症を否定できる。

⑦抗ヒトヘルペスウイルス6 IgG抗体価20倍 ━━▶ ヒトヘルペスウイルス6感染の関与

D 医学各論

画像診断

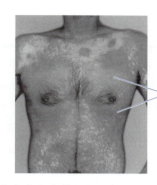

体幹に融合傾向のある紅斑がみられる

鑑別診断　「アプローチ」①の発熱と皮疹が出現したことから，ウイルス性発疹症，薬疹，中毒疹が考えられる。②の6週間前からカルバマゼピンを内服していることから，薬疹が考えられる。③の口腔粘膜と咽頭に異常を認めないことから，中毒性表皮壊死症やStevens-Johnson症候群が除外できる。体幹部の写真で，融合傾向のある紅斑がみられることから紅斑丘疹型薬疹が考えられる。④と⑤の血液所見で好酸球増多・異型リンパ球の出現，血液生化学所見で肝機能障害がみられている。⑥からEBウイルス感染症である伝染性単核球症を除外できる。さらに⑦の抗ヒトヘルペスウイルス6 IgG抗体価20倍とヒトヘルペスウイルス6感染が関与していることから，薬剤性過敏症症候群と診断できる。

選択肢考察
× a　白血球減少がみられる。高齢者には通常みられない。
× b　白血球は正常か低下する。高齢者には通常みられない。
× c　EBウイルス感染症である。VCA-IgG抗体陽性，抗EBNA抗体陽性となる。
× d　口腔粘膜・外陰粘膜・眼症状がみられる。
○ e　「鑑別診断」の通り，薬剤性過敏症症候群と診断できる。

確定診断　薬剤性過敏症症候群

解答率　a 0.7%，b 1.1%，c 1.9%，d 0.6%，e 95.6%

ポイント　薬剤性過敏症症候群は薬疹の一型で，ヒトヘルペスウイルス6〈HHV-6〉の再活性化が関与している疾患である。皮膚症状は紅斑丘疹型か多型紅斑型が多く，紅皮症化することもある。粘膜症状はないか軽度である。リンパ節腫脹もみられる。検査で，白血球増多，好酸球増多，異型リンパ球の出現がみられる。主としてHHV-6で，その他サイトメガロウイルス，HHV-7，EBウイルスの再活性化がみられる。内服開始から発症までの期間は通常の薬疹よりも長く，2～6週間のことが多い。原因薬剤はカルバマゼピン，フェニトイン，フェノバルビタール，ラモトリギン，ゾニサミド，メキシレチン塩酸塩，サラゾスルファピリジン，DDS（ジアフェニルスルホン），アロプリノール，ミノサイクリン塩酸塩がほとんどである。

正解　e　**正答率** 95.6%　　▶参考文献　MIX 170

受験者つぶやき
・カルバマゼピン，HHV-6だけで選べます。
・カルバマゼピン，肝障害に異型リンパ球，好酸球増加，HHV-6の再活性化と非常に典型的ですね。
・薬剤性過敏症症候群はカルバマゼピンで多いです。
・HHV-6の再活性化といえば薬剤性過敏症症候群です。皮膚科は，画像がわからなくても臨床像で答えが導ける問題もあります。

> **Check** ■ ■ ■
>
> **112D-60** 66歳の男性。黒色便を主訴に来院した。今朝,排便したところタール状の下痢便であったため受診した。意識は清明。身長168 cm,体重56 kg。体温36.2℃。脈拍88/分,整。血圧102/70 mmHg。呼吸数14/分。腹部は平坦,軟で,肝・脾を触知しない。血液所見:赤血球340万,Hb 10.5 g/dL,Ht 31%,白血球8,800,血小板29万。血液生化学所見:尿素窒素20 mg/dL,クレアチニン0.8 mg/dL,CEA 6.5 ng/mL(基準5.0以下)。CRP 0.8 mg/dL。上部消化管内視鏡像(別冊 No.31)を別に示す。
> 　腹部造影CTでは他の臓器に異常を認めず手術を行うことにした。
> この患者の手術術式として適切なのはどれか。
>
> a　胃局所切除術　　b　胃空腸吻合術　　c　胃全摘術
> d　大網被覆術　　　e　幽門側胃切除術
>
>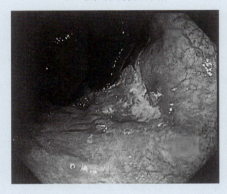

アプローチ

①黒色便 → 上部消化管出血を疑う。

②血圧102/70 mmHg → 低めではあるがショックではない。

③Hb 10.5 g/dL → 軽度の貧血

④尿素窒素20 mg/dL,クレアチニン0.8 mg/dL → 上部消化管出血として矛盾しない。

画像診断

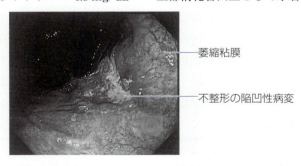

　上部消化管内視鏡(胃内見上げ像)では,胃体中〜上部から噴門部にかけて不整形の陥凹性病変を認める。周囲は軽度隆起し,境界明瞭で易出血性を呈している。背景粘膜に粘膜萎縮を認める。

鑑別診断　経過より上部消化管出血が疑われ,内視鏡にて胃内に出血源と考えられる病変を認める。胃の陥凹性病変としては良性潰瘍および癌,悪性リンパ腫などが鑑別に挙がるが,画像所見から

D 医学各論 377

胃癌を考える。陥凹は深く，周囲に軽度の隆起を伴っていることから進行癌と推測される。他臓器に異常を認めないことから外科的切除の適応と考える。

確定診断 胃　癌

選択肢考察
× a　胃粘膜下腫瘍などで行われる。胃癌の標準治療ではない。
× b　根治切除が難しい場合に通過障害を解除する目的で行われる。
○ c　本例の切除法として適切である。
× d　潰瘍穿孔の際に行われる。
× e　病変は噴門に近く，幽門側胃切除術の適応ではない。

解答率 a 14.1%，b 2.2%，c 73.2%，d 0.4%，e 10.1%

ポイント　　出血をきたした胃癌の術式を問う設問である。選択肢はいずれも上部消化管で行われている代表的な術式であり，適応疾患について理解しておく。

正　解　c　**正答率** 73.2%　　　　　　　　　　　▶参考文献 MIX 260

受験者つぶやき
・胃癌の術式は必発です。
・内視鏡が見えているため噴門部とわかります。早期癌ではなさそうなので胃全摘術と考えました。
・内視鏡が見えていたので，噴門部だと思いcを選択しました。
・内視鏡が見えているということは噴門部の側の腫瘍で，eは意味なしで，進行胃癌なのでaも×だと思いました。

Check ■ ■ ■

112D-61　48歳の女性。尿の泡立ちを主訴に来院した。半年前にネフローゼ症候群を発症し，腎生検で微小変化群と診断された。副腎皮質ステロイドの処方後2週間で完全寛解し，4か月前からは投与量を漸減していた。2週間前の外来で，体重52 kgで浮腫を認めず，尿蛋白（−），尿潜血（−），血清アルブミン4.4 g/dL，総コレステロール210 mg/dLだったため，副腎皮質ステロイドを10 mg/日から10 mg/隔日に減量したが，4日前から尿の泡立ちが強くなってきたため受診した。体重54 kg。脈拍76/分，整。血圧120/60 mmHg。両下腿から足背に軽度の圧痕性浮腫を認める。尿所見：蛋白3+，潜血（−），沈渣に卵円形脂肪体を認める。血液生化学所見：アルブミン3.5 g/dL，尿素窒素15 mg/dL，クレアチニン0.6 mg/dL，総コレステロール290 mg/dL。

対応として適切なのはどれか。

a　再度の腎生検　　　　b　現在の治療を継続　　　　c　リツキシマブ投与
d　アルブミン製剤投与　e　副腎皮質ステロイド増量

アプローチ
①半年前にネフローゼ症候群発症，腎生検で微小変化群と診断
②副腎皮質ステロイド処方2週間で完全寛解━▶臨床経過も微小変化群に典型的
③2週間前に副腎皮質ステロイド10 mg/日から10 mg/隔日に減量，4日前から尿の泡立ちが強くなった━▶減量後，10日後に再発が強く疑われる。
④体重52 kgから54 kg（2週間で2 kg増），尿蛋白（−）が3+，卵円形脂肪体━▶ネフロー

ゼ症候群の再発

⑤アルブミン 3.5 g/dL，クレアチニン 0.6 mg/dL ━━→ まだ再発後間もなく，程度は軽い。急性循環不全による急性腎障害も起こしていない。

鑑別診断　臨床経過から，微小変化群のネフローゼ症候群が，副腎皮質ステロイド減量後に再発したのは容易にわかる。

確定診断　微小変化群によるネフローゼ症候群の再発

選択肢考察　×a　一度腎生検で確定されており，初回発症時は容易に完全寛解しており，微小変化群以外を疑う余地は現時点ではない。

　　　×b　発症してしまった微小変化群は，その原因が除去されれば，再び完全寛解する。本例の原因は副腎皮質ステロイドの減量である。現在の減量した用量では再び悪化する。

　　　×c　近年，リツキシマブは微小変化群のネフローゼ症候群でも，完全寛解を維持するのに副腎皮質ステロイドが高用量から減量できない，免疫抑制薬を併用しても完全寛解しない場合などの難治性の場合に限って適応が認められている（保険適用は小児期発症例のみ）。本例は成人発症であり，かつまだ1回目の再発であり，適応はない。

　　　×d　ネフローゼ症候群で生じる低アルブミン血症では通常，アルブミン製剤の投与は行わない。例外的に，極度の低アルブミン血症で急性循環不全を生じた場合に投与することがあるが，本例では該当しない。

　　　○e　本例の原因は副腎皮質ステロイドの減量である。副腎皮質ステロイドを増量すれば，再び完全寛解する。

解答率　a 15.1%，b 1.5%，c 2.4%，d 0.4%，e 80.5%

ポイント　微小変化群によるネフローゼ症候群の再発時の対応が問われている。本設問は初回の再発であり，しかも経過から原因は副腎皮質ステロイドの減量であるので，これに対応すればよい。

正　解　e　**正答率 80.5%**　　　　　　　　　　　　　　　▶参考文献 MIX 291

受験者つぶやき

・コントロール不安定な MCN です。
・微小変化群はステロイド反応性が良いですが，一方で再発が多いです。またステロイドを増やしましょう。ちなみに糸球体腎炎は AGN 以外にはステロイドを用います。
・ステロイド減量後に症状が増悪しているので，e を選びました。
・実習中の患者さんでステロイド抵抗性の方にリツキシマブを入れていましたが，この症例は減量中の増悪なので，まず増量から始めると思いました。

Check ■■■

112D-62 77歳の男性。発熱と全身倦怠感とを主訴に来院した。10日前から38℃前後の発熱があった。非ステロイド性抗炎症薬を内服したが全身倦怠感が増悪したため受診した。意識は清明。体温39.1℃。脈拍112/分，整。血圧102/48 mmHg。呼吸数14/分。心音と呼吸音とに異常を認めない。腹部は平坦，軟で，圧痛を認めないが，右季肋部に叩打痛を認める。尿所見：蛋白（－），糖（－），潜血（－）。血液所見：赤血球311万，Hb 9.9 g/dL，白血球23,100，血小板11万。血液生化学所見：アルブミン2.8 g/dL，AST 104 U/L，ALT 78 U/L，LD 263 U/L（基準176～353），ALP 786 U/L（基準115～359），γ-GTP 94 U/L（基準8～50），尿素窒素24 mg/dL，クレアチニン1.2 mg/dL。CRP 31 mg/dL。腹部造影CT（**別冊No. 32**）を別に示す。

適切な治療はどれか。**2つ選べ**。

a　肝切除　　　　　b　抗菌薬投与　　　　c　経皮的ドレナージ
d　ラジオ波焼灼療法　e　内視鏡的胆管ドレナージ

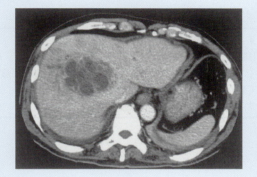

アプローチ

① 10日前からの発熱，全身倦怠感 → 比較的急性の炎症性疾患
② 腹部は平坦だが，右季肋部に叩打痛 → 腹膜炎ではないが，肝臓や胆嚢疾患が疑われる。
③ AST 104 U/L，ALT 78 U/L，ALP 786 U/L，γ-GTP 94 U/L → 肝胆道系酵素の上昇
④ 白血球23,100，CRP 31 mg/dL → 重症感染症が疑われる。

画像診断

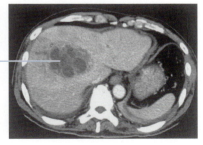

肝右葉に造影されない不均一な低吸収域を認める。また，内部に不整な隔壁を認める

内部に隔壁を有する膿瘍の貯留を認める。

鑑別診断

「アプローチ」①，④より急性の重症感染症が考えられ，②，③より肝臓や胆嚢，胆道系疾患が考えられる。鑑別診断としては肝膿瘍，胆嚢炎，胆管炎などが挙げられる。CTでは肝内

に造影されない不整な腫瘤を認め，肝膿瘍を第一に考える。

確定診断 肝膿瘍

選択肢考察
× a 肝膿瘍に対する肝切除術は，経皮的ドレナージを含めた保存的治療に抵抗性で難治性の場合は選択肢となりうるが，第一選択とはならない。
○ b 肝膿瘍に対する治療の第一選択は抗菌薬投与である。
○ c 本例のように炎症所見が強く，比較的大きな肝膿瘍の場合は，経皮的ドレナージも治療の第一選択となる。
× d ラジオ波焼灼療法は肝細胞癌に対する治療の一つである。
× e 内視鏡的胆管ドレナージは，閉塞性黄疸などに対する治療法であるが，肝膿瘍の場合は治療の選択肢とはならない。

解答率 a 0.9%，b 99.3%，c 91.6%，d 0.4%，e 7.5%

ポイント 発熱，右季肋部痛，炎症反応高値をきたす肝腫瘤に関する問題である。炎症反応高値およびCT所見から容易に肝膿瘍と診断できる。治療としては，抗菌薬投与や経皮的ドレナージが選択肢となりうる。

正解 b，c 正答率 91.2% ▶参考文献 MIX 276

・肝膿瘍の治療です。
・症状とCTから肝膿瘍を疑いました。今回は問われていないですが，細菌性とアメーバ性に分けて覚えることが重要です。特にアメーバ性は男性同性愛者間の感染に注意する必要があります。
・eでは病変部まで届かないと思いました。
・肝膿瘍も頻出です。起因菌から画像，治療まで確認しましょう。

112D-63 53歳の女性。右側頭部痛とふらつきを主訴に来院した。3か月前に右側頭部痛が出現し、歩行時と体動時に体が揺れる感覚を自覚するようになった。1週間前から右耳にセミの鳴くような耳鳴りも出現した。自宅近くの診療所で投薬治療を受けたが改善しないため受診した。既往歴と家族歴とに特記すべきことはない。血液所見に異常を認めない。神経学的所見に異常を認めない。右鼓膜の写真（**別冊 No. 33A**）と右側頭骨 CT（**別冊 No. 33B**）とを別に示す。

　今後、出現する可能性が高い症状はどれか。**2つ選べ**。

a　右難聴
b　開口障害
c　右眼瞼下垂
d　回転性めまい
e　右顔面けいれん

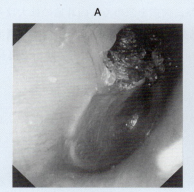
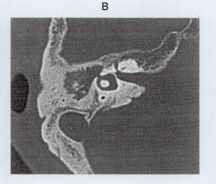

アプローチ
① 3か月前からの右側頭部痛とふらつき ➡ 前庭障害の疑い
② 1週間前からの耳鳴り ➡ 内耳障害の疑い

画像診断

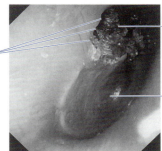

弛緩部（上鼓室）の拡大、痂皮形成
拡大は骨破壊による
鼓室内は暗褐色の貯留液

B

乳突部軟部陰影（真珠腫）　　　　　　　　　　　内耳道

外側半規管骨欠損（瘻孔）

鑑別診断　　「アプローチ」①，②からは，内耳障害を念頭に置く必要がある。鼓膜所見では右鼓膜緊張部上部の骨が欠損し，弛緩部が大きく拡大し，痂皮が付着しており，真珠腫性中耳炎を最も考える。側頭骨 CT には，乳突部，外側半規管，内耳道がみられる。乳突部には air space はみられず，軟部陰影が充満し外側半規管骨迷路に欠損を認める。内耳道の拡大はみられない。鼓膜所見，CT 所見から真珠腫性中耳炎による外側半規管瘻孔と診断する。外側半規管瘻孔からの内耳炎により感音難聴やめまいが生じる。また，外耳道の加圧，陰圧で瘻孔症状が出現する。

確定診断　真珠腫性中耳炎

選択肢考察　○ a　耳小骨破壊と内耳炎による聴覚障害が起こる。伝音難聴から混合難聴，感音難聴へと進行する。

× b　顎関節に影響を及ぼさないため，開口障害は起きない。

× c　真珠腫により顔面神経が障害を受けると末梢性顔面神経麻痺を起こし，眼瞼閉鎖が障害される。眼瞼下垂は動眼神経障害で起こる。

○ d　瘻孔症状，内耳炎によってめまいが生じる。

× e　頭蓋内で顔面神経が血管で圧迫されて起きることが多い。

解答率　a 97.9%，b 5.5%，c 2.6%，d 84.2%，e 8.9%

正解　**a，d**　**正答率** 83.0%　　　　　　　▶参考文献　**MIX** 365　**コンパクト** 62

受験者つぶやき

・内耳道を穿破しているので a，d と思いました。
・顔面神経に及ぶことがあるのは知っていたのですが顔面神経麻痺となるのですね。間違えました。
・前庭神経障害の症状＋耳鳴りがあるので，第Ⅷ脳神経の障害を考えました。
・急性，慢性，滲出性，真珠腫性中耳炎の画像と臨床像は絶対覚えましょう。

Check ■ ■ ■

112D-64 68歳の男性。腰痛を主訴に来院した。眼瞼結膜は貧血様であるが，眼球結膜に黄染を認めない。筋力低下や腱反射異常を認めない。血液所見：赤血球220万，Hb 7.8 g/dL，白血球3,400（桿状核好中球3％，分葉核好中球32％，単球1％，リンパ球64％），血小板8.2万。血液生化学所見：総蛋白10.5 g/dL，アルブミン3.1 g/dL，IgG 4,600 mg/dL（基準960～1,960），IgA 22 mg/dL（基準110～410），IgM 10 mg/dL（基準65～350）。骨髄血塗抹May-Giemsa染色標本（**別冊 No. 34**）を別に示す。

この患者に合併しやすいのはどれか。**2つ選べ。**

a 高血糖
b 病的骨折
c 腎機能障害
d 低カルシウム血症
e ビタミンB_{12}欠乏性貧血

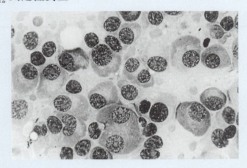

アプローチ
① 68歳の男性，主訴は腰痛 → 高齢者の腰痛，血液疾患といえば？
② Hb 7.8 g/dL，血小板8.2万 → 貧血，血小板減少を認める。
③ 総蛋白10.5 g/dL，アルブミン3.1 g/dL，IgG 4,600 mg/dL → アルブミン以外の血清蛋白，特にIgGが増加している。

画像診断

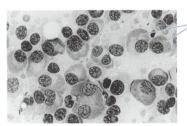

核が偏在し細胞質が好塩基性の細胞質をもつ骨髄腫細胞。核の周囲が明るい

鑑別診断 高齢の男性で腰痛をきたす血液疾患というだけで，多発性骨髄腫が想起される。血中のIgGが増加しており，IgGを産生する多発性骨髄腫とわかり，骨髄血塗抹像で形質細胞の増加が確認できる。

確定診断 多発性骨髄腫

選択肢考察
× a 多発性骨髄腫では高血糖はきたさない。
○ b 多発性骨髄腫では病的骨折をしばしばきたす。
○ c 多発性骨髄腫では腎障害をしばしばきたす。

×d 多発性骨髄腫では高カルシウム血症をしばしばきたす。
×e ビタミンB_{12}欠乏性貧血では巨赤芽球性貧血をきたす。多発性骨髄腫では通常正球性正色素性貧血をきたす。

解答率 a 0.7%, b 98.7%, c 99.0%, d 0.9%, e 0.6%

ポイント 多発性骨髄腫では、ほかに神経症状（脊髄圧迫、末梢神経障害など）、易感染性がみられることがある。

正解 b, c **正答率** 98.0%　　　　　　　　　　　　　　　　　　　　▶参考文献 MIX 128

受験者つぶやき

- MMのcrab症状です。
- 総蛋白とAlbの差が開きすぎです！　これを見落とさないようにしましょう。またMMの症状は「CRAB（カニ）」です。CはCa上昇、RはRenal（腎臓）の障害、AはAnemia（貧血）、BはBone（骨病変）です。
- 総蛋白とアルブミンの差が大きい場合は、アルブミン以外の蛋白（グロブリン）が増えているということなので、多発性骨髄腫を疑おうね、と血液の先生に教えてもらいました。
- 形質細胞に特徴的な核周明庭を認めるのでMM、Caは高値で、意識障害をきたすこともあります。

112D-65 26歳の女性。会議中に突然起こった動悸を主訴に来院した。以前から同様の規則的に早く打つ動悸が年に数回あるという。気管支喘息で治療中である。意識は清明。脈拍148/分，整。血圧 104/52 mmHg。呼吸数20/分。心雑音と肺雑音とを聴取しない。心電図（**別冊 No. 35**）を別に示す。

対応として適切なのはどれか。**2つ選べ。**

a 硝酸薬投与
b ベラパミル投与
c アトロピン投与
d イソプロテレノール投与
e Valsalva 手技

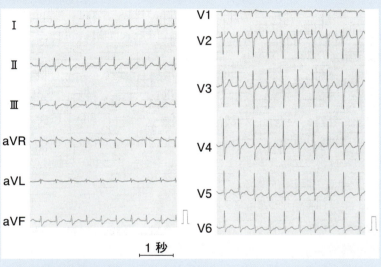

アプローチ

① 26歳の女性 ━━▶ 若年者にも起こる心疾患を疑う。

② 年に数回起こる突然の動悸 ━━▶ 発作性の不整脈疾患を示唆

③ 規則的に早く打つ動悸 ━━▶ 頻拍型で，規則的な不整脈を呈する疾患を疑う。

④ 気管支喘息で治療中 ━━▶ 心臓刺激効果のある薬剤が使われている可能性がある。

⑤ 意識は清明 ━━▶ 発作中，脳循環障害はないと考えてよい。

⑥ 脈拍数 148/分 ━━▶ 頻脈型不整脈を示唆

⑦ 心雑音と肺雑音を聴取しない ━━▶ 器質的心肺疾患はないと考えてよい。

画像診断

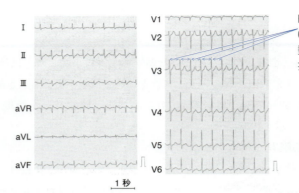

発作中の心電図と考えられる。RR 間隔は規則的で 0.4〜0.5 秒で，脈拍数は約 140/分の頻拍症である。明らかな P 波は同定し難く，QRS 幅は狭いことから上室性頻拍症と診断される。

鑑別診断 発作性の頻拍症で脈拍が規則的な場合に鑑別すべきは洞性頻脈，上室性頻拍症，心室頻拍，心房粗動である。

洞性頻脈は運動負荷や発熱などによる生理的な頻脈で，脈拍数の増加は徐々に起こる。

心室頻拍は心筋梗塞症や心筋症などの器質的な心疾患を伴っていることが多い。QT 延長症候群は若い患者にもみられ，反復する呼吸困難や失神発作を呈するが，発作が数分以内に自然寛解すれば臨床症状は乏しいこともある。心電図上は幅広の変形した QRS 波を呈する。

心房粗動では房室伝導比が 2：1 になると心室レートは 150/分前後の頻拍を呈する。本例では F 波を認めず，否定的である。

よって，上室性頻拍症が最も考えられる。

確定診断 発作性上室性頻拍症

選択肢考察
× a 冠拡張効果があるが，抗不整脈効果はない。
○ b 洞結節自動能の抑制と房室伝導遅延および不応期延長効果が徐拍化に有効。
× c 徐拍効果はない，むしろ頻脈を助長する。
× d 交感神経 β_1 受容体を刺激し，頻脈を助長する。
○ e 迷走神経刺激により徐拍化効果がある。

解答率 a 4.6％，b 93.4％，c 2.4％，d 2.0％，e 96.6％

ポイント 上室性頻拍症の診断上，注意すべきことは，QRS 波が正常の narrow QRS を呈する場合は診断が容易であるが，心室内変行伝導を伴うと wide QRS を呈し，鑑別が難しくなることである。発作時の治療にはアデノシン三リン酸〈ATP〉や Ca 拮抗薬であるベラパミルの静脈内投与がまず行われ，Valsalva 手技が有効な場合がある。無効なときはほかの抗不整脈薬を用いる。発作予防には Ca 拮抗薬，β 遮断薬あるいは抗不整脈薬の経口投与を行う。非薬物的には，カテーテルを用いて心房内の異常電気回路を焼却する高周波アブレーション法がある。

正解 b，e **正答率** 90.7％

受験者つぶやき
・PSVT ですね。まずは Valsalva 手技を行い，だめなら rate control です。アブレーションも行います。
・PSVT の治療です。イソプロテレノールはイソイソしているから β 刺激，プロプラノロールはノロノロしているから β 遮断と覚えていました。

112D-66 8歳の男児。軽自動車にはねられ受傷し，ドクターヘリで搬入された。救急隊到着時には路上で泣いていたが，その後意識障害が急速に進行し，JCSⅢ-100まで低下したためドクターヘリを要請した。搬入時，右片麻痺と左共同偏視とを認め，気管挿管して搬送した。来院時，意識レベルは GCS 5（E1V1M3）。体温 36.8℃。心拍数 90/分，整。血圧 134/86 mmHg。呼吸数 22/分。SpO_2 100％（バッグバルブマスク人工呼吸下）。左瞳孔の散大と対光反射消失とを認める。左前頭部に開放創を認め，骨折部と連続している。頭部CT（**別冊 No. 36**）を別に示す。

治療として適切なのはどれか。**2つ選べ。**

a 減圧開頭術　　　b 抗菌薬投与　　　c 脳室ドレナージ
d 脳内血腫除去術　　　e 副腎皮質ステロイド投与

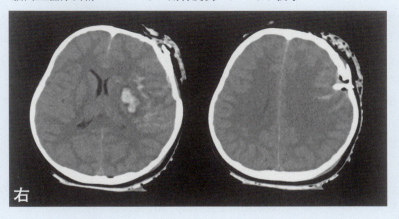

アプローチ
①小児，軽自動車にはねられ受傷 ⟶ 高エネルギー，重症以上の可能性
②現着時泣いていたが意識障害が進行（JCSⅢ-100）⟶ primary survey における気道〈Airway〉，呼吸〈Breathing〉，循環〈Circulation〉の A-B-C 不安定化の予期と中枢神経系の異常〈D：Dysfunction of CNS〉を示唆
③右片麻痺，左共同偏視 ⟶ 中枢神経系の異常，左大脳半球病変
④GCS 8点以下，瞳孔不同，対光反射消失 ⟶ 切迫するD，脳ヘルニア徴候
⑤血圧 134/86 mmHg，心拍数 90/分，呼吸数 22/分，SpO_2 100％ ⟶ ドクターヘリと緊急気管挿管により A-B-C は安定・クリア
⑥左前頭部に開放創，骨折を確認 ⟶ 開放性頭蓋骨骨折

画像診断

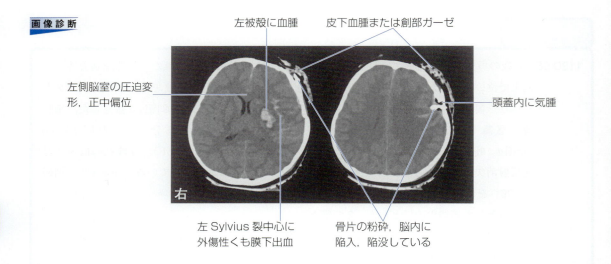

左側脳室の圧迫変形，正中偏位　　左被殻に血腫　　皮下血腫または創部ガーゼ　　頭蓋内に気腫
左Sylvius裂中心に外傷性くも膜下出血　　骨片の粉砕，脳内に陥入，陥没している

鑑別診断　小児の重症（GCS 8点以下），高エネルギー外傷の問題。意識清明期を伴いながら急速に進行する意識障害，切迫するDから頭蓋内病変が示唆される。小児例，lucid intervalを伴う意識障害から急性硬膜外血腫の血腫増大が推測されるが，画像診断では硬膜外に血腫は認められないため，否定。左被殻の脳内血腫が少量であるにも関わらずGCSは5点と重症で，脳ヘルニア徴候あり，正中偏位を認めることから，頭部CTでは判断が難しいが，びまん性脳腫脹を疑う。

確定診断　開放性頭蓋骨陥没粉砕骨折，外傷性頭蓋内血腫，外傷性くも膜下出血およびびまん性脳腫脹の疑い

選択肢考察

○a　「アプローチ」④および⑥より，頭蓋内圧亢進と脳ヘルニアの解除，汚染された骨片の除去，デブリドマン，硬膜閉鎖を目的に，減圧開頭術を行うのは治療として適切である。

○b　左前頭部の開放創，陥没粉砕骨折，気脳症があることから汚染創と判断し，抗菌薬の投与は適切である。また重症頭部外傷例であり易感染状態となること，気管挿管やカテーテル留置されることなどから，初期治療から計画的に抗菌薬投与することと定期的な培養検査は必要と考える。

△c　水頭症治療としての脳室ドレナージは不適切だが，GCS 8点以下，画像所見に比して脳ヘルニア徴候が急速進行性であることから頭蓋内圧モニタリングは考慮される。そのため，頭蓋内圧測定目的に脳室カテーテルを挿入し，髄液ドレナージも併せて行うことは適切。

×d　「画像診断」から，外傷による左被殻部の血腫は少量であること，挫傷性浮腫はCT上認めないことから，脳内血腫除去術の適応にはならない。本例の画像診断程度の血腫では瞳孔不同を呈する可能性は低く，頭蓋内血腫による頭蓋内圧亢進よりもびまん性脳腫脹などが生じていることが示唆されるため，減圧開頭術が適切と考える。頭蓋内圧が30 mmHg以上，追跡画像にて脳内血腫の増大や挫傷性浮腫が出現する場合は開頭血腫除去術や内減圧術が考慮される。本肢はCTにて血腫を認めるため，誤って多く選択されたと思われる。目安であるが，高血圧性被殻出血の手術適応は血腫量が31 mL以上であり，本問のCTでは血腫除去術の適応にならない。　割れ問

D　医学各論　**389**

× e　脳損傷患者の転帰改善や頭蓋内圧制御目的に副腎皮質ステロイドは投与しない。重症頭部外傷例では死亡率増加に関与する。脊髄損傷や急性呼吸窮迫症候群などを合併する場合は投与を慎重に考慮する。

解答率　a 85.2％，b 23.6％，c 7.6％，d 74.9％，e 7.9％

ポイント　頭部外傷の初期診療において，頭蓋外因子による二次性脳損傷を最小限に留めながら，中枢神経系の異常に迅速に対応することの重要性を示す問題。重症頭部外傷の治療として，primary survey，頭蓋内圧制御の治療，および手術適応とその方法（急性硬膜外血腫，急性硬膜下血腫を中心に）を整理しておく必要がある。

　本問は重症頭部外傷の治療として，選択肢が悩ましい。実際の臨床現場ではa〜dはいずれも考慮される。

本問の狙い　ドクターヘリの要請（重症度判断と迅速適切な primary survey，迅速な搬送）と頭部外傷の手術問題としては，これまで急性硬膜外血腫，急性硬膜下血腫の問題が多く，治療選択に悩むことが少なかったが，今回は開放性頭蓋骨骨折，外傷性脳内血腫，気脳症，外傷性くも膜下出血の診断であったことが新傾向と判断される。ただし，症例文と画像からは治療選択に悩ましい問題であった。関連事項は『重症頭部外傷治療・管理のガイドライン 第3版』に簡潔・適切にまとめられている。一度目を通しておこう。

正　解　**a，b**　**正答率 13.8％**　　　　▶**参考文献** MIX 159

受験者つぶやき
・頭蓋内圧亢進に対する治療を選びました。
・ヘルニアの徴候があるのでaはするとして，開放創もあるから予防的にbなのか，内部の血腫をどうにかするdなのか，わかりませんでした。
・開放骨折なのでbは絶対必要と思いました。aかdかで悩みましたが，被殻出血なので血腫除去は可能だろう，と単純に考えました。血腫除去ができるのであれば，aは必要ないだろうと思いました。
・外傷で脳出血をしているのだろうなと思いましたがa，b，dで悩みました。

> **Check** ■ ■ ■
>
> **112D-67** 4歳の女児。30分前にボタン電池を飲み込んだため父親に連れられて来院した。機嫌はよい。胸腹部エックス線写真で胃内にあることが確認された。
> 対応として適切なのはどれか。2つ選べ。
> a 胃洗浄　　　b 開腹手術　　　c 経過観察
> d 磁石による摘出　　　e 内視鏡による摘出

アプローチ
① 30分前にボタン電池を飲み込んだ → 直後
② 胃内にある → 回収を試みる

鑑別診断　「アプローチ」①，②から，胃内にあるボタン電池と診断できる。

確定診断　ボタン電池の誤飲

選択肢考察
× a　胃洗浄によりボタン電池を摘出することは困難である。
× b　幽門を越えて停滞する場合や，強い腹痛や腹膜炎症状を示したら開腹手術をする。
× c　微弱電流や電池の崩壊による胃穿孔の可能性があるため，速やかに対処する。日本中毒情報センターの情報では，胃内にある場合，「通常の食事をとらせ，下剤を投与して自然排出を促す」とあるが，実際は「磁石での摘出」が望ましい。割れ問
○ d　胃内に停滞している場合には，磁石付カテーテルで摘出をする。
○ e　透視による磁石付カテーテルで摘出不可の場合には，全身麻酔下内視鏡で摘出する。

解答率　a 10.6%，b 23.5%，c 28.4%，d 38.3%，e 97.4%

ポイント　ボタン電池の誤飲は，食道にある場合は，びらんや穿孔の危険性があるので，直ちに取り出す。胃内に落ちている場合は磁石付きチューブで透視下に取り出す。12時間以上停滞する場合には，全身麻酔下に内視鏡で取り出す。幽門を越えている場合は，観察を続け，排泄を確認する。排泄しない場合は開腹手術を行う。

正解　d，e　正答率 37.5%　　▶参考文献　MIX 424　国小 51

受験者つぶやき
・ボタン電池は消化管穿孔が怖いと思い，摘出を選びました。
・磁石を使うことがあるとポリクリ中に聞いたことがあったため選びました。ネットで検索するとボタン電池を乗せた鶏肉の腐食の様子を見ることができます。
・ボタン電池なので，出す必要はあるだろうと思いました。dは知らなかったのですが，bではいくらなんでも侵襲性が大きすぎる，と思いd，eを選択しました。
・eは選べましたがもう1つが選べず，禁忌を踏んだらどうしようとヒヤヒヤしていました。

112D-68 74歳の男性。腹痛のために救急車で搬入された。本日，突然，強い腹痛が生じた。横になって休んでいたが症状が持続し，冷汗も出現してきたため救急車を要請した。意識は清明。体温36.4℃。心拍数110/分，整。血圧84/48 mmHg。呼吸数18/分。SpO_2 99%（マスク10 L/分 酸素投与下）。冷汗を認め皮膚は湿潤している。眼瞼結膜は貧血様であるが，眼球結膜に黄染を認めない。心音と呼吸音とに異常を認めない。腹部は軽度膨隆しており，拍動を触れ，bruitを聴取する。血液所見：赤血球315万，Hb 10.0 g/dL，Ht 30%，白血球13,800，血小板15万。血液生化学所見：総蛋白4.8 g/dL，アルブミン3.3 g/dL，総ビリルビン1.8 mg/dL，直接ビリルビン0.2 mg/dL，AST 92 U/L，ALT 54 U/L，LD 379 U/L（基準176〜353），ALP 129 U/L（基準115〜359），γ-GTP 17 U/L（基準8〜50），CK 138 U/L（基準30〜140），尿素窒素18 mg/dL，クレアチニン1.1 mg/dL，血糖122 mg/dL，Na 135 mEq/L，K 5.0 mEq/L，Cl 104 mEq/L。CRP 0.7 mg/dL。動脈血ガス分析（マスク10 L/分 酸素投与下）：pH 7.45，$PaCO_2$ 34 Torr，PaO_2 166 Torr，HCO_3^- 23 mEq/L。腹部造影CT（別冊No. 37）を別に示す。

治療として適切なのはどれか。2つ選べ。

a 動脈塞栓術　　　b 血栓溶解療法　　　c 人工血管置換術
d 経皮的ドレナージ　　　e ステントグラフト内挿術

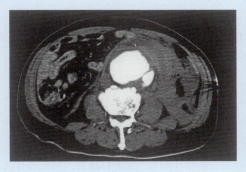

アプローチ
①強い腹痛が突然発症，冷汗出現 ➡ 一見，急性腹症を示唆する。
②腹部が軽度膨隆，波動，bruitあり ➡ 腹部大動脈瘤〈AAA：abdominal aortic aneurysm〉の典型的な所見
③血圧84/48 mmHg，心拍数110/分，眼瞼結膜貧血様，皮膚湿潤，Hb 10.0 g/dL，Ht 30%
➡ 急性の動脈性出血により，急激に貧血が進行しつつあり，出血性ショックに陥っている。ただし，初期にはHb，Htは極度の低値を示さない。

画像診断

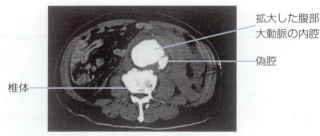

腹部大動脈は著しく拡大し，椎体の径を超えてしまっている。内腔も拡大し，一部に偽腔を認める。

鑑別診断 突然の激しい腹痛が発症，持続しており，消化器系の疾患をまずは疑わざるをえないが，本例では，典型的な「拍動性腫瘤（膨隆）」，「急激な貧血の進行を伴うショックバイタル」が伴っており，AAA からの動脈性出血と，それによる出血性ショックと考えてよい。画像診断からもそれが裏付けられる。

確定診断 腹部大動脈瘤の破裂による出血性ショック

選択肢考察
× a　いくら動脈からの出血とはいえ，より末梢の動脈に対して行うコイル塞栓術を大動脈に対して施行することはできない。

× b　血栓溶解療法は血栓性疾患に対して用いられるもので，本症例では全く適応がない。むしろ，動脈瘤からの出血を助長してしまうため，**禁忌**である（**禁忌肢**）。

○ c　緊急開腹手術により，腹部大動脈瘤の切除と人工血管を用いた血行再建術が，従来からの主要な治療方法である。

× d　ドレナージは，水分，血液，膿瘍などの液性成分を体内から除去するものであるが，腹部大動脈瘤からの動脈性出血に行っても，出血が止まらないかぎりとても追いつくものではない。

○ e　開腹手術ではなく，カテーテルを用いて人工血管（グラフト）を大動脈瘤内に挿入して出血を止める新しい技術である。

解答率 a 7.0%，b 1.4%，c 95.9%，d 2.7%，e 92.3%

ポイント　AAA は 4 cm を超えたあたりから，徐々に破裂，出血のリスクが高くなりはじめ，5 cm 以上になると飛躍的にその確率が高くなる。このため，5 cm 以上の径を有する特に嚢状のものについては，積極的に破裂を予防するために根本治療を行う方がよい，とされている。現在では可能であればより侵襲の少ないステントグラフトが選択されることが多い。また直径が 4 cm 以下であっても，増大傾向が著しかったり，腰痛や腹痛を訴えている場合，切迫破裂と考え，治療適応となる。

正解 c，e　**正答率** 89.4%

受験者つぶやき
・腹部大動脈瘤の治療を消去法で選びました。
・腹部大動脈瘤ですね。切迫破裂の状態でしょうか。破裂してからではかなり厳しいので見逃さないようにする必要があります。
・大動脈瘤破裂です。血管を良くする治療を選びました。

D　医学各論　**393**

Check ☐ ☐ ☐

112D-69　78歳の男性。約1か月前から断続的に生じる肉眼的血尿を主訴に来院した。排尿時痛はない。60歳時に前立腺癌に対して放射線照射を行った。喫煙歴はない。血液所見に異常を認めない。PSA値は0.01 ng/mL（基準4.0以下）。

まず行うべき検査はどれか。**2つ選べ**。

a　骨シンチグラフィ　　　b　腎シンチグラフィ　　　c　腹部超音波検査

d　膀胱鏡検査　　　　　　e　FDG-PET

アプローチ　①断続的に生じる肉眼的血尿。排尿時痛はない ━━ 無症候性肉眼的血尿である。

②60歳時（18年前）に前立腺癌に対して放射線照射 ━━ 放射線治療の晩期合併症に放射線性膀胱炎，放射線性直腸炎があることを思い出す。

③喫煙歴はない ━━ 喫煙は尿路上皮癌のリスク因子ではあるが，非喫煙者でも尿路上皮癌の可能性はあるので特に意味なし。

④血液所見に異常を認めない ━━ 貧血をきたすほどの出血ではない。

⑤PSA値は0.01 ng/mL 未満 ━━ 前立腺癌の再発は否定的

鑑別診断　高齢男性で無症候性肉眼的血尿をきたす疾患として，膀胱癌などの尿路上皮癌を必ず除外する必要がある。過去の前立腺癌に対する放射線療法の晩期合併症としての放射線性膀胱炎（出血性膀胱炎）も，肉眼的血尿以外の症状を呈することは少ない。腎からの出血（腎腫瘍，特発性腎出血）の可能性もあることから，腎臓の異常がないかどうかは確認する必要がある。

確定診断　尿路上皮癌の疑い，放射線性膀胱炎の疑いなど

選択肢考察　×a　癌の骨転移をスクリーニングする検査であるが，前立腺癌の再発の可能性は否定的であり，まず行うべき検査ではない。

×b　腎機能を評価する検査であり，Tc-MAG3やTc-DMSAが用いられる。肉眼的血尿の精査で行われる検査ではない。

○c，○d　肉眼的血尿で泌尿器科を受診した場合には必須の検査である。受診時に肉眼的血尿があるものの，尿道や膀胱に全く異常のない場合に，左右の尿管口からの尿の流出を確認し，もしどちらかから血尿が確認できれば，それ以後の精査にとって重要な情報になる。

×e　悪性腫瘍において有用性の高い検査ではあるが，保険診療上も「他の検査，画像診断により病期診断，転移・再発の診断が確定できない悪性腫瘍患者に使用する」とされており，悪性腫瘍かどうかわからない現時点でまず行うべき検査ではない。

解答率　a 0.9%，b 0.6%，c 98.3%，d 98.9%，e 0.8%

ポイント　無症候性肉眼的血尿に対する初期対応を問う問題である。泌尿器科以外の外来を受診した患者には，腹部超音波検査のみ行い，必ず泌尿器科医に紹介しなければならない。

本問は，診断ではなく，診療のプロセスとしてまず行うべき検査を問う問題である。膀胱鏡検査の所見で，膀胱頸部〜膀胱三角部の発赤や出血である程度推定はできるが，確定診断には尿細胞診や場合によっては組織診も必要になる。特発性腎出血の診断は，種々の検査で異常が

ない場合の除外診断となる。

正解 c，d　**正答率** 97.6%　▶参考文献　MIX 294　コンパクト 248

・国試1日目の夜のネットの予想講座の内容がそのまま当たりました。
・無症候性血尿→泌尿器科悪性腫瘍の検索，です。
・まず，なので侵襲の少ない検査を選びました。Dr. 李の直前予想講座にもありました！

Check ■ ■ ■

112D-70　23歳の男性。咽頭痛と全身の皮疹とを主訴に来院した。3週間前に咽頭痛と微熱が出現し，その後咽頭痛が増悪するとともに全身に皮疹が出現してきたという。体温37.2℃。全身にびまん性の紅斑を認める。眼瞼結膜に貧血を認めない。白苔を伴う扁桃の発赤と腫大とを認める。頸部リンパ節を触知する。血液所見：赤血球441万，Hb 13.7 g/dL，Ht 42%，白血球12,800（桿状核好中球12%，分葉核好中球30%，好酸球1%，好塩基球1%，単球8%，リンパ球40%，異型リンパ球8%），血小板28万。血液生化学所見：総蛋白7.9 g/dL，AST 78 U/L，ALT 84 U/L，LD 365 U/L（基準 176～353），ALP 240 U/L（基準 115～359），γ-GTP 27 U/L（基準 8～50）。咽頭ぬぐい液のA群β溶連菌迅速検査は陰性。体幹部の写真（**別冊 No. 38**）を別に示す。

この疾患について正しいのはどれか。**2つ選べ**。

a　空気感染する。
b　アシクロビルが著効する。
c　アンピシリンは禁忌である。
d　皮疹は二峰性の経過を取る。
e　発症直後の抗EBNA抗体価は陰性である。

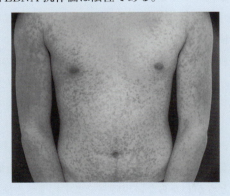

▶臨床eye　**Step1**　23歳男性　咽頭痛と微熱，全身の皮疹
感染症や膠原病，悪性腫瘍など，幅広く鑑別疾患が考えられるものの，23歳という年齢から感染症の可能性をまず想起することができる。

D　医学各論

Step 2 病歴，身体診察

白苔を伴う扁桃の発赤と腫大とを認め，頸部リンパ節も触知している。一般的に前頸部リンパ節腫大があればA群β溶連菌感染症を示唆し，後頸部リンパ節腫大であれば風疹やEBウイルス感染症が示唆される。ヒトパルボウイルスによる伝染性紅斑では，微熱や咽頭痛などの症状が治癒してから頰部の蝶形紅斑と四肢のレース状皮疹を認める。

Step 3 検査所見

貧血や血小板減少はなく，白血球分画では異型リンパ球が出現している。ASTやALTなど肝トランスアミナーゼも軽度上昇を認める。体幹部の写真では，びまん性に小紅斑を認め，特に腹部と上腕に小紅斑が密集している。咽頭ぬぐい液ではA群β溶連菌が陰性であり，溶連菌毒素による猩紅熱の可能性は低い。

Step 4 総合考察

以上より，EBウイルス感染症と風疹の可能性が残る。しかし，風疹では異型リンパ球が上昇せず，ASTやALTなども影響を受けない。さらに風疹はITPによる血小板減少を合併することもあり，EBウイルス感染症に起因する疾患を考える。

確定診断　伝染性単核球症〈IM〉

選択肢考察
× a　IMの起因菌はEBウイルス以外にサイトメガロウイルス〈CMV〉もあるが，いずれも空気感染しない。
× b　アシクロビルは単純ヘルペスウイルス感染症や水痘・帯状疱疹ウイルス感染症に著効する。
○ c　IMでは，アンピシリンによる薬疹があるため禁忌である。
× d　IMの皮疹は二峰性とはならない。麻疹では二峰性の発熱やKoplik斑が特徴である。
○ e　抗EBNA抗体は回復期に上昇する。

解答率　a 4.9%，b 4.8%，c 93.2%，d 4.0%，e 92.3%

ポイント　EBウイルス感染症の抗体検査は解釈がややこしい。中でもVCA〈virus capsid antigen〉，EBNA〈EBV nuclear antigen〉に対する抗体が重要である。EBウイルスの初感染でVCA-IgM抗体は一過性に陽性となり，続いてVCA-IgG抗体も陽性化する。VCA-IgG抗体は急性期よりも低値となって，しばらく陽性が持続する。抗EBNA抗体は感染してから6〜12週以降に陽性化した後，終生持続する。したがって抗EBNA抗体の陽性は，過去のEBウイルス感染を反映している。

正解　c，e　**正答率** 88.6%　▶参考文献 MIX 368

受験者つぶやき
・kissing diseaseは対症療法しかないことを思い出しました。
・溶連菌感染と間違ってアンピシリンを入れると皮疹が出てしまうという定番問題でした。抗菌薬と皮疹の特異的なものとしてほかにはJarisch-Herxheimer反応があります。近年増加している梅毒にも関係するので確認しておきましょう。
・病歴・身体所見までの段階では溶連菌感染症か伝染性単核球症かというところでしたが，異型リンパ球や迅速検査の結果から，伝染性単核球症です。この2つの違いはここ最近国家試験で頻繁に問われているので，細かいところまで整理した方が良いかもしれません。
・23歳の咽頭痛と全身の皮疹のキーワードで伝単を疑いました。空気感染するものは「マジで（麻疹）

スイートな（水痘）結ちゃん（結核）」のゴロで覚えていました。

Check ☐ ☐ ☐

112D-71　17歳の女子。るいそうのため入院中である。高校に入学した1年半前から，痩せるために食事摂取量を減らすようになった。その後，食事制限に加えて毎朝6時から3kmのジョギングを始めたところ，4か月前から月経がなく，1か月前から倦怠感を強く自覚するようになった。自己誘発性の嘔吐や下剤の乱用はない。入院後も食事摂取量は少なく，「太りたくない」と訴える。小学校，中学校では適応上の問題は特になく，学業成績は良好であった。身長158cm，体重30kg。

　この患者で認められる可能性が高いのはどれか。**2つ選べ。**

a　徐　脈　　　　　　b　低体温　　　　　　c　恥毛脱落

d　高カリウム血症　　e　高プロラクチン血症

アプローチ　①17歳の女子 ⟶ 思春期，女性に好発

②痩せるために食事摂取量を減らすようになった ⟶ やせ願望

③毎朝6時から3kmのジョギング ⟶ 過活動

④4か月前から月経がなく ⟶ 低栄養，体重減少により月経停止

⑤自己誘発性の嘔吐や下剤の乱用はない ⟶ 排出行動は認められない。

⑥「太りたくない」と訴える ⟶ 肥満恐怖

⑦身長158cm，体重30kg ⟶ BMI〈body mass index〉＝12と，るいそうが著明である。

鑑別診断　「アプローチ」①，⑦より，思春期の女性がBMI＝12と著明なるいそうを呈している。②，③，⑥より，やせ願望から食事を制限し過活動となり，極度のるいそうが認められ入院となるも，病識に乏しく肥満恐怖を訴え食事摂取に抵抗を示している。経過から，神経性やせ症が考えられる。⑤より，過食・排出型は否定的である。

確定診断　神経性やせ症〈神経性食思不振症〉（制限型）

選択肢考察　○a　神経性やせ症の身体合併症の一つ。やせや低栄養により代謝機能が低下したり，T_3が低値となったりすることで徐脈となる。

○b　神経性やせ症の身体合併症の一つ。やせや低栄養により代謝機能が低下したり，T_3が低値となったりすることで低体温となる。

×c　神経性やせ症では，産毛密生や毛髪の脱毛がみられることはあるが，恥毛脱落はみられない。恥毛脱落はAddison病や性腺機能低下症でみられることがある。

×d　自己誘発性嘔吐や下剤乱用が認められる場合には低カリウム血症となることがある。

×e　体重減少によりGnRH分泌が抑制されて無月経を惹起するが，高プロラクチン血症にはならない。

解答率　a79.5%，b92.8%，c19.8%，d2.1%，e5.2%

ポイント　神経性やせ症の身体合併症は，やせや低栄養により生じるものと，嘔吐や下剤乱用に伴い生

じるものがある．前者では，低血圧，徐脈，低体温，下肢の浮腫，皮膚乾燥や黄染，産毛密生，無月経，骨粗鬆症，便秘などが認められ，血液検査ではAST〈GOT〉やALT〈GPT〉などの肝酵素の上昇，高コレステロール血症，貧血，T_3低値がみられることがある．後者では，う歯，唾液腺腫脹，低カリウム血症，血清アミラーゼ高値などがみられる．

正解　a，b　正答率 74.6％　　　　　　　　　　　　▶参考文献　MIX 380　コンパクト 214

受験者つぶやき
・神経性食思不振症だと代謝が落ちると思いました．さすがに性腺機能は落ちないと思いました．
・神経性食思不振症は本人は病識がなくむしろ痩せることに喜びを見いだしていて活動性は高いですが，体は悲鳴を上げ，少ないエネルギーで何とか生きようと代謝を落とします．病識がないため限界を超えて死に至ることもあります．
・神経性食思不振症の所見は，のきなみ「低く」なる印象です．恥毛脱落は「しない」のがポイントです．
・体がエネルギーをセーブするイメージで徐脈，低体温，身を守るためにうぶ毛や恥毛などは増えるイメージで解きました．

Check ■■■

112D-72 43歳の男性．突発する強い頭痛のため妻に付き添われて来院した．10日前から毎日明け方に右眼の奥が痛くて目が覚めるようになった．痛みは1時間程度で治まっていたが，今朝は午前5時ごろから右眼の奥をえぐられるような激しい痛みだったので耐えられなくなり，午前6時30分に救急外来を受診した．昨夜は大量飲酒をして就寝したという．30歳台から高血圧症で降圧薬を服用中である．1年前にも同様の頭痛が1週間続いたことがあったという．喫煙は20本/日を22年間．意識は清明．体温36.6℃．脈拍84/分，整．血圧152/94 mmHg．呼吸数16/分．瞳孔径は右2.5 mm，左3.5 mmで，対光反射は迅速である．右眼の結膜充血と流涙とを認める．発語に異常はなく，四肢の麻痺も認めない．腱反射は正常で，Babinski徴候は両側陰性である．頭部MRIとMRAに異常を認めない．
適切な治療はどれか．**2つ選べ．**
 a　酸素投与
 b　ヘパリン静注
 c　トリプタン皮下注
 d　グリセリン点滴静注
 e　t-PA〈tissue plasminogen activator〉静注

アプローチ
①10日前から毎日，痛みは1時間程度で治まっていた　⟶　発作を繰り返すパターンの頭痛
②1年前にも同様の頭痛が1週間続いた　⟶　ある期間発作が集中しその後止まる．
③右眼をえぐられるような激しい頭痛．瞳孔は右2.5 mm，左3.5 mmと右で縮瞳．結膜充血と流涙を認める　⟶　自律神経症状を伴う頭痛
④頭部MRI，MRAは正常　⟶　眼窩先端部，海綿静脈洞付近の病変や脳動脈瘤は否定的

鑑別診断　単眼の激しい疼痛のみであればTolosa-Hunt症候群，IC-PC脳動脈瘤，急性副鼻腔炎，頸動脈海綿静脈洞瘻，海綿静脈洞付近の炎症や静脈洞血栓症など，いろいろなものが鑑別に挙が

る。しかし、これらは1時間で疼痛は治まらないし、外眼筋麻痺などを伴うことも多い。脳動脈瘤では瞳孔は本例とは逆に散瞳傾向となる。しかも、本例は1年前に同様の頭痛発作が1週間頻発した既往もある。MRI正常ということだけではTolosa-Hunt症候群などは必ずしも除外できないが、病歴、症状から群発頭痛と診断できる。

確定診断 群発頭痛

選択肢考察
- ○a 群発頭痛急性期には毎分7L以上の酸素投与が有効とされている。
- ×b 静脈洞血栓症を想定した選択肢と思われるが、本例では適応はない。
- ○c 群発頭痛発作急性期にはトリプタンの皮下注が勧められ、保険適用もある。しかし、トリプタンの経口投与には保険適用はない。群発頭痛の場合、1回の頭痛発作は15〜180分であるため、効果が発現するまで1時間程度かかるトリプタンの経口投与では有効性を証明しにくいためである。
- ×d 脳圧亢進症の治療である。
- ×e t-PA静注療法は脳梗塞超急性期（発症4.5時間以内）の治療であり、本例は適応がない。

解答率 a 97.6%、b 0.8%、c 93.7%、d 7.0%、e 0.4%

ポイント 国際頭痛分類による群発頭痛の診断基準は下記のとおりである。

A．B〜Dを満たす発作が5回以上ある

B．未治療で一側性の重度〜極めて重度の頭痛が、眼窩部、眼窩上部または側頭部のいずれか1つ以上の部位に、15〜180分間持続する

C．頭痛と同側に少なくとも以下の1項目を伴う
1. 結膜充血または流涙（あるいはその両方）
2. 鼻閉または鼻漏（あるいはその両方）
3. 眼瞼浮腫
4. 前頭部および顔面の発汗
5. 縮瞳または眼瞼下垂（あるいはその両方）
6. 落ち着きがない、あるいは興奮した様子

D．発作頻度は1回/2日〜8回/1日である

E．その他の疾患によらない

　片頭痛では体動により頭痛が悪化するため、暗く静かなところでじっとしているのを好むが、群発頭痛では落ち着きなく、歩き回ったり興奮したりする点がやや対照的である。

正解 a, c **正答率** 91.8%　　　　▶参考文献 MIX 147

受験者つぶやき
- 群発頭痛の治療はテコム4回模試で出てきました。
- 模試でばっちり出題されていました。トリプタンは片頭痛にも群発頭痛にも使います。
- 機序は忘れましたが、トリプタンがなぜか効きます。
- 頭痛界でやっと群発頭痛が出ました！　ホルネル徴候をきたすこともあるみたいです。

D　医学各論　**399**

Check ■■■

112D-73　66歳の男性。両下腿の浮腫と体重増加とを主訴に来院した。10年以上前に糖尿病と診断され治療を受けていたが，最近は医療機関を受診していなかった。3か月前に両下腿の浮腫が出現し浮腫の増悪と4kgの体重増加とを自覚したために受診した。腎疾患の家族歴はない。身長165cm，体重75kg。脈拍76/分，整。血圧138/72mmHg。心音と呼吸音とに異常を認めない。腹部は平坦，軟で，血管雑音を聴取しない。顔面および下腿に圧痕性の浮腫を認める。尿所見：蛋白4+，潜血（−），尿蛋白4.2g/日。血液所見：赤血球380万，Hb 12.0g/dL，Ht 38%，白血球8,800，血小板24万。血液生化学所見：総蛋白5.8g/dL，アルブミン2.6g/dL，尿素窒素25mg/dL，クレアチニン1.8mg/dL，尿酸6.8mg/dL，HbA1c 7.2%（基準4.6〜6.2），総コレステロール280mg/dL。

　　蛋白尿の原因として考えられるのはどれか。**2つ選べ。**

a　膜性腎症　　　　　　b　糖尿病腎症　　　　　c　Alport症候群

d　腎血管性高血圧症　　e　尿酸腎症〈痛風腎〉

アプローチ　①10年以上前に糖尿病と診断

②3か月前に両下腿の浮腫が出現，4kgの体重増加 ⟶ 緩徐に細胞外液量が増加してきている。

③バイタルサイン ⟶ 肺水腫や心負荷を示唆する所見はない。

④尿蛋白4+，潜血（−），尿蛋白4.2g/日，総蛋白5.8g/dL，アルブミン2.6g/dL ⟶ 血尿を伴わないネフローゼ症候群

⑤血清クレアチニン1.8mg/dL ⟶ 腎機能は低下している。

鑑別診断　緩徐に発症したネフローゼ症候群の原因を鑑別する。長期の糖尿病歴からは糖尿病腎症を疑うが，それ以外にどのような疾患の可能性があるかが問われている。

確定診断　ネフローゼ症候群（緩徐発症，糖尿病歴あり）

選択肢考察　◯a　成人に発症する，緩徐に進行するネフローゼ症候群では必ず鑑別しなければならない。糖尿病腎症との合併も多いことが知られている。膜性腎症では血尿は20〜30%にみられることもある。

◯b　10年以上の糖尿病歴があり，その後は医療機関を受診していないので，可能性としては最も高い。糖尿病性増殖性網膜症があれば，ほぼ確定的である。糖尿病腎症によるネフローゼ症候群では通常血尿を伴わない。

×c　Alport症候群の男性例（X連鎖劣性遺伝）では若年で腎不全に至ることが多い。難聴の記載がないこと，血尿を伴っていないことなどから本例では疑う必要はない。

×d　腎血管性高血圧症は，難治性高血圧が前景に出る。検査所見としては，低カリウム血症や腎サイズの左右差などが疑う契機となる。ネフローゼ症候群を呈することはなく，本例の病歴から疑う必要はない。

×e　尿酸腎症〈痛風腎〉は尿酸結晶の腎実質内への沈着や高尿酸血症による細動脈の硝子化が主要所見であり，尿所見は乏しいのが特徴である。ネフローゼ症候群を呈することはな

く，疑う必要はない。

解答率 a 90.4％，b 99.6％，c 0.4％，d 2.3％，e 6.6％

ポイント 成人発症の緩徐に進行するネフローゼ症候群の鑑別を知っていれば容易に解答可能である。その他の疾患として腎アミロイドーシスも押さえておきたい。

正解 a，b **正答率** 90.3％　　　　▶参考文献 MIX 291, 293

受験者つぶやき
・症例文から消去法で選べます。
・既往と年齢，血尿がないことからわかります。落としたくない問題です。
・ネフローゼ症候群となるものを選びました。eは間質の障害なので，ネフローゼにはなりません。
・糸球体腎炎で蛋白尿がメインの疾患，血尿がメインの疾患，両方ある疾患とジャンル分けして覚えておくといいと思います。

Check ☐☐☐

112D-74 2歳の男児。気管支肺炎の治療のため入院中である。セフェム系抗菌薬で治療を行っていたが，入院5日目に下痢が出現した。機嫌は良好であるが，微熱があり，1日数回の下痢を認めるようになった。身長 76.9 cm，体重 12.8 kg。体温 37.7℃。脈拍 124/分，整。血圧 112/48 mmHg。呼吸数 30/分。眼瞼結膜と眼球結膜とに異常を認めない。咽頭に発赤を認めない。心音と呼吸音とに異常を認めない。腹部は平坦，軟で，肝・脾を触知しない。腸雑音は軽度亢進している。四肢に浮腫を認めない。便の検査を行ったところ，*Clostridium difficile* 抗原陽性であった。
今後，診察の際に行うべき対応はどれか。**2つ選べ**。

a　手袋を着用する。
b　エプロンを着用する。
c　N95マスクを着用する。
d　陰圧個室隔離を指示する。
e　ベッドの間隔を2m以上あける。

アプローチ
①2歳の男児
②気管支肺炎の診断でセフェム系抗菌薬による治療
③入院5日目に下痢
④微熱があり，1日数回の下痢
⑤腸雑音は軽度亢進 ⟶ 胃腸炎
⑥便の検査で，*Clostridium difficile* 抗原陽性 ⟶ 偽膜性腸炎

鑑別診断 気管支肺炎の治療の5日後から微熱を伴う下痢便がみられたことから，抗菌薬投与による腸内細菌の菌交代が予測される。身体所見は「アプローチ」⑤の軽度の胃腸症状のみであるが，便検査で *Clostridium difficile* が検出されたことから，偽膜性腸炎の典型的な経過である。

確定診断 偽膜性腸炎

選択肢考察
○a　偽膜性腸炎は接触感染であり，手袋着用は有用である。
○b　エプロンの着用により，衣服を介した二次感染を予防する。
×c　N95マスクは飛沫感染予防策であり，本例では適切ではない。

×d　陰圧個室隔離は結核治療や免疫低下者の逆隔離の方法であり，本例では適切ではない。
×e　ベッドの間隔を2m以上あけても感染対策にはならない。

解答率　a 99.5％，b 96.8％，c 0.2％，d 0.5％，e 2.3％

ポイント　本例のように，偽膜性腸炎は抗菌薬投与により発症することがある。接触感染による二次感染が懸念されるため，可能であれば個室対応を行い，診察時にはガウン・エプロンの着用と手袋の使用が推奨される。

小児では頻度の低い疾患であるが，こうした臨床に則した出題は今後さらに増加すると思われる。

正解　a，b　**正答率** 96.7％　　　▶参考文献 MIX 88

受験者つぶやき
・さすがに2m以上あける必要はないと思いました。
・*Clostridium difficile* は接触感染で院内感染を起こす菌として注意が必要です。
・偽膜性腸炎は年少者にも起こります。アルコールで消毒できないので，十分な手洗いも必要です。

112D-75 28歳の初妊婦。妊娠24週に急激な腹囲の増大と体重増加とを主訴に来院した。妊娠初期の超音波検査で1絨毛膜2羊膜性双胎と診断されている。来院時，子宮頸管長は40 mmであった。超音波検査で両児間の推定体重に差を認めない。第1児の最大羊水深度を計測した超音波像（別冊 No.39A）と両児間の隔壁を示す超音波像（別冊 No.39B，矢印は隔壁）とを別に示す。

この第1児について正しいのはどれか。**3つ選べ**。

a 貧血である。
b 羊水過多がある。
c 第2児との間に血管吻合がある。
d 第2児と比較して胎児水腫になりやすい。
e 第2児と比較して胎児発育不全になりやすい。

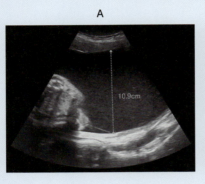
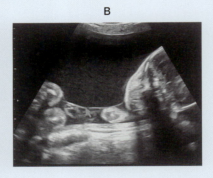

アプローチ
① 1絨毛膜性2羊膜性〈MD〉双胎，妊娠24週の急激な腹囲増大と体重増加 ⟶ 双胎間輸血症候群〈TTTS〉を疑う。
② 子宮頸管長40 mm，子宮収縮の記載なし ⟶ 切迫早産の可能性は低い。
③ 両児の推定体重に差を認めない ⟶ Selective FGR（1児の胎児発育不全）には至っていないが，羊水過多症を認めることから第1児が受血児

画像診断

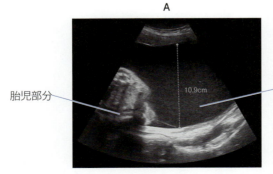

羊水ポケットの最大深度 10.9 cm（≧8 cm）より，羊水過多症と診断される。

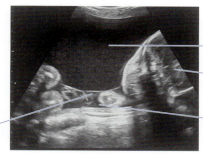

B
受血児側羊水腔
羊水過多症を認める
供血児
供血児側羊水腔
羊水過少症を認める
卵膜

卵膜を隔てて両児間の羊水腔に差を認めることから，双胎間輸血症候群と診断できる。

鑑別診断 「画像診断」より，1児の羊水過多症（羊水深度 10.9 cm≧8 cm）と，もう1児の羊水過少症の存在が明らか。MD双胎で両児間の羊水腔に差を認めることからTTTSと診断される。

確定診断 双胎間輸血症候群〈TTTS〉

選択肢考察
- × a　TTTSで貧血を呈するのは供血児である。
- ○ b　画像から，第1児は羊水過多症である。
- ○ c　TTTSの原因は両児の胎盤間の血管吻合の存在である。
- ○ d　胎児水腫は受血児に起こりやすい。
- × e　胎児発育不全は供血児に起こりやすい。

解答率 a 9.9%, b 91.0%, c 78.9%, d 85.9%, e 26.7%

ポイント
- TTTSの病態は胎盤間の血管吻合の存在により両児間に血流の不均衡が生じることに起因する。
- 供血児は，循環血液量の減少により尿量減少→羊水過少をきたし，FGR，貧血などの症状を呈する。
- 受血児は，循環血液量の増加により腎血流量↑→尿量↑→羊水過多症が出現し，病態が進むと心負荷↑→心不全→胎児水腫に至る。
- TTTSの多くは両児間に体重差を認めるが，TTTSの診断に必須なのは体重差の存在ではなく羊水量の差の有無である。

正解 b, c, d　**正答率** 64.3%　▶参考文献　MIX 321　チャート産 194

受験者つぶやき
- MD双胎です。消去法で選びました。
- 正直，管は見えても血管吻合には見えないです……。血液の流れを考えれば病態の理解は容易です。
- 双胎間輸血症候群です。羊水過多の児は，心拍出量が増え，大きさは大きくなりますが心不全をきたします。
- 1絨毛膜なので胎盤は1つ，TTTSが起こります。

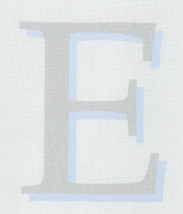

E問題 必修の基本的事項 51問

必修一般 26問
必修臨床 15問
必修長文 10問

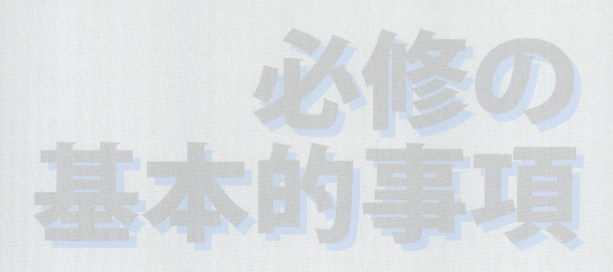

E 必修の基本的事項

Check ■■■

112E-1 食物繊維の十分な摂取によって発症リスクが低下するのはどれか。
　　　a　二次性高血圧　　　b　2型糖尿病　　　c　高尿酸血症
　　　d　慢性膵炎　　　　　e　骨粗鬆症

選択肢考察
× a　特異的な臓器や遺伝子異常に基づく高血圧を指す。その原因は，腎性（腎実質性・腎血管性），内分泌性，神経性，血管性，薬剤性など多岐にわたる。原因への介入による治療反応性が高く，原疾患の治療が重要である。
○ b　食物繊維の摂取により，小腸での糖質の吸収が緩やかとなる。食後高血糖を抑え，糖尿病の発症リスクを抑制する。
× c　プリン体を多く含む食品（レバー，一部の魚介類，ビール）が関連する。
× d　アルコール性が原因の約70%を占め，男性に多い。飲酒は慢性膵炎の独立した危険因子であるが，約20%は非アルコール性（特発性）で女性に多い。腹痛発作の予防には，禁酒，低脂肪食，禁煙が有効と考えられている。
× e　加齢，閉経，喫煙，過度の飲酒，ステロイド使用などが危険因子と考えられている。予防には，カルシウムやビタミン（D, K）の摂取も推奨されている。

解答率　a 8.2%, b 82.6%, c 2.6%, d 5.3%, e 1.3%

ポイント　日常診療で遭遇しやすく，生活習慣と深く関わる疾患の発症リスクを問う設問。食事や嗜好との関連が深い疾患では，実地診療における食生活の指導が非常に大切である。

正解 b　**正答率** 82.5%　　▶参考文献 MIX 26

　受験者つぶやき
・どの選択肢もそれらしくて選べなかったです。
・いわゆる野菜を先に食べると糖の急激な吸収を抑えられる，という話でしょうか。自信はありませんでした。
・110回に，糖尿病では食物繊維をたくさん摂りましょう，という問題がありました。
・食物繊維は野菜に多く，食事の中で野菜の割合が高いと肥満やDMになりにくそうと思いました。

Check ■■■

112E-2 インシデントレポートについて正しいのはどれか。
　　　a　患者に実害がない場合でも提出する。
　　　b　都道府県ごとに報告様式が定められている。
　　　c　医療事故について上司に説明するためのものである。
　　　d　医療事故の責任の所在を明らかにすることが目的である。
　　　e　インシデントレポートの提出件数が少ないほど医療の質が高い。

選択肢考察
○ a　患者に実害があった場合の報告書は，アクシデントレポートと呼ばれる。実害がない場合でも，実害になりうる可能性があった場合には，インシデントレポートを提出する。

× b 一部の病院間では報告様式を統一しているところもあるが，一般的には各病院ごとに報告様式には違いがある。
× c 病院内の医療事故対策委員会などに提出され，病院全体の改善のために使用される。
× d 医療事故を個人の責任として捉えることではなく，事故の再発を予防することが目的である。
× e インシデントレポートの提出件数で医療の質は測れない。ただし，医療事故・医療過誤の発生を防止することを目的にしているので，レポート提出によって医療の質は上がる可能性がある。

解答率 a 99.7％，b 0.1％，c 0.0％，d 0.0％，e 0.1％

正解 a 正答率 99.7％ ▶参考文献 MIX 6

受験者つぶやき
・知らなくても消去法で選べるような選択肢です。
・公衆衛生のこういった問題まで似たような問題が繰り返し出てくるんですね。
・実害があれば「アクシデント」です。
・1日目にもインシデントの問題が出ましたね。公衆衛生は直前の対策でも点数が伸びます。

Check □□□

112E-3 成長および発達に異常を認めない体重9kgの1歳0か月の男児が1日に必要とするエネルギー量（kcal）はどれか。

　　　a 600　　　b 900　　　c 1,200　　　d 1,500　　　e 1,800

選択肢考察 エネルギー必要量はおおよそ乳児120kcal/日/kg，小児100kcal/日/kg，成人40kcal/日/kg程度である。ここから求めると，100×9＝900となる。
× a，○ b，× c，× d，× e

解答率 a 22.6％，b 57.7％，c 14.7％，d 3.3％，e 1.6％

ポイント 推定エネルギー必要量（kcal/日）とは基礎代謝量（kcal/日）×身体活動レベル（低い，ふつう，高い）＋エネルギー消費量（kcal/日）で表される。『日本人の食事摂取基準（2015年版）』によると，0〜5（月）：550（男），500（女），6〜8（月）：650（男），600（女），9〜11（月）：700（男），650（女），1〜2歳：950（男），900（女），3〜5歳：1,300（男），1,200（女）である。

正解 b 正答率 57.7％ ▶参考文献 MIX 420 国小 33

受験者つぶやき
・知らなかったので適当に選びました。ですが，さすがに1,200以上は多いように思いました。
・ノーマークでした。お手上げです。
・SELECTで乳児は1kg当たり100〜120kcalと習いました。
・dとeは成人でもありうるし，赤ちゃんはよく動くのでaは少なすぎと思い，bにしました。

E 必修の基本的事項　409

> **Check** ☐☐☐
> **112E-4**
> 誤っているのはどれか。
> a 　診療（記載する。　　　　　　　b 　記載者を明らかにする。
> c 　（　　）場合は履歴を残す。　　　d 　診療完結日から5年間保存する。
> e 　変化がない日は記載を省略できる。

法施行規則に明記されている。その他，診療を受けた者の住所，氏名，性別および主要症状，治療方法（処方および処置），診療の年月日を記載する。

政発第 1228001 号に明記されている。

最初に記載する際にも，鉛筆などの容易に消せるものではなく，ボールペンなどで記載

修正する場合も修正液や修正テープではなく，二重線を引き，訂正印か直筆のサイン

とし，修正前の内容が確認できるようにして，修正事項を記載する。

d 　医師法に明記されている。

×e 　変化がないことも大事な患者の状態であるので，その旨記載する必要がある。

解答率　a 0.3%，b 0.0%，c 0.3%，d 0.9%，e 98.5%

ポイント　公衆衛生学の基本事項である。医師法，医療法は試験の山場であるので，しっかり学習しておきたい。

正解　e　正答率 98.5%　▶参考文献 MIX 34, 35

受験者つぶやき
・正しいとしたらまずいものを選びました。
・変化がない日はその旨を書く必要があります。何も書かなくていいわけではありません。
・実習中でも，変化がない日でも毎日書いていました。

> **Check** ☐☐☐
> **112E-5** 身体診察と用いる手指の部位との組合せで適切なのはどれか。
> a 　脾腫の触診 ──────── 手　背
> b 　腹部の打診 ──────── 母指の先端
> c 　上顎洞の圧痛 ────── 手掌近位部
> d 　声音振盪の触診 ───── 示指の先端
> e 　鎖骨上リンパ節の触診 ── 示指から環指までの指腹

選択肢考察
×a 　背部から左手で左肋骨下部を前方に持ち上げ，右手の示指から環指までの指先を肋骨下縁に沿って脾臓に押し進めて触診する。

×b 　腹壁に置いた左中指先端の背側を，右中指先端で垂直に叩いて，鼓音と濁音を識別する。

×c 　左母指の先端を右上顎洞に，右母指の先端を左上顎洞に，それぞれ当てて，上顎洞の圧痛の有無をみる。

× d 手掌や拳の尺骨側を背部に当てて，患者に「ひと〜つ，ひ
    手に響く感覚を触診する。
○ e 患者の首をわずかに前方へ屈曲させて，鎖骨と胸鎖乳突筋の三
    での指腹を当ててリンパ節を触診する。

解答率 a 0.1%，b 0.2%，c 0.8%，d 0.7%，e 98.2%

ポイント 触診は，頭頸部〔頭頸部リンパ節，副鼻腔（前額洞，上顎洞），耳介，唾
管，頸動脈〕，胸部（声音振盪，心尖拍動，胸壁拍動，心雑音による振戦，乳
節），腹部（肝，脾，腎，直腸，腹部大動脈，腹部腫瘤），脈拍（橈骨動脈，足
（関節水腫）などの診察法について，臨床実習での体験を頭に思い描き，整理して
大切である。

正解 e **正答率** 98.2%　　　　　　　　　　　　　　　　▶参考文献

受験者つぶやき
・選択肢を1つずつ消去して選びました。
・声音振盪のやり方がわからなかったのですが，ほかは大丈夫でした。特別な道具がいらない検査
 把握しておいた方が良いでしょう。
・1つ1つに○×をつけました。
・OSCEでの記憶を手繰り寄せました。

Check ■■■

112E-6 筋肉注射に適さないのはどれか。
    a 三角筋　　　　　b 大殿筋　　　　　c 中殿筋
    d 上腕二頭筋　　　e 大腿四頭筋（外側広筋）

選択肢考察
○a 内方の腋窩神経を避け，かつ十分な筋肉の厚みのある肩峰から3横指下で行う。2歳以
   上の小児では三角筋中央部が推奨部位であり，1歳以上2歳未満では大腿前外側か三角筋
   中央部が推奨部位である。
○b 大殿筋よりも中殿筋のほうが良いとされる。大殿筋の場合，その内方に坐骨神経がある
   ためだが，現実には殿部の筋肉注射で大殿筋に刺入していることもある。殿部は小児では
   推奨されない部位である。
○c 内方の上殿神経を避けるため，上後腸骨極と上前腸骨極を結ぶ線の外前1/3の点（クラ
   ークの点）などで行う。同部では大殿筋を介さずに中殿筋に到達することが多い。この選
   択肢の誤答率が高かった理由は，中殿筋はすべて大殿筋に覆われている記憶されていて，
   中殿筋に刺すためには大殿筋を通過させる必要があり，危険性が高いと捉われたためと推
   察される。割れ問
×d 内方に正中神経や上腕動脈，上腕静脈があり，また筋の厚みも十分でないことが多く，
   推奨されていない。
○e 1歳未満の小児では外側広筋の中央1/3が推奨部位である。また，アナフィラキシー補
   助治療薬であるエピペン®の使用部位である。

|解 答 率| a 11.7％，b 5.2％，c 54.2％，d 27.2％，e 1.6％

ポイント 筋肉注射では神経損傷を起こさないために，皮神経だけでなく筋肉表層あるいは深層を走行する神経をできるだけ避けることが可能な部位で行う．同時に，動脈注射，静脈注射とならないように，太い血管を避けることも必要であり，また，骨に達してしまうことがないように，筋肉に厚みがあることが望まれる．小児と成人とで推奨部位が異なることにも注意が必要である．

本問の狙い 臨床の現場で筋肉注射は医師よりも看護師が行うことが多いが，医師にも安全に注射する知識，技術が当然求められる．また，筋肉注射は一般人も自身で行うことがある．ハチ毒や食事によるアナフィラキシーショックに備えて携行するエピペン®は大腿の前外側部で使用する．本問は，そうした知識を問う問題と思われる．

正 解 d **正答率** 27.2％　　　　　　　　　　　　　　　　　　▶参考文献　MIX 463

受験者つぶやき
- 中殿筋は体表から狙って打てなさそうだと思い選びましたが……．
- 上腕二頭筋は一番適しているかと思ってました．ポリクリで見たことがなく知らなかったです．
- 中殿筋は深いところにあるので，違うかなと思ってしまいました．
- 全くわからずcにしました．必修でも全くわからない一般問題は例年あるものです．

※ E-6は，平成30年3月19日に「問題としては適切であるが，必修問題としては妥当でないため」を理由として「正解した受験者については採点対象に含め，不正解の受験者については採点対象から除外する」と公表された．

Check ■ ■ ■

112E-7 死にゆく人の心の動きを，否認，怒り，取引き，抑うつ，受容の5段階で表し，終末期ケアの在り方に影響を与えた"On death and dying"（死ぬ瞬間）の著者はどれか．

　　a　William Osler〈ウィリアム・オスラー〉
　　b　Helen Adams Keller〈ヘレン・アダムス・ケラー〉
　　c　Albert Schweitzer〈アルベルト・シュバイツァー〉
　　d　Florence Nightingale〈フロレンス・ナイチンゲール〉
　　e　Elisabeth Kübler-Ross〈エリザベス・キュブラー＝ロス〉

選択肢考察
×a　内科医．医学教育の基礎を作った人物として知られる．『内科学の原理と実践』『平静の心（講演集）』などの著書がある．オスラーが提唱した全人的医療の概念は，世界中の医師に影響を与えた．

×b　幼少期に罹患した疾病（髄膜炎とされる）で視覚・聴覚を失うも，家庭教師による厳格な教育により障害を克服し，障害者の教育・福祉の発展のために活動した．

×c　アフリカにおける献身的な医療奉仕活動で知られ，「密林の聖者」と呼ばれる．「生命の畏敬」の概念を提唱し，世界平和にも貢献した．神学者，哲学者，オルガン奏者としても業績を残している．

×d　「クリミアの天使」「近代看護教育の生みの親」などと呼ばれる．クリミア戦争において兵舎病院の衛生状態改善により死亡率を低下させたり，近代的な看護師養成体制の基礎を構築したりするなど，看護分野での業績は広く知られているが，統計学者としても業績を

残している。
○ e 精神科医。死の受容のプロセスをまとめた『死ぬ瞬間』など，終末期ケアに関する業績を多く残した。

解答率 a 5.8%, b 1.7%, c 5.1%, d 0.9%, e 86.4%

ポイント 選択肢に掲げられているのは医療・福祉の世界で広く名を知られた人物ばかりである。常識レベルの問題といえよう。

正解 e 　正答率 86.4% 　▶参考文献 MIX 429

受験者つぶやき
・過去問頻出事項です。
・女性としか覚えてませんでしたが他の方々が別の分野で有名な方ばかりなので選べました。
・否認，怒り，取引，抑うつ，受容のプロセスの順番も覚えました。

Check ■■■

112E-8 患者の訴えのうち，抑うつ状態を最も疑わせるのはどれか。
a 「すぐにかっとなってしまいます」
b 「何をするのも億劫で仕方ありません」
c 「なんとなく落ち着かない気持ちになります」
d 「昼間にうとうとすることが多くなりました」
e 「外に出ると誰かに見られているような気がします」

選択肢考察
× a 「すぐにかっとなってしまう」という状態は易怒性と呼ばれる。些細なことで腹を立てることは，気分が高揚している状態，抑制が低下している状態，過度の不安・緊張状態などにおいて認められるが，一般的には抑うつ状態においてみられることはない（特殊なうつ病として「激越うつ病」が知られているが，この場合には易怒性も起こりうる）。また，些細な刺激により笑い，怒り，泣きなどの情動反応が誘発される現象は，感情失禁，あるいは，情動失禁と呼ばれ，脳血管障害・脳損傷後にみられる。

○ b 「何をするのも億劫で仕方ない」とは，自発性・意思発動が低下した状態，あるいは，意欲低下の状態である。抑うつ状態においては，気分の落ち込みとともに意欲低下が認められる。

× c 「なんとなく落ち着かない気持ち」は，不安・焦燥感を表している。不安障害の代表的な症状の一つである。

× d 「昼間にうとうとすることが多い」とは，日中の眠気を表していると思われるが，睡眠障害の代表的な症状である。

× e 「外に出ると誰かに見られているような気がする」は，注察妄想のことであり，自我機能が減弱し他者からの圧迫や他者からの被影響体験を示す。

解答率 a 0.2%, b 98.9%, c 0.4%, d 0.5%, e 0.0%

ポイント 精神症状は，患者によりさまざまな言葉で語られうるが，本問に提示されているような表現は，ごく一般的なものである。診察者は，このような一般的な表現内容とともに，患者の表

情・身振り・動作などのノンバーバルな手段により表現されている主観的な体験を把握し理解することが求められる。

正解 b　**正答率** 98.9%　　　▶参考文献　MIX 378

受験者つぶやき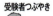
・意欲の減退がうつではみられます。
・基本的な問題です。
・思考，活動が止まります。
・意欲が低下しているということです。

Check ■ ■ ■

112E-9　異常呼吸と疾患の組合せで**誤っている**のはどれか。
　　a　起坐呼吸 ――――――― 肺水腫
　　b　呼気延長 ――――――― 気管支喘息
　　c　口すぼめ呼吸 ――――― COPD
　　d　Kussmaul 呼吸 ―――― 過換気症候群
　　e　Cheyne-Stokes 呼吸 ―― 脳梗塞

選択肢考察

○ a　起坐呼吸とは，仰臥位になると呼吸困難が増強するが，半坐位もしくは坐位で症状が軽快する状態である。左心不全による肺うっ血・肺水腫で起こることが多いが，重症気管支喘息などでもみられる。

○ b　末梢気道の狭窄により，呼気が吐きづらい状態のとき，呼気時間が延長する。気管支喘息，慢性閉塞性肺疾患〈COPD〉が代表疾患である。

○ c　COPDでは，肺のコンプライアンスが過度に上昇し（構造が壊れて軟らかくなりすぎている状態），末梢の気道が呼気時に閉塞してしまい，吸えるのに十分吐けない状態となる。口をすぼめながら息を吐くことで，気道内圧を陽圧とし，気道がつぶれて閉塞してしまうのを防ぐことができる。呼吸リハビリなどで，この呼吸方法を患者に指導する。

× d　Kussmaul呼吸は，代謝性アシドーシスによる，速く深い規則正しい呼吸をいう。糖尿病性ケトアシドーシスや尿毒症などでみられる代償性呼吸である。過換気症候群では，浅い頻呼吸がみられる。

○ e　Cheyne-Stokes呼吸は，小さい呼吸から一回換気量が漸増し大きな呼吸となった後，再度漸減し，呼吸停止し，この周期を繰り返す周期性呼吸である。脳血管障害のほか，髄膜炎，重症心不全でもみられる。

解答率　a 0.2%，b 1.4%，c 0.2%，d 95.3%，e 2.9%

ポイント　その他の呼吸リズムの異常として，Cheyne-Stokes呼吸に類似したBiot呼吸（失調性呼吸）がある。Cheyne-Stokes呼吸よりも呼吸回数，1回換気量，リズムが不規則で，呼吸と無呼吸が突然交代する。延髄レベルの中枢神経の障害（血管障害・腫瘍・炎症・外傷）時に呼吸中枢が障害されて起きる。

正解 d　**正答率** 95.3%　　　▶参考文献　MIX 461

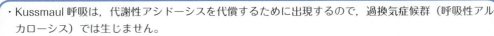

・Kussmaul呼吸は，代謝性アシドーシスを代償するために出現するので，過換気症候群（呼吸性アルカローシス）では生じません。
・dは糖尿病ケトアシドーシスや尿毒症，eは心不全や大脳，間脳の障害で出ます。

Check

112E-10 医療面接におけるシステムレビュー〈review of systems〉で正しいのはどれか。

a 時系列に沿って病歴聴取を行う。
b 患者の言葉で既往歴を体系的に話してもらう。
c エビデンスを体系的にまとめて患者に説明する。
d 医療面接の最後に聴取した病歴の要約を述べる。
e 主訴と関係のない症状を含め臓器系統別に病歴を聴取する。

選択肢考察 システムレビューの定義はeであり，
×a，×b，×c，×d，○e

解答率 a 0.5％，b 0.0％，c 0.1％，d 1.9％，e 97.4％
正解 e　正答率 97.4％　　　　　　　　　　　　　▶参考文献　MIX 458

Check

112E-11 座位から体幹を前傾させると，より明瞭になる聴診所見はどれか。

a Ⅲ音　　　　　　　b Ⅱ音の分裂　　　　c 頸動脈雑音
d 心基部拡張期雑音　e 心尖部収縮期雑音

選択肢考察
×a　Ⅲ音は，心尖部でしか聴こえない。「左側臥位にして」，聴診器のベル型を軽く確実に胸壁にあてると呼気時によく聴かれる。

×b　Ⅱ音の分裂，すなわち呼吸性分裂，固定性分裂，それに奇異性分裂とも調子の高い音なので，聴診器の膜型を大量聴取部位の心基部に強く押しつけて聴く。

×c　頸動脈雑音〈carotid bruit（ブルイ）〉は，心臓に最も近い「聴取できる」動脈雑音で，心疾患の診断上，重要な所見が得られる。ただ，座位から体幹を前傾させても必ずしも聴診所見が「より明瞭になる」とは言えない。

○d　大動脈弁閉鎖不全症〈AR〉では，Erb領域で最強に聴取される「拡張期逆流性雑音」が，座位から体幹を前傾させると，より明瞭になる。

×e　心尖部で収縮期雑音を聴取するのは，僧帽弁閉鎖不全症〈MR〉の際である。心尖部から左腋窩，背中に向かって伝播する「全収縮期逆流性雑音」は「左側臥位でよく」聴かれる。

解答率 a 7.6％，b 12.2％，c 0.8％，d 68.2％，e 11.2％
ポイント 医師が聴診の際，患者を「座位から体幹を前傾させていたら」，ARを疑っている，と見て

とれる。一方、患者を「左側臥位にして聴診器をあてていたら」、僧帽弁膜症を疑っている。左側臥位で膜型をあてていたらMRを、左「半」側臥位でベル型をあてていたら僧帽弁狭窄症〈MS〉を、それぞれ想定していると見てとれる。

このように、循環器病学では他医師の診察の様子を傍から見て、診察中の患者の疾患名を類推できてしまう楽しさ（？）がある。と同時に、診察が（聴診が）理論的でなく、お医者さんごっこに近いのでは（？）、と疑いたくなってしまう場面もある。

正解 d　正答率 **68.2%**　　　　　　　　　　　　　▶参考文献 MIX 198

受験者つぶやき
- 何も考えずaを選んでしまいました。
- 前傾になるとより聞こえるのは、心基部の音ですかね。心尖部の音は国試的には僧帽弁の音で左側臥位でよく聞こえます。
- 大動脈弁閉鎖不全症の心雑音です。
- プール問題です。必修は問題集を何周も解く必要があると思います。

Check ☐☐☐

112E-12 アルコール依存症でみられる神経学的所見のうち、小脳失調の所見はどれか。
- a　外眼筋麻痺
- b　記銘力障害
- c　つぎ足歩行不能
- d　Romberg徴候陽性
- e　手袋靴下型感覚障害

選択肢考察
× a　外眼筋麻痺は、アルコールによる神経障害として出現しうる。小脳失調の所見ではない。Wernicke脳症は古典的には意識障害、眼症状、失調性歩行を三徴とする脳症である。

× b　記銘力障害は小脳失調の所見ではない。代表的なアルコール脳症であるKorsakoff症候群は、見当識障害、健忘（記銘力障害）、作話を三徴とする。

○ c　アルコール障害により小脳変性が惹起される。この場合の歩行障害は失調性歩行障害であり、つぎ足歩行が困難となる。

× d　アルコールによる神経障害は、脊髄後索の変性をきたし、梅毒による脊髄癆〈tabes dorsalis〉に似た病態を呈することがある。腱反射消失、深部知覚障害、Romberg徴候陽性を特徴とし、アルコール性偽性脊髄癆〈alcoholic pseudotabes〉と呼ばれる。

× e　アルコール依存症では、知覚低下などの多発神経炎を生じることがある。多発性の末梢神経炎であり、多くは神経の走行に沿った感覚障害である。手袋靴下型感覚障害はヒステリー性感覚障害の代表とされている。

解答率　a 0.2%、b 0.1%、c 93.1%、d 6.5%、e 0.1%

ポイント
アルコール依存症は多彩な症状を呈するが、精神依存、精神・身体依存、身体依存による症状に分けると理解しやすい。

精神依存型では、長期間の飲酒によりお酒を飲まないと強い不安や攻撃性を示すようになり、飲まずにはいられない状態となる。

精神・身体依存型とは、精神的にも身体的にも依存が形成された状態であり、飲酒中止により、振戦、発汗、構音障害、不安、けいれん、せん妄などのアルコール離脱症状を呈する。

身体依存の症状としては，多彩な神経症状が出現する．ビタミンB群の欠乏により多発性神経炎，四肢のしびれ，手指や舌の振戦，小脳症状などが出現する．
　アルコール精神病として，アルコール幻覚症，Wernicke脳症（動眼神経麻痺，瞳孔障害，小脳失調，けいれん），アルコール性健忘（Korsakoff症候群）があることも知っておきたい．

正解 c　**正答率** 93.1%　▶参考文献　MIX 140

- Romberg徴候は深部覚障害です．
- つぎ足歩行は軽度の失調でも出やすい有効な試験です．Romberg徴候は有名なひっかけですね．
- アルコール依存症は関係なく，小脳失調の所見を選びました．
- Romberg徴候陰性で小脳失調を疑います．間違いやすいところです．

Check ■■■

112E-13 関節リウマチの診断において最も有用なのはどれか．

a 発　熱　　b 冷　感　　c 皮　疹　　d しびれ　　e 関節腫脹

選択肢考察
× a 関節リウマチ〈RA〉で微熱を伴うことは多いが，確定診断にはならない．
× b RAではまれである．
× c リウマトイド結節が肘の伸側，後頭部，指にみられることがある．
× d 環軸椎亜脱臼や手根管症候群，橈骨神経麻痺などを合併すれば，しびれがみられる．
○ e RAの診断基準の必須項目である．

解答率 a 0.4%，b 0.1%，c 2.5%，d 1.0%，e 95.9%

ポイント　関節腫脹は滑膜炎による滑膜自体の腫脹や水症により生じる．関節腫脹はRAの診断基準の必須項目である．関節腫脹がなければRAの診断はできない．

正解 e　**正答率** 95.9%　▶参考文献　MIX 401

- リウマチ→腫脹です．
- 素直に考えましょう．
- 関節腫脹がなければ，診断は難しいように思います．
- 選択肢の中でどれが一番RAに特異的か，と読み替えました．

Check ■■■

112E-14 産業保健における過重労働対策として**適切でない**のはどれか．

a 時間外労働時間の削減
b 年次有給休暇の取得促進
c 担当業務目標達成の徹底
d 健康診断結果に基づく事後措置
e 長時間労働者への医師による面接指導

選択肢考察
○ a 過重労働とは，長時間労働などのことをいう．したがって，時間外労働時間の削減をすることは対策として適切である．

E　必修の基本的事項　　**417**

○ b　過重労働者は，年次有給休暇をほとんど取っていない場合が多い。したがって，その取得を促進することは，対策として適切である。

× c　担当業務目標達成を徹底することで，過重労働の状況が悪化することが多い。したがって，達成目標を軽減させることが，対策として適切である。

○ d　過重労働の結果が健康診断結果に反映している場合は，その結果に基づく事後措置を行うことが，対策として適切である。

○ e　長時間労働者に対する医師による面接指導は，労働安全衛生法でも定められている。対策として適切である。

解答率　a 0.1%，b 0.1%，c 99.3%，d 0.3%，e 0.1%

ポイント　2002 年，過重労働による健康障害防止のための総合対策が策定された。2005 年に，長時間労働者に対する医師による面接指導制度が定められ，2006 年以降，事業者には，時間外・休日労働時間の削減，労働時間などの設定の改善，労働者の健康管理に係る措置の徹底などを図ることが求められるに至っている。

正　解　c　**正答率** 99.3%　　　　　　　　　　　　　　　　▶**参考文献**　**MIX** 32

受験者つぶやき
・消去法で選びました。
・c はノルマってやつです。話題になった Karoshi の問題ですね。
・目標達成を徹底すると，過重労働を助長します。

Check ■ ■ ■

112E-15　疾患と症状の組合せで**誤っている**のはどれか。

　　a　心気症 ──────────── 身体的愁訴
　　b　うつ病 ──────────── 心気妄想
　　c　強迫性障害 ────────── 作為体験
　　d　統合失調症 ────────── 妄想知覚
　　e　心的外傷後ストレス障害〈PTSD〉──── 過覚醒

選択肢考察　○ a　心気症とは，過度に身体症状が気になる状態であり，さまざまな一定しない身体的な不定愁訴を訴える状態をいう。

○ b　うつ病に多い妄想は，心気妄想，貧困妄想，罪業妄想であり，これら 3 つをまとめて「微小妄想」と呼ぶ。

× c　強迫性障害は，自分でも不合理であり馬鹿々々しいとわかっているものの，強迫観念や強迫行為を抑制することができない病態である。強迫性障害では，自分が行っているという主体的自我は存在しており，沸き起こってくる観念や行為を抑制することができない自分を意識できている。対して，作為体験とは，させられ体験ともいうが，主体的自我が減弱しており，他者によりさせられていると感じる体験をいう。

○ d　統合失調症の妄想は，その病理が深くなるにつれて，妄想気分，妄想知覚，妄想着想と発展する。妄想知覚とは，例えば，すすきの枯葉を幽霊と思い込むというように，知覚さ

れたものを契機として妄想が惹起されることをいう。

○ e　心的外傷後ストレス障害〈PTSD〉は，過去のトラウマ体験が現在も続いているかのように心理的に不安定な状態をいう。精神的に過敏な状態（過覚醒）であり，トラウマ体験を想起させるような物や状況に遭遇するだけで不安反応が起こったり，フラッシュバックや悪夢などトラウマ体験時の恐怖，無力感，絶望感を経験したりする。

解答率　a 1.0％，b 1.5％，c 95.4％，d 0.4％，e 1.7％

ポイント　心気症〈hypochondriasis〉は，語源的には肋骨の下〈hypochondrium〉に由来しており，上腹部の愁訴のことである。患者はごく普通の身体感覚や身体外見へ過度にとらわれているが，訂正不能の妄想とまではいえない。身体の1つか2つの部位に注意が集中しているが，訴えの内容や程度は診察のたびに変化する。客観的な所見を伴わない多彩な身体的愁訴を特徴とする。一方，うつ病に見られる「心気妄想」は微小妄想の一つであり，自分が進行性の身体疾患に罹っていると信じ込んでおり，訂正不能であることにより心気症から区別される。

　強迫性障害，妄想知覚については上に詳しく述べたが，自我意識の障害があるかないかが鑑別のポイントである。

　心的外傷後ストレス障害〈PTSD〉は，過去のトラウマ体験による反応が持続している状態であり，「過覚醒」と表現される精神的過敏症状を呈する。また，フラッシュバックや悪夢を経験するだけでなく，トラウマ体験から心を守ろうとする機能が働いて感情麻痺，記憶喪失，回避行動を起こすようになる。

正解　c　**正答率** 95.4％　　▶参考文献　MIX 377, 378, 380, 381

受験者つぶやき
・過覚醒に飛びついてしまいました。
・作為体験は統合失調症です。
・作為体験など，統合失調症に特徴的な症状は必ず頭に入れましょう。

Check ■ ■ ■

112E-16　現役並み所得のない75歳以上の者の医療費の一部負担（自己負担）割合はどれか。
　　　　a　なし　　　b　1割　　　c　2割　　　d　3割　　　e　5割

選択肢考察
× a　1973年1月から1983年1月まで70歳以上の者の自己負担額は無料であった。
○ b　正解。
× c　6歳未満，70〜74歳の者は2割負担。
× d　6〜69歳，70歳以上で現役並み所得のある者は3割負担。
× e　1972年までは，被用者家族の自己負担額は5割であった。

解答率　a 0.8％，b 94.8％，c 3.4％，d 1.1％，e 0.0％

ポイント　1983年2月以降，70歳以上の者の自己負担額は定額制（外来1か月400円，入院1日300円（2か月限度））となり，数回定額の引き上げが行われたのち，2002年から老人医療自己負担1割負担の定率制となった。また，老人保健の対象年齢が5年かけて75歳に引き上げられた。

| 正　解 | b | 正答率 94.8% |

受験者つぶやき
- 現役並みの所得が「ない」を読み違えて3割を選びました。○○のある，ないで答えが変わるものは要注意です。
- ただし現役並み所得者は3割のままです。

▶参考文献　MIX 29

Check ■ ■ ■

112E-17 腎後性無尿の原因になるのはどれか。
  a　熱傷
  b　ショック
  c　後腹膜線維症
  d　急性尿細管壊死
  e　ネフローゼ症候群

選択肢考察
× a　高度の熱傷は循環血漿量の減少や血圧の低下など，腎前性の要因による急性腎不全の原因になりうる。しかし，腎後性無尿をきたすことはない。
× b　種々の原因によるショックは狭義の急性腎不全の原因として重要である。
○ c　後腹膜線維症は尿路の通過障害を生ずる原因になることがある。両側の尿管が閉塞されれば腎後性無尿をきたす。
× d　急性尿細管壊死は狭義の急性腎不全の病理診断名である。原因はショックあるいは腎毒性薬物であることが多い。
× e　ネフローゼ症候群は3.5 g/日以上の高度の糸球体性蛋白尿と低アルブミン血症（3 g/dL以下）を認める症候群であり，循環血漿量の減少や血圧の低下をきたすことがある。しかし，ネフローゼ症候群が腎後性無尿の原因になることはない。

解答率　a 0.8%，b 0.4%，c 89.4%，d 9.2%，e 0.1%

ポイント　無尿は1日尿量が100 mL以下，また，乏尿は1日尿量が400 mL以下の場合である。一方，多尿は1日尿量が2,500 mL以上の場合である。
　　無尿をきたす原因は尿路の閉塞であることが多い。前立腺癌，前立腺肥大や小骨盤内に浸潤した子宮頸癌などがしばしば無尿の原因になる。後腹膜線維症も尿管の閉塞による腎後性無尿の原因になることがある。

| 正　解 | c | 正答率 89.4% |

▶参考文献　MIX 287

受験者つぶやき
- 腎前性，腎性を1つ1つ消していきました。
- 硬くなった後腹膜に押しつけられて閉塞するイメージです。aとbは腎前性ですね。
- a，b，eは腎前性，dは腎性で×にしました。後腹膜線維症で尿管の通過障害が起きれば，腎後性無尿になると思いました。
- IgG4関連疾患を別の切り口で聞いてきたなと思いました。

> **Check** ☐☐☐
>
> **112E-18** 成人の心肺蘇生における胸骨圧迫について適切なのはどれか。
> a　胸骨の上半分を押す。
> b　100〜120/分の速さで押す。
> c　胸壁が3cm程度沈む強さで押す。
> d　胸骨圧迫と人工呼吸は30対1で行う。
> e　患者の下肢を挙上した体位で実施する。

選択肢考察
× a　胸骨の下半分を押す。
○ b　正しい。
× c　5cm以上6cmを超えないように押し込む。
× d　成人の場合は30対2の割合。
× e　血管内脱水が明らかな場合には，考慮してもよい。

解答率　a 0.3%，b 98.3%，c 0.2%，d 0.9%，e 0.3%

ポイント　JRC〈日本蘇生協議会〉の最新のガイドライン2015に則っている。一般市民と医療従事者とでBLS〈一次救命処置〉に細かな違いがあるので，その違いと，加えて小児のBLSアルゴリズムも確実に把握しておく。

正解 b　**正答率** 98.3%　　　▶参考文献　MIX 464

・BLSやACLSについては必修でよく聞かれます。
・友人と直前にこれは絶対出るだろうと話していた部分が当たりました。子供では深さなどが変わるので要チェックです。
・BLSです。
・ぱっと見でbが正解だと思いましたが，冷静に1つ1つ吟味しました。

> **Check** ☐☐☐
>
> **112E-19** 胸やけの誘因となりにくいのはどれか。
> a　過食　　b　運動　　c　肥満　　d　高脂肪食　　e　前屈姿勢

選択肢考察
○ a　食事は胃酸分泌を亢進し，過食は胃内圧の上昇と胃底部拡張をきたす。一過性に下部食道括約筋が弛緩するため，胃酸を含む胃内容物が食道に逆流し，胸やけの誘因となる。
× b　適度な運動は消化管の蠕動運動を亢進し，胃内容物の十二指腸への排出を促す。さらに，運動は肥満（胃内圧上昇）を改善し，胃酸を含む胃内容物の食道への逆流を防ぐ効果もあるため，胸やけの誘因となりにくい。
○ c　内臓脂肪が蓄積した「内臓脂肪型」肥満では直接的な腹腔内圧上昇が生じる。また胃周囲内臓脂肪による胃圧排のため胃内圧が上昇し，胃酸を含む胃内容物が食道に逆流し，胸やけの誘因となる。

○ d　高脂肪食の摂取は十二指腸・上部小腸に存在するI細胞からのコレシストキニン分泌増加を介して下部食道括約筋収縮を抑制する。さらに，肥満の原因ともなり，胃内容物の十二指腸排出も遅延するため，腹圧・胃内圧上昇により胃酸を含む胃内容物が食道に逆流し，胸やけの誘因となる。

○ e　前屈姿勢や重量物の持ち上げなどでは腹圧が上昇するため，胃酸を含む胃内容物が食道に逆流し，胸やけの誘因となる。

解答率　a 0.1％, b 80.2％, c 2.6％, d 2.9％, e 14.2％

ポイント　胸やけとは胸が焼けるような感じや違和感を感じる症状で，胃食道逆流症にみられる典型的な症状である。胃食道逆流症は胃食道逆流防止機構の機能低下により起こり，食事内容・量，肥満，姿勢などによる下部食道括約筋圧低下や腹圧・胃内圧上昇が重要な因子となる。胸やけは pH 7.0 前後の中性に保たれている食道内に pH 2.0 以下と非常に強い酸性を示す胃酸が逆流することにより起こる刺激症状であり，酸分泌を抑制すれば改善する。

正解　b　正答率 80.2％　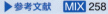

受験者つぶやき
・過去問どおりです。
・消去法的に b だと考えましたが，激しすぎる運動や食事直後の運動は含んでいないのでしょうね。
・b と e で悩みました。実際に前屈姿勢もとってみました。病的ではなくても，食後に運動したら胸やけが起こるのでは？とも思いましたが……。
・運動にも色々あるよなぁと思いましたが，消去法で運動を選びました。

Check ■■■

112E-20　糖尿病の患者における行動変容の準備期と考えられるのはどれか。
　a　食後の運動を 7 か月続けている。
　b　夕食後にデザートを食べている。
　c　テレビを見ているとついお菓子を食べてしまうことがある。
　d　糖尿病が悪化しているので来月から間食をやめようと考えている。
　e　間食した後はストレッチ体操をすればよいと思っている。

選択肢考察
× a　食後の運動を 6 か月以上続けられているので「維持期」である。
× b　夕食後のデザートをやめようとは考えていないので「無関心期」である。
× c　間食がまずいという意識はあるが，間食をやめるという行動を実行に移す段階にはないので「関心期」である。
○ d　1 か月以内に行動を変えようと考えているので「準備期」である。
× e　間食がまずいとは思っているが，間食後にストレッチ体操をすればよいという間違った行動をとっているので「関心期」である。

解答率　a 0.1％, b 0.0％, c 0.5％, d 98.8％, e 0.6％

ポイント　行動変容ステージモデルでは，人が行動を変化させる場合，「無関心期」→「関心期」→「準備期」→「実行期」→「維持期」の 5 つのステージを通ると考える。糖尿病では間食を控

え，食後に運動するというのが，健康のための行動（健康行動）であり，変容を促していくべき行動である。
・無関心期：健康行動に関心がない時期。
・関心期：健康行動に関心があるが，実行に移す準備ができていない時期。
・準備期：1か月以内に健康行動を実行しようとしている時期。
・実行期：健康行動をとって6か月未満の時期。
・維持期：健康行動を6か月以上続けている時期。

正解 d　**正答率** 98.8%　　　　　　　　　　　　　▶参考文献　MIX 458

受験者つぶやき
・必修でよく問われることです。
・何か月が境界かまでしっかり覚えましょう。
・「やめようと考えている」が準備期です。
・行動変容についての問題も必修で頻出です。1か月，6か月などの数字もしっかり覚えましょう。

Check ■ ■ ■

112E-21　臨床検査のパニック値でないのはどれか。

　a　白血球 750/μL　　　　　　　　b　動脈血 pH 7.18
　c　血清 K 7.0 mEq/L　　　　　　d　血清 Ca 14.2 mg/dL
　e　血清総コレステロール 320 mg/dL

選択肢考察　それぞれの検査項目のパニック値の例を示す。
　○ a　白血球：パニック値 1,500＞ or 20,000＜ （/μL）
　○ b　動脈血 pH：パニック値 7.2＞ or 7.6＜
　○ c　血清 K：パニック値 2.5＞ or 6.0＜ （外来）・7.0＜ （入院）（mEq/L）
　○ d　血清 Ca：パニック値 6.0＞ or ＜12.0 （mg/dL）
　× e　血清総コレステロール：通常，パニック値は設定されない。

解答率　a 1.0%，b 1.9%，c 0.5%，d 0.8%，e 95.7%

ポイント　パニック値〈panic value〉とは「生命が危ぶまれるほど危険な状態にあることを示唆する異常値で，直ちに治療を開始すれば救命しうるが，その診断は臨床的な診察だけでは困難で，検査によってのみ可能」と定義される。パニック値は病院の状況によって異なり，臨床医と協議の上で施設ごとに決定されており，迅速・確実に臨床医に伝達されるべき値である。一方で外来患者なのか入院患者なのか，あるいは急性期なのか慢性期なのかによっても設定値を変える必要がある。

上記以外のパニック値について主なものを示す。
［血液生化学］
　・血清 Na：120＞ or 160＜ （mEq/L）
　・AST・ALT・LDH：1,000＜ （U/L）
　・血糖：50＞ or 350＜ （外来）・500＜ （入院）（mg/dL）

［血液・凝固］
- Hb：5.0＞ or 17.0＜（g/dL）
- 血小板：3万＞ or 100万＜（/μL）
- PT-INR：2.0＜

［血液ガス（動脈血）］
- $PaCO_2$：20＞ or 50＜（急性）・70＜（慢性）（Torr）
- PaO_2：50＞（急性）・40＞（慢性）（Torr）
- HCO_3^-：15＞ or 40＜（mEq/L）

正解 e　**正答率** 95.7%　▶参考文献 MIX 439

受験者つぶやき
- 治療の緊急性が高いものを消去しました。
- 総コレステロールではもしかしたらHDLが高い可能性もあるし，そもそもコレステロールで電解質のような命の危険はないと思いました。
- eは基準値外ですが，すぐさま生命を脅かすものではないので，緊急性はありません。
- 細かい数字は覚えていませんでしたが，高コレステロールの人はたくさんいるだろうと思いました。

Check ☐☐☐

112E-22 医療記録の保存義務期間が最も長いのはどれか。

a　エックス線写真　　b　看護記録　　c　手術記録
d　処方箋　　　　　　e　診療録

選択肢考察
- ×a　医療法では2年間，保険医療機関及び保険医療養担当規則では3年間の保存義務が課されている。
- ×b，×c，×d　エックス線写真と同様である。
- ○e　診療録，いわゆるカルテは，医師法により5年間の保存義務が課されている。

解答率 a 5.1%，b 0.1%，c 16.8%，d 1.4%，e 76.6%

ポイント　まず，医師法第24条によって，診療録（カルテ）は5年間の保存義務が課されている。診療録以外の手術記録，エックス線写真，処方箋，看護記録などは医療法第21条で2年間の保存義務が課されている。さらに，保険診療においては，診療録以外の手術記録，エックス線写真，処方箋，看護記録などについて，保険医療機関及び保険医療療養担当者規則によって，完結の日から3年間の保存義務が課されている。

正解 e　**正答率** 76.6%　▶参考文献 MIX 34

受験者つぶやき
- 診療録が一番長くないと，不都合が起こると思いました。
- 輸血歴が手術歴に含まれるかと思い，cを選んでしまいました。
- 知りませんでしたが，最も情報量の多いeを選びました。
- 診療録は5年，処方箋は3年，a，b，c 3つは仲間だから違うだろうと思いました。

Check ■■■

112E-23 妊娠中の深部静脈血栓症の原因として最も注意すべきなのはどれか。

a 妊娠悪阻　　b 過期妊娠　　c 妊娠糖尿病
d 羊水過少症　　e 血液型不適合妊娠

選択肢考察
○ a 妊娠悪阻では脱水と安静臥床をきたすため，深部静脈血栓症の原因になりうる。
× b 過期妊娠は，深部静脈血栓症の原因にはならない。
× c 妊娠糖尿病そのものは，深部静脈血栓症の原因にはならない。
× d 羊水過多症と違い，羊水過少症は深部静脈血栓症の原因にはならない。
× e 血液型不適合妊娠があっても，深部静脈血栓症が起こるわけではない。

解答率 a 87.2%，b 6.3%，c 3.8%，d 0.2%，e 2.5%

ポイント 妊娠中は，①血液凝固能亢進，線溶能低下，血小板活性化，プロテインS活性低下，②女性ホルモンの静脈平滑筋弛緩作用，③増大した妊娠子宮による腸骨静脈・下大静脈の圧迫，④帝王切開などの手術操作による総腸骨静脈領域の血管（特に内皮）障害および術後の臥床による血液うっ滞，などにより深部静脈血栓症を発症しやすくなっている。特に妊娠初期には，①エストロゲンによる血液凝固因子の増加，②重症妊娠悪阻による脱水と安静臥床，③先天性凝固制御因子異常の顕性化，④妊娠初期からのプロテインS活性の低下，などにより発症しやすい。

正解 a **正答率** 87.2%　　▶参考文献　MIX 319　チャート 産 157

・リベンジ問題ですね。やはり過去問はある程度やっていると心強いです。
・最も患者が多そうなaを選びました。
・過去問の一般問題にほぼ同じ問題がありました。嘔吐で脱水になりほぼ動かないのでDVTが起こりやすいです。

Check ■■■

112E-24 診療ガイドラインについて正しいのはどれか。

a 症例報告を新たに集積して作成される。
b 併存疾患が多い患者ほど推奨を適用しやすい。
c 推奨と異なる治療を行うと患者に危険が及ぶ。
d 当該疾患の患者全員に同一の推奨を適用できる。
e 患者と医療者の意思決定の材料の一つとして利用する。

選択肢考察
× a 症例報告ではなく，エビデンスに基づく資料を集積して作成される。
× b 併存疾患の多寡ではなく，推奨度（表1）とエビデンス・レベル（表2）の2つの分類に基づいて適用を示している。
× c，× d 推奨度をA〜D（表1），エビデンス・レベルをI〜VI（表2）などに分類し，そ

E　必修の基本的事項　　425

の総体評価により推奨しており，患者への危険性や適用は偏ったものではない。

○ e　患者と医療者の意思決定を支援するために，最適と考えられる推奨を提示する文書である。

解答率　a 4.7%，b 0.0%，c 0.3%，d 0.9%，e 94.1%

ポイント　診療ガイドラインは，診療上の重要度の高い医療行為について，エビデンスのシステマティックレビューと総体評価，益と害のバランスなどを考量して，患者と医療者の意思決定を支援するために最適と考えられる推奨を提示する文書である（定義）。

表1　推奨度

A	行うよう強く勧められる
B	行うよう勧められる
C	行うことを考慮してもよいが，十分な科学的根拠がない
D	行わないよう勧められる

表2　エビデンス・レベル

I	システマティックレビュー/RCT のメタアナリシス
II	1つ以上のランダム化比較試験による
III	非ランダム化比較試験による
IVa	分析疫学的研究（コホート研究）
IVb	分析疫学的研究（症例対照研究，横断研究）
V	記述研究（症例報告やケース・シリーズ）
VI	患者データに基づかない，専門委員会や専門家個人の意見

正解　e　**正答率** 94.1%

受験者つぶやき

・選択肢1つ1つを吟味しましょう。
・e で間違いになることはないと考えて e を選択しました。
・a は「症例報告」ではエビデンスレベルが低い，と思いました。
・実習でもガイドラインはかなり参考にしました。

Check ☐☐☐

112E-25 成人で加齢とともに増加するのはどれか。

- a 腎濃縮力
- b 細胞内液量
- c 末梢血管抵抗
- d 糸球体濾過量〈GFR〉
- e 1日当たりクレアチニン産生量

選択肢考察

× a 加齢に伴って尿濃縮能は低下し，日内変動も失われて希釈された尿が排泄される。このため高齢者では夜間にも希釈された尿が生成され，夜間多尿や夜間頻尿となる。

× b 加齢で細胞数は減少（萎縮）し，体構成成分比でみると細胞内水分は25歳で42％，75歳で33％と減少している。これは保水力の低下，脱水傾向を意味する。

○ c 末梢血管抵抗は加齢とともに直線的に上昇する。これは末梢動脈における動脈硬化性変化（壁平滑筋細胞の緊張や肥厚，器質化，膠原線維の増生など）が関わっている。

× d 加齢とともに糸球体数の減少，濾過率の低下がみられ，糸球体濾過量〈GFR〉は低下する。クレアチニンクリアランスでみると，その低下は他臓器と比してより早期に出現する。

× e クレアチニンは筋肉で産生されるため，1日当たりのクレアチニン産生量は筋肉量に比例する。筋肉量は加齢に伴って減少するため，その産生量も低下する。

解答率 a 0.1％，b 0.6％，c 97.3％，d 0.6％，e 1.3％

ポイント 加齢に伴う変化を問う問題である。一般に臓器・組織は生理的に萎縮（例外は心臓，前立腺）し，機能は低下する。このため予備能の低下が進むが，通常は何らかの負荷が加わらないかぎりは顕性化することはない。この機能低下は臓器ごとに大きく異なり，生理的老化が最も強く現れる臓器が肺と腎臓である。このため，肺では階段昇降時の息切れ，腎臓では尿濃縮能低下から夜間の希釈尿が問題となることがある。

正解 c　**正答率** 97.3％　▶参考文献　MIX 426

受験者つぶやき
・末梢血管抵抗が増加→高血圧の流れで考えました。
・動脈硬化で血管抵抗が上がるイメージでした。

Check ☐☐☐

112E-26 成人の口腔内を舌圧子とペンライトとを用いて診察する際，視認できるのはどれか。

- a 顎下腺
- b 舌小帯
- c 甲状腺
- d 咽頭扁桃
- e 下咽頭梨状陥凹

選択肢考察

× a 下顎骨の内側，下顎三角にあり，頸部の触診で診察する。

○ b 舌を舌圧子で持ち上げると舌下面中央に見える。

× c 輪状軟骨下方の気管前面にあり，触診で診察する。

× d 上咽頭にあり，軟口蓋・口蓋垂があるために視認できない。内視鏡または後鼻鏡を用い

て観察する。
　× e　間接喉頭鏡や内視鏡などを用いて観察する。

解答率　a 0.2％，b 88.5％，c 0.3％，d 10.9％，e 0.1％

ポイント　口腔内や中咽頭の視診では患者に口を開けてもらい，光を入れて観察する。舌圧子を用いて舌中央部を圧し下げ「アー」または「エー」と発声してもらうと軟口蓋が挙上し咽頭後壁や口蓋扁桃が観察しやすくなる。そのほか口蓋垂，軟・硬口蓋，頰粘膜，舌，歯，歯肉，口腔底などが視認できる。日常診療において口腔内の診察は基本かつ重要であり，正常解剖は把握しておかなければならない。

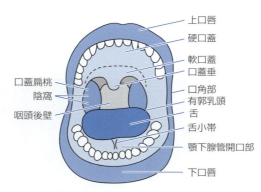

正解　b　**正答率** 88.5％　　　　▶参考文献　MIX 362　いらすと！ 90

・過去問にありました。
・舌小帯が何かわかっていれば間違えないでしょう。ちなみに咽頭扁桃（アデノイド）ではなく口蓋扁桃が見えます。
・咽頭扁桃はアデノイドのことですね。上咽頭にあって，小児で肥大すると睡眠時無呼吸症候群の原因となります。

112E-27 56歳の男性。1週間前からの右眼の霧視を主訴に来院した。15年ほど前から職場の健康診断で高血糖を指摘されていたが，受診していなかった。先月内科を受診したところHbA1c 11.5％（基準4.6〜6.2）であった。視力は右0.3（0.6×-0.75 D），左0.7（1.2×-1.0 D）で，眼圧は右眼20 mmHg，左眼14 mmHg。右眼の眼底写真（**別冊 No. 1A**）と蛍光眼底写真（**別冊 No. 1B**）とを別に示す。
対応として適切なのはどれか。

a 抗菌薬点眼
b 硝子体手術
c 網膜光凝固
d 抗緑内障薬点眼
e 副腎皮質ステロイド経口投与

A   B

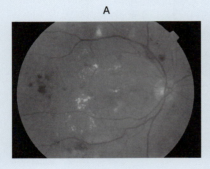 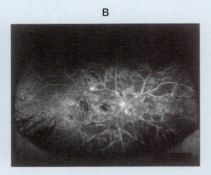

アプローチ

① 56歳の男性 ⟶ 中高年に発症

② 1週間前からの右眼の霧視 ⟶ 片眼性か左右差のある疾患

③ 健康診断で高血糖を指摘されていた ⟶ 糖尿病の疑い

④ 受診していなかった。HbA1c 11.5％ ⟶ 未治療の糖尿病

⑤ 視力は右（0.6），左（1.2），眼圧は右眼20，左眼14 mmHg ⟶ 右視力低下，右眼圧高め，左右差あり

画像診断

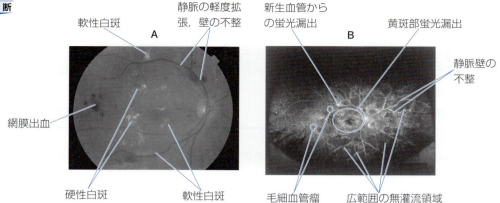

蛍光眼底造影写真には，フルオレセインとインドシアニングリーンを用いた 2 種類の検査がある．前者は糖尿病網膜症や網膜静脈閉塞などの網膜疾患，後者は加齢黄斑変性など脈絡膜にも病巣がある疾患に有用である．今回の蛍光眼底写真はフルオレセイン蛍光眼底写真．一言でいえば蛍光の強い（白い）ところ，弱いまたはない（黒い）ところが異常な部位となる．本例では新生血管と思われるところからの蛍光漏出，また網膜中間部における広範囲な無灌流領域（黒く抜けているところ）がみられ，網膜光凝固が必要な網膜症であることを示している．

鑑別診断 　高血糖，HbA1c 11.5％ で糖尿病の存在は明らか．さらに 15 年間未治療であり，糖尿病の合併症存在率が極めて高い状態．眼底には網膜出血，硬性白斑，軟性白斑，静脈の異常（静脈の軽度拡張，壁の不整）が見られる．特に軟性白斑と静脈の異常は既に網膜症が単純網膜症ではなく，少なくとも増殖前網膜症以上であることを表している．高血圧網膜症でも同様の所見を示すが，本例では高血圧の記載がないこと，また動脈の狭細化，硬化所見が比較的少ないので，糖尿病網膜症とするのが妥当．

確定診断 糖尿病網膜症

選択肢考察
- ×a　角膜炎などの感染症を併発していないかぎり抗菌薬点眼は不要．
- ×b　糖尿病網膜症に伴う硝子体出血，網膜の牽引，黄斑浮腫などで硝子体手術をすることはあるが，その前に可能なかぎり網膜光凝固術を施行しておくことが望ましい．
- ○c　広範囲の無血管領域が存在しており，新生血管もある．まず行うべきは（汎）網膜光凝固である．
- ×d　右眼圧が 20 mmHg とやや高い．糖尿病性虹彩炎，または（血管新生）緑内障の合併が疑われる．今後，眼圧によっては抗緑内障薬の点眼も必要になる可能性はあるが，根本的な原因である虚血網膜に対する処置（光凝固）が最優先となる．
- ×e　HbA1c 11.5％，未治療の糖尿病へのステロイドの投与は無意味であり，むしろ**禁忌**である．

解答率 　a 0.1％，b 7.3％，c 91.7％，d 0.8％，e 0.0％

ポイント 　高血糖，HbA1c 値から糖尿病であり，眼底の所見も糖尿病網膜症である点は迷うことはないであろう．蛍光眼底写真は，前述のように蛍光の強いところ，弱い（またはない）ところを見つけるのがポイント．黒く抜けているところは造影剤がいきわたっていない場所，つまり血液循環が不良なところであり，その範囲が広い場合，網膜光凝固の適応がある．また，正常の

網膜血管からフルオレセインは蛍光漏出しないので，漏出がみられたら新生血管の存在が疑われ，増殖網膜症と診断され，やはり光凝固が必要。

　増殖前網膜症以降の網膜症に対する治療の第一選択は網膜光凝固である。光凝固がなされているか否かで手術の成績が変わることがわかっている。硝子体出血などで光凝固ができないような場合を除いて，まず光凝固を行う。

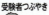　正解　c　正答率 91.7%　　　　　　　　　　　　　▶参考文献　MIX 357　コンパクト 34

 受験者つぶやき
・b，cで迷いました。
・糖尿病網膜症で酸素需要量を減らすために光凝固で細胞を減らします。これによって新生血管増生を抑えます。
・bは硝子体出血が起こったときにします。画像も確認しておきましょう。

Check ■■■

112E-28　43歳の男性。足の痛みを主訴に来院した。2日前に左足の第一中足趾節関節が急激に痛くなった。他の場所に痛みはない。以前にも同部位に同様の痛みを経験したことがある。3年前から毎年，健診で高尿酸血症を指摘されている。1か月前に受けた健診で，尿酸値は 9.0 mg/dL であった。意識は清明。体温 37.0℃。脈拍 80/分，整。血圧 132/88 mmHg。左足の第一中足趾節関節に熱感と圧痛とを認める。同部位の写真（**別冊 No. 2**）を別に示す。
　まず行うべき治療はどれか。

a　ギプス固定
b　抗菌薬の投与
c　免疫抑制薬の投与
d　尿酸合成阻害薬の投与
e　非ステロイド性抗炎症薬〈NSAIDs〉の投与

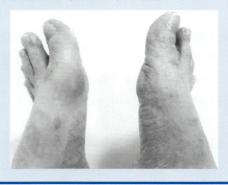

アプローチ
① 2日前から ➡ 急性発症
② 第一中足趾節関節 ➡ 特異的な部位
③ 他の場所に痛みはない ➡ 単発性
④ 尿酸値 9.0 mg/dL ➡ 高尿酸血症
⑤ 体温 37.0℃，脈拍 80/分 ➡ 壊死のような高度の炎症は認めない。

画像診断

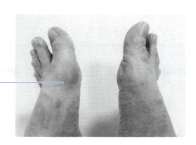

右足と比べ，第一中足趾節関節の著明な発赤，腫脹がみられる（痛風関節炎）

鑑別診断　「アプローチ」①，③より関節リウマチや変形性関節症などの慢性・多発性の関節疾患は否定的。⑤より高度の炎症所見を伴うことが多い細菌性関節炎は考え難い。②で示される関節は痛風関節炎の好発部位。④は痛風の原因である。

確定診断　痛風関節炎

選択肢考察
- ×a　骨折や脱臼の否定はできないが，歩行時に特に疼痛が強いとの記載はなく，画像上足趾の変形もみられない。
- ×b　細菌性や化膿性関節炎の可能性は低い。
- ×c　関節リウマチは否定的である。
- ×d　関節炎発症直後よりの尿酸降下薬の開始は痛風発作の再発や増強を招くので好ましくない。
- ○e　痛風発作時には激痛の除去が最優先される。NSAIDsが第一選択薬で，短期間に限り大量投与する。

解答率　a 0.1％，b 0.0％，c 0.1％，d 0.2％，e 99.6％

ポイント　痛風発作時，日本ではNSAIDsが用いられるが，欧米では副腎皮質ステロイドがよく使われる。併存しがちな糖尿病などに注意すれば日本でも投与可能である。コルヒチンは発作後の除痛作用が弱いので，発作の予防に限られる。

正解　e　　正答率 99.6％　　　　　　　　　　　　　　　　　　▶参考文献　MIX 343

受験者つぶやき
- 高尿酸血症の発作期には鎮痛です。
- 足の親指の激痛といったら痛風ですよね。
- 急性期にはNSAIDsです。
- 痛風は発作前兆期はコルヒチン，発作極期はNSAIDsパルス療法，無効例などにステロイドです。

112E-29 35歳の男性。ふらつきを主訴に来院した。1年前に仕事上のトラブルをきっかけに退職した。その後は自宅に閉じこもりがちになり，食事は不規則で菓子パンやおにぎりを好んで摂取していた。1週間前から歩行時のふらつきが目立つようになり四肢のしびれ感も訴えるようになったため，心配した家族に付き添われて受診した。意識は清明。脈拍72/分，整。血圧124/68 mmHg。腱反射は，上肢では減弱し，膝蓋腱反射とアキレス腱反射は消失している。Babinski徴候は陰性である。四肢筋力は遠位部優位に低下している。両下肢で痛覚過敏，振動覚の低下を認める。

この患者に補充すべきなのはどれか。

a 亜鉛　　　b 葉酸　　　c ニコチン酸
d ビタミンB_1　　　e ビタミンB_{12}

選択肢考察

× a 亜鉛欠乏では味覚障害を呈する。その他，皮膚炎・脱毛・貧血や創傷治癒遅延が認められる。

× b 葉酸欠乏症では，巨赤芽球性貧血を呈する。

× c ニコチン酸〈ナイアシン〉欠乏症は「ペラグラ」とも呼ばれ，3Dすなわち皮膚症状〈dermatitis〉・下痢〈diarrhea〉・精神神経症状〈dementia〉を特徴とする。

○ d ビタミンB_1欠乏では，末梢神経障害と中枢神経障害（Wernicke脳症）を呈しうる。末梢神経障害では腱反射の減弱〜消失および感覚運動障害をきたす。

× e ビタミンB_{12}欠乏による神経障害は，亜急性連合性脊髄変性症と呼ばれる。後索および側索が障害されるため，振動覚を中心とした感覚障害に加え，腱反射の亢進とBabinski反射陽性をきたすことが多い。

解答率 a 0.6%, b 0.7%, c 0.7%, d 87.9%, e 10.0%

ポイント 栄養障害とその症状については，国家試験で繰り返し出題されている。ビタミンB_1は水溶性ビタミンのため，比較的早く欠乏症状が出やすい。妊娠やアルコール多飲など，ビタミンB_1の必要量が増加している状態ではさらに急速に症状が進行しうることに留意する必要がある。ビタミンB_{12}は通常，肝臓や筋肉に数年分の蓄積があり，胃全摘などで吸収できなくなってから症状が出るまでに5年以上かかることが多い。最近，プロトンポンプ阻害薬やH_2ブロッカーの長期内服によってビタミンB_{12}の吸収が阻害され，巨赤芽球性貧血や亜急性連合性脊髄変性症のリスクが高くなることが報告されている。

正解 d　**正答率** 87.9%　▶参考文献 MIX 344

受験者つぶやき
・Wernicke脳症→ビタミンB_1です。
・Wernicke脳症と脚気ですね。ちなみにKorsakoff症候群まで行ってしまうと不可逆的なことが多いです。
・左右の上下肢で末梢優位に，運動・感覚ともに障害されているため，多発ニューロパチーです。病歴からビタミンB_1欠乏を疑います。ビタミンB_{12}欠乏は亜急性連合性脊髄変性症をきたします。
・dとeで迷いがちですが，炭水化物や糖質の偏食でなりやすいのはビタミンB_1欠乏の脚気です。摂取不足かつ糖代謝でB_1が消費されます。

E 必修の基本的事項 **433**

Check ■ ■ ■

112E-30　23歳の女性。排尿時痛と下腹部痛とを主訴に来院した。性交の3日後から排尿時痛を感じるようになった。性交の4日後に黄色帯下と下腹部痛が出現したため受診した。身長160 cm，体重52 kg。体温37.6℃。脈拍88/分，整。血圧104/72 mmHg。呼吸数20/分。腹部は平坦で，下腹部に反跳痛を認める。内診で子宮は正常大で圧痛を認める。付属器は痛みのため触知できない。腟鏡診で外子宮口に膿性分泌物を認める。

　　　この患者に行う検査として**適切でない**のはどれか。

　　　a　尿沈渣　　　　　　　b　帯下の細菌培養　　　　　c　経腟超音波検査
　　　d　子宮卵管造影検査　　e　帯下の病原体核酸増幅検査

アプローチ　①性交の3日後から排尿時痛 ➡ 尿路感染症の疑い

②性交の4日後に黄色帯下と下腹部痛 ➡ 性感染症を考える。

③体温37.6℃，脈拍数88/分，呼吸数20/分 ➡ 軽度の発熱，頻脈，多呼吸

④下腹部に反跳痛 ➡ 骨盤腹膜炎の疑い

⑤内診で子宮・付属器に圧痛 ➡ 子宮付属器炎の疑い

⑥腟鏡診で外子宮口に膿性分泌物 ➡ 子宮頸管炎

鑑別診断　「アプローチ」①，②より性交後3～4日で排尿時痛と下腹部痛が出現し，発熱や膿性帯下を認めることから性感染症〈sexually transmitted diseases/infections：STD/STI〉の可能性が高い。③，④，⑤より骨盤内炎症性疾患〈pelvic inflammatory disease：PID〉と診断される。そこで，感染の起因菌や感染の広がり・重症度を調べ，治療方針を決定していく必要がある。①より尿道炎，⑥より子宮頸管炎を起こしていることから，起因菌としては淋菌やクラミジアを想定する必要がある。

確定診断　性感染症（淋菌またはクラミジア感染症の疑い）

選択肢考察　○a　排尿時痛があるので，尿路感染症（尿道炎，膀胱炎など）の存在を確認するために行う。

○b　帯下の細菌培養と薬剤感受性試験を行い，適切な抗菌薬による治療を行う。

○c　子宮内の液体貯留や卵管拡張像，Douglas窩の液体貯留像などの感染巣の探索やその他の骨盤内疾患の検索に有用である。

×d　子宮卵管造影は子宮腔より卵管～骨盤腔へ造影剤を拡散させる検査であり，骨盤内感染がある場合は避けなければならない。

○e　淋菌やクラミジアの検出には核酸増幅検査が用いられる。

解答率　a 6.2%，b 0.6%，c 8.4%，d 78.5%，e 6.4%

ポイント　性感染症による尿道炎は，古典的には淋菌性と非淋菌性に分けられる。さらに，非淋菌性のうちクラミジアが分離されるものをクラミジア性尿道炎と呼び，分離されないものを非クラミジア性非淋菌性尿道炎と呼ぶ。

　　PIDの診断は，下腹部痛を主訴として来院した患者の内診で子宮およびその周囲に圧痛を認め，発熱，白血球増加，CRP上昇などの炎症所見を伴えば，まずPIDを考える。補助診断と

して経腟超音波検査および，妊娠反応，尿中 hCG 定性（定量）が有用である。

| 正　解 | d | 正答率 78.5% | ▶参考文献 | MIX 311 | チャート 婦 163 |

受験者つぶやき
- いろいろ悩んでしまい，よくわからなかったです。
- 淋菌もクラミジアほどではないにせよ卵管炎も骨盤内感染も Fitz-Hugh-Curtis 症候群も起こすのですが……性交 3 日目ではそこまではいかないということでしょうか。
- c の意義ははっきりわかりませんでしたが，d は不妊症の検査なので確実に違うと思いました。
- d は不妊が子宮卵管因子か見るときに行うイメージでした。

Check ■■■

112E-31　北米での医学会参加のため搭乗していた旅客機内でドクターコールがあり対応した。目的地の空港のスタッフに情報提供した方が良いと判断し，乗務員に伝えたところ，「所見をメモして欲しい」と依頼され記載した文面を示す。

A 78-year-old female passenger has developed swelling of her left lower leg towards the end of a long-haul flight. She does not complain of any pain at rest. She has pitting edema of her left lower leg, but no color or temperature changes are observed. Calf pain is induced on dorsiflexion of her left foot. Because she suffers from shortness of breath, the possibility of pulmonary embolism should be considered, and transfer to an appropriate hospital is advised.

原因として考えられるのはどれか。

a　Acute kidney injury
b　Deep venous thrombosis
c　Femoral neck fracture
d　Heart failure
e　Peripheral arterial disease

アプローチ　以下に全文の意訳を載せる。英文が正確に理解できれば答えは容易であろう。

　78 歳女性の乗客が，長距離飛行の終盤ごろに左下腿の腫脹を呈した。安静時痛の訴えはない。左下腿に圧痕性浮腫を認めているが，色調の変化や熱感は認められない。左足を背屈させた際に下腿の痛みが誘発される。呼吸困難を呈しているため，肺血栓塞栓症が疑われ，適切な病院への搬送が勧められる。

①長距離飛行中の発症 ➡ 深部静脈血栓症のリスク因子
②左下腿の圧痕性浮腫，色調の変化や熱感なし ➡ 蜂窩織炎などは否定的
③左足の背屈時の下腿痛 ➡ Homans 徴候を認めている。
④呼吸困難を呈している ➡ 肺血栓塞栓症が疑われる。

鑑別診断　「アプローチ」④から，肺血栓塞栓症に至る原因を考えると，①，③から，深部静脈血栓症が第一に挙げられるであろう。末梢動脈疾患であれば，安静時痛や間欠性跛行，血流障害による色調不良も呈すると考えられる。

E 必修の基本的事項　**435**

| 選択肢考察 | 各選択肢についても和訳を掲げる。 |

× a　急性腎障害

○ b　深部静脈血栓症

× c　大腿骨頸部骨折

× d　心不全

× e　末梢動脈疾患

| 解 答 率 | a 0.2%，b 98.7%，c 0.1%，d 0.6%，e 0.4% |

| 確 定 診 断 | 深部静脈血栓症 |

| ポイント | 　肺血栓塞栓症はエコノミークラス症候群という名前で知られる疾患でもあることから，解答は難しくないであろう。国際化に伴い渡航者数は増加しており，本問のような事態に遭遇する機会も以前よりは珍しくなくなった。医師として勤務を始めるにあたり，実際に機内に搭載されている医療器具や薬品などについて知っておくことや，起こりやすい疾患（意識障害，呼吸器疾患，嘔気・嘔吐など）について見聞を深めておくことも重要であろう。 |

| 正　解 | b　正答率 98.7% |　▶参考文献 MIX 220

受験者つぶやき

・pitting edema や long-haul flight など，キーワードの単語だけ拾えば答えられます。
・長いフライトによる深部静脈血栓ですね。
・「旅客機」「left lower leg」「possibility of pulmonary embolism」でbを選びました。
・北米へ向かう飛行機という時点でエコノミー症候群では…？と予想しました。

Check ■ ■ ■

112E-32　88歳の男性。疲労感を主訴に来院した。1週間前に上気道炎症状があった。3日前から疲労感が強くなり，昨日から食事を摂ることができなくなった。トイレに起きるのもつらく，オムツをしていた。過去の健診で糖尿病の可能性を指摘されたことがある。現在，服薬はしていない。意識は清明。体温 35.7℃。脈拍 112/分，整。血圧 156/92 mmHg。下肢に挫創を認める。

　この患者に使用した物で，標準予防策〈standard precautions〉の観点から感染性廃棄物として**扱わない**のはどれか。

a　舌圧子を取り出した袋　　　　　b　口腔ケアに用いたブラシ

c　便が付着したオムツ　　　　　　d　下肢の創部にあてたガーゼ

e　喀痰が付いたティッシュペーパー

| アプローチ | ①88歳の男性，疲労感を主訴に来院 ▶ 感染症の可能性を念頭に置いた対応を行う。 |

②1週間前に上気道炎症状 ▶ 上気道感染の可能性

③オムツをしていた ▶ 排泄物を介した感染にも注意を行う。

④下肢に挫創を認める ▶ 挫創からの滲出液が付着したものも感染性廃棄物である。

| 鑑 別 診 断 | 本例文のみからでは疾患の特定には至らない。 |

| 選択肢考察 | × a　舌圧子を取り出した袋には患者の体液は付着しておらず，感染性廃棄物ではない。 |

b 口腔内に挿入した時点で患者の体液が付着しており，感染性廃棄物である。
c 便が付着したオムツも当然感染性廃棄物である。
d 創部からの滲出液も体液の一種である。
e 喀痰が付着したものは当然，感染性廃棄物として扱う。

解答率 a 98.9%, b 0.4%, c 0.4%, d 0.1%, e 0.2%

ポイント 患者の体液が付着したものはすべて感染性廃棄物として扱う。診療器具の包装紙は通常廃棄物でよい。

正解 a 正答率 98.9%　　▶参考文献 MIX 88

受験者つぶやき
・患者の体液のついてないものを選べばいいです。
・疲れ切ってさえいなければ大丈夫でしょう。注意力を問う問題です。
・a は患者さんには触れていません。
・実習中も，袋は一般のゴミ箱に捨てました。

Check ■ ■ ■

112E-33 85歳の女性。肝門部胆管癌で数か月の余命と告知されている。本人の希望で在宅医療を行っており，疼痛に対するコントロールは十分に行われている。ある日，訪問した在宅医に「家族に迷惑がかかるから入院したい」と本人が告げた。
在宅医の対応として**適切でない**のはどれか。
a 「入院という選択はありません」
b 「自宅にはいたくないのですね」
c 「ご家族の思いも聞いてみませんか」
d 「訪問看護師も一緒に話し合いましょう」
e 「何か困っていることがあれば教えてください」

アプローチ ①肝門部胆管癌で数か月の余命と告知されている。
②「家族に迷惑がかかるから入院したい」と本人が告げた。

選択肢考察
× a 末期癌患者は気持ちが絶えず揺れているので，希望して在宅になっても，また入院に戻りたくなるなど，気持ちが変化することがある。患者の「甘え」を理解し，思うように症状が好転しない，患者のいらだちに共感する。「入院という選択はありません」と決めつけるのは，傲慢な印象を受ける。
○ b なぜ「家族に迷惑がかかるから入院したい」と思うようになったか尋ね，傾聴を心がけることが第一である。「自宅にはいたくないのですね」とは，やや negative な印象を受けるが，残された時間に何を一番したいのかを，患者に確認することは重要。
○ c 「家族に迷惑がかかる」と思った原因を，家族と一緒に考え，到達可能な短期目標を一緒に検討する。患者のみならず，家族の心理的支援も行う。
○ d 癌に伴う症状は多くの因子が複雑に絡み合っている場合が多いので，他の専門職腫（看護師，ソーシャルワーカー，ケアマネジャーなど）と集学的治療に努める。

○ e 終末期のがん患者に対しては，医師は患者が不安を表出できるように話をよく聞き，思うように症状が好転しない患者のいらだちに共感する。

解答率 a 99.7%，b 0.0%，c 0.1%，d 0.0%，e 0.2%

ポイント 105F-7，105H-23，110E-22 に類題がある。在宅緩和ケアでは，全人的苦痛（痛みや諸症状，心理的，社会的，スピリチュアルな問題）を解決するため，集学的治療〈multidisciplinary approach〉と真の「チーム医療」が要求される。

末期癌患者に対しては，「今どのようなお気持ちか話していただけますか」，「そう思われるほど，つらいのですね」，「このまま苦しい思いが続くのではと不安なのですね」，「そのように思うのは病状に不安があるからですね。なぜそう思うのですか？」，「どんなお気持ちか詳しく教えてもらえますか」などとよく傾聴することが大切。

正解 a **正答率** 99.7% ▶参考文献 MIX 455

受験者つぶやき
・必修でありがちな，トンチンカンな発言を選びましょう。
・頭ごなしに否定してはいけません。

Check ■■■

112E-34 64歳の女性。左下腿の腫脹と疼痛のために救急車で搬入された。3日前から左足部が腫脹し，本日は下腿全体に広がって動けなくなったため救急車を要請した。最近の外傷歴はない。昨日からは倦怠感が強く，食事を摂れていない。健診で糖尿病の可能性を指摘されていたが，治療は受けていなかった。意識はやや混濁。身長 154 cm，体重 72 kg。体温 38.4℃。心拍数 112/分，整。血圧 98/64 mmHg。呼吸数 20/分。SpO₂ 96％（room air）。腹部は平坦，軟。左下腿に発赤，熱感および握雪感を伴う腫脹がある。尿所見：蛋白 1＋，糖 3＋，ケトン体 2＋，潜血 1＋，沈渣に白血球を認めない。血液所見：赤血球 468 万，Hb 13.9 g/dL，Ht 42％，白血球 16,300（桿状核好中球 30％，分葉核好中球 50％，好酸球 1％，好塩基球 1％，単球 6％，リンパ球 12％），血小板 41 万。血液生化学所見：総蛋白 6.2 g/dL，アルブミン 2.6 g/dL，総ビリルビン 0.9 mg/dL，直接ビリルビン 0.2 mg/dL，AST 28 U/L，ALT 16 U/L，LD 177 U/L（基準 176〜353），ALP 285 U/L（基準 115〜359），γ-GTP 132 U/L（基準 8〜50），アミラーゼ 50 U/L（基準 37〜160），CK 242 U/L（基準 30〜140），尿素窒素 48 mg/dL，クレアチニン 1.6 mg/dL，尿酸 7.9 mg/dL，血糖 398 mg/dL，HbA1c 8.8％（基準 4.6〜6.2），Na 141 mEq/L，K 5.4 mEq/L，Cl 97 mEq/L。CRP 18 mg/dL。下腿の写真（**別冊 No. 3A**）と左下腿CT（**別冊 No. 3B**）とを別に示す。

直ちに行うべき処置はどれか。

a 局所切開
b 利尿薬投与
c 外用抗菌薬塗布
d アドレナリン静注
e ステロイドパルス療法

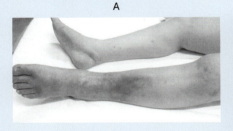
A

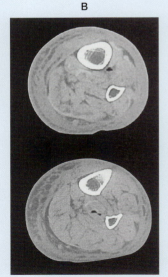
B

アプローチ
①左下腿の腫脹と疼痛 ⟶ 細菌感染症，結節性紅斑が考えられる。
②健診で糖尿病を指摘，血糖 398 mg/dL，HbA1c 8.8％ ⟶ 糖尿病に合併しやすい疾患が考えられる。

③体温 38.4℃，心拍数 112/分，白血球 16300，好中球増多，CRP 18 mg/dL ➡ 重症の細菌感染症が考えられる。

④左下腿に発赤・熱感 ➡ 重症丹毒（蜂巣炎），壊死性筋膜炎，ガス壊疽が考えられる。

⑤CK 242U/L ➡ 壊死性筋膜炎，ガス壊疽が考えられる。

⑥握雪感を伴う腫脹 ➡ ガス壊疽が考えられる。

画像診断

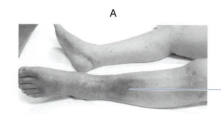

A

発赤・腫脹が認められる

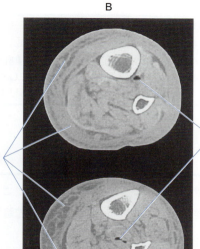

B

皮下の広汎な蜂窩織炎＋浮腫

ガス壊疽によると思われる筋肉内ガス

鑑別診断　「アプローチ」①の左下腿の腫脹と疼痛から細菌感染症や結節性紅斑が鑑別に挙がる。②の基礎疾患として糖尿病を合併している。③の発熱・心拍数増加，白血球増多，好中球増多，CRP 高値から，結節性紅斑は除外でき，重症の細菌感染症が考えられる。④の左下腿に発赤・熱感があることから，重症の細菌感染症のうち，丹毒（蜂巣炎），壊死性筋膜炎，ガス壊疽が鑑別に挙がる。⑤の CK 高値であることから丹毒（蜂巣炎）は除外できる。⑥の握雪感を伴う腫脹がみられることから，壊死性筋膜炎は除外でき，ガス壊疽が考えられる。CT 画像でガス像がみられることから，ガス壊疽と診断できる。

確定診断　ガス壊疽

選択肢考察
- ○ a　まず局所切開をして，デブリドマンを施行する。
- × b　腎機能を評価して，必要があれば利尿薬を投与する。直ちに行うべき処置ではない。
- × c　外用抗菌薬は無効である。

440 国試112 - 第112回 医師国家試験問題解説書

× d 血圧が低下しているときやショック状態のときに投与する。

× e ガス壊疽に対しては適応がない。

解答率 a 98.2%，b 0.1%，c 0.4%，d 1.2%，e 0.2%

ポイント 基礎疾患に糖尿病があると細菌感染症は重症化しやすく，壊死性筋膜炎やガス壊疽が発症することが多い。壊死性筋膜炎もガス壊疽も臨床症状や検査データはほぼ同様である。ガス壊疽では握雪感を伴う腫脹がみられること，捻髪音が聴取されること，単純エックス線やCT画像でガス像がみられることが，鑑別のポイントである。ガス壊疽ではクロストリジウムが原因菌のことが多いが，その他の細菌が原因となることもある。直ちに行うべきことはバイタルサインを確認して，ショックかどうかを判断することである。ショックがなければ，局所切開をして，速やかにデブリドマンを施行し，ペニシリンGやセフェム系抗菌薬を大量投与する。創部は開放性に処置する。

正 解 a **正答率** 98.2% ▶参考文献 MIX 82

受験者つぶやき
・皮下気腫を伴っているので切開を選びました。
・ガス壊疽ですからデブリドマンですが，用語を変えてきましたね。
・糖尿病という易感染の要素があり，握雪感を伴う腫脹からガス壊疽を考えました。CTでairがわからなかったので，普通の壊死性筋膜炎も考えましたが，いずれにしても切開，デブリです。
・ガス壊疽には創開放，デブリドマン，洗浄。切断を行うこともあります。予後不良です。

Check ■ ■ ■

112E-35 30歳の初産婦。妊娠33週0日に破水感を主訴に来院した。これまでの妊娠経過に異常はなかった。心拍数80/分，整。血圧110/70 mmHg。腟内に貯留した羊水は透明で，児は第1頭位，不規則な子宮収縮を認める。

妊娠継続の可否を決定する上で，有用性が**低い**のはどれか。

a 体 温　　　　　　b 内 診　　　　　　c 尿検査
d 腹部触診　　　　　e 血液検査

アプローチ ①妊娠33週の破水 ━━▶ 可能な限り妊娠の継続を図りたいが，絨毛膜羊膜炎〈CAM〉の存在が妊娠継続の可否に大きく影響する。

②心拍数80/分，整 ━━▶ CAMの存在は否定的？

③不規則な子宮収縮 ━━▶ 急激な進行はなさそう

④腟内に貯留した羊水は透明 ━━▶ 胎児低酸素の可能性は低い

鑑別診断 陣痛発来前の破水，すなわち前期破水である。

確定診断 （妊娠33週）前期破水

選択肢考察 ○a 体温は臨床的CAMの診断に重要である。

○b 子宮頸管の開大・熟化が進んでいる症例では分娩不可避になるため，内診による分娩進行の確認は重要である。

× c 臨床的CAMの診断に尿検査は必要ない。

- d 触診により子宮収縮の有無を確認する。
- e 血液検査で白血球数，CRP 値を確認する必要がある。

解答率 a 12.6％，b 2.3％，c 68.1％，d 16.1％，e 0.8％

ポイント 前期破水と診断したら，身体所見と血液検査所見から臨床的 CAM の有無を確認する。

正解 c　正答率 68.1％　　▶参考文献 MIX 322　チャート産 172

受験者つぶやき
- ・妊娠高血圧もないので尿所見は一番優先度に劣るかと思いました。
- ・絨毛膜羊膜炎は尿検査ではわからないのではないかと思いました。絨毛膜羊膜炎は前期破水も早産も続発させます。
- ・前期破水では必ず絨毛膜羊膜炎を check です。「妊娠継続の可否」は感染症の程度と，胎児機能不全の有無で決まると思うので，これに該当するものは○にしました。絨毛膜羊膜炎は産道系の感染症なので，尿検査は関係ないと思いました。
- ・CAM がないか，腹膜刺激症状がないか見る必要があると思いました。

Check ■■■

112E-36　62 歳の女性。頭痛を主訴に来院した。4 日前の起床時に突然の頭痛が生じた。臥床して様子をみていたが頭痛が持続したため，3 日前に自宅近くの診療所を受診し，鎮痛薬を処方された。しかし，その後も頭痛が改善しないため受診した。意識は清明。身長 157 cm，体重 54 kg。体温 36.6℃。脈拍 88/分，整。血圧 118/82 mmHg。呼吸数 16/分。項部硬直を認める。血液所見：赤血球 362 万，Hb 11.2 g/dL，Ht 44％，白血球 9,800（桿状核好中球 12％，分葉核好中球 46％，好酸球 1％，好塩基球 1％，単球 2％，リンパ球 38％），血小板 21 万。血液生化学所見：総蛋白 7.5 g/dL，アルブミン 4.8 g/dL，尿素窒素 9 mg/dL，クレアチニン 0.6 mg/dL。CRP 3.4 mg/dL。頭部 CT（別冊 No. 4）を別に示す。

次に行うべき検査はどれか。

- a 脳波
- b 脳血管造影検査
- c 脳脊髄液培養検査
- d 頭部 MRI 拡散強調像撮像
- e インフルエンザウイルス迅速抗原検査

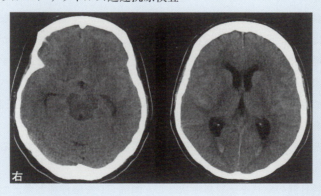

アプローチ
① 4 日前の起床時に突然発症の頭痛 → 外傷や血管障害が考えやすい。
② 体温 36.6℃ → 発熱はない。

③項部硬直を認める ⟶ 髄膜刺激症状

画像診断

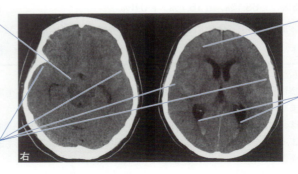

脳幹周囲の脳槽の低吸収がみられず，やや高吸収

皮質白質のコントラストは保たれている

Sylvius 裂が両側不明瞭で，同部位はやや高吸収

側脳室後角内に niveau を伴う高吸収

鑑別診断 突然発症の症候では外傷や血管障害が考えやすい。外傷といっても明らかな外力が加わったもの以外に動脈解離や気胸のような臓器の物理的損傷も含む。機能性の雷鳴様頭痛というものもあるが，突然発症の頭痛では脳出血・くも膜下出血，脳動脈解離が救急疾患として重要である。本例では Sylvius 裂のほか脳溝も頭部 CT で同定できず，これは小児ではともかく中高齢者では異常であり，くも膜下出血や脳腫脹が考えられる。大脳皮質と白質のコントラストは保たれており，脳浮腫ではない。本例では Sylvius 裂が存在する付近，脳幹周囲の脳槽はやや高信号を呈しており，側脳室後角に血液貯留と思われる高吸収の液面形成がみられる。明らかなくも膜下出血である。

確定診断 くも膜下出血

選択肢考察
× a 意識は清明で，けいれんもなく，脳波を直ちに行う必要はない。
○ b くも膜下出血の診断は頭部 CT から確定的であり，再破裂予防のための治療が最優先となる。動脈解離か脳動脈瘤か，脳動脈瘤ならどこの部位かを同定する必要があり，脳血管造影検査を行うべきである。最近では 3D CT angiogram のみで開頭クリッピング術を施行する施設も増えたが，コイル塞栓術も考慮して脳血管造影検査を施行する施設は多い。少なくとも本問では最も適切な選択肢である。
× c 脳脊髄液培養検査は，髄膜炎が想定される場合には極めて重要な検査であるが，本例では適応はない。脳脊髄液検査自体は臨床的にくも膜下出血を疑うが頭部 CT でははっきりしない場合に施行してもよいが，血圧上昇を招き，再破裂を誘発する可能性もあり，熟達した術者により慎重になされるべきである。最近では頭部 MRI での FLAIR 画像，T2* 画像の感度が良いので，緊急で施行できる施設では脳脊髄液検査よりも頭部 MRI を行うべきである。
× d 脳梗塞超急性期に梗塞部位を描出するには最も有用な検査であるが，本例では適応はない。
× e ここ数日間の症状を感冒様症状とし，頭部 CT を脳浮腫と考えた場合にはインフルエンザ脳症を鑑別するために必要となるかもしれないが，意識清明，発熱もなしでこの頭部 CT 画像では適応はない。

解答率 a 0.2%，b 71.6%，c 22.1%，d 5.8%，e 0.3%

ポイント　本問はくも膜下出血のCT診断ができるかだけを事実上問うている。くも膜下出血と診断できれば正解以外の選択肢に紛らわしいものはない。くも膜下出血の見逃しは神経救急において最もトラブルとなるものの一つである。一般人向けの本には「今まで経験したことのない頭痛」とか「後頭部を殴られたような頭痛」とかの記載があるが，くも膜下出血患者の2～3割では頭痛は軽い。見逃し例は若年者，独歩で来院した患者に多いことが報告されている。したがって，救急以外の外来に来院する頭痛患者にも細心の注意が必要である。突然発症の頭痛ではその程度が軽くても頭部CT，MRIなどの画像評価が望ましい。その場合，限局した部位に少量の出血を認めるだけの場合もあるので，よほど読影に自信がなければ専門医にコンサルトする方がよい。

正解 b　**正答率** 71.6%　▶参考文献 MIX 151

受験者つぶやき
・よく選択肢を読まず，培養の文字を見落としました。
・SAHを疑いますがCTがわかりませんでした。とはいえSAHは否定しきれないと思いbを選択しました。
・突然発症なので，SAHが第一候補だと思いました。CTをよく見ると脳溝のところに高吸収域が見えたので，次はbだと思いました。髄膜炎を疑うにしても，「まず」培養ではないと思いました。
・最初髄膜炎かと思いましたが，発熱もなく，脳脊髄液の「培養」というのも違うかなと思い，突然の頭痛からSAHを疑いました。

Check ■■■

112E-37　78歳の男性。脳梗塞のため入院中である。症状は安定し意識は清明である。左上下肢の運動麻痺がありリハビリテーションを行うことになった。一人暮らしのため，息子夫婦が住む他県での療養生活を希望している。
今後の療養について，施設間の連携を調整するのにふさわしい職種はどれか。
　a　看護師　　　　b　保健師　　　　c　薬剤師
　d　作業療法士　　e　医療ソーシャルワーカー

アプローチ　①リハビリテーションを行うことになった。
②他県での療養生活を希望している。

選択肢考察　×a，×b，×c，×d　ふさわしい職種ではない。
　　　　　　　○e　医療・介護施設の機能分化，要介護の高齢者の増加とともに，連携が重要な課題となっている。連携には，患者を紹介してもらう前方連携と，加療した患者を逆紹介する後方連携がある。他県での療養継続のための後方連携を行う必要がある。

解答率　a 0.1％，b 0.2％，c 0.1％，d 0.1％，e 99.4％

ポイント　医療ソーシャルワーカー〈MSW：medical social worker〉は，保健医療分野におけるソーシャルワーカーであり，主に病院において，患者らが地域や家庭において自立した生活を送ることができるよう，社会福祉の立場から，患者や家族の抱える心理的・社会的な問題の解決・調整を援助し，社会復帰の促進を図る業務を行う。法的な資格ではなく，社会福祉士，精神保健福祉士であることが多い。

| 正 解 | e | 正答率 99.4% | ▶参考文献 MIX 9 |

受験者つぶやき
・こういった大変なことを一手に引き受けてくれるのが医療ソーシャルワーカーです。
・ソーシャルワーカーは相談窓口のような役割です。
・ソーシャルワーカーやケアマネジャーなどの役割はよく聞かれます。

Check ■■■

112E-38 56歳の男性。急性心筋梗塞と診断され，経皮的冠動脈インターベンションを受けて入院中である。病院の受付から，「この患者が勤務する会社の上司から，仕事に影響があるためこの患者の診断名と病状を教えて欲しいと電話がかかってきている」と連絡があった。
対応として正しいのはどれか。
a 診断名と病状を伝える。
b 病状は伝えず，診断名のみを伝える。
c 診断名と病状を話すことはできないと伝える。
d 患者の家族の同意を得て，診断名と病状を伝える。
e 患者の知り合いであることが証明されれば，診断名と病状を伝える。

アプローチ
①56歳の男性，急性心筋梗塞（診断）
②経皮的冠動脈インターベンションを受けて入院中
③病院の受付から連絡：「患者の診断名と病状を教えて欲しい」と患者の上司から電話

選択肢考察
×a 診断名も病状も伝えてはいけない。
×b 診断名のみでも伝えてはいけない。
○c どの病院でも患者の了承を得ずして，どのようなことも話すことはできない。
×d あくまでも原則，患者本人の同意が必要。
×e 患者の知り合いであろうと，なかろうと，患者以外の人に患者の情報は伝えられない。

解答率 a 0.1%，b 0.0%，c 98.9%，d 0.8%，e 0.1%

ポイント ＜医師の守秘義務（頻出事項）＞
・刑法第134条1項（秘密漏示）
　医師，薬剤師，医薬品販売業者，助産師，弁護士，弁護人，公証人又はこれらの職にあった者が，正当な理由がないのに，その業務上取り扱ったことについて知り得た人の秘密を漏らしたときは，6月以下の懲役又は10万円以下の罰金に処する。

| 正 解 | c | 正答率 98.9% | ▶参考文献 MIX 36 |

受験者つぶやき
・過去問でも問われています。
・注意力散漫で「患者"と"家族の同意を得て」と読んでしまいました。ミスをなくすことはできませんが，模試や過去問を通して減らす練習はしましょう。
・例外を除いて個人情報を他人に伝えることはできません。

112E-39 30歳の男性。起床後の尿がコーラのような色であったことを主訴として来院した。幼少期から扁桃炎を繰り返している。7日前に咽頭痛と発熱があったが軽快した。尿所見：暗赤色，蛋白2＋，潜血3＋。尿沈渣の顕微鏡写真（別冊 No.5）を別に示す。
障害されている部位として最も考えられるのはどれか。

 a 糸球体　　b 尿細管　　c 腎盂　　d 尿管　　e 膀胱

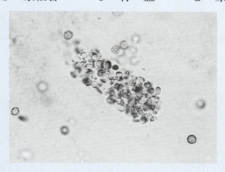

アプローチ
①尿がコーラのような色 → 肉眼的血尿が疑われる。
②7日前に咽頭痛と発熱 → 急性咽頭炎を発症した。
③尿所見：蛋白2＋，潜血3＋ → 中等度の蛋白尿と血尿が認められる。

画像診断

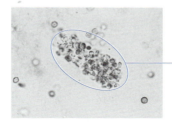

赤血球円柱
（ステルンハイマー染色，400倍）

尿沈渣の赤血球円柱は急性期の糸球体病変であることを示している。

鑑別診断　急性咽頭炎の発症後に蛋白尿と血尿をきたしていることから，急性糸球体腎炎と考えるのが妥当である。問題文には記載されていないが，本症の急性期にはしばしば高血圧と浮腫が認められる。溶血性連鎖球菌による急性咽頭炎であれば，ASOやASKの上昇，また低補体血症が同時に認められる。
　IgA腎症の血尿発作であれば，急性咽頭炎による発熱と同時に肉眼的血尿をきたすのが普通である。本例では急性咽頭炎が既に軽快してから尿異常（蛋白尿，血尿，赤血球円柱尿）をきたしていることが，その他の糸球体疾患との鑑別点である。

確定診断　急性糸球体腎炎

選択肢考察
○ a　糸球体の障害による糸球体性蛋白尿と血尿である。
× b　尿細管障害でみられる尿所見の特徴は低分子量蛋白尿とNAGなどの酵素尿である。
× c　慢性に経過する腎盂や腎髄質の障害では濃縮力の低下による多尿がみられることがある。

× d 尿路結石では肉眼的血尿をきたすことがある。片側性の腰背部痛を伴うのが特徴である。
× e 膀胱癌ではしばしば肉眼的血尿が認められる。

解答率　a 97.3%，b 2.6%，c 0.0%，d 0.0%，e 0.0%

ポイント　尿沈渣の鏡検所見はアトラスなどで確認しておくことが必要である。本例は肉眼的血尿をきたした急性糸球体腎炎の例である。しかし，糸球体疾患で肉眼的血尿をみることは比較的まれである。

肉眼的な血尿をみた場合，まず泌尿器科的な疾患を念頭に置く必要がある。参考のために，肉眼的血尿をきたす泌尿器科的疾患を表に一括して示した。

肉眼的血尿をきたす泌尿器科的疾患

尿路上皮癌	膀胱癌	50歳以上の血尿で最も多い 血尿を主訴とすることが80％以上	間欠的血尿
	腎盂尿管癌	約60％に肉眼的血尿	側腹部痛
腎癌		健診などで発見される例が多い	血尿，側腹部痛，腹部腫瘤
前立腺肥大症		肥大組織の微細血管密度の増加 手術適応例の12％ほどに血尿あり	排尿困難，残尿感
尿路感染症	尿道炎，膀胱炎	血膿尿，女性，性行為	排尿時痛，頻尿，残尿感
	前立腺炎	血膿尿，前立腺の圧痛	遷延性排尿，排尿困難
尿路結石症		種々の程度の血尿が必発	激しい側腹部痛，背部痛
出血性膀胱炎		薬物（シクロホスファミド，トラニラスト，など） ウイルス（アデノウイルス，BKウイルス） 放射線療法の既往	無症候性血尿
腎動静脈奇形		先天性，比較的まれ	無症候性血尿

正解　a　正答率 97.3%　　　　　　　　　　▶参考文献　MIX 289

受験者つぶやき
・過去問どおりです。
・赤血球円柱ですね。これだけで糸球体の障害といえます。
・赤血球円柱は画像一発問題もあります。

E　必修の基本的事項　　**447**

Check ■ ■ ■

112E-40　52歳の男性。突然の心停止のため救急車で搬入された。マラソン競技大会で走行中に突然倒れ，直後から呼びかけに反応なく，呼吸もなかった。現場で大会救護員が胸骨圧迫を開始し，AEDによる音声指示でショックを1回施行した。救急隊到着時の意識レベルはJCSⅢ-300。頸動脈の拍動は触知可能であった。救命救急センター搬入時の意識レベルはGCS 6。心拍数96/分（洞調律）。血圧108/72 mmHg。呼吸数24/分。SpO$_2$ 100%（リザーバー付マスク10 L/分 酸素投与下）。

　　脳保護のために行うべき治療はどれか。

　　a　人工過換気　　　　　　b　体温管理療法　　　　　c　静脈麻酔薬投与

　　d　高浸透圧利尿薬投与　　e　副腎皮質ステロイド投与

アプローチ　①突然倒れ，直後から呼びかけに反応なく，呼吸なし ━━▶ 目撃者あり，すぐに心肺停止と判断

②現場で胸骨圧迫開始，AED装着 ━━▶ その場でby-stander CPRが開始されている。

③ショック1回施行，救急隊到着時には頸動脈触知可能 ━━▶ Vfと判断され，半自動式除細動1回で救急隊到着前に心拍が再開している。

④救急隊到着時の意識レベルJCSⅢ-300，救命救急センター搬入時意識レベルGCS 6 ━━▶ 意識は回復傾向

⑤搬入時のバイタルサインは安定 ━━▶ 心停止を起こした原因として，不可逆的かつ致命的な疾患はとりあえずなさそう

鑑別診断　「アプローチ」①，②，③から，目の前で倒れ間髪入れずBLSが開始され，AEDが作動したということは除細動適応のVf波形であったことが窺える。何分後に救急隊が到着したかは不明であるが，到着時に心拍は再開し，④のように意識レベルも改善傾向にある。初回の波形がVfで現場心拍再開例は，高率に社会復帰のチャンスがある。さらに⑤が表すバイタルサインは，重大な疾患，例えば重症くも膜下出血，大動脈解離，急性心筋梗塞など，これからすぐに処置や手術しなければいけないような危機的な（今後再悪化しそうな）状況ではなさそうである。アグレッシブに脳保護治療を行える状況にある。

確定診断　蘇生後脳症（心停止後症候群），原因不明

選択肢考察　×a　頭蓋内圧亢進時には一時的に過換気によって頭蓋内圧を下げることが可能であるが，脳血管を収縮させて脳血流そのものを減少させるため，蘇生後脳症の治療としては向いていない。頭蓋内圧亢進時の治療と脳保護のための治療に分けて考えると，選択肢のa，dは前者，b，cは後者となる。聞かれているのは後者である。割れ問

○b　蘇生後脳症に関して，体温管理療法はエビデンスがあり，34℃・24時間程度の低体温維持には脳保護作用がある。

×c　脳保護の本質ではないが，静脈麻酔薬にも脳保護作用があるのは事実で，体温管理療法を行う際には，必ず静脈麻酔を併用し，身体的ストレスを軽減するのが通例である。

×d　頭蓋内圧亢進時には適応となるが，頭部CTや頭蓋内圧の測定によって前もって確認する必要がある。低体温によって頭蓋内圧は低下傾向を示すことが多い。

×e　頭蓋内圧の制御，脳保護どちらの効果もないといわれている。

解答率　a 38.2%，b 35.5%，c 0.2%，d 22.2%，e 3.8%

ポイント　　PCAS〈post-cardiac arrest syndrome〉に対する効果的な脳保護療法を問う問題で，新鮮味がある。しっかりエビデンスが確立している治療法を問題にしているところも安心感がある。ただ，なぜ心肺停止に陥ったのか，原疾患がわからないままにストレスフルな体温管理療法を選択する部分は，現場の医師としてやや引っかかる。

本問の狙い　　蘇生後脳症に対して，現場での対処が非常に上首尾に進み，来院までに意識が回復傾向にあること，来院後のバイタルサインが非常に安定していることなどを考慮すると，少し身体に負荷をかけてでも積極的に脳保護に効果が十分期待できる治療法を選択させたかったのだろう。ただ，そのようなことに気付かなくとも，流行の体温管理療法を選択した学生は多いのではないだろうか。出題者の意図がやや空回りか。

正　解　b　**正答率** 35.5%

受験者つぶやき
・低体温療法に踏み切れなかったです。
・難しいですね。知ってる限りでも a，b，d は脳保護効果があり，外傷・感染などの脳浮腫を起こす要因がないことから a を外し，既に血圧は高くないので d を外しましたが……。
・低体温療法のことだと思います。人工過換気がどのような治療かはわかりませんでした。
・選択肢を見た瞬間，割れ問だと確信しました。既に過換気なので a は×，Cushing 現象がないので d は×，残った b かな？と思いました。

Check ■ ■ ■

112E-41　3歳の男児。発熱と下肢痛とを主訴に両親に連れられて来院した。1か月前に左足をひねって疼痛を自覚した。その後右下肢の疼痛も訴えるようになった。2週間前に38℃台の発熱が出現し，両下肢の疼痛も増強した。かかりつけ医を受診して抗菌薬を内服したが，発熱が持続している。身長103cm，体重17kg。体温37.5℃。脈拍128/分，整。血圧106/70mmHg。皮膚に紫斑を認めない。眼瞼結膜と眼球結膜とに異常を認めない。咽頭に発赤を認めない。心音と呼吸音とに異常を認めない。腹部は平坦，軟で，肝・脾を触知しない。表在リンパ節は触知しない。下肢に関節腫脹や可動域制限を認めない。血液所見：赤血球402万，Hb 11.1 g/dL，Ht 33％，網赤血球1.8％，白血球3,400（桿状核好中球3％，分葉核好中球8％，好酸球1％，単球4％，リンパ球84％），血小板6.0万。血液生化学所見：総蛋白7.5 g/dL，アルブミン4.4 g/dL，総ビリルビン0.3 mg/dL，直接ビリルビン0.1 mg/dL，AST 27 U/L，ALT 19 U/L，LD 741 U/L（基準335〜666），ALP 456 U/L（基準307〜942），CK 60 U/L（基準59〜332），尿素窒素10 mg/dL，クレアチニン0.3 mg/dL，尿酸5.5 mg/dL，Na 140 mEq/L，K 4.0 mEq/L，Cl 101 mEq/L，Ca 11.0 mg/dL，P 6.0 mg/dL。CRP 1.2 mg/dL。両下肢エックス線写真で異常を認めない。骨髄血塗抹May-Giemsa染色標本（別冊No.6）を別に示す。

可能性が高い疾患はどれか。

　a　骨髄炎　　　　　　b　骨肉腫　　　　　　c　急性白血病
　d　再生不良性貧血　　e　血球貪食症候群

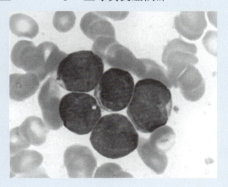

▶臨床eye　Step1　3歳男児　発熱と下肢痛

発熱は感染，炎症，外傷，腫瘍などに由来する外因性発熱因子により活性化された単球やマクロファージが内因性発熱物質（IL-6，TNF-αなど）を産生して起こる。小児において最も多い発熱の原因はウイルス感染症であるが，年齢により早期に同定すべき重要な細菌感染症が存在する。乳幼児期であれば，尿路感染症や中耳炎，髄膜炎，骨髄炎が代表的であり，本例のように抗菌薬への反応性が乏しい場合にはさらに腫瘍性や免疫原性疾患との鑑別が必要である。

四肢の臨床症状は，皮膚病変を除けば疼痛，機能障害，変形が主であり，幼児・学童期では疼痛や歩行障害が多い。細菌性蜂窩織炎や関節炎では外傷が契機となるため，局所の熱感や圧痛，腫脹，関節可動域の制限などの随伴症状を見逃さないようにする。

　これまでに既往のない（生来健康な）患児に起きた多彩な症状を一元的に説明できる全身性疾患を鑑別していく検査を組み立てる必要があり，血液検査は有用なスクリーニング検査の一つである。

Step2　身体診察

①体温 37.5℃。脈拍 128/分，整。血圧 106/70 mmHg ⟶ バイタルサインは中等度の発熱による影響があるのみ

　身体所見はすべて陰性所見が記載されているため，これだけでは疾患の同定は難しい。急性リンパ性白血病〈ALL〉では約半数が発熱，次に全身倦怠感，出血症状，骨痛，肝脾腫などを認める。髄外性浸潤では，縦隔（胸腺）で気管圧迫や上大静脈症候群，中枢神経では頭蓋内圧亢進やけいれん，精巣では疼痛のない陰嚢腫大，骨（骨膜）では骨痛などがある。また，血小板減少による紫斑や鼻出血などは約5万未満で明らかになることが多く，貧血による収縮期雑音も大切な所見である。一方，急性骨髄性白血病では ALL に比べてリンパ節腫大の頻度は低く，皮膚浸潤が多い。

Step3　検査所見

②赤血球 402 万，Hb 11.1 g/dL，Ht 33%，網赤血球 1.8%，白血球 3,400 ⟶ MCV 82，MCHC 33.6 で，軽度の正球性正色素性貧血と若干の白血球数低下および著明な血小板減少，すなわち汎血球減少症の傾向

　小児期に汎血球減少をきたす病気としては，白血病などの血液悪性疾患，悪性固形腫瘍の骨髄転移，再生不良性貧血，血球貪食症候群，Evans 症候群に合併した ITP，脾機能亢進（進行した肝硬変）などが挙げられる。各血液疾患には診断基準があるためそれらを満たすかどうかも重要である。

③血液生化学所見

　LD の上昇以外，AST や CK といった逸脱酵素，網赤血球や総ビリルビンはいずれも正常であり，溶血性貧血は否定的。

　汎血球減少症の傾向は認めるが，網赤血球は正常であり，骨髄の造血機能はある程度保たれた状態である。

　LD の上昇はあるが，尿酸と K の上昇および腎機能障害はないため，腫瘍崩壊症候群を伴うような非常に進行した悪性腫瘍の存在は否定的。

　腎機能は正常（尿素窒素 10 mg/dL，クレアチニン 0.3 mg/dL）で P の上昇があり，内因性として増加した腫瘍細胞の崩壊やアシドーシス，外因性としてビタミン D 中毒の可能性がある。

④画像診断

　核クロマチンはある程度均等性が保たれ，細胞質は青みがかり，顆粒もない。N/C 比の高い小型で幼若な細胞であり，リンパ芽球 L1 に相当する。貪食像は見当たらない。

E 必修の基本的事項　451

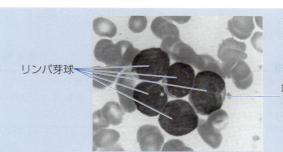

リンパ芽球

細胞質に青み
（顆粒なし）

Step 4 総合考察

　中等度の発熱を伴う汎血球減少症傾向であり，血液疾患を中心に選択肢のような疾患はいずれも候補に挙がる．各疾患の診断基準はいうまでもないが，貧血傾向の原因を中心に考察すると疾患が整理しやすい．すなわち本例では，貧血が正球性で網赤血球の増加がないため，白血病や慢性炎症などを原因とする二次性貧血，さらには再生不良性貧血の極初期などが鑑別に挙げられる．また抗菌薬の一部では血小板減少を中心とした骨髄抑制が副反応として認められることもあり，治療内容を含む詳細な病歴聴取が重要である．

選択肢考察

× a　半分から 2/3 の症例で局所の疼痛と腫脹を認め，約 80％ に発熱，赤沈の亢進や CRP の上昇を 90％ 程度に認める．MRI および培養検査が診断法として有用である．原因菌は黄色ブドウ球菌，連鎖球菌が多く，発症部位は大腿骨や脛骨の頻度が高い．

× b　10 歳代後半に多く，膝や股関節，肩関節近傍に腫脹や疼痛を伴って生じることが多い悪性軟部腫瘍である．病理所見は類骨形成と核異型の強い腫瘍細胞であり，可及的速やかな術前化学療法と根治的原発巣摘出術が必要である．

○ c　病初期には末梢血に芽球が観察されないことも多く，造血機能において最も影響を受けやすい血小板の減少による症状（鼻出血，紫斑など）が受診の契機になることが多い．画像は，典型的な急性リンパ性白血病であり，他の疾患は疑いにくい．B 細胞性なのか T 細胞性なのかに関しては腫瘍細胞の表面抗原検査で確定していく．

× d　骨髄産生障害の代表的な疾患であり，汎血球減少症として Hb 10 g/dL 未満，好中球数 1,500 個未満，血小板 10 万未満を少なくとも 2 つ以上満たす．また，白血病などのほかの疾患の可能性が十分に否定されていることも重要であり，本例のように芽球が確認されれば再生不良性貧血は否定される．

× e　38.5℃ 以上の発熱，脾腫，血球減少，高トリグリセリド血症，血清フェリチン 500 ng/mL 以上，骨髄所見の貪食像などが診断基準に含まれる．特に発熱は重要であるが，新生児期や自己免疫関連では目立たないこともある．

解答率　a 7.1％，b 0.6％，c 82.8％，d 1.2％，e 8.2％

確定診断　急性リンパ性白血病〈ALL〉

ポイント　小児悪性疾患でも最多の ALL は，非典型的な症状から始まり，診断へのプロセスや合併症や予後を含めた治療内容に関して臨床問題を非常に作りやすいため，毎年のように出題される．

　血液疾患の問題では骨髄塗抹標本を提示されることも多いため，ALL 以外にも血球貪食症

候群（マクロファージによる貪食像）や悪性固形腫瘍の骨髄転移（神経芽腫転移によるロゼット形成）は，必ず観察しておく。

正解 c　正答率 82.8%　　　　　　　　　　　　　　　　　　　　▶参考文献　MIX 124　国小 288

受験者つぶやき
・小児の急性白血病は予後が年齢によって異なるので要注意です。
・足が痛い理由はよくわかりませんでしたが，血球減少と骨髄血の所見から ALL を考えました。
・年齢からも，ALL を疑いました。

E 必修の基本的事項　453

Check ■ ■ ■

次の文を読み，42，43 の問いに答えよ。

68 歳の女性。意識障害と右上下肢の麻痺のため救急車で搬入された。

現病歴：3 年前から高血圧症と心房細動に対して降圧薬と抗凝固薬との内服治療を受けていた。夕方，夫との買い物の途中で右手に力が入らなくなり，右足の動きも悪くなった。帰宅後，玄関先に倒れ込んでしまい意識もはっきりしない様子であったため，夫が救急車を要請した。

既往歴：7 歳時に急性糸球体腎炎で入院。

生活歴：喫煙歴はない。飲酒は機会飲酒。

家族歴：父親が高血圧症で治療歴あり。

現　症：意識レベルは GCS 9（E3V2M4）。身長 158 cm，体重 54 kg。体温 35.8℃。心拍数 68/分，不整。血圧 192/88 mmHg。呼吸数 10/分。SpO_2 97%（鼻カニューラ 4 L/分 酸素投与下）。頸静脈の怒張を認めない。心音は心尖部を最強点とするⅡ/Ⅵの収縮期雑音を聴取する。呼吸音に異常を認めない。右上下肢に弛緩性麻痺を認める。

検査所見：血液所見：赤血球 398 万，Hb 10.2 g/dL，Ht 34%，白血球 8,800，血小板 22 万，PT-INR 2.1（基準 0.9〜1.1）。血液生化学所見：総蛋白 6.8 g/dL，AST 18 U/L，ALT 12 U/L，尿素窒素 22 mg/dL，クレアチニン 1.2 mg/dL，Na 138 mEq/L，K 4.8 mEq/L，Cl 109 mEq/L。頭部 CT で左被殻に広範な高吸収域を認める。

112E-42　CT 撮影を終え処置室に戻ってきたところ，呼吸状態が悪化した。舌根沈下が強く，用手気道確保を行ったが SpO_2 の改善がみられなかった。
　　　　　この患者にまず行う気道管理として適切なのはどれか。

　　　　　a　経口気管挿管　　　　　b　経鼻気管挿管　　　　　c　輪状甲状靱帯切開
　　　　　d　経鼻エアウェイ挿入　　e　ラリンジアルマスク挿入

その後の経過：薬物療法とリハビリテーションによって順調に回復した。この患者に抗凝固薬を再開すべきかどうかについて文献検索を行うため，患者の問題を以下のように PICO で定式化した。

Patient（対象患者）　：高血圧症と心房細動とを合併した脳出血の女性
Intervention（介入）　：抗凝固薬内服再開
Comparison（対照）　：抗凝固薬内服中止
Outcome（結果）　　：　　（ア）

112E-43　　（ア）　に適さない項目はどれか。

　　　　　a　出血の増加　　　　　b　心房細動の改善　　　　　c　生命予後の延長
　　　　　d　入院機会の減少　　　e　脳梗塞発症率の低下

アプローチ　①高血圧症と心房細動に対して降圧薬と抗凝固薬との内服治療を受けている ➡ 脳出血の危険因子あり

②急速発症の右片麻痺と意識障害 ➡ 脳出血急性期の臨床像に合致する。

③頸静脈の怒張を認めない ➡ 心不全は否定的

④心尖部を最強点とするⅡ/Ⅵの収縮期雑音を聴取 ➡ 機能性もしくは僧帽弁閉鎖不全状態

⑤PT-INR 2.1 ——➤ 抗凝固薬の効果が現れている。

⑥頭部CTで左被殻に広範な高吸収域を認める ——➤ 広範な左被殻出血

鑑別診断　　脳出血の危険因子があり，臨床像も脳出血に合致し，頭部CTで左被殻に広範な高吸収域を認めることから，容易に脳出血（広範な左被殻出血）と診断できる。

確定診断　広範な左被殻出血

[42]

選択肢考察　○a　急速に進行する意識障害と呼吸状態の悪化があり，脳ヘルニアを合併した可能性が高い。確実な気道確保である経口気管挿管を行う。

×b　経鼻気管挿管は手技が煩雑であり迅速性に欠けるため，経口気管挿管が優先される。

×c　輪状甲状靱帯切開は，上気道閉塞などで気管挿管困難例に対して迅速な気道確保を行う場合に適応になる。

×d　経鼻エアウェイは手技的には簡単であるが，気道確保の確実性に欠け，人工呼吸器への接続もできない。舌根沈下から短絡的にcやdを選んだ受験者が多かったようだ。**割れ問**

×e　ラリンジアルマスクやコンビチューブは，声門上気道デバイスと総称される。気管挿管困難な場合のバックアップとして考慮されるが，まずは経口気管挿管を試みる。

解答率　a 49.1%，b 0.9%，c 19.5%，d 23.6%，e 6.9%

ポイント　　用手気道確保ができない，つまりバッグ・バルブ・マスク〈BVM〉で換気ができないのは気道緊急症例であり，直ちに確実な気道確保を行わなければならない。通常，迅速確実な気道確保は経口気管挿管であり，その手技習熟はすべての医師に求められる。

　　気管挿管後のチューブに関わる事故は致命的となるので，気管挿管中の患者の急変の原因として DOPE を知っておく。

　　D（displacement）　　：チューブ先端位置の異常

　　O（obstruction）　　：チューブ閉塞

　　P（pneumothorax）　：気胸合併

　　E（equipment failure）：機器の不良・故障

本問の狙い　　研修医になれば，誰しもが経験する場面であろう重症患者の急変時の対応について，適切な気道確保方法を選ばせる問題である。その場に応じた急変対応の知識を求めている。

　　本問の選択肢に登場した気道確保方法について述べる。

1）エアウェイ：自発呼吸がしっかりしている舌根沈下例に対して用いる。経鼻エアウェイと経口エアウェイがある。気道確保の確実性に劣り，人工呼吸器への接続はできない。

2）気管挿管：最も確実な気道確保方法であり，吸入麻酔薬の投与，人工呼吸器への接続や頻回の吸痰も可能である。経鼻気管挿管は，鼻腔から気管チューブを挿入して咽頭に出し，開口して喉頭鏡でチューブ先端を確認し，マギール鉗子でチューブ先端を把持し，声門へガイドしながら進めていく。手技が煩雑であり，とっさの時の気管挿管には不向きである。

3）声門上気道デバイス（コンビチューブ，ラリンジアルマスク）：気管挿管困難な場合のバックアップとして考慮されるが，気管挿管に比べて先端位置の移動による換気不良や低圧での空気の漏れが生じやすい。

4）輪状甲状靱帯切開・穿刺：

E　必修の基本的事項　**455**

(1)適応：他の方法によって気道確保が困難な病態の気道確保

　　・上気道閉塞（外傷，腫瘍，異物）

　　・頸椎損傷（頸椎固定のため十分な喉頭展開が困難）

　　・喉頭や舌の浮腫（急性喉頭蓋炎，アナフィラキシー）

　　・口腔内の出血，血腫

(2)合併症

　　・出血

　　・皮下組織への誤挿入

　　・食道穿孔

　　・皮下気腫，縦隔気腫

[43]

選択肢考察

○ a　抗凝固薬を再開した場合，どれだけ出血が増加するかは Outcome（結果）として重要である。

× b　抗凝固薬は心房細動の改善をもたらさないので，Outcome（結果）として不適切である。

○ c　抗凝固薬内服再開と内服中止とで，どちらが生命予後の延長をもたらすかは，重要な Outcome（結果）である。

○ d　抗凝固薬内服再開と内服中止とで，どちらが入院機会の減少をもたらすかは，重要な Outcome（結果）である。

○ e　抗凝固薬内服再開することで，どのくらい脳梗塞発症率の低下がもたらされるかは，重要な Outcome（結果）である。

解答率　a 18.0%，b 59.9%，c 1.9%，d 19.0%，e 1.2%

ポイント　　根拠に基づく医療〈Evidence-Based Medicine：EBM〉の手順には，下記の５つの手順がある。まずは，患者の問題を定式化することから始まる。

1) 患者問題の定式化（PICO または PECO）

　どんな患者（Patient）に，どのような介入・曝露（Intervention/Exposure）を行ったら，何と比べて（Comparison），どのような結果（Outcome）になるか。

2) 情報・文献の検索と収集

3) 得られた情報・文献の批判的吟味

4) 情報・文献の患者への適用

5) 事後評価

正　解　[42] **a** **正答率49.1%**　　[43] **b** **正答率59.9%**　　▶**参考文献**　**MIX** 459, 464

受験者つぶやき　[42]・舌根沈下しているので経鼻的な気道確保は難しいのかと考えました。

　　・エアウェイの禁忌もエアウェイの種類も把握しておらず，舌根沈下という言葉があったので飛びついてしまいました。

　　・もたもたしない方が良いと思ったので，a より難易度の低い d を選びました。試験の時は，自発呼吸は一応 OK で舌根沈下が問題なのだから d と思いましたが，よく考えてみたら，自発呼吸も危ない状態なので a ですね。

　　・自信はありませんでしたが，呼吸数が既に 10 で，用手気道確保を行って SpO_2 の改善がみら

れないので，挿管を選びました。

[43]・抗凝固療法自体に心房細動を改善する効果はないと考えました。
　　　・うっ滞した血液の凝固阻害が目的であり，Af の改善効果はありません。ほかは因果関係があります。
　　　・抗凝固薬は血栓予防目的に使い，心房細動を治すわけではないと思いました。

Check ■ ■ ■

次の文を読み，44，45の問いに答えよ。

86歳の男性。右胸部痛と食欲不振とを主訴に来院した。

現病歴：10年前からCOPDのために外来通院中であった。2週間前から微熱，全身倦怠感および食欲不振を自覚していた。昨日，右胸部痛が出現し，本日夜間に39.0℃の発熱と右胸部痛が増悪したため，救急外来を受診した。

既往歴：COPDと高血圧症のため通院中である。

生活歴：妻および長男夫婦と同居している。喫煙は20本/日を70歳まで50年間。飲酒はビール350 mL 2，3本/日を50年間。

家族歴：特記すべきことはない。

現　症：意識は清明。身長160 cm，体重52 kg。体温38.8℃。脈拍100/分，整。血圧120/68 mmHg。呼吸数24/分。SpO_2 86%（room air）。眼瞼結膜と眼球結膜とに異常を認めない。口腔と咽頭とに異常を認めない。頸静脈の怒張を認めない。甲状腺と頸部リンパ節とを触知しない。心音に異常を認めないが，右胸部で呼吸音が減弱している。打診では右肺で濁音を呈する。腹部は平坦，軟で，肝・脾を触知しない。四肢の筋力は保たれている。腱反射に異常を認めない。

検査所見：血液所見：赤血球355万，Hb 12.1 g/dL，Ht 36%，白血球16,500（桿状核好中球25%，分葉核好中球65%，好酸球1%，単球2%，リンパ球7%），血小板40万。血液生化学所見：総蛋白5.9 g/dL，アルブミン2.2 g/dL，AST 29 U/L，ALT 18 U/L，LD 173 U/L（基準176〜353），ALP 223 U/L（基準115〜359），γ-GTP 44 U/L（基準8〜50），CK 260 U/L（基準30〜140），尿素窒素35 mg/dL，クレアチニン1.6 mg/dL，血糖161 mg/dL，HbA1c 5.7%（基準4.6〜6.2），Na 131 mEq/L，K 4.3 mEq/L，Cl 97 mEq/L，Ca 8.4 mg/dL，CRP 31 mg/dL。動脈血ガス分析（room air）：pH 7.55，$PaCO_2$ 32 Torr，PaO_2 56 Torr，HCO_3^- 28 mEq/L。心電図で異常を認めない。臥位のポータブル胸部エックス線写真（**別冊 No. 7A**）と胸部CT（**別冊 No. 7B，C**）とを別に示す。

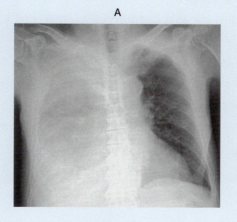

A

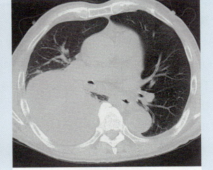

B　　　　　　　　　C
（縦隔条件）　　　（肺野条件）

112E-44 この画像所見をきたす原因として最も考えられるのはどれか。
a 低アルブミン血症　　b 肺癌の胸膜播種　　c 横隔神経麻痺
d 細菌感染　　　　　　e 腎不全

112E-45 次に行うべき検査はどれか。
a 胸腔穿刺　　　　　　b FDG-PET　　　　c 心エコー検査
d 気管支鏡検査　　　　e 胸部造影 MRI

▶臨床eye　**Step 1**　86 歳男性　右胸部痛と食欲不振

高熱と右胸部痛が出現する疾患を鑑別する。

86 歳の高齢男性が 2 週間前から微熱，全身倦怠感，食欲不振を訴えている。また昨日から右胸部痛が出現し，その後高熱がみられる。肺炎から胸膜炎に進展したことが疑われる。

Step 2　病歴，身体診察

① 10 年前から COPD のため外来通院中である。喫煙は 20 本/日を 50 年間　→感染リスクが高い。

② 頸静脈の怒張は認めない　→右心不全は否定的。

③ 右胸部で呼吸音が減弱し，打診では濁音を呈する　→胸水貯留を考える。

Step 3　検査所見

④ 白血球 16,500（好中球 90％），CRP 31 mg/dL　→高度の炎症反応

⑤ アルブミン 2.2 g/dL　→低栄養状態

⑥ 動脈血ガス分析　PaO_2 56 Torr　→低酸素血症

⑦胸部エックス線写真 ━━▶ 右肺全体の透過性低下

A

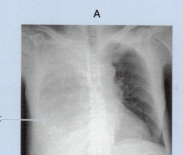

透過性低下

⑧胸部CT（肺野条件，縦隔条件）━━▶ 被包化された胸水を認める。

B   C

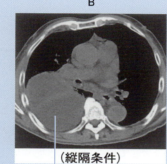   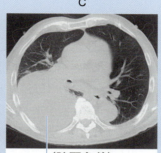

（縦隔条件）   （肺野条件）

被包化された胸水   被包化された胸水

Step 4 総合考察

　COPDを基礎疾患に有し，肺炎→膿胸を発症したと考えられる。高齢者の肺炎は咳，痰，高熱などの症状に乏しく，微熱，全身倦怠感および食欲不振などの全身症状が前面に出ることが多いので注意が必要である。膿胸と診断したら抗菌薬の全身投与に加え，胸腔ドレナージを行う。

確定診断　膿胸

[44]

選択肢考察　× a　低アルブミン血症のみでは炎症反応はみられない。
　　　　　　× b　肺癌を疑う所見はない。
　　　　　　× c　横隔膜の挙上は不明である。
　　　　　　◯ d　肺炎→膿胸に進展したと考えられる。
　　　　　　× e　クレアチニン 1.6 mg/dL であり，腎性胸水は考えられない。

解答率　a 1.7％，b 12.4％，c 0.4％，d 85.4％，e 0.0％

[45]

選択肢考察　◯ a　まず胸腔穿刺を行い，胸水の性状を診断する。
　　　　　　× b　肺癌を示唆する所見はなく，適応はない。
　　　　　　× c　心不全は考えられない。

× d　胸膜疾患であり，気管支鏡は診断には有用性はない。
× e　診断につながるさらなる情報は得られない。

解答率　a 71.3%，b 0.8%，c 3.2%，d 23.1%，e 1.6%
正解　[44] d　正答率 85.4%　　[45] a　正答率 71.3%　　▶参考文献　MIX 234, 243

受験者つぶやき
[44]・COPDからの感染だと思いました。
　　・bとdで迷いましたが，炎症所見が激しいので膿胸だと思いました。
[45]・まず胸腔穿刺して胸水の性状を見るべきかと思いました。
　　・前の問題と連携している問題です。必修では慎重にならざるをえませんが，深読みはしないように努めましょう。
　　・中身が知りたいです。
　　・診断として胸腔穿刺により膿汁を証明して，治療として超音波ガイド下にドレナージをします。

Check ■■■

次の文を読み，46，47の問いに答えよ。
67歳の男性。昨日の昼から尿がほとんど出ていないため来院した。
現病歴：3か月前から昼夜ともに頻尿があり，2か月前から1回尿量の減少と排尿後の残尿感があった。昨日の昼から尿が出ず，下腹部が張ってきたため受診した。体調不良のため，一昨日の夕食後から市販薬を服用している。他の医療機関は受診していない。
既往歴：特記すべきことはない。
家族歴：父親が糖尿病。
生活歴：喫煙は20本/日を40年間。飲酒は機会飲酒。
現　症：意識は清明。体温 35.7℃。脈拍 104/分，整。血圧 158/82 mmHg。頭頸部と胸部とに異常を認めない。腹部は下腹部が膨隆しておりやや硬く，軽度の圧痛を認める。直腸指診で鶏卵大で弾性軟の前立腺を触知し，圧痛を認めない。
検査所見：尿所見：蛋白 1＋，糖 2＋，潜血 1＋，沈渣に赤血球 1～5/1視野，白血球 5～10/1視野。血液所見：赤血球 478万，Hb 14.1 g/dL，Ht 46%，白血球 7,800，血小板 35万。血液生化学所見：尿素窒素 21 mg/dL，クレアチニン 1.3 mg/dL，Na 141 mEq/L，K 4.5 mEq/L，Cl 103 mEq/L。CRP 0.5 mg/dL。

112E-46　市販の薬剤による症状の可能性を考えた場合に適切な質問はどれか。
　a　「胃薬を飲みましたか」　　　　　b　「風邪薬を飲みましたか」
　c　「睡眠薬を飲みましたか」　　　　d　「痛み止めを飲みましたか」
　e　「ビタミン薬を飲みましたか」

112E-47　この患者の病態に関与している部位はどれか。
　a　腎動脈　　b　腎臓　　c　尿管　　d　膀胱　　e　前立腺

アプローチ
①67歳の男性 ➡ 前立腺肥大症が出現する年齢。直腸指診でも鶏卵大・弾性硬の前立腺が触知されていることから裏付けられる。
②尿がほとんど出ない ➡ 尿閉状態。現症で下腹部膨隆，軽度の圧痛があることからも推察さ

E　必修の基本的事項　　461

れる。

③市販薬の服用 ⟶ 数か月前から頻尿，1回尿量の減少，残尿感があった状態で，一昨日の夜，市販薬を服用後一気に尿閉状態となったことから，市販薬の副作用が想像できる。

④父親が糖尿病 ⟶ 尿糖2＋であり糖尿病に罹患している可能性も否定できないが，血糖値やHbA1c値が記載されていないので否定的か。

⑤血清クレアチニン値の軽度上昇 ⟶ 慢性尿閉状態によって，少なくとも2か月くらい前から徐々に腎機能が悪化してきていると考えられる。

鑑別診断　　本設問からは特に鑑別する病態はなく，尿閉で受診したことにほぼ間違いない。問題はなぜ尿閉が出現したかという点であろう。一般的に急性尿閉をきたす原因としては多量の飲酒，排尿障害を起こす薬物の服用，長時間の坐位などが挙げられる。老人会のバス旅行などで，車内で大量に飲酒し到着先で尿閉になったという例がよくある。本例では元来排尿障害のあった高齢男性が，市販薬を服用したために急性尿閉になったと考えられる。導尿し，多量の尿が流出すれば尿閉の確定診断となる。

確定診断　急性尿閉（元来排尿障害のあった高齢男性が，市販薬服用によって急性尿閉になった）

[46]

選択肢考察　△a　胃薬の中でもジサイクロミン（抗コリン作用がある）を含む薬品（代表的製剤：コランチル®）は尿閉を起こす可能性がある。

○b　急性尿閉をきたす可能性の最も高い薬剤である（「ポイント」参照）。

×c　睡眠薬服用で排尿障害をきたす可能性は低い。

×d　鎮痛薬服用で排尿障害をきたす可能性は低い。

×e　ビタミン薬服用で排尿障害をきたす可能性は低い。

解答率　a 4.2％，b 92.4％，c 0.6％，d 2.8％，e 0.1％

ポイント　　一般に市販されている風邪薬には鎮咳薬と抗アレルギー薬（鼻水止め）が含まれている。前者はエフェドリンを含むため膀胱頸部を閉め，また後者は抗コリン作用で膀胱の収縮力を低下させることで排尿障害を起こす。

[47]

選択肢考察　×a，×b，×c　尿閉とは何ら関係ない。

×d　膀胱の収縮力が低下している可能性はあるが，主因ではない。

○e　前立腺肥大症が基礎にあるからこそ出現した病態である。

解答率　a 0.1％，b 0.6％，c 0.2％，d 6.3％，e 92.7％

ポイント　　子供や成人が風邪薬を服用したからといって排尿障害や尿閉が出現することはない。やはり本問では前立腺肥大症の存在が重要である。

正解　[46] b　**正答率 92.4％**　　[47] e　**正答率 92.7％**　　▶参考文献　MIX 303, 436　コンパクト 252

受験者つぶやき
[46]・前立腺肥大＋抗コリン薬の定番パターンかと思いました。
　　　・風邪薬の抗コリン薬，抗ヒスタミン薬による前立腺肥大の悪化でしょう。過去問では総合感冒薬と明記されてました。
　　　・抗コリン薬により尿閉をきたすという定番のシナリオです。
[47]・『SHIKETAI』にもありました。

462　国試112 － 第112回　医師国家試験問題解説書

・素直に考えれば前立腺でしょう。国試において素直さは大事です。
・鶏卵大で弾性軟の前立腺とあるので，加齢による前立腺肥大かなと思いました。

Check ■ ■ ■

次の文を読み，48，49 の問いに答えよ。

74 歳の男性。全身倦怠感と食欲低下の精査で指摘された胃癌の手術のため入院した。

現病歴：2 か月前から全身倦怠感を自覚していた。1 か月半前から食欲低下があり，3 週間前から腹
部膨満感が出現したため，かかりつけ医から紹介されて受診した。上部内視鏡検査で幽門部に腫瘍
病変と幽門狭窄とを指摘され，胃癌の確定診断を得たために手術を目的に入院した。昨夜嘔吐した
後から咳嗽が続いている。

既往歴：60 歳時に職場の健康診断で耐糖能異常を指摘され，スルホニル尿素薬で内服治療中である。

生活歴：喫煙は 15 本/日を 50 年間。飲酒は週 2 回程度。

家族歴：父親が肺癌のため 70 歳で死亡。

現　症：身長 170 cm，体重 83 kg。体温 37.8℃。脈拍 80/分，整。血圧 140/76 mmHg。呼吸数 20/
分。SpO₂ 96%（room air）。眼瞼結膜は軽度貧血様であり，眼球結膜に黄染を認めない。心音に異
常を認めない。呼吸音は右胸背部に rhonchi を聴取する。上腹部は膨隆しているが，軟で，波動を
認めない。圧痛と筋性防御とを認めない。四肢の運動麻痺は認めない。

検査所見：血液所見：赤血球 334 万，Hb 9.2 g/dL，Ht 29%，白血球 10,500（桿状核好中球 10%，分
葉核好中球 64%，好酸球 2%，好塩基球 1%，単球 3%，リンパ球 20%），血小板 26 万。血液生化
学所見：総蛋白 6.2 g/dL，アルブミン 2.9 g/dL，総ビリルビン 0.9 mg/dL，AST 28 U/L，ALT
25 U/L，LD 145 U/L（基準 176〜353），ALP 206 U/L（基準 115〜359），尿素窒素 24 mg/dL，ク
レアチニン 0.9 mg/dL，血糖 128 mg/dL，HbA1c 7.9%（基準 4.6〜6.2），総コレステロール
156 mg/dL，トリグリセリド 196 mg/dL，Na 133 mEq/L，K 4.2 mEq/L，Cl 96 mEq/L。CRP
3.4 mg/dL。胸部エックス線写真で右下肺野に浸潤影を認める。

112E-48　手術は患者の状態が安定するまで延期することにした。

この患者に安全に手術を行うために，入院後手術までの間に行うべきなのはどれか。

a　輸　血　　　　　　　　b　胃瘻の造設　　　　　　　c　経口補液の投与

d　抗菌薬の経静脈投与　　e　スルホニル尿素薬の増量

112E-49　患者の状態が安定したため，入院 10 日目に腹腔鏡下の幽門側胃切除術を施行することに
した。

この手術に助手として参加する際に正しいのはどれか。

a　手指消毒には滅菌水が必要である。

b　滅菌手袋は手指消毒の後に装着する。

c　滅菌された帽子（キャップ）を着用する。

d　流水で 10 分以上手指の擦り洗いを行う。

e　腹腔鏡下手術では，清潔ガウンを着用しない。

E 必修の基本的事項　**463**

アプローチ　①74歳の男性 → 高齢

②全身倦怠感と食欲低下の精査で指摘された胃癌の手術のために入院 → 胃癌の術前症例

③上部内視鏡検査で幽門部に腫瘍病変と幽門狭窄 → 進行癌である。経口摂取物の通過が困難な可能性がある。

④昨夜嘔吐した後から咳嗽が続いている → 吐物を誤嚥した可能性がある。

⑤喫煙は15本/日を50年間 → 呼吸器疾患のリスクファクター

⑥父親が肺癌 → 肺癌の家族歴あり。

⑦体温37.8℃, 呼吸数20/分, SpO_2 96% → 発熱あり, 呼吸数はやや多く, SpO_2 も軽度低下している。

⑧呼吸音は右胸背部に rhonchi を認める → 誤嚥性肺炎の好発部位に rhonchi あり。

⑨白血球 10,500（桿状核好中球10%, 分葉核好中球64%, リンパ球20%）, CRP 3.4 mg/dL → 白血球増多あり, 左方移動あり。CRP の上昇あり。

⑩胸部エックス線写真で右下肺野に浸潤影 → rhonchi を聴取した部位と一致

鑑別診断　現病歴から, 嘔吐後急性発症の咳嗽であり, 右胸背部の rhonchi およびエックス線写真で右下肺野に浸潤影を認めたことから, 吐物を誤嚥したことによる誤嚥性肺炎と診断される。家族歴のある肺癌でも咳嗽は生じるが, 急性発症の経過とは合致しない。

確定診断　誤嚥性肺炎

[48]

選択肢考察　× a　Hb 9.2 g/dL と軽度貧血を認めるが, 手術までの間に必ず行う必要はない。

× b　胃瘻の造設は誤り。胃瘻を造設して栄養投与しても, 幽門狭窄があって十二指腸以遠に進まず, 栄養ルートとはならない。経口摂取を控えて, できるだけ速やかな外科手術への移行が望まれる。

× c　経口補液は不適切。幽門狭窄があるので, さらなる嘔吐と誤嚥を招くおそれがあり, **禁忌に近い**。

○ d　本例の診断は誤嚥性肺炎であり, 抗菌薬の経静脈的投与が必要である。

× e　スルホニル尿素薬の増量は, 糖尿病のコントロールを意図していると思われるが, 周術期は経口摂取量も不安定であり, インスリンを用いたコントロールが望ましい。

解答率　a 4.4%, b 1.2%, c 2.5%, d 90.9%, e 0.9%

ポイント　幽門狭窄を伴う胃癌症例において, 嘔吐した後からの咳嗽という急性発症の経過から, 誤嚥性肺炎を想起できるかがポイントである。臨床現場で遭遇するトラブルなどに対して目を向けておく必要がある。

[49]

選択肢考察　× a　『2013年版 手術医療の実践ガイドライン』によると, 手術時手洗いには滅菌水を用いる必要はなく, 水道水を用いても同様の効果が得られる, と明記されている。

○ b　手洗いを行った後に滅菌手袋を着用する。

× c　キャップは必ずしも滅菌である必要はない。手洗い, 手指消毒の前に装着する。髪の毛を完全にカバーする帽子をかぶる必要がある。

× d　手術時手洗いにおいては, 持続殺菌効果のある擦式消毒用アルコール製剤もしくは抗菌

性石鹸（生体消毒のスクラブ剤）を用いる。

× e 腹腔鏡下手術でも，開腹手術と同様に清潔ガウンを着用する。

解答率 a 0.4%，b 97.4%，c 1.7%，d 0.4%，e 0.0%

ポイント 腹腔鏡下手術の際の手術室における「清潔」の概念が理解できているかが重要である。前掲のガイドラインの一読を推奨する。

正　解 ［48］d　正答率 90.9%　　［49］b　正答率 97.4%　　▶参考文献　MIX 234, 463

受験者つぶやき

［48］・誤嚥を起こしていると思いました。
　　　・嘔吐時に誤嚥したのでしょうね。ちなみに咳嗽反射が出てるうちはまだマシで，咳嗽反射がでなくなるといよいよ誤嚥性肺炎のリスクが跳ね上がります。
　　　・誤嚥性肺炎が起きているので，術前には炎症を抑えたいです。
［49］・実習を思い返してみました。
　　　・普段使うキャップって箱からそのまま取り出しますし滅菌ではないのでしょうか。bが間違いなさそうなのでbを選びましたがcがよくわからなかったです。
　　　・昨今の国試は実習からの知識が多く問われる気がします。

E　必修の基本的事項　**465**

Check ☐☐☐

次の文を読み，50，51 の問いに答えよ。

56 歳の男性。胸痛のため救急車で搬入された。

現病歴：起床時に胸痛を自覚した。10 分経過しても胸痛が改善しないため救急車を要請した。救急隊の到着時，冷汗が著明で，搬送中に悪心を訴えた。建築業で普段から重労働をしているが，今回のような胸痛が起こったことはない。

既往歴：高血圧と高血糖とを職場の健康診断で指摘されていたが，受診はしていない。常用薬はない。アレルギーの既往歴はない。

生活歴：妻と息子との 3 人暮らし。喫煙は 20 本/日を 36 年間。飲酒は週末に焼酎を 2 合程度。

家族歴：3 歳年上の兄が 48 歳時に心筋梗塞で死亡。

現　症：意識は清明。表情は苦悶様である。身長 165 cm，体重 84 kg。体温 36.2℃。脈拍 120/分，整。血圧 160/96 mmHg。呼吸数 20/分。SpO_2 97%（鼻カニューラ 3 L/分 酸素投与下）。眼瞼結膜と眼球結膜とに異常を認めない。肥満のため頸静脈は評価できない。心雑音を聴取しない。呼吸音は両側肺下部に coarse crackles を聴取する。腹部は平坦，軟で，肝・脾を触知しない。下肢に浮腫を認めない。

検査所見：尿所見：蛋白 1+，糖 2+。血液所見：赤血球 463 万，Hb 13.2 g/dL，Ht 40%，白血球 12,000，血小板 28 万。血液生化学所見：総蛋白 6.0 g/dL，アルブミン 3.2 g/dL，尿素窒素 30 mg/dL，クレアチニン 1.5 mg/dL，血糖 230 mg/dL，Na 130 mEq/L，K 4.4 mEq/L，Cl 97 mEq/L。心筋トロポニン T 迅速検査陽性。12 誘導心電図で洞性頻脈と前胸部の広範な ST 上昇とを認める。

112E-50　この患者の胸痛について，診断に有用な情報はどれか。

　　a　左乳房付近の痛み　　　　　　　　b　飲水で増悪する痛み

　　c　下顎へ放散する痛み　　　　　　　d　吸気時に増悪する痛み

　　e　衣類が触れた際の痛み

112E-51　救急室で血圧が 70/40 mmHg まで低下した。

　　このときみられる可能性が高い身体所見はどれか。

　　a　テタニー　　　　　　b　口唇の腫脹　　　　　　c　皮膚の紅潮

　　d　下肢の紫斑　　　　　e　四肢末梢の冷感

アプローチ　①起床時の胸痛，10 分以上持続，冷汗，表情は苦悶様 ━━▶ 長時間続く突然の強い胸部痛

　　②健診時の高血圧の指摘，160/96 mmHg の血圧 ━━▶ 高血圧は動脈硬化性疾患のリスクファクター

　　③喫煙歴 20 本/日 ━━▶ 喫煙歴は動脈硬化性疾患のリスクファクター

　　④健診時の高血糖の指摘，血糖 230 mg/dL，尿糖 2+ ━━▶ 糖尿病・耐糖能異常は動脈硬化疾患のリスクファクター

　　⑤身長 165 cm，体重 84 kg ━━▶ BMI 30.9。肥満は動脈硬化性疾患のリスクファクター

　　⑥兄が 48 歳時に心筋梗塞で死亡 ━━▶ 動脈硬化性疾患の家族歴

⑦呼吸音は両側肺下部に coarse crackles ⟶ うっ血性心不全の徴候

⑧心筋トロポニンT迅速検査陽性 ⟶ 心筋障害の血液学的証明

⑨12誘導心電図で，前胸部の広範なST上昇 ⟶ 前壁心室中隔領域の心筋梗塞を示唆

鑑別診断　「アプローチ」①から胸痛が主訴であり，10分以上持続する強い胸痛であることがわかる。突然の胸痛をきたす疾患として，1）虚血性心疾患，2）自然気胸，3）肺動脈血栓塞栓症，4）肋間神経痛，5）急性大動脈解離などが挙げられる。②〜⑥から，動脈硬化性疾患（脳梗塞，心筋梗塞）の発症のリスクがかなり高い患者背景が提示されている。呼吸数はやや多いが，呼吸音 coarse crackles があり，自然気胸は否定的。また，SpO2は酸素3L/分投与下ではあるが97%が維持され，下肢浮腫もないことから，下肢深部静脈血栓から肺動脈血栓塞栓症となったことも国試レベルでは否定される。肋間神経痛は苦悶様で，心電図異常を示していることから否定される。②〜⑥に加え，⑧，⑨から急性心筋梗塞であることがわかる。なお，急性大動脈解離では，冠動脈に解離が及んで急性心筋梗塞を呈することがあり，与えられた条件では完全には否定できない（国試レベルではCTの画像が提示されるはずである）。

確定診断　急性心筋梗塞（前壁中隔梗塞）

[50]

選択肢考察
× a　急性心筋梗塞の主たる疼痛部位としては前胸部〜心窩部であり，左乳房付近の痛みは診断に有用な所見とはいえない。

× b　咽頭・食道・胃に強度炎症や潰瘍病変があると，飲水による直接刺激や胃酸逆流などで胸痛が増強することがあるが，心筋梗塞ではそのような症状は少ない。

○ c　急性心筋梗塞では下顎や左頸部，左肩，左上肢に，しばしば痛みが発生する。同疾患の「放散痛」の部位として，下顎や左上肢は重要である。

× d　吸気時の胸痛が増悪する疾患としては，胸膜炎や心膜炎が挙げられ，体位変換による疼痛の程度の変化も含めて診断に有用だが，急性心筋梗塞では有用な情報とはいえない。

× e　急性心筋梗塞の痛みは虚血による痛みであり，体表（胸壁）での体性神経痛ではない。衣類の接触での痛みは，帯状疱疹などでよくみられる。

解答率　a 2.5%，b 0.1%，c 95.9%，d 1.4%，e 0.0%

ポイント　疾患における主たる疼痛部位と，関連痛や放散痛といった，離れた部位での疼痛が診断を得るために重要なことがある。本問の急性心筋梗塞（急性冠症候群）の場合には，下顎痛，左肩痛，左上肢痛が挙げられる。そのほかには，胆石発作の際の右肩痛があり，覚えておく必要がある。

[51]

選択肢考察
× a　テタニーは低カルシウム血症やアルカローシスでみられる上肢の筋拘縮，けいれん痛であるが，提示されている状況からは，低カルシウム血症はないし，頻呼吸による呼吸性アルカローシスも認めていないので，可能性は低い。

× b　口唇の腫脹をきたす病態には血管性浮腫，ヘルペス感染症などがあり，血圧低下に伴った口唇腫脹はアレルギー反応のアナフィラキシーショックを想起させるが，心筋梗塞後早期の血圧低下はアナフィラキシーではない。

× c　皮膚の紅潮は，炎症や薬物などにより末梢血管拡張が引き起こされた状態で，急性心筋

E 必修の基本的事項 **467**

梗塞後にはあまりみられない。

× d 皮膚や粘膜内の出血によって肌の上にできる赤紫色の斑を紫斑といい，毛細血管や小血管の壁の異常と，血液の凝固系の異常とが原因となる。急性心筋梗塞直後に微細出血が起こることは少ない。

○ e 急性心筋梗塞後の心原性ショックで血圧が低下したと考えられ，その結果，重要臓器への血流維持を図るために四肢末梢の循環は制限され，四肢冷感となる。

解答率 a 0.1%, b 0.0%, c 0.1%, d 0.0%, e 99.7%

ポイント 急性心筋梗塞では，心筋壊死に伴う症状・徴候として，胸痛・胸部圧迫感が発症直後から発生するが，そのほかに留意すべきこととして，1）不整脈（心室細動，心室頻拍，房室ブロックなど），2）機械的合併症（乳頭筋断裂，心室中隔穿孔，左室自由壁破裂），3）心不全（左心不全，右心不全，心原性ショック），4）血栓塞栓症（心腔内血栓形成）がある。いずれも他覚的所見が診断につながるものであり，特徴的所見について知っておかなくてはならない。

正 解 ［50］ **c** **正答率** 95.9% ［51］ **e** **正答率** 99.7% ▶参考文献 MIX 207, 208

受験者つぶやき

［50］・放散する痛みがキーワードだと思いました。
・歯の痛みや左肩，左腕の痛みとして感じることもあります。痛みの性状も確認しておきましょう。
・下顎や左肩へ放散します。
・急性冠症候群の臨床像として，突然の前胸部痛，背中，左肩に放散する痛みがあります。
［51］・心原性ショックを起こしていると思いました。
・せっかくなので warm shock も確認しておきましょう。
・敗血症など血液分布異常性ショック以外のショックでは皮膚は冷たく湿っています。

E

必修の基本的事項

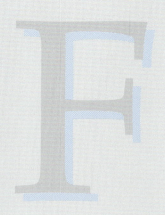

F問題 医学総論／長文問題 84問

一般総論 44問
臨床総論 24問
長文問題 15問
計算問題　1問

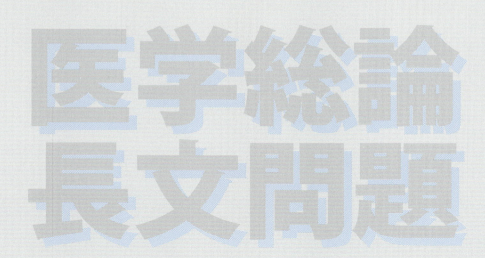

F 医学総論／長文問題

Check ■ ■ ■

112F-1 脂質の代謝について正しいのはどれか。
- a トリグリセリドは肝臓で合成される。
- b 食事中の脂質の大部分はコレステロールである。
- c リポ蛋白リパーゼはコレステロールを分解する。
- d トリグリセリド1gのエネルギー量は4kcalである。
- e 小腸で消化吸収された脂質の多くは門脈内に流入する。

選択肢考察

○ a 肝臓では、コレステロールやトリグリセリドが合成され、超低比重リポ蛋白〈VLDL〉として血中に分泌される。
× b 食事由来のリポ蛋白（カイロミクロン）の約8〜9割は、トリグリセリドである。
× c コレステロールではなく、トリグリセリドを分解する。
× d 1g当たりのエネルギーは、トリグリセリドでは9kcal、ブドウ糖では4kcalである。
× e 食事由来の脂質（コレステロール、（長鎖）脂肪酸、モノグリセリド、リン脂質など）は、胆汁酸とミセルを形成し、小腸上皮細胞から吸収される。その後、カイロミクロンとして分泌され、リンパ管を経由し、胸管を経て鎖骨下静脈から血中に入り、全身を循環して肝臓へと取り込まれる。一方、中鎖脂肪酸は親水性が高く、ミセルを形成せずに小腸から吸収され、門脈を経由して直接に肝臓へ流入するので混同しないこと。 割れ問

解答率 a 25.3%、b 2.5%、c 16.2%、d 1.6%、e 54.4%

ポイント 脂質は疎水性のため、単独では血中に存在できず、アポ蛋白と結合したリポ蛋白（カイロミクロン、VLDL、IDL、LDL、HDL）として、血中を循環する。各々のリポ蛋白は、比重や組成が異なる。その代謝経路は外因性（食事由来）と内因性（肝臓と末梢組織由来）経路があり、各リポ蛋白の代謝動態を整理しておく必要がある。

正 解 a　正答率 25.3%　▶参考文献 MIX 342

受験者つぶやき
- aは知っていました。
- 確か脂質だけはリンパ管での吸収でしたよね。大学受験時の記憶を必死に掘り起こしてました。
- 食後にTGが上がりやすいことは過去に問われていました。

Check ■ ■ ■

112F-2 原発巣切除後に再発した転移性肝腫瘍について、最も良好な予後が期待できるのはどれか。
　　a 食道癌　　b 胃癌　　c 胆嚢癌　　d 膵癌　　e 大腸癌

選択肢考察 a〜dの癌の場合、仮に肝転移が単発であったとしても手術の適応はないが、大腸癌では数個〜十数個の転移であれば手術適応となる。これは経験上、a〜dの癌の場合、見かけ上単発であっても既に細胞レベルでは多発しているのに対し、大腸癌では根治的となりうることがあ

るためである。

×a，×b，×c，×d，○e

解答率 a 0.3%，b 0.4%，c 1.5%，d 0.0%，e 97.7%

ポイント 　同じ大腸癌でも未分化・中分化・高分化型腺癌のいずれに分類されるかによって予後は異なり，高分化型腺癌の予後が最も良い。

正解 e　正答率 97.7%　　　　　　　　　　　　　　　　　　▶参考文献　MIX 263

受験者つぶやき
・TECOM 4 回模試に出てきました。
・大腸癌は予後が良いイメージです。
・大腸癌は基本的に予後良好です。

Check ■ ■ ■

112F-3　医療法に**規定されていない**のはどれか。
　a　特定機能病院　　　　　　　　　b　地域医療支援病院
　c　臨床研究中核病院　　　　　　　d　地域包括支援センター
　e　医療安全支援センター

選択肢考察

○a　特定機能病院は，「高度の医療の提供，高度の医療技術の開発及び高度の医療に関する研修を実施する能力等を備えた病院」として，医療法において制度化されている。病床数や設備などの条件に基づいて厚生労働大臣が認可する。

○b　地域医療支援病院とは，紹介患者に対する医療提供や医療機器の共同利用の実施を担う，地域医療を提供する病院としてふさわしいと都道府県知事から個別に承認された病院。かかりつけ医などを支援する医療機関として，1997（平成 9）年の第三次医療法改正後に制度化された。

○c　臨床研究中核病院は，日本発の革新的医薬品・医療機器等の開発を推進するために 2015（平成 27）年に医療法で制度化された。臨床研究や医師主導の治験等の中心的な役割を担うことを期待されている。

×d　地域包括支援センターは，介護保険法で定められた，地域住民の保健や福祉，医療・虐待防止・介護予防ケアマネジメントなどを総合的に行う機関であり，医療法では規定されていない。

○e　医療安全支援センターは，医療法に基づき，住民の医療に対する信頼確保のために，医療に関する患者・住民の苦情・心配や相談に対応し，医療提供施設に対する助言や研修，患者・住民に対する助言や情報提供などを行う。

解答率 a 0.2%，b 0.2%，c 2.2%，d 96.8%，e 0.5%

ポイント　医療法において，ある一定の機能を持つ病院（特定機能病院，地域医療支援病院）については，一般病院と異なる要件（人員配置や構造設備，病床数など）を定め，固有の名称をもつことを認めている。本問において，20 床以上の病床を有する医療機関を「病院」と医療法で定めていることを思い出せば，病院の名があるものは医療法に規定されていると考えることもで

き，選択肢を絞ることができる。

正解 d **正答率** 96.8%　　　　　　　　　　　　　　　　▶参考文献 MIX 31, 35

受験者つぶやき
- dは介護保険法だったと記憶していました。
- 地域包括支援センターは国試的には高齢者の虐待がヤマです。また名前だけでは想像しにくいですが介護保険法ですね。
- 医療ではないものを選びました。
- 地域包括支援センターは介護保険法です。地域保健法と引っ掛けてくることもあるので気を付けましょう。

Check ■■■

112F-4 患者に用いた注射針の処理として正しいのはどれか。
a リキャップして一般廃棄物として処理する。
b リキャップせず一般廃棄物として処理する。
c リキャップして感染性廃棄物として処理する。
d リキャップせず感染性廃棄物として処理する。
e リキャップせず煮沸して感染性廃棄物として処理する。

選択肢考察
×a リキャップは**禁忌**。使用後の注射針はキャップをしないで専用の容器に捨てる。注射針は一般廃棄物ではない。
×b リキャップしないのは正しいが，一般廃棄物ではない。
×c リキャップは**禁忌**。注射針は感染性廃棄物ではある。
○d リキャップせず感染性廃棄物として処理するのが正しい。
×e リキャップしないのは正しい。注射針は感染性廃棄物ではある。ただし，感染性産業廃棄物を煮沸して滅菌処理を行っても，産業廃棄物なので，産廃業者に処理を委ねる必要がある。注射針を煮沸するのは膨大な手間がかかる上，針刺しのリスクが増える。

解答率 a 0.1%，b 0.0%，c 0.1%，d 99.4%，e 0.2%

ポイント 院内感染防止対策として，「スタンダードプリコーション〈標準予防策〉」の基本概念に基づいて，すべての患者が感染症に罹患していると考えて感染防止策を講じる。

＜感染性廃棄物の取り扱い＞
医療機関が排出する医療廃棄物は「廃棄物処理法」上では感染性廃棄物といい，特別管理廃棄物に区分される。感染性廃棄物にはバイオハザードマークを貼る。

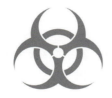
赤：液状・泥状のもの（血液など）
橙：固形状のもの（血液が付着したガーゼなど）
黄：鋭利なもの（注射針など）

バイオハザードマーク

感染性廃棄物は，さらに排出される内容によって，感染性「一般」廃棄物と感染性「産業」

廃棄物に分けられる。感染性一般廃棄物は滅菌処理をすれば感染性が失われるため，通常の一般廃棄物として一般のゴミ収集業者に処理してもらうことができる。感染性産業廃棄物は滅菌処理を行っても産業廃棄物なので，産廃業者に処理を委ねる必要がある。

医療廃棄物の区分と処理

医療廃棄物	感染性	産業廃棄物	ガラス，針など	特別管理廃棄物 →収集運搬業者・処理業者
		一般廃棄物	組織，ガーゼなど	
	↓滅菌処理			
	非感染性	産業廃棄物	ガラス，エックス線フィルムなど	一般の産廃業者
		一般廃棄物	ガーゼなど	一般収集業者（市町村）

正解 d 正答率 99.4%　　　▶参考文献 MIX 8

受験者つぶやき
・リキャップはしないと実習で何度も言われました。
・ポリクリを真面目に受けたか，という設問ですね。
・リキャップが○になることは今までありませんでした。

Check ■■■

112F-5 保健医療に関する国際的な提言と内容の組合せで**誤っている**のはどれか。
 a　WHO 憲章　――――――　健康の定義
 b　オタワ憲章　――――――　ヘルスプロモーション
 c　リスボン宣言　―――――　患者の権利
 d　ヘルシンキ宣言　――――　公衆衛生の定義
 e　アルマ・アタ宣言　―――　プライマリヘルスケア

選択肢考察
○a 「健康とは，単に病気でない虚弱でないというのみならず，肉体的，精神的そして社会的に完全に良好な状態を指す」と定義されている。
○b オタワ憲章は，1986 年にオタワで開かれた第 1 回 International Conferences on Health Promotion で採択されたヘルスプロモーションについての憲章。
○c リスボン宣言は，1981 年に世界医師会によって採択された宣言。良質な医療を受ける権利，選択の自由，インフォームド・コンセントを受ける権利などが記されている。
×d ヘルシンキ宣言は，1975 年に世界医師会によって採択された医学研究の倫理に関する宣言。
○e アルマ・アタ宣言は，1978 年に WHO によって採択された宣言。プライマリヘルスケア〈PHC〉の大切さを明確に示した最初の国際宣言。

解答率 a 0.2%，b 0.2%，c 0.1%，d 99.3%，e 0.2%
ポイント 保健医療に関する国際的な提言はまとめて覚えておくことが望ましい。選択肢のもののほかに，ヒポクラテスの誓いの倫理的精神を現代化・公式化した「ジュネーブ宣言」（1948 年），

F 医学総論／長文問題　475

アメリカ病院協会によって提言された「患者の権利章典」などは押さえておくとよいだろう。

正解 d　正答率 99.3%　　　　　　　　　　　　　　　▶参考文献　MIX 3, 4

受験者つぶやき
- ○○宣言，憲章は頻出です。
- 「オタクバンドのプロモーションビデオ（オタワ憲章・バンコク憲章：ヘルスプロモーション）」「リスのボンボン，権利を主張（リスボン宣言：患者の権利）」と覚えてました。
- 今年の公衆衛生は簡単な問題が多い印象です。

Check ■ ■ ■

112F-6 地域におけるヘルスプロモーションの例として最も適切なのはどれか。
- a 安全にウォーキングが行える歩道の整備
- b 救急医療機関への搬送体制の構築
- c 移植医療を行う医療機関の設置
- d 特別養護老人ホームの設置
- e 緩和ケア病棟の設置

選択肢考察
- ○ a 健康的な公共政策に相当するヘルスプロモーションの例である。
- × b 救急医療体制の一要素である。
- × c 移植医療体制の問題である。
- × d 老人福祉サービスの一つである。
- × e 終末期医療体制の概念に含まれる。

解答率 a 97.4%，b 1.7%，c 0.5%，d 0.2%，e 0.1%

ポイント ヘルスプロモーションとは，「人々が自分の健康とその決定要因をコントロールし，改善できるようにするプロセス」と定義されており，1986年にWHO〈世界保健機関〉が「オタワ憲章」の中で提唱した概念である。5つの活動分野として，①健康を支援する環境の創造，②健康的な公共政策，③地域活動の強化，④ヘルスサービスの方向転換，⑤個人的なスキルの強化，が挙げられている。

正解 a　正答率 97.4%　　　　　　　　　　　　　　　▶参考文献　MIX 26

受験者つぶやき
- ヘルスプロモーションの定義は覚えてました。
- ヘルスプロモーションはざっくり言えば「自分で健康になろう」です。
- 普段の生活に関わるものを選びました。
- オタワとバンコクでヘルスプロモーション会議が行われたこともよく聞かれます。

Check ☐☐☐

112F-7 正常頭位分娩について正しいのはどれか。

a 児頭の第2回旋と第4回旋は同方向である。
b 児頭の第4回旋は発露とほぼ同時に起こる。
c 児頭の第1回旋と第3回旋は同じ動きである。
d 児の肩甲はその肩幅が骨盤最大径に一致するように回旋する。
e 児の肩甲は母体の背側にある肩甲から先に母体外に娩出される。

選択肢考察

× a 第2回旋（内回旋）と第4回旋（外回旋）はともに縦軸回旋（胎向回旋）であるが、回る方向は逆方向になる。
× b 第3回旋は発露とほぼ同時に起きるが、第4回旋は児頭が娩出後に起きる。
× c 第1回旋と第3回旋はともに横軸回旋（胎勢回旋）であるが、回る方向（動き）は、第1回旋が「屈曲」で、第3回旋は「伸展」と、逆方向である。
○ d 「児の肩甲はその肩幅が骨盤最大径に一致するように回旋する」ときの児頭の回旋が第4回旋である。
× e 児の肩甲は母体の腹側にある肩甲から先に母体外に娩出される。

解答率 a 3.1%, b 13.7%, c 0.9%, d 61.2%, e 21.1%

正解 d　正答率 61.2%　　▶参考文献 MIX 317　チャート産 113

受験者つぶやき
・a, cは消去できたのですが、残りは迷いました。
・eはちょっとわかりませんでしたが、dが間違いなさそうです。回旋は1と3、2と4が同じ平面上で逆向きの動きですね。
・他の選択肢に完璧に×をつけることはできませんでしたが、dは確実に○だと思いました。
・新生児の身体では肩幅が一番広く、そのために回旋すると思いました。

Check ☐☐☐

112F-8 自記式の心理学的検査はどれか。

a Rorschach テスト
b 津守・稲毛式発達検査
c 状態特性不安検査〈STAI〉
d Mini-Mental State Examination〈MMSE〉
e 簡易精神症状評価尺度［Brief Psychiatric Rating Scale〈BPRS〉］

選択肢考察

× a 投影法による心理テストの一つである。スイスの精神科医 Rorschach H によって開発された。10枚の図版が用意されていて、そこにはインクの染みで左右対称の絵が描かれている。それらの図版に対する反応をみることによって、被験者の心理状態を評価する。例えば、不安の強い患者では、赤い染みのついた図版を見て取り乱した反応を見せたりす

る。
- ×b 母親に子供の発達状況について尋ねて、その結果を集計して発達障害があるかどうかを判断する検査である。幼児の場合、自ら質問に答えることができないため、本検査が適している。
- ○c 不安を、不安に陥りやすいもともとの性格傾向をとらえる特性不安と、その時々の状態によって変化する一過性の状態不安とに分けて評価する不安尺度で、自己記入式検査である。
- ×d 国際的に広く用いられている認知症の評価尺度の一つである。前半には、時間の見当識、場所の見当識、即時再生、遅延再生などの言語性課題が7問、後半には書字命令、図形模写などの動作性課題が4問、計11問から構成されている。
- ×e 精神症状全般を対象とした評価尺度で、統合失調症などの重症度を簡便に判定することができる。幻覚、誇大性などの陽性尺度、感情の平板化などの陰性尺度、心気症、不安、抑うつ、見当識障害などの総合精神病理評価尺度など18項目から構成されている。

解答率 a 2.4%, b 1.2%, c 83.0%, d 6.7%, e 6.8%

ポイント 本問は、心理テストの方法論を問う問題である。心理テストの方法としては、質問紙法（自己記入式）、作業検査法、投影法がある。主要な心理テストがどういう形で行われているのか理解しておく必要がある。

正解 c　**正答率** 82.9%　　　　　　　　　　　　　　　　　▶参考文献 MIX 372

受験者つぶやき
- ・精神科の検査は覚えましょう。
- ・自記式は「YMCA＋Beck,STAI（矢田部, Minnesota, Cornel, Beck, STAI）」で覚えてました。
- ・MMSEは、とったことがあれば一発で×とわかります。BPRSは質問者が評価します。
- ・口頭で答える検査を「ロ（ロールシャッハ）バ（バウムテスト）の分（文章完成テスト）解（絵画統覚テスト）は（ハミルトン）簡単（簡易精神症状評価尺度）」と覚えていました。

Check ■■■

112F-9 2015年の日本人の食事摂取基準に定められている成人の1日ナトリウムの目標量（食塩相当量）はどれか。
- a 男性6g未満　女性6g未満
- b 男性7g未満　女性7g未満
- c 男性7g未満　女性8g未満
- d 男性8g未満　女性7g未満
- e 男性10g未満　女性10g未満

選択肢考察 ×a, ×b, ×c, ×e　これらは誤りである。
○d 男性8.0g/日未満、女性7.0g/日未満が目標量である。

解答率 a 2.5%, b 1.7%, c 3.9%, d 88.0%, e 3.8%

ポイント 高血圧予防の観点から、成人のナトリウムの目標量は、2010年版の「男性9.0g/日未満、女性7.5g/日未満」から、2015年版の「男性8.0g/日未満、女性7.0g/日未満」へと、厳しい基準に変更された。

| 正　解 | d　正答率 88.0% | ▶参考文献　MIX 27 |

受験者つぶやき
・10 g だと思ってました。
・過去問をいくらか解いていて男の方が少し多めとわかっていれば解けます。
・女性が男性より少し少ないということだけ覚えていました。
・蛋白質は男 60 g，女 50 g というのも覚えていました。

Check ■■■

112F-10　初乳と比較して成乳に多く含まれるのはどれか。
　　a　IgA　　　　b　補体　　　　c　脂肪
　　d　リゾチーム　　e　ラクトフェリン

選択肢考察
× a　消化管粘膜より分泌されるが，新生児期には低い。このため初乳の IgA が感染防御に有用である。
× b　C4, C3 や factor B は新生児（特に未熟児）では低く，多核白血球のオプソニン効果が低下している。初乳はこれらを補っている。
○ c　初乳では含量が少なく，その後 2 か月まで増加していく。飲み始めの量（前乳）より飲み終わり（後乳）の方が含量が多い。
× d　主に細菌細胞膜に含まれる糖蛋白の一種を加水分解する酵素。初乳に多く含まれる。
× e　外分泌液に多く含まれる鉄結合性の糖蛋白である。抗菌作用のみならず，抗ウイルス作用もある。初乳に多い。

解答率　a 1.1%，b 0.1%，c 82.6%，d 1.0%，e 15.3%

ポイント　分娩後の 3〜5 日間の母乳を初乳という。低脂肪，低乳糖で蛋白質やビタミン，無機質および免疫物質は多く，母乳蛋白の 30% ほどは免疫物質である。これらは蛋白分解酵素の影響を受けにくいため，未熟な感染防御能を補助するために有用である。

| 正　解 | c　正答率 82.6% | ▶参考文献　MIX 319　チャート 産 148 |

受験者つぶやき
・テコムの臓器別講座で扱っていました。
・初乳は蛋白と免疫に関するものが多く，成乳はエネルギー多めな糖と脂肪が多めです。母乳と人工乳の違いも押さえておきましょう。
・成乳ではエネルギーが増えます。
・初乳には蛋白質やミネラルが多く，成乳には脂肪や乳糖が多く含まれます。母乳と牛乳の比較もよく聞かれます。

F 医学総論／長文問題

Check ■ ■ ■

112F-11 ランダム化比較試験〈RCT〉の必須要件はどれか。
a 二重盲検
b プラセボの使用
c 参加者の無作為抽出
d エンドポイントの追跡
e intention to treat〈ITT〉

選択肢考察

× a 被験者がどの群に割り付けられたかわからなくすることを単盲検，結果を観察する研究者もわからなくすることを二重盲検という。

× b 対照群には，プラセボ，または標準的な治療を行うことが多い。

× c 一定の基準を満たし，同意の得られたものを参加者すなわち被験者とする。RCT の R は randomization であり，これは治療法の無作為な割り付け（コンピュータによる割り当てが用いられることが多い）を示し，RCT の必須条件であるが，参加者を無作為に抽出することではないので注意する。 割れ問

○ d あらかじめ決められたエンドポイントを追跡しなければ，結果を得ることができない。ただし，これは RCT に限られたものではない。

× e ITT では，分子に結果陽性，分母に割り付けられたものの総数（途中でドロップアウトしたものも含まれる）を用いる。ドロップアウトを考慮した上で，効果を保守的に見積もる手法である。分子に結果陽性，分母に治療実施者（ドロップアウトを含めない）を用いる場合は，per protocol 解析という。

解答率 a 16.6%，b 4.2%，c 62.1%，d 13.2%，e 4.0%

ポイント RCT は，最も信頼性の高い情報をもたらす研究手法であり，治験などでは標準的な研究手法として用いられる。被験者の無作為割り付けは RCT の必須要件である。これは，治療法の恣意的な割り付けを排するためである。また，あらかじめ定めたエンドポイントについて結果陽性を判断する（後出しの解析（post hoc analysis）は信頼性が低いと判断される）。効果の判定にはバイアスを排した保守的な見積もりである ITT 解析が用いられることが多い。また，副作用など望ましくない事象に対しては per protocol 解析が通常用いられる。

正解 d **正答率** 13.2% ▶参考文献 MIX 459

・d 以外は必須ではないと思いました。
・c はひっかけだと思いました。

112F-12 頭部 MRI（**別冊 No. 1** ①〜⑤）を別に示す。
黒質が映っている断面はどれか。

a ①　　b ②　　c ③　　d ④　　e ⑤

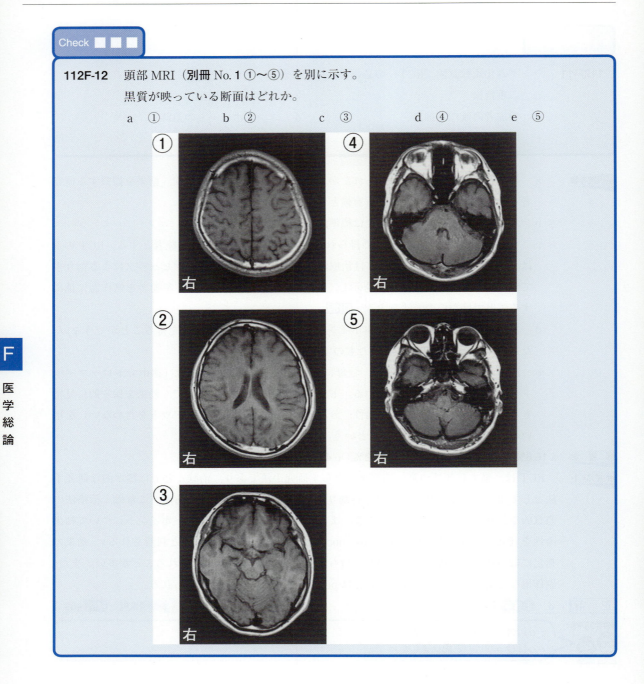

画像診断

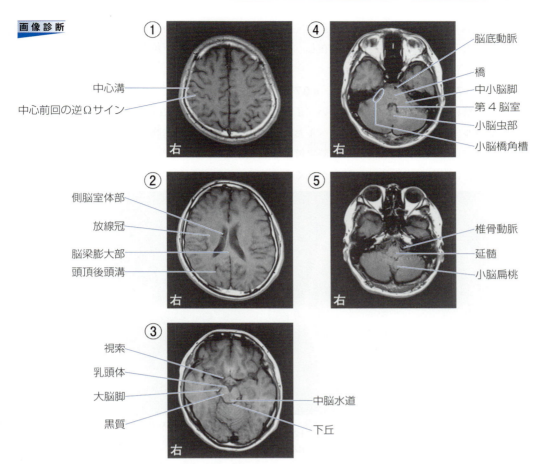

選択肢考察

× a　中心溝レベル。一次運動野が存在する中心前回と一次感覚野が存在する中心後回の境界が中心溝である。中心前溝は上前頭溝と合流し，合流する1つ後方の脳溝が中心溝となる。中心前回には後方凸の脳回を確認できることが多く，precentral knob sign，手指の運動野といわれる。

× b　側脳室体部レベル。透明中隔に隔てられた左右側脳室を確認できる。側脳室外側には皮質脊髄路などを含む放線冠，脳梁を確認できる。脳梁膨大部は感染性，薬剤性，けいれんなどにより一過性，可逆性の異常信号を呈することがあるため，憶えておくべき解剖構造である。

○ c　中脳レベル。中脳は腹側から大脳脚，中脳被蓋，中脳蓋から構成される。大脳脚と中脳被蓋の境界に黒質が存在する。鉄を多く含み，メラニン色素を含むことから解剖切断面にて周囲より黒色に見える。鉄成分によりT2強調画像にてやや低信号を呈する。厳密にはT2強調画像にて低信号を呈するのは黒質網様部であり，背側の赤核との間に等信号の黒質緻密部がある。黒質はドパミンやGABAを介した大脳皮質-基底核-視床ループの重要構造物であり，Parkinson病における不随意運動に関連する。

× d　橋レベル。橋には三叉神経核，外転神経核，顔面神経核および前庭・蝸牛神経核などが存在する。これらの核から小脳橋角槽や橋前槽に脳神経を出している。小脳橋角部には種々の脳腫瘍が発生する。

× e 延髄レベル。眼窩外耳孔ラインにて延髄レベルの断面になる。腹側に延髄錐体の盛り上がりとその外側にオリーブが存在し、延髄外側からいわゆる下位脳神経（舌咽・迷走・副および舌下神経群）が出る。

解答率 a 0.2%、b 7.7%、c 89.9%、d 1.5%、e 0.7%

ポイント 病態理解には正常解剖が欠かせない。正常な頭部 CT や頭部 MRI の延髄レベル，橋レベル，中脳レベル，内包レベル，側脳室レベルおよび中心溝レベルの構造物は確認したい。本問には提示されていないが，内包レベルは脳室解剖や脳梗塞急性期の early CT sign を読影するために臨床研修にて知っておくべき解剖が多く含まれるため，確認しておきたい。

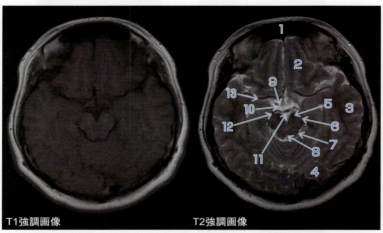

1. 前頭洞，2. 前頭葉，3. 側頭葉，4. 後頭葉，5. 黒質，6. 皮質脊髄路，7. 下丘，8. 中脳水道，9. 視索，10. 乳頭体，11. 脳底動脈，12. 後大脳動脈，13. 中大脳動脈

中脳レベル正常解剖

（三木保編：チャート脳神経外科. 第4版, 医学評論社, 2011, p.95 より 一部改変）

正解 c　**正答率** 89.9%　▶参考文献　MIX 137

受験者つぶやき
・中脳レベルのスライスを選びました。
・大脳脚があるのが中脳ですが，小脳とつながっている橋を見つけてそれより少し上のレベルで探しても見つかります。
・黒質は中脳にあります。中脳はネズミの耳のような形をしています。

Check ■■■

112F-13 加齢に伴い観察されるのはどれか。
a 上肢の静止時振戦　　b 膝蓋腱反射の消失　　c 腸腰筋の筋力低下
d Babinski 徴候陽性　　e 第3足趾の位置覚消失

選択肢考察
× a 上肢の静止時振戦は Parkinson 病などでみられるが，加齢に伴うものではない。
× b 神経伝達速度などの神経特性は加齢により大きくは低下しない。知覚が低下して痛みに対して鈍感にはなるが，深部反射などは維持される。
◯ c 筋力のピークは 25 歳前後で，65 歳ころには 2/3 に減少し，運動を持続させる筋持久力

の低下が目立つようになる。腸腰筋は姿勢の維持と歩行時や階段の上り下りのときの脚の送り出しに重要で，加齢でこの筋の筋力が低下すると，腰が反り，脚が上がらなくなる。

× d　Babinski 反射では足底の外側を踵から足趾にかけて刺激すると，母趾の背屈と，他の足趾の開扇現象が生じる。生後 12〜24 か月で消失し，加齢により再出現はしない。

× e　第 3 足趾の位置覚消失は加齢により生じるものではない。高齢者が平衡機能の低下とともに第 2 ないし第 3 足趾の浮き趾により重心移動がうまくいかず転倒することがある。しかし，浮き趾は高齢者にみられるだけでなく，若年者にもみられる。加えて，その原因は姿勢や生活習慣により足趾屈筋群の筋力が低下し，足趾伸筋群が優位になることで起こる可能性が指摘されている。

解答率　a 0.7%，b 0.4%，c 98.7%，d 0.1%，e 0.1%

ポイント
- 加齢による低下が著しい生理機能
  →肺活量，最大換気量，腎血漿流量，糸球体濾過量〈GFR〉
- 加齢による低下が著しくない生理機能
  →神経伝達速度，基礎代謝率，安静時のホメオスタシス維持

正解　c　**正答率** 98.7%　▶参考文献　MIX 426

受験者つぶやき
- c 以外は病的所見です。
- 加齢によって筋力は落ちます。これも広くみればサルコペニアを意識した問題なのでしょうか。
- c 以外は，見られたら神経系の疾患を疑う必要があります。
- どこの筋肉でも加齢により筋力低下すると思いました。

Check ■■■

112F-14　国民医療費について正しいのはどれか。
　a　健康診断の費用を含む。
　b　正常な妊娠や分娩に関する費用を含む。
　c　国民医療費の対 GDP 比は減少している。
　d　平成 25 年度の国民医療費は 40 兆円を超えている。
　e　65 歳以上の 1 人当たり国民医療費は 65 歳未満の約 2 倍である。

選択肢考察
× a　国民医療費は傷病の治療費に限っているため，健康診断の費用は含まれない。
× b　正常な妊娠や分娩は傷病の治療ではないため含まれない。
× c　増加している。2000 年では 6.09% であったが，2015 年には 7.96% にまで上昇した。
○ d　正しい。平成 25 年度は 40 兆 610 億円。
× e　およそ 4 倍である。

解答率　a 0.2%，b 0.3%，c 1.5%，d 87.4%，e 10.6%

ポイント　国民医療費は，当該年度内の医療機関等における保険診療の対象となりうる傷病の治療に要した費用を推計したものと定義されている。医療機関でサービスを受けても，傷病の治療ではない健康診断や正常分娩は国民医療費には含まれない。

| 正　解 | d | 正答率 87.4% | ▶参考文献　MIX 33 |

受験者つぶやき
・dは確実に正しいと思いました。直前期に数値を覚えておくのが大事だと思いました。
・一時的に法の分類によっていくらかマシになったように見えたこともありましたが医療費はずっと増え続けてます。
・40兆円を超えたばかりだと思います。eは2倍どころかもっとありそうだと思いました。
・国民医療費は毎年増え続けています。公衆衛生は数字が多いですが，グラフなどを見て頭にイメージを叩き込みました。

Check ■■■

112F-15 自我障害と考えられる症状はどれか。
　　　　a 恐　怖　　b 自　閉　　c 両価性　　d 離人症　　e 強迫観念

選択肢考察
× a 不安や恐怖は感情の障害である。
× b 自閉は意欲・行動の障害である。
× c 両価性は感情の障害である。
○ d 離人症は自我障害である。
× e 強迫観念は思考の障害である。

解答率 a 0.2%，b 1.7%，c 7.4%，d 90.0%，e 0.6%

ポイント
　自我障害にはさせられ体験，思考吹入，思考伝播，離人症などがある。自分自身がやっているという意識，自分は自分一人であり，他に同一のものはないという意識，以前も現在の自分も同一であるという意識，自分と他人や外界は別物であるという意識が障害される。
　精神症状の分類はしばしば出題される。特にどの精神症状が，何の障害（自我の障害，意欲・行動の障害，感情の障害，思考の障害，意識の障害など）に当てはまるかは出題されやすいので，紛らわしいと思うものは記憶しておこう。
　なお，実習で統合失調症に抗うつ薬を使っているのを見かけたことがある学生もいるかもしれないが，典型的な治療ではないため忘れてしまおう。

| 正　解 | d | 正答率 90.0% | ▶参考文献　MIX 377 |

受験者つぶやき
・精神科必出の知識だと思います。
・ややこしい部分ですね。自分と外界の境界が曖昧になるため自分が自分かわからなくなったり，現実感を失う感じです。
・自分と他人の境界がはっきりしなくなるイメージのものを選びました。
・自我の異常は，離人症，解離・転換，させられ体験などです。

F 医学総論／長文問題　485

Check ■■■

112F-16 平成27年（2015年）の人口動態統計における死亡の場所別にみた割合を示す。

死亡の場所	（ア）	（イ）	（ウ）	（エ）	（オ）	その他
割合（％）	74.6	12.7	6.3	2.3	2.0	2.1

（イ）はどれか。

a 自　宅　　　　b 病　院　　　　c 診療所
d 老人ホーム　　e 介護老人保健施設

選択肢考察
○a 自宅は（イ）である。
×b 病院が最も多く，（ア）である。
×c 診療所は（オ）である。
×d 老人ホームは（ウ）である。
×e 介護老人保健施設は（エ）である。

解答率 a 73.2%，b 6.5%，c 2.4%，d 9.3%，e 8.6%

ポイント　我が国では在宅死亡の割合を増加させるような取り組みが行われているが，病院における死亡が74.6%と多い。2000年には78.2%であったので，わずかに減少している。自宅での死亡割合はあまり変わらないが，介護老人保健施設や老人ホームでの死亡割合が増加しつつある。

正　解　a　**正答率** 73.2%

受験者つぶやき
・自宅での終末期医療は話題になって久しいです。
・1位が医療施設ということまでしかわかりませんでした。2位は自宅で1割程度なんですね。
・cはないのでは？と思い，dとeはどちらが多いのかさっぱりわからなかったので，aを選びました。
・高齢者が増え，病院で亡くなるケースが年々増加し，自宅で亡くなるケースが減少しているイメージでしたが……。

Check ■■■

112F-17 地域包括ケアシステムについて**誤っている**のはどれか。

a 自立生活の支援を目指す。
b 高齢者の尊厳の保持を目指す。
c 住み慣れた地域での暮らしを支える。
d 二次医療圏単位でサービスを提供する。
e 医療・介護・予防・生活支援・住まいが一体的に提供される。

選択肢考察
○a 高齢者の自立生活を地域で支援する。
○b 地域で高齢者を支援することで尊厳を保持する。
○c 住み慣れた地域で自分らしい暮らしを人生最期まで続けられるように支援する。

×d　おおむね30分以内に必要なサービスを提供できる中学校区を基本としている。
○e　医療・介護・予防・生活支援・住まいが日常生活圏で一体的に提供される。

解答率　a 0.9%, b 7.9%, c 0.3%, d 88.2%, e 2.7%

ポイント　地域包括ケアシステムとは，重度な要介護状態となっても住み慣れた地域で自分らしい暮らしを人生の最期まで続けることができるよう，住まい・医療・介護・予防・生活支援が一体的に提供されるシステムである。地域包括ケア圏域はおおむね30分以内に必要なサービスが提供できる中学校区を基本としており，市町村単位である一次医療圏よりさらに狭い圏域である。

正解　d　**正答率** 88.2%　　▶参考文献　MIX 30

受験者つぶやき
・二次医療圏だと広すぎると思いました。高齢者関連ですし市町村レベルかそれに近いレベルなんじゃないでしょうか。
・医療と直接的には関係ないので，dを選びました。
・地域包括支援センターの設置が市町村であることから，地域包括ケアシステムは市町村単位でのサービスの提供かなと思いました。

Check ■■■

112F-18　発達過程において，可能になる年齢が最も遅いのはどれか。
　　a　ごっこ遊びをする。　　b　自分の年齢を言う。　　c　スキップをする。
　　d　片足立ちをする。　　　e　三輪車に乗る。

選択肢考察
×a　3歳半から4歳でままごとなどのごっこ遊びができるようになる。
×b　2歳半ころに自分の年齢を言い，3歳ころに自分の名前を答える。
○c　4歳半から5歳でスキップができる。
×d　2歳半から3歳で片足立ちをする。
×e　3歳で三輪車をこぐ。

解答率　a 14.4%, b 0.3%, c 81.7%, d 1.1%, e 2.4%

ポイント

幼児の精神運動発達

【1歳6か月】 　上手に歩く 　積木を2～3個積める 　母親の動作のまねをする 　目・口などの身体部分を指さす 　コップからコップへ中身を移す **【2歳】** 　走る 　その場とびができる 　積木を4つ積める 　2語文を話す 　絵本を見て食べるまねをする 　ナニとたずねる（2歳後半） 　昼間のおむつが取れる（2歳後半） **【3歳】** 　足を交互に出して階段を上がる 　三輪車に乗ってこぐ 　片足立ちする 　丸が描ける 　パジャマが着られる 　たずねると名前を言える	**【4歳】** 　片足ケンケンができる 　ハサミが使える 　四角が描ける 　かくれんぼ，ジャンケンができる 　自分の名前を読む **【5歳】** 　スキップをする 　ブランコを立ってこぐ 　ハサミで線の上を切れる 　三角が描ける 　友達と競争する 　しりとりができる

正解 c　**正答率 81.7%**　　　　　▶参考文献 MIX 421　国小 19

受験者つぶやき

・幼稚園でスキップしているのは珍しいと思いました。
・自閉症は3歳くらいまでで症状がかなり出てくるので，ごっこ遊びもそのくらいまでにはするのではないかと思いました。ちなみに三輪車は足を交互に出せば動くので結構早めです。
・迷うとすればaでしょうか。ごっこ遊びは意外と早くて，3歳くらいです。
・スキップが上手くできない大人もいるくらいなので，子供にとっても難易度は高いと思いました。

Check ■ ■ ■

112F-19　平成8年と平成26年の患者調査を比較して，患者数が最も増加したのはどれか。

a　気分障害　　　　　　　b　統合失調症　　　　　　　c　血管性認知症

d　アルコール依存症　　　e　神経性食思〈欲〉不振症

選択肢考察
〇 a　気分障害は，60.3千人から112.2千人へと2倍近く増加している。
× b　統合失調症は，235.7千人，221.5千人と，ほとんど変わらない。
× c　血管性認知症は，45.4千人，41.7千人と，ほとんど変わらない。
× d　アルコール依存症は，21.7千人から13.8千人へと減少している。
× e　神経性食思〈欲〉不振症は，1.2千人から0.6千人へと半減している。

解答率　a 87.8％，b 2.0％，c 8.4％，d 0.2％，e 1.6％

ポイント　気分障害が増加している理由の一つとして，社会で気分障害が認知されるようになり，精神科を受診するハードルが下がったことが考えられる。結果として，軽症例が増えている印象である。また，アルコール依存症は減少しているが，その他の精神作用物質使用による精神および行動の障害は増加している。

| 正 解 | a | 正答率 87.8% |

受験者つぶやき
・うつ病も含まれる気分障害ですね。非定型的なうつ病も多いので注意が必要です。
・増加率で言えば，高齢者が増えてるのでcも迷いますが，「数」を聞かれているのでaを選びました。
・ブラック企業で働いてうつになる人は昔より多そうだなと思いました。

Check ■■■

112F-20 WHOが公表した2015年の低所得国と高所得国における主な死亡原因の割合を示す。

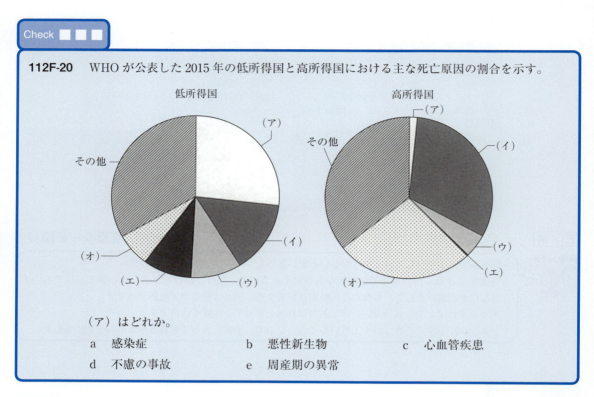

（ア）はどれか。
a 感染症　　　b 悪性新生物　　　c 心血管疾患
d 不慮の事故　　e 周産期の異常

選択肢考察
○ a 正解。低所得国の死因で最も大きな割合を占めるのは感染症である。特に，下気道感染症の割合が最も高い。
× b 悪性新生物（オ）による死亡は高齢者で多く，高齢化が進む先進国で多くなっている。
× c 心血管疾患（イ）は，高所得国の死因の第1位を占める。
× d 不慮の事故（ウ）での死亡は低所得国の方が多い。特に道路交通傷害が多い。
× e 周産期の異常（エ）による死亡は，高所得国ではあまりみられないものの，低所得国ではいまだに多い。

解答率 a 72.8%，b 0.3%，c 0.1%，d 2.8%，e 23.9%

ポイント WHOが発表しているWHOファクトノートによる死亡原因は傷病の分類がもう少し細かいものになっており，低所得国での死因の第1位は下気道感染症であるが，大まかに分類すると感染症が最も高い割合を占めることは疑いない。

| 正 解 | a | 正答率 72.8% |

受験者つぶやき
・低所得国では感染が蔓延してそうだと思いました。
・日本の死因の1位が悪性新生物で，日本では周産期死亡率は非常に低いことなどから順番に埋めていって解きました。

- これだけ差が出るのはaしかないと思います。
- 肺炎は肺炎として死因になるので，感染症には入らないだろうと思い，先進国では感染症は少なく途上国では多いだろうと思いaにしました。

Check ■■■

112F-21 T細胞系，B細胞系がともに障害される原発性免疫不全症はどれか。
 a 慢性肉芽腫症   b 重症複合免疫不全症
 c 無ガンマグロブリン血症 d Chédiak-Higashi症候群
 e DiGeorge症候群

選択肢考察
× a 慢性肉芽腫症は貪食細胞の活性酸素機能低下による免疫不全である。
◯ b 重症複合免疫不全症はT細胞系・B細胞系ともに障害される。
× c 無ガンマグロブリン血症ではB細胞系の障害を認める。
× d Chédiak-Higashi症候群は好中球機能低下による免疫不全である。
× e DiGeorge症候群はT細胞系の機能低下による免疫不全である。

解答率 a 0.7%，b 97.7%，c 0.3%，d 0.6%，e 0.6%

ポイント 重症複合免疫不全症は，さまざまな原発性免疫不全症の中でも，免疫を担当するT細胞系，B細胞系の両者の機能低下により生後早期から細菌・真菌・ウイルスなどのさまざまな感染症を繰り返す疾患である。
 国家試験で出題される原発性免疫不全症に関しては，どの細胞による免疫不全であるかの病態生理を確認しておく。病態生理の理解が今後の国家試験では問われることが多くなると思われる。

正 解 b **正答率** 97.7%   ▶参考文献 MIX 405

- 免疫不全による疾患は頻出事項です。
- 名前が名前なので大丈夫でしょうが，他の選択肢の疾患は有名なのでしっかり覚えておきましょう。ちなみに慢性肉芽腫症，無ガンマグロブリン血症（Bruton型），Wiscott-Aldrich症候群はX染色体劣性遺伝です。
- だから「複合」なのでしょうか。
- 複合免疫不全という名のとおり，T細胞系もB細胞系も両方やられます。

Check ■■■

112F-22 喉頭の機能として**誤っている**のはどれか。
 a 嚥下 b 構音 c 呼吸 d 咀嚼 e 発声

選択肢考察
◯ a 嚥下時に喉頭は挙上し，気管，気管支への食物の流入を防止する。
◯ b 声帯を振動させ，音声を形成する。
◯ c 下気道への流入口の役割を果たしている。

× d 咀嚼は口腔ならびに口蓋に付着する筋によって行われる。

○ e 声帯を振動させる発声器官である。

解答率 a 0.5%，b 0.9%，c 1.8%，d 96.1%，e 0.6%

ポイント 　喉頭の位置，立体解剖を知っていれば悩むことのない問題である。構音は，声帯で作られた原音をさまざまな質に変化させることであり，主に口腔，咽頭で行われるが，音声の質に影響を与える要素として声帯の振動も含めれば，喉頭にも構音機能があるといえる。各々の選択肢の機能がどのようなメカニズムで行われているか，理解しておく必要がある。特に嚥下は近年，複数題出題されており，さらにさまざまな器官と機能がダイナミックに関わっており，十分な理解が必要である。

正　解 d **正答率 96.1%** ▶参考文献 MIX 361

受験者つぶやき
・咀嚼は口腔内です。
・咀嚼は喉頭の機能ではなく歯で噛み砕くことで，口の中で完結しそうだなと思いました。

Check ■ ■ ■

112F-23 人口10万人の市で，65歳以上の住民を対象に，運動習慣の実態を調査することになった。市全体の実態を最も正確に反映する65歳以上の対象者の選び方はどれか。

　　a 住民基本台帳を用いて住民から無作為抽出する。
　　b 市内の運動施設をある時期に利用した住民全員を選択する。
　　c 乱数によって発生させた電話番号で連絡できた住民を選択する。
　　d インターネット調査会社に登録された住民モニターを選択する。
　　e 介護保険給付明細（レセプト）情報を用いて住民から無作為抽出する。

選択肢考察 ○ a 住民基本台帳は，氏名，生年月日，性別，住所などが記載された住民票を編成したもの。住民のほぼすべてを網羅している住民基本台帳から，ランダムに65歳以上の住民を抽出することが最も選択バイアスが小さい。

× b 運動施設をある時期利用した住民というのは，運動に興味をもち，実行できる住民であり，非利用者との間に運動習慣の違いがあることが推測される。

× c 対象者が電話を所有している住民のみに限定される。

× d 対象者がインターネット調査会社に登録された住民のみに限定される。

× e 介護保険を利用している住民が選択される可能性が高く，非利用者との間に運動習慣の違いがあることが推測される。

解答率 a 97.5%，b 0.4%，c 0.8%，d 0.1%，e 1.2%

ポイント 　市全体から，調査対象者としてバイアス（偏り）が少ない選び方を問う問題である。本問題で問われている調査が正確に行われるためには，1）調査対象者がランダムに抽出されること（住民代表性が担保されること），2）選ばれた調査対象者と選ばれなかった対象者の間に，調査目的である運動習慣に違いがないこと，が必要条件となる。

正　解 a **正答率 97.5%** ▶参考文献 MIX 24

F　医学総論／長文問題

受験者つぶやき
・一番住民を無作為に拾えるものを選びました。
・バイアスがかからないものを選びました。
・bやeは健康な人や有病者を偏って選んでしまうと思いました。

Check □□□

112F-24 医師の義務と規定する法律との組合せで正しいのはどれか。
a　守秘義務 ──────── 医師法
b　応召義務 ──────── 民　法
c　説明義務 ──────── 医療法
d　処方箋の交付義務 ──── 健康保険法
e　異状死体の届出義務 ─── 刑　法

選択肢考察

×a　守秘義務とは，医師患者関係において知りえた患者に関する情報をほかに漏洩してはならないという義務である．倫理上の義務のみならず，法的義務として刑法第134条に規定されている．医師のみならず，薬剤師，医薬品販売業者，助産師なども対象となることが明文化されている．

×b　応召義務とは，診療に従事する医師が診療行為を求められたとき，正当な理由がない限り拒んではならないとする法令であり，医師法第19条に記載されている．

○c　説明義務は，インフォームド・コンセント（説明と同意）という言葉でも知られるが，「医療の担い手は，医療を提供するに当たり，適切な説明を行い，医療を受ける者の理解を得るよう努めなければならない」と医療法第1条に定められている．

×d　処方箋の交付義務に関しては，医師法第22条に明文化されている．

×e　異状死体の届出義務に関しては，医師法第21条に定められており，「医師は，死体又は妊娠4ヶ月以上の死産児を検案して異状があると認めたときは，24時間以内に所轄警察署に届け出なければならない」と規定されている．

解答率　a 6.2%，b 3.8%，c 78.1%，d 4.6%，e 7.3%

ポイント　医師の義務と，それを規定する法律を覚えているかという問題．刑法で医師が罪に問われるものは，上記の守秘義務違反のほか，業務上過失致死傷，虚偽診断書作成，業務上堕胎などがある．

正　解　c　**正答率 78.1%**　　　▶参考文献　MIX 34〜36

受験者つぶやき
・インフォームド・コンセントは医療法なのは要チェック事項です．
・医療法で規定されていることを全て覚えるのがベストですが，医師法と刑法で規定されていることを完璧に覚えていると問題は解きやすいです．

112F-25 保健所の業務として**誤っている**のはどれか。

a 難病に関する相談を受ける。　　b 食中毒患者の届出を受ける。
c 医療保険に関する事務を行う。　　d 保健師による家庭訪問活動を行う。
e 人口動態統計に関する事務を行う。

選択肢考察

○ a 難病対策は，保健所の業務である。
○ b 食品衛生法により，食中毒を診断した医師は，直ちに最寄りの保健所長に届け出る。
× c 医療保険に関する事務は，保険者（健康保険組合や国民健康保険組合など）が行う。
○ d 専門的な対人サービス（精神疾患・難病・結核など）についての保健師による家庭訪問活動は，保健所の業務である。
○ e 人口動態統計とその他の地域保健統計に関する事務は，保健所の業務である。

解答率 a 1.9%，b 0.1%，c 87.5%，d 8.2%，e 2.2%

ポイント 保健所の業務は，対物サービス（食品衛生・環境衛生など），広域的・専門的な対人サービス（精神保健・難病・結核など）であるが，市町村保健センターの業務は，対物サービスはなく，地域的・一般的な対人サービス（健康診断・予防接種など）である。

正解 c　正答率 87.5%　▶参考文献 MIX 18

受験者つぶやき
・保"健"（予防）について扱うのであって保"険"（金）ではありません。
・保健所の仕事は，保健（予防）の仕事に加え，医療機関・食品関係の監視や人口動態統計があります。
・保険と保健とでは行うことが違います。

112F-26 頭位正常分娩の分娩第1期の内診で**触れない**のはどれか。

a 岬角　　b 尾骨　　c 坐骨棘　　d 小泉門　　e 矢状縫合

選択肢考察

× a 恥骨結合上縁と後方の岬角を結ぶ面が，骨盤入口部になり，Station−5に相当する。頭位分娩第1期には児頭は少なくとも坐骨棘の高さまで下降しているので岬角は触知できない。
○ b 骨産道において，尾骨先端から恥骨結合下縁を結ぶ部分は骨盤出口部に相当する。骨盤出口部に児頭が触れる場合（拝臨・発露）は分娩第2期となり，尾骨先端は触れなくなる。
○ c 児頭の嵌入は坐骨棘の高さに児頭が下降した状態であり，分娩第1期ではまだ坐骨棘を触知できる。
○ d，○ e 正常分娩において，小泉門は児頭の先進部であり，内診で触知できる。第1頭位で第1回旋では小泉門は3時に，第2回旋の終了時では小泉門は12時に触知する。同時

に，隣にある矢状縫合も触知できる。

解答率 a 72.6%，b 12.8%，c 9.1%，d 3.1%，e 2.4%

ポイント 分娩第1期は陣痛開始から子宮口全開大（10 cm）までの期間である。骨盤峡部から出口に至ると（分娩第2期），坐骨棘は触知不能になる。

本問は108B-22のプール問題であり，頭位正常分娩における骨産道と回旋分娩経過ならびにStationの概念について理解していれば，解答は容易である。

正解 a　**正答率 72.6%**　▶参考文献　MIX 315〜317　チャート産 109, 110

受験者つぶやき
・触れるものを消去法で選びました。
・過去問にもあった気がしますが間違えました。岬角がどこのことかわかれば間違えないでしょう。
・a，b，cは図で確認した方が忘れません。

Check ■ ■ ■

112F-27 都道府県による地域医療構想において検討すべき内容に**含まれない**のはどれか。
a 医療提供体制
b 保健所の配置
c 医療従事者の確保・養成
d 医療需要の将来推計
e 病床の機能分化推進

選択肢考察 ○ a，○ c，○ d，○ e　検討すべき内容に含まれている。
× b　地域保健法に基づき，都道府県，政令指定都市，中核市，施行時特例市，その他指定された市（保健所設置市），特別区が設置する。

解答率 a 0.6%，b 70.7%，c 3.0%，d 5.0%，e 20.6%

ポイント 地域医療構想は，2014年，医療介護総合確保推進法により定められたもので，地域の医療需要の将来推計や報告された情報等を活用して，二次医療圏等ごとの各医療機能の将来の必要量を含め，その地域にふさわしいバランスのとれた医療機能の分化と連携を適切に推進するための地域医療の構想（ビジョン）をいう。具体的には，2025年の医療需要（入院・外来別・疾患別患者数等），2025年に目指すべき医療供給体制（二次医療圏等（在宅医療・地域包括ケアについては市町村）ごとの医療機能別の必要量），目指すべき医療提供体制を実現するための施策（医療機能の分化・連携を進めるための施設設備，医療従事者の確保・養成等）を検討することである。

正解 b　**正答率 70.7%**　▶参考文献　MIX 17

受験者つぶやき
・機能分化は地域医療の考えに反するのかと思いました。
・bだけ医療分野ではなく保健分野なので選びました。
・医療ではないものを選びました。
・保健所は都道府県単位ではなく二次医療圏ごとの設置です。全国に480か所ほどあるそうです。

Check ■■■

112F-28 赤黄緑の3点誘導式心電図モニターの赤色の電極を装着する部位はどれか。
a 左鎖骨下
b 右鎖骨下
c 心窩部
d 左下胸部
e 右下胸部

選択肢考察
× a 「左鎖骨下」には，「黄」色の電極を装着する。これは，アースとなる。
○ b 「右鎖骨下」には，「赤」色の電極を装着するので，この選択肢が正解。
× c 心窩部には，NASA誘導で「緑」色の電極を装着する。P波観察，すなわちV₂の波形に類似する。
（NASA誘導：米国航空宇宙局〈NASA〉が宇宙飛行士の心電図モニターに採用している誘導で，胸骨上縁と心窩部との電位差をみるもの。筋電図が入りにくく，P波の観察に適していて，Holter心電図にも用いられる。）
× d 「左下胸部」には，「緑」色の電極を装着する。右鎖骨下と左下胸部との電極間の電位，つまり肢誘導のⅡ誘導がモニターされることになる。
× e 「右下胸部」は，5点誘導式心電図モニターにおいて，「黒」色の電極でアースとなる。

解答率 a 3.7%，b 85.1%，c 1.5%，d 2.0%，e 7.5%

ポイント
病棟で使われている心電図モニターは，設問の「赤黄緑の3点誘導式」で，ポリクリの病棟でよく目にしただろう。しかし，装着する電極について色や部位が医師国家試験に出題されたことは今回が初めてで，知らなければ答えようがない。

これまではモニター上に見られる波形について，問われることは多かっただろう。

今日，心電図モニターは手術室，ICU（集中治療室）はもちろん，消化「管」内視鏡室を初めとする各種検査における全身状態の監視に不可欠で，医師も電極をすんなりと装着できなくてはならない。

患者の右鎖骨下（赤＝「あー」），左鎖骨下（黄＝「き」），左下胸部（緑＝「み」）として，右上から時計回りに「あー，君」，とか女性の名前で「アキミ」，と覚える。

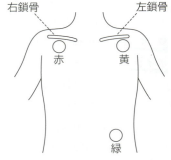

3点誘導（Ⅱ誘導）

この誘導はP波もQRS波も比較的よく見える。

正解 b **正答率** 85.1%　▶参考文献 MIX 441

受験者つぶやき
・実習の経験を思い出しました。
・12誘導心電図は覚えてましたがそう来ましたか……12誘導心電図と同じなら赤は最初で三角形なら右の上の方に置くのではないかと思って選びました。
・心臓から見て，右手の代わりになりそうな場所を選びました。
・このほかに12誘導式心電図モニターの電極の貼り方も覚えましょう。「あ（赤）き（黄）み（緑）ちゃん（茶）のブラックな（黒）胸のうち（紫）」と覚えました。

Check ■■■

112F-29 ユニバーサルデザインの例として適切なのはどれか。
a 回転ドアの設置　　　　　　b 地下歩道の整備
c エレベーターの設置　　　　d エスカレーターの設置
e 障害者（児）施設の設置

選択肢考察　ユニバーサルデザインの概念は，年齢や障害の有無，体格，性別，国籍などにかかわらず，できるだけ多くの人が直感的にわかりやすく，できるだけ多くの人が最初から利用可能な施設，製品などを指す。

× a 車椅子を利用している障害者にとっては使用しづらい。
× b 地下歩道への移動手段を整備しないかぎり，車椅子を利用している障害者にとっては使用しづらい。
○ c 年齢や障害の有無，体格，性別，国籍などにかかわらず，できるだけ多くの人が利用できるものである。
× d 車椅子を利用している障害者にとっては使用しづらい。
× e 特定の人を対象とした施設であり，ユニバーサルではない。

解答率　a 16.4%，b 10.2%，c 69.4%，d 1.9%，e 1.9%

ポイント　これまでユニバーサルデザインの概念を問う出題はあったが，具体的な施設や製品を問うのは初めてである。このような問題に対しては，まずしっかり言葉の概念を押さえ，かつ日ごろから具体例に気を配ることが大切である。

正解 c　正答率 69.4%　　▶参考文献　MIX 13

受験者つぶやき
・誰でも使えるものを選びました。
・地下歩道が否定しきれませんでしたが，より普及しやすいエレベーターを選びました。
・この中ですべての人が使いやすいものと言ったら c だと思いました。

Check ■■■

112F-30 手段的日常生活動作〈IADL〉に含まれるのはどれか。
a 移動　　b 着替え　　c 炊事　　d 入浴　　e 排泄

選択肢考察
× a 移動は日常生活動作〈ADL：activities of daily living〉に分類される。
× b 着替えは ADL に分類される。
○ c 炊事は手段的日常生活動作〈IADL：instrumental activities of daily living〉に分類される。
× d 入浴は ADL に分類される。
× e 排泄は ADL に分類される。

解答率　a 11.0%，b 0.4%，c 88.2%，d 0.2%，e 0.1%

ポイント 頻繁に遭遇する"ADL"という用語は，「日常生活動作」を意味する。例えば，移動，着替え，入浴，排泄など日常生活を送るために必要な動作が含まれる。一方，"IADL"には，炊事，買い物，電話，服薬管理，公共交通機関の利用，掃除など，ADLよりも複雑で高次な動作が含まれる。

正解 c　正答率 88.2%　　▶参考文献　MIX 426

受験者つぶやき
- 一人暮らしに必要なことを選びました。
- 単純な移動はADLですが乗り物を適切に使う移動はIADLです。食事摂取はADLですが，炊事（料理）はIADLです。
- IADLはADLよりも複雑で高次なものを指します。
- ほかに迷いがちなものとしてIADLには服薬管理，洗濯などがあります。

Check ■ ■ ■

112F-31 不正性器出血をきたす可能性が低いのはどれか。
a 子宮頸癌　　b 萎縮性腟炎　　c 子宮内膜癌
d 子宮内膜症　　e 子宮粘膜下筋腫

選択肢考察
- ○ a 子宮頸癌は，上皮内癌での不正性器出血はまれだが，浸潤癌での可能性は高い。
- ○ b 萎縮性腟炎は，腟粘膜が菲薄化し，接触出血などを呈する可能性がある。
- ○ c 子宮内膜癌は，特に浸潤癌での可能性は高い。
- × d 子宮内膜症は，月経困難症をきたすが，不正性器出血をきたす可能性は比較的低い。
- ○ e 子宮粘膜下筋腫は，過多月経や過長月経をきたし，不正性器出血をきたす可能性も低くはない。

解答率 a 3.3%，b 13.2%，c 0.7%，d 61.9%，e 20.9%

ポイント 不正性器出血とは通常の月経以外の性器からの出血をいう。原因はさまざまで，炎症（感染症，萎縮性腟炎など），ホルモン異常（卵巣機能不全，月経異常など），良性腫瘍（ポリープ，子宮筋腫など），悪性腫瘍（子宮頸癌，子宮内膜癌，卵巣癌，子宮肉腫，腟癌など），子宮腟部びらん，妊娠関連（流産，異所性妊娠など）が代表的なものとなる。可能性が低いかどうかという曖昧な設問だが，選択肢を比較すれば解答は容易である。

正解 d　正答率 61.9%　　▶参考文献　MIX 307　チャート産 182

受験者つぶやき
- 内膜症は腹腔内などに出血するので外には出てきません。
- 子宮内膜症は子宮の外の出来事なので，不正性器出血はきたしにくいと思いました。

112F-32 健やか親子21（第1次）で設定した目標項目のうち，平成25年の最終評価で目標設定当時より悪化していると評価されたのはどれか．

a 周産期死亡率
b 10代の自殺率
c むし歯のない3歳児の割合
d 育児期間中の両親の自宅での喫煙率
e 生後6か月までにBCG接種を終了している者の割合

選択肢考察

× a 出産千対は5.8から4.0，出生千対は3.8から2.7と，世界最高水準を維持した．
○ b 目標とした「減少傾向」を達成できず，10～14歳で1.1から1.3，15～19歳で6.4から8.5（策定時2000年，評価時2012年）と悪化した．
× c 80%以上（策定時2000年68.7%，評価時2012年81.0%）と，目標を達成し，改善した．
× d 育児期間中の父親，母親の自宅での喫煙率はそれぞれ41.5%，8.1%だった．
× e 95%を維持，の目標に対して94.7%だった．接種時期については，1歳までから6か月までと改正された．

解答率 a 0.2%，b 86.3%，c 5.4%，d 3.2%，e 4.9%

ポイント 「健やか親子21」では，21世紀の母子保健の主要な取り組みを提示するビジョンとして目標項目を決め，2001年から2014年を計画期間として取り組みを進めてきた．2013年の最終評価では，評価した69指標・74項目のうち，「改善した（目標を達成した，もしくは，目標に達していないが改善した）」は60項目（20項目，40項目），「変わらない」は8項目，「悪化した」は2項目，「評価できない」は4項目だった．

正解 b　**正答率** 86.3%　▶参考文献 **MIX** 18

・自殺率は減っていないと思いました．
・うつの増加も考えるとわかりやすいですね．また，夏休みが終了した次の日である9月1日だけ自殺数が非常に多いことも有名です．ちなみに虫歯は減ってますが視力の低い子が増えてきています．
・自殺率は悪化している印象です．

498　国試112 － 第112回　医師国家試験問題解説書

Check ■ ■ ■

112F-33　国際生活機能分類〈ICF〉について**誤っている**のはどれか。
　　　a　疾病は健康状態に含まれる。
　　　b　環境因子は背景因子に含まれる。
　　　c　健康状態は参加に影響を与える。
　　　d　対象を障害者とした分類である。
　　　e　機能障害がなくても活動が制約される。

選択肢考察
○a　健康状態とは疾病・妊娠・加齢・ストレス状態などを含む広い概念であり，生活機能低下を起こす原因の一つである。
○b　背景因子は環境因子と個人因子の2つからなる。
○c　健康状態は，生活機能の3レベル（「心身機能・身体構造」，「活動」，「参加」）のどの階層にも影響を与えうる。
×d　ICFは特定の人々のためのものではなく，すべての人を対象にした分類である。
○e　活動とはあらゆる生活行為を含むものであり，ADL（歩行，整容，排泄，食事，入浴など）のみならず，家事，仕事上の行為なども入る。機能障害がなくても活動が制約されることはあり，例えば運転免許がなければ自動車を運転できない。運転免許がないというのは機能障害ではないが，自動車を運転するという活動が制約される。さらに自動車を運転できなければ，生活していくのが困難な地域はたくさんあり，運転免許がなければ住む場所も制約される（＝参加の制約）ということになる。

解答率　a 8.3%，b 2.0%，c 0.9%，d 85.7%，e 3.1%

ポイント　ICF〈International Classification of Functioning, Disability and Health〉は2001年にWHO総会で採択された「健康の構成要素に関する分類」で，新しい健康観を提起するものである。

正解　d　**正答率** 85.7%　　　　　　　　　　　　　▶参考文献 MIX 22

受験者つぶやき
・ICFについては過去問，模試で頻出事項です。
・対象は障害者だけではありません。
・疾病がある人全員が障害者というわけではないと思いました。

F 医学総論／長文問題　499

Check ■ ■ ■

112F-34 在宅医療におけるチーム医療として正しいのはどれか。
- a 患者情報は職種間で共有する。
- b 患者が独居の場合適応にならない。
- c チーム内の医師は一人の方が良い。
- d ケアマネジャー主体でチームを構成する。
- e 多職種カンファレンスに患者の家族は同席できない。

選択肢考察
- ○a 在宅診療，訪問看護，薬局（訪問服薬指導），訪問介護などで患者情報を共有する。
- ×b 患者が独居の場合は少なくなく，見守りを必要とする病態のこともあるので，より連携が重要となる。
- ×c チーム内の医師は診療科が複数に及ぶこともあり，複数の医師が関わることもある。
- ×d 在宅医療の主体は在宅医であり，訪問看護指示書を出したり訪問服薬指導を薬局に依頼したりする。ケアマネジャーは介護保険のサービスを組み立ててケアプランを作成する。
- ×e 介護保険では，個々の症例についてサービス担当者会議を開き，情報の共有やケアプラン見直しを行うが，患者家族も同席できる。

解答率 a 99.6%, b 0.1%, c 0.1%, d 0.1%, e 0.0%

ポイント 在宅医療を受ける場合，一般には介護認定を受け，要介護の場合は担当のケアマネジャーが選任され，介護度に応じた点数の範囲で必要なサービスを考え，ケアプランを作成する。在宅医は訪問看護指示書を出し，連携を密にするが，ケアマネジャーにも医学的な情報を伝え，介護保険で利用するサービスの適否についてもアドバイスをする。

正解 a　**正答率** 99.6%　　▶参考文献 MIX 9

- ・チーム医療についての頻出事項です。無難なものを選びましょう。
- ・大丈夫でしょう。患者や患者の家族も出席できます。
- ・在宅医療に関してもチーム間で情報を共有するのは大事です。

Check ■ ■ ■

112F-35 患者調査について正しいのはどれか。
- a 毎年実施する。
- b 外来患者のみ調査を行う。
- c 傷病別の受療率を推計する。
- d 国内の全医療施設で実施する。
- e 医療費についての調査が含まれる。

選択肢考察
- ×a 3年ごとに実施する。直近は2017年である。
- ×b 入院（入院中のもの），外来，退院患者を対象に調査を行う。
- ○c 傷病別の受療率がわかる。
- ×d サンプリング調査である。

×e 医療費は含まれない。

解答率 a 9.2％，b 0.7％，c 75.4％，d 3.7％，e 10.9％

ポイント 世帯を対象にした国民生活基礎調査では有訴者率，医療機関を対象にした患者調査では有病率がわかる。国民生活基礎調査は3年ごと（簡易調査は毎年であるが健康状態は3年ごと），患者調査は3年ごとに実施される。

正解 c **正答率** 75.4％　▶参考文献　MIX 23

受験者つぶやき
・患者調査についても頻出事項です。
・国民基礎調査と患者調査ですが，「有訴者率（基礎調査）→受療率（患者調査）→通院者率（基礎調査）→平均在院日数（患者調査）」という感じに交互になると覚えてました。
・患者調査では受療率，平均在院日数を推計し，国民生活基礎調査では有訴者率，通院者率を推計するという点がよく問われます。

Check ☐☐☐

112F-36 鉄欠乏性貧血と慢性疾患に伴う貧血との鑑別に有用なのはどれか。2つ選べ。
a　血清鉄
b　網赤血球数
c　血清フェリチン
d　総鉄結合能〈TIBC〉
e　平均赤血球容積〈MCV〉

選択肢考察
×a　鉄欠乏性貧血〈iron deficiency anemia：IDA〉および慢性疾患に伴う貧血〈anemia of chronic disease：ACD〉ともに血清鉄は低下する。
×b　ともに低下する。
○c　IDAでは減少するが，ACDでは増加する。
○d　IDAでは増加するが，ACDでは正常ないし減少する。
×e　両者で低下する。

解答率 a 4.8％，b 2.6％，c 98.3％，d 89.6％，e 4.0％

ポイント 貧血の鑑別診断には，まず赤血球単独の減少か否か，白血球数や血小板数の増減はないかをみる。単独であれば次に網赤血球数の増減をみるが，網赤血球数が増加していれば骨髄での赤血球産生が亢進していることを示し，末梢での赤血球破壊や急性出血による赤血球喪失が考えられる。網赤血球数の増加がなければ，次いで平均赤血球容積〈mean corpuscular volume：MCV：ヘマトクリット（％）/赤血球数（$10^6/\mu L$）×10〉で小球性（MCV＜80），正球性（80≦MCV≦100），大球性（100＜MCV）に分類する。

IDAおよびACDはともにヘモグロビン合成障害が原因の赤血球産生低下による小球性貧血であり，網赤血球数，MCVによっては鑑別できない。

需要の増加，供給の低下あるいは喪失（出血）によってヘモグロビン合成の必須材料である鉄が生体内で不足することがIDAの病因であり，貧血の中で最も頻度が高い。典型的なIDAでは血清鉄（血中の鉄輸送蛋白であるトランスフェリンと結合している鉄の量），血清フェリチン（体内の貯蔵鉄量を反映する血中鉄結合蛋白質の量）は減少し，総鉄結合能〈total iron binding capacity：TIBC〉が増加する。TIBCは血中のトランスフェリンに結合しうる鉄の総

量であり，トランスフェリン量を示す。TIBCから血清鉄値を引いたものが不飽和鉄結合能〈unsaturated iron binding capacity：UIBC〉である。

一方，ACDは悪性腫瘍や膠原病，感染症や自己免疫疾患などに伴う貧血で，慢性炎症に伴う貧血〈anemia of chronic inflammation：ACI〉とも呼ばれる。血清鉄は低値となるが血清フェリチンは増加し，血清蛋白の減少を反映してTIBCは減少することが多い。生体では主として，老朽化して脾臓などで破壊された赤血球からの鉄が再利用されている。炎症時にはインターロイキン6〈interleukin-6〉などのサイトカインにより，鉄代謝調節因子であるヘプシジン〈hepcidin〉の肝臓での産生が亢進する。その結果，マクロファージなどの網内系細胞に蓄えられた貯蔵鉄の放出や腸管からの鉄吸収が抑制され，貯蔵鉄は十分にあるものの鉄の利用が障害されてACDが発症すると考えられる。

自動血球分析装置で自動的に算出される赤血球容積度数分布幅〈red cell distribution width：RDW〉も，IDAで大きくACDでは小さくなることから，両者の鑑別に有用である。

血清フェリチンが高いACDでは，鉄剤投与による貧血の回復が期待できない。血清フェリチンは悪性腫瘍や肝障害，感染症や炎症などで貯蔵鉄量に関係なく高値となるため，実際の臨床ではIDAかACDかを明確に区別できないことも多い。しかし，少なくとも血清鉄減少のみでは鉄剤投与を開始せず，血清フェリチンなども測定して判断することが重要である。

サラセミアや異常ヘモグロビン症，骨髄異形成症候群の一つである鉄芽球性貧血でも小球性貧血となる。

正解 c，d　正答率 88.6%　▶参考文献 MIX 121, 122

- 慢性炎症に伴う貧血についても頻出事項です。
- TIBCは血清フェリチンに影響を受けます。細菌は鉄を使うので使わせないためにヘプシジンで血清鉄を下げることには意味があります。ただし身体は感染と自己免疫の区別がつかないため問題になります。
- 鉄は両方低下し，MCVも小さいです。網赤血球は関係ないので，c，dです。
- 血清フェリチンとTIBCは逆の動きをすると覚えていました。

Check ■■■

112F-37 正しいのはどれか。2つ選べ。
a 感情失禁は適応障害でみられる。
b 両価性はうつ病に特徴的である。
c 自生思考は強迫性障害でみられる。
d 作話はKorsakoff症候群でみられる。
e 言葉のサラダは統合失調症に特徴的である。

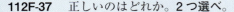

選択肢考察
×a　感情失禁は器質性精神障害に特徴的である。認知症の中でも特に脳血管性認知症で認められやすい。

×b　両価性〈アンビバレンス〉は1つの物事に対して相反する感情が存在する状態。例えば愛おしいが憎らしいという感情が同時に存在する症状である。精神病特有の症状ではない

が，国家試験的には統合失調症で認められる症状と覚えておこう。

×c　自生思考は勝手に考えが次々と浮かんでくるという統合失調症の症状である。強迫性障害に認められる強迫観念は意志に反して浮かぶ不合理な観念で，本人はその考えがおかしいと自覚している。

○d　作話・見当識障害・記銘力障害・健忘を認め，認知症のような状態を呈す。アルコール依存症などビタミン B_1 の慢性的な欠乏で起こる。意識障害と小脳失調歩行，眼球運動障害の3徴を呈す Wernicke 脳症に続いて起こる。

○e　滅裂思考が著しくなると関連性のない言葉や単語を話す統合失調症の症状である。

解答率　a 1.2%，b 1.5%，c 3.1%，d 99.4%，e 94.6%

ポイント　精神疾患の症状は被害妄想や幻聴などの同じ症状が別の疾患でも認められ，一問一答となる疾患と症状の組合せは多くない。その中で，とりわけ統合失調症は特徴的な症状が多く，本問でも選択肢3つが統合失調症の症状である。精神科は感覚で解けると思っている受験者には厳しい問題であるのできちんと覚えておきたい。

正　解　**d，e**　**正答率 94.2%**　　　　▶**参考文献**　**MIX** 376, 377

受験者つぶやき
・選択肢1つ1つを吟味しましょう。
・言葉のサラダは連合弛緩がより進んだものです。自生思考は統合失調症の初期症状として重要でしたね。
・d，eが確実に○なので選べました。
・自生思考は，とりとめもない考えが次々と浮かんできて，まとまらなくなるというもので，統合失調症の初期にみられます。

Check ■ ■ ■

112F-38　児童虐待について正しいのはどれか。**2つ選べ。**
　　a　児童虐待の通告は保健所に行う。
　　b　言葉の暴力は児童虐待には含まれない。
　　c　児童と保護者との通信は制限できない。
　　d　児童にわいせつな行為をさせることが含まれる。
　　e　児童虐待を受けていると思われる児童を発見した者は医師以外でも通告できる。

選択肢考察　×a　通告先は福祉事務所，児童相談所，市町村である。
　　　　　　　×b　心理的虐待に含まれる。
　　　　　　　×c　児童虐待防止法では通信や面会の制限について規定されている。
　　　　　　　○d　わいせつな行為とは性的虐待のことである。
　　　　　　　○e　通告は国民の義務である。

解答率　a 0.5%，b 0.1%，c 0.2%，d 99.6%，e 99.3%

ポイント　児童虐待防止法では，虐待を受けたと思われる児を発見した場合の通告について記載されている。通告は国民の義務であり，刑法の秘密漏示罪，その他の守秘義務に関する規定に妨げられない。

| 正　解 | d，e　正答率 99.1% | ▶参考文献　MIX 422 |

受験者つぶやき
- 通告先として児童相談所は有名ですが，福祉事務所も忘れないようにしましょう。
- 虐待を受けたと思われる児童を発見したら，市町村，児童相談所，福祉事務所に通告しなければいけません。

Check ■ ■ ■

112F-39 温式自己免疫性溶血性貧血で正しいのはどれか。2つ選べ。
- a 血管内溶血である。
- b IgM 型抗体が原因である。
- c ハプトグロビンが高値を示す。
- d 間接ビリルビンが高値を示す。
- e 直接 Coombs 試験が陽性である。

選択肢考察
- ×a 赤血球に対する自己抗体が出現し，脾臓のマクロファージ上の Fc 受容体を介して赤血球が貪食され，破壊されている。すなわち「血管外溶血」である。
- ×b 温式自己免疫性溶血性貧血で出現する抗赤血球抗体は IgG 型抗体である。
- ×c 赤血球の崩壊により，遊離したヘモグロビンを処理するためにハプトグロビンは消費されて低値を示す。
- ○d 溶血に伴い，遊離したヘモグロビンが代謝されて間接ビリルビンが上昇する。
- ○e 赤血球細胞膜上に抗赤血球 IgG 抗体が結合しているため，直接 Coombs 試験は陽性となる。また，血漿中の抗赤血球抗体量が極めて大量に存在し，赤血球結合による吸着を上回っている場合には，間接 Coombs 試験も陽性となる。

解答率 a 5.9%，b 1.9%，c 1.2%，d 96.5%，e 94.0%

ポイント　溶血は，赤血球が壊される「場」により「血管内溶血」と「血管外溶血」に区別される。血管内溶血は文字通り血管内で補体活性などにより赤血球が壊れる場合である。一方，血管外溶血は主に脾臓のマクロファージに貪食されて壊される。血管内溶血では，遊離したヘモグロビンがそのまま腎臓で濾過されてヘモグロビン尿をきたすが，血管外溶血ではヘモグロビン尿はきたさない。

広義の自己免疫性溶血性貧血〈AIHA〉は，温式自己免疫性溶血性貧血（狭義の AIHA）と冷式自己免疫性溶血性貧血の2つに大別される。（狭義の）AIHA で出現する自己抗体の至適温度は 37℃ で IgG 型抗体である。これに対して，37℃ 以下の低温時に赤血球に結合する冷式抗体には「寒冷凝集素」と「寒冷溶血素」の2種類が存在する。寒冷凝集素は IgM 型抗体で赤血球凝集性がある。寒冷溶血素は Donath-Landsteiner 型溶血素ともいわれ，IgG 型抗体である。これらの冷式自己免疫性溶血性貧血は寒冷期の冬に発症するのが特徴で，寒冷曝露後にヘモグロビン尿を呈す。また，赤血球凝集による末梢循環不全から，四肢末端・口唇などの蒼白・暗紫色色調と知覚鈍麻や Raynaud 現象をみることがある。

| 正　解 | d，e　正答率 91.0% | ▶参考文献　MIX 123 |

受験者つぶやき
- 溶血性貧血は間接ビリルビン，AIHA では Coombs 陽性です。
- IgM は五量体で多くくっつくので寒冷"凝集"素でしたね。

- 血管外溶血です。
- 冷式AIHAは血管内溶血がメインです。AIHA＋ITP＝Evans症候群も覚えておきましょう。「あいうえばんず」です。

Check ■ ■ ■

112F-40 完全房室ブロックを合併しやすいのはどれか。2つ選べ。
　a　WPW症候群　　　　　　　　b　肥大型心筋症
　c　大動脈弁狭窄症　　　　　　　d　急性心筋梗塞（下壁）
　e　心サルコイドーシス

選択肢考察

× a　WPW症候群では心房–心室間とを直接連絡するKent束という副伝導路が存在し，しばしば房室回帰頻拍や心房細動を引き起こすが，房室ブロックの原因とはならない。

× b　肥大型心筋症は，右室・左室の筋肉の不均一な肥大により左室拡張障害をきたし，左室高電位や，異常Q波，陰性T波といった多彩な心電図変化を示すが，房室伝導に支障をきたすことはまれで，完全房室ブロックの原因とはならない。

× c　大動脈弁狭窄症は，左室の出口の狭窄ために高度な圧負荷がかかり，左室心筋の求心性肥大が起こり，心電図では左室肥大のほかに心室内伝導遅延がみられることがある。しかし房室結節への影響は少なく，完全房室ブロックはみられない。

○ d　下壁の急性心筋梗塞は一般的に右冠動脈の閉塞が原因だが，房室結節への血流を供給する房室結節枝はほとんどが右冠動脈由来のため，下壁の急性心筋梗塞では房室結節の虚血による機能不全となり，しばしば完全房室ブロックがみられる。

○ e　サルコイドーシスは，全身性非乾酪性肉芽腫性疾患で，心臓に対しては刺激伝導系への直接圧迫・瘢痕や，血管障害を介しての完全房室ブロックを引き起こす。アミロイドーシスとともに完全房室ブロックをきたす全身疾患として記憶しておくべきである。

解答率　a 2.9％，b 3.4％，c 0.7％，d 95.1％，e 97.5％

ポイント　房室ブロックはⅠ度，Ⅱ度，Ⅲ度に分類され，完全房室ブロックはⅢ度のことをいい，P波とQRS波が独立してそれぞれ一定間隔で出現する。P波の後に出るQRS波が突然消失するMobitzⅡ型や，Ⅲ度の房室ブロックで，失神やめまいといった徐脈に伴う症状があればペースメーカ植え込み術の適応となる。

正解　d，e　**正答率** 93.2％　　　　　　　　　　　▶参考文献　MIX 207, 209, 239

受験者つぶやき
- 刺激伝導系に障害をきたすものはd，eです。
- 急性心筋梗塞は梗塞を起こす枝によって続発する症状が異なるので確認しておきましょう。
- dは右冠動脈の梗塞による下壁梗塞を指していると思い，房室ブロックを合併すると思いました。
- 心アミロイドーシスでもなります。

F 医学総論／長文問題　505

Check ■■■

112F-41 母子保健法に基づいて行われるのはどれか。2つ選べ。
a　妊産婦健康診査
b　未熟児養育医療
c　乳幼児期の定期予防接種
d　小児慢性特定疾患治療研究事業
e　児童相談所の設置

選択肢考察
○a　母子保健法第13条で，市町村が，必要に応じて妊産婦に対して健康診査を行うことを規定している。
○b　低出生体重（2,000 g以下）などで，医師が必要であると判断した0歳児を対象に，治療費や入院費を自治体が一部または全額負担する制度である。
×c　予防接種法による。
×d　児童福祉法の改正（2014年5月30日公布，2015年1月1日施行）により，本法律が根拠法になった。
×e　児童福祉法第12条による。

解答率　a 93.3%，b 86.7%，c 17.2%，d 1.6%，e 0.9%

ポイント　母子保健法は，母性ならびに乳児および幼児の健康の保持および増進を図るための法律である。妊産婦もしくはその配偶者または乳児もしくは幼児の保護者に対して，妊娠，出産または育児に関し，必要な保健指導を実施すること（第10条），新生児訪問指導の実施（第11条），市町村が行う，乳幼児に対する健康診査（第12，13条），妊娠した者は速やかに妊娠の届け出をすること（第15条），市町村は届出を受けて母子健康手帳をその者に交付すること（第16条1項），なども本法律が根拠となっている。

正解　a，b　**正答率 80.5%**　▶参考文献　MIX 18

受験者つぶやき
・母子保健法が規定する事柄は過去問にも多く出ています。
・乳幼児期の，と言われると迷いそうですが，予防接種は予防接種法です。母子保健法関連ではないですが，ほかに療育医療，更生医療，育成医療も名前ではわかりにくいので確認しておきましょう。
・予防接種は予防接種法です。
・ほかに新生児や未熟児の訪問指導を行うということもよく問われます。

Check ■■■

112F-42 関節リウマチの治療標的となるサイトカインはどれか。2つ選べ。
a　IL-4　　b　IL-5　　c　IL-6　　d　TGF-β　　e　TNF-α

選択肢考察
×a　IgE産生を誘導するサイトカインであり，気管支喘息の治療標的の可能性が検討されている。
×b　好酸球の分化誘導をするサイトカインであり，抗体製剤は気管支喘息の生物学的製剤として実用化されている。

○ c 抗体産生や炎症物質産生を誘導するサイトカインであり，受容体への抗体製剤は関節リウマチに使用されている。
× d 線維化を起こす中心的なサイトカインである。抗線維化製剤は肺線維症に使用されている。
○ e 炎症性サイトカインの代表的存在であり，抗体製剤は関節リウマチに使用されている。

解答率 a 6.1％, b 0.8％, c 92.0％, d 2.4％, e 98.0％

ポイント サイトカインを標的とする生物学的製剤が多く実臨床で使われるようになった。抗TNF-α抗体は炎症性腸疾患や腸管Behçet病に，抗IL-12抗体は乾癬やCrohn病に，抗IL-17A抗体は乾癬に使用されている。

正解 c，e　**正答率 90.6％**　▶参考文献 MIX 401

・リウマチの治療薬から判断できます。
・IL-6はCRPを誘導するので，トリシズマブではCRPがマスクされてしまい，肺炎などを見逃しやすくなるため要注意です。
・卒試でリウマチの治療にTNF-α阻害薬，抗IL-6モノクローナル抗体製剤を使うことが問われました。

Check ■■■

112F-43 ろ紙血による新生児マススクリーニングについて正しいのはどれか。2つ選べ。
a 採血を日齢1に行う。
b 採血は足踵外側部から行う。
c ろ紙に血液を二度塗りする。
d 血液塗布後，ろ紙を熱風で乾燥させる。
e インフォームド・コンセントが必要である。

選択肢考察
× a 経腸栄養の確立で代謝産物が蓄積すること，出生時にTSHサージ（甲状腺刺激ホルモンの急上昇）が認められることから，検査は日齢4～7日に行われる。
△ b 採血は足底採血で行う。足底踵内側部または外側部の穿刺部位をアルコール綿で消毒し，十分乾燥させて，ランセットで穿刺し，1滴目をガーゼにとり2滴目からろ紙に採取する。
× c ろ紙は足底になるべく接触させず，ろ紙の○印を越えて裏面に十分しみ通るまで採血する。二度付けをすると，検体量が多くなり，検査結果が高値になる。
× d 採血後のろ紙は，高温多湿を避け，直射日光に当たらない場所で重ねないで自然乾燥させる。
○ e 採血施設の医師などがマススクリーニングの意義や必要性の説明を行い，家族の希望と同意（申込書の記入）によって実施される。

解答率 a 1.4％, b 92.3％, c 8.3％, d 8.5％, e 88.4％

ポイント 新生児マススクリーニングの対象疾患は，大きく分けて内分泌疾患（ホルモンの異常）であ

る先天性甲状腺機能低下症・先天性副腎過形成の2疾患と，代謝異常症（栄養素の利用障害）の17疾患（タンデムマス法を用いるようになったことで疾患は増加した）である。また，この19疾患以外の疾患が見つかる場合もあり，合わせて28疾患が対象となる。

正解 b, e **正答率** 81.7%　　　　　　　　　　　　　▶参考文献　MIX 415　国小 25

受験者つぶやき
・さすがに2度塗りも，熱風乾燥もしないだろうと考えました。
・どこでもできるように，ろ紙という形にしたらしいですね。調べられる疾患についてもまとめておきましょう。
・実習では手背から採血してたので，bを選べませんでした。

Check ■ ■ ■

112F-44 ポリファーマシーの要因になるのはどれか。3つ選べ。
a 残薬の増加
b 処方日数の短期化
c 医療施設間連携の欠如
d 複数医療機関からの処方
e 複数疾患をもつ高齢者の増加

選択肢考察
× a 残薬の増加はポリファーマシーの結果であり，要因ではない。
× b 処方日数が短期だと飲み切る可能性が高くなり，残薬が減ってポリファーマシーにはなりにくくなる。
○ c 医療施設間の連携が欠如すれば同種同効薬の処方が増加することになり，ポリファーマシーになる。
○ d 複数医療機関からの処方ではお薬手帳などを活用しないとポリファーマシーになりうる。
○ e ポリファーマシーは特に複数疾患をもつ高齢者で問題となる。

解答率 a 4.7%，b 0.3%，c 98.0%，d 99.3%，e 96.0%

本問の狙い　ポリファーマシー（多剤併用）の問題を提起している。医療費の高騰，薬物有害事象の発現頻度の増加，残薬の増加で，厚生労働省では2017（平成29）年4月から高齢者医薬品適正使用検討会が開かれている。
　具体的に何剤以上をポリファーマシーというか明確な定義はないが，日本医師会，日本老年医学会では副作用がより多くなる6種類以上の薬剤と定義している。

正解 c, d, e **正答率** 94.4%　　　　　　　　　　　　　▶参考文献　MIX 457

受験者つぶやき
・ポリファーマシーについて起こりそうなものを1つ1つ吟味しました。
・近年話題ですね。副作用や薬疹などに関する問題も最近多い気がします。
・ポリファーマシーに対する問題提起でしょう。
・高齢者のポリファーマシー問題が去年に引き続き出ました。今後も出してくると思います。

| Check ☐ ☐ ☐ |

112F-45 62歳の男性。下肢脱力のため救急車で搬入された。ほとんど食事を摂らずに連日大量の飲酒を続けており，昨日も軽い朝食以後食事をせず泥酔状態でフローリングの床の上で寝入ってしまった。本日午前5時に目覚めたが足に力が入らず歩行が困難であったため，電話まで這っていき午前6時に救急車を要請した。冷房装置のない蒸し暑い部屋に独居している。意識は清明。身長 165 cm，体重 62 kg。体温 36.1℃。心拍数 124/分，整。血圧 86/54 mmHg。呼吸数 28/分。SpO_2 96％（room air）。心音と呼吸音とに異常を認めない。腰背部痛と両大腿の筋痛とを認める。構語障害を認めない。両下肢筋力は徒手筋力テストで2と低下を認めるが，その他の神経学的所見に異常を認めない。尿所見：色調は暗褐色，比重 1.022，pH 6.0，蛋白2＋，糖（±），ケトン体1＋，潜血3＋，ビリルビン（−），沈渣に赤血球1～4/1視野，白血球2～3/1視野，硝子円柱と顆粒円柱とを認める。血液所見：赤血球 330万，Hb 12.0 g/dL，Ht 33％，白血球 14,700，血小板 17万。

　　　最も考えられるのはどれか。

　　a　脳梗塞　　　　　　　b　尿路結石　　　　　c　尿路感染症

　　d　横紋筋融解症　　　　e　急性糸球体腎炎

アプローチ　①食事も摂らずに連日大量の飲酒

　　　　　　②冷房装置のない蒸し暑い部屋

　　　　　　③腰背部・両大腿筋肉痛，尿沈査で赤血球1～4/1視野にもかかわらず尿潜血3＋ ━▶ ミオグロビン尿の可能性

鑑別診断　「アプローチ」①，②により高度の脱水となり，横紋筋融解症をきたして③の所見を呈した可能性をまず考える。脱水をきたしやすい状況にあったこと，脱水が横紋筋融解症の原因の一つとなりうることを知っていれば解答は比較的容易である。

選択肢考察　×a　脳梗塞では片側性の麻痺や構音障害を呈することが多く，通常は腰背部痛や大腿痛とは直接の関係はみられないため否定的である。

　　　　　×b　尿潜血3＋であり，背部痛もあることより鑑別の対象となりうるが，本例では大腿痛や下肢筋力低下がみられたことより積極的に疑う状況ではない。

　　　　　×c　尿路感染症では通常，下肢筋力低下はみられず，尿沈渣で細菌はみられていないため否定的である。

　　　　　○d　本例は食事を摂らずに大量のアルコールを摂取し，さらに冷房装置のない蒸し暑い部屋で寝ていたことより，おそらく脱水などが誘因となり横紋筋融解症をきたし，それに伴う腎障害を合併した可能性が高い。尿潜血陽性であるが，沈渣では赤血球は増加しておらず，ミオグロビン尿が疑われる。

　　　　　×e　急性糸球体腎炎では通常，下肢筋力低下はみられず，また本例では前駆症状としての上気道炎症状がみられていないため否定的である。

解　答　率　a 0.5％，b 0.8％，c 0.5％，d 95.3％，e 2.8％

確 定 診 断　横紋筋融解症

F　医学総論／長文問題　509

| 正　解 | d | 正答率 95.3% | ▶参考文献　MIX 284 |

受験者つぶやき
・検査所見から1つ1つ消去法で選びました。
・尿の色や潜血3＋にもかかわらず赤血球が少なすぎることから横紋筋融解症は間違いないですが，原因として熱中症があるのは知りませんでした。調べてみたら原因となりうるものは多かったので要注意ですね。
・尿潜血3＋で尿沈渣に赤血球が少ししかなかったので，ミオグロビン尿だと思いました。

Check ■■■

112F-46　45歳の男性。精神科閉鎖病棟を含む複数の診療科のある病院内で，廊下に座り込んでいるところを保護された。病院事務員が話を聞くと，その病院の精神科に通院している患者であること，統合失調症と診断されていること，単身で生活しており，すぐ連絡のとれる家族はいないことが分かった。患者は「自分は病気ではない。『しばらくこの病院の廊下で寝泊まりするように』という声が聞こえてきたから，廊下で寝る場所を探していた」と述べた。患者から話を聴いている現場には内科当直医，精神保健指定医の資格をもつ精神科医，当直の事務員がいる。精神科医の診察の結果，入院が必要であると判断された。精神科医が入院治療の必要性について繰り返し説明したが，患者は拒否し「このまま病院の廊下で寝泊まりする」と主張し譲らなかった。
　現時点で最も適切な入院形態はどれか。
　a　任意入院　　　　　b　措置入院　　　　　c　応急入院
　d　医療保護入院　　　e　緊急措置入院

アプローチ
①精神科閉鎖病棟 → 精神症状が活発であり病識を欠く患者の治療に適した環境
②統合失調症 → 自分が病気であり，精神症状が病的であるとの認識（病識）を欠く場合がある。
③すぐ連絡のとれる家族はいない → 家族等の同意による医療保護入院がすぐにはできない。
④「自分は病気ではない」 → 病識が欠如
⑤「『しばらくこの病院の廊下で寝泊まりするように』という声が聞こえてきた」 → 命令幻聴が存在
⑥廊下で寝る場所を探していた → 病的体験に支配されて行動している。
⑦入院の必要性について繰り返し説明したが，患者は拒否 → 任意入院は困難であり，非自発的入院が必要

確定診断　統合失調症

選択肢考察
×a　入院を必要とする精神障害者で，本人が入院治療について同意できる場合に行われるため，現時点では当てはまらない。
×b　入院させなければ自傷他害のおそれのある精神障害者について，精神保健指定医2名の診察の上，都道府県知事が決定して行われる。現時点では自傷他害のおそれがみられないため，当てはまらない。

○c 任意入院を行う状態になく，直ちに入院させなければその者の医療および保護を図る上で著しく支障があり，家族等の同意が得られない場合，精神保健指定医または特定医師の診察の上で適応される。本例の場合，活発な病的体験に支配されたまとまらない行動が認められ，直ちに入院が必要であるが，すぐ連絡がつく家族がいないため，応急入院が適応される。

×d 自傷他害のおそれはないが，任意入院を行う状態にない者について，精神保健指定医または特定医師の診察，および家族等のうちいずれかの者の同意を得た上で行われる。本例のようにすぐに連絡できる家族がいない場合は，市町村長が同意の判断を行うことができるものの，同意取得のための手続きにある程度の時間を要すると考えられ，直ちに行うことは難しいかと思われる。

×e 緊急措置入院は，措置入院のうち特に急速な入院が必要である場合，精神保健指定医1名の診察で足りるとするが，入院期間が72時間以内に制限される入院形態であり，この場合は当てはまらない。

解答率 a 0.3％，b 1.1％，c 93.0％，d 2.1％，e 3.4％

ポイント 精神保健福祉法で定められた精神病床への各種入院形態について理解し，適切に選択できるか問われている。精神障害者の人権に配慮した適切な医療と保護を行うため，入院手続きや入院中の処遇が法に則って行われることが重要である。

正　解 c **正答率 93.0％** ▶参考文献 MIX 373 コンパクト 196

受験者つぶやき
・精神科の入院形態に関する実質的な一般問題です。
・応急入院も緊急措置入院も72時間以内に他の入院に切り替えるべくそれぞれ必要な認定や同意を得られるよう行動します。
・「すぐ連絡がつかない」だけなので，cを選びました。
・親族と連絡がとれないのでdは×，自傷他害の恐れがないのでbとeは×で，確実なものから消していきました。

F 医学総論／長文問題　511

Check ■ ■ ■

112F-47　70歳の男性。肺癌治療後の定期診察のため来院した。6か月前に肺門リンパ節転移を伴う限局型小細胞肺癌と診断され，抗癌化学療法と胸部放射線療法の同時併用を行った。抗癌化学療法は3か月で，放射線療法は3週間で終了している。現在，喀痰と労作時呼吸困難はあるが肺癌治療開始前と比べて変化はない。63歳時に僧帽弁の人工弁置換術を受けている。体温36.4℃。脈拍68/分，整。血圧122/72 mmHg。呼吸数18/分。SpO₂ 97%（room air）。呼吸音に異常を認めない。血液所見：Hb 10.8 g/dL，白血球5,400。CRP 0.9 mg/dL。肺癌治療前と今回来院時の胸部エックス線写真（**別冊 No. 2A**）及び放射線治療の照射野（**別冊 No. 2B**）を別に示す。

適切な対応はどれか。

a　抗菌薬投与
b　抗癌化学療法の追加
c　胸部放射線療法の追加
d　ステロイドパルス療法
e　1週間の経過観察後の胸部エックス線撮影

A
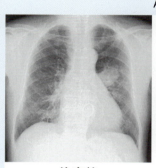
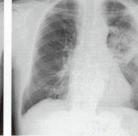
治療前　　　今回来院時

B
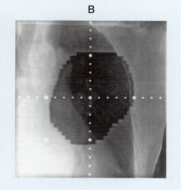

アプローチ
①6か月前に肺門リンパ節転移を伴う限局型小細胞肺癌で放射線化学療法施行 ⟶ 効果判定と同時併用による合併症を検討
②抗癌化学療法は3か月間，放射線治療は3週間施行 ⟶ 時期的には，併用療法による急性障害よりも，晩期の放射線肺炎の可能性
③理学的所見は労作時呼吸困難は治療前と変化なく，SpO₂も含めて異常なし ⟶ 現在，差し迫った治療の必要性はなさそう。
④血液所見：Hb 10.8 g/dL，白血球5,400，CRP 0.9 mg/dL ⟶ 軽度の貧血はあるが，抗癌薬の副作用から回復基調，炎症反応もなく肺炎も否定的

画像診断

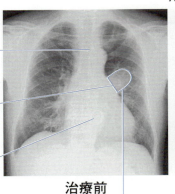
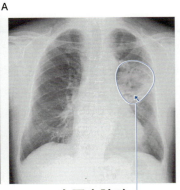

胸骨正中切開痕

シルエットサイン（−）：心陰影と重ならない。つまり腫瘍は後ろ側に存在する

弁置換術後

治療前

今回来院時

左肺門部にリンパ節と一塊となった辺縁整の腫瘍陰影

腫瘍はほぼ消失。画像Bの放射線照射野にほぼ一致した網状陰影と，直線的な索状陰影（↑）

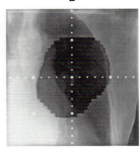

放射線照射野を示しているが，画像Aの右側の，今回来院時の胸部エックス線の陰影とほぼ一致する。

鑑別診断 「画像診断」で治療前の左肺門に5 cm大の腫瘍陰影を認めたのに対し，治療後では腫瘍陰影は消失し，放射線照射部位に一致して網状陰影と直線的な索状陰影を認める。放射線治療による変化として矛盾はない。抗癌化学療法と放射線療法の同時併用療法を行った場合，この程度の肺の硬化像は一般的である。腫瘍の再発（再燃）はなく，炎症所見もないことから，重症度の低い放射線肺炎と診断できる。ただしステロイドパルス療法を行うかどうかは患者の症状に臨床上は左右されることが多く，本例では施行する緊急性はない。

確定診断 限局型小細胞肺癌，放射線化学療法後の軽度の肺線維化（放射線肺炎）

選択肢考察
- ×a 発熱もなく，白血球，CRPなどの炎症反応も正常で，感染症を示唆する所見はない。
- ×b 再発（再燃）している状況はないので，化学療法を追加するタイミングではない。
- ×c 再発（再燃）している状況にないことと，線量は示されていないが，おそらく加速過分割照射で45 Gy/30回/3週間行ったと予想されることから，線量として追加するのは妥当でない。
- ×d 息切れ，咳などの症状が進行する場合にはステロイドの投与が勧められるが，症状もなく，SpO_2も97％あることから，直ちに治療を開始する段階ではない。
- ○e 放射線肺炎は治療後6か月までは起こりうるので，慎重にフォローする必要がある。急速に増悪する可能性もあるので，1週間後に診察し，胸部エックス線で比較読影するのが

F　医学総論／長文問題　**513**

　　　妥当である。

解答率　a 0.3%，b 3.5%，c 2.1%，d 13.5%，e 80.6%

ポイント　　　放射線治療後の合併症として，皮膚炎，放射線食道炎，脊髄症，放射線肺炎がある。このうち放射線肺炎は肺が放射線に対して脆弱な臓器であるため，放射線療法が終了してから1～2か月ころに，放射線を照射した部位に一致する肺炎がみられる。ほとんどの症例では，特別な症状もなく数か月で治癒するが，COPD や肺線維症などの併存疾患があって化学療法と併用した場合や，肺に広く放射線を照射した場合には重症化することがあるので，慎重なフォローが必要である。無症状や軽症の場合には経過観察や対症療法のみで自然軽快するが，重症化する場合はステロイドパルス療法により予後に大きな差が出るので，胸部エックス線や CT による比較読影は欠かせない。放射線治療後に，胸部エックス線や胸部 CT で，放射線を当てた部分（照射野）に一致した領域に肺の構造と無関係な直線状の陰影がみられることにより診断するが，照射野以外にも陰影が認められたり，肺の容積減少がみられる場合は，早めの治療が必要となる。

正　解　e　**正答率 80.6%**　　　　　　　　　　　▶参考文献　**MIX** 237

受験者つぶやき
・まだ治療介入するには早いと思いました。
・放射線肺炎でしょうが，症状などが出たら治療ということなのでしょうか。
・放射線肺炎で，やるとしたらステロイド療法と思いましたが，現時点で症状がないので，e で良いのでは，と思いました。

F
医学総論

Check ■ ■ ■

112F-48　　42歳の男性。特定保健指導のため来院した。身長 170 cm，BMI 25.5，腹囲 94 cm。血圧 124/72 mmHg。血糖 98 mg/dL，トリグリセリド 160 mg/dL。喫煙は 20 本/日を 22 年間。飲酒はほとんどしない。特記すべき自覚症状はない。定期的な受診や服薬はしていない。毎日のデスクワークで運動不足を感じている。

　　　対応として正しいのはどれか。

　　a　積極的支援レベルに分類される。

　　b　保健指導後の評価は1年後に行う。

　　c　電話やメールなどを用いた指導はできない。

　　d　標準化された指導内容を画一的に行う必要がある。

　　e　運動や体重コントロールを勧める必要はない。

アプローチ　①腹囲 94 cm ➡ >85 である
　　　　　　　②トリグリセリド 160 mg/dL ➡ ≧ 150 である
　　　　　　　③喫煙歴あり

鑑別診断　特にない。

確定診断　脂質異常症

選択肢考察　○a　「アプローチ」①に加えて②，③と2つのリスクがあるから積極的支援レベルである。

×b　評価は６か月後に行う。

×c　電話やメールの活用が推奨される。

×d　「画一的に」が明らかに誤り。

×e　誰がどう見ても誤り。

解　答　率　a 61.2%，b 23.3%，c 10.4%，d 4.9%，e 0.2%

正　　解　**a**　**正答率 61.2%**　　　　　　　　　　　　▶参考文献　MIX 26

Check ■ ■ ■

112F-49　55 歳の女性。腹部膨満感を主訴に来院した。２か月前に腹部膨満感が出現し徐々に増悪してきた。身長 154 cm，体重 63 kg。体温 36.7℃。脈拍 92/分，整。血圧 136/86 mmHg。下腹部に径 10 cm の腫瘤を触知する。圧痛を認めない。卵巣癌を疑い手術を施行した。肉眼的に腹腔内播種はなく腹水も認めなかった。術中迅速病理検査で右卵巣原発の類内膜腺癌と診断された。

　　摘出する**必要がない**のはどれか。

　　a　大　網　　　b　小　網　　　c　子　宮　　　d　卵　巣　　　e　卵　管

F

医学総論

アプローチ　① 55 歳 ⟶ 卵巣癌の好発年齢に入る。

②２か月前に腹部膨満感 ⟶ 腹部腫瘤か腹水の貯留を疑う。

③徐々に増悪 ⟶ 悪性の病態を疑う。

④下腹部に径 10 cm の腫瘤 ⟶ 卵巣腫瘍か子宮腫瘍を疑う。

⑤圧痛を認めない ⟶ 卵巣腫瘍の茎捻転ではなさそう。

⑥卵巣癌を疑い手術を施行 ⟶ 手術手順を考える。

⑦腹腔内播種はない ⟶ 卵巣癌Ⅲ期ではなさそう。

⑧腹水を認めなかった ⟶ 腫瘍は限局している。

⑨術中迅速病理検査 ⟶ 腫瘍の良・悪性の判断ならびにその後の術中操作を決める。

⑩右卵巣原発の類内膜腺癌 ⟶ 上皮性卵巣癌ⅠA 期

鑑別診断　上皮性卵巣癌の好発年齢は 40〜60 歳であるので，「アプローチ」① 55 歳で，②腹部膨満感があり，③徐々に増大し，④正常卵巣よりはるかに大きい 10 cm 大の腫瘍があれば，まず卵巣腫瘍を疑う。中年女性に生じる腹部腫瘍としては子宮筋腫も鑑別が必要であるが，２か月という短期間で増悪することはない。また，⑤疼痛がないことから茎捻転の状態ではない。症例文中でも，これらの症状から卵巣癌を疑い手術を行っている。その開腹所見では，⑦腹腔内播種がなく，⑧腹水がなく，⑨，⑩から，片側の卵巣に限局している病期ⅠA 期の卵巣癌であったと理解できる。また，55 歳という年齢から妊孕姓温存を求めないと考えると，行う手術は基本術式が標準である。

確定診断　卵巣癌（上皮性卵巣癌ⅠA 期）

選択肢考察　○a　基本術式は，両側付属器摘出術＋子宮全摘出術＋大網切除術である。

×b　小網は，肝臓の下面を覆い，胃の小弯側から十二指腸の始部へと続く腹膜を示す。病期

F　医学総論／長文問題　**515**

　　　診断と腫瘍減量の目的で行う卵巣癌の基本術式には小網摘出は含まれない。

○c　子宮全摘出術は基本術式に含まれる。

○d　病側卵巣摘出と反対側の卵巣摘出も行う。

○e　付属器摘出術に卵管摘出は含まれる。

解答率　a 9.8%，b 73.7%，c 16.1%，d 0.2%，e 0.2%

ポイント　　上皮性卵巣癌の初回手術の目的は，病期の確定（staging laparotomy）と最大限の腫瘍減量（debulking surgery）である。卵巣癌に対する基本術式は，両側付属器摘出術＋子宮全摘出術＋大網切除術であり，病期確定には後腹膜リンパ節郭清（生検）を加える。この場合，後腹膜リンパ節とは骨盤リンパ節と傍大動脈リンパ節を示す。

　　本問では，卵巣癌の手術手技とその意義を理解することを求めている。

　　手術する操作手順は，①腹壁切開→②腹水細胞診または腹腔洗浄細胞診→③原発巣と局所進展の検索→④腹腔内播種の検索→⑤後腹膜リンパ節転移の有無を触診で検索→⑥患側付属器摘出→⑦迅速病理検査→⑧子宮と対側付属器摘出→⑨後腹膜リンパ節郭清（生検）→⑩大網切除→⑪播種病巣の切除と生検→⑫残存腫瘍の評価→⑬閉腹で手術終了となる。

正解　b　**正答率 73.7%**　　　　　　　　　▶参考文献　**MIX** 249　**チャート 婦** 240

受験者つぶやき
・卵巣腫瘍の術式は覚えていました。
・小網がどこか知りませんでした。
・卵巣癌の術式です。切除するのは両側付属器＋子宮＋大網です。
・小網は肝臓の下面を覆う腹膜で，卵巣とは遠いと思いました。

F

医学総論

Check ■■■

112F-50　66歳の女性。後頸部痛の増強と左上肢のしびれとを主訴に来院した。進行肺腺癌に対して外来で抗癌化学療法を施行している。以前から頸胸椎転移による後頸部痛があり，抗癌化学療法と併行してアセトアミノフェンとオキシコドンによる疼痛治療を受けていた。良好な疼痛緩和が得られていたが，2週間前に後頸部痛の増強と新たに左上肢のしびれが出現し，睡眠も妨げられるようになったため受診した。第一胸椎レベルの軟部条件の胸部CT（**別冊 No. 3**）を別に示す。

対応として**適切でない**のはどれか。

a　放射線療法
b　椎弓切除術
c　オキシコドンの増量
d　リン酸コデインの追加
e　オピオイドローテーション

アプローチ

① 外来で進行肺腺癌に対し抗癌化学療法 ⟶ 担癌患者だが，生命予後は逼迫した状態ではない。
② 以前からの頸胸椎転移による後頸部痛にアセトアミノフェンとオキシコドンで疼痛治療 ⟶ WHO方式3段階除痛ラダーにおける第3段階
③ 2週間前から後頸部痛の増強，新たな左上肢のしびれ ⟶ 症状増悪，神経根症状出現，脊髄圧迫疑い
④ 睡眠も妨げられる ⟶ 安静時持続痛のコントロール困難状態

画像診断

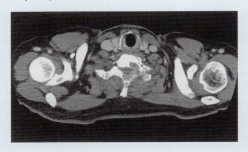

椎体の左後部から椎弓根を介して左椎弓および棘突起の根部に及ぶ溶骨性変化

溶骨性変化に一致して，筋肉よりも高濃度領域の腫瘍性病変あり。病変部は右側の正常椎弓より腫大

腫瘍による左椎間孔の狭窄および脊柱管狭窄（脊髄圧迫）が疑われる。また骨破壊に伴って生じた不安定性も影響し，後頸部痛増悪および新たな神経症状につながったと思われる。今後，腫瘍の増大により，明らかな脊髄圧迫症状が出現し，進行する可能性がある。

鑑別診断　肺腺癌の脊椎転移は既に確定診断済みである。以前の胸部CTの提示がなく比較できないが，転移性脊椎腫瘍の増大に伴う後頸部痛増強と神経症状の出現が疑われる。
脊椎病変をきたす鑑別すべき疾患に，多発性骨髄腫と悪性リンパ腫がある。多発性骨髄腫は

血清・尿検査（Mタンパク検出，骨髄におけるクローナルな形質細胞の比率），骨髄穿刺などで確定診断を行う。悪性リンパ腫はリンパ節生検，腫瘍生検などで確定診断を行う。

確定診断 転移性脊椎腫瘍

選択肢考察
○a 骨転移の痛みの緩和や消失が期待できる。病的骨折予防にも有効。
○b 今後，脊髄圧迫が進行する可能性もある。除圧することで除痛や脊髄圧迫に起因する症状の軽減が得られ，QOLの保持が期待できる。
○c 今回のように安静時持続痛のある状況では，強オピオイドであるオキシコドンの増量を検討する。ちなみに安静時持続痛はなく体動時痛のみの場合，強オピオイドの増量は眠気などの副作用発現のおそれがあり，推奨されない。
×d 既に3段階除痛ラダーの第3段階で強オピオイドを用いている。この状況で第2段階である弱オピオイドを追加する有効性の根拠は得られていない。
○e 使用しているオピオイドの副作用が強い，あるいは本例のように鎮痛効果が不十分な場合，ほかのオピオイドに変更することも検討される。

解答率 a 3.3%, b 68.0%, c 3.2%, d 18.7%, e 6.8%

ポイント WHO方式がん疼痛治療法3段階除痛ラダーと，骨転移診療の知識を問われる設問である。転移性脊椎腫瘍は原発性に比較して頻度が高く，すべてのがん種，特に肺癌，乳癌，前立腺癌，甲状腺癌で高率に発生する。放射線療法ががん疼痛に有効であることと，脊髄圧迫が疑われたら，除痛や神経症状改善のため，除圧目的の手術を検討する知識は重要である。

WHO方式がん疼痛治療法3段階除痛ラダーは出題頻度がかなり高いので，ぜひ押さえておきたい。

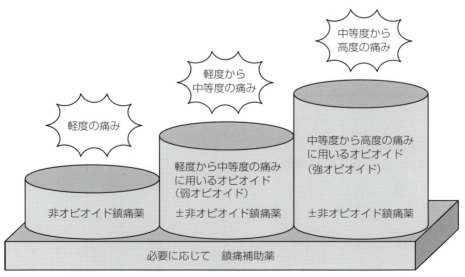

WHO方式がん疼痛治療法3段階除痛ラダー

正解 d **正答率** 18.7% ▶参考文献 MIX 455

受験者つぶやき
・WHO除痛ラダーから，コデインを使うとラダーを1段階下げてしまうのでよくないと思いました。
・椎弓切除はしないと思いましたが……。
・第一印象ではbが違うように思いましたが，骨転移が脊髄や神経根を圧迫しているのだとすれば，

切除した方が早く症状が改善するのかなと思いました。a, c, eは選択肢として当然ありだと思うので，弱オピオイドの追加が適切ではないのかなと思いました。自信はありません。
・最初に解いたときはbに飛びつきましたが，見直しの段階でbとdで悩みました。

Check ■■■

112F-51 日齢0の新生児。母親は42歳，1回経妊1回経産婦。妊娠19週の胎児超音波検査で脳室拡大，小脳低形成，心奇形が認められた。妊娠37週に骨盤位のため帝王切開で出生した。出生後から自発呼吸が微弱であり，人工呼吸管理を施行した。身長41.5 cm（−2.42 SD），出生時体重1,528 g（−3.72 SD），頭囲31.5 cm（−0.83 SD）。体温36.1℃。心拍数144/分，整。血圧60/30 mmHg。四肢末梢に軽度の冷感を認める。大泉門は平坦，軟で，2×2 cmと開大している。心音と呼吸音とに異常を認めない。腹部は平坦，軟で，肝・脾を触知しない。腸雑音は弱い。筋緊張は弱い。外性器は男性型である。胸部エックス線写真で心胸郭比58％であった。頭部，手および足の写真（**別冊 No. 4**）を別に示す。

考えられる疾患はどれか。

a ネコ鳴き〈5p−〉症候群　　　b 13 trisomy
c 18 trisomy　　　　　　　　d Down 症候群
e Klinefelter 症候群

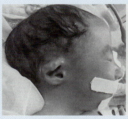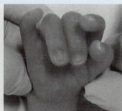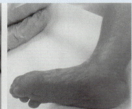

アプローチ ①妊娠19週の胎児超音波検査で脳室拡大，小脳低形成，心奇形が認められた ⟶ 染色体異常が予想される。

②身長41.5 cm（低身長），体重1,528 g（低体重），頭囲31.5 cm（小頭症）⟶ 著しい子宮内発育遅滞

画像診断

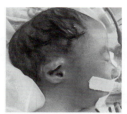
前頭部が平坦で長い，眼瞼裂が短い，後頭突出，耳介低位・耳介変形，小下顎を認める。写真では確認できないが小さい口，短い上口唇もある。

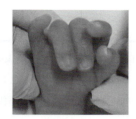
手指の重なり（第2・5指が第3・4指を覆う）。

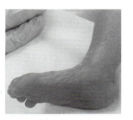
揺り椅子の底状の足（踵が飛び出している）。

鑑別診断　子宮内発育遅滞，特異顔貌，特徴的な手指の握りから18 trisomyと臨床診断され，確定は染色体検査でなされる。

確定診断　18 trisomy

選択肢考察

× a　5番染色体短腕の部分欠失による染色体異常症候群。小頭症，後頭扁平，円形顔貌，眼間開離，内眼角贅皮，耳介低位，小顎症がみられる。生命予後は比較的良好。

× b　13番染色体の過剰による染色体異常。出生頻度は6,000人に1人。母体の加齢とともに増加する。中枢神経系や顔面の奇形が顕著であり，極めて予後不良で，多くは乳児期に死亡する。小頭症，全前脳胞症，小眼球症，口唇蓋裂，多指（趾）症，心奇形，重度精神遅滞を示す。

○ c　18番染色体の過剰による染色体異常。出生頻度は5,000～6,000人に1人。予後は悪く1歳以上生存するものは10％にも満たない。運動精神発達遅滞が著明で，子宮内発育遅滞，後頭突出，耳介低位，耳介変形，小顎，指がオーバーラップした特有の手の握り方，揺り椅子状足底，関節の屈曲拘縮，先天性心疾患，腎奇形がみられる。

× d　平板な顔貌と精神遅滞を特徴とする21 trisomy症候群。発生頻度は新生児800～1,000人に1人で，母体の加齢で高率となる。中等度精神遅滞，特異な顔貌のほか，筋緊張低下，低身長，小頭症，第5指内彎が認められる。合併症の外科的治療と発達を促す早期療育が行われる。平均寿命は50歳を超える。

× e　X染色体過剰に由来する性染色体異常症候群。男性性腺機能不全のうち最も多い疾患である。発生頻度は男子の1/500で，多くは47, XXY核型である。症状は長身，狭い肩幅，なで肩，長い手足，女性化乳房，小陰茎，小精巣，無精子症，テストステロン産生不全，LH・FSH高値をみる。

解答率　a 3.6％，b 10.2％，c 80.7％，d 5.2％，e 0.2％

正解　c　正答率 80.7％

▶参考文献　MIX 103　国小 100～102

受験者つぶやき
- 見たことある所見でしたが，疾患同定はできませんでした。
- 手指の重なり，揺り椅子状の足があり，18 trisomyを考えました。後頭部突出や高い鼻も特徴ですね。

520 国試112 ― 第112回 医師国家試験問題解説書

Check ☐ ☐ ☐

112F-52 75歳の女性。3か月前から持続する血便と食欲不振の精査のため大腸内視鏡検査を行ったところ上行結腸癌と診断された。手術を受けることに対しての不安が強い。身長150cm，体重46kg。3か月間に5kgの体重減少があった。体温36.2℃。脈拍72/分。血圧120/60mmHg。呼吸数12/分。眼瞼結膜は軽度貧血様である。胸腹部エックス線写真と腹部CTとで他臓器への転移や閉塞を思わせる腸管拡張や腹水貯留を認めない。

この患者の周術期管理として適切なのはどれか。

a 栄養サポートチーム〈NST〉への依頼は不要である。

b 術直前の抗菌薬投与は行わない。

c 術前4時間までの飲水は許可する。

d 術前中心静脈栄養を行う。

e 術後72時間以上はベッド上安静とする。

アプローチ ①上行結腸癌 ➡ 開腹手術が必要

②不安が強い ➡ 精神的サポートが望ましい

③3か月間に5kgの体重減少 ➡ 栄養状態が低下

④他臓器への転移，閉塞，腹水なし ➡ 根治切除を予定

鑑別診断 結腸癌に対する切除術の周術期には，患者を中心とした多職種によるチーム医療により，早期の回復を促すサポートが積極的に実施されている。近年構築されたエビデンスを基にして，早期経口栄養摂取を原則とした栄養，輸液管理が行われる。

選択肢考察 ×a 周術期のNSTのサポートは重要である。

×b 術直前の経口抗菌薬の投与が術後合併症発症率を低下させると報告されている。

○c 正しい。

×d 術前の過剰な補液は回避する。また，できるだけ経腸管的に水分や栄養を摂取することが望ましい。**割れ問**

×e 術後安静は短期間が望ましい。

解答率 a 0.2%，b 6.0%，c 63.1%，d 28.1%，e 2.6%

ポイント 上行結腸癌に対する手術の周術期管理についての設問である。近年，術後の早期回復を目指したチーム医療〈enhanced recovery after surgery：ERAS〉が行われるようになっており，手術そのものの低侵襲化と併せて入院期間の短縮に寄与している。この中で以前と比べ大きく見直されたことの一つが，麻酔前の絶飲食期間についてであり，水については2〜4時間前まで認めるのが主流になっている。

本問の狙い 周術期管理はERASプロトコルが導入されるようになり大きく変容した。特に絶飲食や術後安静についてはエビデンスに基づいて，今までは常識と思われていたやり方が変更されている。最近行われている周術期治療について，臨床実習中に必要な知識を獲得したかどうかが正答を得る鍵であろう。

正解 c **正答率** 63.1%

▶参考文献 MIX 441, 442

・術前中心静脈栄養をする必要はないと思いました。
・わかりませんでした。水はいつまで飲んでいいのでしょうか。
・周術期管理の問題が多い印象です。
・術前4時間かどうかはわかりませんでしたが，飲水は早くから止める必要はないと思いました。

Check ■■■

112F-53 12歳の女児。低血糖性昏睡で救急搬送された。11歳時に1型糖尿病を発症し，インスリン強化療法を受けている。体育の授業中に意識を失ったという。来院時の血糖値は22 mg/dLで，20%ブドウ糖液を静注したところ，2分後に意識は回復した。精査・加療目的で入院した。入院後の聴取では「低血糖かなとは思ったが，進学したばかりの中学で相談できる先生や友達もなく血糖測定もしづらいと思っていたら，いつのまにか気を失っていた」との事であった。

退院後の学校生活における指導内容で**適切でない**のはどれか。
a 小児糖尿病サマーキャンプを紹介する。
b スティックシュガーを常に携行するように指導する。
c 体育の授業の後などは低血糖になりやすいことを指導する。
d 血糖の自己測定をしやすい環境の確保を担任の教諭に依頼する。
e 意識を消失したらインスリン皮下注射を行うよう担任の教諭に指導する。

アプローチ ①1型糖尿病
②低血糖性昏睡で救急搬送された。
③体育の授業中に意識を失った。

選択肢考察
○a 小児糖尿病サマーキャンプは日本糖尿病協会の主催で1型糖尿病の小・中・高校生を対象に毎年行われているもので，低血糖時の対応を含め，1型糖尿病の自己管理に必要な知識を習得するのに有用である。
○b 低血糖対策としてスティックシュガーやブドウ糖などの携行は必須である。
○c 運動後はインスリン感受性が高まるため，低血糖をきたしやすい。
○d 患者個人だけでなく周囲の人の理解，協力が重要である。
×e 1型糖尿病でインスリン注射を施行している患者において，意識消失はインスリンの打ち忘れなどによる著しい高血糖を伴う糖尿病性ケトアシドーシスをきたした場合でも起こりうるが，通常は低血糖が原因の方が頻度が高い。したがって意識消失の際，血糖測定をせずにいきなりインスリン皮下注射を行うことは，さらなる低血糖を生じさせることになり危険である。なお，低血糖による意識消失の際には，グルカゴンの筋肉注射も有用である。

解答率 a 3.7%，b 1.6%，c 0.3%，d 0.3%，e 94.2%

ポイント 1型糖尿病患者において，意識障害の原因としてインスリン治療に伴う低血糖が圧倒的に多いことを知っていれば，解答は容易である。

| 正　解 | e | 正答率 94.2% |

▶参考文献　MIX 341

受験者つぶやき
・eは下手したら殺人の誘導なのでは……。
・低血糖なので，スティックシュガーやブドウ糖です。

Check ■■■

112F-54　54歳の男性。吐血を主訴に来院した。3日前から黒色便であったがそのままにしていたところ，今朝コップ1杯程度の吐血があったため救急外来を受診した。意識は清明。体温36.4℃。脈拍124/分，整。血圧86/60 mmHg。呼吸数20/分。皮膚は湿潤している。四肢に冷感と蒼白とを認める。眼瞼結膜は軽度貧血様であるが，眼球結膜に黄染を認めない。腹部は平坦で，心窩部に圧痛を認めるが，筋性防御はない。まず急速輸液を開始し，脈拍96/分，血圧104/68 mmHg となった。
　　次に行うべきなのはどれか。
　　a　輸　血　　　　　　　b　血管造影　　　　　c　開腹手術
　　d　上部消化管内視鏡　　e　プロトンポンプ阻害薬静注

アプローチ
①3日前から黒色便 ⟶ 少し前からの上部消化管出血を示唆
②今朝コップ1杯程度の吐血 ⟶ 現在も出血が続いている。
③来院時脈拍124/分，血圧86/60 mmHg ⟶ 出血性ショック
④急速輸液後バイタルサイン改善 ⟶ ショック離脱

鑑別診断　上部消化管出血をきたす疾患は多岐にわたるが，頻度の高い疾患としては消化性潰瘍，腫瘍，食道胃静脈瘤などが挙げられる。本設問では疾患の特定に至る情報がなく，上部消化管出血による出血性ショックに対する対応が問われている。

確定診断　出血性ショック離脱後（上部消化管出血の疑い）

選択肢考察
△a　経過から貧血が進行していることが推測され，いずれ必要になると考えられる。ただし，まずは血液検査でヘモグロビン濃度を確認することが必要である。なお，出血性ショックへの対応として，生理食塩水の急速輸液に対する輸血の優位性は証明されていない。
×b　出血源となる疾患・病態によっては必要になる可能性があるが，次に行うべき検査ではない。
×c　上部消化管出血に対してすぐに行う治療ではない。
○d　上部消化管出血が疑われる出血性ショック症例に対しては，ショック離脱後にまず行うべき検査である。出血部位を確認するとともに止血を行う。
△e　プロトンポンプ阻害薬は消化性潰瘍などの酸関連疾患においては有用であるが，静脈瘤からの出血などには有効でなく，内視鏡で診断確定後に投与を行う。

解答率　a 0.6%，b 0.2%，c 0.3%，d 98.6%，e 0.3%

ポイント　上部消化管出血による出血性ショックにおいて，循環動態が安定した後に行う検査・治療についての設問である。緊急時にはさまざまな処置が同時進行で行われるが，選択肢の中で診断のために最も重要なのが上部消化管内視鏡であり，正答と考える。

| 正解 | d | 正答率 98.6% |

▶参考文献 MIX 255

受験者つぶやき
- 胃食道静脈瘤破裂の検査を選びました。
- 出血源の確認と止血をしたいですね。
- vital が安定したら，血を止めにいきます。
- ショックバイタルであり出血量が多いので，直接内視鏡で出血源を止めにいかねば，と思いました。

Check ■ ■ ■

112F-55 28歳の初産婦。妊娠39週0日に陣痛発来のため入院した。これまでの妊娠経過に異常はなかった。入院時の内診で子宮口は3 cm 開大，展退度は50%，児頭下降度は SP−2 cm，硬さは中等硬，位置は後方である。
この患者の Bishop スコアはどれか。

a 5点　　b 6点　　c 7点　　d 8点　　e 9点

アプローチ　Bishop スコアに関する基礎知識を問う問題である。

選択肢考察
○ a　子宮口3 cm は2点，展退度50% は1点，下降度は−2で1点，硬さは中等度で1点，位置は後方で0点で，5点となる。
× b，× c，× d，× e　これらは誤り。

解答率　a 81.7%，b 9.9%，c 6.0%，d 1.7%，e 0.6%

ポイント　正常妊娠における内診所見と分娩経過と評価項目について押さえておく。

Bishop スコアの採点項目と点数

因子＼点数	0	1	2	3
頸管開大度 (cm)	0	1〜2	3〜4	5〜
頸管展退度 (%)	0〜30	40〜50	60〜70	80〜
児頭下降度	−3	−2	−1〜0	+1〜
頸部の硬度	硬	中	軟	
児頭の位置	後方	中央	前方	

| 正解 | a | 正答率 81.7% |

▶参考文献 MIX 318　チャート 産 67

受験者つぶやき
- Bishop スコアは Apgar スコアと並んでぜひ覚えておくべき事柄です。
- こういったスコア系は直前に確認すると自信をもって答えられます。直前では疾患の機序よりはスコア系を確認した方がいいと思います。
- 暗記ものです。Bishop は各項目の1点のところを覚えました。
- Bishop スコアが1点のものの数値だけ覚えました。自分はこの解き方で過去問で困った問題はありませんでした。

524 国試112 — 第112回 医師国家試験問題解説書

Check ☐ ☐ ☐

112F-56 28歳の女性。発熱，手指の関節痛および皮疹を主訴に来院した。2か月前から両手指の関節痛を自覚し，2週間前から頬部に円板状の皮疹が出現するようになったため受診した。体温 38.3℃。脈拍 84/分，整。血圧 120/80 mmHg。呼吸数 18/分。両手関節の腫脹と圧痛とを認める。尿所見：蛋白（−），潜血（−）。血液所見：Hb 11.1 g/dL，白血球 3,000（好中球 70%，単球 4%，リンパ球 26%），血小板 11万。血液生化学所見：尿素窒素 10 mg/dL，クレアチニン 0.5 mg/dL。免疫血清学所見：CRP 0.2 mg/dL，リウマトイド因子〈RF〉陰性，抗核抗体 1,280倍（基準 20以下），抗 dsDNA 抗体 84 IU/mL（基準 12以下），CH_{50} 12 U/mL（基準 30〜40），C3 33 mg/dL（基準 52〜112），C4 7 mg/dL（基準 16〜51）。

この患者に対する説明として適切なのはどれか。

a 「関節が変形する可能性が高いです」

b 「病状が安定するまで妊娠は避けてください」

c 「メトトレキサートというお薬を初めに使います」

d 「今後インフルエンザワクチンの接種は避けてください」

e 「皮疹を良くするためにできるだけ日光浴をしてください」

F

医学総論

アプローチ ①発熱，圧痛腫脹のある手関節 ━━ 関節炎を伴う炎症性疾患

②頬部の円板状皮疹 ━━ 蝶形紅斑や光線過敏を想起させる。鼻背で連結していれば全身性エリテマトーデス〈SLE〉に特徴的である。

③白血球，リンパ球，血小板軽度減少 ━━ 血算異常

④抗核抗体強陽性，抗 dsDNA 抗体陽性，補体低下 ━━ 抗核抗体陽性かつ免疫学的異常

鑑別診断 若年女性に出現する炎症性疾患であり，自己抗体陽性であることから一連の自己免疫疾患が鑑別対象となる。CRP 低値，リウマトイド因子陰性から，関節リウマチは否定はできないが可能性は極めて低い。「アプローチ」②，③，④から SLE が最も考えられる。抗 dsDNA 抗体は SLE の疾患標識抗体である。尿所見で血尿，蛋白尿を認めないが，十分に SLE の診断基準を満たしている。

確定診断 全身性エリテマトーデス〈SLE〉

選択肢考察 ×a SLE の関節炎で骨変形・破壊をきたすことはない。Jaccoud 関節と呼ばれる関節症をきたすことがあるが，その本態は関節亜脱臼であり，関節破壊はない。

○b 妊娠による病態の悪化，腎症の顕症化が懸念される。治療が軌道に乗るまで妊娠は控えるべきである。

×c 関節リウマチのアンカードラッグであるが，非滑膜炎性の関節炎を起こす SLE では第一選択となることはない。また妊娠の可能性を除外せずに投与することは**禁忌**である。

×d 免疫失調状態であり，さらに治療により免疫抑制状態となる SLE では生ワクチンを控えるべきである。しかしながら現行のインフルエンザワクチンは不活化ワクチンであり，禁止する理由はない。

×e SLE は一般に光線過敏を起こしやすく，皮疹や全身症状の悪化の原因となる。

解答率	a 2.5%, b 95.9%, c 1.3%, d 0.2%, e 0.1%	
ポイント	SLEは疾患活動性が高い時期でもCRPは高値となりにくい。胸膜炎や腹膜炎などの漿膜炎を合併するとCRPは上昇する。	
正解	b　正答率 95.9%	▶参考文献 MIX 399

・APSを合併しているおそれがあるので妊娠には慎重になる必要があると思いました。
・SLEですね。抗リン脂質抗体による流産やSS-A抗体による心ブロックの危惧でしょうか。
・抗dsDNA抗体はIgG型なので、妊娠は避けた方が良さそうと思いました。
・若い女性で抗dsDNA抗体陽性、低補体血症なのでSLEです。

Check ☐☐☐

112F-57 出生直後の新生児。在胎38週3日で常位胎盤早期剝離と診断され、緊急帝王切開で出生した。Apgarスコアは0点（1分）であり、直ちに蘇生を開始した。
　　Apgarスコアの項目で最初に1点以上になるのはどれか。
　　a　呼　吸　　　　b　心　拍　　　　c　皮膚色
　　d　筋緊張　　　　e　刺激に対する反応

アプローチ
①在胎38週，常位胎盤早期剝離で緊急帝切により出生した新生児
②出生直後のApgarスコアは0点 ━━▶ 重症仮死・心肺停止状態
③直ちに蘇生を開始した。

鑑別診断 　Apgarスコアとは，出産直後の新生児の状態を表す指数，および判定方法で，1952年に米国の産科麻酔医のヴァージニア・アプガーが導入した評価方法で，日本では1960年代から広く用いられるようになった。発案者アプガーが自分の名前APGARになぞらえた以下の5つの評価基準について，0点，1点，2点の3段階で点数付けをし，合計点で判定する。

Apgarスコア

覚え方	採点項目	0点	1点	2点
Appearance	皮膚の色	全身チアノーゼまたは蒼白	体幹はピンク色，四肢はチアノーゼ	全身ピンク色
Pulse	心拍数	なし	緩徐（＜100）	≧100
Grimace	反射興奮性（足蹠を指先ではじく）	なし	顔をしかめる	泣く
Activity	筋緊張	ぐんにゃり	四肢をいくらか曲げている	自発運動，四肢を十分曲げている
Respiration	呼吸努力	なし	泣き声が弱い 呼吸が不規則で不十分	良 強い泣き声

　一般的にはApgarスコアが0～3点を重症仮死，4～7点を軽症仮死と判定する。スコアは，生後1分および5分で採点するが，新生児仮死と診断した場合は生後10分でも評価する。

確定診断 重症仮死，心肺停止状態

526 国試112 ─ 第112回　医師国家試験問題解説書

選択肢考察　　新生児蘇生法：心肺停止状態では，高濃度酸素を用いた人工呼吸と胸骨圧迫を1：3で行い，30秒後も心拍数が60回/分未満（心拍が出現すると1点となる）であれば10倍希釈アドレナリンを投与する。最初に出現するのは心拍である。他の評価項目はすべて0点である。心拍が増加し，循環状態が改善してくると，皮膚色が改善する。刺激による反応と筋緊張はゼロが続く。呼吸は挿管し，管理しているので判定は不能であるがApgarスコア0点で，蘇生を行うとまず出現するのは心拍で，次に皮膚色，さらに筋緊張で，反射興奮性が出現するころに自発呼吸が出現する。

　　　　　×a 割れ問，○b，×c，×d，×e

解　答　率　a 24.2％，b 55.1％，c 15.3％，d 0.5％，e 4.8％

ポイント　　Apgarスコア0点は心肺停止状態である。救急蘇生の気道（A），呼吸（B），循環（C）のABCを考えれば，まず気道を確保し，呼吸を管理して，心マッサージを行い，心拍が短時間で回復したら救命できるし，心拍が出現しなければ最悪の状況を迎える。

正　　解　b　**正答率** 55.1％　　　　　　　　　　▶参考文献 **MIX** 415　**国小** 73

受験者つぶやき
・直感的にまずは心拍かと思いましたが……。
・悩ましいです。生理学に基づけば，bが始まらないと他の所見は出なさそうですが，最初に「観察」されるものはeなのでは……と思い，eを選びました。
・まず心臓が動き始めてから肺などほかの臓器が動くのかなと思いました。

F

医学総論

Check ■■■

112F-58　　25歳の男性。研修医1年目。2か月前にこの病院に就職した。担当患者の採血をしていたところ針刺し事故を起こした。研修医が担当していた患者はC型慢性肝炎を合併しており，現時点でウイルスは排除されていない。研修医の就職時の検査ではHCV抗体は陰性であった。針刺し後，すぐに流水中で傷口から血液を絞り出した。その直後，院内の感染対策部署の医師に連絡をした。

　　連絡を受けた医師の研修医への説明として適切なのはどれか。
　　a　「今すぐワクチンを接種しましょう」
　　b　「今すぐガンマグロブリンを投与しましょう」
　　c　「C型肝炎を発症する確率は約20％と言われています」
　　d　「1週間後にC型肝炎ウイルス感染の有無の検査をしましょう」
　　e　「1週間は医療行為ができませんので，自宅で待機してください」

アプローチ　①C型慢性肝炎の針刺し事故
②針刺し後，すぐに流水中で傷口から血液を絞り出した。

選択肢考察　×a　C型肝炎に有効なワクチンはいまだ実用化されていない。

　　　　　×b　ガンマグロブリンやインターフェロンなどの抗ウイルス薬に，予防投与の有効性は確認されていない。おそらく選択肢dの「1週間後」に確信がもてなかった多くの受験者がbを選んだため，本肢の誤答率が高くなったと推測される。割れ問

- × c　C型肝炎の発症率は約1.8%と言われている。ただし，感染が成立するとその慢性化率は60〜80%である。
- ○ d　1週間後および2週間後にHCV-RNA検査をする。
- × e　まずは感染の有無を確認する必要がある。

解答率　a 4.8%，b 32.9%，c 5.5%，d 56.1%，e 0.7%

ポイント　医療安全対策の中でも特に大切な「針刺し事故」の問題。感染発症の確率はHBe抗原陽性の場合は20〜40%，陰性の場合は約2%。HIVの場合は0.4〜1%。

正解　d　正答率 56.1%　▶参考文献 MIX 8

受験者つぶやき
- HCVのプロトコルを覚えてました。
- まさかHCVを聞いてくるとは……。HBVとともに覚えておきましょう。
- 針刺しではB型肝炎が比較的危険で，C型肝炎の発症リスクはそこまで高くありません。
- 何週後に検査するかは知りませんでしたが，RNAは針刺しから少し経たないと検出されず，ガンマグロブリンは意味ないだろうと思い，dにしました。

Check ■■■

112F-59　28歳の初妊婦。妊娠10週で悪心と嘔吐とを主訴に来院した。妊娠7週ごろから悪心と嘔吐とが出現し次第に悪化してきた。1週間前からは経口摂取が困難になり，2日前から自力歩行が困難となったため夫に支えられて来院した。既往歴に特記すべきことはない。意識は清明。身長161 cm，妊娠前体重55 kgで現在は48 kg。体温36.9℃。脈拍92/分，整。血圧92/56 mmHg。呼吸数20/分。皮膚は乾燥している。眼球結膜に黄染を認めない。腹部は平坦，軟で，肝・脾を触知しない。尿所見：黄褐色で軽度混濁，蛋白3+，糖1+，ケトン体4+。血液所見：赤血球396万，Hb 14.1 g/dL，Ht 42%，白血球13,100。血液生化学所見：総蛋白7.4 g/dL，AST 30 U/L，ALT 22 U/L，血糖92 mg/dL，Na 126 mEq/L，K 3.6 mEq/L，Cl 100 mEq/L。CRP 0.2 mg/dL。経腟超音波検査で子宮内に胎嚢を認める。胎児心拍は陽性で頭殿長〈CRL〉は33 mmである。

まず行うべきなのはどれか。

- a　濃厚流動食品の経口投与
- b　胃管からの経腸栄養剤の投与
- c　生理食塩液の大量静脈内投与
- d　20%ブドウ糖液の急速静脈内投与
- e　ビタミンB_1を含む維持輸液の静脈内投与

アプローチ
① 28歳の初妊婦，妊娠10週，妊娠7週ごろから悪心・嘔吐
② 1週間前からは経口摂取困難，2日前から自力歩行困難
③ 妊娠前体重55 kg，現在48 kg ➡ 体重減少8 kgは，妊娠前から14.5%減少
④ 皮膚は乾燥，眼球結膜に黄染なし＋尿は黄褐色（＝濃縮尿）
⑤ ケトン体4+ ➡ 体脂肪をエネルギー源として分解

⑥赤血球 396 万，Hb 14.1 g/dL，Ht 42％ ─→ 血液濃縮
⑦Na 126 mEq/L（＝低ナトリウム血症）だが意識は清明 ─→ 低ナトリウム血症の症状は顕著ではない。
⑧胎児心拍陽性，頭殿長 33 mm ─→ 胎児発育順調（妊娠 10 週相当の発育）

鑑別診断 妊娠 10 週の妊娠悪阻である。体重減少 8 kg は，妊娠前から 14.5％ 減少しており，重症である。経口摂取困難で脱水症状（皮膚乾燥，黄褐色濃縮尿）を呈しており，消化管から水分やエネルギー源を摂取できないため，体脂肪をエネルギー源として分解しているので「尿中ケトン体 4＋」を呈している。治療としては，水分や栄養を経静脈的に補給し，消化管の安静を保つ必要がある。

しかしながら，例文には脱水のみならず低ナトリウム血症（Na 126 mEq/L）の所見がある。「まず行うべきなのはどれか」の意味することを「初期治療として正しいのはどれか」と解釈すると，まず，血中 Na 濃度補正を開始したのち，妊娠悪阻の点滴治療を行うべき症例と考える。

選択肢考察
× a 妊娠悪阻で何を食べても吐いてしまい，経口摂取ができなくなっているので，濃厚流動食品でも嘔吐してしまうと考える。経静脈的に水分・エネルギー補給を行い，消化管の安静が必要となる。
× b 胃管から経腸栄養剤を注入しても，同上の結果となる。
× c 低ナトリウム血症の治療は，脳浮腫に起因するような意識障害などの症状がなければ Na 補正を急ぐ必要はない（急速な Na 補正は「浸透圧性脱髄症候群」を併発するおそれがある）。症例文では，「Na 126 mEq/L」＝低ナトリウム血症だが，「意識は清明」＝脳浮腫の症状はない。したがって，「生理食塩液の大量静脈内投与」が血中 Na 濃度をモニターしながらでなければ，上記の危険があるため誤答になる。
× d 20％ ブドウ糖液の急速静脈内投与はエネルギー補給にはなるが，脱水や低 Na 血症の治療にはならない。なお，「急速静脈内投与」の具体的な注入速度が明記されていないが，一般に静脈投与は患者の状態を観察しながら緩徐に行うことが基本である。
○ e 維持輸液にはブドウ糖が含まれており，飢餓と脱水の治療となる。忘れてはならないのがビタミン B$_1$ 欠乏に起因する Wernicke 脳症であり，その予防にビタミン B$_1$ 添加が必須である。ただし，維持輸液には Na も含まれるが，Na 濃度の低い輸液で低ナトリウム血症を増悪させるおそれもあるので注意を要する。

解 答 率 a 0.2％，b 0.4％，c 16.9％，d 0.5％，e 81.9％
正 解 e 正答率 81.9％ ▶参考文献 MIX 319 チャート 産 157

受験者つぶやき
・妊娠悪阻には Wernicke 脳症を防ぐためにビタミン B$_1$ を補います。
・ここまでナトリウム値が下がっていると生食ではナトリウムの急速補正による橋中心髄鞘障害症を起こしそうです。選択肢にはないですがビタミン B$_1$ を入れない糖の輸液も危険です。
・妊娠悪阻は経口摂取困難と嘔吐によるビタミン B$_1$ 不足で Wernicke 脳症をきたしやすいと覚えていました。

Check ☐ ☐ ☐

112F-60 38歳の男性。生来健康であったが，2週間前から黄疸と右季肋部痛が出現したため来院した。喫煙歴はなく，飲酒は機会飲酒。20歳から印刷工場で印刷作業に従事している。腹部超音波検査を施行したところ，肝門部に腫瘤が認められた。
診断のために聴取すべきなのはどれか。
　a　職場の分煙状況
　b　最近5年間の健診受診の状況
　c　最近3か月の時間外勤務の状況
　d　作業時の防塵マスクの使用状況
　e　過去に作業で使用した有機溶剤の種類

アプローチ
①2週間前からの黄疸と右季肋部痛 → 肝臓，胆管，胆囊疾患が疑われる。
②症状に発熱の記載がない → 炎症疾患の可能性は低い。
③20歳から印刷工場で印刷作業に従事 → 職業関連疾患が考えられる。
④腹部超音波検査にて肝門部に腫瘤 → 肝門部胆管腫瘍や肝腫瘍などが考えられる。

鑑別診断　「アプローチ」①，②より黄疸を有する肝臓，胆管系の非炎症性疾患が考えられ，胆囊炎や胆管炎は否定的である。炎症をきたさない閉塞性黄疸が考えられる。さらに④，⑤より印刷工場従事者に発生する肝門部胆管癌が考えられる。

確定診断　肝門部胆管癌

選択肢考察
×a　肝門部胆管癌と喫煙状況に関連性はない。
×b　過去の健診受診歴の把握は必要ではあるが，もっと優先されるものが選択肢の中にある。
×c　最近3か月の時間外勤務の状況は，うつ病などの精神疾患などでは必要ではあるが，肝門部胆管癌では関連性はない。
×d　作業時の防塵マスクは塵肺などとの関連性はあるが，肝門部胆管癌との関連性はない。
○e　印刷業で使用される有機溶媒と胆管癌の発症には関連性がある。

解答率　a 0.1%，b 8.1%，c 0.1%，d 5.6%，e 86.0%

ポイント　印刷工場従事者に発症する閉塞性黄疸をきたす疾患を問う問題である。超音波検査所見から肝門部胆管癌が考えられる。印刷工場で使用される塩素性有機溶剤が，職業性胆管癌の原因物質であると考えられており，有機溶剤への曝露歴が最も重要である。

正解　e　**正答率** 86.0%　▶参考文献　MIX 13, 270

受験者つぶやき
・作業状況の確認が第一だと思いました。
・印刷工場と肝臓からジクロロプロパンによる胆管癌でしょう。
・bの情報をまず知りたい……と思いましたが，「診断のため」なのだからeでしょうか。
・ほかに職業癌をきたす代表的なものとしては，皮膚癌——ヒ素，肝細胞癌——塩化ビニルモノマー，膀胱癌——ベンジジンなどがあります。

530　国試112 － 第112回　医師国家試験問題解説書

Check ■ ■ ■

112F-61　52歳の男性。全身浮腫と夜間の呼吸困難とを主訴に来院した。42歳時に糖尿病と診断され，インスリンの自己注射を行っている。2年前から蛋白尿と血清クレアチニンの高値を指摘されている。2か月前から次第に下腿浮腫が増悪し，3日前から臥位になると息苦しくなったため受診した。身長170 cm，体重85 kg。脈拍88/分，整。血圧190/100 mmHg。呼吸数24/分。全身に浮腫を認める。血液所見：赤血球323万，Hb 9.2 g/dL，Ht 28%，血小板26万。血液生化学所見：総蛋白6.4 g/dL，アルブミン3.0 g/dL，尿素窒素88 mg/dL，クレアチニン9.0 mg/dL，尿酸8.6 mg/dL，血糖116 mg/dL，HbA1c 6.3%（基準4.6〜6.2），Na 141 mEq/L，K 5.0 mEq/L，Cl 110 mEq/L，空腹時Cペプチド1.2 ng/dL（基準0.6〜2.8）。
　この患者が**適応にならない**治療はどれか。

a　血液透析　　　　　　b　腹膜透析　　　　　　c　生体腎移植
d　心停止後献腎移植　　e　脳死膵腎同時移植

アプローチ　①全身浮腫と夜間の呼吸困難 ➡ 早急な治療が必要な状態である。

②10年前に糖尿病と診断され，2年前から蛋白尿と血清クレアチニンの高値 ➡ 糖尿病性腎症による慢性腎不全である。

③尿素窒素88 mg/dL，クレアチニン9.0 mg/dL ➡ 既に進行した末期腎不全の状態にある。

④血糖116 mg/dL，HbA1c 6.3% ➡ 高度な高血糖はみられていない。

⑤アルブミン3.0 g/dL ➡ 低アルブミン血症が認められる。

⑥空腹時Cペプチド1.2 ng/dL ➡ 腎不全ではあるが，Cペプチド値は保たれている。

確定診断　糖尿病性腎症による末期腎不全

選択肢考察　○a　本例は血液透析の適応である。ダブルルーメンカテーテルを留置して血液透析を開始する必要がある。呼吸困難や浮腫などの症状の改善を待って，内シャントの作製を予定する。

○b　CAPD用の腹膜カテーテルを留置して腹膜透析を行ってもよい。高窒素血症の是正と同時に除水を行う必要がある。CAPDでは低アルブミン血症の増悪に注意が必要である。また，血糖値のモニタリングが必要である。

○c　適当なドナーがあれば生体腎移植を行うことも可能である。生体腎移植では腎動静脈の吻合直後から利尿が得られる。術後は血糖値のモニタリングと免疫抑制状態での感染のリスクに留意する必要がある。

○d　心停止後の死体腎移植では術後から直ちに利尿は得られない。術後の乏尿期は当面の間，血液透析で対応することになる。したがって，心停止後献腎移植では，まず先に血液透析を導入しておくことが必要である。

×e　本例では内因性インスリンが著しく低下しているとはいえない。膵移植の適応はないと考えられる。

解答率　a 0.9%，b 13.1%，c 3.4%，d 7.5%，e 75.1%

ポイント　本例は既に末期腎不全の状態にあり，直ちに血液浄化法を導入する必要がある。一方，血液

透析を行うことなく腎移植を行うことも可能である．ただし，死体腎移植では術後の乏尿期が数日以上の経過となることに留意する必要がある．

心臓死による死亡例からの腎摘出では腎臓はすでに虚血の状態に陥っており，血管吻合によって腎動静脈の血流が再開しても利尿は得られない．これは腎が虚血性急性腎不全の状態に陥っているからである．乏尿期には血液透析による待機的な対応が必要となる．

生体腎移植あるいは脳死判定による死亡診断例では腎移植術直後から利尿が得られるため，短期間内に尿毒症状態の改善を期待することができる．

末期腎不全では排泄障害の結果，血中Cペプチドは低下しないことがある．また，インスリンの不活性化の遅れによって血糖値が見かけ上，改善することにも注意が必要である．

正解 e　**正答率** 75.1%　　　　　　　　　　　　　▶参考文献 MIX 453

受験者つぶやき
・わからないです……．腎障害は確実にあるとして膵臓はどうなんでしょうか．腎障害がある程度進むとインスリンの効果は増強することを考えるとますますわからなくなりました．
・まったくわかりませんでした．
・空腹時Cペプチドが基準値内なので，インスリンは出せていると思います．よって膵移植は必要ありません．

Check ■■■

112F-62　77歳の男性．入浴後に左眼が真っ赤になったため受診した．眼痛はないが，眼が重い感じがするという．眼脂や流涙は認めない．視力は右0.5（1.2×−0.75 D），左0.6（1.2×−0.5 D）で，眼圧は右14 mmHg，左13 mmHg．左眼の前眼部写真（**別冊** No. 5）を別に示す．
適切な対応はどれか．

a　圧迫眼帯　　　　b　経過観察　　　　c　結膜下洗浄
d　眼球マッサージ　　e　抗菌薬眼軟膏塗布

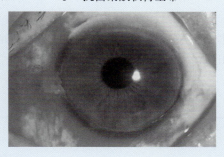

アプローチ
①77歳の男性 ⟶ 高齢者に発症
②入浴後に左目が真っ赤 ⟶ 突然，片眼性の強い目の赤み
③眼痛はない，重い感じ ⟶ 著明な高眼圧は否定的
④眼脂，流涙はない ⟶ 結膜炎の所見がない．
⑤視力　1.2/1.2 ⟶ 視機能には影響していない．
⑥眼圧　14/13 mmHg ⟶ 眼圧は正常．高眼圧による充血は否定的

画像診断

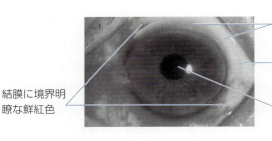

- 角膜周囲に毛様充血なし
- 正常な結膜血管
- 結膜に境界明瞭な鮮紅色
- 瞳孔は正円（麻痺性散瞳や縮瞳なし）

鑑別診断　結膜炎，強膜炎，ぶどう膜炎による充血を鑑別・除外する。いわゆる炎症による「充血」のうち，結膜炎による充血は血管収縮作用のあるフェニレフリン点眼後，軽減する。一方，強膜炎による強膜そのものの充血やぶどう膜による毛様充血は，フェニレフリン点眼をしても消退しない。また急性緑内障発作など高眼圧による充血もあるが，その場合，充血のみならず，激しい眼痛，角膜浮腫，混濁，麻痺性散瞳，それらによる視力低下を伴う。さらに頸動脈海綿静脈洞瘻〈carotid-cavernous fistula：CCF〉では，静脈血流のうっ滞により結膜血管が拡張する。メドゥーサの頭〈caput medusae〉と呼ばれる，角膜に向かう末梢血管まで拡張しているのが特徴で，その他，眼球突出，血管雑音，眼圧，脈圧の亢進などもみられることで鑑別される。

　本例の結膜は境界鮮明な鮮紅色で，充血の類ではなく，結膜下出血が最も疑われる。

確定診断　結膜下出血

選択肢考察
- ×a　抗凝固薬内服中などで止血困難な場合に圧迫眼帯をすることはあるが，通常は自然消退する。
- ○b　通常は経過観察のみで自然に吸収され，消退していく。
- ×c　外傷による結膜裂傷などの場合にも結膜下出血を生じることがあるが，異物がないかぎり洗浄はしない。
- ×d　眼球マッサージはかえって出血を助長する。
- ×e　外傷や感染症でないかぎり抗菌薬は不要。

解答率　a 10.2％，b 70.6％，c 14.6％，d 2.7％，e 1.7％

ポイント　中高年以上の片眼性で視力低下などの自覚症状を伴わない鮮やかな赤み。出血特有のべたっとした赤みと境界が比較的鮮明な点が特徴となる。いわゆる「赤目」をきたす疾患をいくつ列挙できるかがカギ。

正解　b　正答率 70.6％　　▶参考文献　MIX 355

受験者つぶやき
- まだ出血が続いているのだろうと思いました。
- 結膜下出血ですね。見た目は派手ですが自然消退します。
- たまに無症状で目が赤い人を見ます。結膜下出血は経過観察でよいです。
- 自分もなったことがありますが，1週間で消えました。

F　医学総論／長文問題

Check ▢ ▢ ▢

112F-63　72歳の女性。家屋の火災によって熱傷を負い救急車で搬入された。呼吸困難を訴えたため，酸素投与下に搬送された。意識は清明。体温 36.8℃。心拍数 120/分，整。血圧 150/84 mmHg。呼吸数 26/分。SpO_2 96％（マスク 6 L/分 酸素投与下）。熱傷部位は顔面および両前腕に限られ，前頸部やその他の部位は受傷していない。顔の表面と口腔内には煤が付着しており，鼻毛は焦げている。発語はできるが，嗄声であり，呼吸困難を引き続き訴えている。

　　　行うべき気道確保はどれか。

　　a　気管挿管　　　　　　　b　気管切開　　　　　　　c　輪状甲状靱帯切開
　　d　経鼻エアウェイ挿入　　e　ラリンジアルマスク挿入

▶**臨床eye**　**Step 1**　所見のアセスメント

①意識は清明 ➡ 重篤な一酸化炭素中毒は否定的

②顔面熱傷，顔の表面と口腔内に煤の付着，鼻毛が焦げている ➡ 気道熱傷を考える。

③呼吸困難の訴えと頻呼吸（呼吸数 26/分），およびマスク 6 L/分 酸素投与下で SpO_2 96 ％ ➡ 低酸素血状態

Step 2　状態のアセスメント

　パルスオキシメータでは，酸素-ヘモグロビンと一酸化炭素-ヘグロビンを区別できないため，重度の一酸化炭素中毒患者でも SpO_2 は正常値を示す。しかし，「Step 1」①から一酸化炭素中毒による呼吸困難は否定的であり，気道熱傷を考える。また，「発語はできるが，嗄声であり，呼吸困難を引き続き訴えている」ことから，気道熱傷による喉頭浮腫が生じていると考えられる。

Step 3　対　処

　気道熱傷による喉頭浮腫は，直ちに効果的な気道確保を行わないと短時間で気道閉塞し死に至る。このため，直ちに迅速かつ確実な気道確保が可能な気管挿管を行う。

確定診断　気道熱傷

選択肢考察　○a　気道熱傷では，受傷後短時間で咽頭や喉頭の浮腫を生じ気道閉塞をきたすので，直ちに気管挿管を行う。

×b　前頸部は受傷していないが，気管切開は簡便かつ迅速に施行できないので気管挿管が優先される。

×c　輪状甲状靱帯切開は，気管挿管が不可能な場合に考慮される。

×d　咽頭や喉頭の浮腫による気道閉塞が超急性期気道熱傷の病態であり，気管までの気道を確保できない経鼻エアウェイ挿入は無意味である。

×e　ラリンジアルマスクは，声門上気道デバイスである。気道熱傷による気道閉塞部位は咽頭～喉頭であり，ラリンジアルマスクでは喉頭浮腫をきたした患者の気道確保は不可能である。

534 国試112 － 第112回 医師国家試験問題解説書

解答率	a 84.2%，b 3.1%，c 9.4%，d 1.7%，e 1.6%

ポイント　気道熱傷は，熱傷患者の予後を左右する最重症熱傷である。受傷後1時間～3時間の初期には症状が著明でないことがあり，注意が必要。

1）診断：顔面熱傷，焦げた鼻毛，口腔や咽頭の煤付着，煤を混じた痰，喘鳴，頻呼吸，嗄声があれば気道熱傷を疑い，気管支鏡で確認する。特に，煤を混じた痰，嗄声，肺ラ音聴取を認めた場合は，気道熱傷は確定的である。

2）治療：気管挿管による気道確保，呼吸管理（PEEP），呼吸器感染症合併防止と治療。

正　解	a	正答率 84.2%	▶参考文献　MIX 41

受験者つぶやき
・気道熱傷が起きていると判断しました。
・気道熱傷疑いですが，あっという間に浮腫で閉塞するので気管挿管します。
・b，cは難易度が高いので，まずaです。dは浮腫が起きているであろう気道まで届かないので×です。
・Dr三苫が，「口腔内に煤」「鼻毛が焦げている」キーワードがあったら挿管だとおっしゃっていました。

Check ■ ■ ■

112F-64　90歳の女性。発熱を主訴に来院した。6年前に脳出血を発症し日常生活動作〈ADL〉が低下したため，現在は介護老人保健施設に入所している。3日前から38℃台の発熱があり，胸部エックス線写真で肺炎と診断された。

この患者の喀痰から検出される可能性が最も高い菌はどれか。

a　*Escherichia coli*　　　　　　　b　*Klebsiella pneumoniae*

c　*Pseudomonas aeruginosa*　　　d　*Streptococcus pneumoniae*

e　*Staphylococcus epidermidis*

アプローチ　①90歳の女性 ⟶ 高齢者

②介護老人保健施設に入所中 ⟶ 医療・介護関連肺炎〈nursing and healthcare-associated pneumonia：NHCAP〉

鑑別診断　肺炎をその病態から大別すると，市中肺炎〈community-acquired pneumonia：CAP〉，医療・介護関連肺炎〈NHCAP〉，そして院内肺炎〈hospital-acquired pneumonia：HAP〉に分けることができる。CAPでは基礎疾患を有することが少なく，耐性菌が原因となることは少ない。それに比して，HAPの場合には何らかの基礎疾患を有し，耐性菌が原因となることが多い。そしてNHCAPの場合には両者の中間に位置する。

選択肢考察　×a　腸管内細菌で，高齢者の誤嚥性肺炎の起炎菌としては時にみられる。

×b　口腔内の弱毒菌で，糖尿病，大酒家などの基礎疾患を有する人で肺膿瘍を形成する。

×c　抗菌薬使用歴や経管栄養などの多剤耐性菌リスクを有する場合に検出されやすく，院内感染の原因菌として重要である。割れ問

○d　鼻咽頭に付着し，誤嚥によっても肺胞に到達して肺炎を発症するため，ケアを必要とする高齢者において最も検出される菌である。

× e 表皮や鼻腔の常在菌であるが，その反面，カテーテルなどの人工物に定着しやすく，菌血症や術後感染症などを引き起こす。

解答率 a 8.1%，b 10.0%，c 38.9%，d 39.9%，e 3.2%

確定診断 *Streptococcus pneumoniae* 感染症の疑い

ポイント 肺炎の起炎菌を，患者の受けている医療や介護の状況別のカテゴリーを意識して，覚えておこう。

医療・介護状況カテゴリー別の主な肺炎の起炎菌

	市中肺炎〈CAP〉	医療・介護関連肺炎〈NHCAP〉					院内肺炎〈HAP〉	
患者のケア状態	健康成人／最近医療ケアを受けていない	在宅介護を受けている	最近医療ケアを受けた	高齢者施設に入居	療養病床（医療療養型／介護療養型）	亜急性期 一般病床入院	急性期 一般病床入院
主な病原微生物	1. 肺炎球菌 2. インフルエンザ菌 3. 黄色ブドウ球菌 4. 肺炎桿菌 5. 肺炎クラミジア 6. 肺炎マイコプラズマ	1. 肺炎球菌 2. MRSA* 3. クレブシエラ属 4. 緑膿菌* 5. ヘモフィルス属 6. MSSA 注）誤嚥リスクがある場合，口腔内連鎖球菌も多い					1. MRSA* 2. 緑膿菌* 3. 肺炎球菌 4. MSSA 5. 肺炎桿菌 6. インフルエンザ菌	

＊「過去90日以内の2日以上の抗菌薬使用歴」「経管栄養」などの多剤耐性菌のリスク因子を有する場合に検出されやすい。

正解 d **正答率** 39.8%　　　　　　　　　　　　　　　　　▶参考文献 MIX 234

受験者つぶやき
・緑膿菌を選んでしまいました。
・気を付けるべきは緑膿菌だろうと思いましたが，数が多いのは肺炎球菌と思いました。
・肺炎球菌も連鎖球菌も菌は真っ直ぐに見えるので「ストレートコックス→ *Streptcoccus*」と覚えていました。

Check ☐☐☐

112F-65 30歳の女性。この2年間で6kgの体重減少があり，心配した母親に付き添われて来院した。薬物服用はなく，食事は少ないながらも摂取しているという。身長156cm，体重38kg。体温37.0℃。脈拍72/分，整。血圧90/52mmHg。表情に乏しく，問診時も無関心な様子で言葉数が少ない。口腔粘膜と四肢・体幹部の皮膚に色素沈着を認める。血液所見：赤血球341万，白血球2,500。血液生化学所見：空腹時血糖62mg/dL，Na 132mEq/L，K 5.6mEq/L。
診断のために必要な検査項目の組合せはどれか。

a　ACTHとコルチゾール　　　　　　b　遊離サイロキシンとTSH
c　インスリンと抗インスリン抗体　　　d　血漿レニン活性とアルドステロン
e　血中カテコラミンと尿中メタネフリン

アプローチ
① 2年間で6kgの体重減少を示す30歳女性 → 少なくとも2年以上の経過で徐々に進行する体重減少
② 薬物服用はない → 薬物乱用による体重減少ではない。
③ 食事は少ないながらも摂取 → 食欲の低下はあるが，食行動異常はなさそう。
④ 156cm，38kg → BMI 15.6＝高度のやせ
⑤ 体温37.0℃ → 微熱
⑥ 脈拍72/分，整 → 頻脈ではない。
⑦ 血圧90/52mmHg → 低血圧
⑧ 表情に乏しく，無関心な様子，言葉数が少ない → 精神活動の低下。うつ状態か？
⑨ 口腔粘膜と四肢・体幹部の皮膚に色素沈着 → ACTH分泌過剰が疑われる（原発性副腎不全もしくはACTH産生腫瘍）
⑩ 赤血球341万，白血球2,500 → 軽度の貧血と白血球数減少
⑪ 空腹時血糖62mg/dL → 低血糖ではないが低めの血糖値
⑫ Na 132mEq/L → 低ナトリウム血症
⑬ K 5.6mEq/L → 高カリウム血症

鑑別診断　皮膚および口腔粘膜の色素沈着（「アプローチ」⑨）と，高度のやせ（④）を示す患者。色素沈着（⑨）から慢性原発性副腎不全が疑われ，体重減少（①），微熱（⑤），抑うつ状態（⑧），軽度の貧血（⑩），低めの血糖（⑪），低ナトリウム血症（⑫），高カリウム血症（⑬）の所見は原発性副腎不全の症候に合致する。高度のやせの鑑別疾患として神経性食思不振症が挙がる。神経性食思不振症の患者には食行動異常があり，また精神活動性や身体活動性はむしろ亢進するが，本例には食行動異常の記載はなく（③），また精神活動性はむしろ低下（⑧）しており神経性食思不振症の症候とは合わず，慢性副腎不全による精神症状（抑うつ状態，記銘力障害や統合失調症様精神症状など）と矛盾しない。

確定診断　慢性原発性副腎不全（Addison病）の疑い

選択肢考察　○a　慢性原発性副腎不全が疑われ，コルチゾール低値，ACTH高値の結果が得られれば確

F　医学総論／長文問題

定診断となる。

× b　体重減少と微熱から甲状腺中毒症も鑑別疾患に挙がるが，ほかに甲状腺中毒症を疑わせる所見はなく，なにより色素沈着からは原発性副腎不全が疑われる。

× c　低めの血糖値ではあるがインスリン自己免疫症候群は疑えない。インスリノーマやインスリン自己免疫症候群の患者は，食欲が亢進して体重増加がみられることが多い。

× d　高カリウム血症と低ナトリウム血症は電解質ステロイド欠乏を示唆する検査所見であり，血漿レニン活性とアルドステロンは測定すべき検査項目ではある。しかし設問では診断のために必要な検査を問うており，原発性副腎不全の診断が優先されるため，コルチゾールとACTHの測定をまず行う。

× e　褐色細胞腫は疑えないため，褐色細胞腫の診断で使用するカテコラミンやその代謝産物であるメタネフリンの測定は必要ない。褐色細胞腫ではカテコラミン過剰による代謝亢進で体重減少がみられることはあるが，本例には褐色細胞腫の特徴的所見である頻脈や血圧上昇の記載はなく，また本例のような色素沈着は褐色細胞腫にはみられない。さらに，褐色細胞腫では低ナトリウム血症や高カリウム血症は呈さない。

解答率　a 97.1%，b 1.2%，c 0.2%，d 1.1%，e 0.3%

ポイント　慢性原発性副腎不全と慢性続発性副腎不全における差異は，ACTH増加の有無と電解質ステロイドの欠落症状の有無である。慢性原発性副腎不全（Addison病）ではACTHが著増し（色素沈着を呈する），電解質ステロイド欠落による高カリウム血症を呈する（副腎全体が障害され，球状帯のホルモン産生も低下する）。一方の慢性続発性副腎不全（Sheehan症候群など）はACTH分泌障害による副腎不全であり，ACTH値は正常域〜低下を示す（ACTH過剰による色素沈着は生じない）。また電解質ステロイドの欠落はない（レニン・アルドステロン系に障害はない）ため血清カリウム値は正常域を示す。

正解　a　**正答率 97.1%**　▶参考文献　MIX 337

・皮膚色素沈着と電解質異常からaを選びました。
・Addison病でしょうか。色素沈着は大きなヒントですね。
・コルチゾールが低下していると考えました。皮膚色素沈着があり，ACTHが上昇していると思います。
・体重減少，色素沈着，低Na，高KからAddison病だと思いました。

Check ■ ■ ■

112F-66 5歳の女児。発熱と両耳痛とを主訴に来院した。3日前に鼻汁と咳が出現したが、そのままにしていた。昨日から発熱と両耳痛が出現し、母親の呼びかけに対する反応が悪くなった。機嫌も悪く、食欲も低下している。意識は清明。身長105 cm、体重17 kg。体温39.2℃。呼吸音に異常を認めない。その他の身体所見に異常を認めない。耳介と外耳道とに異常を認めない。左鼓膜写真（**別冊 No.6**）を別に示す。

適切な治療はどれか。2つ選べ。

a 鼓膜切開 b 耳管通気 c 抗菌薬投与
d 副鼻腔洗浄 e 副腎皮質ステロイド静注

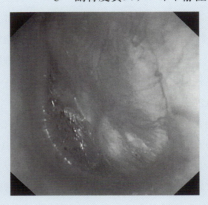

アプローチ
① 5歳の女児 → 小児に多い疾患を想起する。
② 3日前からの鼻汁と咳 → 上気道感染の疑い
③ 発熱と両側の耳痛〜聞こえの悪化、機嫌の悪さ → 中耳炎の疑い

画像診断

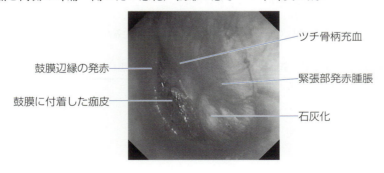

鼓膜辺縁の発赤
鼓膜に付着した痂皮
ツチ骨柄充血
緊張部発赤腫脹
石灰化

鑑別診断 「アプローチ」①〜③から、急性上気道炎に起因した急性中耳炎を最も疑う。左鼓膜所見では鼓膜が膨隆し、鼓室内の膿汁を示唆する。また、鼓膜に石灰化があり急性中耳炎を反復していることが窺える。聞こえの悪さは、鼓室内に貯留した膿汁による伝音障害と考える。

確定診断 急性中耳炎

選択肢考察 ○a 鼓室内の膿汁を排泄することで、鼓膜圧迫による耳痛を解消し、また菌量の減少により抗菌薬の効果を上げることができる。

F　医学総論／長文問題　**539**

×b　耳管経由で上咽頭の菌が鼓室内に侵入し，炎症を起こすため，耳管通気は行わない。

○c　肺炎球菌，インフルエンザ菌，CNS などによる感染が多く，抗菌薬投与が施行される。

×d　急性副鼻腔炎，慢性副鼻腔炎急性増悪時に副鼻腔洗浄が施行されるが，急性中耳炎は急性鼻炎に併発することが多い。

×e　細菌感染であり，ステロイドは用いない（急性中耳炎内耳波及の際には，ステロイドを併用する）。

解 答 率　a 93.6%，b 5.5%，c 98.6%，d 1.0%，e 0.9%

正　解　**a，c**　**正答率 92.4%**　　　　▶参考文献　MIX 365　コンパクト 58

受験者つぶやき
・滲出性中耳炎の治療を選びました。
・急性中耳炎は軽症では経過観察で，抗菌薬は使用しないので注意です。
・急性中耳炎の治療を素直に選びました。
・炎症が強いときに抗菌薬，鼓膜が腫脹したら切開排膿をします。

Check ■ ■ ■

112F-67　65 歳の男性。人間ドックで顕微鏡的血尿を指摘され来院した。既往歴に特記すべきことはない。喫煙は 20 本/日を 40 年間。飲酒は日本酒を 1 合/日程度。尿所見：蛋白（－），潜血 1＋，沈渣に赤血球 10～20/1 視野。

　　次に行うべき検査はどれか。**2 つ選べ。**

　　a　腎シンチグラフィ　　　b　尿細胞診検査　　　c　尿道膀胱造影検査
　　d　腹部超音波検査　　　　e　レノグラム

アプローチ　①顕微鏡的血尿　➡　本文には記載がないが，今回初めて指摘されたとして考える。
②喫煙は 20 本/日を 40 年間　➡　尿路上皮癌のリスク因子である。
③蛋白（－）　➡　糸球体腎炎を積極的には疑わない。

鑑別診断　高齢男性において顕微鏡的血尿を見た場合の診療のアルゴリズムを考えることになる。血尿のみで蛋白（－）であるので，糸球体腎炎は積極的には疑わない。長期間の喫煙歴というリスクファクターがあることから，特に尿路上皮癌を見逃してはならない。その他，腎腫瘍や治療を要するような尿路結石症も重要である。これらが否定された場合には基本的には経過観察となる。

確定診断　尿路上皮癌，腎腫瘍，尿路結石症などの疑い

選択肢考察　×a　腎機能を評価する検査であり，^{99m}Tc-MAG3 や ^{99m}Tc-DMSA が用いられる。前者は腎臓への血流や濾過能力などの腎臓の働きを調べるもので，腎動態シンチグラム，レノグラムと呼ばれる。後者は腎臓の位置や大きさ，病変部位などの腎臓の形，腎機能を調べる検査である。

○b　血尿の場合で，特に高悪性度の尿路上皮癌の検出のために必須の検査である。Papanicolaou 染色で尿中にある上皮細胞の異型性を診断する。高異型度尿路上皮癌では比較的陽性率が高いものの，低異型度尿路上皮癌では感度が低い。報告様式として従来は

主に I ～ V のクラス分類が用いられてきたが，最近は「悪性」，「悪性疑い」などの具体的な表現での報告様式が用いられている。

× c 以前は尿道狭窄や前立腺肥大症に対しての第一選択の検査であったが，最近では軟性膀胱鏡検査が広く普及したことから，ほとんど用いられない。

○ d 基本的には血尿で受診した場合には必須の検査である。腎腫瘍や腎嚢胞，腎結石の診断が可能である。確実に診断するためには，この後で単純 CT 検査，造影 CT 検査が施行される。

× e 選択肢考察 a に記載したとおり，腎シンチグラフィの別称である。

解答率 a 0.4%，b 98.0%，c 7.5%，d 92.6%，e 0.8%

ポイント 本設問の選択肢にはないが，顕微鏡的血尿の場合には膀胱鏡検査は必須ではなく，尿細胞診で高悪性度の尿路上皮癌を見逃さないことが重要である。尿細胞診は 1 回だけではなく，複数回検査すべきとされており，基本的には泌尿器科受診が望ましい。

正 解 b，d **正答率** 90.9%　　　　　　　　　　　　　　▶参考文献 **MIX** 283

受験者つぶやき
・尿路系の異常を検索できる検査を選びました。
・無症候性血尿で，泌尿器科悪性腫瘍の検索です。
・まずは侵襲の少ない検査から行います。

Check ■ ■ ■

112F-68 24歳の女性。無月経を主訴に来院した。最終月経から2か月以上次の月経が来ないため，妊娠したと考え受診した。月経周期は28～56日，不整。子宮は前傾前屈，超鶏卵大，軟。尿妊娠反応陽性。双胎妊娠と診断した。経腟超音波像（**別冊 No. 7**）を別に示す。
　女性への説明として正しいのはどれか。**2つ選べ**。
 a 「2人の胎盤は別々になります」
 b 「2人の性別は異なることが多いです」
 c 「2人の羊水の量に差が出る可能性があります」
 d 「2人の間は羊膜という膜で隔てられています」
 e 「2人の臍帯が互いに絡み合う危険性があります」

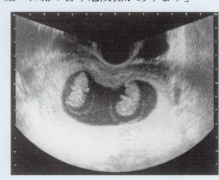

アプローチ
①月経周期は28～56日 ⟶ 妊娠あるいは機能性無月経を疑う。
②子宮は前傾前屈，超鶏卵大，軟 ⟶ 初期の妊娠を疑う。

画像診断

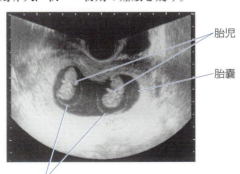

羊膜：胎囊は1つで，胎児はそれぞれ羊膜で隔てられていることから，1絨毛膜2羊膜性双胎と診断できる

鑑別診断　2児が1枚の羊膜に囲まれた1絨毛膜1羊膜性双胎との鑑別は，両胎児間に羊膜が存在しないことを確認する。2胎囊が接している2絨毛膜2羊膜性双胎との鑑別は，胎囊がメガネ状に分断されているため容易である。

確定診断　1絨毛膜2羊膜性双胎

選択肢考察 ×a　2絨毛膜2羊膜の場合である。

×b　2卵性双胎の場合である。

○c　1絨毛膜2羊膜双胎の場合である。

○d　1絨毛膜2羊膜双胎の場合である。

×e　1絨毛膜1羊膜双胎の場合である。

解答率 a 15.4%，b 4.4%，c 81.2%，d 88.0%，e 10.1%

ポイント　双胎の初期超音波像をみる場合，まず胎嚢が1つか2つかを判別する。次に1つの場合は，両胎児の間に膜が存在するかどうかを確認する。胎嚢が2つの場合は，2絨毛膜2羊膜性双胎であり，2卵性あるいは1卵性である。一方，胎嚢が1つの場合は，1絨毛膜2羊膜あるいは1絨毛膜1羊膜性双胎であり，通常は1卵性である。

正　解　**c，d**　**正答率 73.9%**　　　　▶**参考文献**　**MIX** 321　**チャート 産** 191

受験者つぶやき
・画像所見から正しそうなものを選びました。
・双子の間にあるのが胎盤だったんですかね……気付きませんでした。
・1絨毛膜2羊膜なので，双胎間輸血症候群の可能性があります。
・双胎間輸血症候群では受血児の方が予後が悪いということも重要です。胎児鏡下で吻合血管をレーザー凝固することもあります。

Check ■ ■ ■

次の文を読み，69〜71の問いに答えよ。

中年の女性。意識障害のため救急車で搬入された。

現病歴：ホテルの部屋で倒れているのを従業員が発見し，呼びかけに反応が乏しいため救急車を要請した。救急隊到着時にはけいれんしていたが，搬送開始直後に治まった。

既往歴：不明

生活歴：不明

家族歴：不明

現　症：意識レベルはJCS II -20。身長160 cm，体重50 kg。体温38.6℃。心拍数106/分，整。血圧94/50 mmHg。呼吸数24/分。SpO_2 100％（マスク5 L/分 酸素投与下）。皮膚はやや乾燥。瞳孔径は両側6.5 mmで，対光反射は両側やや緩慢。眼瞼結膜と眼球結膜とに異常を認めない。口腔内は乾燥している。頸静脈の怒張を認めない。心音と呼吸音とに異常を認めない。腹部は平坦，軟で，肝・脾を触知しない。腸雑音は減弱している。四肢に麻痺はなく，腱反射は正常。

検査所見：尿所見：蛋白（−），糖（−），ケトン体（−），潜血（−），沈渣に白血球を認めない。血液所見：赤血球450万，Hb 13.9 g/dL，Ht 42％，白血球11,200，血小板16万，PT-INR 1.2（基準0.9〜1.1）。血液生化学所見：総蛋白7.0 g/dL，アルブミン3.9 g/dL，総ビリルビン0.9 mg/dL，直接ビリルビン0.2 mg/dL，AST 46 U/L，ALT 32 U/L，CK 1,500 U/L（基準30〜140），尿素窒素18 mg/dL，クレアチニン0.8 mg/dL，血糖98 mg/dL，Na 141 mEq/L，K 4.5 mEq/L，Cl 102 mEq/L。動脈血ガス分析（マスク5 L/分 酸素投与下）：pH 7.35，$PaCO_2$ 28 Torr，PaO_2 100 Torr，HCO_3^- 15 mEq/L。心電図は洞調律で不整はないが，QRS幅が広がりQT間隔の延長を認める。ST-T変化を認めない。胸部エックス線写真で心胸郭比と肺野とに異常を認めない。頭部CTに異常を認めない。

112F-69 ホテルの部屋のごみ箱に錠剤の空包が多数捨ててあったとの情報が得られた。最も可能性が高い薬物はどれか。

 a 麻薬   b コリン作動薬
 c 三環系抗うつ薬   d 交感神経作動薬
 e ベンゾジアゼピン系睡眠薬

112F-70 中毒物質の迅速簡易定性に用いられる検体はどれか。

 a 尿 b 便 c 胃液 d 血液 e 脳脊髄液

112F-71 今後起こりうる合併症に対し最も重要なモニタリングはどれか。

 a 心電図   b 持続脳波   c 中心静脈圧
 d 観血的動脈圧 e SpO_2

アプローチ
①意識障害，錠剤の空包が多数捨ててあった ⟶ 急性薬物中毒の疑い
②四肢に麻痺はなく，腱反射は正常，頭部CTに異常を認めない ⟶ 脳梗塞，脳出血の可能性は低い。
③QRS幅が広がりQT延長 ⟶ 心筋伝導障害

④瞳孔径 6.5 mm ━━▶ 散瞳

⑤CK 1,500 U/L ━━▶ CK 増加

⑥心拍数 106/分，整 ━━▶ 頻脈

⑦皮膚はやや乾燥，口腔内は乾燥している ━━▶ 脱水

⑧体温 38.6℃ ━━▶ 高体温

⑨白血球 11,200 ━━▶ 白血球増多

⑩呼吸数 24/分 ━━▶ 頻呼吸

⑪pH 7.35，$PaCO_2$ 28 Torr，PaO_2 100 Torr，HCO_3^- 15 mEq/L（マスク 5 L/分 酸素投与下）
　　━━▶ anion gap〈AG〉= $Na^+ - (HCO_3^- + Cl^-)$ = 141 −（15 + 102）= 24 ━━▶ AG 増加

鑑別診断　「アプローチ」①，②から急性薬物中毒を疑う。③の QRS 幅延長と QT 延長は，三環系抗うつ薬による急性薬物中毒に特徴的である。④の散瞳を認めることより，縮瞳を起こす麻薬中毒，コリン作動薬中毒の可能性は低い。⑤の CK 高値は，けいれんによる可能性が高い。⑥，⑦，⑧，⑨から脱水，感染症の合併の可能性も高い。⑩，⑪から AG 増加を伴う代謝性アシドーシスがあり，頻呼吸により呼吸性代償を認める。

確定診断　急性薬物中毒（三環系抗うつ薬中毒）

[69]

選択肢考察
- ×a　麻薬は縮瞳を起こす。
- ×b　コリン作動薬は縮瞳を起こす。
- ○c　三環系抗うつ薬は，QRS 幅延長と QT 延長を起こす。
- ×d　交感神経作動薬は，QRS 幅延長や QT 延長を起こす可能性は低い。散瞳，頻脈や口腔乾燥から交感神経症状を想起して本肢を選んだ受験者が多かったのではないだろうか。 割れ問
- ×e　ベンゾジアゼピン系睡眠薬は，QRS 幅延長や QT 延長を起こす可能性は低い。割れ問

解答率　a 2.8%，b 2.4%，c 56.7%，d 19.0%，e 18.9%

ポイント　意識障害を起こす疾患を鑑別する問題である。低血糖，腎不全，肝不全，心不全，呼吸不全，電解質異常，脳血管疾患の可能性は低く，急性薬物中毒を考えさせる問題である。

本問の狙い　急性薬物中毒の原因薬物の中で，特徴的な所見を示す薬物を答えさせる問題である。三環系抗うつ薬は，心電図で QRS 幅延長と QT 延長を引き起こす。縮瞳を起こす薬物としては，コリン作動性薬物（有機リン・サリンなど），麻薬（モルヒネなど）が挙げられる。本問では，問題の説明文の中に「錠剤の空包が多数捨ててあったこと」と記載されてあるが，錠剤の空包が見つからなくても，意識障害を起こす疾患を鑑別できるようになってほしい。

[70]

選択肢考察　迅速簡易定性検査として，尿中の薬物乱用検出キット（商品名：トライエージ DOA®）が使用されている。
- ○a　尿が用いられる。
- ×b　便は用いられない。
- ×c　胃液は用いられない。
- ×d　薬物の血中濃度は測定されているが，迅速簡易定性検査には適さない。

F　医学総論／長文問題　545

×e　脳脊髄液は用いられない。

解答率　a 81.1％, b 0.0％, c 2.6％, d 16.2％, e 0.0％

ポイント　尿中の薬物乱用検出キットとして，シスメックス社のトライエージDOA®が市販されている。検出できる薬物は，フェンシクリジン類，ベンゾジアゼピン類，コカイン系麻薬，覚せい剤，大麻，モルヒネ系麻薬，バルビツール酸類および三環系抗うつ薬の8種類であり，約11分で結果が出る。

［71］

選択肢考察
○a　三環系抗うつ薬中毒によるQRS幅延長とQT延長は，心室頻拍や心室細動などの心室性不整脈を引き起こす可能性があるので，心電図をモニターすることが最も重要である。
×b　脳波は，てんかんなどの診断に用いるので，持続の必要性はない。
×c　心不全の所見はみられないので，中心静脈圧のモニターの重要性は高くない。
×d　高血圧やショックの所見はみられないので，観血的動脈圧のモニターの重要性は高くない。
×e　心不全や呼吸不全の所見はみられないので，SpO_2のモニターの重要性は高くない。

解答率　a 97.4％, b 0.3％, c 0.3％, d 0.2％, e 1.8％

正解　［69］c　正答率 56.7％　　［70］a　正答率 81.1％　　［71］a　正答率 97.4％

受験者つぶやき
［69］・便秘とQT延長からcを選びました。
　　　・抗うつ薬は心電図異常が出やすい，という知識のみからcを選びました。
　　　・QT延長を起こす薬剤は過去に問われていましたが，抗うつ薬も直前に友達と問題を出しあっていたおかげで答えられました。
［70］・違法な薬物の検査やドーピングの検査から尿検査のイメージが強かったです。
　　　・スポーツ選手のドーピング反応も尿でみることから，迅速に反映されるのかなと思いました。
［71］・QT延長がこの症例のプロブレムかと思いました。
　　　・QT延長は危険な兆候です。引き起こす薬物もしっかり押さえておきましょう。
　　　・心電図異常が既に出ています。
　　　・多形性心室頻拍が起こり，停止しなかったら除細動をします。

Check ■ ■ ■

次の文を読み，72〜74 の問いに答えよ。

76 歳の男性。腹痛と下痢とを主訴に来院した。

現病歴：50 歳台から軟便傾向であり，ときに水様下痢となっていた。本日，早朝に下痢，腹痛が出現した。自宅近くの診療所を受診し，細胞外液の輸液を受けたが改善しないため，紹介されて受診した。血便や嘔吐はない。

既往歴：55 歳ごろに過敏性腸症候群と診断され，6 か月間治療を受けたことがある。65 歳時から高血圧症と脂質異常症のため，自宅近くの診療所でスタチンとカルシウム拮抗薬とを処方されている。75 歳時から Alzheimer 型認知症のためドネペジル塩酸塩を処方されている。

家族歴：父親が胃癌。母親が脳卒中。

生活歴：商社に勤務し，48 歳から 60 歳まで東南アジア諸国に赴任していた。

現　症：意識は清明。身長 173 cm，体重 66 kg。体温 37.1℃。脈拍 88/分，整。血圧 120/60 mmHg。呼吸数 14/分。SpO$_2$ 98%（room air）。眼瞼結膜と眼球結膜とに異常を認めない。頸静脈の怒張を認めない。心音と呼吸音とに異常を認めない。腹部は下腹部全体に圧痛があるが，反跳痛はない。肝・脾を触知しない。腸雑音は亢進している。

検査所見：尿所見：蛋白 1+，糖（−），ケトン体 3+，潜血（−），沈渣に白血球を認めない。血液所見：赤血球 497 万，Hb 14.9 g/dL，Ht 44%，白血球 11,700（好中球 77%，好酸球 4%，単球 6%，リンパ球 13%），血小板 32 万。血液生化学所見：総蛋白 6.0 g/dL，アルブミン 3.3 g/dL，総ビリルビン 1.1 mg/dL，AST 8 U/L，ALT 10 U/L，LD 156 U/L（基準 176〜353），ALP 147 U/L（基準 115〜359），γ-GTP 25 U/L（基準 8〜50），尿素窒素 14 mg/dL，クレアチニン 1.0 mg/dL，尿酸 5.9 mg/dL，血糖 101 mg/dL，HbA1c 5.4%（基準 4.6〜6.2），トリグリセリド 85 mg/dL，HDL コレステロール 54 mg/dL，LDL コレステロール 116 mg/dL，Na 139 mEq/L，K 3.3 mEq/L，Cl 103 mEq/L。便鏡検によって認めた微生物の写真（別冊 No. 8）を別に示す。

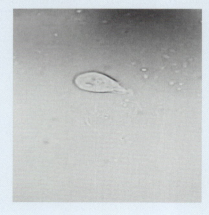

F 医学総論／長文問題 547

112F-72 原因微生物はどれか。

    a 赤痢アメーバ   b 病原性大腸菌   c ランブル鞭毛虫

    d *Clostridium difficile*   e *Campylobacter jejuni*

112F-73 追加して確認すべきなのはどれか。

    a 外傷歴   b 虫刺痕   c 抗菌薬服用歴

    d 同性との性的接触歴   e ペット飼育の有無

入院後の経過：入院 20 日目に，財布がなくなったとしきりに訴えるようになった。看護師が貴重品ボックスに預かっていることを説明したが，記憶がないと話している。

112F-74 この他に合併しやすい症状はどれか。

    a 滞続言語   b 収集癖   c 取り繕い

    d 立ち去り行動   e レム睡眠行動障害

アプローチ

① 76 歳の男性

② 50 歳台から軟便傾向，ときに水様下痢。55 歳ごろに過敏性腸症候群で 6 か月の治療，48 歳から 60 歳まで東南アジア諸国に赴任 ➡ 渡航感染症の疑い

③ 75 歳から Alzheimer 型認知症で治療中 ➡ 入院などの変化でせん妄のリスクあり

④ 血便・嘔吐なし ➡ 赤痢アメーバや病原性大腸菌の可能性は低い。

⑤ 血液検査で白血球 11,700（好中球 77％）➡ 軽度の炎症所見

画像診断　明確ではないが，内部に鞭毛を有する長楕円型の囊子と推定される病原体がみられる。

鑑別診断　48 歳から東南アジアに赴任しており，環境変化により慢性の軟便傾向・水様性の下痢を認めていた。過敏性腸症候群と診断されたことがあるが，病因は明らかではない。

　本例では，急激な腹痛・下痢を認めている。微熱を認めるが，明らかな肝脾腫を認めないこと，また血便・嘔吐を認めないこと（「アプローチ」④）から赤痢アメーバとは異なる経過である。抗菌薬の投与がないため，偽膜性腸炎（*Clostridium difficile*）の経過とも異なる。便鏡検所見では鞭毛を有する長楕円型の囊子を認めていることから，細菌感染（病原性大腸菌，*Campylobacter jejuni*）とは異なる経過である。以上の経過・所見と海外渡航歴が長いという生活歴（②）から，ランブル鞭毛虫による下痢性疾患（ジアルジア症）と考えられる。

確定診断　ランブル鞭毛虫感染症（ジアルジア症）

[72]

選択肢考察

× a 血便を認めないこと，便鏡検所見で赤血球を貪食した虫体がみられないことより異なる。

× b 明らかな発熱・嘔吐がみられないことと便鏡検所見から異なる。

○ c 生活歴・症状経過・便鏡検所見での特徴から診断される。

× d 抗菌薬の前投薬がないことから異なる。

× e 明らかな発熱・嘔吐や食中毒を示唆するエピソードがなく，便鏡検所見が異なる。

解答率　a 14.1％，b 0.4％，c 82.3％，d 3.0％，e 0.1％

[73]

選択肢考察

× a 本例は外傷歴とは関連はないものと考えられる。

× b 渡航感染症での虫刺痕の情報はマラリアでは有用であるが，本例では有用な情報ではない。

× c 偽膜性腸炎とは異なる経過であり，有用な情報ではない。

○ d ランブル鞭毛虫感染症では発展途上国での生活・男性同性愛が有用な情報である。

× e 爬虫類やイヌなどの飼育歴の有無は赤痢アメーバ発症においては有用な情報となる。

解答率 a 4.4%，b 3.5%，c 8.1%，d 66.2%，e 17.7%

ポイント 日本でみられるランブル鞭毛虫感染症（ジアルジア症）の多くは発展途上国からの帰国者に多くみられる。本症の主な臨床所見では非血性・水様下痢が必発であり，細菌性腸炎のような発熱は多くの場合認めない。診断としては，便中での囊子を確認することが重要である。

[74]

鑑別診断 Alzheimer 型認知症の治療歴があり，今回の感染・入院という環境変化で症状が悪化して，短期記憶低下がみられている。

選択肢考察

× a 滞続言語は，若年認知症の Pick 病〈前頭側頭型認知症〉で特徴的である。

× b 収集癖は認知症の一症状であるが，強迫性障害でもみられる。

○ c 取り繕いは Alzheimer 型認知症の初期において特徴的な症状である。

× d 立ち去り行動は，若年認知症の Pick 病〈前頭側頭型認知症〉で特徴的である。

× e 睡眠中に暴れるなどの異常行動であるレム睡眠行動障害は，Lewy 小体認知症や Parkinson 病でみられる症状である。

解答率 a 3.0%，b 1.7%，c 89.4%，d 3.8%，e 2.1%

ポイント Alzheimer 型認知症は，経過は緩やかに進行していくが，環境変化や感染症といったストレスなどにより症状が悪化することがあり，本例のように入院治療が契機となって症状が悪化することがある。本問は，Alzheimer 型認知症に関して合併しやすい症状を確認する問題である。

前半の 2 問は，アメーバ赤痢と鑑別を要するが，症状経過から判断は可能である。後半 1 問は，入院により Alzheimer 病悪化による認知機能低下が示唆されるもので，Alzheimer 型認知症の基本的知識があれば解答は可能である。

正解 [72] c **正答率** 82.3% [73] d **正答率** 66.2% [74] c **正答率** 89.4%

▶ 参考文献 **MIX** 86, 152

受験者つぶやき

[72] ・画像所見から c を選びました。

・自分が知っているランブル鞭毛虫の画像（モンキーフェイス）と違いすぎて選べませんでした。でもよく見ると確かに鞭毛のようなものが見えますね……。

・東南アジアに長期滞在していたので寄生虫関連だと思いランブルを選びました。

[73] ・よくわからなかったです。

・前の問題を赤痢アメーバと勘違いしていたのでたまたま当たりました。ランブル鞭毛虫が同性との性交渉で感染するのも知りませんでした。

・選択肢の中で寄生虫に関係するのは便から感染する d だと思いました。

[74] ・これも e 以外よくわからなかったです。

F 医学総論／長文問題　　549

・他の選択肢も認知症関連ですね。いずれも重要なので押さえておきましょう。ほかに，質問に答えられず，同伴した家族に目で助けを求める振り向き徴候なども Alzheimer 型認知症で特徴的です。
・Alzheimer 病の症状を選びました。
・物盗られ妄想があるので Alzheimer 病だと思いました。物忘れがあっても笑ってごまかして取り繕うイメージです。

次の文を読み，75～77の問いに答えよ。

49歳の女性。意識障害のため救急車で搬入された。

現病歴：2か月前から夕方の買い物中にボーッとなって近くの医療機関を受診し点滴を受けて帰宅することが3回あった。Holter心電図で異常はなく，脳波検査と頭部CTとを受けたが結果はまだ聞いていないという。本日夜，自宅で倒れているのを見つけた夫が救急要請し，総合病院の救急外来に搬入された。

既往歴（夫からの情報）：特記すべきことはない。月経はよく分からない。持参していた特定健診（3週間前受診）のデータ：Hb 11.4 g/dL，白血球 3,100，血糖 68 mg/dL，Na 132 mEq/L。

生活歴：専業主婦。夫と2人暮らし。大学生の子ども2人とは別居。

家族歴：特記すべきことはない。

現　症：閉眼したままで呼びかけには反応しないが，痛み刺激には反応がある。身長156 cm。体重は測定不能だが，夫によると「少し痩せてきたかなぁ」という。脈拍76/分，整。血圧102/56 mmHg。胸部や腹部に異常を認めない。手足は時折動かし，麻痺や弛緩は認めない。簡易測定した血糖値が35 mg/dLであったので，20%ブドウ糖液20 mLを静注したところ，3分後には呼びかけに応じ座位が取れるようになった。経過観察と精査を目的に入院になった。

112F-75 この患者から収集すべき情報として重要性が高いのはどれか。**3つ選べ**。
- a 月経歴
- b 海外渡航歴
- c 薬剤服用歴
- d 正確な体重歴
- e ペット飼育歴

追加情報（本人の意識回復後に聴取した内容）：2回の出産後，月経は正常に戻ったが最近は少し不順気味である。魚油系のサプリメントを服用しているが常用薬はない。2年に1度，家族で海外旅行に行っており，直近は1年前にアメリカ西海岸を訪れた。犬を10年以上室内で飼っている。体重はこの1年で5 kg減って48 kgである。

その後の経過：ブドウ糖液静注後，意識障害は改善し再度の悪化を認めなかったため，翌朝まで維持液1,000 mLを輸液しながら経過観察することにした。翌朝の診察時，意識状態は再度悪化し意思疎通が取れなくなっていた。バイタルサインは正常である。血液生化学所見：血糖 82 mg/dL，Na 112 mEq/L，K 3.9 mEq/L，Cl 78 mEq/L。CRP 0.3 mg/dL。動脈血ガス分析の結果は正常。緊急で行った頭部CTで異常を認めない。

112F-76 この患者の意識障害の原因として疑わしいのはどれか。
- a 下垂体前葉機能低下症
- b サプリメントの大量摂取
- c 遷延性低血糖症
- d 粘液水腫性昏睡
- e 無菌性髄膜炎

112F-77 輸液を見直すとともに，行うべき対応はどれか。
- a 抗ウイルス薬を投与する。
- b サプリメントを中止させる。
- c 甲状腺ホルモンを投与する。
- d 20%ブドウ糖液を静注する。
- e 副腎皮質ステロイドを投与する。

▶臨床eye

Step 1 49歳女性　意識障害

① 49歳の女性 ⟶ 月経はどうなっているか？　閉経後か否か？

② 意識障害 ⟶ 脳血管障害，てんかん，不整脈以外に，低血糖と電解質異常が，原因としてすぐ頭に浮かばなければならない。

Step 2 病歴，身体診察

③ 2か月前からボーッとなることあり ⟶ 慢性の原因を示唆

④ Holter心電図で異常なし ⟶ 不整脈は否定的

⑤ 脳波検査，頭部CTの結果不明 ⟶ てんかん，頭蓋内疾患の否定はまだできない。

⑥ 月経歴不明 ⟶ 無月経の可能性あり。

⑦ Hb 11.4 g/dL ⟶ 軽度の貧血

⑧ 白血球3,100 ⟶ 軽度の白血球減少

⑨ 血糖68 mg/dL ⟶ 血糖値が低め。

⑩ Na 132 mEq/L ⟶ 明らかな低ナトリウム血症あり。⑥と併せて副腎不全の可能性を示唆する。

⑪ 大学生の子ども2人 ⟶ 出産歴あり ⟶ Sheehan症候群の可能性がある。

⑫ 痩せ ⟶ 副腎不全に合致。逆にインスリノーマ症候群は考えにくい。

⑬ 血圧102/56 mmHg ⟶ 低め ⟶ 副腎不全に合致

⑭ 麻痺・弛緩なし ⟶ 脳血管障害の可能性はやや低い。

Step 3 検査所見，追加情報など

⑮ 血糖値35 mg/dL，ブドウ糖静注で意識回復 ⟶ 意識障害の原因は低血糖

⑯ 最近月経やや不順気味 ⟶ 下垂体機能低下症の可能性あり。

⑰ 魚油系サプリメント服用，常用薬はなし ⟶ 薬剤による低血糖，低ナトリウム血症は考えにくい。

⑱ 1年で5 kgの体重減少 ⟶ インスリノーマ症候群は考えにくい。また，甲状腺機能低下症も考えにくい。

⑲ 維持輸液後意識状態悪化 ⟶ 維持輸液のNa濃度は低いため，低Na血症があれば増悪することが多い。

⑳ Na 112 mEq/L，K 3.9 mEq/L ⟶ 低ナトリウム血症あり，高カリウム血症なし ⟶ 副腎不全の原因が副腎性でないことを示唆

㉑ 頭部CT異常なし ⟶ 頭蓋内疾患は否定的

Step 4 総合考察

　低血糖，低ナトリウム血症，血圧低値，痩せから，副腎不全が疑われ，高カリウム血症がなく，月経不順があることから，原因として下垂体性である可能性が高い。

　意識障害の鑑別は救急医療において極めて重要である。原因は多岐にわたる。頭蓋内疾患，不整脈以外に，薬物中毒，代謝異常，電解質異常も珍しくない。したがって，救急の現場では頭部CT，心電図とともに，血糖と電解質をチェックすることが必須である。意識障害をきたす電解質異常としては，低ナトリウム血症と高カルシウム血症が有名である

が，例えば低カルシウム血症もてんかんや不整脈の原因となりうる。

確定診断 低血糖と低ナトリウム血症による意識障害（下垂体前葉機能低下症の疑い）

[75]

選択肢考察 ○a 低血糖と低ナトリウム血症から副腎不全が疑われるので，原因が下垂体性の場合，多くは月経異常を合併する。

×b 他の選択肢と比較して重要性が低い。

○c 低血糖の原因としては血糖降下薬（サプリメントを含む）の頻度が高い。また，副腎皮質ホルモン（糖質コルチコイド）を含む薬剤を長期使用している場合，相対的副腎不全に陥ることは珍しくない。

○d 副腎不全では体重減少，インスリノーマ症候群では体重増加をきたすので，他の選択肢と比較して相対的に重要。

×e 発熱，リンパ節腫脹などの感染を示唆する徴候に乏しく，人獣共通感染症は鑑別疾患として考えにくい。

解答率 a 98.0％，b 1.6％，c 98.9％，d 98.4％，e 0.2％

[76]

選択肢考察 ○a 低血糖と低ナトリウム血症から副腎不全が疑われるので，高カリウム血症の欠如，月経不順から下垂体性が疑われる。

×b 魚油系サプリメントの大量摂取で，低血糖や低ナトリウム血症はきたさない。

×c 低血糖は遷延していない。

×d 徐脈，低体温など粘液水腫を示唆する徴候を欠いている。

×e 発熱，リンパ節腫脹などの感染を示唆する徴候はなく，髄膜刺激症状の記載もない。

解答率 a 75.3％，b 7.8％，c 10.8％，d 5.7％，e 0.4％

[77]

選択肢考察 ×a ウイルス性脳炎，髄膜炎ではない。

×b サプリメント摂取は病態に無関係。

×c 甲状腺ホルモン低下を疑わせる所見はない。なお，副腎不全が存在する場合，甲状腺ホルモンのみの投与は，副腎不全を増悪させるので禁忌である。

×d 低血糖のみ改善するが，低ナトリウム血症は改善しない。

○e 糖質コルチコイド不足が強く疑われるので，第一選択となる。

解答率 a 0.2％，b 9.7％，c 3.5％，d 6.2％，e 80.4％

ポイント 国家試験に繰り返し出題されてきた下垂体前葉機能低下による副腎不全を原因とする意識障害の症例である。低血糖，低ナトリウム血症でほぼ予想がつく。低血圧傾向，低体重傾向でほぼ間違いない。高カリウム血症がないことも重要である。本例では記載がないが，肌の色が蒼白（副腎性では ACTH 高値によりむしろ色素沈着あり），性毛の脱落（女性の性毛は副腎男性ホルモンの支配下にあり，副腎男性ホルモンは ACTH 低下で低下する）などの所見にも注意を払う必要がある。

正　解 [75] **a，c，d** **正答率97.1％** 　　[76] **a** **正答率75.3％** 　　[77] **e** **正答率80.3％**

▶参考文献　MIX 331

受験者つぶやき

[75]・感染はfocusにないと思ったので除外できました。
・特に感染症を疑わせるb，eを外し，内分泌に関係しそうなa，c，dを選びました。
・「その後の経過」まで読んでから選びました。
・感染症系というより内分泌系の問題だと思いました。
[76]・電解質と血糖値から選びました。
・追加情報の方の意識障害は低ナトリウムによるものでしょう。低ナトリウムでありながら高カリウムではないので汎下垂体機能低下に近いものを選びました。この点は副腎不全との鑑別点として重要です。ただ，後から調べると甲状腺機能低下によって低血糖を，粘液水腫昏睡によって低ナトリウムをきたすようですね……。
・低血糖と低ナトリウム血症をきたすものを選びました。魚油系サプリメントとはDHAでしょうか。dはよくわかりませんでしたが，甲状腺機能低下では低血糖にはならなそうだと思いました。
・低血糖，低Naなどから副腎不全が起きていると思いました。臨床像からSheehan症候群を疑いました。
[77]・76が選べたら一対一で対応していると思います。
・下垂体機能低下であれば必ず先にステロイドでストレス耐性を上げる必要があります。
・cとeではeが先です。
・副腎不全ではヒドロコルチゾールを補充します。

Check ■ ■ ■

次の文を読み，78〜80の問いに答えよ。

59歳の男性。激しい前胸部痛と息苦しさのために救急車で搬入された。

現病歴：3日前から5分程度のジョギングで前胸部の絞扼感と息苦しさとを自覚していたが，10分程度の休息で症状は消失していた。本日午前6時30分に胸痛と息苦しさが出現し，1時間以上持続するため救急車を要請した。

既往歴：5年前から高血圧症で降圧薬を服用している。

現　症：意識はやや混濁しているが呼びかけには応じる。身長176 cm，体重82 kg。体温36.6℃。心拍数114/分，不整。血圧90/46 mmHg。呼吸数28/分。SpO₂ 89%（リザーバー付マスク10 L/分酸素投与下）。冷汗を認め，四肢末梢に冷感を認める。心雑音を認めないが，Ⅲ音を聴取する。呼吸音は両側の胸部にcracklesを聴取する。腹部は平坦，軟で，肝・脾を触知しない。下腿に浮腫を認めない。

検査所見：血液所見：赤血球520万，Hb 16.3 g/dL，Ht 51%，白血球15,800，血小板19万。血液生化学所見：総蛋白7.0 g/dL，AST 14 U/L，ALT 18 U/L，CK 420 U/L（基準30〜140），クレアチニン1.8 mg/dL。心エコー検査で左室拡張末期径は51 mm，壁運動は基部から全周性に低下しており，左室駆出率は14%であった。心電図（別冊No.9）を別に示す。

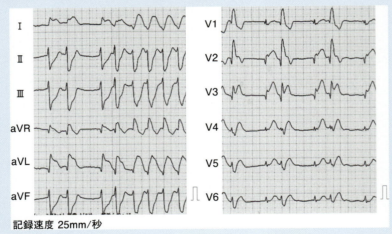

記録速度 25mm/秒

112F-78　救急外来で気管挿管を行った後，冠動脈造影を行う方針とした。カテーテル室に移動して，まず大動脈内バルーンパンピング〈IABP〉を留置した。
　　　　この患者のIABP管理として**誤っている**のはどれか。
　　　　a　留置後は抗血栓療法を行う。
　　　　b　冠動脈血流の増加が期待できる。
　　　　c　心収縮期にバルーンを膨張させる。
　　　　d　留置後は下肢虚血の発症に注意する。
　　　　e　バルーン先端部が弓部大動脈にかからないようにする。

112F-79　緊急で行った冠動脈造影像（**別冊**No.10）を別に示す。
　　　　冠動脈の責任病変はどれか。
　　　　a　対角枝　　　　　b　右冠動脈　　　　c　左前下行枝
　　　　d　左冠動脈回旋枝　e　左冠動脈主幹部

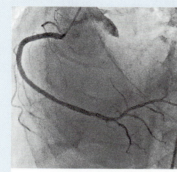 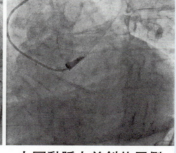

右冠動脈左前斜位頭側　　左冠動脈左前斜位尾側

112F-80　治療後にICUに入室し全身管理を行った。入室後2日目の心電図（**別冊**No.11）を別に示す。
　　　　所見として**認めない**のはどれか。
　　　　a　Ⅰ，aVL誘導におけるQ波
　　　　b　Ⅱ誘導におけるST上昇
　　　　c　V2誘導におけるQ波
　　　　d　V2，V3誘導におけるT波の陰転化
　　　　e　左側胸部誘導におけるR波の減高

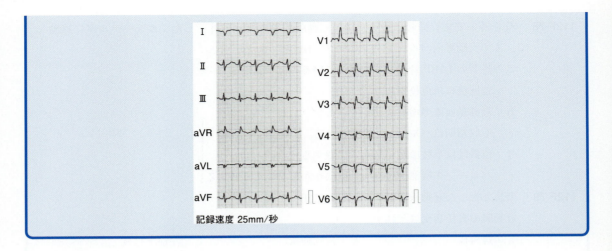

アプローチ

①激しい前胸部痛と息苦しさが1時間以上持続 ⟶ 痛みの性状としては虚血性心疾患に典型的であり，持続性でもあるため，急性心筋梗塞を強く疑う。

②3日前からジョギングで前胸部の絞扼感と息苦しさを自覚 ⟶ 労作性狭心症が先行

③血圧 90/46 mmHg，心拍数 114/分，冷汗，四肢末梢の冷感 ⟶ いわゆるショックバイタルで末梢循環不全も合併

④Ⅲ音，両側胸部の crackles ⟶ 左心不全と肺うっ血を合併

⑤CK 420 U/L，白血球 15,800 ⟶ 急性心筋梗塞に合致する所見

⑥壁運動が全周性に低下し，左室駆出率 14%（正常 55% 以上）⟶ 明らかな左室収縮能の著しい低下

画像診断

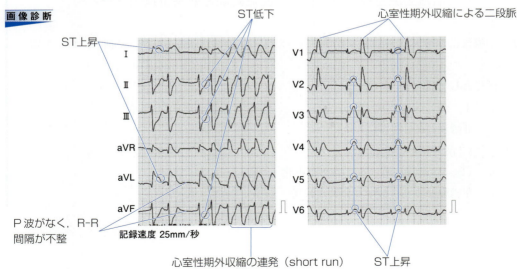

R-R 間隔が全く不整で P 波がなく，心房細動と考えられる。心室性期外収縮による二段脈や連発（short run）も認められる。重要なのは，V_1〜V_6，Ⅰ，aV_L に特徴的な ST 上昇を認め，一方でⅡ，Ⅲ，aV_F では mirror image による ST 低下がみられる。前側壁の ST 上昇型急性心筋梗塞〈STEMI〉と考えて間違いない。

F　医学総論／長文問題　557

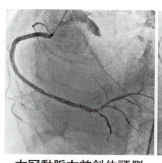
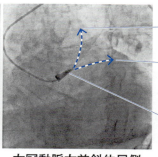

右冠動脈左前斜位頭側　　左冠動脈左前斜位尾側

右冠動脈に明らかな狭窄所見はない。左冠動脈造影では，左冠動脈主幹部遠位端近くで閉塞しており，前下行枝も回旋枝も造影されていない。

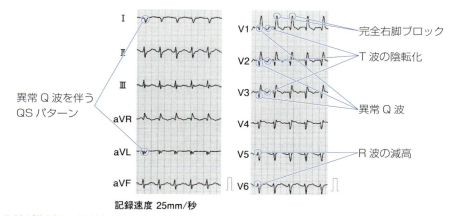

記録速度 25mm/秒

　P波が復活し，洞性頻脈となっている。V_1～V_3で，QRS幅が拡大（＞0.12秒）してM字型に変形しており，完全房室ブロックと考えられる。I，aVL，V_1～V_3まで異常Q波が認められ，前側壁のST上昇型急性心筋梗塞の所見である。
　V_1～V_3におけるT波の陰転化，V_5～V_6でのR波の発達の悪さ，いずれも急性前側壁梗塞の所見として重要である。

鑑別診断　労作性狭心症が先行し，急激な激しい前胸部痛が出現，持続している点，CK・白血球上昇など血液所見も典型的である点から，まず急性心筋梗塞であることは確実である。心電図変化から，広範囲な前側壁のST上昇型急性心筋梗塞〈STEMI〉であることが確認できる。病態としては，心原性ショックと急性左心不全，つまりForrester IV度に該当することが，血圧低下，III音，肺うっ血から示唆される。それを裏付けるように心エコー検査で，壁運動の全周性低下に伴う，著しい左室駆出率の低下が認められる。決め手は冠動脈造影で，左冠動脈主幹部の閉塞が，この症例のSTEMIの原因となっている。

確定診断　左冠動脈主幹部の閉塞によって生じた前側壁の急性ST上昇型心筋梗塞〈STEMI〉，心原性ショック，左心不全

[78]

選択肢考察　○a　IABP使用中は，主にヘパリンの点滴静注により抗凝固療法を施行し，IABPバルーンそのものへの血栓付着を予防する必要がある。
　○b，×c　拡張期に下行大動脈内でバルーンを膨張させることにより，主に拡張期に流れる冠血流を増加させることができる。

○ d　IABPバルーンシャフトは太く，8F（フレンチ）サイズのシース（管）を通常経皮的に大腿動脈に挿入して用いる．8Fシースは現在のカテーテル技術からみると，かなり太めである．もし大腿動脈や腸骨動脈に狭窄等があると，IABPバルーンを挿入することによって血流が低下し，下肢の虚血が容易に発生してしまうため，注意が必要である．

　　○ e　IABPの先端は必ず下行大動脈内になければならず，大動脈弓部や上行大動脈内の方まで移動することがないよう，注意を要する．

解答率　a 1.6%，b 0.4%，c 96.6%，d 0.9%，e 0.4%

[79]

選択肢考察　前側壁のST上昇型急性心筋梗塞〈STEMI〉では，冠動脈造影でも確認されたように左冠動脈主幹部が閉塞している．

　　× a，× b，× c，× d，○ e

解答率　a 0.3%，b 0.5%，c 2.8%，d 3.3%，e 93.1%

[80]

選択肢考察　「画像診断」の解説のとおり．

　　○ a，× b，○ c，○ d，○ e

解答率　a 10.7%，b 66.9%，c 3.1%，d 1.1%，e 18.3%

ポイント　中等症以上の大動脈弁閉鎖不全〈AR〉が存在していた場合，IABP挿入により拡張期の大動脈から左室への逆流〈AR〉が明らかに増大してしまう．IABPの禁忌，特に必ずARを覚えておくこと．

正　解　[78] c　**正答率** 96.6%　　[79] e　**正答率** 93.0%　　[80] b　**正答率** 66.8%

▶参考文献　MIX 206

[78]・収縮期にバルーンを膨らませたらより負荷がかかってしまいマズいです．
　　・収縮期にバルーンを膨らませたら，血液を末梢へ送り出せません．
　　・IABPは収縮期にバルーンがしぼんで後負荷を下げ，拡張期に膨らみ冠血流を増やします．
[79]・画像一発問題です．
　　・左冠動脈が主幹部で完全閉塞してますね．
　　・左冠動脈主幹部より先がまったく造影されていません．
[80]・画像一発問題です．丁寧に選択肢を吟味しました．
　　・Ⅱ誘導のST上昇は確実に見られませんが，ほかのもわかりやすいとは言い難いですね．
　　・疲れていたせいか，eをR波の「増」高と読み間違えて，選んでしまいました．
　　・Ⅱ誘導ではT波が見られるのを，ST上昇と引っ掛けてきたのかなと思いました．

F 医学総論／長文問題 559

Check ■ ■ ■

次の文を読み，81～83 の問いに答えよ。

73 歳の女性。右殿部から膝の痛みを主訴に来院した。

現病歴：60 歳ごろから立ち上がる動作や長時間の立位や歩行をした際に右殿部から膝の痛みを自覚していた。2 年前には右膝に右手を置いて歩行するようになったために自宅近くの整形外科診療所を受診し，エックス線写真で右股関節の変形を指摘されたが通院はしていなかった。3 か月前から痛みが増悪して歩行がさらに困難になり，屋内の伝い歩きは可能なものの外出ができなくなったため受診した。

既往歴：18 年前から高血圧症のため自宅近くの内科診療所で内服治療中。同診療所で，慢性の便秘症に対し整腸薬と睡眠障害に対する睡眠薬とを処方されている。また眼科診療所で，軽度の白内障に対して点眼薬の処方を受けている。2 か月前からは，右殿部から膝の痛みに対して市販の湿布薬貼付と鎮痛薬の内服とを続けている。

生活歴：夫，長男夫婦および孫 2 人との 6 人暮らし。兼業農家で長男夫婦は共働き。孫は短大生と高校生。3 か月前まで患者が家事の多くを担当していた。

家族歴：特記すべきことはない。

現　症：意識は清明。身長 156 cm，体重 53 kg。体温 36.3℃。脈拍 64/分，整。血圧 130/72 mmHg。呼吸数 14/分。SpO_2 98%（room air）。頸部リンパ節を触知しない。胸腹部に異常を認めない。右殿部から膝の痛みのために立ち上がる際に介助が必要で，独歩は不能である。

検査所見（外来受診時）：尿所見：蛋白（－），糖（－），ケトン体（－），潜血（－）。血液所見：赤血球 390 万，Hb 12.0 g/dL，Ht 38%，白血球 5,800，血小板 24 万。血液生化学所見：総蛋白 6.8 g/dL，アルブミン 3.8 g/dL，総ビリルビン 0.7 mg/dL，AST 15 U/L，ALT 17 U/L，LD 220 U/L（基準 176～353），ALP 153 U/L（基準 115～359），γ-GTP 28 U/L（基準 8～50），アミラーゼ 76 U/L（基準 37～160），CK 40 U/L（基準 30～140），尿素窒素 16 mg/dL，クレアチニン 0.8 mg/dL，血糖 84 mg/dL，Na 139 mEq/L，K 4.1 mEq/L，Cl 109 mEq/L。CRP 0.2 mg/dL。

112F-81　右殿部から膝の痛みの原因の鑑別に**有用でない**身体診察はどれか。

    a　肋骨脊柱角の叩打　　　b　股関節の可動域　　　c　鼠径部の触診

    d　大腿部の触診　　　　　e　膝関節の触診

その後の経過：外来で精査した結果，右股関節を人工関節に置き換える手術が予定された。入院時のシステムレビューで，夜間のトイレ歩行時に軽いふらつきを自覚していることが分かった。神経学的所見では，右下肢の筋力低下以外に，ふらつきの原因となる異常は認めなかった。

112F-82　処方されている薬剤で，ふらつきの原因となる可能性があるのはどれか。**3 つ**選べ。

    a　非ステロイド性抗炎症薬〈NSAIDs〉　　　b　降圧薬

    c　睡眠薬　　　　　　　　　　　　　　　　d　整腸薬

    e　点眼薬

560 国試112 ― 第112回　医師国家試験問題解説書

112F-83　手術後のリハビリテーションの計画を立てる上で患者に確認すべきなのはどれか。3つ選べ。

    a　患者が望む生活像　　　b　使用している寝具　　　c　予防接種歴

    d　玄関の構造　　　　　　e　学　歴

アプローチ

① 73歳の女性 ⟶ 骨粗鬆症，変性疾患，悪性疾患も考慮

②右殿部～膝の痛み ⟶ 腰椎，骨盤，股関節，膝関節疾患の可能性

③右膝に右手を置いて歩行 ⟶ 疼痛による逃避性跛行

④右股関節の変形を指摘 ⟶ 股関節由来の疼痛

⑤痛みが増悪して歩行がさらに困難 ⟶ 変形の進行

⑥立ち上がる際に介助が必要で，独歩は不能 ⟶ 症状の進行

⑦意識清明，血圧130/72mmHg，頸部リンパ節触知なし，胸腹部異常なし ⟶ 脳血管疾患，内臓疾患はない。

⑧検査所見異常なし ⟶ 内臓疾患，炎症性疾患はない。

鑑別診断

　「アプローチ」①，②，③から右殿部～下肢痛の症状であり，腰部脊柱管狭窄症による坐骨神経痛，骨粗鬆症性椎体圧迫骨折による遅発性麻痺，変形性膝関節症を疑うが，④で否定される。また，①から腰椎，骨盤，股関節への転移性骨腫瘍も考慮しておくべきだが，⑦，⑧から悪性疾患の存在を疑わせるものはなく，可能性は低い。④から股関節変形はあるので，化膿性股関節炎，大腿骨頭壊死や骨折後の変形治癒も考慮されるが，⑧と既往歴にはそれを疑わせるものはなく，⑤，⑥から経過とともに進行しているので，変性疾患としての股関節変形と考えられる。

確定診断　右変形性股関節症

[81]

選択肢考察

×a　腎盂腎炎，尿路結石などの腎臓疾患が疑われる場合に行われる診察手技であり，本例での有用性は低い。

○b　股関節障害の程度を把握するためには必要である。

○c　股関節周囲の圧痛，腫脹や熱感も診察して，炎症性疾患や腫瘍性疾患を鑑別する。また，腰部脊柱管狭窄症でも鼠径部痛を呈することがある。

○d　疼痛による逃避性跛行がみられ，廃用性筋萎縮や腰椎疾患からの麻痺性筋萎縮も疑われるので必要である。

○e　変形性膝関節症も疑われるので，圧痛，熱感，膝蓋跳動の有無を診ておくべきである。

解答率　a 93.2%，b 0.4%，c 4.3%，d 0.7%，e 1.4%

ポイント　股関節疾患による疼痛は股関節だけではなく，殿部や関連痛として膝関節にも疼痛が及ぶことを考慮して診察を進めていく。

[82]

選択肢考察　○a　副作用として消化性潰瘍，高血圧，肝障害，浮腫，腎障害，悪心，嘔吐，眠気，めまいなどがある。

○b 悪心，嘔吐，血圧変動，めまい，立ちくらみ，頭痛などが起こることがある。
○c 眠気，注意力・集中力低下，反射運動能力の低下などが起こることがある。
×d 非常に副作用の少ない薬剤で，原因になる可能性は低い。
×e 白内障点眼薬では眼の痒み，羞明，刺激感，結膜充血などを生じることがあるが，頻度は低い。

解答率 a 60.3%，b 98.1%，c 97.8%，d 26.3%，e 12.2%

ポイント NSAIDsによる副作用は胃腸障害や消化性潰瘍だけではなく，本例のようにふらつきもある。最近注目されているので，しっかりと把握しておきたい。

[83]

選択肢考察
○a 生活の質〈QOL〉に関連する身体的状態として，歩行能力のゴール設定が重要で，独歩，歩行補助具による歩行，車椅子など，また介助してくれる人の存在も確認しておきたい。
○b 寝床への移動も重要な日常生活動作〈ADL〉であり，ベッドを使っているか否かなども知っておくべきである。
×c 高齢者では心肺機能の低下により，肺炎やインフルエンザの罹患が気になるが，計画立案には直接の影響はない。
○d 段差の程度とか転倒リスクにつながる構造がないかも重要である。
×e 病識，理解度を知る一つの指標として参考になるかもしれないが，リハビリテーションの内容は変わらない。

解答率 a 99.3%，b 98.7%，c 0.9%，d 97.9%，e 1.2%

ポイント 生活環境は治療後の日常生活動作の自立度を考える上で非常に重要である。

正解 [81] a　**正答率** 93.2%　　[82] a，b，c　**正答率** 59.7%　　[83] a，b，d　**正答率** 97.1%

▶参考文献　MIX 186, 426, 453

受験者つぶやき
[81]・痛みの部位と関係のないところを選びました。
　　・肋骨脊柱角の叩打痛を棘突起叩打痛と間違えました。疲れがいよいよピークですね。
　　・cはよくわかりませんでしたが，aは泌尿器系の診察なので，さすがに要らないと思い，aを選択。
　　・肋骨脊柱角の場所も確認しておきましょう。必修などで問われます。
[82]・NSAIDsのふらつきは知らなかったです。
　　・aの機序はよくわかりませんでしたが，dとeはあまり悪さをしなさそうなので，無難なa，b，cを選びました。
　　・整腸薬は自分も国試前に飲んでいました。毎日飲み続ける必要があるというくらいなので副作用は少ないと思いました。
[83]・学歴はおかしいです。
　　・学歴……理解度を考えさせるひっかけなんでしょうか。
　　・リハビリにおいて最終的には患者が望む生活像が重要，ということはよく問われます。

562　国試112 ― 第112回　医師国家試験問題解説書

Check ☐ ☐ ☐

112F-84　ある地域の 15 歳から 49 歳までの女性人口と出生数を表のように仮定する。

	年齢別 女性人口（人）	年齢別出生数（人）	
		男	女
15 歳から 19 歳まで	各 100,000	各 2,100	各 2,000
20 歳から 39 歳まで	各 100,000	各 5,200	各 5,000
40 歳から 49 歳まで	各 100,000	各 1,100	各 1,000

※ 15 歳から 49 歳までの総女性人口　3,500,000 人

総再生産率を求めよ。

ただし，小数第 2 位以下の数値が得られた場合には，小数第 2 位を四捨五入すること。

解答：①.②

① 0　1　2　3　4　5　6　7　8　9
② 0　1　2　3　4　5　6　7　8　9

F

計算問題

選択肢考察　総再生産率は，ある期間において観察された年齢別出生率に従って，1 人の女性が再生産年齢（15〜49 歳）において女児を何人産むかという数字を表す。つまり，女児だけについて求めた合計特殊出生率とも考えることができる。

　15 歳から 49 歳までの女児の年齢別出生率の総和を計算すればよく，計算式としては，

① 15〜19 歳までの女児の出生率：2000/100000 = 0.02
② 20〜39 歳までの女児の出生率：5000/100000 = 0.05
③ 40〜49 歳までの女児の出生率：1000/100000 = 0.01

　①〜③までの各年齢での総和を考えると，

　　$0.02 \times 5 + 0.05 \times 20 + 0.01 \times 10 = 1.2$　となる。

ポイント　上記の総再生産率に関しては，女性の死亡については考慮されておらず，人口再生産の分析を行うためには死亡を含めた上で計算する必要がある。死亡も考慮したものが純再生産率であり，これが 1.0 を超えていれば，その集団での人口は増加していくものと考えられる。日本においては，総再生産率と純再生産率はほぼ同じであり，2015 年の総再生産率は 0.71，純再生産率は 0.70 である。

正　解　① 1，② 2　**正答率** 13.9%　　　　　　　　　　　▶参考文献　**MIX** 21

受験者つぶやき
・よくわからなかったです。
・定義はわかっていたのに間違えました。かなり悔しいですが，終わったときは解放感でいっぱいでした。
・合計特殊出生率＞総再生産率＞純再生産率です。純再生産率は総再生産率に，さらに母親の世代の死亡率を考慮にいれたものです。

索　引

太字で示した問題番号は一般問題では主要テーマ，臨床問題では確定診断名を意味する。

和　文　索　引

■ あ ■

亜鉛　E29
亜急性連合性脊髄変性症　A19
悪性新生物　F20
悪性軟部腫瘍　A54
悪性リンパ腫　A40, D16, D29
アシクロビル　A40, D70
アスピリン　C42, C65
アセチルコリンエステラーゼ阻害薬　A26
圧迫眼帯　F62
圧力波　C5
アドレナリン静注　B45, D50, E34
アトロピン　D53, D65
　——静注　B45, D50
　——点眼　A29
アナフィラキシー　C17
アニサキス症　A55
アミオダロン静注　B45
アルカリ眼外傷　A52
アルコール　A57
　——による手指衛生　C1
アルコール依存症　E12, F19
アルコール性肝硬変　D43
アルコール離脱　A63
アルドステロン　F65
アルブミン　B49
　——製剤　D61
アルベルト・シュバイツァー　E7
アルマ・アタ宣言　F5
アレルギー性肺疾患　A74
アレルギー性鼻炎　D47
アンジオテンシンⅡ受容体拮抗薬　A47, C27
アンジオテンシン変換酵素阻害薬　A61
アンチトロンビン欠乏症　C16

■ い ■

アンピシリン　D70

胃癌　D60, F2
　——，終末期　A24
胃管からの経腸栄養剤の投与　F59
胃局所切除術　D60
胃空腸吻合術　D60
胃薬　E46
意識障害　F69
医師の義務と規定する法律との組合せ　F24
医師の職業倫理　B20
医師法　C12, F24
維持輸液　C4
萎縮性腟炎　F31
異常呼吸と疾患の組合せ　E9
異状死体検案　C49
異状死体の届出義務　F24
移植片対宿主病　D7
異所性妊娠　A15, B32
　——破裂　C17
胃洗浄　D67
胃全摘　D56
　——術　D60
イソニアジド　C62, D33
イソプロテレノール　D65
痛み止め　E46
位置覚消失，第3足趾の　F13
一次爆傷　C5
イトラコナゾール　D33
胃粘膜下腫瘍　C11
胃粘膜保護薬　D54
胃ポリープ　D56
イミプラミン　A63
医療安全　B2
医療安全支援センター　F3
医療・介護関連肺炎　F64

医療観察法　C12
医療記録の保存義務期間　E22
医療ソーシャルワーカー　E37
医療費の一部負担（自己負担）割合　E16
医療法　F3, F24
医療保護入院　F46
医療面接　E10
イレウス　D6
　——管留置　A70, D30
胃瘻の造設　E48
陰茎海綿体損傷　D24
陰茎絞扼症　D24
陰茎折症　D24
インジウム　C43
インシデントレポート　B40, E2
インスリン　A57, B49, F65
インターフェロン　B34
　——α　D23
　——β　C65
咽頭扁桃　E26
陰嚢水腫　A34
インフォームド・コンセント取得　C58
インフルエンザ　C9
インフルエンザウイルス　C1
　——迅速抗原検査　E36
インフルエンザ菌　D3

■ う ■

ウィリアム・オスラー　E7
ウイルス性心筋炎　A28
うつ病　D46, E15, F37
運動　E19
運動負荷心電図　C57

■ え ■

栄養サポートチーム　F52

エストロゲン・プロゲスチン療法　A43
エタンブトール　C62
エックス線写真　E22
エネルギー量，1歳0か月　**E3**
エピネフリン吸入　B39
エリザベス・キュブラー＝ロス　E7
エンドポイントの追跡　F11

■ お ■

横隔神経麻痺　E44
応急入院　F46
応召義務　F24
黄色ブドウ球菌　D3
横断研究　B10
横紋筋融解症　D28，F45
オキシコドン　F50
オキシトシン　A53
　　──の点滴静注　B30
オタワ憲章　F5
オピオイド　C35
　　──ローテーション　F50
オリゴクローナルバンド　A58
オルニチントランスカルバミラーゼ欠損症　A1
温式自己免疫性溶血性貧血　**F39**

■ か ■

海外渡航歴　F75
外眼筋麻痺　E12
開胸手術　B29
開口障害　D63
介護福祉士　B43
介護保険の要介護認定　**B18**
解釈モデル　**B6**
外傷歴　F73
疥癬　**A38**
咳嗽　B15，B48
外側広筋　E6
外転神経麻痺　**B28**
回転性めまい　D63
開頭腫瘍摘出術　A40
介入研究　**B10**
開腹手術　D67，F54
海綿静脈洞塞栓術　A31
外用抗菌薬塗布　E34
潰瘍性大腸炎　A36
解離性大動脈瘤　A12

下咽頭梨状陥凹　E26
下顎呼吸　D5
過覚醒　E15
過換気症候群　B15，E9
過期妊娠　E23
顎下腺　E26
角結膜のウイルス性疾患　D13
拡大内視鏡　C11
喀痰中好酸球比率算定　A74
拡張型心筋症　D9
下肢静脈超音波検査　A75
下肢長　B4
下肢の紫斑　E51
下肢の免荷　D32
過重労働対策　**E14**
過食　E19
下垂体腺腫　D12
下垂体前葉機能低下症　**F76**
ガス壊疽　**E34**
風邪薬　E46
下腿周径　B4
下大静脈後尿管　A32
カタレプシー　A25
滑車神経麻痺　B28
褐色細胞腫　**A47**，D16
カテコラミン　B49
カテーテルアブレーション　C13
カドミウム　C22
化膿性関節炎　D39
下部消化管内視鏡（検査）　C52，C59，D25
カプセル内視鏡　C11
可溶性IL-2受容体　D48
カリウム　C4
ガリウムシンチグラフィ　D58
カルシウム拮抗薬　A61，C27，D54
　　──の持続点滴静注　A67
カルシウムの摂取制限　D20
カルバペネム系抗菌薬　C59
加齢　E25，F13
加齢黄斑変性　**C31**
川崎病　D39
簡易精神症状評価尺度　F8
感覚失語　D35
眼窩内腫瘍摘出術　A31
眼球マッサージ　F62
眼鏡矯正　A29
ガングリオン　A54
観血的動脈圧　F71

眼瞼下垂　D63
肝硬変　C24，**C51**
看護記録　E22
看護師　C45，E37
肝細胞癌　C39，**C53**
間質性肺炎　**B35**
患者中心の医療　B16
患者調査　**F19**，**F35**
患者の権利　F5
感情失禁　F37
眼振　B46
乾性角結膜炎　D13
肝性昏睡　**C51**
関節腫脹　E13
肝切除　D62
関節穿刺　D32，D52
関節造影　D52
関節リウマチ　**C42**，**D17**，E13
　　──の治療標的となるサイトカイン　**F42**
完全重複腎盂尿管　**A32**
感染症　F20
感染性心内膜炎　A28，D9
感染性廃棄物　**E32**
完全大血管転位症　D8
完全房室ブロック　B44，**F40**
浣腸　C29，D30
眼底検査　A30
感度　B17
冠動脈　F79
　　──造影　D58
肝膿瘍　**D62**
顔面けいれん　D63
肝門部胆管癌　C19，E33，**F60**
管理栄養士　C45

■ き ■

気管支異物　**B29**
気管支鏡検査　A74，D58，E45
気管支喘息　B15，E9
気管支内視鏡　B29
気管切開　F63
気管挿管　F63
気胸　D5，D31
起坐呼吸　E9
希釈ポビドンヨード点眼　A52
偽性Bartter症候群　C24
偽性アルドステロン症　C24
偽性副甲状腺機能低下症　A18

喫煙　C31, C50	胸腹部エックス線撮影　C33	経口気管挿管　E42
基底膜菲薄化症候群　B21	胸部造影 MRI　E45	経口血糖降下薬　C56
気道確保　F63	胸部大動脈瘤　A45	経口抗凝固薬　D19
気道管理　E42	胸部放射線療法　F47	経口ブドウ糖負荷試験　B36
気道熱傷　F63	胸壁動揺　D5	経口補液　E48
ギプス固定　D52, E28	胸膜炎　B44, D31	形質細胞　D7
気分障害　F19	胸膜中皮腫　D10, D31	経腟超音波検査　E30
偽膜性腸炎　D74	魚介類摂取, 曝露源が　C22	経腸栄養剤　D37
記銘力障害　D35, E12	局所切開　E34	頸椎性脊髄症　D17
虐待　C40	局面　C25	頸動脈狭窄症　C13
吸引分娩　A53	虚血性大腸炎　A33	頸動脈雑音　E11
吸収不良症候群　C3	巨細胞性動脈炎　A72	頸動脈ステント留置術　A31
丘疹　C25	巨大乳頭結膜炎　D13	頸動脈超音波検査　C63
急性 E 型肝炎　B34	去痰薬　D54	経尿道的レーザー前立腺切除術
急性冠症候群　B44, C13, D53, E50	起立性低血圧　C55	A8
急性肝不全　A36	禁煙　B42, C50	経鼻胃管　C29
急性喉頭蓋炎　B39	緊急開腹手術　D30	経鼻エアウェイ挿入　E42, F63
急性硬膜下血腫　A45	緊急血液透析　A39	経鼻気管挿管　E42
急性呼吸窮迫症候群　B8	緊急措置入院　F46	経皮経肝胆嚢ドレナージ術　A70
急性糸球体腎炎　F45	緊急帝王切開　F57	経皮的冠動脈インターベンション
急性縦隔炎　A64	緊急避妊　D2	C13
急性上気道炎　C37	筋強剛　B46	経皮的針生検　A71
急性心筋梗塞　A12, A28, D9, E38,	筋強直性ジストロフィー　A25	経皮的胆道ドレナージ　C19
F79	筋緊張亢進　D44	経皮的胆嚢ドレナージ　C19
──（下壁）　F40	筋弛緩薬　A26	経皮的ドレナージ　D62, D68
急性腎障害　A36	禁酒　A73	頸部膿瘍　A64
急性膵炎　D51	筋生検, 下肢の　A75	刑法　C12, F24
急性前骨髄球性白血病　A16	緊張性気胸　C17, C48	稽留流産　A15
急性大動脈解離　A67	筋肉注射　E6	けいれん　C51
急性胆管炎　A68, C19	筋力低下, 腸腰筋の　F13	外科的切除　A24
急性胆嚢炎　A70, C19		ケースシリーズ研究　B10
急性中耳炎　F66	隅角検査　B14	血液ガス分析　C33
急性虫垂炎　B41	空気感染　D70	血液型不適合妊娠　E23
急性尿細管壊死　E17	口すぼめ呼吸　E9	血液透析　A23, F61
急性肺炎　A37	組合管掌健康保険　B37	血液培養の検体　B47
急性白血病　E41	くも膜下出血　E36	結核感染症　C60
急性副鼻腔炎　A35, B13	グリセリン点滴静注　D72	結核菌　D3
急性リンパ性白血病　A60, E41	クロミフェン療法　A43	血管性認知症　F19
急速進行性糸球体腎炎症候群　A23	クロム　C43	血管造影　A71, D51, F54
協会けんぽ　B37	群発頭痛　D72	血管肉腫　A22
胸郭出口症候群　A45		血球貪食症候群　E41
胸腔穿刺　E45	ケアマネジャー　B43, C45	血胸　C48, D31
胸腔ドレーン自己抜去　A21	経過観察　A27, A29, A47, C59, D56,	月経異常　B48
胸骨圧迫　D38, E18	D67, F62	月経歴　F75
強迫観念　F15	──後の胸部エックス線撮影	血腫除去術　A67
強迫性障害　E15, F37	F47	血漿交換　A23, B34
恐怖　F15	蛍光眼底造影検査　B14	──療法　C64
胸部 CT　A74		血小板輸血　B33
胸部エックス線撮影　B39		血漿レニン活性　F65

索　引　565

――低下　A44
血清 ASO 上昇　A44
血清 Ca　E21
血清 K　E21
血清 M 蛋白上昇　A44
血清浸透圧　A57
血清総コレステロール　E21
血清ハプトグロビン低下　A44
血清ビリルビン測定　C33
血清補体低下　A44
結節性多発動脈炎　D41
血栓溶解療法　C64, D68
血中カテコラミン　F65
結腸癌　F52
結腸切除術　A70
血糖測定　C33
血尿　D69
結膜下出血　F62
結膜下洗浄　F62
ケトン体　A57
減圧開頭術　D66
減感作療法　D47
健眼遮蔽　A29
健康の定義　F5
健康保険法　F24
検査前確率　B22
原発性硬化性胆管炎　A68
原発性甲状腺機能亢進症　B48
原発性胆汁性胆管炎　A68, C39
原発性副甲状腺機能亢進症　A18
原発性不妊症　A43
原発性免疫不全症，T 細胞系，B 細
　胞系がともに障害　F21
顕微鏡的血尿　F67
顕微鏡的多発血管炎　A23, A49,
　D41
減量指導　D32

■　こ　■

誤飲，ボタン電池　D67
抗 ARS 抗体　D45
抗 dsDNA 抗体　D45
抗 EBNA 抗体価　D70
抗 HIV 治療薬　B27
抗 Jo-1 抗体測定　A75
抗 Scl-70 抗体　D45
抗 SS-A 抗体　D45
抗 TNF-α 抗体製剤　C42
抗アセチルコリン受容体抗体　D48

高圧酸素療法　D30
降圧薬　C56, F82
高アンモニア血症　A1
行為心迫　D35
高位精巣摘除術　A56
抗インスリン抗体　F65
抗ウイルス薬　F77
　――点滴静注　D18
抗うつ薬中毒　F69
抗エストロゲン薬　A16
高エネルギー食　A73
岬角　F26
抗核抗体　A50
高カリウム血症　D71
抗カルジオリピン抗体測定　A75
抗癌化学療法　A8, A24, A62, A64,
　D23, F47
交感神経作動薬　F69
抗凝固薬　A27
抗凝固療法　D19
抗菌薬　A27, A40, A64, A66, C58,
　D32, D62, D66, E28, E48, F47,
　F66
　――眼軟膏塗布　F62
　――静脈内投与　B29
　――点眼　A52, E27
　――服用歴　F73
高血圧（症）　A61, C24
高血糖　D64
抗コリン薬　A26, A65
好酸球　D7
好酸球性多発血管炎性肉芽腫症
　D41
高脂肪食　E19
公衆衛生の定義　F5
抗酒薬　A63
甲状腺　E26
甲状腺機能低下症　A2, D44
甲状腺刺激ホルモン　B49
甲状腺ホルモン　F77
高浸透圧利尿薬投与　E40
口唇の腫脹　E51
好中球　D7
喉頭内視鏡　B39
喉頭の機能　F22
行動変容の準備期　E20
高尿酸血症　A3, E1
更年期障害　D36
紅斑　C25

抗ヒスタミン薬　C37
　――静注　B41
　――内服　D47
後腹膜出血　C48
後腹膜線維症　E17
項部硬直　B46
後部尿道弁　A32
高プロラクチン血症　D71
抗平滑筋抗体　D45
抗緑内障薬点眼　E27
抗リン脂質抗体症候群　A75
高齢者　C56
抗ロイコトリエン薬内服　D47
誤嚥性肺炎　B26, D54, E48
股関節脱臼　D52
股関節の可動域訓練　D32
呼気（の）延長　D5, E9
呼吸音減弱　D5
呼吸機能検査　C57
国際生活機能分類　F33
黒質　F12
国民医療費　F14
国民健康保険　B37
骨シンチグラフィ　A71, D69
骨髄異形成症候群　A48
骨髄炎　E41
骨髄線維症　A48
骨粗鬆症　E1
骨端線閉鎖　C6
骨肉腫　E41
固定薬疹　D7
言葉のサラダ　F37
コホート研究　B10
鼓膜切開　F66
コリン作動薬　F69
コルチゾール　B49, D36, F65
コルヒチン　C42
コレステロール　F1
コンタクトレンズ　D34

■　さ　■

サイアザイド系利尿薬　A3
細菌感染　E44
細菌性肺炎　A37, B15, B19
再生不良性貧血　E41
臍帯病理組織学的検査　C46
臍帯ヘルニア　C46
在宅医療におけるチーム医療　F34
在宅酸素療法　A24, A66

在宅静脈栄養　A24, D37
在宅療養, 高齢者の　B43
細胞外液　B33
再膨脹性肺水腫　A41
作業環境管理　C18
作業療法士　E37
作為体験　E15
作話　F37
坐骨　C44
坐骨棘　F26
鎖骨上リンパ節の触診　E5
左室自由壁破裂　A12
左心低形成症候群　D8
サプリメント　F77
サリドマイド　D21
サルコイドーシス　A49
サルコペニア　C28
　──の予防　D37
猿手　A25
三角筋　E6
酸化マグネシウム　C29
三環系抗うつ薬　F69
産業医　C47
酸素投与　B29, B33, D53, D72
　──法　B11
散瞳して行う検査　B14

ジアゼパム　A63
紫外線　C31
　──照射　D18
自家感作性皮膚炎　A2
視覚誘発電位　C63
自我障害　F15
耳管通気　F66
自記式の心理学的検査　F8
色素性蕁麻疹　D7
色素内視鏡　C11
子宮頸癌　B7, F31
子宮頸管縫縮術　B30
子宮脱　A65
子宮内膜癌　F31
子宮内膜症　A43, F31
子宮粘膜下筋腫　F31
子宮発育　C6
子宮破裂　B24
子宮卵管造影検査　E30
シクロスポリン　B34, C65
シクロホスファミド　C42

止血薬　D19
試験開腹手術　C59
自己還納法指導　A65
自己免疫性肝炎　A68
自己免疫性溶血性貧血　A36
自殺率, 10代の　F32
脂質の代謝　F1
四肢末梢の冷感　E51
磁石による摘出　D67
思春期早発症　D44
視床出血　C34
矢状縫合　F26
指伸筋腱断裂　D17
システムレビュー　E10
ジストニア　A25
自生思考　A42, F37
事前確率　B22
持続鋼線牽引　D52
持続的気道陽圧法　D38
持続的陽圧換気　A41
持続脳波　F71
死体検案書　C49
市町村保健センター　C10
膝蓋腱反射の消失　F13
膝関節の可動域　B4
疾患と症状の組合せ（精神科疾患）
　E15
疾患と用いられる治療との組合せ
　（循環器疾患）　C13
シックビル症候群　C47
湿布薬貼付　D18
指定入院医療機関　C12
児童虐待　F38
児童相談所　F41
死ぬ瞬間　E7
しびれ　E13
自閉　F15
脂肪　F10
死亡原因の割合, 低所得国と高所得
　国における　F20
脂肪腫　A54
死亡診断書　B19, C49
脂肪制限食　A73
死亡の場所別にみた割合　F16
社会の支援不足　C54
若年性特発性関節炎　D39
視野検査　A30, B14
斜視手術　A29
縦隔腫瘍　D48

周産期の異常　F20
収集癖　F74
収縮期雑音　A12
重症複合免疫不全症　F21
終末期のがん患者　E33
充満胃　C30
絨毛膜下血腫　B24
絨毛膜羊膜炎　E35
重量物取扱い作業　D11
手根管症候群　D17
樹枝状角膜炎　D13
手指消毒　E49
手術　A65
　──記録　E22
　──治療　D20
　──療法　A62, D23
手掌把握反射　C41
手段的日常生活動作　F30
出血性ショック　B33, F54
術後性上顎嚢胞　A35
術前検査　C57
守秘義務　F24
腫瘍性骨軟化症　A18
腫瘍崩壊症候群　A3
常位胎盤早期剥離　B24, F57
傷害保険　B37
消化管検査　C36
上顎癌再発　A35
上顎洞の圧痛　E5
上行大動脈瘤　D9
小細胞癌　B38
硝酸薬　D53, D65
硝子体手術　E27
上室性期外収縮　A59
上室性頻拍　B44
小泉門　F26
状態特性不安検査　F8
上腸間膜動脈塞栓術　A33
小動物幻視　D35
小児糖尿病サマーキャンプ　F53
小児慢性特定疾患治療研究事業
　F41
小脳失調　E12
上部消化管出血　F54
上部消化管造影　D51
上部消化管内視鏡（検査）　B36,
　C52, D51, F54
上膀胱動脈　C21
静脈麻酔薬投与　E40

索　引　567

静脈路確保　D38, D53
症例対照研究　B10
上腕二頭筋　E6
職業性間質性肺炎　**C43**
職業性頸肩腕障害　D11
職業性腰痛　D11
褥瘡　**C44**
食道癌　F2
食道静脈瘤　D6
食品冷凍作業　D11
食物依存性運動誘発アナフィラキシ
　　ー　**A51**
食物繊維の十分な摂取　**E1**
初経　C6
ショック　C17, **C48**, E17
初乳　**F10**
処方箋　E22
　　──の交付義務　**F24**
徐脈　D71
耳漏　**D3**
心エコー検査　C33, C57, D58, E45
心気症　E15
腎機能障害　D64
腎機能評価　A39
心基部拡張期雑音　E11
心気妄想　A42, E15
神経学的評価，児の　**C41**
神経芽腫　D16, D44
神経性食思〈欲〉不振症〈神経性や
　　せ症〉　D71, F19
神経梅毒　A58
心血管疾患　F20
腎血管性高血圧症　D73
人工過換気　E40
人工血管置換術　A67, D68
人工呼吸器関連肺炎　**A17**
人口動態統計　F16
進行肺腺癌　**F50**
腎後性無尿　E17
腎細胞癌　**B33**
　　──肺転移　D23
診察，筋骨格系の　**B4**
診察，口腔内　E26
診察器具　A14
心サルコイドーシス　F40
心室細動　A59, **B45**
心室中隔穿孔　A12
心室頻拍　A59
真珠腫性中耳炎　**D63**

尋常性狼瘡　D7
腎シンチグラフィ　D69, F67
腎生検　A75, D61
腎性骨異栄養症　A18
新生児仮死　**D38**
新生児呼吸窮迫症候群　**D26**
新生児マススクリーニング　**F43**
真性赤血球増加症　A48
振戦せん妄　**A63**
心尖部収縮期雑音　E11
身体機能低下　C54
身体診察と用いる手指の部位との組
　　合せ　**E5**
身体的愁訴　E15
心タンポナーデ　C17, C48
心停止後献腎移植　F61
心的外傷後ストレス障害　E15
心電図　F71, F80
　　──モニター装着　D53
振動工具作業　D11
心嚢ドレナージ　A67
心肺停止　E40
心拍数，胎芽・胎児　C14
深部静脈血栓症　**C16, E31**
　　──，妊娠中の　**E23**
心不全　D27
腎不全　E44
心房細動　**A59, D19, E43**
蕁麻疹　**C25**
診療ガイドライン　**E24**
診療録　B32, **E4**, E22

■　す　■

膵癌　F2
膵管内乳頭粘液性腫瘍　**D25**
水銀　C43
水痘　C9
膵内分泌腫瘍　D12
水分制限　A73
水分摂取　D20
水疱　C25
髄膜炎　A45, **B46**, C40
睡眠　A6
睡眠薬　D54, E46, F82
頭蓋内圧亢進症　**A30**
頭蓋内出血　D66
スキップ　F18
健やか親子21　**F32**
スタチン　C27

頭痛　A72, C51
ステロイドパルス療法　C64, E34,
　　F47
ステントグラフト内挿術　D68
ステントグラフト留置術　C13
ステント留置術　C13
スパイロメトリ　A74
スルバクタム・アンピシリン合剤
　　A37
スルホニル尿素薬　E48

■　せ　■

声音振盪の触診　E5
精管　C21
性器出血　B30
　　──，妊娠初期の　**B24**
静止時振戦，上肢の　F13
成熟奇形腫　D16
正常圧水頭症　A45
成人T細胞白血病　A60
精神保健福祉法　C12
精巣癌　**A56**
精巣水瘤切除術　A56
精巣生検　A56
生体腎移植　F61
整腸薬　F82
性的接触歴　F73
成乳　**F10**
成年後見人　B43
生理食塩液急速輸液　B41
生理食塩液による洗眼　A52
生理食塩液の大量静脈内投与　F59
脊髄梗塞　A45, **C44**
赤痢アメーバ　F72
舌圧子　B39
絶飲食　D37
切開排膿　D18
積極的支援レベル　F48
赤血球円柱　**E39**
赤血球輸血　B33
舌小帯　E26
絶食　A33
　　──時の輸液の組成　**C36**
切創，左示指の　**B37**
説明義務　F24
遷延性低血糖症　F76
腺癌　B38
前期破水　**E35**
前屈姿勢　E19

染色体異常症　**C46**
染色体検査　C46
全身 CT　C59
全身骨エックス線撮影　C46
全身性エリテマトーデス　A49,
　A75, B19, F56
全身性強皮症　**A44, D58**
先端巨大症　C24
前置胎盤　B24, **B30**
先天性心疾患　**C40, D8**
先天性胆道拡張症　C19
先天性胆道閉鎖症　**C26**
全トランス型レチノイン酸　A16,
　D21
せん妄　**B31**
前立腺癌　**A8**
前立腺肥大症　**E46**

■　そ　■

造影 3D-CT，冠動脈の　**C7**
造影 CT　**B5**
造影剤腎症　**A39**
総再生産率　**F84**
巣状分節性糸球体硬化症　B21
双胎　A15
双胎間輸血症候群　**D75**
双胎妊娠　**F68**
総胆管結石　C39, **D6**
早発一過性徐脈　**A53**
僧帽弁の粘液変性　D9
僧帽弁閉鎖不全症　**D9**
即時型アレルギー反応　A55
足底および背部刺激　D38
続発性無汗症　**A2**
措置入院　F46

■　た　■

第XIII因子欠損症　C16
ダイオキシン類　C22
体温管理療法　E40
帯下の細菌培養　E30
帯下の病原体核酸増幅検査　E30
大細胞癌　B38
大細胞神経内分泌癌　B38
胎児 21 trisomy　A15
胎児心拍数陣痛モニター　A53
胎児水腫　D75
胎児発育不全　A15
体重減少　C3

体重歴　F75
滞続言語　F74
大腿骨頸部骨折　B31
大腿骨頭すべり症　**D32**
大腿四頭筋　E6
大腿周径　B4
大腿ヘルニア　**A13**
大腸癌　**C57, F2**
　——肺転移　**A62**
大腸切除術　A33
大殿筋　E6
大動脈解離　**B12**
大動脈内バルーンパンピング　A67,
　F78
大動脈弁狭窄（症）　**D19, F40**
大動脈弁閉鎖不全症　**A12**
タイムアウト　**C58**
大網被覆術　D60
大量アルコール摂取　C31
大量メトトレキサート療法　A40
タウ蛋白　A58
多指症　**C46**
多職種カンファレンス　F34
多職種連携　**C45**
唾石症　**D57**
立ち去り行動　F74
多尿　B48
多発血管炎性肉芽腫症　D41
多発性硬化症　A49, **C63**
多発性骨髄腫　C35, **D64**
多発性内分泌腫瘍症 I 型　**D12**
多発ニューロパチー　**E29**
ダブルバルーン内視鏡　C11
胆管癌　**C39**
男性生殖器の解剖　**C21**
短腸症候群　**D37**
胆道疾患　**C19**
丹毒　A35
胆囊癌　**F2**
胆囊腺筋腫症　C19
胆囊摘出術　A70
蛋白制限食　A73
蛋白尿　D73

■　ち　■

地域医療構想，都道府県による
　F27
地域医療支援病院　F3
地域包括ケアシステム　**F17**

地域包括支援センター　F3
地域保健法　C12
治験審査委員会　**B23**
恥毛脱落　D71
恥毛発生　C6
中咽頭癌　D29
中腰作業　D11
注射針の処理　**F4**
中手指節関節強直　D17
中心静脈圧　F71
中殿筋　E6
中毒性表皮壊死症　D59
超音波内視鏡（検査）　C11, D25
腸管出血性大腸菌感染症　**A4**
腸管蠕動改善薬　D54
長時間作用性吸入 β_2 刺激薬　A66
長時間作用性吸入抗コリン薬　A66
聴診所見　E11
調節検査　B14
調節性内斜視　**A29**
調節力，眼の　**A10**
チロシンキナーゼ阻害薬　D21

■　つ　■

椎弓切除術　F50
痛風　E28
痛風腎　D73
つぎ足歩行不能　E12
津守・稲毛式発達検査　F8

■　て　■

手足口病　**A69**
低アルブミン血症　E44
定位的放射線治療　A40
帝王切開　A53, B30
低カルシウム血症　D64
定期予防接種　F41
低血糖性昏睡　**F53**
低体温　D71
剃毛　C58
適応障害　F37
的中度　B22
適中度　B22
テタニー　A25, D5, E51
手袋靴下型感覚障害　E12
転移性肝腫瘍　**F2**
点眼薬　F82
電気ショック　B45
伝染性紅斑　**A46**, D59

伝染性単核球症　D29, D59, **D70**
殿部膿瘍　**D18**

■ と ■

頭位正常分娩の分娩第 1 期　**F26**
頭位分娩　**F7**
盗汗　A72
動眼神経麻痺　B28
動悸　C51
統合失調症　**D35**, E15, F19, **F37**, **F46**
橈骨神経麻痺　D17
動静脈シャント造設術　A39
洞性頻脈　C13
糖代謝異常　**C24**
糖尿病　A2, **A57**, B19, C31
　——腎症　**D73**, **F61**
　——性神経障害　C55
　——網膜症　**E27**
頭部 CT　C46
頭部 MRI　C57, F12
　——拡散強調像撮像　E36
頭部エックス線撮影　A30
頭部外傷　D66
動脈管開存症　D8
動脈血 pH　E21
動脈血ガス分析　A74, B39, C66
動脈塞栓術　D68
特異度　B17
特定機能病院　F3
特定保健指導　F48
特発性間質性肺炎　**C38**
特発性肺線維症　B15, D15
特発性肺動脈性肺高血圧症　D15
徒手筋力テスト　B4
徒手整復　D52
ドセタキセル　A16
ドパミン受容体作動薬　A26
トラネキサム酸　A16
トリアージタッグ　**B3**
トリグリセリド　F1
取り繕い　F74
トリプタン皮下注　D72
ドレナージ　A64

■ な ■

内頸動脈海綿静脈洞瘻　**A31**
内視鏡治療　D30

内視鏡的逆行性胆管膵管造影　C52, D25, D51
内視鏡的止血術　A33
内視鏡的十二指腸乳頭切開術　C19
内視鏡的胆管ドレナージ　D62
内視鏡的胆道ドレナージ　B34, C19
内視鏡的乳頭括約筋切開術　A70
内視鏡的粘膜切除　D56
内視鏡による摘出　D67
ナトリウムの目標量　**F9**
鉛　C22, C43
難治性下痢　D44
難聴　D63

■ に ■

ニコチン酸　E29
二次医療圏　**C15**
二次性高血圧　E1
二次性徴，女子の　**C6**
二重盲検　F11
ニトログリセリン静注　B45
ニトログリセリン舌下投与　D50
日本人の食事摂取基準　**F9**
乳癌　**A71**, D22, D49
乳管造影　A71
乳管内乳頭腫　D22
乳酸　A57
乳酸アシドーシス　**A57**
乳腺炎　D49
乳腺症　D22, D49
乳腺線維腺腫　**D22**
乳腺葉状腫瘍　**D49**
乳頭筋断裂　A12
乳房超音波検査　A71
乳房発育　C6
乳幼児突然死症候群　C40
尿管　C21
尿管異所開口　**A32**
尿管口　C21
尿管瘤　A32
尿細胞診検査　F67
尿酸合成阻害薬　E28
尿酸腎症　D73
尿酸排泄促進薬　D20
尿中メタネフリン　F65
尿沈渣　E30
尿道　C21
尿道海綿体損傷　D24
尿道カテーテル留置　A39

尿道下裂　D24
尿道損傷　D24
尿道膀胱造影検査　F67
尿路感染症　F45
尿路結石　**D20**, F45
任意入院　F46
妊産婦健康診査　F41
妊娠，35 歳以上の女性の　**C20**
妊娠悪阻　**B36**, E23, **F59**
妊娠初期の超音波検査　**A15**
妊娠中の喫煙　**C50**
妊娠糖尿病　E23
妊娠反応　B36
認知機能障害　C55
認知機能低下　C54

■ ね ■

ネコ鳴き症候群　F51
熱傷　E17
熱中症　**A20**
ネフローゼ症候群　B19, **D27**, **D61**, **D73**, E17
粘液水腫性昏睡　**A9**, F76

■ の ■

膿胸　**A64**, **E44**
脳血管造影検査　E36
脳血流 SPECT　C63
脳梗塞　**C45**, **D40**, E9, **E37**, F45
濃厚流動食品の経口投与　F59
脳死膵腎同時移植　F61
脳室ドレナージ　D66
脳出血　**C34**, **E42**
脳性ナトリウム利尿ペプチド　D36
脳脊髄液検査　A30, B36
脳脊髄液培養検査　E36
脳動静脈奇形摘出術　A31
脳動脈瘤頸部クリッピング術　A31
脳内血腫除去術　D66
脳波　A30, C63, E36
嚢胞穿刺吸引術　A27
膿瘍　A54
ノルアドレナリン　B33
ノロウイルス　C1
ノンレム睡眠　A6

■ は ■

肺アスペルギルス症　D15
肺移植の適応　**D15**

肺炎　E44, F64
肺炎球菌　D3
肺癌　B38, D31
　　──の胸膜播種　E44
肺結核　C61
敗血症　C17
　　──性ショック　B19, B41
肺血栓塞栓症　B44
肺高血圧症　D58
肺小細胞癌　D15
肺水腫　E9
肺動脈カテーテル挿入　C58
背反射　C41
肺胞気-動脈血酸素分圧較差　C66
廃用症候群　C28, C55
肺リンパ脈管筋腫症　D15
白内障　D11
　　──手術　D1
播種性血管内凝固　A7, A36
破傷風菌　C1
バッグバルブマスク換気　D38
白血球　E21
発達　F18
発熱　B25, E13
鼻カニューラ　B11
パニック障害　A42
パニック値　E21
バラシクロビル　D33
針刺し事故　F58
反復誘発筋電図検査　C63

■　ひ　■

非アルコール性脂肪性肝炎　A68
皮下出血　C27
ビグアナイド薬　C27
肥厚性幽門狭窄症　D42
尾骨　F26
脾腫の触診　E5
微小血管障害性溶血性貧血　A44
微小変化群　D61
皮疹　C25, E13
非侵襲的陽圧換気　A41
非ステロイド性抗炎症薬　A47, E28, F82
ビスフェノールA　C22
ビスホスホネート製剤　C56
ヒ素　C43
肥大型心筋症　A28, F40
非対称性緊張性頸反射　C41

ビタミンB₁　E29
　　──を含む維持輸液の静脈内投与　F59
ビタミンB₁欠乏症　E29
ビタミンB₁₂　E29
　　──製剤　A23
ビタミンB₁₂欠乏性貧血　D64
ビタミンB群　A63
ビタミンC　D20
ビタミンK　D19
ビタミン薬　E46
左冠動脈回旋枝　C7
左→右シャント　D8
鼻内レーザー手術　D47
皮膚乾燥　B48
皮膚疾患と浸潤細胞の組合せ　D7
皮膚の紅潮　E51
非閉塞性腸管虚血症　D6
肥満　E19
肥満細胞　D7
ヒヤリハット　B2
病原性大腸菌　F72
標準予防策　B1, E32
病的骨折　D64
病理解剖　C49
ピラジナミド　C62
貧血　C3, C55, D75, F36

■　ふ　■

フィブリノゲン欠乏症　C16
風疹　C9
腹腔鏡下胆嚢摘出術　C19
腹腔鏡下右卵巣切除術　A43
腹腔鏡検査　D25
腹腔動脈造影　C52, D25
腹腔内出血　C48
複視　A72
副腎皮質ステロイド　A23, A64, C65, D66, E40, F77
　　──吸入薬　A66
　　──経口投与　E27
　　──静注　B41, F66
　　──増量　D61
　　──点眼　A52
　　──点鼻　D47
　　──軟膏塗布　D18
　　──の注腸　A33
腹痛　C51
副鼻腔洗浄　F66

腹部CT　B36, C46
腹部エックス線写真　D6
腹部造影CT　D51
　　──の再施行　A39
腹部大動脈瘤　C13
　　──破裂　D68
腹部超音波検査　D69, F67
腹部の打診　E5
腹部膨満感　C3
腹膜透析　F61
浮腫　C3
不正性器出血　F31
付属器摘出術　A27
プライマリヘルスケア　F5
プラスミノゲン活性化抑制因子1欠損症　C16
プラセボ　F11
フリクテン性角結膜炎　D13
不慮の事故　F20
フレイル　C28
プロゲスチン療法　A43
プロゲステロン　D36
プロテアソーム阻害薬　D21
プロテインS欠乏症　C16
プロトンポンプ阻害薬　C56, D56
　　──静注　F54
フロレンス・ナイチンゲール　E7
分子標的薬　D23
分離肺換気　A41
粉瘤　A54

■　へ　■

閉経後骨粗鬆症　A18
閉所恐怖　A42
閉塞性動脈硬化症　C13
ペッサリー挿入　A65
ペット飼育　F73
　　──歴　F75
ヘパリン　A16, D19
　　──静注　D50, D72
ベラパミル　D65
　　──経口投与　D50
ヘルシンキ宣言　F5
ヘルスプロモーション　F5, F6
ヘレン・アダムス・ケラー　E7
変形性股関節症　F81
ベンゾジアゼピン系睡眠薬　C56, F69
ペンタゾシン　C29

――静注　B41
扁桃周囲膿瘍　**D29**
扁桃肥大症　D29
便秘　B48, C3, **C29**, C51
扁平上皮癌　B38

■ ほ ■

膀胱鏡検査　D69
膀胱尿管逆流　A32
ホウ酸液による洗眼　A52
放射線化学療法　A62
放射線照射　A65
放射線治療　A64, D23
放射線肺炎　F47
放射線皮膚炎　A35
放射線療法　A62, F50
膨疹　**C25**
訪問看護サービス　**C8**
訪問看護師　B43
補液, 経静脈的な　C29
保健医療に関する国際的な提言と内
　容の組合せ　**F5**
保健師　E37
保健所の業務　F25
母子保健法　F41
ホスピス入院　A24
補体　F10
発作性上室性頻拍　A59, **D65**
発作性心房細動　**A59**
ボツリヌス菌　C1
ボランティア　B43
ポリソムノグラフィ　D58
ポリファーマシー　**F44**
ホルモン療法　A8
本態性血小板血症　**A48**

■ ま ■

マイクロバブルテスト　D26
膜性腎症　B21, **D73**
膜性増殖性糸球体腎炎　B21
マクログロブリン血症　A60
マクロファージ　D7
マクロライド系抗菌薬　C37
麻疹　C9, D59
麻酔導入　**C30**
マスク　B11
末期腎不全　**F61**
麻薬　F69
慢性気管支炎　B15

慢性骨髄性白血病　A48, A60, **D21**
慢性腎炎症候群　**B21**
慢性腎臓病　**D14**
慢性腎不全　A3
慢性膵炎　**A73**, E1
慢性肉芽腫症　F21
慢性閉塞性肺疾患　A66, C32
慢性リンパ性白血病　**A60**

■ み ■

ミオトニア　A25
未熟児養育医療　F41
ミノサイクリン　D33
民法　F24

■ む ■

無ガンマグロブリン血症　F21
無気肺　D31
無菌性髄膜炎　F76
無作為抽出　**F23**
　――, 参加者の　F11
虫刺痕　F73
むずむず脚症候群　**A26**, C28
胸やけ　**E19**

■ め ■

メチル水銀　C22
滅菌手袋　E49
メトトレキサート　A23
メープルシロップ尿症　A1
免疫グロブリン製剤　C42
免疫グロブリン大量静注療法　C64
免疫性血小板減少性紫斑病　**A11**
免疫抑制薬　C64, E28
免疫療法　A62

■ も ■

網状皮斑　A72
妄想気分　A42
妄想知覚　E15
網膜損傷　D11
網膜光凝固　E27
モルヒネ　C35

■ や ■

薬剤師　C45, E37
薬剤性過敏症症候群　D59
薬剤服用歴　F75

■ ゆ ■

有機溶剤　F60
幽門筋層の肥厚　D42
幽門側胃切除術　D60, E49
遊離サイロキシン　F65
輸液　**C4**, **C36**, D28, D43
輸血　E48, F54
癒着胎盤　B24
ユニバーサルデザイン　**F29**

■ よ ■

要介護認定　**C23**
溶血性尿毒症症候群　**A36**, C40
葉酸　E29
羊水過少症　E23
羊水過多　D75
羊水塞栓症　A7
陽性尤度比　B17
腰椎圧迫骨折　**C28**
予期不安　A42
抑うつ状態　C54, **E8**

■ ら ■

ラクトフェリン　F10
ラジオ波焼灼療法　D62
ラリンジアルマスク挿入　E42, F63
卵巣癌　**F49**
卵巣出血　**A27**
ランダム化比較試験　B10, **F11**
ランブル鞭毛虫　F72
ランブル鞭毛虫感染症　**F73**

■ り ■

リウマチ性多発筋痛症　**A72**
リウマチ熱　D39
理学療法士　C45
リザーバー付きマスク　**B11**
　――による 10 L/分酸素投与
　　A41
離人症　F15
リスボン宣言　F5
リゾチーム　F10
リツキシマブ　D61
利尿薬　A61, E34
リハビリテーション　C34, E37,
　F83
リファンピシン　C62
リポ蛋白リパーゼ　F1

流行性（角）結膜炎　D13, **D34**
流行性耳下腺炎　C9
両価性　F15, F37
両眼視機能検査　B14
良性家族性血尿　B21
緑内障手術既往　C31
淋菌感染症査　**E30**
リン酸コデイン　F50
臨床研究中核病院　F3
臨床検査　E21
輪状甲状靱帯切開　E42, F63
倫理審査委員会　**B23**

■　**る**　■

類内膜腺癌　**F49**

■　**れ**　■

冷感　E13
レノグラム　F67
レボドパ　A63
レボフロキサシン　C62, D33
レム睡眠　A6
レム睡眠行動障害　F74
連合弛緩　D35

■　**ろ**　■

ロイコトリエン受容体拮抗薬　C37
労作性狭心症　**D50**
老人性難聴　**B9**
労働衛生管理　**C18**

労働形態と健康障害の組合せ　**D11**
労働者災害補償保険　B37
ロコモティブシンドローム　C28
ロタウイルス　C1
肋骨脊柱角の叩打　F81
ロボット支援腹腔鏡下前立腺全摘除
　術　A8

■　**わ**　■

ワクチン，妊娠中　**C9**
ワルファリン　C27, C65

欧 文 索 引

■ ギリシャ文字 ■

α遮断薬　A47
α-フェトプロテイン　D48
$β_2$刺激薬　A53
　　——の吸入　C37
　　——の点滴静注　B30
β-D-グルカン　A58, D48
β遮断薬　A26, A47, A61
　　——急速静注　B41

■ A ■

A-aDO$_2$　C66
ACTH　F65
Acute kidney injury　E31
Addison病　F65
ADL低下　C54
AFP　D48
Albert Schweitzer　E7
Alport症候群　D73
Alzheimer病　F74
Angelman症候群　D55
Apgarスコア　F57
ARDS　B8

■ B ■

Babinski徴候　B46
　　——陽性　F13
Barré徴候　B46
Bishopスコア　F55
BNP　D36
BPRS　F8
Brugada症候群　A28

■ C ■

C型慢性肝炎　F58
Campylobacter jejuni　F72
Celsus禿瘡　D33
Chédiak-Higashi症候群　F21
Cheyne-Stokes呼吸　E9
Churg-Strauss症候群　D41

CKD　D14
Clostridium difficile　D74, F72
COPD　A66, C32, E9
CPAP　D38
CPPV　A41
Crohn病　D6
Crohn's disease　B32
CTガイド下後腹膜リンパ節生検　A56
CTガイド下肺生検　A56
Cushing症候群　C24

■ D ■

Deep venous thrombosis　E31
DIC　A7, A36
DiGeorge症候群　D55, F21
Down症候群　D44, F51

■ E ■

Ebstein奇形　D8
Ectopic pregnancy　B32
Elisabeth Kübler-Ross　E7
ERCP　C52, D25, D51
Escherichia coli　F64

■ F ■

Fabry病　A2
Fallot四徴症　D8
Fanconi症候群　A3
FDG-PET　C52, D69, E45
Femoral neck fracture　E31
Florence Nightingale　E7
flow-volume曲線　C38
FSH　D36
FT$_4$　D36

■ G ■

Gaucher病　A1
GnRHアゴニスト療法　A43
Goodpasture症候群　D41
Guillain-Barré症候群　A49

GVHD　D7

■ H ■

HBs抗原　A50
HBVの再活性化　A50
hCG　D48
HCV抗体　A50
Heart failure　E31
Heimlich法　B29
Helen Adams Keller　E7
*Helicobacter pylori*除菌　D56
HIV感染症　B27
Horner症候群　B28
Hurler症候群　A1
HUS　C40

■ I ■

IABP　A67, F78
IADL　F30
ICF　F33
IgA　F10
IgA型HEV抗体　A50
IgA血管炎　D39
IgA腎症　B21
IgM型HA抗体　A50
IL-4　F42
IL-5　F42
IL-6　F42
intention to treat　F11
IPF　B15, D15
IRB　B23
ITP　A11
ITT　F11

■ J ■

JAK2阻害薬　D21
JCウイルス抗体　A58
JIA　D39

■ K ■

Klebsiella pneumoniae　F64

Klinefelter 症候群　D55, F51
Korsakoff 症候群　**F37**
Kussmaul 呼吸　E9

L

LAM　D15
Landau 反射　C41
L–dopa　A63
Lesch–Nyhan 症候群　A3

M

Mallory–Weiss 症候群　**A5**
MEN Ⅰ型　**D12**
Mini-Mental State Examination
　F8
Mirizzi 症候群　C39
MLF 症候群　B28
MMSE　F8
Mondor 病　D22
Moraxella catarrhalis　D3
Moro 反射　C41

N

NPPV　A41
NSAIDs　A47, E28, F82
NST　F52

O

On death and dying　**E7**

P

Paget 病　D49
P_AO_2　D27
PDE5 阻害薬　A8
Pelvic inflammatory disease　B32

Peripheral arterial disease　E31
PICO　E43
Prader-Willi 症候群　**D55**
Premenstrual syndrome　B32
Pseudomonas aeruginosa　F64
PTSD　E15

R

Raynaud 現象　A72, D11
RCT　B10, **F11**
review of systems　**E10**
Romberg 徴候陽性　E12
Rorschach テスト　F8

S

S 状結腸捻転　**D30**
Schönlein-Henoch 紫斑病　D39
SIDS　C40
Sjögren 症候群　A2, **D45**
SLE　A49, **A75**, B19, **F56**
small for date　**C33**
SpO_2　F71
STAI　F8
standard precautions　**B1**, **E32**
Staphylococcus epidermidis　F64
Streptococcus pneumoniae　F64
Sweet 病　D7

T

T ピースによる 12 L/分酸素投与
　A41
TGF-β　F42
TNF-α　F42
Tourette 症候群　**D4**
t-PA 静注　D72

TPHA 反応　A58
TSH　B49, F65

U

Ureterolithiasis　B32

V

Valsalva 手技　D65
VDT 作業　D11
von Gierke 病　A1

W

Wegener 肉芽腫症　D41
Werdnig-Hoffmann 症候群　D55
WHO　**C2**
WHO 憲章　F5
William Osler　E7
Wilms 腫瘍　D16
WPW 症候群　F40

数字・時計数字

2 型糖尿病　E1
2 絨毛膜 2 羊膜性双胎　A15
3 点誘導式心電図モニター　**F28**
5p-症候群　F51
13 trisomy　F51
18 trisomy　**F51**
20% ブドウ糖液　F77
　――の急速静脈内投与　F59
21 trisomy　A15
75 g 経口グルコース負荷試験　C57
Ⅱ音の分裂　E11
Ⅲ音　E11

国試112 ― 第112回医師国家試験問題解説書

2018 年 4 月 19 日　　　　第 1 版第 1 刷発行

編　集　医師国家試験問題解説書編集委員会
発行所　株式会社 テコム 出版事業本部
　　　　〒169-0073 東京都新宿区百人町 1-22-23
　　　　新宿ノモスビル 2F
　　　　（営業）TEL 03（5330）2441
　　　　　　　　FAX 03（5389）6452
　　　　（編集）TEL 03（5330）2442
　　　　URL http://www.tecomgroup.jp/books/
印刷所　大日本法令印刷株式会社

ISBN 978-4-86399-415-7　C3047

国試で「臨床実習」!

国試カンファランス
あなむね

臨床重視の国試に対応した
新しい医学の「教科書」。
症例文(アナムネ+検査値)を
読み解く思考プロセスを提案

☞ 「あなむね」のコンセプト

❶ 国試臨床問題から「選択肢」を除外,
  症例文のみを読み解きます。

❷ 年齢・性別,主訴,身体所見などを
  材料に,目の前の患者を診ます。

❸ 検査所見,視覚素材を材料に,
  現状の病態を考えます。

❹ 患者への対応を判断し,主訴を
  解決する治療方針を提示します。

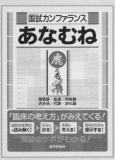 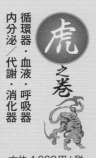

循環器・血液・呼吸器
内分泌/代謝・消化器
虎之巻
本体 4,600円+税

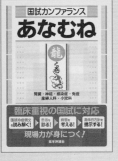 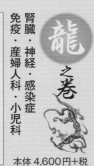

腎臓・神経・感染症
免疫・産婦人科・小児科
龍之巻
本体 4,600円+税

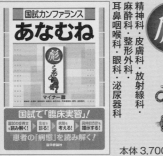 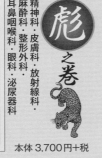

精神科・皮膚科・放射線科
麻酔科・整形外科
耳鼻咽喉科・眼科・泌尿器科
彪之巻
本体 3,700円+税

テコム出版事業部

〒169-0073 東京都新宿区百人町1-22-23 新宿ノモスビル2F
電話: 03 (5330) 2441 / FAX: 03 (5389) 6452
URL http://www.tecomgroup.jp/books/

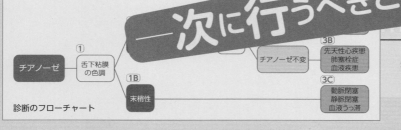

基礎医学を含め,専門課程で学ぶ必要のある知識の《すべて》の領域をこの一冊で網羅。

メディカル インデックス
Medical IndeX 第2版
~CBT・国試・卒試・プライマリケア対応/コアカリ準拠~

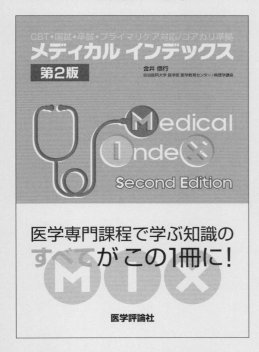

ISBN978-4-86399-321-1

好評発売中！

自治医科大学 医学部 医学教育センター/
病理学講座
金井 信行 著

A5判・ビニール装・2色刷り・
540ページ・本体5,000円+税

医学の「いま」を持ち歩く。

◆ 医学専門課程で学ぶ全領域を
　　　　　　コンパクトに凝縮！
◆ 試験にも臨床にも役立つ
　　　　　「病態生理」を大幅に加筆！
◆ 現在の国際規格に準拠し
　　　　　重要単語の英訳も充実！
◆ わかりやすく覚えやすい
　　　　　オリジナル図表を多数追加！
◆ ビニール貼り・ハンディ判で
　　　　　どこへでも持ち歩ける！

テコム出版事業部

〒169-0073　東京都新宿区百人町1-22-23　新宿ノモスビル2F
TEL. 03-5330-2441　FAX. 03-5389-6452
URL http://www.tecomgroup.jp/books/

CBTと国試をブリッジ！

シリーズ こあかり＋Plus

主要症候・医療面接がわかる
―― CBTから国試まで 鑑別診断のテクニック

金沢医科大学名誉教授 **安田幸雄** 編集

B5判・334頁・本体4,200円＋税

- ●CBT連問はこれで完璧！ 36主要症候を完全分析！
- ○国試で使える診断学のテクを専門医が丁寧に解説！
- ●診察 ⟶ 診断のプロセスが見えるフローチャート！
- ○ケース・スタディを多数掲載！ 画像問題も豊富に！

[内容]
定義／病態生理（メカニズム）／症候の見方，考え方／鑑別診断の対象疾患［フローチャート］／確定診断までのプロセス／医療面接のポイント／身体診察／検査／初期対応

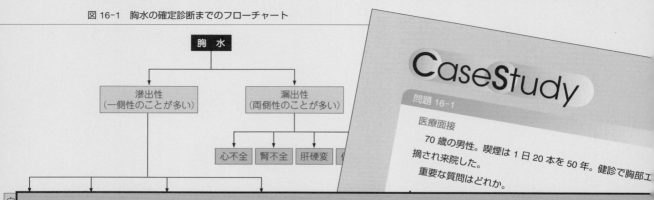

図16-1 胸水の確定診断までのフローチャート

テコム出版事業部
〒169-0073 東京都新宿区百人町1-22-23 新宿ノモスビル2F
電話：03(5330)2441／FAX：03(5389)6452
URL http://www.tecomgroup.jp/books/

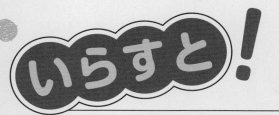
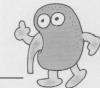

いらすと！はじめての解剖学

好評発売中！

杏林大学医学部教授
松村讓兒 著

見やすいイラストと簡潔な解説で、解剖マルわかり！

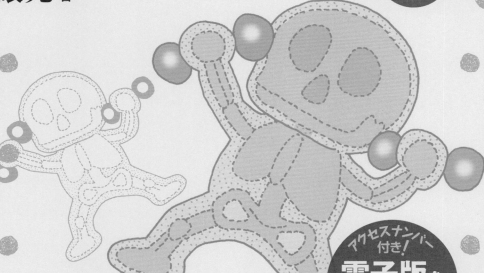

アクセスナンバー付き！
電子版をダウンロードOK！

特徴おさえた解剖図がおよそ300点！
からだのしくみをマスター！

☑ B5判・384頁　☑ 本体3,800円＋税

テコム出版事業部

〒169-0073 東京都新宿区百人町1-22-23　新宿ノモスビル2F
電話：03(5330)2441／FAX：03(5389)6452
URL http://www.tecomgroup.jp/books/

国試小児科学

National Examination Pediatrics 第6版

付録 乳幼児精神運動発達一覧ポスター

井田 博幸 編集　　B5判・本体 4,900円＋税

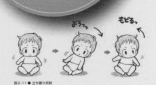

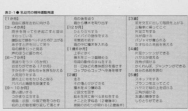

[本書の特徴]

- ◆ 平成30年からの国試改革に対応すべく，**大幅リニューアル!**
- ◆ 国試ではこう問われる！既出問題を分析して得られた**出題傾向**を提示。
- ◆ 既出問題をスマホやパソコンで**学習できる！** 収載問題は**毎年**追加更新。

||| 新・医師国試出題基準に準拠 |||

最新出題傾向をキャッチ！
―国試ではこう問われる！

WEBで 良問のみの **Check Test!**

テコム 出版事業部

〒169-0073　東京都新宿区百人町1-22-23　新宿ノモスビル2F
TEL 03-5330-2441／FAX 03-5389-6452
URL http://www.tecomgroup.jp/books/

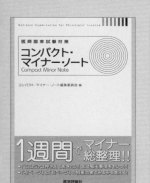
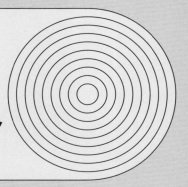

医師国家試験対策
コンパクト・マイナー・ノート
Compact Minor Note

眼科　　耳鼻咽喉科　　皮膚科　　整形外科
1週間でマイナー総整理！
精神科　　泌尿器科　　放射線科

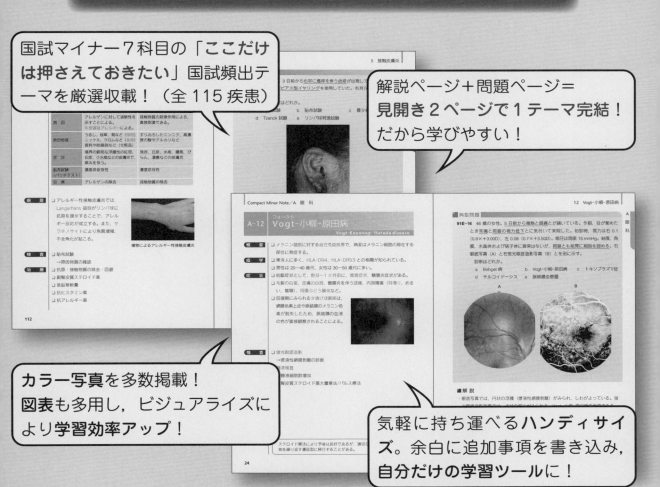

国試マイナー7科目の「ここだけは押さえておきたい」国試頻出テーマを厳選収載！（全115疾患）

解説ページ＋問題ページ＝見開き2ページで1テーマ完結！だから学びやすい！

カラー写真を多数掲載！図表も多用し，ビジュアライズにより学習効率アップ！

気軽に持ち運べるハンディサイズ。余白に追加事項を書き込み，自分だけの学習ツールに！

B6判・292頁・本体3,200円＋税

テコム出版事業部

〒169-0073　東京都新宿区百人町1-22-23　新宿ノモスビル2F
TEL:03-5330-2441／FAX:03-5389-6452
URL http://www.tecomgroup.jp/books/

NEUROSURGERY

チャート
脳神経外科 【第4版】

東京医科大学教授 三木 保 編集

B5判 362頁 本体4,200円+税　ISBN 978-4-86399-107-1 C3047

診断から治療まで

国試・研修対策はこれ1冊で！

● 3D-CTなどの**最新の画像・知見**を盛り込み，大幅リニューアル！
● 「**国試既出問題からみた画像診断のポイント**」掲載！

[内容]
総論 診察・診断／主要症候／画像検査／治療
各論 脳腫瘍／脳血管障害／頭部外傷／先天奇形／水頭症／炎症性疾患／機能神経外科／脊椎・脊髄疾患／末梢神経の外科

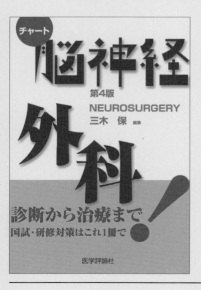

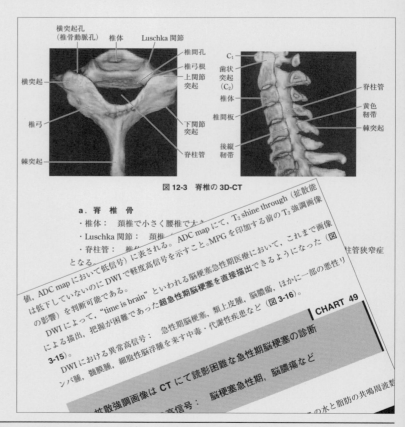

テコム出版事業部

〒169-0073　東京都新宿区百人町1-22-23 新宿ノモスビル2F　TEL 03-5330-2441（代）　FAX 03-5389-6452
URL http://www.tecomgroup.jp/books/

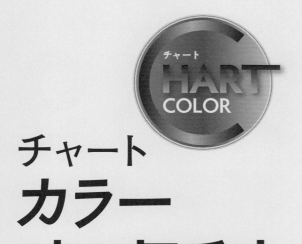

チャート
カラー
皮膚科
COLOR Dermatology

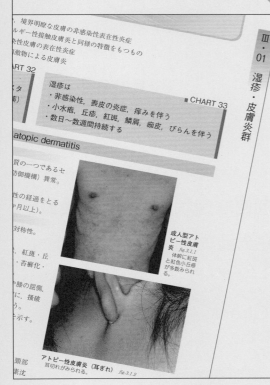

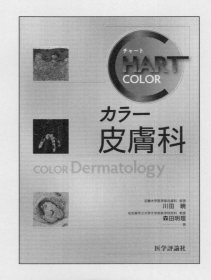

大好評発売中

近畿大学医学部教授　川田　暁
名古屋市立大学大学院教授　森田明理
　　　　　　　　　　　　　……………著

■ B5判　■ 404ページ　■ 本体 4,600円＋税

ISBN : 978-4-87211-988-6 C3047

**オールカラーに全面改訂！
国試で問われるすべての疾患を
目で見て理解する！**

テコム出版事業部

〒169-0073　東京都新宿区百人町 1-22-23 新宿ノモスビル 2F　TEL 03-5330-2441（代）　FAX 03-5389-6452
URL http://www.tecomgroup.jp/books/

第113回 国試「公衆衛生」対策！

医師国試既出問題集
サクセス'19
公衆衛生

平成30年版医師国家試験出題基準
（ガイドライン）によると，「必修問題」は，
現状通り，「医学総論」および「医学各論」から
「一般問題」として100題程度，減らすことが可能。
また，「臨床実地問題」の出題数の比率を高める
こととともに，各領域における基本的な問題や
【保健医療論・公衆衛生】等の「一般問題」での
出題数は担保するべきである。
（平成27年3月30日，医師国家試験改善検討部会 報告書）

一番早い公衆衛生対策！

6月刊行！

B5判・2色刷
予価（本体 3,800 円＋税）

◆ 全範囲をカバー！ ～最新の第112回医師国試問題を完全収載！

◆ 問題の本質をえぐり出す「V 指数」を完全掲載！

◆ 充実の国試対策レジュメをさらにグレードアップ！

◆ 国試のエッセンスをまとめて Speed Check！

◆ CBT 対策も万全！
～医学教育モデル・コア・カリキュラム対照表を掲載！

テコム出版事業部　〒169-0073 東京都新宿区百人町 1-22-23 新宿ノモスビル 2F
Tel 03-5330-2441（代）　Fax 03-5389-6452
URL http://www.tecomgroup.jp/books/

臨床現場を想定したリアルな流れの中で
医療倫理と法医学を徹底的に学ぶ！

臨床事例で学ぶ
医療倫理・法医学

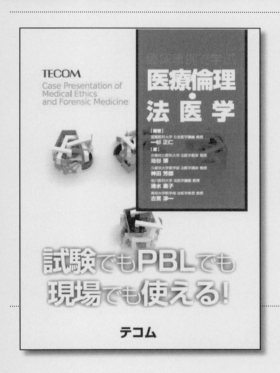

【編著】
滋賀医科大学 社会医学講座 教授
一杉 正仁　MASAHITO HITOSUGI

【著】
京都府立医科大学 法医学教室 教授
池谷 博　HIROSHI IKEGAYA

久留米大学医学部 法医学講座 教授
神田 芳郎　YOSHIRO KODA

旭川医科大学 法医学講座 教授
清水 惠子　KEIKO SHIMIZU

高知大学医学部 法医学教室 教授
古宮 淳一　JUNICHI FURUMIYA

B5判・136頁・2色刷・定価（本体3,700円＋税）
ISBN 978-4-86399-376-1 C3047 ¥3700E

好評発売中！

- ◆ 国試にもCBTにもPBLにも使える基本知識のエッセンス満載！
- ◆ リアルな再現事例に触れながら難問を明快に解決！
- ◆ コア・カリキュラムと医師国試ガイドラインに準拠！
- ◆ "WEB TEST PLUS"でランダムテストを実践！

テコム出版事業部
〒169-0073 東京都新宿区百人町1-22-23 新宿ノモスビル2F
Tel 03-5330-2441（代）　Fax 03-5389-6452
URL http://www.tecomgroup.jp/books/

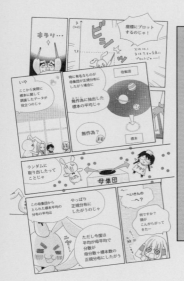

マンガで学ぶ医療統計

高橋麻奈 著／春瀬サク 画

Mana TAKAHASHI & Saku HARUSE

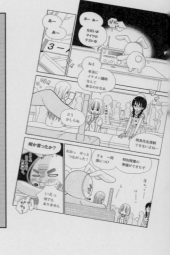

B5判・192頁　本体 2,000円＋税
ISBN 978-4-86399-208-5

- カリスマテクニカルライター・高橋麻奈と「なかよし」の人気漫画家・春瀬サクがコラボ！
- 医療系で用いられる統計の考え方・使い方の基本をマンガで楽しくわかりやすく解説！
- 舞台は宇宙歴20XX年，イプシロン星系第5惑星のメディカルハイスクール。宇宙の大長老（ブサカワ系？）・ウサ吉院長とイケメン講師・稲城先生が優しくレクチャー！

【対象】　医療・看護・福祉系の学生，医師・コメディカルスタッフ

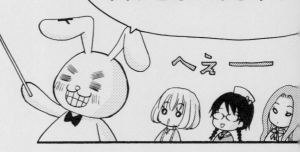

★☆ CONTENTS ★☆

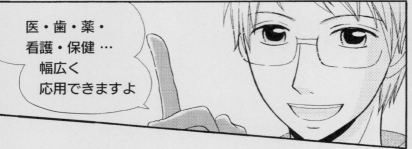

Chap.0　医療統計の世界へようこそ
Chap.1　データの整理
Chap.2　相関・回帰
Chap.3　推定・検定
Chap.4　分割表
Chap.5　分散分析
Chap.6　医療分野への応用

♥章末には，知識の確認に役立つ「まとめ」「Q&A」と練習問題も！

テコム 出版事業部

〒169-0073　東京都新宿区百人町 1-22-23　新宿ノモスビル 2F
TEL 03 (5330) 2441　FAX 03 (5389) 6452
URL http://www.tecomgroup.jp/books/

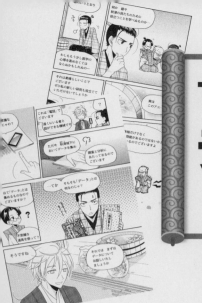

マンガで学ぶ データ解析

高橋麻奈 著 / 銭形たいむ 画
Mana TAKAHASHI & Taimu ZENIGATA

B5判・192頁　本体2,200円+税
ISBN 978-4-86399-259-7 C3041

- カリスマテクニカルライター・高橋麻奈原作の〈マンガで学ぶ〉シリーズ第2弾。銭形たいむの優美にしてコミカルな絵巻が彩る！

- データを活用し、役に立つ情報を引き出すさまざまな手法を、楽しいストーリーを追いながらわかりやすく解説。統計初学者におすすめ！

- 「若を1日も早く、教養深い立派な殿に！」家老の差し金で、謎めいた美貌の蘭学者に教えを乞うことになった吉秀。しっかり者の虎丸、少々そそっかしいが健気にがんばる照姫とともに、データ解析の用語、考え方、利用法を一つ一つ学んでいく。

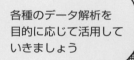

CONTENTS

Chap. 0　データ解析の世界へようこそ
Chap. 1　データ解析の基礎
Chap. 2　回帰分析
Chap. 3　主成分分析
Chap. 4　因子分析
Chap. 5　判別分析・ロジスティック回帰分析
Chap. 6　クラスタ分析

★ 章末には、知識の確認に役立つ「まとめ」「Q&A」も！

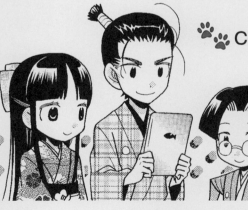

テコム出版事業部

〒169-0073 東京都新宿区百人町 1-22-23 新宿ノモスビル 2F
TEL 03(5330)2441　FAX 03(5389)6452
URL http://www.tecomgroup.jp/books/

がん哲学外来コーディネーター

順天堂大学医学部教授・一般社団法人 がん哲学外来理事長
樋野興夫（ひの・おきお）編集
A5判・172頁　本体2,000円＋税
ISBN 978-4-86399-214-6

日本人の2人に1人が"がん"になる時代。
医療現場や社会で"今"，求められていることとは？

◆医療の「隙間」を埋める試みとして開設され，大きな反響を呼んでいる「がん哲学外来」。
その活動展開を担う「がん哲学外来コーディネーター」にスポットを当てる。
◆【実践編】コーディネーター設置のいきさつやその意義，具体的な活動事例を紹介しつつ，
現代の医療や社会に内在する問題や，患者・家族をはじめ当事者が真に求めていることとは何かを考察。
◆【理論編】日本のがんの現状（統計，国としての対策，主要ながんの概要）をわかりやすく解説。
☑対象　医療従事者・学生，患者・患者家族をはじめ，がん問題に関心をもつすべての方々。
がん問題の入門書，実際にコーディネーターとして活動するに当たってのヒント集に。

CONTENTS

Ⅰ　実践編
1　今，求められていること
　「がん哲学外来」とは／「がん哲学外来コーディネーター」
　とは／各地で展開するがん哲学外来
2　当事者の思い
　医療従事者の立場から／患者・家族，市民の立場から／
　さまざまなサポートの形
3　がんと共存する社会
　1人1人ががんを考え，がんを生きる社会へ／認知症か，
　がんか／他
Ⅱ　理論編—がん学入門—
　日本のがん統計／国としての対策／主要ながんの概要
【特別寄稿】「物語を生きる人間」という視点から
　　　　　（ノンフィクション作家・柳田邦男）

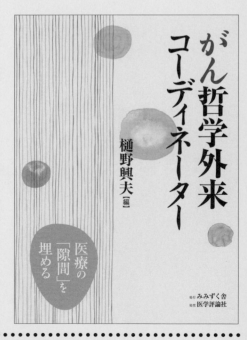

テコム出版事業部

〒169-0073 東京都新宿区百人町1-22-23 新宿ノモスビル2F
TEL 03（5330）2441（代）　FAX 03（5389）6452
URL http://www.tecomgroup.jp/books/

医薬品産業の過去・現在・未来
——故きを温ねて新しきを知る

東京理科大学客員教授・福島県立医科大学特任教授　藤田芳司（ふじた・よしじ）著
A5判　196頁　本体2,700円＋税　ISBN 978-4-86399-220-7

新薬開発競争の背景にあるメガファーマの実像，
　　　さまざまなビジネスチャンスを創りだす世界戦略を紹介！
国内外の製薬企業における長年の経験に根差した知識・知恵を，
　　　　　　　　　　　初心者にもわかりやすく披瀝！

☑ 寡占化と変化の一途を辿る，世界の医薬品市場の現状は？
☑ 世界戦略構想の中で起きたM&Aの功罪とは？
☑ 1990年代に一斉開花したバイオベンチャーは今？
☑ 医療機関・製薬企業・関連産業に研究職・営業職として
　就職を考える方々には指針や課題などを，
　すでに働いている方々には世界で今起きていることや
　進むべき道を示唆！

【対象】　大学医学部・薬学部・理工学部（化学・生命科学系）の
　　　　教員・大学院生・学生
　　　　医療機関・製薬企業・関連産業（医療機器メーカー，
　　　　受託臨床試験機関他）の研究者・技術者，営業企画担当者，
　　　　開発に携わる方々

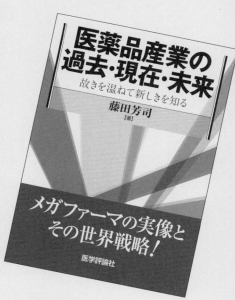

🔴 内 容 🔴

製薬企業を取り巻く要因／メガファーマの生き残りをかけた戦い／世界規模の環境変化に製薬企業はどう対応／ビジネスチャンスは創りだすもの／ライセンス活動から見たメガファーマが求めるもの／一世を風靡したバイオベンチャーの栄枯盛衰／メガファーマ誕生の歴史

テコム出版事業部

〒169-0073　東京都新宿区百人町1-22-23 新宿ノモスビル2F
TEL 03（5330）2441　FAX 03（5389）6452
URL http://www.tecomgroup.jp/books/

HELLO MATCHING 2018

小論文・面接・筆記

試験対策の **ABC**

TECOM

ハローマッチング

2018

医師臨床研修 マッチング 対策に必携！

大学院入試対策にも最適！

☑文章表現のコツ，面接での基本的マナーや話術を，
作家 Dr. 石黒が指南！

☑実際に出題された論文・面接テーマを事例とした解説，
受験者アンケート＆各種データが充実！

人気病院情報を 施設別年度順に掲載

医師・作家 **石黒 達昌**
Ishiguro Tatsuaki

A5 判・468 頁
本体 2,500 円＋税

テコム 出版事業部

〒169-0073 東京都新宿区百人町1-22-23 新宿ノモスビル2F
TEL 03-5330-2441／FAX 03-5389-6452
URL http://www.tecomgroup.jp/books/

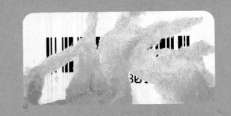

第112回 医師国家試験問題解説書

問題集

112th National Examination for Medical Practitioners

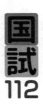
国試 112

TECOM

112　A

◎ 指示があるまで開かないこと。

（平成 30 年 2 月 10 日　9 時 30 分～12 時 15 分）

注 意 事 項

1. 試験問題の数は 75 問で解答時間は正味 2 時間 45 分である。
2. 解答方法は次のとおりである。
（1）（例 1），（例 2）の問題では a から e までの 5 つの選択肢があるので，そのうち質問に適した選択肢を（例 1）では 1 つ，（例 2）では 2 つ選び答案用紙に記入すること。なお，（例 1）の質問には 2 つ以上解答した場合は誤りとする。（例 2）の質問には 1 つ又は 3 つ以上解答した場合は誤りとする。

（例 1）101　医業が行えるのはどれか。
　　a　合格発表日以降
　　b　合格証書受領日以降
　　c　免許申請日以降
　　d　臨床研修開始日以降
　　e　医籍登録日以降

（例 2）102　医籍訂正の申請が必要なのはどれか。**2 つ選べ。**
　　a　氏名変更時
　　b　住所地変更時
　　c　勤務先変更時
　　d　診療所開設時
　　e　本籍地都道府県変更時

（例 1）の正解は「e」であるから答案用紙の ⓔ をマークすればよい。

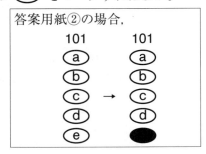

（例 2）の正解は「a」と「e」であるから答案用紙の ⓐ と ⓔ をマークすればよい。

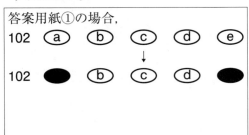
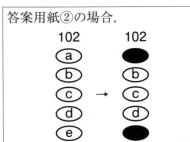

(2)（例3）では質問に適した選択肢を3つ選び答案用紙に記入すること。なお，（例3）の質問には2つ以下又は4つ以上解答した場合は誤りとする。

（例3）103　医師法に規定されているのはどれか。**3つ選べ**。

　　　　a　医師の行政処分
　　　　b　広告可能な診療科
　　　　c　不正受験者の措置
　　　　d　保健指導を行う義務
　　　　e　へき地で勤務する義務

（例3）の正解は「a」と「c」と「d」であるから答案用紙の ⓐ と ⓒ と ⓓ をマークすればよい。

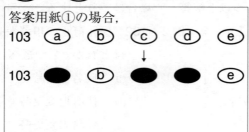
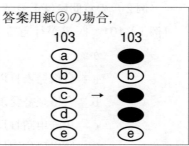

A 医学各論　　75問／2時間45分

□□□ 112A
1　高アンモニア血症をきたす疾患はどれか。
　a　Gaucher 病
　b　von Gierke 病
　c　Hurler 症候群
　d　メープルシロップ尿症
　e　オルニチントランスカルバミラーゼ欠損症

□□□ 112A
2　続発性無汗症の原因と**ならない**のはどれか。
　a　糖尿病　　　　　　b　Fabry 病　　　　　c　Sjögren 症候群
　d　甲状腺機能低下症　e　自家感作性皮膚炎

□□□ 112A
3　高尿酸血症を**きたさない**のはどれか。
　a　サイアザイド系利尿薬　　　b　Lesch-Nyhan 症候群
　c　腫瘍崩壊症候群　　　　　　d　Fanconi 症候群
　e　慢性腎不全

□□□ 112A
4　腸管出血性大腸菌感染症と診断された場合に正しいのはどれか。
　a　入院勧告の対象となる。　　　b　届出は一週間以内に行う。
　c　届出先は市町村長である。　　d　医療費は全額公費負担となる。
　e　児童の場合は出席停止となる。

□□□ 112A
5　Mallory-Weiss 症候群について正しいのはどれか。
　a　自然治癒する。　　　　　　b　裂創は横走する。
　c　病変は壁全層に及ぶ。　　　d　胃大彎側に好発する。
　e　十二指腸にも病変が存在する。

□□□ 112A
6 睡眠について正しいのはどれか。
  a 夢を体験するのは浅いノンレム睡眠の時期である。
  b 深いノンレム睡眠は朝方に向けて減少する。
  c レム睡眠は緩徐な眼球運動が特徴である。
  d 乳幼児ではレム睡眠が成人より少ない。
  e 総睡眠時間は青年期以降一定である。

□□□ 112A
7 羊水塞栓症について正しいのはどれか。
  a 破水前の時期に多い。   b 母体の予後は良好である。
  c 母体の下腹部は板状硬となる。   d 播種性血管内凝固〈DIC〉を伴う。
  e 妊娠高血圧症候群に合併しやすい。

□□□ 112A
8 無症候性骨転移を伴う前立腺癌にまず行う治療はどれか。
  a PDE 5〈phosphodiesterase 5〉阻害薬投与
  b 抗癌化学療法
  c ホルモン療法
  d 経尿道的レーザー前立腺切除術
  e ロボット支援腹腔鏡下前立腺全摘除術

□□□ 112A
9 粘液水腫性昏睡について正しいのはどれか。
  a 男性に多い。
  b 夏季に多い。
  c 橋本脳症とも呼ばれる。
  d 治療において甲状腺ホルモンの投与は必須ではない。
  e 基礎にある甲状腺疾患に他の要因が重層して起こる。

□□□ 112A
10 遠点が 50 cm，近点が 25 cm の成人の眼の調節力はどれか。
  a 1.0 D   b 2.0 D   c 4.0 D   d 6.0 D   e 8.0 D

□□□ 112A

11 免疫性血小板減少性紫斑病〈ITP〉について正しいのはどれか。

a 先天性疾患である。　　　　　b 骨髄の巨核球が減少する。
c 皮下出血を起こしやすい。　　d 関節内出血を起こしやすい。
e 筋肉内出血を起こしやすい。

□□□ 112A

12 発症3日目の急性心筋梗塞の患者に，収縮期雑音が突然，出現した。
原因として考えられるのはどれか。**2つ選べ。**

a 大動脈弁閉鎖不全症　　b 左室自由壁破裂　　c 解離性大動脈瘤
d 心室中隔穿孔　　e 乳頭筋断裂

□□□ 112A

13 大腿ヘルニアについて正しいのはどれか。**2つ選べ。**

a 男性に多い。　　　b 両側性が多い。　　　c 嵌頓しやすい。
d 高齢者に多い。　　e 大腿動脈の外側に触れる。

□□□ 112A

14 診察器具の写真（**別冊** No.1 ①〜⑤）を別に示す。
成人に対して鼻処置を行った上で，鼻腔から上咽頭，喉頭にかけて内視鏡検査を実施する際に使用する器具はどれか。**2つ選べ。**

a ①　　　b ②　　　c ③　　　d ④　　　e ⑤

```
別　冊
No. 1　①〜⑤
```


□□□ 112A

15 妊娠初期の超音波検査で診断できるのはどれか。**3つ選べ。**

a 稽留流産　　　　b 異所性妊娠　　　c 胎児発育不全
d 胎児21 trisomy　　e 2絨毛膜2羊膜性双胎

8 第112回 A問題

□□□ 112A
16 50歳の女性。全身の皮下出血と鼻出血とを主訴に来院した。特に誘因なく右肩の紫斑が出現した。その後大腿や下腿にも紫斑が出現し、今朝から鼻出血が止まらないため受診した。5年前に乳癌に対して手術と抗癌化学療法とを受けた。血液所見：赤血球278万、Hb 8.8 g/dL、Ht 25％、白血球700、血小板5.1万、PT-INR 1.2（基準0.9〜1.1）、APTT 30.6秒（基準対照32.2）、血漿フィブリノゲン74 mg/dL（基準200〜400）、血清FDP 110 μg/mL（基準10以下）、Dダイマー9.6 μg/mL（基準1.0以下）。骨髄血塗抹May-Giemsa染色標本（**別冊** No.**2**）を別に示す。

　この患者に対する治療薬として適切なのはどれか。

　　a　抗エストロゲン薬　　　　　　b　全トランス型レチノイン酸
　　c　トラネキサム酸　　　　　　　d　ドセタキセル
　　e　ヘパリン

```
┌─────────────────┐
│                 │
│      別  冊      │
│     No. 2       │
│                 │
└─────────────────┘
```

□□□ 112A
17 62歳の男性。胸部食道癌の術後に人工呼吸から離脱できず、アンピシリンの投与を受けていた。術後3日目の朝、39.1℃の発熱と喀痰増加がみられ、胸部エックス線写真で右下肺野に新たな浸潤影を認めた。血液および喀痰培養を行い抗菌薬を変更したが、術後4日目になっても39℃を超える熱が持続している。培養検査の結果はまだ判明していない。

　この時点の対応として**適切でない**のはどれか。

　　a　上体を30度挙上する。　　　　b　ドレーン排液の性状を確認する。
　　c　気管チューブのカフ圧を確認する。　d　抗菌薬を再度変更する。
　　e　創部の状態を確認する。

□□□ 112A
18 54歳の女性。持続する腰痛、胸郭変形および諸検査の異常のため来院した。2年前から腰痛があり、自宅近くの整形外科医院で非ステロイド性抗炎症薬を処方されていたが痛みは持続し、半年前から胸郭が変形し身長が12 cm低くなった。最近、腰痛が増悪し、歯の痛みや全身のしびれ感も出現したために、血液検査とエックス線撮影が施行されたところ、骨折線を伴う著明な骨変形を含む多数の異常を指摘され紹介されて受診した。身長138 cm、体重40 kg。体温36.5℃。脈拍84/分、整。血圧150/96 mmHg。眼瞼結膜と眼球結膜とに異常を認めない。口腔内は湿潤しており、う歯を多数認める。表在リンパ節に腫大を認めない。胸郭は変形と陥凹が著明である。心音と呼吸音とに異常を認めない。腹部は平坦、軟で、肝・脾を触知しない。脳神経に異常を認めない。上肢の筋力は正常だが、体幹と下肢の筋力は痛みのために低下している。腱反射は下肢で減弱している。血液所見：赤血球412万、Hb 13.5 g/dL、白血球5,800、血小板22万。血液生化学所見：総蛋白7.4 g/dL、アルブミン4.5 g/dL、総ビリルビン0.7 mg/dL、AST 21 U/L、ALT 15 U/L、ALP 1,725 U/L（基準115〜359）、γ-GTP 10 U/L（基準8〜50）、尿素窒素14 mg/dL、クレアチニン0.6 mg/dL、Na 144 mEq/L、K 4.7 mEq/L、Cl 109 mEq/L、Ca 8.7 mg/dL、P 0.9 mg/dL。CRP 0.1 mg/dL。

　考えられるのはどれか。

　　a　腫瘍性骨軟化症　　　　　　　b　腎性骨異栄養症
　　c　閉経後骨粗鬆症　　　　　　　d　偽性副甲状腺機能低下症
　　e　原発性副甲状腺機能亢進症

□□□　112A

19 69歳の男性。歩行困難を主訴に来院した。1か月前から歩行が不安定となり，徐々に悪化してきたため受診した。9年前に胃癌で胃全摘術を受けた。意識は清明。身長155cm，体重44kg。体温36.1℃。脈拍60/分，整。血圧106/58mmHg。呼吸数18/分。心音と呼吸音とに異常を認めない。腹部は平坦，軟で，肝・脾を触知しない。血液所見：赤血球250万，Hb 9.4g/dL，Ht 28%，白血球4,400，血小板8.7万。血液生化学所見：総蛋白7.2g/dL，アルブミン4.4g/dL，総ビリルビン1.5mg/dL，AST 25U/L，ALT 20U/L，LD 332U/L（基準176〜353），γ-GTP 13U/L（基準8〜50），CK 48U/L（基準30〜140），尿素窒素23mg/dL，クレアチニン0.7mg/dL，尿酸5.1mg/dL，血糖103mg/dL，総コレステロール170mg/dL，トリグリセリド72mg/dL，Na 138mEq/L，K 5.0mEq/L，Cl 101mEq/L，ビタミンB_{12} 75pg/mL（基準250〜950），CEA 2.0ng/mL（基準5.0以下），CA19-9 2.3U/mL（基準37以下）。CRP 0.1mg/dL。頸椎MRIのT2強調像（**別冊** No. **3**）を別に示す。

　この患者で予想される症状はどれか。

a　暗い所でふらつく。　　　　　　b　片足立ちがしにくい。
c　尿意を我慢できない。　　　　　d　風呂の温度が分かりにくい。
e　歩き始めの一歩が出にくい。

```
┌─────────────┐
│    別　冊     │
│    No. 3     │
└─────────────┘
```

□□□　112A

20 22歳の男性。炎天下での道路工事の作業中に頭痛と悪心が出現し，会社の車で来院した。建設作業員。17歳時に自然気胸のため入院している。家族歴に特記すべきことはない。意識レベルはJCS I-1。身長172cm，体重57kg。体温38.9℃。脈拍124/分，整。血圧96/48mmHg。呼吸数12/分。発汗なし。体幹部から末梢にかけて熱感を認める。瞳孔径は両側4mmで対光反射は正常である。臥位で頸静脈の虚脱を認める。心音と呼吸音とに異常を認めない。下腿に浮腫を認めない。輸液を受け，症状は軽快した。

　同じ勤務に復帰する上で適切な指導はどれか。

a　塩分の摂取を控える。
b　短時間の作業から開始する。
c　冷房の効いた屋内で過ごすことは避ける。
d　通気性を抑えた作業服の着用を推奨する。
e　水分は少ない回数で一度に大量に摂取する。

□□□ 112A

21 78歳の男性。4日前に肺癌のため右上葉切除術およびリンパ節郭清術を受けて入院中である。術後経過は順調だが，胸腔ドレーンはわずかな空気漏れがあり排液はやや血性のため留置している。昨日からせん妄症状がみられている。本日午後9時に患者は就寝していたが，2時間後には覚醒しており胸腔ドレーンが抜けていた。呼吸音に変化はみられず，直ちに胸部エックス線撮影を行ったが，日中に撮影した画像と比較して変化はみられない。SpO₂ 99％（鼻カニューラ2L/分 酸素投与下）であり，胸腔ドレーン抜去前と比較して低下はみられない。

行うべき処置はどれか。

a 右胸腔穿刺を行う。
b ドレーン刺入部を縫合する。
c 気管挿管下に人工呼吸管理を開始する。
d 抜けた胸腔ドレーンを刺入部から再挿入する。
e 鼻カニューラをマスクに交換し8L/分で酸素を投与する。

□□□ 112A

22 75歳の男性。頭部の皮疹を主訴に来院した。皮疹は3か月前に同部位を打撲した後に出現し，徐々に拡大して，わずかな刺激で出血するようになってきた。頭部の写真（**別冊** No. 4）を別に示す。

この疾患について正しいのはどれか。

a 肺転移しやすい。　　　　　　　　b 生検は禁忌である。
c HIV感染と関連がある。　　　　　d 九州・沖縄地方に多い。
e レーザー治療が著効する。

別　冊
No. 4

□□□ 112A

23 71歳の女性。発熱と下腿浮腫とを主訴に来院した。65歳時から2型糖尿病のため自宅近くの医療機関に通院中である。これまで網膜症は指摘されていない。1か月前から37℃台の微熱があり、両側の下腿浮腫を自覚するようになった。かかりつけ医で血尿と蛋白尿とを指摘され、精査のために紹介されて受診した。体温37.6℃。脈拍92/分、整。血圧146/88 mmHg。呼吸数16/分。SpO₂ 98%（room air）。心音と呼吸音とに異常を認めない。両側の下腿に浮腫と網状皮斑とを認める。左下腿の温痛覚の低下を認める。尿所見：蛋白3+、潜血3+、沈渣に赤血球50～100/1視野、白血球10～20/1視野、赤血球円柱を認める。血液所見：赤血球324万、Hb 10.0 g/dL、Ht 31%、白血球10,300（桿状核好中球20%、分葉核好中球52%、好酸球1%、好塩基球1%、単球3%、リンパ球22%）、血小板22万。血液生化学所見：総蛋白6.0 g/dL、アルブミン2.3 g/dL、尿素窒素40 mg/dL、クレアチニン2.5 mg/dL、血糖98 mg/dL、HbA1c 5.8%（基準4.6～6.2）、Na 138 mEq/L、K 5.0 mEq/L、Cl 100 mEq/L。免疫血清学所見：CRP 6.5 mg/dL、リウマトイド因子〈RF〉陰性、抗核抗体陰性、MPO-ANCA 84 U/mL（基準3.5未満）、PR3-ANCA 3.5 U/mL未満（基準3.5未満）。胸部エックス線写真で異常を認めない。腎生検のPAS染色標本（**別冊** No. 5）を別に示す。

この患者でまず行うべき治療はどれか。

a　血液透析
b　血漿交換
c　ビタミンB₁₂製剤投与
d　メトトレキサート投与
e　副腎皮質ステロイド投与

```
別　冊
No. 5
```

□□□ 112A

24 69歳の男性。全身倦怠感と食欲不振とを主訴に来院した。2年前に進行胃癌のため胃全摘術を受けた。その後受診をしなかったが、3か月前から倦怠感を自覚し、最近食欲不振が増強して食事摂取量が平常時の1/3以下となったため、不安になり受診した。身長170 cm、体重45 kg。体温36.2℃。脈拍80/分、整。血圧130/70 mmHg。呼吸数14/分。胸部エックス線写真で多発肺転移を認め、腹部CT及び超音波検査で多発肝転移と軽度の腹水貯留とを認めた。悪心、嘔吐、呼吸困難および疼痛を認めず、患者と家族は在宅医療を希望している。

今後の方針として適切なのはどれか。

a　外科的切除
b　抗癌化学療法
c　在宅酸素療法
d　在宅静脈栄養
e　ホスピス入院

12 第112回 A 問題

□□□ 112A

25 25歳の男性。歩行障害を主訴に来院した。13歳ごろから，重いカバンを持ったときやタオルを強く絞ったときに手を離しにくいことに気付いていたが，運動は問題なくできていた。20歳ごろからペットボトルのふたを開けにくいと感じるようになった。半年前から歩き方がおかしいと周囲から指摘されるようになったため受診した。父方の従兄弟に同様の症状を示す者がいる。意識は清明。身長172 cm，体重62 kg。体温36.2℃。脈拍92/分，整。血圧112/72 mmHg。呼吸数24/分。心音と呼吸音とに異常を認めない。腹部は平坦，軟で，肝・脾を触知しない。両側の側頭筋と胸鎖乳突筋は軽度萎縮している。両下肢遠位筋は萎縮しており，筋力は徒手筋力テストで3である。四肢の腱反射は低下しており，病的反射を認めない。血液所見：赤血球493万，Hb 14.2 g/dL，Ht 44%，白血球5,900，血小板16万。血液生化学所見：総蛋白6.8 g/dL，アルブミン4.1 g/dL，AST 40 U/L，ALT 49 U/L，LD 282 U/L（基準176〜353），CK 528 U/L（基準30〜140），血糖103 mg/dL，HbA1c 6.2%（基準4.6〜6.2），Na 142 mEq/L，K 4.0 mEq/L，Cl 103 mEq/L。CRP 0.2 mg/dL。この患者の母指球をハンマーで叩打する前後の写真（**別冊** No. **6**）を別に示す。叩打後，この肢位が数秒間持続した。

　この所見はどれか。

a　猿 手
b　テタニー
c　ジストニア
d　ミオトニア
e　カタレプシー

別　冊
No. **6**

□□□ 112A

26 67歳の女性。不眠を主訴に来院した。1か月前から夜になると両足に虫が這うような不快な感覚を自覚していた。この不快感は安静にしていると増強するが，足を動かすことで軽減する。かかりつけ医からは経過をみるように言われたが良くならず，足を動かしたい欲求が強く寝つけなくなり受診した。四肢の筋トーヌスは正常で筋力低下を認めない。腱反射は正常で，Babinski徴候は陰性である。感覚障害と小脳性運動失調とを認めない。歩行に支障はなく，日常生活動作にも問題はない。血液生化学検査では血清フェリチンを含めて異常を認めない。

　適切な治療薬はどれか。

a　β遮断薬
b　筋弛緩薬
c　抗コリン薬
d　ドパミン受容体作動薬
e　アセチルコリンエステラーゼ阻害薬

112A

27 30歳の女性。下腹部痛を主訴に来院した。3日前，左下腹部の痛みで目覚めた。その後，同じ強さの痛みが持続したため本日（月経周期の17日目）受診した。今朝から痛みは軽減している。悪心と嘔吐はない。4週間前に受けた婦人科健診では子宮と卵巣とに異常を指摘されなかったという。最終月経は17日前から5日間。月経周期は28日型，整。身長160 cm，体重52 kg。体温36.5℃。脈拍72/分，整。血圧108/68 mmHg。呼吸数18/分。腹部は平坦，軟で，筋性防御を認めない。内診で左卵巣に軽い圧痛を認める。子宮と右卵巣には異常を認めない。血液所見：赤血球380万，Hb 10.4 g/dL，Ht 31%，白血球5,800，血小板16万。血液生化学所見：総蛋白7.3 g/dL，アルブミン4.3 g/dL，総ビリルビン0.3 mg/dL，AST 18 U/L，ALT 16 U/L，LD 195 U/L（基準176〜353），尿素窒素18 mg/dL，クレアチニン0.6 mg/dL。CRP 0.3 mg/dL。妊娠反応陰性。左卵巣の経腟超音波像（**別冊** No. **7**）を別に示す。

　適切な対応はどれか。

a　経過観察　　　　　　b　抗菌薬投与　　　　　　c　抗凝固薬投与
d　嚢胞穿刺吸引術　　　e　左付属器摘出術

```
別　冊
No. 7
```

112A

28 25歳の女性。呼吸困難を主訴に来院した。5日前から38℃前後の発熱，咽頭痛，上腹部痛および食欲低下があり，3日前に自宅近くの診療所で感冒に伴う胃腸炎と診断され総合感冒薬と整腸薬とを処方されたが症状は改善しなかった。昨夜から前胸部不快感が出現し，本日，呼吸困難が出現したため受診した。既往歴に特記すべきことはない。妊娠歴はない。最終月経は2週間前。意識は清明だが表情は苦悶様。体温36.8℃。脈拍92/分，整。血圧72/48 mmHg。呼吸数36/分。SpO₂ 82%（room air）。四肢末梢の冷感を認める。口唇にチアノーゼを認める。頸静脈の怒張を認める。心音にⅢ音とⅣ音とを聴取する。呼吸音は両側でwheezesとcoarse cracklesとを聴取する。腹部は平坦，軟で，肝・脾を触知しない。血液所見：赤血球482万，Hb 14.1 g/dL，Ht 41%，白血球14,200，血小板17万。血液生化学所見：総蛋白6.4 g/dL，アルブミン3.8 g/dL，総ビリルビン1.1 mg/dL，AST 519 U/L，ALT 366 U/L，LD 983 U/L（基準176〜353），CK 222 U/L（基準30〜140），尿素窒素23 mg/dL，クレアチニン1.0 mg/dL，血糖199 mg/dL，Na 128 mEq/L，K 4.4 mEq/L，Cl 99 mEq/L。CRP 2.1 mg/dL。心筋トロポニンT陽性。動脈血ガス分析（room air）：pH 7.32，PaCO₂ 20 Torr，PaO₂ 55 Torr，HCO₃⁻ 10 mEq/L。仰臥位のポータブル胸部エックス線写真（**別冊** No. **8A**），心電図（**別冊** No. **8B**）及び心エコー図（**別冊** No. **8C**）を別に示す。

　最も可能性の高い疾患はどれか。

a　肥大型心筋症　　　　b　急性心筋梗塞　　　　　c　Brugada症候群
d　感染性心内膜炎　　　e　ウイルス性心筋炎

```
別　冊
No. 8　A，B，C
```

14 第112回 A 問題

□□□ 112A

29 3歳の女児。3歳児健康診査で眼位異常を指摘されて来院した。視力は右 0.1（0.4×＋1.0 D），左 1.0（矯正不能）。調節麻痺薬点眼による屈折検査では右＋4.5 D，左＋3.0 D であった。神経学的所見に異常を認めない。眼位の写真（**別冊** No. 9）を別に示す。

　まず行うべき対応はどれか。

　a　経過観察　　　　　　　b　眼鏡矯正　　　　　　　c　斜視手術
　d　健眼遮蔽　　　　　　　e　アトロピン点眼

```
┌─────────────────┐
│      別 冊       │
│     No. 9        │
└─────────────────┘
```

□□□ 112A

30 5歳の男児。頭痛と嘔吐とを主訴に両親に連れられて来院した。1か月前から徐々に歩行がふらつくようになった。1週間前から頭痛と嘔吐が出現した。頭痛は早朝起床時に強いという。嘔吐は噴射状に起こるが，嘔吐後，気分不良はすぐに改善し飲食可能となる。意識は清明。体温 36.2℃。脈拍 92/分，整。血圧 116/78 mmHg。呼吸数 20/分。CT 検査のできる総合病院への紹介を検討している。

　緊急度を判断するために当院でまず行うべき検査はどれか。

　a　脳　波　　　　　　　　b　眼底検査　　　　　　　c　視野検査
　d　脳脊髄液検査　　　　　e　頭部エックス線撮影

□□□ 112A

31 64歳の女性。右眼の充血と複視とを主訴に来院した。2週間前から症状を自覚していた。意識は清明。体温 36.4℃。脈拍 76/分，整。血圧 124/82 mmHg。呼吸数 16/分。右外転神経麻痺を認める。右眼窩外側縁で血管性雑音を聴取する。両眼部の写真（**別冊** No. 10A），頭部 MRI の T1 強調像（**別冊** No. 10B）及び右内頸動脈造影側面像（**別冊** No. 10C）を別に示す。

　適切な治療はどれか。

　a　眼窩内腫瘍摘出術　　　　　　　　b　海綿静脈洞塞栓術
　c　脳動静脈奇形摘出術　　　　　　　d　頸動脈ステント留置術
　e　脳動脈瘤頸部クリッピング術

```
┌─────────────────────┐
│       別 冊          │
│   No. 10  A，B，C    │
└─────────────────────┘
```

□□□ 112A

32 7歳の女児。3歳でオムツが取れたにもかかわらず，下着が常に少し濡れていることを主訴に来院した。本人は「お漏らしはしていない」と言う。静脈性尿路造影では両側に完全重複腎盂尿管を認める。膀胱鏡検査で右側に2個，左側に1個の尿管口を認める。

尿失禁の原因はどれか。

a 下大静脈後尿管 　　　b 後部尿道弁 　　　c 尿管異所開口
d 尿管瘤 　　　e 膀胱尿管逆流

□□□ 112A

33 60歳の女性。血便と腹痛とを主訴に来院した。以前から便秘がちで，最後の排便が5日前であった。2日前から腹痛を伴うようになり，新鮮血の排泄が数回あったために受診した。脂質異常症と糖尿病とで治療中である。体温 36.7℃。脈拍 92/分，整。血圧 126/84 mmHg。眼瞼結膜に貧血を認めない。腹部は平坦，軟で，肝・脾を触知しない。下腹部に圧痛を認める。血液所見：赤血球 430万，Hb 13.1 g/dL，Ht 39%，白血球 8,700，血小板 19万。CRP 1.2 mg/dL。下部消化管内視鏡検査を施行した。S状結腸の内視鏡像（**別冊** No. 11）を別に示す。

対応として適切なのはどれか。

a 絶食 　　　b 副腎皮質ステロイドの注腸
c 内視鏡的止血術 　　　d 上腸間膜動脈塞栓術
e 大腸切除術

別　冊
No. 11

□□□ 112A

34 2歳の男児。入浴中に左右の陰嚢の大きさが違うのに気付いた母親に連れられて来院した。痛がることはないという。外陰部の外観と右陰嚢にペンライトを当てたときの写真（**別冊** No. 12）を別に示す。

母親に対する説明で正しいのはどれか。

a 「陰嚢の左右差は多くは自然になくなります」
b 「陰嚢に針を刺して内容物を確認しましょう」
c 「腫瘍が疑われるので詳しく調べます」
d 「陰嚢内に腸管が出ています」
e 「緊急手術が必要です」

別　冊
No. 12

16 第112回 A 問題

□□□ 112A

35 68歳の男性。右頬部の腫脹を主訴に来院した。1年半前に右上顎癌と診断され，上顎部分切除術と放射線治療とを行い腫瘍は消失した。2週間前から右頬部が腫脹し，軽度の疼痛と違和感とを自覚した。これまでに副鼻腔炎の既往はない。喫煙は20本/日を48年間。飲酒は機会飲酒。身長165cm，体重48kg。体温36.8℃。尿所見に異常を認めない。血液所見：赤血球430万，白血球7,800，血小板15万。CRP 0.5 mg/dL。顔面の写真（**別冊** No. **13A**）及び頭部MRIの水平断像（**別冊** No. **13B**）と冠状断像（**別冊** No. **13C**）とを別に示す。
　最も考えられるのはどれか。

a　丹　毒　　　　　　b　上顎癌再発　　　　　c　急性副鼻腔炎
d　放射線皮膚炎　　　e　術後性上顎囊胞

```
┌─────────────────────┐
│       別　冊        │
│  No. 13  A，B，C    │
└─────────────────────┘
```

□□□ 112A

36 10歳の女児。血便を主訴に父親と来院した。6日前に家族と焼肉を食べに行った。3日前から水様下痢が出現し，昨日からは血便になり激しい腹痛を自覚するようになったため受診した。身長135cm，体重32kg。体温37.2℃。脈拍84/分，整。血圧120/70mmHg。血液所見：赤血球250万，Hb 8.2 g/dL，Ht 25%，白血球9,000（桿状核好中球10%，分葉核好中球70%，リンパ球20%），血小板8.0万。末梢血塗抹May-Giemsa染色標本（**別冊** No. **14**）を別に示す。
　この患者が合併しやすいのはどれか。

a　急性腎障害　　　　　　　　b　急性肝不全
c　潰瘍性大腸炎　　　　　　　d　自己免疫性溶血性貧血
e　播種性血管内凝固〈DIC〉

```
┌─────────────────────┐
│       別　冊        │
│      No. 14         │
└─────────────────────┘
```

□□□ 112A

37 49歳の男性。高熱を主訴に来院した。3日前からの発熱，咳嗽および膿性痰のために受診した。既往歴に特記すべきことはない。意識は清明。体温39.5℃。脈拍116/分，整。血圧128/82mmHg。呼吸数24/分。右肺にcoarse cracklesを聴取する。血液所見：白血球19,200（桿状核好中球4%，分葉核好中球84%，単球2%，リンパ球10%）。血液生化学所見：AST 48 U/L，ALT 42 U/L。CRP 19.8 mg/dL。腎機能は正常である。胸部エックス線写真で右下肺野に浸潤影を認める。急性肺炎と診断し，入院させてスルバクタム・アンピシリン合剤の投与を開始することにした。
　1日の投与量を同一とした場合，この患者に対する投与方法として最も適切なのはどれか。

a　1回経口投与　　　　b　1回筋注　　　　　c　1回点滴静注
d　2回点滴静注　　　　e　3回点滴静注

第112回 A 問題 **17**

□□□ 112A

38 46歳の男性。全身の痒みを伴う皮疹を主訴に来院した。3か月前から大腿、陰部および手に痒みを伴う皮疹が出現した。自宅近くの診療所で抗ヒスタミン薬と副腎皮質ステロイド外用薬とを処方されたが効果はなく、皮疹が徐々に拡大してきたため受診した。高齢者施設の介護職員。受診時、陰部を含む全身に鱗屑を伴う丘疹が多発していた。陰部と手背の写真（**別冊** No. **15A**, **B**）及び手掌のダーモスコピー像（**別冊** No. **15C**）を別に示す。

対応として適切なのはどれか。

a 保健所に届け出る。
b 衣類を煮沸消毒する。
c 個室管理の上で治療を開始する。
d 皮疹が完全に治癒するまでは就業を禁止する。
e 勤務先の施設の職員と入居者に問診と診察を行う。

```
別　冊
No. 15  A, B, C
```

□□□ 112A

39 56歳の男性。肝臓の腫瘤性病変の精査のため入院中である。C型肝炎の経過観察中に行った腹部超音波検査で肝臓に腫瘤性病変が見つかったため入院した。入院後に腹部造影CTを施行したところ、入院時 1.1 mg/dL であった血清クレアチニン値が造影検査後2日目に 3.0 mg/dL に上昇した。入院後に新たな薬剤投与はなく、食事は毎日全量摂取できており、体重は安定していた。体温、脈拍、血圧、呼吸数ともに正常範囲で、排尿回数も5、6回/日で変わらなかった。

造影検査後2日目の検査所見：尿所見：蛋白（−）、糖（−）、潜血（−）、沈渣に赤血球 1〜4/1 視野、白血球 1〜4/1 視野。血液所見：赤血球 302万、Hb 10.4 g/dL、Ht 31%、白血球 4,600、血小板 16万。血液生化学所見：総ビリルビン 1.4 mg/dL、直接ビリルビン 0.8 mg/dL、AST 45 U/L、ALT 62 U/L、LD 360 U/L（基準 176〜353）、ALP 380 U/L（基準 115〜359）、γ-GTP 110 U/L（基準 8〜50）、尿素窒素 43 mg/dL、クレアチニン 3.0 mg/dL、尿酸 8.8 mg/dL、Na 136 mEq/L、K 5.2 mEq/L、Cl 100 mEq/L、Ca 8.2 mg/dL、P 6.2 mg/dL。CRP 0.3 mg/dL。腹部超音波検査では両腎に水腎症を認めない。

対応として正しいのはどれか。

a 緊急血液透析　　　　　　　　b 経時的な腎機能評価
c 尿道カテーテル留置　　　　　d 腹部造影CTの再施行
e 動静脈シャント造設術の準備

18 第112回 A 問題

□□□ 112A

40 67歳の男性。右上下肢の脱力を主訴に来院した。2週間前から右手で車のドアを開けることができない，歩行時に右足を引きずるなどの症状が徐々に進行したため受診した。意識レベルは JCS I -3。体温 36.2℃。脈拍 72/分，整。血圧 142/80 mmHg。呼吸数 16/分。右片麻痺を認める。頭部造影 MRI（**別冊** No. **16A**）及び定位的脳生検術によって左前頭葉病変から採取した組織の H-E 染色標本（**別冊** No. **16B**）と抗 CD20 抗体による免疫組織染色標本（**別冊** No. **16C**）とを別に示す。FDG-PET では脳以外に異常集積を認めない。

治療として適切なのはどれか。

a　抗菌薬投与　　　　　　　　　b　開頭腫瘍摘出術
c　アシクロビル投与　　　　　　d　定位的放射線治療
e　大量メトトレキサート療法

```
┌────────────────────────┐
│        別　冊          │
│  No. 16  A，B，C       │
└────────────────────────┘
```

□□□ 112A

41 55歳の女性。呼吸困難を主訴に来院した。1年前から左頸部の腫瘤を自覚していた。2か月前に呼吸困難が出現した。次第に増悪したため自宅近くの診療所を受診したところ，胸部エックス線写真で胸水を指摘され，左鼠径部にもリンパ節腫大を指摘されたため，紹介されて受診した。身長 151 cm，体重 70 kg。体温 36.8℃。脈拍 92/分，整。血圧 130/102 mmHg。呼吸数 18/分。SpO₂ 94％（room air）。呼吸困難の原因は胸水貯留であると考え，入院の上，胸腔穿刺を行い胸水を排液した。呼吸困難は一時的に改善したが，穿刺1時間後に強い呼吸困難と泡沫状の喀痰がみられ，SpO₂ 92％（鼻カニューラ2L/分 酸素投与下）となった。穿刺2時間後，症状はさらに悪化し，SpO₂ 85％（マスク8L/分 酸素投与下）となったため気管挿管を行った。来院時と胸腔穿刺1時間後の胸部エックス線写真（**別冊** No. **17A**）と胸部 CT（**別冊** No. **17B**）とを別に示す。

この患者に最も有効な呼吸管理はどれか。

a　分離肺換気
b　持続的陽圧換気〈CPPV〉
c　非侵襲的陽圧換気〈NPPV〉
d　Tピースによる 12 L/分酸素投与
e　リザーバー付マスクによる 10 L/分酸素投与

```
┌────────────────────────┐
│        別　冊          │
│  No. 17  A，B          │
└────────────────────────┘
```

□□□ 112A

42 27歳の女性。突然起こる動悸や息苦しさを主訴に来院した。約1か月前，出勤時の電車内で突然，動悸と冷や汗が出始め次第に呼吸が荒くなり，「このまま窒息して死んでしまうのではないか」という恐怖感に襲われた。途中の駅で電車を降りたところ，症状は約10分で軽快した。以後も電車の中と自宅で1回ずつ同様の症状があった。心電図を含めた精査を行ったが，異常を認めない。どのような場所にいても「また症状が起きるのではないか」という心配が続いている。

　このような心配が持続する症状はどれか。

　　a　心気妄想　　　　　　b　自生思考　　　　　　c　閉所恐怖
　　d　妄想気分　　　　　　e　予期不安

□□□ 112A

43 38歳の女性。不妊を主訴に来院した。4年前に結婚し挙児を希望しているが，妊娠はしていない。6か月前に子宮卵管造影検査を受けたが，異常はなかった。5年前から月経痛があり，1年前から月経中に市販の鎮痛薬を服用している。月経周期は38〜90日，不整。持続は5日間。過多月経はない。身長164cm，体重54kg。体温36.8℃。脈拍68/分，整。血圧110/56mmHg。腹部は平坦，軟。内診では，子宮は前傾後屈で正常大，可動性不良。Douglas窩に有痛性の硬結を触知する。右卵巣に有痛性の囊胞を触知する。経腟超音波検査では右卵巣囊胞の内部エコーは均一である。左卵巣に異常を認めない。右卵巣の経腟超音波像（**別冊** No. **18**）を別に示す。

　治療として適切なのはどれか。

　　a　プロゲスチン療法　　　　　　　b　クロミフェン療法
　　c　GnRHアゴニスト療法　　　　　d　腹腔鏡下右卵巣切除術
　　e　エストロゲン・プロゲスチン療法

```
┌─────────────────┐
│                 │
│      別　冊      │
│                 │
│     No. 18      │
│                 │
└─────────────────┘
```


□□□ 112A

44 54歳の男性。頭痛と視力低下とを主訴に来院した。2年前の冬にRaynaud現象が出現し，1年前に指先に潰瘍が出現したため皮膚科を受診し，全身性強皮症の診断を受けた。仕事が忙しくて半年間病院を受診していなかったが，頭痛と急な視力低下が出現したため来院した。脈拍92/分，整。血圧218/120mmHg。四肢に皮膚硬化を認める。尿所見：蛋白1+，潜血1+。血液所見：赤血球250万，Hb 7.5g/dL，Ht 24%，網赤血球3.0%，白血球8,200，血小板5万。血液生化学所見：総蛋白6.9g/dL，総ビリルビン2.0mg/dL，AST 28U/L，ALT 35U/L，LD 610U/L（基準176〜353），尿素窒素52mg/dL，クレアチニン4.5mg/dL。眼底検査で視神経乳頭の浮腫を認める。末梢血塗抹標本で破砕赤血球を認める。

　この患者で認められる所見はどれか。

　　a　血清補体低下　　　　　　　b　血清ASO上昇
　　c　血清M蛋白上昇　　　　　　d　血漿レニン活性低下
　　e　血清ハプトグロビン低下

20　第112回 A問題

□□□　112A

45　79歳の男性。胸部エックス線写真の異常陰影を指摘されて来院した。精査のために行った胸腹部造影3D-CT（**別冊** No. 19）を別に示す。

　　この疾患に対する手術に際し，最も注意すべき合併症はどれか。

　　a　髄膜炎　　　　　　　b　脊髄梗塞　　　　　　　c　正常圧水頭症
　　d　胸郭出口症候群　　　e　急性硬膜下血腫

```
┌─────────────────────┐
│                     │
│      別　冊         │
│                     │
│      No. 19         │
│                     │
└─────────────────────┘
```

□□□　112A

46　60歳の女性。関節痛を主訴に来院した。2週間前に38℃台の発熱が出現したが，自宅近くの医療機関で解熱薬を処方され，数日で解熱した。1週間前に手指，手関節を中心とした多発関節痛が出現し，持続するため受診した。3週間前に同居している5歳の孫に発熱と顔面紅斑が出現していたという。体温36.5℃。脈拍76/分，整。血圧128/76 mmHg。心音と呼吸音とに異常を認めない。両手関節に圧痛を認める。尿所見：蛋白（－），潜血（－）。血液所見：赤血球320万，Hb 9.8 g/dL，Ht 31%，白血球2,900（桿状核好中球10%，分葉核好中球57%，好酸球2%，好塩基球1%，単球3%，リンパ球27%），血小板12万。血液生化学所見：AST 68 U/L，ALT 72 U/L，γ-GTP 98 U/L（基準8～50）。免疫血清学所見：CRP 0.5 mg/dL，リウマトイド因子〈RF〉陰性，抗核抗体40倍（基準20以下），CH_{50} 25 U/mL（基準30～40），C3 45 mg/dL（基準52～112），C4 12 mg/dL（基準16～51）。

　　診断のために追加して聴取すべき情報として最も重要なのはどれか。

　　a　職業歴　　　　　　　b　難聴の有無　　　　　　c　孫の臨床経過
　　d　解熱薬の種類　　　　e　陰部潰瘍の有無

□□□　112A

47　25歳の男性。激しい頭痛のために救急車で搬入された。3年前から短時間の動悸を1日2，3回自覚するようになった。半年前，健診で血圧高値を指摘され，その頃から動悸が頻回に出現するようになり，頭痛，前胸部痛および手指の蒼白を伴うようになった。今朝から激しい頭痛があったため救急車を要請した。既往歴に特記すべきことはない。喫煙歴はなく，飲酒は機会飲酒。家族歴として母親に甲状腺髄様癌の罹患歴がある。身長174 cm，体重52 kg。体温37.5℃。心拍数120/分，整。血圧240/124 mmHg。四肢の冷感を認める。項部硬直やjolt accentuationを認めない。腹部超音波検査で左側腹部に径12 cmの腫瘤影を認める。心エコー検査と頭部CTとに異常を認めない。高血圧緊急症を疑い，カルシウム拮抗薬の点滴静注を行ったが，その後も頭痛と収縮期血圧が200 mmHg以上の高血圧および頻脈が持続している。

　　この時点の対応として正しいのはどれか。

　　a　経過観察
　　b　α遮断薬投与
　　c　β遮断薬投与
　　d　アンジオテンシンⅡ受容体拮抗薬投与
　　e　非ステロイド性抗炎症薬〈NSAIDs〉投与

□□□ 112A

48 70歳の男性。健診で検査値の異常を指摘されたため来院した。1年前に脳梗塞の既往がある。心音と呼吸音とに異常を認めない。肝・脾を触知しない。血液所見：赤血球468万，Hb 13.9 g/dL，Ht 42%，白血球12,300（桿状核好中球30%，分葉核好中球45%，好酸球1%，好塩基球1%，単球6%，リンパ球17%），血小板253万。染色体は正常核型である。末梢血塗抹 May-Giemsa 染色標本（**別冊** No. **20A**）と骨髄生検のH-E 染色標本（**別冊** No. **20B**）とを別に示す。

　最も考えられるのはどれか。

a 骨髄線維症 　　b 慢性骨髄性白血病 　　c 骨髄異形成症候群
d 真性赤血球増加症 　　e 本態性血小板血症

```
別　冊
No. 20 A, B
```

□□□ 112A

49 45歳の男性。歩行困難を主訴に来院した。2週間前の起床時に右足背に痛みを自覚し，その後，右足関節の背屈が困難になった。5日前から左手の示指と中指に痛みを伴うびりびり感が出現し，昨日から左足関節の背屈も難しくなったため受診し，入院となった。意識は清明。身長180 cm，体重72 kg。体温37.8℃。脈拍92/分，整。血圧150/72 mmHg。呼吸数14/分。腹部は平坦，軟で，肝・脾を触知しない。脳神経に異常を認めない。筋力は上下肢とも近位筋は正常，遠位筋では左右差のある筋力低下がみられた。四肢の腱反射は全般的に低下し，Babinski 徴候は陰性。左正中神経領域と右浅腓骨神経領域とに痛みを伴う感覚低下が観察された。小脳系に異常を認めない。髄膜刺激症候はない。尿所見：蛋白1+，潜血1+，沈渣に赤血球10～20/1視野。血液所見：赤血球352万，Hb 11.8 g/dL，Ht 32%，白血球12,500（桿状核好中球10%，分葉核好中球63%，好酸球1%，好塩基球1%，単球2%，リンパ球23%），血小板18万。血液生化学所見：総蛋白6.6 g/dL，アルブミン4.2 g/dL，尿素窒素28 mg/dL，クレアチニン1.7 mg/dL，血糖96 mg/dL，HbA1c 5.2%（基準4.6～6.2），Na 136 mEq/L，K 4.2 mEq/L，Cl 99 mEq/L。免疫血清学所見：CRP 6.2 mg/dL，抗核抗体陰性，MPO-ANCA 62 U/mL（基準3.5未満），PR3-ANCA 3.5 U/mL未満（基準3.5未満）。胸部エックス線写真で異常を認めない。入院翌日の夜に下血があり下部消化管内視鏡検査を施行したところ，上行結腸に潰瘍を認め，生検を行った。生検組織のH-E 染色標本（**別冊** No. **21**）を別に示す。

　最も考えられるのはどれか。

a 多発性硬化症 　　b サルコイドーシス
c 顕微鏡的多発血管炎 　　d Guillain-Barré 症候群
e 全身性エリテマトーデス〈SLE〉

```
別　冊
No. 21
```

22 第112回 A問題

□□□ 112A

50 55歳の女性。黄疸を主訴に自宅近くの医療機関から紹介されて受診した。1年前に血便と腹痛が出現し，大腸内視鏡検査によって潰瘍性大腸炎と診断された。まず副腎皮質ステロイドを投与されたが，効果不十分のため6か月前から抗TNF-α抗体製剤の投与が開始された。1か月前の前医受診時には血便と腹痛はなく，肝機能検査は正常で黄疸もなかったが，1週間前に黄疸が出現した。飲酒は機会飲酒。この6か月間で抗TNF-α抗体製剤以外，新たに開始された薬剤はない。母親と兄がB型肝炎ウイルスのキャリアである。意識は清明。身長152 cm，体重45 kg。体温36.3℃。脈拍64/分，整。血圧116/60 mmHg。眼瞼結膜に貧血を認めない。眼球結膜に軽度の黄染を認める。腹部は平坦，軟で，肝・脾を触知しない。圧痛を認めない。下肢に浮腫を認めない。血液所見：赤血球325万，Hb 11.6 g/dL，Ht 31%，白血球4,300，血小板17万，PT-INR 1.2（基準0.9〜1.1）。血液生化学所見：総蛋白6.3 g/dL，アルブミン3.8 g/dL，総ビリルビン4.7 mg/dL，直接ビリルビン3.5 mg/dL，AST 1,236 U/L，ALT 1,202 U/L，ALP 352 U/L（基準115〜359），γ-GTP 75 U/L（基準8〜50）。1年前の大腸内視鏡検査施行時にはHBs抗原陰性，HCV抗体陰性であったという。

　診断を確定するために最も重要な血液検査項目はどれか。

a　IgM型HA抗体　　　b　HBs抗原　　　c　HCV抗体

d　IgA型HEV抗体　　　e　抗核抗体

□□□ 112A

51 16歳の男子。呼吸困難のため救急車で搬入された。本日，昼食にパンを食べた後，体育の授業で長距離走をしている最中に全身の痒み，蕁麻疹と呼吸困難が出現したため，養護教諭が救急車を要請した。学校の部活動でサッカーをしているが，練習中や試合中に同様の症状を呈したことはない。また昼食で食べたパンはこれまでにも頻繁に食べているが，同様の症状を呈したことはない。意識は清明。心拍数102/分，整。血圧92/62 mmHg。呼吸数24/分。SpO₂ 99%（マスク5 L/分 酸素投与下）。前胸部に膨疹を認める。喘鳴を聴取する。適切な治療の後，症状は改善した。

　この患者の今後の生活指導として適切なのはどれか。

a　サッカーの禁止

b　長距離走の禁止

c　パンの摂取禁止

d　宿泊を伴う校外活動の禁止

e　小麦製品の摂取後2時間の運動禁止

□□□ 112A

52 41歳の男性。生石灰が主成分の薬品を用いた作業中に薬品を顔面に浴び来院した。矯正視力は両眼とも眼前手動弁。生理食塩液で持続洗眼を10分間行って，涙液のpHを試験紙で測定したところ9であった。前眼部写真（別冊No. 22）を別に示す。

　次に行うべき対応はどれか。

a　抗菌薬点眼　　　　　　　　　　b　副腎皮質ステロイド点眼

c　希釈ポビドンヨード点眼　　　　d　生理食塩液による洗眼続行

e　ホウ酸液による洗眼に変更

別　冊

No. 22

□□□ 112A
53 23歳の初産婦。妊娠38週2日に陣痛発来のため入院した。これまでの妊娠経過は順調であった。午後0時に10分間隔の規則的な腹痛を自覚して受診した。来院時の内診で子宮口は3cm開大，児頭下降度はSP±0cm，卵膜を触知した。経過観察をしていたところ午後3時に破水し，内診で子宮口は5cm開大，児頭下降度はSP+2cm，2時方向に小泉門を触知した。この時点での胎児心拍数陣痛図（**別冊** No.**23**）を別に示す。

現時点での対応として適切なのはどれか。

a 帝王切開

b 吸引分娩

c β_2刺激薬投与

d オキシトシン投与

e 胎児心拍数陣痛モニターの継続監視

```
┌─────────────────┐
│      別 冊       │
│     No. 23      │
└─────────────────┘
```

□□□ 112A
54 32歳の男性。左大腿の腫瘤を主訴に来院した。3か月前に径6cmの左大腿の腫瘤に気付き様子をみていたところ，増大して径10cmとなったため受診した。これまでの健診で異常は指摘されていない。意識は清明。身長172cm，体重78kg。体温36.3℃。脈拍72/分，整。血圧126/78mmHg。胸腹部に異常を認めない。左大腿近位内側に弾性硬の腫瘤を触知するが，発赤，腫脹および圧痛はない。皮膚との可動性は良好だが，深部との可動性は不良である。血液生化学所見に異常を認めない。左大腿近位MRIのT1強調像（**別冊** No.**24A**）とT2強調像（**別冊** No.**24B**）とを別に示す。

最も可能性が高いのはどれか。

a 膿瘍　　　　b 粉瘤　　　　　　c 脂肪腫

d 悪性軟部腫瘍　　e ガングリオン

```
┌─────────────────┐
│      別 冊       │
│   No. 24 A，B    │
└─────────────────┘
```

24 第112回 A 問題

□□□ 112A

55 35歳の男性。アジ，イカなどの刺身を食べた後に出現した上腹部痛を主訴に来院した。生来健康である。意識は清明。身長170 cm，体重66 kg。体温36.1℃。脈拍64/分，整。血圧118/78 mmHg。眼瞼結膜と眼球結膜とに異常を認めない。心音と呼吸音とに異常を認めない。腹部は平坦で，心窩部に圧痛を認めるが，反跳痛と筋性防御とを認めない。便通に異常はない。緊急上部消化管内視鏡像（**別冊** No. **25**）を別に示す。

　この疾患について正しいのはどれか。

　a　夏季に多い。
　b　腸での発症が多い。
　c　魚類摂取後24時間以降に発症する。
　d　プロトンポンプ阻害薬が有効である。
　e　病態には即時型アレルギー反応が関与する。

```
別　冊
No. 25
```

□□□ 112A

56 35歳の男性。腰痛を主訴に来院した。約半年前から左陰嚢の腫大を自覚していたが，特に受診はしていなかった。1か月前から腰痛が出現したため受診した。既往歴に特記すべきことはない。血液所見に異常を認めない。血液生化学所見：LD 1,672 U/L（基準176〜353），hCG 1,962 mIU/mL（基準1.0以下），α-フェトプロテイン〈AFP〉915 ng/mL（基準20以下）。来院時の陰嚢の写真（**別冊** No. **26A**），肺野条件の胸部CT（**別冊** No. **26B**）及び腹部造影CT（**別冊** No. **26C**）を別に示す。

　この患者にまず行うべきなのはどれか。

　a　CTガイド下肺生検　　　　　　b　CTガイド下後腹膜リンパ節生検
　c　左精巣水瘤切除術　　　　　　d　左精巣生検
　e　左高位精巣摘除術

```
別　冊
No. 26　A，B，C
```

第112回 A 問題 25

□□□ 112A

57 48歳の男性。意識障害のため救急車で搬入された。同行した家人によると，3年前からかかりつけ医で2型糖尿病の内服治療を受けている。喫煙歴はないが，毎日缶ビール500 mLを1，2本程度飲むという。昨日は糖尿病の薬を普段通りに内服し，夕食時に缶ビール3本に加えて日本酒2合を飲んで就寝した。朝になっても起きてこないので家人が様子を見に行ったところ反応がおかしかったので救急車を要請した。意識レベルは JCS Ⅱ-20。身長170 cm，体重81 kg。体温35.7℃。心拍数92/分，整。血圧156/98 mmHg。呼吸数24/分。SpO₂ 99%（room air）。家人が持参してきていたお薬手帳（**別冊 No. 27**）を別に示す。

血糖に加えて，まず確認すべき血液検査項目はどれか。

a 乳酸
b ケトン体
c インスリン
d アルコール
e 血清浸透圧

別 冊
No. 27

□□□ 112A

58 56歳の男性。4か月前から物忘れが目立ち始め，2か月前から怒りっぽくなったため心配した家人に連れられて受診した。意識は清明。身長172 cm，体重56 kg。体温36.2℃。脈拍68/分，整。Mini-Mental State Examination〈MMSE〉は13点（30点満点）で，検査中に数回にわたって「もうやめろ」という発言があった。瞳孔径は両側1 mmで対光反射は消失，輻湊反射は保たれており，Argyll Robertson 瞳孔を呈している。その他の脳神経に異常を認めない。筋力低下はない。腱反射は四肢で亢進し，Babinski 徴候は両側陽性。感覚系と小脳系とに異常を認めない。髄膜刺激症候は陰性。血液所見と血液生化学所見とに異常を認めない。脳脊髄液所見：初圧270 mmH₂O（基準70〜170），細胞数58/mm³（基準0〜2）（単核球100%），蛋白210 mg/dL（基準15〜45），糖72 mg/dL（同時血糖118 mg/dL）。

脳脊髄液の検査項目で追加すべきなのはどれか。

a タウ蛋白
b TPHA 反応
c β-D-グルカン
d JC ウイルス抗体
e オリゴクローナルバンド

□□□ 112A

59 60歳の男性。動悸を主訴に来院した。以前から時々脈が欠けるのを自覚していたが，症状が強くないので様子をみていた。2日前に熱めの湯船につかったところ，いつもとは違う持続する動悸を自覚した。動悸は突然始まり，脈を確認すると規則的ではなくバラバラに乱れて速く打つ感じだったという。洗い場の座椅子で休んでいたところ，約2分で症状は改善した。めまいや冷汗，眼前暗黒感などの症状は伴わなかった。このような症状は初めてで，その後繰り返すことはなかったが，家族が心配したため受診した。既往歴に特記すべきことはない。体温36.6℃。脈拍68/分，整。血圧142/88 mmHg。呼吸数16/分。SpO₂ 98%（room air）。心音と呼吸音とに異常を認めない。

入浴時に生じた動悸の原因として最も可能性が高いのはどれか。

a 心室頻拍
b 心室細動
c 上室性期外収縮
d 発作性心房細動
e 発作性上室性頻拍

26 第112回 A 問題

□□□ 112A

60 68 歳の男性。白血球数増加の精査を目的に来院した。4 年前から風邪をひきやすくなった。右頸部に径 1.5 cm のリンパ節 1 個と左肘部に径 2 cm のリンパ節 1 個とを触知する。脾を左肋骨弓下に 4 cm 触知する。血液所見：赤血球 302 万，Hb 9.2 g/dL，Ht 30 %，白血球 30,500（桿状核好中球 3 %，分葉核好中球 3 %，単球 6 %，リンパ球 88 %），血小板 19 万。血液生化学所見：IgG 320 mg/dL（基準 960～1,960），IgA 34 mg/dL（基準 110～410），IgM 46 mg/dL（基準 65～350）。末梢白血球表面抗原は CD5，CD20 及び CD23 が陽性である。血清蛋白電気泳動で M 蛋白を認めない。末梢血塗抹 May-Giemsa 染色標本（**別冊** No. **28**）を別に示す。

　最も考えられるのはどれか。

a　マクログロブリン血症 　　　　b　慢性リンパ性白血病

c　急性リンパ性白血病 　　　　d　成人 T 細胞白血病

e　慢性骨髄性白血病

```
┌─────────────────┐
│     別　冊      │
│    No. 28       │
└─────────────────┘
```

□□□ 112A

61 83 歳の男性。高血圧症のために定期的に受診している。10 年前に高血圧症と診断され，カルシウム拮抗薬とアンジオテンシン変換酵素〈ACE〉阻害薬とを内服している。介護保険では要支援 2 の判定を受けており，週 2 回デイサービスに通っている。服薬アドヒアランスは良好であり，めまい，ふらつきなどの症状はない。身長 162 cm，体重 53 kg。脈拍 72/分，整。診察室で測定した血圧 144/74 mmHg。心音と呼吸音とに異常を認めない。下肢に浮腫を認めない。患者が記録した最近 2 週間の家庭血圧（**別冊** No. **29**）を別に示す。

　この患者に対する対応で適切なのはどれか。

a　利尿薬の追加

b　β遮断薬の追加

c　現在の投薬内容を継続

d　カルシウム拮抗薬の減量

e　アンジオテンシン変換酵素〈ACE〉阻害薬の増量

```
┌─────────────────┐
│     別　冊      │
│    No. 29       │
└─────────────────┘
```

第112回 A 問題 27

□□□ 112A
62 52歳の男性。両側の肺腫瘤を指摘されて来院した。2年前にS状結腸癌のため他院で手術を受けており，2日前に経過観察のため行われた胸部CTで肺野に結節影が認められたため紹介されて受診した。喫煙は20本/日を23年間。意識は清明。身長175cm，体重90kg。体温36.8℃。脈拍92/分，整。血圧132/82mmHg。呼吸数16/分。SpO₂ 98％（room air）。心音と呼吸音とに異常を認めない。血液所見：赤血球456万，Hb 14.3g/dL，Ht 44％，白血球6,500，血小板18万。血液生化学所見：総蛋白7.0g/dL，アルブミン4.3g/dL，総ビリルビン0.3mg/dL，AST 19U/L，ALT 40U/L，LD 124U/L（基準176～353），クレアチニン0.7mg/dL，Na 144mEq/L，K 4.2mEq/L，Cl 110mEq/L，CEA 6.5ng/mL（基準5.0以下）。CRP 0.1mg/dL。呼吸機能所見：VC 4.57L，%VC 120％，FEV₁ 3.81L，FEV₁% 84％。心電図に異常を認めない。肺野条件の胸部CT（**別冊** No. **30**）を別に示す。S状結腸に再発はなく，全身検索でも胸部CTで確認された病変以外に異常を認めなかった。
　治療として最も適切なのはどれか。
　a　放射線化学療法　　　b　抗癌化学療法　　　c　放射線療法
　d　手術療法　　　　　　e　免疫療法

```
別　冊
No. 30
```

□□□ 112A
63 57歳の男性。食欲不振と肝機能障害のために入院中である。20歳台から連日日本酒3合を飲んでいたが，仕事に支障をきたすことはなかった。3年前から飲酒量がさらに増加し，毎日5合以上飲むようになった。1週間前から全身倦怠感を自覚し，仕事を休み始めた。それでも飲酒を続けていたが，3日前に著しい食欲不振で食事を摂れなくなったため外来受診し，血液検査で肝機能障害が認められて入院することになった。入院時から夜間不眠があり，入院2日目から落ち着きなく歩き回り，夜間には「動物が壁を這っている」と訴えて不穏になった。このとき手指の粗大な振戦および著明な発汗がみられ，自分が入院していることが分からない様子であった。入院時の頭部CTで異常を認めなかった。
　まず投与すべき薬剤として適切なのはどれか。**2つ選べ**。
　a　抗酒薬　　　　　　　b　ジアゼパム　　　　c　ビタミンB群
　d　イミプラミン　　　　e　レボドパ〈L-dopa〉

28 第112回 A問題

□□□ 112A
64 55歳の男性。胸痛を主訴に来院した。1週間前から左下の歯痛を自覚していた。痛みは徐々に増強し、3日前から痛みが頸部へ広がり、2日前に胸痛も出現したため受診した。意識は清明。体温37.5℃。脈拍96/分、整。血圧98/62mmHg。呼吸数24/分。右胸部で呼吸音が減弱している。血液所見：赤血球482万、白血球14,500（桿状核好中球32％、分葉核好中球54％、単球5％、リンパ球9％）、血小板11万。血液生化学所見：AST 61U/L、ALT 69U/L、尿素窒素27mg/dL、クレアチニン1.2mg/dL。CRP 36mg/dL。縦隔条件の頸部CT（**別冊** No.**31A**）、胸部CT（**別冊** No.**31B**）及び矢状断再構成CT（**別冊** No.**31C**）を別に示す。
　治療として適切なのはどれか。**2つ選べ。**
　a　抗菌薬投与　　　　　b　ドレナージ　　　　　c　放射線治療
　d　抗癌化学療法　　　　e　副腎皮質ステロイド投与

```
┌─────────────────┐
│     別　冊      │
│  No. 31 A，B，C │
└─────────────────┘
```

□□□ 112A
65 68歳の女性。4回経産婦。外陰部の腫瘤感と歩行困難とを主訴に来院した。5年前から夕方に腟入口部に径3cmの硬い腫瘤を触れるようになり指で還納していた。1年前から還納しにくくなり、歩行に支障をきたすようになった。身長150cm、体重58kg。体温36.5℃。脈拍72/分、整。血圧134/88mmHg。呼吸数18/分。腹部は軽度膨満、軟で、腫瘤を触知しない。腹部超音波検査で子宮体部に異常を認めないが、子宮頸部は6cmに延長している。いきみによって、子宮腟部は下降して腟外に達する。血液生化学所見に異常を認めない。
　対応として適切なのはどれか。**2つ選べ。**
　a　手　術　　　　　　　b　放射線照射　　　　　c　ペッサリー挿入
　d　抗コリン薬投与　　　e　自己還納法指導

□□□ 112A
66 70歳の男性。労作時の呼吸困難を主訴に来院した。3年前から労作時の息切れを自覚し、徐々に増悪するため受診した。夜間睡眠中には自覚症状はない。43歳時に心房中隔欠損症の手術歴がある。気管支喘息の既往はない。喫煙は20本/日を47年間。3年前から禁煙している。体温36.4℃。脈拍72/分、整。血圧134/70mmHg。呼吸数20/分。SpO₂ 97％（room air）。6分間歩行試験ではSpO₂の最低値は91％であった。胸部聴診では呼吸音は減弱し、軽度のrhonchiを聴取する。心エコー検査では、左室駆出率は保たれ推定肺動脈圧の上昇も認めない。呼吸機能所見：VC 3.40L、%VC 92％、FEV₁ 1.30L、FEV₁% 38％。胸部エックス線写真（**別冊** No.**32A**）と胸部CT（**別冊** No.**32B**）とを別に示す。
　初期治療として適切なのはどれか。**2つ選べ。**
　a　抗菌薬の投与
　b　在宅酸素療法
　c　副腎皮質ステロイド吸入薬の投与
　d　長時間作用性吸入β₂刺激薬の投与
　e　長時間作用性吸入抗コリン薬の投与

```
┌─────────────────┐
│     別　冊      │
│   No. 32 A，B   │
└─────────────────┘
```

□□□ 112A

67 56歳の男性。胸背部痛のため救急車で搬入された。本日，事務仕事中に突然の胸背部痛を訴えた後，意識消失した。意識は数秒で回復したが胸背部痛が持続するため，同僚が救急車を要請した。意識は清明。身長163 cm，体重56 kg。体温36.2℃。心拍数92/分，整。血圧（上肢）右194/104 mmHg，左198/110 mmHg。呼吸数24/分。SpO₂ 100%（マスク10 L/分 酸素投与下）。心音と呼吸音とに異常を認めない。神経学的所見に異常を認めない。血液所見：白血球21,000。血液生化学所見：AST 15 U/L，ALT 15 U/L，LD 261 U/L（基準176～353），尿素窒素18 mg/dL，クレアチニン0.6 mg/dL，尿酸6.4 mg/dL，血糖115 mg/dL，Na 142 mEq/L，K 3.8 mEq/L，Cl 107 mEq/L，心筋トロポニンT陰性。心電図に異常を認めない。胸部造影CT（**別冊 No. 33**）を別に示す。

治療として適切なのはどれか。**2つ選べ。**

a 血腫除去術
b 心嚢ドレナージ
c 人工血管置換術
d 大動脈内バルーンパンピング〈IABP〉
e カルシウム拮抗薬の持続点滴静注による降圧

```
別　冊
No. 33
```

□□□ 112A

68 35歳の女性。職場の健康診断で肝機能検査の異常を指摘されて来院した。自覚症状はない。昨年も同様の指摘をされたがそのままにしていた。飲酒は機会飲酒。常用薬はなく，自然食品やサプリメントも服用していない。身長163 cm，体重56 kg。体温36.3℃。脈拍56/分，整。血圧116/62 mmHg。眼瞼結膜と眼球結膜とに異常を認めない。腹部は平坦，軟で，肝・脾を触知しない。圧痛を認めない。下肢に浮腫を認めない。血液所見：赤血球325万，Hb 12.0 g/dL，Ht 32%，白血球5,300，血小板27万，PT-INR 1.0（基準0.9～1.1）。血液生化学所見：総蛋白7.0 g/dL，アルブミン4.3 g/dL，総ビリルビン0.7 mg/dL，AST 36 U/L，ALT 42 U/L，ALP 852 U/L（基準115～359），γ-GTP 542 U/L（基準8～50），空腹時血糖85 mg/dL，HbA1c 5.4%（基準4.6～6.2），総コレステロール254 mg/dL，トリグリセリド95 mg/dL。HBs抗原陰性，HCV抗体陰性。

考えられるのはどれか。**2つ選べ。**

a 急性胆管炎
b 自己免疫性肝炎
c 原発性硬化性胆管炎
d 原発性胆汁性胆管炎
e 非アルコール性脂肪性肝炎

30 第112回 A 問題

□□□ 112A
69 4歳の女児。手掌の発疹を主訴に父親に連れられて来院した。全身状態は良好である。保育園で同様の発疹を呈する児がいるという。来院時の手の写真（**別冊** No. 34）を別に示す。
　　診断確定のため観察する必要がある部位はどれか。**2つ選べ**。
　　a 咽頭　　b 足底　　c 外陰部　　d 前額部　　e 前胸部

別　冊
No. 34

□□□ 112A
70 54歳の女性。7時間前から心窩部痛を自覚したため救急外来を受診した。意識は清明。体温 38.5℃。脈拍80/分，整。血圧 154/94 mmHg。腹部は平坦で，右季肋部に圧痛を認める。血液所見：赤血球 433万，Hb 14.0 g/dL，Ht 42%，白血球 12,400，血小板 17万。血液生化学所見：アルブミン 4.5 g/dL，AST 24 U/L，ALT 18 U/L，LD 161 U/L（基準 176〜353），ALP 350 U/L（基準 115〜359），γ-GTP 94 U/L（基準 8〜50），尿素窒素 21 mg/dL，クレアチニン 0.7 mg/dL。CRP 13 mg/dL。腹部造影CT（**別冊** No. 35）を別に示す。
　　この患者に対する処置として適切なのはどれか。**2つ選べ**。
　　a 結腸切除術　　　　　　　　　　b 胆嚢摘出術
　　c イレウス管留置　　　　　　　　d 経皮経肝胆嚢ドレナージ術
　　e 内視鏡的乳頭括約筋切開術

別　冊
No. 35

□□□ 112A
71 64歳の女性。乳がん検診のマンモグラフィで異常を指摘され来院した。左乳房に長径約2 cmの腫瘤を触知する。腫瘤は境界不明瞭で硬く圧痛を認めない。乳頭からの分泌物を認めない。マンモグラム（**別冊** No. 36）を別に示す。
　　次に行うべき検査はどれか。**2つ選べ**。
　　a 血管造影　　　　　　b 乳管造影　　　　　　c 経皮的針生検
　　d 乳房超音波検査　　　e 骨シンチグラフィ

別　冊
No. 36

□□□ 112A

72 82 歳の女性。筋肉痛を主訴に来院した。2 週間前の朝に，急に頸部，肩甲部，腰部，殿部および大腿部に筋肉痛とこわばりを自覚し，起き上がりが困難になり，症状が持続するため受診した。意識は清明。体温 37.8℃。脈拍 84/分，整。血圧 148/86 mmHg。尿所見：蛋白（－），潜血（－）。赤沈 110 mm/1 時間。血液所見：赤血球 312 万，Hb 9.8 g/dL，Ht 30%，白血球 10,200，血小板 43 万。血液生化学所見：総蛋白 5.9 g/dL，AST 29 U/L，ALT 28 U/L，LD 321 U/L（基準 176〜353），CK 38 U/L（基準 30〜140），尿素窒素 18 mg/dL，クレアチニン 0.7 mg/dL。免疫血清学所見：CRP 15 mg/dL，リウマトイド因子〈RF〉陰性，抗核抗体陰性。

この患者で注意すべき合併症を示唆する症状はどれか。**2 つ選べ。**

a 複視　　　　　　　b 盗汗　　　　　　　c 頭痛
d 網状皮斑　　　　　e Raynaud 現象

□□□ 112A

73 53 歳の男性。3 か月前から持続する上腹部痛を主訴に来院した。25 歳ごろからアルコールを多飲している。上腹部に圧痛を認める。血液生化学所見：総ビリルビン 1.0 mg/dL，AST 84 U/L，ALT 53 U/L，ALP 258 U/L（基準 115〜359），γ-GTP 110 U/L（基準 8〜50），アミラーゼ 215 U/L（基準 37〜160），空腹時血糖 278 mg/dL，HbA1c 9.6%（基準 4.6〜6.2），CA19-9 32 U/mL（基準 37 以下）。腹部 CT（**別冊 No. 37A**）と MRCP（**別冊 No. 37B**）とを別に示す。

この患者への指導として適切なのはどれか。**2 つ選べ。**

a 禁酒　　　　　　　b 水分制限　　　　　c 脂肪制限食
d 蛋白制限食　　　　e 高エネルギー食

```
別　冊
No. 37　A，B
```


□□□ 112A

74 32 歳の女性。乾性咳嗽を主訴に来院した。5 年前から毎年，2 月から 5 月までの間に乾性咳嗽を自覚していたが，今年も 2 月から同様の症状が出現したため受診した。アレルギー性鼻炎の既往がある。喫煙歴はない。体温 36.8℃。脈拍 72/分，整。血圧 120/60 mmHg。呼吸数 16/分。SpO₂ 99%（room air）。呼吸音に異常を認めない。胸部エックス線写真で異常を認めない。

次に行うべき検査として適切なのはどれか。**2 つ選べ。**

a 胸部 CT　　　　　　b 気管支鏡検査　　　c 動脈血ガス分析
d スパイロメトリ　　　e 喀痰中好酸球比率算定

112A

75 24歳の女性。発熱と左下腿の浮腫とを主訴に来院した。1年前から海水浴やスキーに行った際に顔面の紅斑が出現した。1か月前から37℃台の発熱と顔面紅斑が持続し、1週間前から左下腿の浮腫を自覚したため受診した。体温37.5℃。脈拍80/分、整。血圧124/76mmHg。呼吸数12/分。SpO₂ 98%（room air）。頬部と爪周囲とに紅斑を認める。心音と呼吸音とに異常を認めない。両手関節と肘関節とに圧痛を認める。左下腿部の腫脹と把握痛とを認める。尿所見：蛋白（±）、潜血1+、沈渣に赤血球5〜10/1視野、白血球1〜4/1視野、細胞円柱を認めない。血液所見：赤血球330万、Hb 10.5g/dL、Ht 32%、白血球3,200（桿状核好中球20%、分葉核好中球45%、好酸球2%、好塩基球1%、単球3%、リンパ球29%）、血小板12万、PT-INR 1.1（基準0.9〜1.1）、APTT 44.5秒（基準対照32.2）、Dダイマー6.5μg/mL（基準1.0以下）。血液生化学所見：総蛋白7.4g/dL、アルブミン4.0g/dL、CK 52U/L（基準30〜140）、尿素窒素16mg/dL、クレアチニン0.6mg/dL。免疫血清学所見：CRP 0.2mg/dL、リウマトイド因子〈RF〉陰性、抗核抗体2,560倍（基準20以下）、抗dsDNA抗体107IU/mL（基準12以下）、CH₅₀ 17U/mL（基準30〜40）、C3 32mg/dL（基準52〜112）、C4 7mg/dL（基準16〜51）。心電図、胸部エックス線写真および心エコー検査で異常を認めない。

次に行うべき検査はどれか。**2つ選べ**。

a　腎生検
b　下肢の筋生検
c　抗Jo-1抗体測定
d　下肢静脈超音波検査
e　抗カルジオリピン抗体測定

112　B

◎ 指示があるまで開かないこと。

（平成 30 年 2 月 10 日　13 時 45 分～15 時 20 分）

注 意 事 項

1. 試験問題の数は 49 問で解答時間は正味 1 時間 35 分である。
2. 解答方法は次のとおりである。

　　各問題には a から e までの 5 つの選択肢があるので，そのうち質問に適した選択肢を 1 つ選び答案用紙に記入すること。

　　（例）101　医業が行えるのはどれか。

　　　　　a　合格発表日以降
　　　　　b　合格証書受領日以降
　　　　　c　免許申請日以降
　　　　　d　臨床研修開始日以降
　　　　　e　医籍登録日以降

　正解は「e」であるから答案用紙の ⓔ をマークすればよい。

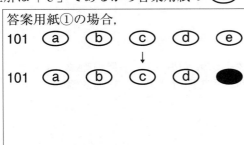

B 必修の基本的事項　　49問／1時間35分

□□□　112B
1　標準予防策〈standard precautions〉について正しいのはどれか。
　　a　患者を隔離する。
　　b　医療者の手指衛生を徹底する。
　　c　感染症と診断してから開始する。
　　d　感染症の治療が済んだら終了する。
　　e　特定の感染症への対策として実施する。

□□□　112B
2　院内の医療安全を推進する上で**誤っている**のはどれか。
　　a　医療安全に関する研修を行う。
　　b　ヒヤリハット事例の検討を行う。
　　c　誰でも間違う可能性があることを理解する。
　　d　薬液を使用する際に声出し指差し確認を遵守する。
　　e　医療事故調査を行う目的は責任を追及するためである。

□□□　112B
3　多数の傷病者が発生した場面でトリアージを行う際，脈拍108/分，整，呼吸数14/分で，歩くことはできず，簡単な指示に従うことができる状態の患者に適用すべきトリアージタッグはどれか。
　　a　黒タッグ　　　　　　　b　赤タッグ　　　　　　　c　黄タッグ
　　d　緑タッグ　　　　　　　e　タッグなし

□□□　112B
4　成人の筋骨格系の診察において正しいのはどれか。
　　a　徒手筋力テストで筋収縮のみが認められる場合は1と評価する。
　　b　下腿周径は膝蓋骨下縁から5cm遠位の部位で測定する。
　　c　下肢長は恥骨結合から母趾爪先までを測定する。
　　d　膝関節の可動域は6方向を測定する。
　　e　大腿周径は最大周径で測定する。

□□□　112B
5　造影CTを施行するにあたり事前に確認すべきこととして最も重要なのはどれか。
　　a　喫煙歴　　　b　飲酒歴　　　c　肝機能　　　d　腎機能　　　e　認知機能

□□□ 112B
6 解釈モデルを知るための質問として**適切でない**のはどれか。
　　a 「症状をあげていただけますか」
　　b 「どんな治療が必要になるとお考えですか」
　　c 「病気が治ったら生活はどう変わりますか」
　　d 「病気があることでどのようにお困りですか」
　　e 「原因について思い当たることはありませんか」

□□□ 112B
7 子宮頸癌罹患と最も関連が深いのはどれか。
　　a 飲 酒　　b 喫 煙　　c 睡 眠　　d 塩分摂取　　e 身体活動

□□□ 112B
8 急性呼吸窮迫症候群〈ARDS〉の病態について正しいのはどれか。
　　a 肺死腔減少　　　　　　　　　　b 肺内シャント減少
　　c 肺血管透過性亢進　　　　　　　d 肺サーファクタント増加
　　e 肺コンプライアンス増加

□□□ 112B
9 老人性難聴の発症に最も関連が深いのはどれか。
　　a 鼓 膜　　b 耳 管　　c 耳小骨　　d 迷路動脈　　e 有毛細胞

□□□ 112B
10 介入研究はどれか。
　　a 横断研究　　　　　　　　　　　b コホート研究
　　c 症例対照研究　　　　　　　　　d ケースシリーズ研究
　　e ランダム化比較試験〈RCT〉

□□□ 112B
11 酸素投与法，酸素流量と想定される吸入酸素濃度の組合せで正しいのはどれか。
　　a 鼻カニューラ 2 L/分 ──────── 20%
　　b 鼻カニューラ 4 L/分 ──────── 50%
　　c マスク 6 L/分 ──────── 80%
　　d リザーバー付きマスク 7 L/分 ──── 50%
　　e リザーバー付きマスク 10 L/分 ─── 90% 以上

36 第112回 B問題

□□□ 112B
12 大動脈解離による腰背部痛の特徴はどれか。
 a 突然の発症   b 数日間の高熱の先行
 c 前屈での痛みの軽減 d 圧迫による痛みの軽減
 e 呼吸による痛みの強さの変動

□□□ 112B
13 急性副鼻腔炎の症状のうち，緊急手術の必要性を示唆するのはどれか。
 a 鼻閉 b 頬部痛 c 膿性鼻汁 d 視力低下 e 嗅覚低下

□□□ 112B
14 散瞳して行う検査はどれか。
 a 視野検査   b 調節検査   c 隅角検査
 d 両眼視機能検査 e 蛍光眼底造影検査

□□□ 112B
15 咳嗽を伴うことが**少ない**のはどれか。
 a 気管支喘息   b 細菌性肺炎   c 過換気症候群
 d 慢性気管支炎   e 特発性肺線維症〈IPF〉

□□□ 112B
16 患者中心の医療を実践するにあたり**適切でない**のはどれか。
 a 患者の意向の確認   b 患者の感情への配慮
 c 患者との対立の解消   d 患者からの質問の制止
 e 患者とのパートナーシップ

□□□ 112B
17 感度80％，特異度60％の検査の陽性尤度比はどれか。
 a 0.3   b 0.5   c 1.3   d 2.0   e 4.8

□□□ 112B
18 介護保険の要介護認定の申請先はどれか。
 a 保健所   b 市区町村   c 地域医療拠点病院
 d 在宅療養支援診療所 e 社会福祉事務所

□□□ 112B
19 ネフローゼ症候群を併発した全身性エリテマトーデス〈SLE〉のため副腎皮質ステロイドによる治療を受けていた患者が，経過中に糖尿病と細菌性肺炎とを発症し，敗血症性ショックとなり死亡した。死亡診断書の様式の一部（**別冊 No. 1**）を別に示す。
死亡診断書の作成にあたり，「死亡の原因」の「（ア）直接死因」に記載すべきなのはどれか。
a 糖尿病　　　　　　　　　　b 細菌性肺炎
c ネフローゼ症候群　　　　　d 敗血症性ショック
e 全身性エリテマトーデス〈SLE〉

```
┌─────────────────┐
│      別　冊      │
│      No. 1       │
└─────────────────┘
```

□□□ 112B
20 医師の職業倫理に**反する**のはどれか。
a 講演会に出席して新薬の説明を受ける。
b 手術成績の良い外科医に患者を紹介する。
c 病院経営改善を目的として検査の件数を増やす。
d 医療機器メーカー主催の医療機器講習会に参加する。
e 治験薬剤の適応に合致する患者に治験への参加を提案する。

□□□ 112B
21 慢性腎炎症候群のうち最も頻度が高いのはどれか。
a IgA 腎症
b 膜性腎症
c 膜性増殖性糸球体腎炎
d 巣状分節性糸球体硬化症
e 基底膜菲薄化症候群〈良性家族性血尿〉

□□□ 112B
22 検査前確率〈事前確率〉が変わると変化するのはどれか。
a 感　度　　　　　　　b 特異度　　　　　　　c 適中度〈的中度〉
d 偽陰性率　　　　　　e ROC 曲線

□□□ 112B
23 治験審査委員会・倫理審査委員会〈IRB〉が行うのはどれか。
a 研究の効果判定　　　　　　b 研究の資金調達
c 介入研究の比較群の割付　　d 研究の科学的妥当性の評価
e 被験者への説明と同意の取得

38 第112回 B問題

□□□ 112B

24 妊娠初期の性器出血の原因として正しいのはどれか。

 a 子宮破裂   b 前置胎盤   c 癒着胎盤

 d 絨毛膜下血腫 e 常位胎盤早期剝離

□□□ 112B

25 8か月の乳児。今朝からの発熱を主訴に母親に連れられて休日診療所に来院した。①体をさすると開眼するが，②すぐに寝てしまう。③皮膚色はピンク色で④ツルゴールは軽度低下している。⑤口唇の乾燥は軽度である。

 この児において，重篤な疾患を疑う所見は下線のどれか。

 a ①   b ②   c ③   d ④   e ⑤

□□□ 112B

26 86歳の男性。誤嚥性肺炎のために1週間入院し，経過は順調である。入院前から高血圧症で薬物療法を受けているが，それ以外の基礎疾患はない。認知機能は問題ない。日常生活動作は介助を必要としないが，筋力低下によって歩行が不安定で屋外は見守りが必要である。入院中はきざみ食にとろみをつけて提供し，嚥下訓練を施している。要介護度は要支援2である。82歳の妻と2人暮らしだが，息子夫婦が隣接する市に住んでおり入院前から週に2，3回は様子を見に通っていた。

 自宅への退院にあたり必要なのはどれか。

 a 胃瘻の造設   b 家族への調理指導

 c 家族への排泄介助の指導 d 訪問入浴介護サービスの手配

 e 訪問診療による末梢静脈栄養療法

□□□ 112B

27 28歳の女性。1年前から口唇ヘルペスで3回の治療を受けた。歩行時の息苦しさを主訴に受診し，ニューモシスチス肺炎と診断された。ニューモシスチス肺炎の治療と同時に基礎疾患が検索され，HIV感染症と診断された。性交渉のパートナーは男性のみで特定の3人である。喫煙は22歳から10本/日。飲酒はビール350 mL/日。血液所見：赤血球468万，Hb 14.7 g/dL，白血球7,600（好中球60%，好酸球3%，好塩基球1%，単球8%，リンパ球28%），CD4陽性細胞数180/mm^3（基準800～1,200），血小板15万。血液生化学所見：総ビリルビン0.7 mg/dL，AST 68 U/L，ALT 128 U/L，LD 305 U/L（基準176～353），尿素窒素15 mg/dL，クレアチニン1.0 mg/dL。免疫血清学所見：HBs抗原陽性，HBs抗体陰性，HBV-DNA陽性，HCV抗体陰性。

 この患者の抗HIV治療薬の選択において最も重要なのはどれか。

 a 飲酒歴   b 喫煙歴

 c B型肝炎の合併   d 口唇ヘルペスの既往

 e 性交渉のパートナーの人数

第112回 B問題 *39*

□□□ 112B
28 68歳の男性。複視を主訴に来院した。昨日の夕方，自動車を運転中に突然対向車が二重に見えるようになり，今朝になっても改善しないため受診した。7年前から糖尿病の治療を受けている。眼位は，左眼は正中位，右眼は内転位をとっている。複視は正面視で自覚し，右方視で増強するが，左方視では消失する。
　　最も考えられるのはどれか。
　　a　左MLF症候群　　　　b　右外転神経麻痺　　　　c　左動眼神経麻痺
　　d　右滑車神経麻痺　　　　e　左Horner症候群

□□□ 112B
29 1歳10か月の男児。咳と喘鳴とを主訴に母親に連れられて来院した。昨日歩きながらピーナッツの入った菓子を食べていた時に，急にむせ込んで咳をし始めた。本日も咳が持続し喘鳴が出現したため受診した。体温36.7℃。脈拍108/分，整。呼吸数30/分。SpO_2 98％（room air）。吸気時と呼気時の胸部エックス線写真（**別冊** No. **2**）を別に示す。
　　この患児にまず行う処置として正しいのはどれか。
　　a　酸素投与　　　　　　　b　開胸手術　　　　　　　c　抗菌薬静脈内投与
　　d　Heimlich法の施行　　　e　気管支内視鏡による摘出

```
┌─────────────────┐
│     別　冊      │
│    No. 2        │
└─────────────────┘
```


□□□ 112B
30 31歳の1回経産婦。妊娠32週1日。性器出血を主訴に妊婦健康診査を受けている周産期母子医療センターに来院した。10日ほど前にも少量の性器出血があり，3日間の自宅安静で軽快したという。本日自宅で夕食作りをしていたとき，突然，性器出血があり，慌てて受診した。第1子を妊娠38週で正常分娩している。体温36.5℃。脈拍88/分，整。血圧102/62 mmHg。来院時，ナプキンに付着した血液は約50 mLだった。腟鏡診で計250 mLの血液および凝血塊の貯留を認め，子宮口から血液流出が続いているのが観察された。腹部超音波検査で胎児推定体重は1,850 g，羊水量は正常。胎児心拍数陣痛図で子宮収縮はなく，胎児心拍数波形に異常を認めない。経腟超音波像（**別冊** No. **3**）を別に示す。
　　対応として正しいのはどれか。
　　a　帝王切開を行う。　　　　　　　b　子宮頸管縫縮術を行う。
　　c　翌日の受診を指示し帰宅させる。　　d　β_2刺激薬の点滴静注を開始する。
　　e　オキシトシンの点滴静注を開始する。

```
┌─────────────────┐
│     別　冊      │
│    No. 3        │
└─────────────────┘
```

40 第112回 B 問題

□□□ 112B

31 83歳の女性。右大腿骨頸部骨折のため手術を受けた。手術当日の夜は意識清明であったが，手術翌日の夜間に，死別した夫の食事を作るために帰宅したいなど，つじつまの合わない言動が出現した。これまで認知症を指摘されたことはない。

この病態について正しいのはどれか。

a 生命予後は悪化しない。 b 抗精神病薬は禁忌である。
c 認知症の初発症状である。 d 意識の混濁が短時間で変動する。
e ベンゾジアゼピン系薬剤が適応である。

□□□ 112B

32 救急外来に日本語を話せない40歳の外国人女性が来院した。病院に勤務している外国人医師が英語で医療面接と身体診察とを行い，記載した診療録の一部を示す。

Presenting complaint :
Severe lower abdominal pain.

History of presenting complaint :
Sudden onset of right lower abdominal pain 6 hours ago.
Pain has been gradually worsening.
Slight nausea but no vomiting or diarrhea.
Last menstruation was 9 weeks ago.
She noticed vaginal spotting* 3 days ago.

Past medical and social history :
Appendectomy at 18.
Married.

Examination :
Temperature 36.3℃.
Right lower abdominal tenderness without rebound tenderness.
Bowel sounds are reduced.

---

* vaginal spotting（少量の性器出血）

可能性の高い疾患はどれか。

a Crohn's disease b Ectopic pregnancy
c Pelvic inflammatory disease d Premenstrual syndrome
e Ureterolithiasis

□□□ 112B

33 59歳の男性。左腎細胞癌の診断で腎部分切除術を受け入院中である。手術2時間後にドレーンから血性の排液があり，意識レベルが低下した。JCS Ⅱ-20。脈拍152/分，整。血圧56/42mmHg。呼吸数16/分。SpO₂は測定できなかった。腹部は軽度膨満している。血液所見：赤血球218万，Hb 5.0g/dL，Ht 18％，白血球9,300，血小板15万。
次に行うべき処置として**誤っている**のはどれか。

a 酸素投与 　　　　　b 赤血球輸血 　　　　　c 血小板輸血

d 細胞外液の投与 　　e ノルアドレナリン投与

□□□ 112B

34 35歳の男性。黄疸を主訴に来院した。1週間前から全身倦怠感を自覚していたが，2日前に家族から眼の黄染を指摘されたため受診した。1か月前にシカ肉を焼いて食べたが一部生焼けであったという。意識は清明。身長174cm，体重70kg。体温36.5℃。脈拍76/分，整。血圧128/76mmHg。呼吸数18/分。眼瞼結膜に貧血を認めない。眼球結膜に黄染を認める。心音と呼吸音とに異常を認めない。腹部は平坦，軟で，圧痛を認めない。肝を右季肋部に2cm触知する。脾を触知しない。血液所見：赤血球451万，Hb 13.8g/dL，Ht 44％，白血球4,600，血小板21万，PT-INR 1.0（基準0.9～1.1）。血液生化学所見：総蛋白7.8g/dL，アルブミン4.3g/dL，総ビリルビン4.5mg/dL，直接ビリルビン2.2mg/dL，AST 406U/L，ALT 498U/L，LD426U/L（基準176～353），ALP 486U/L（基準115～359），γ-GTP 134U/L（基準8～50）。免疫血清学所見：CRP 1.0mg/dL，HBs抗原陰性，HCV抗体陰性。腹部超音波検査で肝は腫大し胆囊は萎縮しているが，胆管の拡張はみられない。
対応として正しいのはどれか。

a 安静を指示する。 　　　　　　b 血漿交換を行う。

c シクロスポリンを投与する。 　d インターフェロンを投与する。

e 内視鏡的胆道ドレナージを行う。

□□□ 112B

35 65歳の男性。会社役員。間質性肺炎のために入院している。看護師から担当医へ，患者が咳で眠れないと訴えていることに加え，態度が威圧的であるという連絡があった。
患者へ治療方針を説明するにあたり担当医として**適切でない**のはどれか。

a 治療に対する希望を尋ねる。

b 治療に関する最新の知見を調べる。

c 会社役員なので優遇して診療を行う。

d 看護師と治療に関する情報を共有する。

e 患者の態度にかかわらず丁寧に説明する。

42 第112回 B問題

□□□ 112B

36 36歳の女性。悪心と嘔吐とを主訴に来院した。1週間前から微熱，悪心および全身倦怠感を自覚していた。今朝一回嘔吐した。既往歴に特記すべきことはない。月経周期30〜60日，不整。最終月経は記憶していない。3週間前に市販のキットで実施した妊娠反応は陰性であったという。母親は糖尿病で治療を受けている。身長159cm，体重49kg。体温37.0℃。脈拍72/分，整。血圧102/58mmHg。皮膚は乾燥している。腹部は平坦で，圧痛を認めない。

まず行うべきなのはどれか。

a 腹部CT
b 妊娠反応
c 脳脊髄液検査
d 上部消化管内視鏡検査
e 経口ブドウ糖負荷試験

□□□ 112B

37 21歳の男性。左示指の切創を主訴に来院した。飲食店のアルバイトをしている際に受傷した。

適用となる保険はどれか。

a 傷害保険
b 協会けんぽ
c 国民健康保険
d 組合管掌健康保険
e 労働者災害補償保険

□□□ 112B

38 50歳の男性。咳嗽を主訴に来院した。2か月前から咳嗽があり，他院で肺炎と診断され抗菌薬を処方されたが改善しないため受診した。喫煙は40本/日を30年間。意識は清明。身長175cm，体重78kg。体温36.5℃。脈拍88/分，整。血圧126/80mmHg。呼吸数15/分。SpO₂96%（room air）。心音と呼吸音とに異常を認めない。血液所見：赤血球508万，Hb 14.8g/dL，白血球5,600，血小板25万。血液生化学所見：総ビリルビン0.6mg/dL，AST 10U/L，ALT 21U/L，LD 425U/L（基準176〜353），尿素窒素14mg/dL，クレアチニン1.2mg/dL，CEA 2.9ng/mL（基準5.0以下），SCC 1.2ng/mL（基準1.5以下），ProGRP 350pg/mL（基準81以下）。CRP 0.3mg/dL。胸部エックス線写真（**別冊** No.**4A**）と胸部CT（**別冊** No.**4B**）とを別に示す。気管支鏡下生検で肺癌と診断された。

肺癌の組織型として最も可能性が高いのはどれか。

a 大細胞神経内分泌癌
b 扁平上皮癌
c 小細胞癌
d 大細胞癌
e 腺癌

別冊
No.4 A，B

第112回 B 問題 *43*

□□□ 112B
39　2歳の男児。発熱と呼吸困難のため救急車で搬入された。本日朝，38.8℃の発熱と呼吸困難とに両親が気付き救急車を要請した。来院時の体温39.8℃。心拍数120/分，整。呼吸数28/分。SpO₂96％（リザーバー付マスク5L/分 酸素投与下）。毛細血管再充満時間は1秒と正常である。呼吸困難は仰臥位で増悪し，座位でやや軽快する。下顎を上げた姿勢で努力呼吸を認める。嚥下が困難で唾液を飲み込むことができない。心音に異常を認めない。呼吸音では，吸気時に喘鳴と肋間窩の陥入とを認める。腹部は平坦，軟で，肝・脾を触知しない。
　　最も優先すべきなのはどれか。
　　a　喉頭内視鏡での気管挿管　　　　b　呼気時の胸部エックス線撮影
　　c　舌圧子を用いた咽頭の視診　　　d　エピネフリン吸入
　　e　動脈血ガス分析

□□□ 112B
次の文を読み，40，41の問いに答えよ。
　22歳の女性。腹痛，嘔吐および発熱を主訴に来院した。
現病歴：午前6時ごろから心窩部痛を自覚した。痛みは徐々に右下腹部に移動し，悪心，嘔吐および発熱が出現したため午前9時に救急外来を受診した。
既往歴：特記すべきことはない。
生活歴：喫煙歴と飲酒歴はない。
現　症：意識は清明。身長153cm，体重48kg。体温37.6℃。脈拍100/分，整。血圧118/62mmHg。呼吸数24/分。頸静脈の怒張を認めない。心音と呼吸音とに異常を認めない。腹部は平坦で，右下腹部に圧痛を認める。下腿に浮腫を認めない。
検査所見：血液所見：赤血球368万，Hb 11.9g/dL，Ht 36％，白血球9,800，血小板23万。血液生化学所見：尿素窒素22mg/dL，クレアチニン0.9mg/dL。CRP 5.2mg/dL。腹部超音波検査と腹部単純CTとで虫垂の腫大を認める。

40　直ちに手術は必要ないと判断し，入院して抗菌薬による治療を開始することにした。①抗菌薬投与の指示を出す際に，適切な溶解液が分からず薬剤部に問い合わせた。②末梢静脈へのカテーテルの刺入を2回失敗し，3回目で成功した。③抗菌薬投与前に，点滴ボトルに別の患者の名前が記してあることに気が付いた。④正しい抗菌薬の投与を午前11時に開始したところ，30分後に患者が全身の痒みを訴え全身に紅斑が出現した。⑤抗菌薬を中止し様子をみたところ，午後2時までに紅斑は消退した。
　　インシデントレポートの作成が必要なのは下線のどれか。
　　a　①　　　　　b　②　　　　　c　③　　　　　d　④　　　　　e　⑤

41　その後の経過：腹痛は持続し，午後5時ごろから体温がさらに上昇し，悪寒を訴えた。体温39.3℃。脈拍124/分，整。血圧80mmHg（触診）。
　　この時点で直ちに行うべき治療はどれか。
　　a　β遮断薬急速静注　　　　　　b　抗ヒスタミン薬静注
　　c　生理食塩液急速輸液　　　　　d　ペンタゾシン静注
　　e　副腎皮質ステロイド静注

44 第112回 B問題

□□□ 112B

次の文を読み，42，43の問いに答えよ。

76歳の女性。息切れを主訴に来院した。

現病歴：1年前から息切れを自覚するようになり，3か月前から10分程度歩くと息切れがするようになった。3日前に風邪をひいてから息切れが増悪して動けなくなったため，同居の娘に伴われて総合病院の呼吸器内科外来を受診した。

既往歴：糖尿病，高血圧症，慢性心不全（NYHA Ⅱ），変形性膝関節症，骨粗鬆症および不眠で複数の医療機関に通院していた。半年前からこれらの医療機関の受診が滞りがちになっていた。

生活歴：娘と2人暮らし。日中，娘は仕事に出ている。摂食，排泄および更衣は自分でできるが，家事や外出は困難で，入浴は娘が介助している。喫煙は15本/日を45年間。飲酒歴はない。

現　症：意識は清明。身長158 cm，体重42 kg。体温36.6℃。脈拍104/分，整。血圧120/76 mmHg。呼吸数28/分。SpO$_2$ 93%（room air）。皮膚は正常。眼瞼結膜と眼球結膜とに異常を認めない。頸部に甲状腺腫大やリンパ節を触知せず，頸静脈の怒張を認めない。呼吸補助筋が目立つ。心音に異常を認めない。呼吸音は両側の胸部に wheezes を聴取するが，crackles は聴取しない。腹部は平坦，軟。四肢に浮腫を認めない。改訂長谷川式簡易知能評価スケールは27点（30点満点）。

検査所見：胸部エックス線写真で肺の過膨張を認めるが，浸潤影や肺うっ血を認めない。心胸郭比は53%。胸部CTで全肺野に低吸収域〈low attenuation area〉を認める。

42　副腎皮質ステロイドの内服とβアゴニスト吸入の外来治療を4日間行い，呼吸器の急性症状は改善しSpO$_2$は96%（room air）となった。しかし，看護師から「これからも禁煙するつもりはないけど，病院には通わないといけないのかね」と患者が話していると聞いた。

　　この時点での患者への対応として最も適切なのはどれか。

　　a　禁煙外来への通院を義務付ける。

　　b　かかりつけ医を紹介し定期受診を勧める。

　　c　同居していない親族の状況を詳細に尋ねる。

　　d　通院歴のあるすべての診療科への継続受診を勧める。

　　e　症状再燃時でも安易に総合病院を受診しないように説明する。

43　この患者の療養を支援していくために重要性が**低い**のはどれか。

　　a　訪問看護師　　　　　b　成年後見人　　　　　c　介護福祉士

　　d　ケアマネジャー　　　e　近隣のボランティア

□□□ 112B

次の文を読み，44，45 の問いに答えよ。

74 歳の女性。持続する前胸部痛のため来院した。

現病歴：本日午前 7 時 45 分，朝食の準備中に突然，咽頭部に放散する前胸部全体の痛みと冷汗とを自覚した。意識消失，呼吸性の痛みの変動および胸部の圧痛はなかったという。ソファに横になっていたが症状が持続するため，家族に連れられて自家用車で午前 8 時 15 分に来院した。症状を聞いた看護師が重篤な状態と判断し，直ちに救急室に搬入した。

既往歴：特記すべきことはない。

生活歴：特記すべきことはない。

家族歴：父親が 80 歳時に脳出血で死亡。母親が 84 歳時に胃癌で死亡。

現　症：意識は清明。身長 158 cm，体重 56 kg。体温 36.5℃。脈拍 92/分，整。血圧 120/80 mmHg。呼吸数 18/分。SpO₂ 99％（room air）。心音と呼吸音とに異常を認めない。腹部は平坦，軟で，肝・脾を触知しない。直ちに施行した心電図（**別冊** No. 5）を別に示す。

44 最も可能性が高いのはどれか。
- a　胸膜炎
- b　急性冠症候群
- c　上室性頻拍
- d　肺血栓塞栓症
- e　完全房室ブロック

```
┌─────────────┐
│   別　冊    │
│   No. 5     │
└─────────────┘
```

45 **検査所見（午前 8 時 25 分の採血）**：血液所見：赤血球 416 万，Hb 12.6 g/dL，Ht 36％，白血球 9,800，血小板 20 万，D ダイマー 0.7 µg/mL（基準 1.0 以下）。血液生化学所見：AST 26 U/L，ALT 30 U/L，LD 254 U/L（基準 176〜353），CK 118 U/L（基準 30〜140），尿素窒素 16 mg/dL，クレアチニン 1.6 mg/dL，血糖 98 mg/dL，心筋トロポニン T 陰性。胸部エックス線写真で異常を認めない。

緊急処置の準備中，突然，うめき声とともに意識消失した。呼吸は停止しており脈を触れない。胸骨圧迫とバッグバルブマスクによる換気を開始した。このときのモニター心電図（**別冊** No. 6）を別に示す。

この患者に直ちに行うべきなのはどれか。
- a　ニトログリセリン静注
- b　アドレナリン静注
- c　アミオダロン静注
- d　アトロピン静注
- e　電気ショック

```
┌─────────────┐
│   別　冊    │
│   No. 6     │
└─────────────┘
```

46 第112回 B問題

□□□ 112B

次の文を読み，46，47 の問いに答えよ．

66 歳の男性．発熱，頭痛および嘔吐のため救急車で搬入された．

現病歴：2 日前から 38℃ の発熱があった．昨日，頭部全体の頭痛が出現し徐々に増悪して，市販の鎮痛薬を内服しても改善しなかった．さらに嘔吐を繰り返すようになったため，同居する妻が救急車を要請した．

既往歴：58 歳時から高血圧症のため内服治療中．

生活歴：妻と 2 人暮らし．長年，事務職をしていた．喫煙は 20 本/日を 35 年間．飲酒はビール 350 mL/日を 30 年間．

家族歴：父親が高血圧症．母親が大腸癌で死亡．

現　症：意識レベルは JCSⅠ-1．身長 173 cm，体重 52 kg．体温 38.7℃．心拍数 90/分，整．血圧 110/66 mmHg．呼吸数 22/分．SpO₂ 98%（room air）．眼瞼結膜と眼球結膜とに異常を認めない．瞳孔不同はなく，対光反射は両側正常．口腔粘膜に異常を認めない．心音と呼吸音とに異常を認めない．腹部は平坦，軟で，肝・脾を触知しない．

46 診断のためにまず確認すべき所見はどれか．

　　a　眼　振　　　　　　b　筋強剛　　　　　　c　項部硬直
　　d　Barré 徴候　　　　e　Babinski 徴候

47 診断のために血液培養の検体を採取することにした．

　　採取にあたり適切なのはどれか．

　　a　2 セット採取する．　　　　b　抗菌薬投与後に採取する．
　　c　採取後は検体容器を冷蔵する．　　d　手指消毒後，素手で採取する．
　　e　動脈からの採取が優先される．

□□□ 112B

次の文を読み，48，49 の問いに答えよ．

20 歳の女性．体重減少を主訴に来院した．

現病歴：生来健康であった．2 か月前の健康診断では 47 kg であった体重が 40 kg になった．食事量は以前と変わらず，過食や嘔吐はない．倦怠感が強く，暑がりになり，夜は眠れなくなった．

既往歴：12 歳時に急性虫垂炎で手術．輸血歴はない．

生活歴：大学生．喫煙歴と飲酒歴はない．

家族歴：父親が高血圧症．

現　症：意識は清明．身長 153 cm，体重 40 kg．体温 37.5℃．脈拍 104/分，不整．血圧 142/52 mmHg．呼吸数 16/分．前頸部の腫脹と手指振戦とを認める．腱反射は全体的に亢進している．

検査所見：血液所見：赤血球 462 万，Hb 13.2 g/dL，Ht 40%，白血球 4,600，血小板 28 万．血液生化学所見：AST 35 U/L，ALT 40 U/L，血糖 85 mg/dL，HbA1c 5.2%（基準 4.6〜6.2），Na 142 mEq/L，K 3.8 mEq/L，Cl 104 mEq/L．

48 この患者でみられる可能性が高いのはどれか．

　　a　咳　嗽　　　b　月経異常　　　c　多　尿　　　d　皮膚乾燥　　　e　便　秘

49 診断に最も有用な血液検査項目はどれか．

　　a　インスリン　　　　　b　アルブミン　　　　　c　コルチゾール
　　d　カテコラミン　　　　e　甲状腺刺激ホルモン〈TSH〉

| 112 | C |

◎ 指示があるまで開かないこと。

（平成30年2月10日　16時10分～18時30分）

注 意 事 項

1. 試験問題の数は66問で解答時間は正味2時間20分である。
2. 解答方法は次のとおりである。
(1) （例1），（例2）の問題ではaからeまでの5つの選択肢があるので，そのうち質問に適した選択肢を（例1）では1つ，（例2）では2つ選び答案用紙に記入すること。なお，（例1）の質問には2つ以上解答した場合は誤りとする。（例2）の質問には1つ又は3つ以上解答した場合は誤りとする。

（例1）101　医業が行えるのはどれか。
　　a　合格発表日以降
　　b　合格証書受領日以降
　　c　免許申請日以降
　　d　臨床研修開始日以降
　　e　医籍登録日以降

（例2）102　医籍訂正の申請が必要なのはどれか。**2つ選べ**。
　　a　氏名変更時
　　b　住所地変更時
　　c　勤務先変更時
　　d　診療所開設時
　　e　本籍地都道府県変更時

（例1）の正解は「e」であるから答案用紙の ⓔ をマークすればよい。

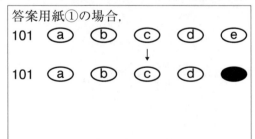

（例2）の正解は「a」と「e」であるから答案用紙の ⓐ と ⓔ をマークすればよい。

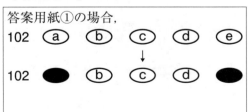
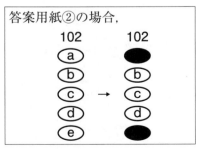

(2)（例3）では質問に適した選択肢を3つ選び答案用紙に記入すること。なお，
（例3）の質問には2つ以下又は4つ以上解答した場合は誤りとする。
（例3）103　医師法に規定されているのはどれか。3つ選べ。

　　　　　a　医師の行政処分
　　　　　b　広告可能な診療科
　　　　　c　不正受験者の措置
　　　　　d　保健指導を行う義務
　　　　　e　へき地で勤務する義務

（例3）の正解は「a」と「c」と「d」であるから答案用紙の ⓐ と
ⓒ と ⓓ をマークすればよい。

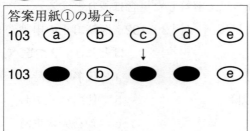

(3) 計算問題については，□に囲まれた丸数字に入る適切な数値をそれぞれ1つ選び答案用紙に記入すること。なお，（例4）の質問には丸数字1つにつき2つ以上解答した場合は誤りとする。

（例4）104　68歳の女性。健康診断の結果を示す。

身長150 cm，体重76.5 kg（1か月前は75 kg），腹囲85 cm。体脂肪率35％。

この患者のBMI〈Body Mass Index〉を求めよ。

ただし，小数点以下の数値が得られた場合には，小数第1位を四捨五入すること。

解答：① ②

（例4）の正解は「34」であるから①は答案用紙の ③ を②は ④ をマークすればよい。

答案用紙①の場合，
104　① ⓪ ① ② ● ④ ⑤ ⑥ ⑦ ⑧ ⑨
　　　② ⓪ ① ② ③ ● ⑤ ⑥ ⑦ ⑧ ⑨

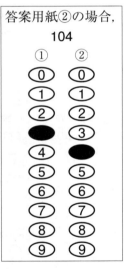

C 医学総論／長文問題　　66問／2時間20分

□□□ 112C
1　アルコールによる手指衛生の効果が高いのはどれか。
　　a　破傷風菌　　　　　　　b　ノロウイルス　　　　c　ロタウイルス
　　d　ボツリヌス菌　　　　　e　インフルエンザウイルス

□□□ 112C
2　WHO の活動について正しいのはどれか。
　　a　識字率を向上させる。　　　　　b　たばこ規制を推進する。
　　c　食糧を安定的に供給する。　　　d　温室効果ガスの削減を行う。
　　e　労働者の作業環境を改善させる。

□□□ 112C
3　吸収不良症候群の症状として頻度の**低い**のはどれか。
　　a　貧 血　　　b　浮 腫　　　c　便 秘　　　d　体重減少　　　e　腹部膨満感

□□□ 112C
4　末梢静脈路から1Lの維持輸液製剤（電解質組成：Na^+ 35 mEq/L，K^+ 20 mEq/L，Cl^- 35 mEq/L）を投与する際，この製剤に追加できるカリウムの最大量（mEq）はどれか。
　　a　2　　　　b　4　　　　c　20　　　　d　40　　　　e　200

□□□ 112C
5　圧力波による一次爆傷を**受けにくい**のはどれか。
　　a　眼 球　　　b　鼓 膜　　　c　肺　　　d　胸 椎　　　e　消化管

□□□ 112C
6　女子の二次性徴のうち最も遅れてみられるのはどれか。
　　a　初 経　　　　　　　　b　子宮発育　　　　　　c　恥毛発生
　　d　乳房発育　　　　　　e　全身の骨端線閉鎖

□□□ 112C
7 冠動脈の造影 3D-CT（**別冊** No. 1 ①〜⑤）を別に示す。
左冠動脈回旋枝はどれか。

a ① b ② c ③ d ④ e ⑤

```
┌─────────────────────┐
│      別  冊          │
│  No. 1  ①〜⑤        │
└─────────────────────┘
```

□□□ 112C
8 訪問看護サービスに**含まれない**のはどれか。

a 服薬指導 b 歩行訓練 c 室内清掃
d 食事の援助 e 人工呼吸器の管理

□□□ 112C
9 妊娠中にワクチンが接種可能なのはどれか。

a 風疹 b 麻疹 c 水痘
d 流行性耳下腺炎 e インフルエンザ

□□□ 112C
10 市町村保健センターの業務はどれか。

a 医療計画の策定 b 健康教室の開催
c 人口動態統計の作成 d 食中毒発生時の原因調査
e 医療安全管理に関する指導

□□□ 112C
11 胃粘膜下腫瘍の診断に有用なのはどれか。

a 拡大内視鏡 b 色素内視鏡 c 超音波内視鏡
d カプセル内視鏡 e ダブルバルーン内視鏡

□□□ 112C
12 心神喪失の状態で殺人未遂を犯し，不起訴処分になった者の指定入院医療機関について定めた法律はどれか。

a 刑法 b 医師法 c 医療観察法
d 地域保健法 e 精神保健福祉法

□□□ 112C

13 疾患と用いられる治療との組合せで**誤っている**のはどれか。

- a 洞性頻脈 ───────── カテーテルアブレーション
- b 急性冠症候群 ───────── 経皮的冠動脈インターベンション
- c 頸動脈狭窄症 ───────── ステント留置術
- d 腹部大動脈瘤 ───────── ステントグラフト留置術
- e 閉塞性動脈硬化症 ───────── ステント留置術

□□□ 112C

14 正常胎芽・胎児において心拍数が最も多い時期はどれか。

- a 妊娠 6 週
- b 妊娠 9 週
- c 妊娠 16 週
- d 妊娠 28 週
- e 妊娠 40 週

□□□ 112C

15 二次医療圏について正しいのはどれか。

- a 都道府県が定める。
- b 特定機能病院を設置する。
- c ドクターヘリを配備する。
- d 地域保健法によって規定される。
- e 人口 30 万人を基準として設定される。

□□□ 112C

16 深部静脈血栓症の発症リスクとなるのはどれか。**2つ選べ**。

- a アンチトロンビン欠乏症
- b 第 XIII 因子欠損症
- c フィブリノゲン欠乏症
- d プラスミノゲン活性化抑制因子 1 欠損症
- e プロテイン S 欠乏症

□□□ 112C

17 ショックをきたす病態で早期から中心静脈圧が上昇するのはどれか。**2つ選べ**。

- a 敗血症
- b 緊張性気胸
- c 異所性妊娠破裂
- d 心タンポナーデ
- e アナフィラキシー

□□□ 112C

18 労働衛生管理のうち作業環境管理はどれか。**2つ選べ**。

- a 労働時間の短縮
- b 防毒マスクの着用
- c 局所排気装置の設置
- d 特殊健康診断の実施
- e 気中有害物質濃度の測定

□□□ 112C
19 胆道疾患と治療の組合せで正しいのはどれか。**2つ選べ**。
 a 急性胆管炎 ————————— 内視鏡的胆道ドレナージ
 b 急性胆嚢炎 ————————— 腹腔鏡下胆嚢摘出術
 c 肝門部胆管癌 ————————— 経皮的胆嚢ドレナージ
 d 胆嚢腺筋腫症 ————————— 内視鏡的十二指腸乳頭切開術
 e 先天性胆道拡張症 ——————— 経皮的胆道ドレナージ

□□□ 112C
20 35歳未満の女性と比較して35歳以上の女性の妊娠で低率なのはどれか。**2つ選べ**。
 a 帝王切開実施率   b 妊娠糖尿病の罹患率
 c 児の染色体異常発生率   d 妊娠成立後の生児獲得率
 e 体外受精-胚移植を行った場合の妊娠率

□□□ 112C
21 尿路および男性生殖器の解剖について正しいのはどれか。**2つ選べ**。
 a 精管は鼠径管を通過する。   b 尿道は陰茎の腹側を走行する。
 c 尿管口は膀胱頂部にみられる。   d 尿管は総腸骨静脈の背側を走行する。
 e 上膀胱動脈は外腸骨動脈から分枝する。

□□□ 112C
22 我が国において主要な曝露源が魚介類摂取であるのはどれか。**2つ選べ**。
 a 鉛   b メチル水銀   c カドミウム
 d ダイオキシン類   e ビスフェノール A

□□□ 112C
23 介護保険における要介護認定に必要なのはどれか。**2つ選べ**。
 a 訪問調査   b 主治医意見書   c 保健所長の許可
 d 年金手帳   e ケアプランの作成

□□□ 112C
24 高血圧と糖代謝異常をきたす疾患はどれか。**3つ選べ**。
 a 肝硬変   b 先端巨大症   c Cushing 症候群
 d 偽性 Bartter 症候群   e 偽性アルドステロン症

54 第112回 C問題

□□□ 112C
25 32歳の女性。痒みを伴う皮疹を主訴に来院した。昨日夕食後に皮疹が背部に出現し，消退した後に下肢に同様の皮疹が出現した。下肢の写真（**別冊** No. 2）を別に示す。

この皮疹の種類はどれか。

a 丘疹　　b 局面　　c 紅斑　　d 水疱　　e 膨疹

```
┌─────────────────────┐
│      別　冊         │
│      No. 2          │
└─────────────────────┘
```

□□□ 112C
26 日齢21の新生児。母子手帳の便色カードを見て，便の色が薄いことに気付いた母親に連れられて来院した。在胎39週，出生体重2,800gで出生し，出生時に異常は指摘されなかった。完全母乳栄養である。体重3,200g。体温37.0℃。心拍数110/分，整。血圧80/40 mmHg。呼吸数32/分。SpO₂ 98%（room air）。四肢を活発に動かしている。皮膚および眼球結膜に黄染を認める。心音と呼吸音とに異常を認めない。腹部は軽度膨満しており，肝を肋骨弓下に3cm触知する。腸雑音の亢進はない。患児の便の写真（**別冊** No. 3）を別に示す。

母親への説明で適切なのはどれか。

a 「母乳をやめましょう」
b 「すぐに血液検査をしましょう」
c 「1週間後に便を持参してください」
d 「便の細菌を調べる必要があります」
e 「この便の色であれば再受診の必要はありません」

```
┌─────────────────────┐
│      別　冊         │
│      No. 3          │
└─────────────────────┘
```

□□□ 112C
27 68歳の女性。左下腿の腫脹を主訴に来院した。3日前に転倒し左下腿を打撲した。徐々に腫脹が強くなり，心配になって受診した。脂質異常症，高血圧症，糖尿病および心房細動で内服治療中である。現在服用中の薬剤は，スタチン，カルシウム拮抗薬，アンジオテンシンⅡ受容体拮抗薬，ビグアナイド薬およびワルファリンである。左下腿後面の写真（**別冊** No. 4）を別に示す。

この病変に関係しているのはどれか。

a スタチン　　　　　　　　　　　b ワルファリン
c ビグアナイド薬　　　　　　　　d カルシウム拮抗薬
e アンジオテンシンⅡ受容体拮抗薬

```
┌─────────────────────┐
│      別　冊         │
│      No. 4          │
└─────────────────────┘
```

□□□ 112C
28 70歳の女性。腰痛を主訴に来院した。2日前に屋内で段差につまずいて転倒した後から腰痛が出現した。歩行は可能である。下位腰椎に強い叩打痛がある。腰椎エックス線写真で第3腰椎の圧迫骨折を認める。
この患者の今後の生活に対する指導をする際に考慮する必要性が**低い**のはどれか。
a ロコモティブシンドローム　　　b むずむず脚症候群
c サルコペニア　　　　　　　　　d 廃用症候群
e フレイル

□□□ 112C
29 救急外来で小児を診察した研修医から指導医への報告を次に示す。
研修医「3歳の男の子です。本日18時に突然腹痛が出現したため来院しました。痛みの部位ははっきりしません。全身状態は良好で嘔吐や発熱はなく，身体所見では腹部膨満があります。腸雑音は異常ありませんでした。鑑別のため腹部エックス線撮影，腹部超音波検査，血液検査を行いたいと思います」
指導医「排便の状況はどうですか」
研修医「排便は3日間ないそうです」
指導医「腹部の圧痛や反跳痛はありますか」
研修医「どちらもありませんでした」
指導医「検査より先に行う処置は何かありますか」
研修医「（ア）が良いと思います」
指導医「そうですね。では一緒に診察に行きましょう」
研修医の正しい判断として（ア）にあてはまるのはどれか。
a 浣腸　　　　　　　　b 経鼻胃管の挿入　　　　c 経静脈的な補液
d ペンタゾシンの投与　e 酸化マグネシウムの投与

□□□ 112C
30 78歳の女性。夕食後に腹痛が出現し，次第に増強したため救急車で搬入された。43歳時に卵巣囊腫摘出術を受けている。体温38.0℃。心拍数120/分，整。血圧116/66 mmHg。SpO_2 98%（鼻カニューラ1 L/分 酸素投与下）。腹部は膨隆し，下腹部に圧痛と筋性防御とを認めた。腹部造影CTで絞扼性イレウス及び汎発性腹膜炎と診断され，緊急手術を行うことになった。手術室入室時，体温38.0℃。心拍数124/分，整。血圧90/54 mmHg。SpO_2 100%（マスク6 L/分 酸素投与下）。麻酔導入は，酸素マスクによって十分な酸素化を行いつつ，<u>静脈麻酔薬と筋弛緩薬とを投与後，陽圧換気を行わずに輪状軟骨圧迫を併用し迅速に気管挿管を行う迅速導入</u>とした。
下線に示すような麻酔導入を行う目的はどれか。
a 誤嚥の防止　　　　　b 気胸の予防　　　　　　c 舌根沈下の予防
d 声帯損傷の回避　　　e 食道への誤挿管の回避

56 第112回 C 問題

□□□ 112C

31 75歳の男性。3か月前から徐々に左眼の視力低下をきたし，中心暗点も自覚するようになったため来院した。視力は右0.1（1.0×−1.5 D），左0.1（0.2×−2.0 D）。左眼の眼底写真（**別冊** No. **5A**）と光干渉断層計〈OCT〉像（**別冊** No. **5B**）とを別に示す。

この疾患のリスクファクターはどれか。

a 喫煙
b 紫外線
c 糖尿病
d 緑内障手術既往
e 大量アルコール摂取

```
別 冊
No. 5 A，B
```

□□□ 112C

32 75歳の男性。労作時の呼吸困難と体重減少とを主訴に来院した。5年前から労作時の呼吸困難を自覚していたが徐々に増強し，体重も半年前と比較して8 kg減少したため心配になり来院した。7年前に肺炎で入院治療を受けている。喫煙は30本/日を50年間。意識は清明。身長162 cm，体重39 kg。体温36.5℃。脈拍96/分，整。血圧140/70 mmHg。呼吸数24/分。SpO_2 91％（room air）。心音はⅠ音とⅡ音の減弱を認めるが心雑音は認めない。呼吸音は減弱している。腹部は平坦，軟で，肝・脾を触知しない。血液所見：赤血球435万，Hb 13.7 g/dL，Ht 41％，白血球7,200，血小板19万。血液生化学所見：総蛋白6.4 g/dL，アルブミン3.4 g/dL。CRP 0.4 mg/dL。動脈血ガス分析（room air）：pH 7.42，$PaCO_2$ 47 Torr，PaO_2 62 Torr，HCO_3^- 28 mEq/L。呼吸機能所見：%VC 78％，FEV_1% 42％。胸部エックス線写真（**別冊** No. **6A**）と胸部CT（**別冊** No. **6B**）とを別に示す。

この疾患について**誤っている**のはどれか。

a 除脂肪体重は予後と関連する。
b 高蛋白・高エネルギー食が望ましい。
c 脂質の割合が高い栄養素配分が基本である。
d 安静時エネルギー消費量は予測値より低下する。
e 食事に伴う呼吸困難が食事摂取量減少の一因となる。

```
別 冊
No. 6 A，B
```

□□□ 112C

33 生後2時間の新生児。在胎40週0日，出生体重2,000 g，Apgarスコア8点（1分），8点（5分）で出生した。生後2時間で四肢を小刻みに震わせることが頻回にあった。体温36.5℃。心拍数120/分，整。呼吸数40/分。下肢のSpO_2 98％（room air）。大泉門は平坦。心雑音を聴取せず，呼吸音に異常を認めない。筋緊張は正常で，Moro反射と吸啜反射とを正常に認める。出生後は排尿を認めていない。

直ちに行うべき検査はどれか。

a 血糖測定
b 心エコー検査
c 血液ガス分析
d 血清ビリルビン測定
e 胸腹部エックス線撮影

112C

34 62歳の男性。左視床出血で入院中である。6週間前に右上下肢の脱力感のために来院し，左視床出血と診断され入院した。入院後の経過は良好で，退院に向けたリハビリテーションを行っている。意識は清明。身長172cm，体重71kg。血圧118/78mmHg。呼吸数16/分。SpO$_2$ 97%（room air）。徒手筋力テストで右上肢筋力は4，右下肢筋力は腸腰筋4，大腿四頭筋4，前脛骨筋2。右半身の表在感覚は脱失し，位置覚は重度低下している。食事は左手を使って自立しており，立ち上がりもベッド柵を使用して可能である。患者は事務職への早期復職を希望しているが，通勤には電車の利用が必要である。

退院に向けたリハビリテーションの目標として適切なのはどれか。

a キーボードを見ずに右手でパソコン入力を行う。
b 閉眼したまま右下肢で片足立ちを保持する。
c 長下肢装具を用いた移乗動作を行う。
d 介助を受けてズボンの上げ下ろしを行う。
e 短下肢装具とT字杖とを用いて歩行する。

112C

35 82歳の女性。悪心と骨盤の痛みとを主訴に来院した。2年前に骨病変を伴う多発性骨髄腫と診断された。抗癌化学療法とビスホスホネート製剤の投与とを受けていたが治療抵抗性となり，3か月前に抗癌化学療法は中止した。その後，多発性骨髄腫による骨盤の痛みが生じたため，局所放射線照射を行ったが除痛効果は一時的であり，モルヒネの内服を開始した。当初，痛みは良好にコントロールされていたが，徐々にモルヒネの効果が乏しくなったため，段階的に増量した。数日前から痛みに加え，食欲不振と悪心が強くなり受診した。血液検査で電解質に異常を認めない。腹部エックス線写真でイレウス所見を認めない。

対応として適切なのはどれか。

a モルヒネを増量する。　　　　b 抗癌化学療法を再開する。
c モルヒネをアスピリンに変更する。　　d ビスホスホネート製剤を増量する。
e モルヒネを他のオピオイドに変更する。

58　第112回　C問題

□□□　112C
36　44歳の男性。消化管検査のため1日絶食が必要になり，末梢静脈から1,500 mL/日の輸液を行うことになった。耐糖能異常と電解質異常はない。身長 167 cm，体重 61 kg。Na$^+$は成人推奨量を，K$^+$は平均的な経口摂取量の半分程度を入れたい。アミノ酸や脂肪乳剤の投与は行わない。輸液の既製市販品の組成を示す。

輸液の名称	Na$^+$（mEq/L）	K$^+$（mEq/L）	ブドウ糖（g/dL）
A 液	30	20	20
B 液	84	20	3.2
C 液	35	20	4.3

1日分の輸液として適切なのはどれか。

a　A 液 1,500 mL
b　B 液 1,500 mL
c　C 液 1,500 mL
d　乳酸リンゲル液 1,500 mL
e　5% ブドウ糖液 500 mL と生理食塩液 1,000 mL

□□□　112C
37　1歳3か月の女児。長引く咳嗽と鼻汁とを主訴に母親に連れられて来院した。1週間前に 39℃ 台の発熱，鼻汁および咳嗽が出現し，かかりつけ医でセフェム系抗菌薬と鎮咳薬とを処方され，2日後に解熱した。その後も内服を続けているが，鼻汁と痰がらみの咳が続いている。鼻閉のために時に息苦しそうな呼吸になるが，夜間の睡眠は良好である。食欲は普段と変わらず，活気も良好でよく遊ぶ。呼吸器疾患の既往はない。身長 75 cm，体重 10.2 kg。体温 37.1℃。脈拍 112/分，整。呼吸数 30/分。SpO$_2$ 98%（room air）。咽頭に発赤と白苔とを認めない。心音に異常を認めない。鼻閉音を認めるが，呼吸音には異常を認めない。

患児に対する対応として適切なのはどれか。

a　抗菌薬をマクロライド系抗菌薬に変更
b　ロイコトリエン受容体拮抗薬の追加
c　内服薬を中止し経過観察
d　抗ヒスタミン薬の追加
e　β_2 刺激薬の吸入

□□□ 112C

38 59歳の男性。労作時の呼吸困難を主訴に来院した。3年前から労作時の呼吸困難があったがそのままにしていた。健診で胸部の異常陰影を指摘されたため，心配になり受診した。身長172cm，体重70kg。体温36.3℃。脈拍80/分，整。血圧128/84mmHg。呼吸数18/分。SpO_2 95%（room air）。心音に異常を認めない。呼吸音は正常だが，両側の背部に fine crackles を聴取する。胸部エックス線写真（**別冊** No. **7A**）と胸部CT（**別冊** No. **7B**）とを別に示す。

別に示す flow-volume 曲線（**別冊** No. **7C** ①〜⑤）のうち，この患者で予想されるのはどれか。

a ①
b ②
c ③
d ④
e ⑤

```
別　冊
No. 7 A, B, C ①〜⑤
```

□□□ 112C

39 70歳の女性。数か月前から食後に心窩部痛があるため来院した。体温37.1℃。血圧124/62mmHg。眼球結膜に黄染を認める。腹部は平坦，軟で，肝・脾を触知しない。血液所見：赤血球432万，白血球7,600，血小板26万。血液生化学所見：総ビリルビン7.9mg/dL，直接ビリルビン5.2mg/dL，AST 271 U/L，ALT 283 U/L，ALP 2,118 U/L（基準115〜359），γ-GTP 605 U/L（基準8〜50），アミラーゼ42 U/L（基準37〜160）。CRP 6.1mg/dL。ERCP（**別冊** No. **8**）を別に示す。

最も可能性が高いのはどれか。

a 原発性胆汁性胆管炎　　b Mirizzi 症候群　　　　c 総胆管結石
d 肝細胞癌　　　　　　　e 胆管癌

```
別　冊
No. 8
```

□□□ 112C

40 生後8か月の乳児。ぐったりしていると，母親に抱きかかえられて救急外来を受診した。児は呼吸，心拍および対光反射がなく，蘇生を試みたが反応なく，死亡が確認された。頭部や顔面に新旧混在した皮下出血の散在と両足底に多数の円形の熱傷痕とを認める。母親によるとこれまで病気を指摘されたことはなかったという。死後に行った頭部CTでは，両側に硬膜下血腫を認める。

最も考えられるのはどれか。

a 虐待　　　　　　　　　　　　b 髄膜炎
c 先天性心疾患　　　　　　　　d 溶血性尿毒症症候群〈HUS〉
e 乳幼児突然死症候群〈SIDS〉

60 第112回 C問題

□□□ 112C

41 10か月の乳児。お坐りができないことを心配した母親に連れられて来院した。4か月時に受けた健康診査では異常を指摘されなかった。

この児の神経学的評価に適しているのはどれか。

a 背反射
b Moro反射
c Landau反射
d 手掌把握反射
e 非対称性緊張性頸反射

□□□ 112C

42 45歳の女性。関節痛の増悪を主訴に来院した。5年前に両手指関節, 両手関節および両肘関節の痛みが出現した。関節リウマチと診断され, サラゾスルファピリジン, 非ステロイド性抗炎症薬および少量の副腎皮質ステロイドが処方された。2年前から関節痛が強くなったため, メトトレキサートの投与が開始され痛みは軽減したが, 3か月前から増悪し, メトトレキサートが増量されたが効果は不十分で, 日常の動作も困難となったため受診した。心音と呼吸音とに異常を認めない。両側の示指, 中指, 環指の中手指節関節〈MP関節〉と両手関節および両肘関節の腫脹と圧痛とを認める。血液所見:赤血球420万, Hb 12.9 g/dL, Ht 39%, 白血球7,200。血液生化学所見:AST 16 U/L, ALT 20 U/L, 尿素窒素12 mg/dL, クレアチニン0.5 mg/dL。免疫血清学所見:CRP 2.8 mg/dL, リウマトイド因子〈RF〉122 IU/mL(基準20未満), 抗CCP抗体86 U/mL(基準4.5未満)。HBs抗原, HBs抗体, HBc抗体, HCV抗体および結核菌特異的全血インターフェロンγ遊離測定法〈IGRA〉は陰性である。

次に投与する薬剤として適切なのはどれか。

a アスピリン
b コルヒチン
c 抗TNF-α抗体製剤
d シクロホスファミド
e 免疫グロブリン製剤

□□□ 112C

43 27歳の男性。1か月前に乾性咳嗽と呼吸困難が出現し, 軽快しないため受診した。4年前から液晶パネル製造工場に勤務している。胸部エックス線写真で両肺野にすりガラス陰影を認める。胸腔鏡下肺生検で直径1 μm前後の微細粒子を認める。

この患者が曝露した物質として考えられるのはどれか。

a 鉛
b ヒ素
c 水銀
d クロム
e インジウム

□□□ 112C

44 67歳の男性。3週間前に脊髄梗塞を発症し, 下肢対麻痺を呈している。殿部に皮膚潰瘍を合併し, 治療に難渋している。殿部の写真(**別冊**No. 9)を別に示す。

この病変に関係するのはどれか。

a 坐骨
b 仙骨
c 尾骨
d 腸骨
e 大腿骨

```
別  冊
No. 9
```

□□□ 112C

45 72歳の男性。脳梗塞で入院し，急性期治療を終え，現在は回復期病棟でリハビリテーションを行っている。右半身麻痺と嚥下障害が残存しているが，病状が安定してきたので退院を見据えて療養環境を調整することになった。

多職種連携における職種と役割の組合せで**誤っている**のはどれか。

a 看護師 ──────── 吸痰処置の指導
b 薬剤師 ──────── 服薬の指導
c 理学療法士 ──────── 関節拘縮の予防
d 管理栄養士 ──────── 食事の指導
e ケアマネジャー ──────── 介護度の認定

□□□ 112C

46 日齢0の新生児。在胎35週1日で早期破水があり，同日に経腟分娩で出生した。出生時は身長44 cm，体重1,960 g，頭囲30.0 cmで，心拍数は120/分であった。自発呼吸が微弱で全身にチアノーゼを認めたため，酸素投与を開始した。啼泣時に強直してチアノーゼとSpO_2の低下とを認める。両側の多指症および多趾症と両側停留精巣とを認める。合併する腹壁異常の写真（**別冊** No. **10**）を別に示す。

基礎疾患を診断するために行うべき検査はどれか。

a 頭部CT　　　　　　　　　　b 腹部CT
c 染色体検査　　　　　　　　d 臍帯病理組織学的検査
e 全身骨エックス線撮影

```
┌─────────────────┐
│                 │
│      別 冊       │
│     No. 10      │
│                 │
└─────────────────┘
```


□□□ 112C

47 31歳の男性。頭重感，倦怠感および悪心を主訴に来院した。大企業の事務職をしている。半年前の職場の改修工事の際に刺激臭を感じ，その後，頭重感，倦怠感および悪心が出現するようになった。職場を離れると症状は消失し，休日は症状が出現しない。既往歴に特記すべきことはない。意識は清明。身長165 cm，体重61 kg。体温36.2℃。脈拍72/分，整。血圧112/78 mmHg。身体所見に異常を認めない。1か月前に行われた職場の健康診断とストレスチェックとで問題を指摘されていない。

まず行うべきなのはどれか。

a 頭部CTを行う。　　　　　　b 甲状腺機能検査を行う。
c 精神科受診を指示する。　　　d 産業医との面談を勧める。
e 市町村保健センターを紹介する。

62 第112回 C問題

□□□ 112C
48 65歳の男性。スクーターで走行中に対向車と正面衝突して受傷したため救急車で搬入された。腹部から腰部の痛みを訴えている。意識はほぼ清明。体温 35.8℃。心拍数 140/分，整。血圧 80/50 mmHg。呼吸数 24/分。SpO$_2$ 100％（リザーバー付マスク 10 L/分 酸素投与下）。頸静脈の怒張を認めない。迅速簡易超音波検査〈FAST〉で異常所見を認めなかった。
　　ショックの原因として最も考えられるのはどれか。
　　a　大量血胸　　　　　　b　緊張性気胸　　　　　c　心タンポナーデ
　　d　大量腹腔内出血　　　e　大量後腹膜出血

□□□ 112C
49 中年の男性。道路で血を流して倒れているところを通行人に発見された。救急隊到着時には心肺停止状態で，病院に搬送されたが死亡が確認された。背部から出血があり，血液を拭き取ったところ確認された創の写真（**別冊 No. 11**）を別に示す。
　　死亡を確認した医師が，まず行うべきなのはどれか。
　　a　創を縫合する。　　　　　　　b　警察署に届け出る。
　　c　病理解剖を依頼する。　　　　d　死亡診断書を交付する。
　　e　死体検案書を交付する。

```
┌─────────────────┐
│      別　冊      │
│     No. 11      │
└─────────────────┘
```

□□□ 112C
50 40歳の初妊婦。妊娠6週の問診で，20歳から喫煙を開始し，現在も 20本/日喫煙していることが分かった。
　　妊婦への説明として適切なのはどれか。**2つ選べ**。
　　a　「早産の可能性が高くなります」
　　b　「急に禁煙すると胎児に危険です」
　　c　「胎児形態異常の頻度は2倍に上昇します」
　　d　「妊娠12週になるまでは禁煙してください」
　　e　「赤ちゃんの体重が小さくなりやすいと言われています」

第112回 C問題 *63*

□□□ 112C

次の文を読み，51〜53の問いに答えよ。

73歳の女性。意識障害のためかかりつけ医から紹介されて家人とともに受診した。

現病歴：25年前にC型肝炎ウイルス感染を指摘された。6か月前に腹水貯留を指摘され，肝硬変と診断されてかかりつけ医で利尿薬を処方されていた。今朝から呼びかけに対する反応が鈍くなり徐々に傾眠状態になったため，かかりつけ医から紹介されて受診した。

既往歴：28歳の分娩時輸血歴あり。64歳時に食道静脈瘤に対し内視鏡的治療。

生活歴：喫煙歴と飲酒歴はない。

家族歴：特記すべきことはない。

現　症：傾眠状態だが呼びかけには開眼し，意思疎通は可能である。身長161cm，体重59kg。体温36.1℃。脈拍76/分，整。血圧104/80mmHg。呼吸数20/分。SpO$_2$ 95%（room air）。眼瞼結膜は軽度貧血様であり，眼球結膜に軽度黄染を認める。心音と呼吸音とに異常を認めない。腹部は膨隆しているが，圧痛と反跳痛とを認めない。腸雑音に異常を認めない。肝・脾を触知しない。直腸指診で黒色便や鮮血の付着を認めない。両上肢に固定姿勢保持困難〈asterixis〉を認める。両下腿に浮腫を認める。

検査所見（3週間前のかかりつけ医受診時）：血液所見：赤血球368万，Hb 11.8g/dL，Ht 38%，白血球3,800，血小板4.0万，PT-INR 1.3（基準0.9〜1.1）。血液生化学所見：総蛋白6.5g/dL，アルブミン3.1g/dL，総ビリルビン1.8mg/dL，AST 78U/L，ALT 66U/L，LD 277U/L（基準176〜353），ALP 483U/L（基準115〜359），γ-GTP 132U/L（基準8〜50），血糖98mg/dL。

51 確認すべき症状として最も重要なのはどれか。

a　けいれん　　　　　b　頭　痛　　　　　c　動　悸
d　腹　痛　　　　　　e　便　秘

52　**検査所見（来院時）**：血液所見：赤血球356万，Hb 9.7g/dL，Ht 35%，白血球4,000，血小板8.6万，PT-INR 1.3（基準0.9〜1.1）。血液生化学所見：総蛋白6.4g/dL，アルブミン3.0g/dL，総ビリルビン6.3mg/dL，直接ビリルビン2.1mg/dL，AST 78U/L，ALT 62U/L，LD 303U/L（基準176〜353），ALP 452U/L（基準115〜359），γ-GTP 103U/L（基準8〜50），アミラーゼ95U/L（基準37〜160），アンモニア170μg/dL（基準18〜48），尿素窒素28mg/dL，クレアチニン0.8mg/dL，尿酸5.9mg/dL，血糖98mg/dL，総コレステロール106mg/dL，トリグリセリド90mg/dL，Na 132mEq/L，K 4.0mEq/L，Cl 100mEq/L，α-フェトプロテイン〈AFP〉468ng/mL（基準20以下）。CRP 1.0mg/dL。腹部超音波像（**別冊** No. **12A**）と腹部造影CT（**別冊** No. **12B**）とを別に示す。

```
別　冊
No. 12　A，B
```

次に行うべき検査はどれか。

a　FDG-PET　　　　　　　　　　b　腹腔動脈造影
c　上部消化管内視鏡　　　　　　　d　下部消化管内視鏡
e　内視鏡的逆行性胆管膵管造影〈ERCP〉

53 来院時の血液検査所見から現時点で肝腫瘍に対する治療適応はないと判断した。
その根拠として最も重要なのはどれか。

a　血小板8.6万　　　　　　　　　b　PT-INR 1.3
c　アルブミン3.0g/dL　　　　　　d　総ビリルビン6.3mg/dL
e　α-フェトプロテイン〈AFP〉468ng/mL

64 第112回 C問題

□□□ 112C

次の文を読み，54～56 の問いに答えよ。

84 歳の女性。ふらつきがあり，頻回に転倒するため夫と来院した。

現病歴：2 か月前に腰椎圧迫骨折を起こし，自宅近くの病院に入院した。入院後は腰痛のためベッド上で安静にしていた。徐々に痛みは改善し，1 か月後，自宅に退院したが，退院後にふらつきを自覚し，転倒するようになった。ふらつきは特に朝方に強い。難聴と耳鳴りは自覚していない。入院した病院で頭部を含めた精査を受けたが原因が明らかでなく，症状が改善しないため受診した。

既往歴：68 歳時から糖尿病と高血圧症，75 歳時から逆流性食道炎と不眠症。

生活歴：夫と 2 人暮らし。喫煙歴と飲酒歴はない。入院までは夫と飲食業をしていた。リハビリテーションは週 1 回続けている。

家族歴：父親は胃癌で死亡。母親は肺炎で死亡。弟は糖尿病で治療中。

現　症：意識は清明。身長 150 cm，体重 36 kg（2 か月前は 40 kg）。体温 36.0℃。脈拍 72/分，整。血圧 146/78 mmHg（立位 3 分後 138/74 mmHg）。呼吸数 16/分。眼瞼結膜に貧血を認めない。頸静脈の怒張を認めない。心音と呼吸音とに異常を認めない。腹部は平坦，軟で，肝・脾を触知しない。下腿に浮腫を認めない。脳神経に異常を認めない。眼振を認めない。四肢に明らかな麻痺を認めない。筋強剛を認めない。握力 14 kg（基準 18 以上）。指鼻試験陰性。Romberg 徴候陰性。明らかな歩行障害を認めない。通常歩行速度 0.7 m/秒（基準 0.8 以上）。手指振戦を認めない。振動覚と腱反射は正常である。

検査所見：尿所見：蛋白（－），糖 1＋，ケトン体（－）。血液所見：赤血球 403 万，Hb 12.1 g/dL，Ht 38％，白血球 7,400。血液生化学所見：総蛋白 6.8 g/dL，アルブミン 3.3 g/dL，AST 22 U/L，ALT 14 U/L，LD 278 U/L（基準 176～353），CK 90 U/L（基準 30～140），尿素窒素 21 mg/dL，クレアチニン 0.7 mg/dL，血糖 128 mg/dL，HbA1c 7.4％（基準 4.6～6.2），総コレステロール 186 mg/dL，トリグリセリド 100 mg/dL，HDL コレステロール 50 mg/dL，Na 135 mEq/L，K 4.2 mEq/L，Cl 97 mEq/L。心電図に異常を認めない。高齢者総合機能評価〈CGA〉：基本的日常生活動作（Barthel 指数）100 点（100 点満点），手段的日常生活動作（IADL スケール）8 点（8 点満点），Mini-Mental State Examination〈MMSE〉27 点（30 点満点），Geriatric Depression Scale 2 点（基準 5 点以下）。

54 患者の状態として最も考えられるのはどれか。

a　ADL 低下 b　抑うつ状態 c　身体機能低下

d　認知機能低下 e　社会的支援不足

55 患者のふらつきと易転倒性の原因として最も考えられるのはどれか。

a　貧 血 b　廃用症候群 c　起立性低血圧

d　認知機能障害 e　糖尿病性神経障害

56 来院時の内服薬を調べたところ，経口血糖降下薬，降圧薬，ビスホスホネート製剤，ベンゾジアゼピン系睡眠薬，プロトンポンプ阻害薬が処方されていた。

まず減量を検討すべきなのはどれか。

a　経口血糖降下薬 b　降圧薬

c　ビスホスホネート製剤 d　ベンゾジアゼピン系睡眠薬

e　プロトンポンプ阻害薬

第112回 C問題 **65**

□□□ 112C

次の文を読み，57〜59 の問いに答えよ。

63 歳の女性。結腸癌のため開腹手術が予定されている。

現病歴：2 か月前に受けた健診で貧血と便潜血反応陽性とを指摘された。2 週間前の下部消化管内視鏡検査で上行結腸に腫瘤を認め，生検で大腸癌と診断された。胸腹部 CT で転移を認めなかった。上行結腸切除術が予定されている。労作時の息切れや胸部圧迫感，動悸，腹痛，便秘，下痢および体重減少を認めない。

既往歴：45 歳ごろから，高血圧症と糖尿病のため内服治療中。

生活歴：営業職で外回りをしている。ゴルフが趣味で現在も続けている。喫煙は 20 本/日 を 40 年間。飲酒は機会飲酒。

家族歴：父親が心筋梗塞で死亡。母親が胃癌で死亡。

現　症：意識は清明。身長 155 cm，体重 62 kg。体温 36.2℃。脈拍 84/分，整。血圧 154/84 mmHg。呼吸数 18/分。SpO₂ 96％（room air）。眼瞼結膜は貧血様であり，眼球結膜に黄染を認めない。表在リンパ節を触知しない。頸静脈の怒張を認めない。頸部で血管雑音を聴取しない。胸骨右縁第 2 肋間にて Ⅲ/Ⅵの収縮期駆出性雑音を聴取する。呼吸音に異常を認めない。腹部は平坦，軟で，肝・脾を触知しない。下腿に浮腫を認めない。神経学的所見に異常を認めない。

検査所見：尿所見：蛋白 1＋，糖（－）。血液所見：赤血球 410 万，Hb 10.8 g/dL，Ht 34％，白血球 6,400，血小板 24 万，PT-INR 1.0（基準 0.9〜1.1）。血液生化学所見：総蛋白 7.0 g/dL，アルブミン 4.0 g/dL，総ビリルビン 0.3 mg/dL，AST 26 U/L，ALT 32 U/L，尿素窒素 24 mg/dL，クレアチニン 1.0 mg/dL，血糖 116 mg/dL，HbA1c 6.6％（基準 4.6〜6.2），総コレステロール 204 mg/dL，トリグリセリド 180 mg/dL，HDL コレステロール 46 mg/dL，Na 138 mEq/L，K 4.4 mEq/L，Cl 102 mEq/L。CRP 0.3 mg/dL。胸部エックス線写真と心電図とに異常を認めない。

57　術前検査として行うべきなのはどれか。**2つ選べ。**

a　頭部 MRI
b　心エコー検査
c　呼吸機能検査
d　運動負荷心電図
e　75 g 経口グルコース負荷試験

58　手術室入室後，皮膚切開までの間に行うべきなのはどれか。**2つ選べ。**

a　剃　毛
b　抗菌薬投与
c　タイムアウト
d　肺動脈カテーテル挿入
e　インフォームド・コンセント取得

59　**手術後の経過**：手術は問題なく終了した。術後 4 日目早朝の体温は 37.5℃ であった。意識は清明。脈拍 88/分，整。血圧 124/70 mmHg。呼吸数 20/分。SpO₂ 96％（room air）。呼吸音に異常を認めない。腹部に圧痛を認めない。手術創周囲に発赤と腫脹とを認めない。肋骨脊柱角に叩打痛を認めない。2 時間後に再測定したところ，体温は 37.0℃ であった。術後 4 日目の朝の血液検査では，Hb 9.4 g/dL，白血球 6,800，CRP 1.7 mg/dL であった。胸部エックス線写真で異常を認めない。

この時点での対応として適切なのはどれか。

a　カルバペネム系抗菌薬投与
b　下部消化管内視鏡検査
c　試験開腹手術
d　全身 CT
e　経過観察

66　第112回 C問題

□□□ 112C

次の文を読み，60〜62 の問いに答えよ。

15 歳の男子。通っている学習塾の講師が肺結核と診断されたため，保健所からの結核接触者検診の指示を受けて受診した。

現病歴：2 週間前から微熱と咳嗽が続いている。痰が絡む咳嗽が 1 日中持続している。

既往歴：特記すべきことはない。

予防接種歴：BCG 接種歴あり。

家族歴：父と母との 3 人暮らし。家族内に他に咳嗽のある者はいない。

現　症：意識は清明。身長 166 cm，体重 56 kg。体温 37.6℃。脈拍 72/分，整。血圧 124/62 mmHg。呼吸数 16/分。SpO₂ 98%（room air）。眼球結膜に黄染を認めない。咽頭に発赤を認めない。甲状腺と頸部リンパ節とを触知しない。心音と呼吸音とに異常を認めない。腹部は平坦，軟で，肝・脾を触知しない。

検査所見：血液所見：赤血球 472 万，Hb 13.5 g/dL，Ht 39%，白血球 7,400（①分葉核好中球 56%，好酸球 1%，リンパ球 43%），血小板 24 万。血液生化学所見：総蛋白 7.6 g/dL，アルブミン 3.8 g/dL，総ビリルビン 0.6 mg/dL，AST 26 U/L，ALT 13 U/L，LD 228 U/L（基準 176〜353），γ-GTP 12 U/L（基準 8〜50），尿素窒素 11 mg/dL，クレアチニン 0.3 mg/dL，血糖 96 mg/dL，Na 140 mEq/L，K 4.1 mEq/L，Cl 102 mEq/L。CRP 0.8 mg/dL。②結核菌特異的全血インターフェロンγ遊離測定法〈IGRA〉は陽性。③喀痰塗抹 Ziehl-Neelsen 染色で Gaffky 3 号。④喀痰結核菌 PCR 検査は陽性。胸部エックス線写真で異常を認めない。⑤胸部 CT で右下肺野に小葉中心性の粒状影を認める。

---

60 この患者を結核感染症と確定診断するために最も有用な検査所見は下線のどれか。

- a ①　　　　b ②　　　　c ③　　　　d ④　　　　e ⑤

61 臨床経過と検査所見から肺結核と診断した。

保健所に肺結核の届出を行う際に，届出が必要な診断後の期間はどれか。

- a 直ちに　　　　b 7 日以内　　　　c 14 日以内
- d 21 日以内　　　　e 28 日以内

62 この患者に対する標準治療として**使用しない**のはどれか。

- a イソニアジド　　　　b ピラジナミド　　　　c エタンブトール
- d リファンピシン　　　　e レボフロキサシン

第112回 C問題 67

□□□ 112C

次の文を読み，63〜65 の問いに答えよ。

35 歳の女性。左上下肢の脱力のため夫に連れられて来院した。

現病歴：3 年前に複視を自覚したが，疲れ目と考え様子をみたところ，数日で自然軽快した。1 年前に右眼のかすみを自覚して自宅近くの眼科診療所を受診したが，眼底検査に異常なく約 2 週間で軽快した。2 日前に左下肢，引き続いて左上肢の脱力を自覚した。本日，歩行も困難になったため受診した。

既往歴：特記すべきことはない。

生活歴：事務職。会社員の夫と 2 人暮らしで子どもはいない。喫煙歴と飲酒歴はない。

家族歴：特記すべきことはない。

現　症：意識は清明。身長 156 cm，体重 50 kg。体温 36.5℃。脈拍 64/分，整。血圧 126/68 mmHg。心音と呼吸音とに異常を認めない。腹部は平坦，軟で，肝・脾を触知しない。視力は右 0.4（0.8×−1.5 D），左 0.6（1.2×−1.0 D）。他の脳神経に異常を認めない。四肢筋力は，右側は正常，左側は徒手筋力テストで 3〜4 の筋力低下を認める。腱反射は左上下肢で亢進し，左 Babinski 徴候が陽性である。自覚的に左半身のしびれ感を訴えるが，温痛覚，振動覚および関節位置覚は左右差を認めない。

検査所見：尿所見：蛋白（−），糖（−），潜血（−）。血液所見：赤血球 468 万，Hb 13.9 g/dL，Ht 42%，白血球 5,300，血小板 21 万，PT-INR 1.0（基準 0.9〜1.1），APTT 31.4 秒（基準対照 32.2）。血液生化学所見：総蛋白 7.5 g/dL，アルブミン 3.9 g/dL，IgG 1,424 mg/dL（基準 960〜1,960），総ビリルビン 0.9 mg/dL，直接ビリルビン 0.2 mg/dL，AST 28 U/L，ALT 16 U/L，LD 177 U/L（基準 176〜353），ALP 233 U/L（基準 115〜359），γ-GTP 32 U/L（基準 8〜50），CK 72 U/L（基準 30〜140），尿素窒素 12 mg/dL，クレアチニン 0.6 mg/dL，血糖 98 mg/dL，Na 140 mEq/L，K 4.4 mEq/L，Cl 97 mEq/L。免疫血清学所見：CRP 0.3 mg/dL。抗核抗体，抗 DNA 抗体，抗カルジオリピン抗体，抗アクアポリン 4 抗体および MPO-ANCA は陰性。脳脊髄液所見：初圧 80 mmH$_2$O（基準 70〜170），細胞数 1/mm^3（基準 0〜2），蛋白 60 mg/dL（基準 15〜45），糖 60 mg/dL（基準 50〜75）。頭部 MRI の FLAIR 像（**別冊 No. 13**）を別に示す。

```
別　冊
No. 13
```

63 診断に有用な検査はどれか。

a 脳　波
b 視覚誘発電位
c 脳血流 SPECT
d 頸動脈超音波検査
e 反復誘発筋電図検査

64 まず行うべき治療はどれか。

a 血栓溶解療法
b 血漿交換療法
c 免疫抑制薬投与
d ステロイドパルス療法
e 免疫グロブリン大量静注療法

65 治療は奏効し，症状は軽快した。
再発予防に用いるのはどれか。

a アスピリン
b ワルファリン
c シクロスポリン
d インターフェロンβ
e 副腎皮質ステロイド

68 第112回 C 問題

□□□ 112C

66 ある患者の動脈血ガス分析（room air）のデータを示す。

pH 7.40，$PaCO_2$ 36 Torr，PaO_2 79 Torr。

肺胞気-動脈血酸素分圧較差〈$A-aDO_2$〉を求めよ。

ただし，小数点以下の数値が得られた場合には，小数第 1 位を四捨五入すること。

解答：①②Torr

① 0 1 2 3 4 5 6 7 8 9
② 0 1 2 3 4 5 6 7 8 9

112　D

◎ 指示があるまで開かないこと。

（平成30年2月11日　9時30分～12時15分）

注　意　事　項

1. 試験問題の数は75問で解答時間は正味2時間45分である。
2. 解答方法は次のとおりである。
(1) （例1），（例2）の問題ではaからeまでの5つの選択肢があるので，そのうち質問に適した選択肢を（例1）では1つ，（例2）では2つ選び答案用紙に記入すること。なお，（例1）の質問には2つ以上解答した場合は誤りとする。（例2）の質問には1つ又は3つ以上解答した場合は誤りとする。

（例1）101　医業が行えるのはどれか。
　　a　合格発表日以降
　　b　合格証書受領日以降
　　c　免許申請日以降
　　d　臨床研修開始日以降
　　e　医籍登録日以降

（例2）102　医籍訂正の申請が必要なのはどれか。**2つ選べ。**
　　a　氏名変更時
　　b　住所地変更時
　　c　勤務先変更時
　　d　診療所開設時
　　e　本籍地都道府県変更時

（例1）の正解は「e」であるから答案用紙の ⓔ をマークすればよい。

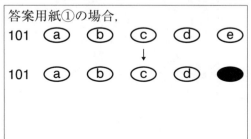

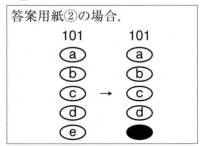

（例2）の正解は「a」と「e」であるから答案用紙の ⓐ と ⓔ をマークすればよい。

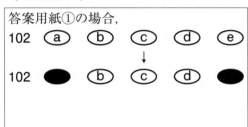

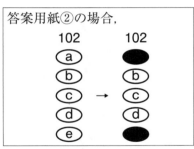

(2)（例３）では質問に適した選択肢を３つ選び答案用紙に記入すること。なお，
（例３）の質問には２つ以下又は４つ以上解答した場合は誤りとする。

（例３）103　医師法に規定されているのはどれか。**３つ選べ**。

   a　医師の行政処分
   b　広告可能な診療科
   c　不正受験者の措置
   d　保健指導を行う義務
   e　へき地で勤務する義務

（例３）の正解は「ａ」と「ｃ」と「ｄ」であるから答案用紙の ⓐ と
ⓒ と ⓓ をマークすればよい。

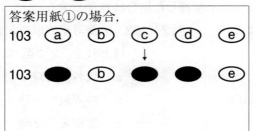
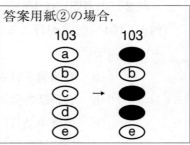

D 医学各論　　75問／2時間45分

☐☐☐　112D
1　白内障手術について正しいのはどれか.
　a　水晶体摘出には冷凍凝固装置が用いられる.
　b　眼内レンズを挿入すると調節力が回復する.
　c　水晶体を摘出すると正視の場合には遠視になる.
　d　眼内レンズは劣化のため入れ替える必要がある.
　e　眼内レンズは虹彩に固定するタイプが用いられる.

☐☐☐　112D
2　月経周期の12日目に性交があった女性が緊急避妊の目的でホルモン薬を内服する場合，適切な服用時期に含まれるのはどれか.
　a　性交後1日目　　　　　　　　b　予定月経の1日前
　c　基礎体温上昇後5日目　　　　d　予定月経が3日遅れた日
　e　妊娠反応が陽性になった日

☐☐☐　112D
3　小児期からの増悪と寛解を繰り返す耳漏を主訴に受診した患者の左鼓膜写真（**別冊** No. 1）を別に示す.
　この疾患で，耳漏の細菌検査で同定される可能性が最も高いのはどれか.
　a　結核菌　　　　b　肺炎球菌　　　　c　黄色ブドウ球菌
　d　インフルエンザ菌　　e　*Moraxella catarrhalis*

```
別　冊
No. 1
```

☐☐☐　112D
4　Tourette症候群について正しいのはどれか.
　a　乳児期に発症する.　　　　　b　発達の退行を伴う.
　c　音声チックを認める.　　　　d　6か月以内に症状は消失する.
　e　場面による症状の変動を認めない.

72 第112回 D 問題

□□□ 112D
5 気胸でみられる所見はどれか。
a 胸壁動揺　　　　　　b 下顎呼吸　　　　　　c テタニー
d 呼気の延長　　　　　e 患側の呼吸音減弱

□□□ 112D
6 ある患者に対して処置を行った後の腹部エックス線写真（**別冊** No. **2**）を別に示す。
この患者の疾患として考えられるのはどれか。
a イレウス　　　　　　b Crohn 病　　　　　　c 食道静脈瘤
d 総胆管結石　　　　　e 非閉塞性腸管虚血症

```
別　冊
No. 2
```

□□□ 112D
7 皮膚疾患と浸潤細胞の組合せで正しいのはどれか。
a Sweet 病 ——————————— マクロファージ
b 固定薬疹 ——————————— 形質細胞
c 尋常性狼瘡 ——————————— 好酸球
d 色素性蕁麻疹 ——————————— 肥満細胞
e 移植片対宿主病〈GVHD〉——————— 好中球

□□□ 112D
8 左→右シャントをきたす先天性心疾患はどれか。
a Ebstein 奇形　　　　b Fallot 四徴症　　　　c 動脈管開存症
d 左心低形成症候群　　e 完全大血管転位症

□□□ 112D
9 僧帽弁閉鎖不全症の原因に**なりにくい**のはどれか。
a 急性心筋梗塞　　　　b 拡張型心筋症　　　　c 上行大動脈瘤
d 感染性心内膜炎　　　e 僧帽弁の粘液変性

第112回 D 問題 73

□□□ 112D
10 胸膜中皮腫について正しいのはどれか。
a 良性腫瘍である。
b 上皮型が最も多い。
c 両側に病変を認めることが多い。
d 硅酸〈ケイ酸〉曝露との関連性が認められる。
e 我が国での年間死亡者数は 1 万を超える。

□□□ 112D
11 労働形態と健康障害の組合せで正しいのはどれか。**2 つ選べ。**
a 重量物取扱い作業 ──────── 職業性頸肩腕障害
b 食品冷凍作業 ──────── 網膜損傷
c 中腰作業 ──────── 職業性腰痛
d 振動工具作業 ──────── Raynaud 現象
e VDT 作業 ──────── 白内障

□□□ 112D
12 多発性内分泌腫瘍症〈MEN〉Ⅰ型について正しいのはどれか。**2 つ選べ。**
a 副甲状腺病変は過形成を示す。
b 膵消化管病変は単発性である。
c 常染色体劣性遺伝性疾患である。
d 膵内分泌腫瘍はガストリノーマが最も多い。
e 下垂体腺腫は成長ホルモン産生腺腫が最も多い。

□□□ 112D
13 角結膜のウイルス性疾患はどれか。**2 つ選べ。**
a 乾性角結膜炎　　　　　　　　b 樹枝状角膜炎
c 流行性角結膜炎　　　　　　　d 巨大乳頭結膜炎
e フリクテン性角結膜炎

□□□ 112D
14 慢性腎臓病〈CKD〉について正しいのはどれか。**2 つ選べ。**
a 重症度は原疾患，GFR，血尿の 3 者で分類する。
b 蛋白尿の量は心血管死亡のリスクと関連しない。
c GFR が正常でも血尿が 3 か月続けば CKD である。
d GFR が正常でも顕性蛋白尿が 3 か月続けば CKD である。
e 腎の形態的異常があっても GFR が正常であれば CKD ではない。

74 第112回 D問題

□□□ 112D

15 肺移植の適応となる疾患はどれか。**3つ選べ。**

a 肺リンパ脈管筋腫症〈LAM〉　　b 特発性肺線維症〈IPF〉

c 特発性肺動脈性肺高血圧症　　　d 肺アスペルギルス症

e 肺小細胞癌

□□□ 112D

16 2歳の女児。4日前から続く微熱のため母親に連れられて来院した。既往歴に特記すべきことはない。在胎39週，出生体重 2,602 g で出生した。身長 82 cm，体重 9.3 kg。体温 37.8℃。脈拍 112/分，整。血圧88/48 mmHg。呼吸数 24/分。SpO_2 98%（room air）。眼瞼結膜と眼球結膜とに異常を認めない。頸部リンパ節を触知しない。心音と呼吸音とに異常を認めない。左上腹部に表面平滑で境界明瞭，可動性のない径 8 cm の腫瘤を触知するが圧痛はない。尿所見：蛋白（-），糖（-），潜血（-），沈渣に白血球を認めない。血液所見：赤血球 428 万，Hb 11.1 g/dL，Ht 34%，白血球 12,600，血小板 58 万。血液生化学所見：総蛋白 7.6 g/dL，総ビリルビン 0.2 mg/dL，AST 35 U/L，ALT 9 U/L，LD 589 U/L（基準 334〜742），尿素窒素 7 mg/dL，クレアチニン 0.2 mg/dL，尿酸 2.7 mg/dL，Na 141 mEq/L，K 3.9 mEq/L，Cl 104 mEq/L。免疫血清学所見：CRP 3.4 mg/dL，NSE 169 ng/mL（基準 10 以下），α-フェトプロテイン〈AFP〉2.5 ng/mL（基準10 以下），尿中バニリルマンデル酸〈VMA〉96 µg/mgCr（基準 6〜11）。腹部単純 CT（**別冊** No. **3A**）と胸腹部造影 CT（**別冊** No. **3B**）とを別に示す。

　最も考えられるのはどれか。

a 神経芽腫　　　　b 褐色細胞腫　　　　c 成熟奇形腫

d Wilms 腫瘍　　　e 悪性リンパ腫

```
別　冊
No. 3  A，B
```


□□□ 112D

17 65歳の女性。手指を伸ばせないことを主訴に来院した。数日前に絵を描いていたところ右手から前腕に痛みが走り，環指と小指とを自力では伸ばせなくなったという。環指と小指との中手指節関節を他動的に伸展させることは可能であり，屈曲は自動，他動ともに可能である。また母指，示指，中指および手関節の自動伸展と自動屈曲は可能である。感覚障害はない。15年前に関節リウマチの診断を受け，現在はメトトレキサートと副腎皮質ステロイドにて治療中である。手指を伸ばすように指示した際の手の写真（**別冊** No. **4A**）と手関節部エックス線写真（**別冊** No. **4B**）とを別に示す。

　病態として考えられるのはどれか。

a 頸椎性脊髄症　　　b 手根管症候群　　　c 橈骨神経麻痺

d 指伸筋腱断裂　　　e 中手指節関節強直

```
別　冊
No. 4  A，B
```

□□□ 112D

18 60 歳の女性。殿部の疼痛を主訴に来院した。疼痛のために座ることも困難であるという。殿部には熱感があり，圧痛を認める。殿部の写真（**別冊** No. 5）を別に示す。

治療として最も適切なのはどれか。

a 切開排膿
b 湿布薬貼付
c 紫外線照射
d 抗ウイルス薬点滴静注
e 副腎皮質ステロイド軟膏塗布

> **別 冊**
> No. 5

□□□ 112D

19 72 歳の女性。動悸を主訴に来院した。5 年前に大動脈弁狭窄症に対して機械弁による大動脈弁置換術を受けており，定期的に受診し，ワルファリンを内服している。これまでの受診時の心電図検査では洞調律であったが，来院時の心電図は心拍数 104/分の心房細動であった。意識は清明。脈拍 96/分，不整。血圧 120/76 mmHg。眼瞼結膜に貧血を認めない。頸部血管雑音を認めない。呼吸音に異常を認めない。神経学的所見に異常を認めない。血液所見：赤血球 468 万，Hb 13.7 g/dL，白血球 7,300，血小板 18 万，PT-INR 2.3（基準 0.9〜1.1）。

この患者への対応として適切なのはどれか。

a 止血薬の点滴静注を行う。
b ヘパリンの皮下注を追加する。
c 現在の抗凝固療法を継続する。
d ビタミン K の投与を直ちに行う。
e ワルファリン以外の経口抗凝固薬を追加する。

76 第112回 D問題

□□□ 112D
20 33歳の男性。右の下腹部から側腹部にかけての激しい痛みを主訴に来院した。2日前，仕事中に右背部に軽度の痛みが出現したが，約30分で軽快した。本日午前7時ごろ，右の下腹部から側腹部にかけての激しい痛みが突然出現したため受診した。来院の途中に嘔吐があった。意識は清明。体温36.4℃。血圧118/74 mmHg。顔色は蒼白で冷汗を認める。腹部は平坦で，圧痛を認めない。右の肋骨脊柱角に叩打痛を認める。尿所見：蛋白（－），糖（－），潜血3+，沈渣に赤血球100以上/1視野，正八面体の結晶を認める。血液所見：赤血球458万，Hb 14.0 g/dL，Ht 45%，白血球9,300，血小板21万。血液生化学所見：総蛋白7.2 g/dL，アルブミン3.7 g/dL，総ビリルビン0.9 mg/dL，直接ビリルビン0.2 mg/dL，AST 35 U/L，ALT 32 U/L，LD 179 U/L（基準176〜353），尿素窒素22 mg/dL，クレアチニン1.2 mg/dL，尿酸6.9 mg/dL，血糖98 mg/dL，Na 132 mEq/L，K 4.3 mEq/L，Cl 97 mEq/L，Ca 9.1 mg/dL。
　　非ステロイド性抗炎症薬が投与され疼痛は軽減した。その後に撮影した腹部CT（**別冊** No. **6A，B**）を別に示す。
　　この患者に対する説明で正しいのはどれか。
　　a　水分摂取を勧める。　　　　　　b　手術治療が必要である。
　　c　ビタミンCの摂取を勧める。　　d　尿酸排泄促進薬が有効である。
　　e　カルシウムの摂取制限を勧める。

別　冊
No. 6 **A，B**

□□□ 112D
21 53歳の男性。健診で白血球増多を指摘され来院した。体温36.5℃。脈拍84/分，整。血圧136/76 mmHg。眼瞼結膜と眼球結膜とに異常を認めない。心音と呼吸音とに異常を認めない。左季肋下に脾臓を3 cm触知する。表在リンパ節は触知しない。血液所見：赤血球430万，Hb 12.8 g/dL，Ht 42%，白血球54,000（骨髄芽球1%，前骨髄球2%，骨髄球5%，後骨髄球7%，桿状核好中球5%，分葉核好中球60%，好酸球8%，好塩基球7%，リンパ球5%），血小板35万。血清ビタミンB_{12} 8,600 pg/mL（基準250〜950）。骨髄血塗抹May-Giemsa染色標本（**別冊** No. **7A**）及びGiemsa染色による骨髄細胞染色体解析（**別冊** No. **7B，矢印は異常を示す**）を別に示す。
　　治療薬として適切なのはどれか。
　　a　サリドマイド　　　　　　　　b　JAK2阻害薬
　　c　プロテアソーム阻害薬　　　　d　全トランス型レチノイン酸
　　e　チロシンキナーゼ阻害薬

別　冊
No. 7 **A，B**

112D

□□□ 112D

22 22歳の女性。右乳房のしこりを主訴に来院した。右乳房に長径約2cmの卵形の腫瘤を触知する。腫瘤は表面平滑で弾性硬，可動性は良好で圧痛を認めない。乳頭からの分泌物を認めない。乳房超音波像（**別冊** No. **8**）を別に示す。

最も考えられるのはどれか。

a 乳 癌
b 乳腺症
c Mondor 病
d 乳管内乳頭腫
e 乳腺線維腺腫

```
別 冊
No. 8
```

□□□ 112D

23 67歳の女性。根治的右腎摘除術後の治療効果の確認のために来院した。1年前に長径11cm大の右腎細胞癌と多発肺転移に対して，根治的右腎摘除術を受けており，術直後から肺転移巣に対してインターフェロンαの自己投与を週3回施行している。インターフェロン導入11か月後の治療効果の確認のため受診した。現在，他の疾患は認めていない。体温 36.2℃。血圧 132/84 mmHg。尿所見：蛋白（－），糖（－），沈渣に赤血球 1～5/1 視野，白血球 1～5/1 視野。血液所見：赤血球 420万，Hb 12.8 g/dL，Ht 41%，白血球 3,900，血小板 17万。血液生化学所見：総蛋白 7.0 g/dL，アルブミン 3.8 g/dL，総ビリルビン 1.1 mg/dL，AST 34 U/L，ALT 36 U/L，LD 176 U/L（基準 176～353），γ-GTP 38 U/L（基準 8～50），尿素窒素 20 mg/dL，クレアチニン 1.0 mg/dL，尿酸 7.1 mg/dL，血糖 96 mg/dL，Na 137 mEq/L，K 3.9 mEq/L，Cl 104 mEq/L。CRP 0.1 mg/dL。心電図に異常を認めない。11か月前と今回の胸部 CT（**別冊** No. **9**）を別に示す。

今後の治療として適切なのはどれか。

a 手術療法への変更
b 分子標的薬への変更
c 放射線治療への変更
d 抗癌化学療法への変更
e インターフェロンαの継続

```
別 冊
No. 9
```

□□□ 112D

24 39歳の男性。性交中に鈍い音と同時に陰茎に激痛があり，痛みが持続するため受傷2時間後に来院した。圧痛は中等度であり，陰茎の腫脹が目立ち，陰茎全体と亀頭の一部が暗赤色を呈している。陰茎の写真（**別冊** No. **10**）を別に示す。

この病態と関連するのはどれか。

a 尿道下裂
b 尿道損傷
c 陰茎絞扼症
d 陰茎海綿体損傷
e 尿道海綿体損傷

```
別 冊
No. 10
```

78 第112回 D問題

□□□ 112D

25 65歳の男性。人間ドックの腹部超音波検査で異常を指摘されたため受診した。腹部は平坦，軟で，自発痛と圧痛とを認めない。血液所見：赤血球480万，Hb 15.8 g/dL，Ht 46%，白血球6,800，血小板24万。血液生化学所見：アルブミン4.3 g/dL，AST 32 U/L，ALT 40 U/L，LD 180 U/L（基準176〜353），ALP 212 U/L（基準115〜359），γ-GTP 40 U/L（基準8〜50），アミラーゼ73 U/L（基準37〜160），CEA 3.2 ng/mL（基準5.0以下），CA19-9 14 U/mL（基準37以下）。CRP 0.2 mg/dL。腹部造影CT（**別冊 No. 11A**）とMRCP（**別冊** No. **11B**）とを別に示す。

病変の質的診断を行うため次に行うべき検査はどれか。

a 腹腔鏡検査
b 腹腔動脈造影
c 超音波内視鏡検査
d 下部消化管内視鏡検査
e 内視鏡的逆行性胆管膵管造影〈ERCP〉

```
別冊
No. 11 A，B
```

□□□ 112D

26 日齢0の新生児。出生30分後から多呼吸を認めた。在胎29週，出生体重1,100 g。体温37.4℃。心拍数160/分，整。呼吸数80/分。全身のチアノーゼ，陥没呼吸および呼気時の呻吟を認める。外表奇形はなく，心雑音は聴取しない。胸部エックス線写真ですりガラス陰影を認める。診断確定のため，マイクロバブルテストを行うこととした。

必要な検体はどれか。

a 胃液　　b 全血　　c 血清　　d 尿　　e 便

□□□ 112D

27 74歳の女性。ネフローゼ症候群のために一般病棟に入院中であったが，呼吸困難，低酸素血症および腎機能低下による尿量減少をきたした。胸部エックス線写真で肺うっ血と両側胸水とを認め，心胸郭比は74%であった。持続血液透析濾過〈CHDF〉と呼吸管理とを行うためICUに入室し，気管挿管下に人工呼吸を開始した。動脈血ガス分析（F_IO_2 1.0）：pH 7.45，$PaCO_2$ 32 Torr，PaO_2 100 Torr，HCO_3^- 22 mEq/L。肺胞気-動脈血酸素分圧較差〈A-aDO_2〉は，一般的にP_AO_2（肺胞気酸素分圧）$-PaO_2$で表される。

この患者のP_AO_2はどれか。

ただし，大気圧は760 Torr，37℃での水蒸気圧は47 Torr，呼吸商は0.8とする。

a 150−32
b 150−32/0.8
c 760−47
d （760−47）×1.0−32
e （760−47）×1.0−32/0.8

□□□ 112D

28 80歳の女性。頭痛，吐き気および下肢のけいれんを主訴に来院した。日中は自宅に一人でおり，夕方帰宅した家族に連れられて受診した。同日の最高気温は39℃で，冷房は使用していなかったという。60歳から高血圧症のため，降圧薬を内服している。75歳時に急性心筋梗塞のため冠動脈ステントを留置されている。意識は清明。身長154cm，体重48kg。体温37.0℃。脈拍92/分，整。血圧108/58mmHg。尿所見：比重1.020，蛋白（±），潜血（－），尿中Na 15mEq/L。血液所見：赤血球490万，Hb 14.0g/dL，Ht 43%，白血球6,300，血小板18万。血液生化学所見：総蛋白6.8g/dL，アルブミン4.2g/dL，AST 35U/L，ALT 40U/L，CK 4,320U/L（基準30〜140），尿素窒素38mg/dL，クレアチニン2.5mg/dL，尿酸7.5mg/dL，Na 140mEq/L，K 5.0mEq/L，Cl 104mEq/L。

最初に行う輸液の組成として最も適切なのはどれか。

a 5%ブドウ糖
b Na^+ 35mEq/L，K^+ 20mEq/L，Cl^- 35mEq/L
c Na^+ 84mEq/L，K^+ 20mEq/L，Cl^- 66mEq/L
d Na^+ 90mEq/L，K^+ 0mEq/L，Cl^- 70mEq/L
e Na^+ 154mEq/L，濃グリセリン，フルクトース配合液

□□□ 112D

29 30歳の女性。咽頭痛と開口障害とを主訴に来院した。5日前から咽頭痛と軽度の発熱があったため自宅近くの医療機関を受診し，抗菌薬と解熱鎮痛薬の内服治療を受けていた。昨日から開口障害と摂食困難とが出現したため受診した。喫煙歴はなく，飲酒は機会飲酒。頸部リンパ節と肝・脾とを触知しない。血液所見：赤血球480万，Hb 13.0g/dL，白血球16,800（桿状核好中球30%，分葉核好中球52%，好酸球1%，好塩基球1%，単球6%，リンパ球10%），血小板21万。血液生化学所見：AST 30U/L，ALT 28U/L。CRP 14mg/dL。口腔内写真（別冊No.12）を別に示す。

診断はどれか。

a 中咽頭癌
b 悪性リンパ腫
c 扁桃肥大症
d 扁桃周囲膿瘍
e 伝染性単核球症

別冊
No. 12

□□□ 112D

30 70歳の男性。激しい腹痛と腹部膨満感とを主訴に救急車で搬入された。以前からParkinson病で内服治療中であった。体温36.8℃。心拍数72/分，整。血圧130/70mmHg。呼吸数16/分。血液所見：赤血球420万，Hb 11.2g/dL，白血球11,000，血小板20万。血液生化学所見：AST 33U/L，ALT 25U/L。CRP 5.8mg/dL。腹部エックス線写真（別冊No.13）を別に示す。

まず行うべきなのはどれか。

a イレウス管留置
b 高圧酸素療法
c 緊急開腹手術
d 内視鏡治療
e 浣腸

別冊
No. 13

80 第112回 D 問題

□□□ 112D

31 46歳の男性。呼吸困難を主訴に来院した。1か月前から胸部違和感と労作時呼吸困難とを自覚していたが，徐々に増強するため来院した。1週間前までは胸部にヒューヒューという音がしていたが，現在は消失しているという。既往歴に特記すべきことはない。喫煙は40本/日を26年間。胸部エックス線写真（**別冊** No. **14**）を別に示す。
　異常所見の原因として最も可能性が高いのはどれか。
　a　肺　癌　　　b　気　胸　　　c　血　胸　　　d　胸膜炎　　　e　胸膜中皮腫

```
　　　　　別　冊
　　　　　No. 14
```

□□□ 112D

32 12歳の女児。右大腿部から膝の痛みを主訴に来院した。1か月前に友人とぶつかって転倒した後から，痛みが出現した。様子をみていたが痛みが軽快しないため受診した。身長148 cm，体重50 kg。体温36.3℃。右股関節前方に圧痛を認める。歩行は疼痛のため困難である。右股関節可動域は屈曲と内旋とに制限がある。血液生化学所見に異常を認めない。股関節のエックス線写真（**別冊** No. **15A〜C**）を別に示す。
　初期対応として適切なのはどれか。
　a　関節穿刺　　　　　　b　減量指導　　　　　　c　右下肢の免荷
　d　抗菌薬の投与　　　　e　股関節の可動域訓練

```
　　　　　別　冊
　　No. 15　A，B，C
```

□□□ 112D

33 8歳の男児。頭部の脱毛と疼痛とを主訴に来院した。2か月前から頭皮に痒みとともに脱毛斑が出現した。市販の副腎皮質ステロイド外用薬を塗布していたところ，2週間前から次第に発赤し，膿疱や痂皮を伴い疼痛も出現してきたため受診した。ネコを飼育している。痂皮を剝がすと少量の排膿があり圧痛を伴う。病変部に残存する毛は容易に抜毛される。後頸部に径2 cmのリンパ節を2個触知し圧痛を認める。後頭部の写真（**別冊** No. **16A**）と抜毛の苛性カリ〈KOH〉直接鏡検標本（**別冊** No. **16B**）とを別に示す。
　治療薬として適切なのはどれか。
　a　イソニアジド　　　　b　バラシクロビル　　　　c　ミノサイクリン
　d　イトラコナゾール　　e　レボフロキサシン

```
　　　　　別　冊
　　　No. 16　A，B
```

□□□ 112D

34 36 歳の男性。2 日前に左眼の充血と流涙とを自覚したため来院した。ハードコンタクトレンズを使用している。会社の同僚が 1 週間前まで同様の症状で治療中であった。耳前リンパ節の腫大と圧痛とを認める。左眼の前眼部写真（**別冊** No. **17**）を別に示す。

　この患者への生活指導として正しいのはどれか。

　a　頻回の洗眼を勧める。
　b　コンタクトレンズの装用は許可する。
　c　家族より先の入浴を勧める。
　d　流水による手洗いの励行を勧める。
　e　会社への出勤は許可する。

```
┌─────────────────┐
│      別　冊      │
│     No. 17       │
└─────────────────┘
```

□□□ 112D

35 21 歳の男性。奇妙な行動をとるため両親に伴われて来院した。1 週間前に大学院の入学試験を受けてから不眠が続いていた。本日朝から駅前のベンチの周りを独り言を言いながら約 3 時間ぐるぐると回っていたことで警察に保護されたため，両親に伴われて近くの総合病院を受診した。身振りや表情が乏しく，一点を凝視しており視線を合わせようとしない。急ににやにやするかと思うと，おびえたような表情に変わる。黙ったまま何かに聞き入ってうなずく様子がみられ，質問には全く返答することはないが，唐突に「なるほど」「だからか」などとあたかも対話するように短く独語する。これまでに発達や適応上の問題はない。血液生化学所見，頭部 MRI 及び脳波で異常を認めない。

　この疾患にみられる症状はどれか。

　a　感覚失語　　　　　　b　行為心迫　　　　　　c　連合弛緩
　d　小動物幻視　　　　　e　記銘力障害

□□□ 112D

36 47 歳の女性。顔のほてりを主訴に来院した。7 年前に子宮筋腫のため子宮全摘出術を受けた。両側卵巣は温存されている。2 か月前から顔のほてりがあり，汗をかきやすくなったという。動悸と息切れも自覚している。身長 160 cm，体重 56 kg。体温 36.5℃。脈拍 76/分，整。血圧 112/64 mmHg。呼吸数 18/分。甲状腺の腫大を認めない。超音波検査で両側卵巣に卵胞を認めない。

　まず確認すべき検査項目はどれか。

　a　FT_4
　b　FSH
　c　コルチゾール
　d　プロゲステロン
　e　脳性ナトリウム利尿ペプチド〈BNP〉

82 第112回 D 問題

□□□ 112D
37 56歳の男性。小腸切除術後のため入院中である。4日前に突然，腹部全体の疝痛が出現したため救急車で搬入された。上腸間膜動脈閉塞症と診断し緊急で小腸切除術を施行し，残存小腸は 40 cm であった。術後 48 時間までは循環動態の安定を目的に乳酸リンゲル液の輸液と昇圧薬の投与とを行った。術後 72 時間から高カロリー輸液の実施と経鼻胃管からの少量の経腸栄養剤の持続投与とを開始したところ，1日4，5回の下痢を認めた。

この患者への対応として**適切でない**のはどれか。

a　1か月間の絶飲食　　　　　　　b　在宅静脈栄養の導入
c　サルコペニアの予防　　　　　　d　経腸栄養剤成分の変更
e　経腸栄養剤投与方法の変更

□□□ 112D
38 出生直後の新生児。妊娠 36 週までの妊婦健康診査では児の発育は順調であったが，妊娠 37 週 2 日に母親に下腹部痛と性器出血が出現し，胎児心拍数陣痛図で遅発一過性徐脈を繰り返し認めたため緊急帝王切開で出生した。心拍数 60/分。出生時から自発呼吸がなく，全身にチアノーゼを認める。刺激をしても反応がなく，全身がだらりとしている。娩出後 30 秒の時点で自発呼吸を認めない。外表奇形を認めない。

この時点で開始する処置として適切なのはどれか。

a　胸骨圧迫　　　　　　　　　　　b　静脈路確保
c　足底および背部刺激　　　　　　d　バッグバルブマスク換気
e　持続的気道陽圧法〈CPAP〉

□□□ 112D
39 2歳の男児。発熱と左膝痛とを主訴に母親に連れられて来院した。2週間前から弛張熱，跛行および下腿の皮疹がみられるようになった。1週間前から左膝を痛がるようになった。抗菌薬を内服しても解熱しないため受診した。身長 84.2 cm，体重 10.3 kg。体温 38.5℃。脈拍 168/分，整。血圧 126/62 mmHg。皮膚は両側の下腿に 2 cm 大の淡紅色の紅斑を認める。眼瞼結膜と眼球結膜とに異常を認めない。口腔内にアフタを認めない。咽頭に発赤はなく，扁桃に腫大を認めない。両側の頸部に径 1.5 cm のリンパ節を 3 個ずつ触知する。心音と呼吸音とに異常を認めない。腹部は平坦，軟で，肝を右季肋下に 2 cm，脾を左季肋下に 3 cm 触知する。左膝関節の腫脹と圧痛とを認めるが，可動域制限はない。赤沈 90 mm/1 時間。血液所見：赤血球 390 万，Hb 9.8 g/dL，Ht 32%，白血球 10,400（桿状核好中球 1%，分葉核好中球 77%，好酸球 1%，好塩基球 1%，単球 8%，リンパ球 12%），血小板 38 万，PT-INR 1.2（基準 0.9〜1.1），血漿フィブリノゲン 469 mg/dL（基準 185〜370），フィブリン分解産物 9.2 μg/mL（基準 5 未満）。血液生化学所見：総蛋白 5.8 g/dL，アルブミン 3.0 g/dL，AST 33 U/L，ALT 6 U/L，LD 374 U/L（基準 397〜734），CK 57 U/L（基準 30〜140），尿素窒素 6 mg/dL，クレアチニン 0.2 mg/dL，Na 137 mEq/L，K 4.3 mEq/L，Cl 100 mEq/L。免疫血清学所見：CRP 3.2 mg/dL，matrix metalloproteinase-3〈MMP-3〉196 ng/mL（基準 37〜121），リウマトイド因子〈RF〉3 IU/mL（基準 15 未満），抗核抗体陰性。両膝の造影 MRI 水平断像（**別冊** No. **18**）を別に示す。

　考えられる疾患はどれか。

a　川崎病
b　IgA 血管炎〈Schönlein-Henoch 紫斑病〉
c　リウマチ熱
d　化膿性関節炎
e　若年性特発性関節炎〈JIA〉

```
別　冊
No. 18
```

□□□ 112D
40 85歳の男性。右利き。左上肢の感覚鈍麻を主訴に来院した。昨夜，入浴中に左上肢全体の感覚が鈍いことに気付いたが，そのまま就寝した。今朝になっても改善していなかったため，不安になり受診した。60 歳台から高血圧症と糖尿病があり，降圧薬と経口糖尿病薬とを内服している。意識は清明。脈拍 68/分，整。血圧 164/92mmHg。脳神経に異常を認めない。上肢の Barré 徴候は陰性で，両下肢の筋力低下も認めない。腱反射は全般に軽度亢進しているが，左右差は認めない。左上肢に表在覚鈍麻があり，閉眼すると左母指を右手指でうまく摘めない。左下肢および右上下肢に感覚異常はない。

　別に示す頭部 MRI の拡散強調像（**別冊** No. **19**①〜⑤）のうち，この患者のものと考えられるのはどれか。

a　①　　　　b　②　　　　c　③　　　　d　④　　　　e　⑤

```
別　冊
No. 19　①〜⑤
```

84 第112回 D問題

□□□ 112D

41 83歳の男性。咳嗽と喀痰とを主訴に来院した。約1か月前に咳嗽と喀痰が出現し，1週間前には血痰も出現したため受診した。体温36.5℃。脈拍84/分，整。血圧140/76 mmHg。呼吸数18/分。SpO₂ 92％（room air）。心音に異常を認めないが，呼吸音は右背下部に crackles を聴取する。神経学的所見に異常を認めない。尿所見：蛋白1＋，糖（－），潜血1＋。血液所見：赤血球284万，Hb 7.8 g/dL，Ht 24％，白血球6,000（桿状核好中球12％，分葉核好中球55％，好酸球3％，単球5％，リンパ球25％），血小板29万，PT-INR 1.0（基準0.9〜1.1）。血液生化学所見：AST 29 U/L，ALT 24 U/L，LD 189 U/L（基準176〜353），尿素窒素19 mg/dL，クレアチニン1.7 mg/dL。免疫血清学所見：CRP 9.2 mg/dL，MPO-ANCA 267 U/mL（基準3.5未満），PR3-ANCA 3.5 U/mL 未満（基準3.5未満），抗核抗体陰性，抗GBM抗体陰性。気管支鏡によって採取した気管支肺胞洗浄液は肉眼的に血性であった。腎機能障害が進行したため腎生検を施行した結果，壊死性半月体形成糸球体腎炎を認めた。胸部エックス線写真（**別冊** No. **20A**）と胸部CT（**別冊** No. **20B**）とを別に示す。

　最も考えられる疾患はどれか。

a 結節性多発動脈炎

b Goodpasture 症候群

c 顕微鏡的多発血管炎

d 多発血管炎性肉芽腫症〈Wegener 肉芽腫症〉

e 好酸球性多発血管炎性肉芽腫症〈Churg-Strauss 症候群〉

別　冊
No. 20　A，B

□□□ 112D

42 日齢24の新生児。嘔吐を主訴に両親に連れられて来院した。10日前から哺乳後の嘔吐を時々認めていたが，2日前から哺乳のたびに噴水状の嘔吐を認めるようになった。活気は不良である。体重3,848 g（日齢9では3,882 g）。体温36.7℃。心拍数128/分。血圧94/58 mmHg。呼吸数28/分。毛細血管再充満時間は3秒と延長している。四肢末梢に軽度冷感を認める。皮膚のツルゴールは低下している。大泉門はやや陥凹。咽頭発赤を認めない。胸部に異常を認めない。腹部は軽度膨満しており，右上腹部に径1.5 cmの腫瘤を触知する。

　患児の腹部超音波検査で認められる所見はどれか。

a 腸管の拡張　　　　b 腸管壁の浮腫　　　　c 幽門筋層の肥厚

d 肝内の充実性腫瘤　　e 総胆管の囊腫状変化

□□□ 112D

43 47歳の女性。腹部膨満を主訴に来院した。20歳台からアルコールの多飲歴があり，1週間前までワイン1本/日を飲んでいた。3日前から腹部膨満が出現し食事が摂れなくなったため受診した。意識は清明。身長156 cm，体重49 kg。体温36.3℃。脈拍72/分，整。血圧106/60 mmHg。眼瞼結膜に貧血を認めない。眼球結膜に軽度黄染を認める。頸部から胸部にかけて赤い放射状の皮疹を多数認め，圧迫によって消退する。腹部は膨満しているが圧痛を認めない。下肢に浮腫を認める。血液所見：赤血球325万，Hb 9.4 g/dL，Ht 31%，白血球4,000，血小板7.0万，PT-INR 1.4（基準0.9〜1.1）。血液生化学所見：総蛋白5.9 g/dL，アルブミン2.5 g/dL，総ビリルビン3.2 mg/dL，直接ビリルビン0.9 mg/dL，AST 56 U/L，ALT 40 U/L，ALP 280 U/L（基準115〜359），γ-GTP 24 U/L（基準8〜50），アンモニア185 μg/dL（基準18〜48），尿素窒素35 mg/dL，クレアチニン0.7 mg/dL，Na 131 mEq/L，K 3.6 mEq/L，Cl 97 mEq/L，α-フェトプロテイン〈AFP〉3.1 ng/mL（基準20以下）。免疫血清学所見：CRP 1.2 mg/dL，HBs抗原陰性，HCV抗体陰性。来院時の腹部CT（**別冊** No.**21**）を別に示す。経口摂取ができないため輸液を開始した。

初期輸液のNa$^+$濃度（mEq/L）として適切なのはどれか。

a 35 b 77 c 90 d 130 e 154

```
別 冊
No. 21
```

□□□ 112D

44 日齢4の新生児。在胎39週，出生体重2,900 gで出生した。出生時に切れあがった目，低くて広い鼻根などの顔貌と心雑音，肝脾腫を認めた。血液所見：Hb 9.8 g/dL，白血球32,000（芽球様幼若細胞70%），血小板3.5万。心エコー検査で心室中隔欠損症を認めた。その後，血液所見は日齢10で正常化した。

この患児に今後合併する可能性が高いのはどれか。

a 甲状腺機能低下症 b 思春期早発症 c 筋緊張亢進
d 難治性下痢 e 神経芽腫

□□□ 112D

45 34歳の女性。昨年受けた人間ドックで「リウマチの反応が出ている」と言われたが，自覚症状がなかったため精密検査は受けていなかった。近々結婚の予定で挙児を希望しているため，人間ドックでの指摘事項が気になり来院した。現在はドライアイのため眼科で点眼薬による治療を受けている。また，う歯のために頻繁に歯科を受診している。舌の写真（**別冊** No.**22**）を別に示す。

診断に有用な自己抗体はどれか。

a 抗ARS抗体 b 抗SS-A抗体 c 抗平滑筋抗体
d 抗Scl-70抗体 e 抗dsDNA抗体

```
別 冊
No. 22
```

□□□ 112D
46 75 歳の女性。抑うつ気分を訴えるのを心配した隣人に付き添われて来院した。約 3 年前から徐々に物忘れが進行し，2 年前に Alzheimer 型認知症と診断され，ドネペジルを服用している。5 か月前に長男が交通事故で死亡し，その直後から著明な抑うつ傾向を認め，「生きていても仕方がない」と頻繁に口にするようになった。夫は 10 年前に死亡し，現在は一人暮らしである。診察時，「死んだ長男のことばかり考えているだけなので，治療は受けなくていい。家族にも連絡しないで欲しい」と述べる。身体診察では異常所見を認めない。改訂長谷川式簡易知能評価スケールは 19 点（30 点満点）。

　　対応として適切なのはどれか。

a　ドネペジルを増量する。
b　できるだけ安静にするよう指示する。
c　家族への連絡の承諾を得られるよう説得する。
d　病状を地域の精神保健福祉センターに連絡する。
e　付き添ってきた隣人の同意を得て医療保護入院とする。

□□□ 112D
47 18 歳の女子。くしゃみと鼻汁とを主訴に来院した。幼少時から一年中くしゃみと水様性鼻汁があり，特に起床直後に症状が強い。血清特異的 IgE 検査でヤケヒョウヒダニとコナヒョウヒダニのスコアが高値を示した。根治的な治療を希望して受診した。

　　根治が期待できる治療法はどれか。

a　減感作療法　　　　　　　　　b　鼻内レーザー手術
c　抗ヒスタミン薬内服　　　　　d　抗ロイコトリエン薬内服
e　副腎皮質ステロイド点鼻

□□□ 112D
48 28 歳の女性。健診で胸部の異常陰影を指摘されたため来院した。胸部エックス線写真（**別冊** No. **23A**）と胸部 CT（**別冊** No. **23B**）とを別に示す。

　　診断のために必要性が**低い**検査項目はどれか。

a　hCG　　　　　　　　　　　　b　β-D-グルカン
c　可溶性 IL-2 受容体　　　　　d　α-フェトプロテイン〈AFP〉
e　抗アセチルコリン受容体抗体

別　冊
No. 23　A，B

□□□ 112D
49 74歳の女性。左乳房のしこりを主訴に来院した。30年前に左乳房にゴルフボール大のしこりがあるのに気付いていたが，大きさに変化がないためそのままにしていた。先日，入浴時にしこりの増大に気付き心配になり受診した。乳房に色調の変化やひきつれを認めない。表面平滑で弾性硬，可動性良好な径3cmの腫瘤を触知する。腋窩リンパ節を触知しない。左乳房のマンモグラム（**別冊** No. **24A**）と胸部CT（**別冊** No. **24B**）とを別に示す。

考えられる診断はどれか。

a 乳癌　　　　　　　　b 乳腺炎　　　　　　　　c 乳腺症
d Paget病　　　　　　 e 乳腺葉状腫瘍

```
┌─────────────────────────┐
│        別  冊           │
│   No. 24  A，B          │
└─────────────────────────┘
```

□□□ 112D
50 66歳の男性。呼吸困難を主訴に来院した。3か月前から早歩きの際に呼吸困難を自覚するようになった。症状は急に始まり，そのまま歩行を続けることはできないが，立ち止まって安静にすると約3分で改善する。冷汗や眼前暗黒感，呼吸性の痛みの増強はないという。症状の頻度や程度は変わらなかったが，心配した家族に付き添われて受診した。体温36.6℃。脈拍68/分，整。血圧132/82mmHg。呼吸数14/分。SpO₂98%（room air）。眼瞼結膜に貧血を認めない。心音と呼吸音とに異常を認めない。胸部エックス線写真で異常を認めなかった。心電図をとって検査室から早足で外来に戻ってきたところ，いつもと同じ症状が出現してきたという訴えがあった。直ちに外来診察室でバイタルサインを確認し，心電図の再検査を行った。心拍数98/分。血圧172/92mmHg。SpO₂99%（room air）。症状は，いつもと同じ強さで出現から約2分続いている。本日受診時の心電図（**別冊** No. **25A**）と診察室での発作時の心電図（**別冊** No. **25B**）とを別に示す。

まず行うべきなのはどれか。

a ベラパミル経口投与　　　　b ニトログリセリン舌下投与
c ヘパリン静注　　　　　　　d アトロピン静注
e アドレナリン静注

```
┌─────────────────────────┐
│        別  冊           │
│   No. 25  A，B          │
└─────────────────────────┘
```

88 第112回 D問題

□□□ 112D

51 65歳の男性。飲酒後の悪心と上腹部痛とを主訴に来院した。身長165 cm，体重90 kg。体温37.5℃。脈拍112/分，整。血圧108/60 mmHg。腹部は平坦で，上腹部に圧痛を認める。尿所見：蛋白（−），糖（−），潜血（−）。血液生化学所見：総ビリルビン0.8 mg/dL，AST 35 U/L，ALT 30 U/L，アミラーゼ2,540 U/L（基準37〜160），尿素窒素19 mg/dL，クレアチニン0.9 mg/dL。腹部超音波検査を行ったが，消化管ガスのため上腹部の観察は困難であった。

次に行うべき検査はどれか。

a 血管造影
b 腹部造影CT
c 上部消化管造影
d 上部消化管内視鏡検査
e 内視鏡的逆行性胆管膵管造影〈ERCP〉

□□□ 112D

52 78歳の女性。左股関節痛のため救急車で搬入された。本日朝，正座をしていて立ち上がろうとしたときに，バランスを崩して転倒し，痛みのため歩行不能となった。8か月前に左変形性股関節症に対する左人工股関節全置換術を受け，術後経過は良好で，股関節に痛みを感じることなく歩行できていた。既往歴に特記すべきことはない。左股関節は屈曲，内転，内旋位をとっている。血液生化学所見に異常を認めない。股関節のエックス線写真（**別冊** No. **26**）を別に示す。

初期対応として適切なのはどれか。

a 関節造影
b 関節穿刺
c 左下肢のギプス固定
d 左股関節の徒手整復
e 左下肢の持続鋼線牽引

別　冊
No. 26

□□□ 112D

53 65歳の男性。糖尿病の教育入院中である。退院予定日の午前4時に突然の前胸部痛を自覚し，30分程度我慢したが症状が持続するため，病棟スタッフに訴えた。これまでに同様の症状を自覚したことはない。60歳時から糖尿病に対し経口糖尿病薬で治療中である。家族歴に特記すべきことはない。意識は清明。体温36.6℃。心拍数104/分，整。血圧160/94 mmHg。呼吸数20/分。SpO_2 94%（room air）。心雑音はないが，奔馬調律を聴取する。呼吸音に異常を認めない。腹部は平坦，軟で，肝・脾を触知しない。下肢に浮腫を認めない。直ちに記録した心電図（**別冊** No. **27**）を別に示す。

この患者に対する初期対応として**適切でない**のはどれか。

a 酸素投与
b 硝酸薬投与
c 静脈路確保
d アトロピン投与
e 心電図モニター装着

別　冊
No. 27

□□□ 112D

54 89歳の男性。発熱と意識レベルの低下とを主訴に来院した。2年前に脳梗塞を発症し嚥下困難となったため、胃瘻から栄養を摂っている。この1年間で2回、肺炎に罹患している。2週間前、38℃台の発熱があり、意識障害を認めたため、入所中の特別養護老人ホームの職員に連れられて来院した。胸部エックス線写真で両側下肺野にすりガラス陰影を認めた。入院し抗菌薬の投与を行ったところ、症状は改善し退院することとなった。合併症に対する内服薬を胃瘻から投与している。

肺炎再発リスクとなる可能性の高い薬剤はどれか。

- a 睡眠薬
- b 去痰薬
- c 胃粘膜保護薬
- d 腸管蠕動改善薬
- e カルシウム拮抗薬

□□□ 112D

55 日齢12の新生児。呼吸障害のためNICUに入院中である。在胎37週、出生体重2,386g、身長47cmで帝王切開で出生した。筋緊張低下、色白な皮膚、矮小陰茎と停留精巣があり、哺乳障害を認める。FISH法にて15番染色体長腕に微細欠失を認める。

最も考えられるのはどれか。

- a Werdnig-Hoffmann 症候群
- b Prader-Willi 症候群
- c Klinefelter 症候群
- d Angelman 症候群
- e DiGeorge 症候群

□□□ 112D

56 40歳の女性。人間ドックの上部消化管造影検査で胃に異常を指摘されたため来院した。上部消化管内視鏡像（**別冊** No. **28**）を別に示す。

対応として適切なのはどれか。

- a 経過観察
- b プロトンポンプ阻害薬の投与
- c *Helicobacter pylori* 除菌
- d 内視鏡的粘膜切除
- e 胃全摘

別 冊
No. **28**

90 第112回 D問題

□□□ 112D
57 51歳の女性。1週間前からの右顎下部の腫脹を主訴に来院した。血液所見：赤血球480万，Hb 13.8 g/dL，Ht 42％，白血球9,000，血小板22万。CRP 0.4 mg/dL。尿所見と他の血液生化学所見とに異常を認めない。頭頸部CT（**別冊** No. **29**）を別に示す。
　　この疾患について正しいのはどれか。
　　a　発熱を伴う。　　　　　　　　b　口腔乾燥を伴う。
　　c　食事中に疼痛を伴う。　　　　d　頰部粘膜の腫脹を伴う。
　　e　口腔底に潰瘍形成を伴う。

別　冊
No. **29**

□□□ 112D
58 45歳の女性。息切れを主訴に来院した。6か月前にRaynaud現象と両手のこわばりが出現した。2か月前から労作時の息切れを自覚していたが，1週間前から増悪したため受診した。意識は清明。体温36.5℃。脈拍80/分，整。血圧130/80 mmHg。呼吸数22/分。SpO_2 95％（room air）。両肘関節より遠位部および背部に暗紫色斑と皮膚硬化とを認める。眼瞼結膜と眼球結膜とに異常を認めない。口腔内に異常を認めない。心音では，Ⅱ音の亢進と胸骨左縁第4肋間にⅢ/Ⅵの吸気で増強する収縮期雑音とを認める。呼吸音に異常を認めない。下腿に軽度の浮腫を認める。尿所見：蛋白（－），潜血（－）。血液所見：Hb 12.9 g/dL，白血球7,800，血小板46万。血液生化学所見：尿素窒素10 mg/dL，クレアチニン0.5 mg/dL，KL-6 430 U/mL（基準500未満）。免疫血清学所見：CRP 1.4 mg/dL，抗核抗体320倍（基準20以下），抗Scl-70抗体240 U/mL（基準7未満）。心電図で右心負荷所見を認める。胸部エックス線写真で異常を認めない。
　　次に行うべき検査はどれか。
　　a　冠動脈造影　　　　　　b　心エコー検査　　　　　c　気管支鏡検査
　　d　ポリソムノグラフィ　　e　ガリウムシンチグラフィ

□□□ 112D

59 68歳の男性。発熱と皮疹とを主訴に来院した。5日前から持続する38℃台の発熱と顔面，頸部および体幹を中心に紅斑が出現し，次第に拡大融合したために受診した。三叉神経痛に対し6週間前からカルバマゼピンを内服中であった。体温38.6℃。脈拍88/分，整。血圧140/86mmHg。口腔粘膜と咽頭とに異常を認めなかった。頸部と鼠径部とに径2cmのリンパ節を2個ずつ触知した。肝・脾は触知しなかった。血液所見：赤血球420万，Hb 14.0g/dL，Ht 43%，白血球16,000（桿状核好中球7%，分葉核好中球49%，好酸球23%，単球6%，リンパ球12%，異型リンパ球3%），血小板34万。血液生化学所見：総ビリルビン1.0mg/dL，AST 110U/L，ALT 345U/L，γ-GTP 250U/L（基準8〜50），クレアチニン1.2mg/dL。免疫血清学所見：CRP 3.1mg/dL，VCA-IgG抗体陰性，抗EBNA抗体陰性，抗ヒトヘルペスウイルス6 IgG抗体価20倍（基準10以下）。体幹部の写真（**別冊** No.**30**）を別に示す。

3週間後の採血で，抗ヒトヘルペスウイルス6 IgG抗体価は1,280倍であった。

最も考えられるのはどれか。

a 麻疹　　　　　　b 伝染性紅斑　　　　c 伝染性単核球症
d 中毒性表皮壊死症　　e 薬剤性過敏症症候群

```
別　冊
No. 30
```

□□□ 112D

60 66歳の男性。黒色便を主訴に来院した。今朝，排便したところタール状の下痢便であったため受診した。意識は清明。身長168cm，体重56kg。体温36.2℃。脈拍88/分，整。血圧102/70mmHg。呼吸数14/分。腹部は平坦，軟で，肝・脾を触知しない。血液所見：赤血球340万，Hb 10.5g/dL，Ht 31%，白血球8,800，血小板29万。血液生化学所見：尿素窒素20mg/dL，クレアチニン0.8mg/dL，CEA 6.5ng/mL（基準5.0以下）。CRP 0.8mg/dL。上部消化管内視鏡像（**別冊** No.**31**）を別に示す。

腹部造影CTでは他の臓器に異常を認めず手術を行うことにした。

この患者の手術術式として適切なのはどれか。

a 胃局所切除術　　　b 胃空腸吻合術　　　c 胃全摘術
d 大網被覆術　　　　e 幽門側胃切除術

```
別　冊
No. 31
```

92 第112回 D問題

□□□ 112D

61 48歳の女性。尿の泡立ちを主訴に来院した。半年前にネフローゼ症候群を発症し，腎生検で微小変化群と診断された。副腎皮質ステロイドの処方後2週間で完全寛解し，4か月前からは投与量を漸減していた。2週間前の外来で，体重52kgで浮腫を認めず，尿蛋白（－），尿潜血（－），血清アルブミン4.4g/dL，総コレステロール210mg/dLだったため，副腎皮質ステロイドを10mg/日から10mg/隔日に減量したが，4日前から尿の泡立ちが強くなってきたため受診した。体重54kg。脈拍76/分，整。血圧120/60mmHg。両下腿から足背に軽度の圧痕性浮腫を認める。尿所見：蛋白3＋，潜血（－），沈渣に卵円形脂肪体を認める。血液生化学所見：アルブミン3.5g/dL，尿素窒素15mg/dL，クレアチニン0.6mg/dL，総コレステロール290mg/dL。
　　対応として適切なのはどれか。

　　a　再度の腎生検　　　　b　現在の治療を継続　　　　c　リツキシマブ投与
　　d　アルブミン製剤投与　e　副腎皮質ステロイド増量

□□□ 112D

62 77歳の男性。発熱と全身倦怠感とを主訴に来院した。10日前から38℃前後の発熱があった。非ステロイド性抗炎症薬を内服したが全身倦怠感が増悪したため受診した。意識は清明。体温39.1℃。脈拍112/分，整。血圧102/48mmHg。呼吸数14/分。心音と呼吸音とに異常を認めない。腹部は平坦，軟で，圧痛を認めないが，右季肋部に叩打痛を認める。尿所見：蛋白（－），糖（－），潜血（－）。血液所見：赤血球311万，Hb 9.9g/dL，白血球23,100，血小板11万。血液生化学所見：アルブミン2.8g/dL，AST 104U/L，ALT 78 U/L，LD 263U/L（基準176～353），ALP 786U/L（基準115～359），γ-GTP 94U/L（基準8～50），尿素窒素24mg/dL，クレアチニン1.2mg/dL。CRP 31mg/dL。腹部造影CT（**別冊 No.32**）を別に示す。
　　適切な治療はどれか。**2つ選べ。**

　　a　肝切除　　　　　　　b　抗菌薬投与　　　　　　　c　経皮的ドレナージ
　　d　ラジオ波焼灼療法　　e　内視鏡的胆管ドレナージ

```
別　冊
No. 32
```

□□□ 112D

63 53歳の女性。右側頭部痛とふらつきを主訴に来院した。3か月前に右側頭部痛が出現し，歩行時と体動時に体が揺れる感覚を自覚するようになった。1週間前から右耳にセミの鳴くような耳鳴りも出現した。自宅近くの診療所で投薬治療を受けたが改善しないため受診した。既往歴と家族歴とに特記すべきことはない。血液所見に異常を認めない。神経学的所見に異常を認めない。右鼓膜の写真（**別冊 No.33A**）と右側頭骨CT（**別冊 No.33B**）とを別に示す。
　　今後，出現する可能性が高い症状はどれか。**2つ選べ。**

　　a　右難聴　　　　　　　b　開口障害　　　　　　　　c　右眼瞼下垂
　　d　回転性めまい　　　　e　右顔面けいれん

```
別　冊
No. 33　A，B
```

第112回 D問題　93

□□□　112D

64 68歳の男性。腰痛を主訴に来院した。眼瞼結膜は貧血様であるが，眼球結膜に黄染を認めない。筋力低下や腱反射異常を認めない。血液所見：赤血球220万，Hb 7.8 g/dL，白血球 3,400（桿状核好中球3％，分葉核好中球32％，単球1％，リンパ球64％），血小板 8.2万。血液生化学所見：総蛋白 10.5 g/dL，アルブミン 3.1 g/dL，IgG 4,600 mg/dL（基準 960〜1,960），IgA 22 mg/dL（基準 110〜410），IgM 10 mg/dL（基準 65〜350）。骨髄血塗抹 May-Giemsa 染色標本（**別冊 No. 34**）を別に示す。

この患者に合併しやすいのはどれか。**2つ選べ。**

a　高血糖
b　病的骨折
c　腎機能障害
d　低カルシウム血症
e　ビタミン B_{12} 欠乏性貧血

```
別　冊
No. 34
```

□□□　112D

65 26歳の女性。会議中に突然起こった動悸を主訴に来院した。以前から同様の規則的に早く打つ動悸が年に数回あるという。気管支喘息で治療中である。意識は清明。脈拍 148/分，整。血圧 104/52 mmHg。呼吸数 20/分。心雑音と肺雑音とを聴取しない。心電図（**別冊 No. 35**）を別に示す。

対応として適切なのはどれか。**2つ選べ。**

a　硝酸薬投与
b　ベラパミル投与
c　アトロピン投与
d　イソプロテレノール投与
e　Valsalva 手技

```
別　冊
No. 35
```

□□□　112D

66 8歳の男児。軽自動車にはねられ受傷し，ドクターヘリで搬入された。救急隊到着時には路上で泣いていたが，その後意識障害が急速に進行し，JCS Ⅲ-100 まで低下したためドクターヘリを要請した。搬入時，右片麻痺と左共同偏視とを認め，気管挿管して搬送した。来院時，意識レベルは GCS 5（E1V1M3）。体温 36.8℃。心拍数 90/分，整。血圧 134/86 mmHg。呼吸数 22/分。SpO_2 100％（バッグバルブマスク人工呼吸下）。左瞳孔の散大と対光反射消失とを認める。左前頭部に開放創を認め，骨折部と連続している。頭部CT（**別冊 No. 36**）を別に示す。

治療として適切なのはどれか。**2つ選べ。**

a　減圧開頭術
b　抗菌薬投与
c　脳室ドレナージ
d　脳内血腫除去術
e　副腎皮質ステロイド投与

```
別　冊
No. 36
```

94 第112回 D問題

□□□ 112D
67 4歳の女児。30分前にボタン電池を飲み込んだため父親に連れられて来院した。機嫌はよい。胸腹部エックス線写真で胃内にあることが確認された。

対応として適切なのはどれか。**2つ選べ**。

a 胃洗浄   b 開腹手術   c 経過観察

d 磁石による摘出   e 内視鏡による摘出

□□□ 112D
68 74歳の男性。腹痛のために救急車で搬入された。本日，突然，強い腹痛が生じた。横になって休んでいたが症状が持続し，冷汗も出現してきたため救急車を要請した。意識は清明。体温36.4℃。心拍数110/分，整。血圧84/48mmHg。呼吸数18/分。SpO_2 99％（マスク10L/分 酸素投与下）。冷汗を認め皮膚は湿潤している。眼瞼結膜は貧血様であるが，眼球結膜に黄染を認めない。心音と呼吸音とに異常を認めない。腹部は軽度膨隆しており，拍動を触れ，bruitを聴取する。血液所見：赤血球315万，Hb 10.0g/dL，Ht 30％，白血球13,800，血小板15万。血液生化学所見：総蛋白4.8g/dL，アルブミン3.3g/dL，総ビリルビン1.8mg/dL，直接ビリルビン0.2mg/dL，AST 92U/L，ALT 54U/L，LD 379U/L（基準176～353），ALP 129U/L（基準115～359），γ-GTP 17U/L（基準8～50），CK 138U/L（基準30～140），尿素窒素18mg/dL，クレアチニン1.1mg/dL，血糖122mg/dL，Na 135mEq/L，K 5.0mEq/L，C1 104mEq/L。CRP 0.7mg/dL。動脈血ガス分析（マスク10L/分 酸素投与下）：pH 7.45，$PaCO_2$ 34Torr，PaO_2 166Torr，HCO_3^- 23mEq/L。腹部造影CT（**別冊 No.37**）を別に示す。

治療として適切なのはどれか。**2つ選べ**。

a 動脈塞栓術   b 血栓溶解療法   c 人工血管置換術

d 経皮的ドレナージ   e ステントグラフト内挿術

別　冊

No. 37

□□□ 112D
69 78歳の男性。約1か月前から断続的に生じる肉眼的血尿を主訴に来院した。排尿時痛はない。60歳時に前立腺癌に対して放射線照射を行った。喫煙歴はない。血液所見に異常を認めない。PSA値は0.01ng/mL（基準4.0以下）。

まず行うべき検査はどれか。**2つ選べ**。

a 骨シンチグラフィ   b 腎シンチグラフィ   c 腹部超音波検査

d 膀胱鏡検査   e FDG-PET

□□□ 112D

70 23歳の男性。咽頭痛と全身の皮疹とを主訴に来院した。3週間前に咽頭痛と微熱が出現し，その後咽頭痛が
増悪するとともに全身に皮疹が出現してきたという。体温 37.2℃。全身にびまん性の紅斑を認める。眼瞼結膜
に貧血を認めない。白苔を伴う扁桃の発赤と腫大とを認める。頸部リンパ節を触知する。血液所見：赤血球
441万，Hb 13.7 g/dL，Ht 42%，白血球 12,800（桿状核好中球 12%，分葉核好中球 30%，好酸球 1%，好
塩基球 1%，単球 8%，リンパ球 40%，異型リンパ球 8%），血小板 28万。血液生化学所見：総蛋白 7.9 g/
dL，AST 78 U/L，ALT 84 U/L，LD 365 U/L（基準 176〜353），ALP 240 U/L（基準 115〜359），
γ-GTP 27 U/L（基準 8〜50）。咽頭ぬぐい液のA群β溶連菌迅速検査は陰性。体幹部の写真（**別冊** No. **38**）
を別に示す。
　　この疾患について正しいのはどれか。**2つ選べ**。
　　a　空気感染する。　　　　　　　　　　　　b　アシクロビルが著効する。
　　c　アンピシリンは禁忌である。　　　　　　d　皮疹は二峰性の経過を取る。
　　e　発症直後の抗EBNA抗体価は陰性である。

> 別　冊
> No. 38

□□□ 112D

71 17歳の女子。るいそうのため入院中である。高校に入学した1年半前から，痩せるために食事摂取量を減ら
すようになった。その後，食事制限に加えて毎朝6時から3kmのジョギングを始めたところ，4か月前から月
経がなく，1か月前から倦怠感を強く自覚するようになった。自己誘発性の嘔吐や下剤の乱用はない。入院後も
食事摂取量は少なく，「太りたくない」と訴える。小学校，中学校では適応上の問題は特になく，学業成績は良
好であった。身長 158 cm，体重 30 kg。
　　この患者で認められる可能性が高いのはどれか。**2つ選べ**。
　　a　徐　脈　　　　　　　　b　低体温　　　　　　　　c　恥毛脱落
　　d　高カリウム血症　　　　e　高プロラクチン血症

□□□ 112D

72 43歳の男性。突発する強い頭痛のため妻に付き添われて来院した。10日前から毎日明け方に右眼の奥が痛
くて目が覚めるようになった。痛みは1時間程度で治まっていたが，今朝は午前5時ごろから右眼の奥をえぐ
られるような激しい痛みだったので耐えられなくなり，午前6時30分に救急外来を受診した。昨夜は大量飲酒
をして就寝したという。30歳台から高血圧症で降圧薬を服用中である。1年前にも同様の頭痛が1週間続いた
ことがあったという。喫煙は20本/日を22年間。意識は清明。体温 36.6℃。脈拍 84/分，整。血圧 152/94
mmHg。呼吸数 16/分。瞳孔径は右 2.5 mm，左 3.5 mm で，対光反射は迅速である。右眼の結膜充血と流涙と
を認める。発語に異常はなく，四肢の麻痺も認めない。腱反射は正常で，Babinski 徴候は両側陰性である。頭
部MRIとMRAに異常を認めない。
　　適切な治療はどれか。**2つ選べ**。
　　a　酸素投与　　　　　　　　　　　　　　　b　ヘパリン静注
　　c　トリプタン皮下注　　　　　　　　　　　d　グリセリン点滴静注
　　e　t-PA〈tissue plasminogen activator〉静注

96　第112回　D問題

□□□　112D

73 66歳の男性。両下腿の浮腫と体重増加とを主訴に来院した。10年以上前に糖尿病と診断され治療を受けていたが，最近は医療機関を受診していなかった。3か月前に両下腿の浮腫が出現し浮腫の増悪と4kgの体重増加とを自覚したために受診した。腎疾患の家族歴はない。身長165cm，体重75kg。脈拍76/分，整。血圧138/72mmHg。心音と呼吸音とに異常を認めない。腹部は平坦，軟で，血管雑音を聴取しない。顔面および下腿に圧痕性の浮腫を認める。尿所見：蛋白4＋，潜血（－），尿蛋白4.2g/日。血液所見：赤血球380万，Hb 12.0g/dL，Ht 38%，白血球8,800，血小板24万。血液生化学所見：総蛋白5.8g/dL，アルブミン2.6g/dL，尿素窒素25mg/dL，クレアチニン1.8mg/dL，尿酸6.8mg/dL，HbA1c 7.2%（基準4.6～6.2），総コレステロール280mg/dL。

　蛋白尿の原因として考えられるのはどれか。**2つ選べ。**
　a　膜性腎症　　　　　　b　糖尿病腎症　　　　　c　Alport症候群
　d　腎血管性高血圧症　　e　尿酸腎症〈痛風腎〉

□□□　112D

74 2歳の男児。気管支肺炎の治療のため入院中である。セフェム系抗菌薬で治療を行っていたが，入院5日目に下痢が出現した。機嫌は良好であるが，微熱があり，1日数回の下痢を認めるようになった。身長76.9cm，体重12.8kg。体温37.7℃。脈拍124/分，整。血圧112/48mmHg。呼吸数30/分。眼瞼結膜と眼球結膜とに異常を認めない。咽頭に発赤を認めない。心音と呼吸音とに異常を認めない。腹部は平坦，軟で，肝・脾を触知しない。腸雑音は軽度亢進している。四肢に浮腫を認めない。便の検査を行ったところ，*Clostridium difficile*抗原陽性であった。

　今後，診察の際に行うべき対応はどれか。**2つ選べ。**
　a　手袋を着用する。　　　　　　b　エプロンを着用する。
　c　N95マスクを着用する。　　　d　陰圧個室隔離を指示する。
　e　ベッドの間隔を2m以上あける。

□□□　112D

75 28歳の初妊婦。妊娠24週に急激な腹囲の増大と体重増加とを主訴に来院した。妊娠初期の超音波検査で1絨毛膜2羊膜性双胎と診断されている。来院時，子宮頸管長は40mmであった。超音波検査で両児間の推定体重に差を認めない。第1児の最大羊水深度を計測した超音波像（**別冊No.39A**）と両児間の隔壁を示す超音波像（**別冊No.39B，矢印は隔壁**）とを別に示す。

　この第1児について正しいのはどれか。**3つ選べ。**
　a　貧血である。
　b　羊水過多がある。
　c　第2児との間に血管吻合がある。
　d　第2児と比較して胎児水腫になりやすい。
　e　第2児と比較して胎児発育不全になりやすい。

```
┌─────────────────┐
│      別　冊       │
│  No. 39  A，B    │
└─────────────────┘
```

| 112 | E |

◎ 指示があるまで開かないこと。

（平成30年2月11日　13時25分〜15時05分）

注　意　事　項

1. 試験問題の数は51問で解答時間は正味1時間40分である。
2. 解答方法は次のとおりである。

　　各問題にはaからeまでの5つの選択肢があるので，そのうち質問に適した選択肢を1つ選び答案用紙に記入すること。

　　（例）101　医業が行えるのはどれか。

　　　　　　a　合格発表日以降
　　　　　　b　合格証書受領日以降
　　　　　　c　免許申請日以降
　　　　　　d　臨床研修開始日以降
　　　　　　e　医籍登録日以降

　　正解は「e」であるから答案用紙の ⓔ をマークすればよい。

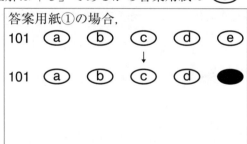

E 必修の基本的事項　　51問／1時間40分

□□□ 112 E
1　食物繊維の十分な摂取によって発症リスクが低下するのはどれか。
- a　二次性高血圧
- b　2型糖尿病
- c　高尿酸血症
- d　慢性膵炎
- e　骨粗鬆症

□□□ 112 E
2　インシデントレポートについて正しいのはどれか。
- a　患者に実害がない場合でも提出する。
- b　都道府県ごとに報告様式が定められている。
- c　医療事故について上司に説明するためのものである。
- d　医療事故の責任の所在を明らかにすることが目的である。
- e　インシデントレポートの提出件数が少ないほど医療の質が高い。

□□□ 112 E
3　成長および発達に異常を認めない体重9kgの1歳0か月の男児が1日に必要とするエネルギー量（kcal）はどれか。
- a　600
- b　900
- c　1,200
- d　1,500
- e　1,800

□□□ 112 E
4　診療録について**誤っている**のはどれか。
- a　傷病名を記載する。
- b　記載者を明らかにする。
- c　修正する場合は履歴を残す。
- d　診療完結日から5年間保存する。
- e　入院中変化がない日は記載を省略できる。

□□□ 112 E
5　身体診察と用いる手指の部位との組合せで適切なのはどれか。
- a　脾腫の触診 ──────── 手　背
- b　腹部の打診 ──────── 母指の先端
- c　上顎洞の圧痛 ──────── 手掌近位部
- d　声音振盪の触診 ──────── 示指の先端
- e　鎖骨上リンパ節の触診 ──── 示指から環指までの指腹

□□□ 112 E

6 筋肉注射に**適さない**のはどれか。

a 三角筋　　　　　　　b 大殿筋　　　　　　　c 中殿筋

d 上腕二頭筋　　　　　e 大腿四頭筋（外側広筋）

□□□ 112 E

7 死にゆく人の心の動きを，否認，怒り，取引き，抑うつ，受容の5段階で表し，終末期ケアの在り方に影響を与えた“On death and dying”（死ぬ瞬間）の著者はどれか。

a William Osler〈ウィリアム・オスラー〉

b Helen Adams Keller〈ヘレン・アダムス・ケラー〉

c Albert Schweitzer〈アルベルト・シュバイツァー〉

d Florence Nightingale〈フロレンス・ナイチンゲール〉

e Elisabeth Kübler-Ross〈エリザベス・キュブラー＝ロス〉

□□□ 112 E

8 患者の訴えのうち，抑うつ状態を最も疑わせるのはどれか。

a 「すぐにかっとなってしまいます」

b 「何をするのも億劫で仕方ありません」

c 「なんとなく落ち着かない気持ちになります」

d 「昼間にうとうとすることが多くなりました」

e 「外に出ると誰かに見られているような気がします」

□□□ 112 E

9 異常呼吸と疾患の組合せで**誤っている**のはどれか。

a 起坐呼吸 ——————————— 肺水腫

b 呼気延長 ——————————— 気管支喘息

c 口すぼめ呼吸 ——————————— COPD

d Kussmaul 呼吸 ——————————— 過換気症候群

e Cheyne-Stokes 呼吸 ———— 脳梗塞

□□□ 112 E

10 医療面接におけるシステムレビュー〈review of systems〉で正しいのはどれか。

a 時系列に沿って病歴聴取を行う。

b 患者の言葉で既往歴を体系的に話してもらう。

c エビデンスを体系的にまとめて患者に説明する。

d 医療面接の最後に聴取した病歴の要約を述べる。

e 主訴と関係のない症状を含め臓器系統別に病歴を聴取する。

100 第112回 E問題

□□□ 112 E
11 座位から体幹を前傾させると，より明瞭になる聴診所見はどれか。
- a Ⅲ音
- b Ⅱ音の分裂
- c 頸動脈雑音
- d 心基部拡張期雑音
- e 心尖部収縮期雑音

□□□ 112 E
12 アルコール依存症でみられる神経学的所見のうち，小脳失調の所見はどれか。
- a 外眼筋麻痺
- b 記銘力障害
- c つぎ足歩行不能
- d Romberg 徴候陽性
- e 手袋靴下型感覚障害

□□□ 112 E
13 関節リウマチの診断において最も有用なのはどれか。
- a 発熱
- b 冷感
- c 皮疹
- d しびれ
- e 関節腫脹

□□□ 112 E
14 産業保健における過重労働対策として**適切でない**のはどれか。
- a 時間外労働時間の削減
- b 年次有給休暇の取得促進
- c 担当業務目標達成の徹底
- d 健康診断結果に基づく事後措置
- e 長時間労働者への医師による面接指導

□□□ 112 E
15 疾患と症状の組合せで**誤っている**のはどれか。
- a 心気症 ─────────── 身体的愁訴
- b うつ病 ─────────── 心気妄想
- c 強迫性障害 ───────── 作為体験
- d 統合失調症 ───────── 妄想知覚
- e 心的外傷後ストレス障害〈PTSD〉─── 過覚醒

□□□ 112 E
16 現役並み所得のない75歳以上の者の医療費の一部負担（自己負担）割合はどれか。
- a なし
- b 1割
- c 2割
- d 3割
- e 5割

□□□ 112 E

17 腎後性無尿の原因になるのはどれか。

a 熱 傷　　　　　　b ショック　　　　　　c 後腹膜線維症
d 急性尿細管壊死　　e ネフローゼ症候群

□□□ 112 E

18 成人の心肺蘇生における胸骨圧迫について適切なのはどれか。

a 胸骨の上半分を押す。
b 100〜120/分の速さで押す。
c 胸壁が 3 cm 程度沈む強さで押す。
d 胸骨圧迫と人工呼吸は 30 対 1 で行う。
e 患者の下肢を挙上した体位で実施する。

□□□ 112 E

19 胸やけの誘因と**なりにくい**のはどれか。

a 過 食　　b 運 動　　c 肥 満　　d 高脂肪食　　e 前屈姿勢

□□□ 112 E

20 糖尿病の患者における行動変容の準備期と考えられるのはどれか。

a 食後の運動を 7 か月続けている。
b 夕食後にデザートを食べている。
c テレビを見ているとついお菓子を食べてしまうことがある。
d 糖尿病が悪化しているので来月から間食をやめようと考えている。
e 間食した後はストレッチ体操をすればよいと思っている。

□□□ 112 E

21 臨床検査のパニック値**でない**のはどれか。

a 白血球 750/μL　　　　　　　b 動脈血 pH 7.18
c 血清 K 7.0 mEq/L　　　　　　d 血清 Ca 14.2 mg/dL
e 血清総コレステロール 320 mg/dL

□□□ 112 E

22 医療記録の保存義務期間が最も長いのはどれか。

a エックス線写真　　b 看護記録　　　　c 手術記録
d 処方箋　　　　　　e 診療録

102 第112回 E 問題

□□□ 112 E
23 妊娠中の深部静脈血栓症の原因として最も注意すべきなのはどれか。

a 妊娠悪阻　　　　　b 過期妊娠　　　　　c 妊娠糖尿病
d 羊水過少症　　　　e 血液型不適合妊娠

□□□ 112 E
24 診療ガイドラインについて正しいのはどれか。

a 症例報告を新たに集積して作成される。
b 併存疾患が多い患者ほど推奨を適用しやすい。
c 推奨と異なる治療を行うと患者に危険が及ぶ。
d 当該疾患の患者全員に同一の推奨を適用できる。
e 患者と医療者の意思決定の材料の一つとして利用する。

□□□ 112 E
25 成人で加齢とともに増加するのはどれか。

a 腎濃縮力　　　　　　　　　　b 細胞内液量
c 末梢血管抵抗　　　　　　　　d 糸球体濾過量〈GFR〉
e 1 日当たりクレアチニン産生量

□□□ 112 E
26 成人の口腔内を舌圧子とペンライトとを用いて診察する際，視認できるのはどれか。

a 顎下腺　　　　　　b 舌小帯　　　　　　c 甲状腺
d 咽頭扁桃　　　　　e 下咽頭梨状陥凹

□□□ 112 E
27 56 歳の男性。1 週間前からの右眼の霧視を主訴に来院した。15 年ほど前から職場の健康診断で高血糖を指摘されていたが，受診していなかった。先月内科を受診したところ HbA1c 11.5％（基準 4.6〜6.2）であった。視力は右 0.3（0.6×－0.75 D），左 0.7（1.2×－1.0 D）で，眼圧は右眼 20 mmHg，左眼 14 mmHg。右眼の眼底写真（**別冊** No. **1A**）と蛍光眼底写真（**別冊** No. **1B**）とを別に示す。
　　対応として適切なのはどれか。

a 抗菌薬点眼　　　　　　　　　b 硝子体手術
c 網膜光凝固　　　　　　　　　d 抗緑内障薬点眼
e 副腎皮質ステロイド経口投与

```
別　冊
No. 1  A，B
```

□□□ 112 E

28 43歳の男性。足の痛みを主訴に来院した。2日前に左足の第一中足趾節関節が急激に痛くなった。他の場所に痛みはない。以前にも同部位に同様の痛みを経験したことがある。3年前から毎年，健診で高尿酸血症を指摘されている。1か月前に受けた健診で，尿酸値は9.0 mg/dLであった。意識は清明。体温37.0℃。脈拍80/分，整。血圧132/88 mmHg。左足の第一中足趾節関節に熱感と圧痛とを認める。同部位の写真（**別冊** No. **2**）を別に示す。

まず行うべき治療はどれか。

a　ギプス固定
b　抗菌薬の投与
c　免疫抑制薬の投与
d　尿酸合成阻害薬の投与
e　非ステロイド性抗炎症薬〈NSAIDs〉の投与

```
別　冊
No. 2
```

□□□ 112 E

29 35歳の男性。ふらつきを主訴に来院した。1年前に仕事上のトラブルをきっかけに退職した。その後は自宅に閉じこもりがちになり，食事は不規則で菓子パンやおにぎりを好んで摂取していた。1週間前から歩行時のふらつきが目立つようになり四肢のしびれ感も訴えるようになったため，心配した家族に付き添われて受診した。意識は清明。脈拍72/分，整。血圧124/68 mmHg。腱反射は，上肢では減弱し，膝蓋腱反射とアキレス腱反射は消失している。Babinski徴候は陰性である。四肢筋力は遠位部優位に低下している。両下肢で痛覚過敏，振動覚の低下を認める。

この患者に補充すべきなのはどれか。

a　亜　鉛
b　葉　酸
c　ニコチン酸
d　ビタミン B_1
e　ビタミン B_{12}

□□□ 112 E

30 23歳の女性。排尿時痛と下腹部痛とを主訴に来院した。性交の3日後から排尿時痛を感じるようになった。性交の4日後に黄色帯下と下腹部痛が出現したため受診した。身長160 cm，体重52 kg。体温37.6℃。脈拍88/分，整。血圧104/72 mmHg。呼吸数20/分。腹部は平坦で，下腹部に反跳痛を認める。内診で子宮は正常大で圧痛を認める。付属器は痛みのため触知できない。腟鏡診で外子宮口に膿性分泌物を認める。

この患者に行う検査として**適切でない**のはどれか。

a　尿沈渣
b　帯下の細菌培養
c　経腟超音波検査
d　子宮卵管造影検査
e　帯下の病原体核酸増幅検査

31 北米での医学会参加のため搭乗していた旅客機内でドクターコールがあり対応した。目的地の空港のスタッフに情報提供した方が良いと判断し，乗務員に伝えたところ，「所見をメモして欲しい」と依頼され記載した文面を示す。

> A 78-year-old female passenger has developed swelling of her left lower leg towards the end of a long-haul flight. She does not complain of any pain at rest. She has pitting edema of her left lower leg, but no color or temperature changes are observed. Calf pain is induced on dorsiflexion of her left foot. Because she suffers from shortness of breath, the possibility of pulmonary embolism should be considered, and transfer to an appropriate hospital is advised.

原因として考えられるのはどれか。

a Acute kidney injury
b Deep venous thrombosis
c Femoral neck fracture
d Heart failure
e Peripheral arterial disease

32 88歳の男性。疲労感を主訴に来院した。1週間前に上気道炎症状があった。3日前から疲労感が強くなり，昨日から食事を摂ることができなくなった。トイレに起きるのもつらく，オムツをしていた。過去の健診で糖尿病の可能性を指摘されたことがある。現在，服薬はしていない。意識は清明。体温 35.7℃。脈拍 112/分，整。血圧 156/92 mmHg。下肢に挫創を認める。

この患者に使用した物で，標準予防策〈standard precautions〉の観点から感染性廃棄物として**扱わない**のはどれか。

a 舌圧子を取り出した袋
b 口腔ケアに用いたブラシ
c 便が付着したオムツ
d 下肢の創部にあてたガーゼ
e 喀痰が付いたティッシュペーパー

33 85歳の女性。肝門部胆管癌で数か月の余命と告知されている。本人の希望で在宅医療を行っており，疼痛に対するコントロールは十分に行われている。ある日，訪問した在宅医に「家族に迷惑がかかるから入院したい」と本人が告げた。

在宅医の対応として**適切でない**のはどれか。

a 「入院という選択はありません」
b 「自宅にはいたくないのですね」
c 「ご家族の思いも聞いてみませんか」
d 「訪問看護師も一緒に話し合いましょう」
e 「何か困っていることがあれば教えてください」

□□□ 112 E

34 64歳の女性。左下腿の腫脹と疼痛のために救急車で搬入された。3日前から左足部が腫脹し，本日は下腿全体に広がって動けなくなったため救急車を要請した。最近の外傷歴はない。昨日からは倦怠感が強く，食事を摂れていない。健診で糖尿病の可能性を指摘されていたが，治療は受けていなかった。意識はやや混濁。身長154cm，体重72kg。体温38.4℃。心拍数112/分，整。血圧98/64mmHg。呼吸数20/分。SpO$_2$ 96%（room air）。腹部は平坦，軟。左下腿に発赤，熱感および握雪感を伴う腫脹がある。尿所見：蛋白1+，糖3+，ケトン体2+，潜血1+，沈渣に白血球を認めない。血液所見：赤血球468万，Hb 13.9g/dL，Ht 42%，白血球16,300（桿状核好中球30%，分葉核好中球50%，好酸球1%，好塩基球1%，単球6%，リンパ球12%），血小板41万。血液生化学所見：総蛋白6.2g/dL，アルブミン2.6g/dL，総ビリルビン0.9mg/dL，直接ビリルビン0.2mg/dL，AST 28U/L，ALT 16U/L，LD 177U/L（基準176〜353），ALP 285U/L（基準115〜359），γ-GTP 132U/L（基準8〜50），アミラーゼ50U/L（基準37〜160），CK 242U/L（基準30〜140），尿素窒素48mg/dL，クレアチニン1.6mg/dL，尿酸7.9mg/dL，血糖398mg/dL，HbA1c 8.8%（基準4.6〜6.2），Na 141mEq/L，K 5.4mEq/L，Cl 97mEq/L。CRP 18mg/dL。下腿の写真（**別冊** No. **3A**）と左下腿CT（**別冊** No. **3B**）とを別に示す。

直ちに行うべき処置はどれか。

a 局所切開　　　　b 利尿薬投与　　　　c 外用抗菌薬塗布
d アドレナリン静注　　　e ステロイドパルス療法

```
別冊
No. 3 A，B
```

□□□ 112 E

35 30歳の初産婦。妊娠33週0日に破水感を主訴に来院した。これまでの妊娠経過に異常はなかった。心拍数80/分，整。血圧110/70mmHg。腟内に貯留した羊水は透明で，児は第1頭位，不規則な子宮収縮を認める。

妊娠継続の可否を決定する上で，有用性が**低い**のはどれか。

a 体温　　　　b 内診　　　　c 尿検査
d 腹部触診　　　e 血液検査

106 第112回 E 問題

□□□ 112 E
36 62歳の女性。頭痛を主訴に来院した。4日前の起床時に突然の頭痛が生じた。臥床して様子をみていたが頭痛が持続したため，3日前に自宅近くの診療所を受診し，鎮痛薬を処方された。しかし，その後も頭痛が改善しないため受診した。意識は清明。身長157cm，体重54kg。体温36.6℃。脈拍88/分，整。血圧118/82mmHg。呼吸数16/分。項部硬直を認める。血液所見：赤血球362万，Hb 11.2g/dL，Ht 44%，白血球9,800（桿状核好中球12%，分葉核好中球46%，好酸球1%，好塩基球1%，単球2%，リンパ球38%），血小板21万。血液生化学所見：総蛋白7.5g/dL，アルブミン4.8g/dL，尿素窒素9mg/dL，クレアチニン0.6mg/dL。CRP 3.4mg/dL。頭部CT（**別冊** No. **4**）を別に示す。
　次に行うべき検査はどれか。
a　脳波
b　脳血管造影検査
c　脳脊髄液培養検査
d　頭部MRI拡散強調像撮影
e　インフルエンザウイルス迅速抗原検査

```
別　冊
No. 4
```

□□□ 112 E
37 78歳の男性。脳梗塞のため入院中である。症状は安定し意識は清明である。左上下肢の運動麻痺がありリハビリテーションを行うことになった。一人暮らしのため，息子夫婦が住む他県での療養生活を希望している。
　今後の療養について，施設間の連携を調整するのにふさわしい職種はどれか。
a　看護師
b　保健師
c　薬剤師
d　作業療法士
e　医療ソーシャルワーカー

□□□ 112 E
38 56歳の男性。急性心筋梗塞と診断され，経皮的冠動脈インターベンションを受けて入院中である。病院の受付から，「この患者が勤務する会社の上司から，仕事に影響があるためこの患者の診断名と病状を教えて欲しいと電話がかかってきている」と連絡があった。
　対応として正しいのはどれか。
a　診断名と病状を伝える。
b　病状は伝えず，診断名のみを伝える。
c　診断名と病状を話すことはできないと伝える。
d　患者の家族の同意を得て，診断名と病状を伝える。
e　患者の知り合いであることが証明されれば，診断名と病状を伝える。

□□□ 112 E
39 30歳の男性。起床後の尿がコーラのような色であったことを主訴として来院した。幼少期から扁桃炎を繰り返している。7日前に咽頭痛と発熱があったが軽快した。尿所見：暗赤色，蛋白2＋，潜血3＋。尿沈渣の顕微鏡写真（**別冊** No. 5）を別に示す。

　障害されている部位として最も考えられるのはどれか。

　　a　糸球体　　　b　尿細管　　　c　腎盂　　　d　尿管　　　e　膀胱

```
別　冊
No. 5
```

□□□ 112 E
40 52歳の男性。突然の心停止のため救急車で搬入された。マラソン競技大会で走行中に突然倒れ，直後から呼びかけに反応なく，呼吸もなかった。現場で大会救護員が胸骨圧迫を開始し，AEDによる音声指示でショックを1回施行した。救急隊到着時の意識レベルはJCS Ⅲ-300。頸動脈の拍動は触知可能であった。救命救急センター搬入時の意識レベルはGCS 6。心拍数96/分（洞調律）。血圧108/72 mmHg。呼吸数24/分。SpO$_2$ 100％（リザーバー付マスク10 L/分 酸素投与下）。

　脳保護のために行うべき治療はどれか。

　　a　人工過換気　　　　　　　b　体温管理療法　　　　　　　c　静脈麻酔薬投与
　　d　高浸透圧利尿薬投与　　　e　副腎皮質ステロイド投与

□□□ 112 E
41 3歳の男児。発熱と下肢痛とを主訴に両親に連れられて来院した。1か月前に左足をひねって疼痛を自覚した。その後右下肢の疼痛も訴えるようになった。2週間前に38℃台の発熱が出現し，両下肢の疼痛も増強した。かかりつけ医を受診して抗菌薬を内服したが，発熱が持続している。身長103 cm，体重17 kg。体温37.5℃。脈拍128/分，整。血圧106/70 mmHg。皮膚に紫斑を認めない。眼瞼結膜と眼球結膜とに異常を認めない。咽頭に発赤を認めない。心音と呼吸音とに異常を認めない。腹部は平坦，軟で，肝・脾を触知しない。表在リンパ節は触知しない。下肢に関節腫脹や可動域制限を認めない。血液所見：赤血球402万，Hb 11.1 g/dL，Ht 33％，網赤血球1.8％，白血球3,400（桿状核好中球3％，分葉核好中球8％，好酸球1％，単球4％，リンパ球84％），血小板6.0万。血液生化学所見：総蛋白7.5 g/dL，アルブミン4.4 g/dL，総ビリルビン0.3 mg/dL，直接ビリルビン0.1 mg/dL，AST 27 U/L，ALT 19 U/L，LD 741 U/L（基準335〜666），ALP 456 U/L（基準307〜942），CK 60 U/L（基準59〜332），尿素窒素10 mg/dL，クレアチニン0.3 mg/dL，尿酸5.5 mg/dL，Na 140 mEq/L，K 4.0 mEq/L，Cl 101 mEq/L，Ca 11.0 mg/dL，P 6.0 mg/dL。CRP 1.2 mg/dL。両下肢エックス線写真で異常を認めない。骨髄血塗抹May-Giemsa染色標本（**別冊** No. 6）を別に示す。

　可能性が高い疾患はどれか。

　　a　骨髄炎　　　　　　　b　骨肉腫　　　　　　　c　急性白血病
　　d　再生不良性貧血　　　e　血球貪食症候群

```
別　冊
No. 6
```

108 第112回 E 問題

□□□ **112 E**

次の文を読み，42，43 の問いに答えよ。

68 歳の女性。意識障害と右上下肢の麻痺のため救急車で搬入された。

現病歴：3 年前から高血圧症と心房細動に対して降圧薬と抗凝固薬との内服治療を受けていた。夕方，夫との買い物の途中で右手に力が入らなくなり，右足の動きも悪くなった。帰宅後，玄関先に倒れ込んでしまい意識もはっきりしない様子であったため，夫が救急車を要請した。

既往歴：7 歳時に急性糸球体腎炎で入院。

生活歴：喫煙歴はない。飲酒は機会飲酒。

家族歴：父親が高血圧症で治療歴あり。

現　症：意識レベルは GCS 9（E3V2M4）。身長 158 cm，体重 54 kg。体温 35.8℃。心拍数 68/分，不整。血圧 192/88 mmHg。呼吸数 10/分。SpO₂ 97％（鼻カニューラ 4 L/分 酸素投与下）。頸静脈の怒張を認めない。心音は心尖部を最強点とするⅡ/Ⅵの収縮期雑音を聴取する。呼吸音に異常を認めない。右上下肢に弛緩性麻痺を認める。

検査所見：血液所見：赤血球 398 万，Hb 10.2 g/dL，Ht 34％，白血球 8,800，血小板 22 万，PT-INR 2.1（基準 0.9〜1.1）。血液生化学所見：総蛋白 6.8 g/dL，AST 18 U/L，ALT 12 U/L，尿素窒素 22 mg/dL，クレアチニン 1.2 mg/dL，Na 138 mEq/L，K 4.8 mEq/L，Cl 109 mEq/L。頭部 CT で左被殻に広範な高吸収域を認める。

42 CT 撮影を終え処置室に戻ってきたところ，呼吸状態が悪化した。舌根沈下が強く，用手気道確保を行ったが SpO₂ の改善がみられなかった。

この患者にまず行う気道管理として適切なのはどれか。

a　経口気管挿管　　　　b　経鼻気管挿管　　　　c　輪状甲状靱帯切開

d　経鼻エアウェイ挿入　　e　ラリンジアルマスク挿入

43　その後の経過：薬物療法とリハビリテーションによって順調に回復した。この患者に抗凝固薬を再開すべきかどうかについて文献検索を行うため，患者の問題を以下のように PICO で定式化した。

Patient（対象患者）　　　：高血圧症と心房細動とを合併した脳出血の女性
Intervention（介入）　　　：抗凝固薬内服再開
Comparison（対照）　　　：抗凝固薬内服中止
Outcome（結果）　　　　：　　（ア）

　　（ア）　に**適さない**項目はどれか。

a　出血の増加　　　　　b　心房細動の改善　　　　c　生命予後の延長

d　入院機会の減少　　　e　脳梗塞発症率の低下

□□□　112 E

次の文を読み，44，45 の問いに答えよ。

86 歳の男性。右胸部痛と食欲不振とを主訴に来院した。

現病歴：10 年前から COPD のために外来通院中であった。2 週間前から微熱，全身倦怠感および食欲不振を自覚していた。昨日，右胸部痛が出現し，本日夜間に 39.0℃ の発熱と右胸部痛が増悪したため，救急外来を受診した。

既往歴：COPD と高血圧症のため通院中である。

生活歴：妻および長男夫婦と同居している。喫煙は 20 本/日を 70 歳まで 50 年間。飲酒はビール 350 mL 2，3 本/日を 50 年間。

家族歴：特記すべきことはない。

現　症：意識は清明。身長 160 cm，体重 52 kg。体温 38.8℃。脈拍 100/分，整。血圧 120/68 mmHg。呼吸数 24/分。SpO₂ 86％（room air）。眼瞼結膜と眼球結膜とに異常を認めない。口腔と咽頭とに異常を認めない。頸静脈の怒張を認めない。甲状腺と頸部リンパ節とを触知しない。心音に異常を認めないが，右胸部で呼吸音が減弱している。打診では右肺で濁音を呈する。腹部は平坦，軟で，肝・脾を触知しない。四肢の筋力は保たれている。腱反射に異常を認めない

検査所見：血液所見：赤血球 355 万，Hb 12.1 g/dL，Ht 36％，白血球 16,500（桿状核好中球 25％，分葉核好中球 65％，好酸球 1％，単球 2％，リンパ球 7％），血小板 40 万。血液生化学所見：総蛋白 5.9 g/dL，アルブミン 2.2 g/dL，AST 29 U/L，ALT 18 U/L，LD 173 U/L（基準 176～353），ALP 223 U/L（基準 115～359），γ-GTP 44 U/L（基準 8～50），CK 260 U/L（基準 30～140），尿素窒素 35 mg/dL，クレアチニン 1.6 mg/dL，血糖 161 mg/dL，HbA1c 5.7％（基準 4.6～6.2），Na 131 mEq/L，K 4.3 mEq/L，Cl 97 mEq/L，Ca 8.4 mg/dL。CRP 31 mg/dL。動脈血ガス分析（room air）：pH 7.55，PaCO₂ 32 Torr，PaO₂ 56 Torr，HCO₃⁻ 28 mEq/L。心電図で異常を認めない。臥位のポータブル胸部エックス線写真（**別冊** No. **7A**）と胸部 CT（**別冊** No. **7B，C**）とを別に示す。

別　冊

No. 7　A，B，C

44　この画像所見をきたす原因として最も考えられるのはどれか。

　　a　低アルブミン血症　　　b　肺癌の胸膜播種　　　c　横隔神経麻痺

　　d　細菌感染　　　　　　　e　腎不全

45　次に行うべき検査はどれか。

　　a　胸腔穿刺　　　　　　　b　FDG-PET　　　　　　c　心エコー検査

　　d　気管支鏡検査　　　　　e　胸部造影 MRI

110 第112回 E 問題

□□□ 112 E

次の文を読み，46，47 の問いに答えよ。

67 歳の男性。昨日の昼から尿がほとんど出ていないため来院した。

現病歴：3 か月前から昼夜ともに頻尿があり，2 か月前から 1 回尿量の減少と排尿後の残尿感があった。昨日の昼から尿が出ず，下腹部が張ってきたため受診した。体調不良のため，一昨日の夕食後から市販薬を服用している。他の医療機関は受診していない。

既往歴：特記すべきことはない。

家族歴：父親が糖尿病。

生活歴：喫煙は 20 本/日を 40 年間。飲酒は機会飲酒。

現　症：意識は清明。体温 35.7℃。脈拍 104/分，整。血圧 158/82 mmHg。頭頸部と胸部とに異常を認めない。腹部は下腹部が膨隆しておりやや硬く，軽度の圧痛を認める。直腸指診で鶏卵大で弾性軟の前立腺を触知し，圧痛を認めない。

検査所見：尿所見：蛋白 1＋，糖 2＋，潜血 1＋，沈渣に赤血球 1〜5/1 視野，白血球 5〜10/1 視野。血液所見：赤血球 478 万，Hb 14.1 g/dL，Ht 46％，白血球 7,800，血小板 35 万。血液生化学所見：尿素窒素 21 mg/dL，クレアチニン 1.3 mg/dL，Na 141 mEq/L，K 4.5 mEq/L，Cl 103 mEq/L。CRP 0.5 mg/dL。

46 市販の薬剤による症状の可能性を考えた場合に適切な質問はどれか。

a 「胃薬を飲みましたか」　　　　　b 「風邪薬を飲みましたか」
c 「睡眠薬を飲みましたか」　　　　d 「痛み止めを飲みましたか」
e 「ビタミン薬を飲みましたか」

47 この患者の病態に関与している部位はどれか。

a 腎動脈　　 b 腎　臓　　 c 尿　管　　 d 膀　胱　　 e 前立腺

□□□ 112 E

次の文を読み，48，49 の問いに答えよ．

74 歳の男性．全身倦怠感と食欲低下の精査で指摘された胃癌の手術のため入院した．

現病歴：2 か月前から全身倦怠感を自覚していた．1 か月半前から食欲低下があり，3 週間前から腹部膨満感が出現したため，かかりつけ医から紹介されて受診した．上部内視鏡検査で幽門部に腫瘍病変と幽門狭窄とを指摘され，胃癌の確定診断を得たために手術を目的に入院した．昨夜嘔吐した後から咳嗽が続いている．

既往歴：60 歳時に職場の健康診断で耐糖能異常を指摘され，スルホニル尿素薬で内服治療中である．

生活歴：喫煙は 15 本/日を 50 年間．飲酒は週 2 回程度．

家族歴：父親が肺癌のため 70 歳で死亡．

現　症：身長 170 cm，体重 83 kg．体温 37.8℃．脈拍 80/分，整．血圧 140/76 mmHg．呼吸数 20/分．SpO₂ 96%（room air）．眼瞼結膜は軽度貧血様であり，眼球結膜に黄染を認めない．心音に異常を認めない．呼吸音は右胸背部に rhonchi を聴取する．上腹部は膨隆しているが，軟で，波動を認めない．圧痛と筋性防御とを認めない．四肢の運動麻痺は認めない．

検査所見：血液所見：赤血球 334 万，Hb 9.2 g/dL，Ht 29%，白血球 10,500（桿状核好中球 10%，分葉核好中球 64%，好酸球 2%，好塩基球 1%，単球 3%，リンパ球 20%），血小板 26 万．血液生化学所見：総蛋白 6.2 g/dL，アルブミン 2.9 g/dL，総ビリルビン 0.9 mg/dL，AST 28 U/L，ALT 25 U/L，LD 145 U/L（基準 176〜353），ALP 206 U/L（基準 115〜359），尿素窒素 24 mg/dL，クレアチニン 0.9 mg/dL，血糖 128 mg/dL，HbA1c 7.9%（基準 4.6〜6.2），総コレステロール 156 mg/dL，トリグリセリド 196 mg/dL，Na 133 mEq/L，K 4.2 mEq/L，Cl 96 mEq/L．CRP 3.4 mg/dL．胸部エックス線写真で右下肺野に浸潤影を認める．

48 手術は患者の状態が安定するまで延期することにした．
この患者に安全に手術を行うために，入院後手術までの間に行うべきなのはどれか．
a　輸　血　　　　　　　b　胃瘻の造設　　　　　　c　経口補液の投与
d　抗菌薬の経静脈投与　　e　スルホニル尿素薬の増量

49 患者の状態が安定したため，入院 10 日目に腹腔鏡下の幽門側胃切除術を施行することにした．
この手術に助手として参加する際に正しいのはどれか．
a　手指消毒には滅菌水が必要である．
b　滅菌手袋は手指消毒の後に装着する．
c　滅菌された帽子（キャップ）を着用する．
d　流水で 10 分以上手指の擦り洗いを行う．
e　腹腔鏡下手術では，清潔ガウンを着用しない．

112 第112回 E問題

□□□ 112 E

次の文を読み，50，51 の問いに答えよ。

56 歳の男性。胸痛のため救急車で搬入された。

現病歴：起床時に胸痛を自覚した。10 分経過しても胸痛が改善しないため救急車を要請した。救急隊の到着時，冷汗が著明で，搬送中に悪心を訴えた。建築業で普段から重労働をしているが，今回のような胸痛が起こったことはない。

既往歴：高血圧と高血糖とを職場の健康診断で指摘されていたが，受診はしていない。常用薬はない。アレルギーの既往歴はない。

生活歴：妻と息子との 3 人暮らし。喫煙は 20 本/日を 36 年間。飲酒は週末に焼酎を 2 合程度。

家族歴：3 歳年上の兄が 48 歳時に心筋梗塞で死亡。

現　症：意識は清明。表情は苦悶様である。身長 165 cm，体重 84 kg。体温 36.2℃。脈拍 120/分，整。血圧 160/96 mmHg。呼吸数 20/分。SpO$_2$ 97％（鼻カニューラ 3 L/分 酸素投与下）。眼瞼結膜と眼球結膜とに異常を認めない。肥満のため頸静脈は評価できない。心雑音を聴取しない。呼吸音は両側肺下部に coarse crackles を聴取する。腹部は平坦，軟で，肝・脾を触知しない。下肢に浮腫を認めない。

検査所見：尿所見：蛋白 1+，糖 2+。血液所見：赤血球 463 万，Hb 13.2 g/dL，Ht 40％，白血球 12,000，血小板 28 万。血液生化学所見：総蛋白 6.0 g/dL，アルブミン 3.2 g/dL，尿素窒素 30 mg/dL，クレアチニン 1.5 mg/dL，血糖 230 mg/dL，Na 130 mEq/L，K 4.4 mEq/L，Cl 97 mEq/L。心筋トロポニン T 迅速検査陽性。12 誘導心電図で洞性頻脈と前胸部の広範な ST 上昇とを認める。

50 この患者の胸痛について，診断に有用な情報はどれか。

 a 左乳房付近の痛み　　　　　　　b 飲水で増悪する痛み

 c 下顎へ放散する痛み　　　　　　d 吸気時に増悪する痛み

 e 衣類が触れた際の痛み

51 救急室で血圧が 70/40 mmHg まで低下した。

 このときみられる可能性が高い身体所見はどれか。

 a テタニー　　　　　 b 口唇の腫脹　　　　　 c 皮膚の紅潮

 d 下肢の紫斑　　　　 e 四肢末梢の冷感

| 112 | F |

◎ 指示があるまで開かないこと．

（平成30年2月11日　15時55分〜18時30分）

注 意 事 項

1. 試験問題の数は84問で解答時間は正味2時間35分である．
2. 解答方法は次のとおりである．
(1)（例1），（例2）の問題ではaからeまでの5つの選択肢があるので，そのうち質問に適した選択肢を（例1）では1つ，（例2）では2つ選び答案用紙に記入すること．なお，（例1）の質問には2つ以上解答した場合は誤りとする．（例2）の質問には1つ又は3つ以上解答した場合は誤りとする．

（例1）101　医業が行えるのはどれか．

　　　a　合格発表日以降
　　　b　合格証書受領日以降
　　　c　免許申請日以降
　　　d　臨床研修開始日以降
　　　e　医籍登録日以降

（例2）102　医籍訂正の申請が必要なのはどれか．**2つ選べ．**

　　　a　氏名変更時
　　　b　住所地変更時
　　　c　勤務先変更時
　　　d　診療所開設時
　　　e　本籍地都道府県変更時

（例1）の正解は「e」であるから答案用紙の ⓔ をマークすればよい．

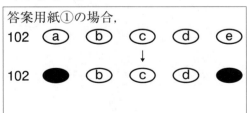

（例2）の正解は「a」と「e」であるから答案用紙の ⓐ と ⓔ をマークすればよい．

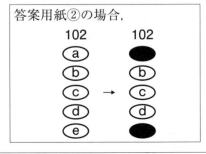

(2) (例3)では質問に適した選択肢を3つ選び答案用紙に記入すること。なお，(例3)の質問には2つ以下又は4つ以上解答した場合は誤りとする。

(例3) 103 医師法に規定されているのはどれか。**3つ選べ。**

   a 医師の行政処分
   b 広告可能な診療科
   c 不正受験者の措置
   d 保健指導を行う義務
   e へき地で勤務する義務

(例3)の正解は「a」と「c」と「d」であるから答案用紙のⓐとⓒとⓓをマークすればよい。

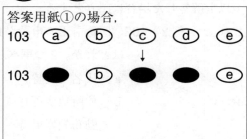
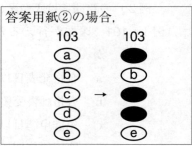

(3) 計算問題については，□に囲まれた丸数字に入る適切な数値をそれぞれ1つ選び答案用紙に記入すること．なお，(例4)の質問には丸数字1つにつき2つ以上解答した場合は誤りとする．

(例4) 104 68歳の女性．健康診断の結果を示す．

身長 150 cm，体重 76.5 kg（1か月前は 75 kg），腹囲 85 cm．体脂肪率 35％．

この患者のBMI〈Body Mass Index〉を求めよ．

ただし，小数点以下の数値が得られた場合には，小数第1位を四捨五入すること．

解答：① ②

(例4)の正解は「34」であるから①は答案用紙の ③ を②は ④ をマークすればよい．

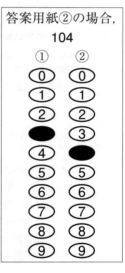

F 医学総論／長文問題　　84問／2時間35分

□□□ 112 F
1　脂質の代謝について正しいのはどれか。
　a　トリグリセリドは肝臓で合成される。
　b　食事中の脂質の大部分はコレステロールである。
　c　リポ蛋白リパーゼはコレステロールを分解する。
　d　トリグリセリド1gのエネルギー量は4kcalである。
　e　小腸で消化吸収された脂質の多くは門脈内に流入する。

□□□ 112 F
2　原発巣切除後に再発した転移性肝腫瘍について，最も良好な予後が期待できるのはどれか。
　a　食道癌　　　b　胃　癌　　　c　胆囊癌　　　d　膵　癌　　　e　大腸癌

□□□ 112 F
3　医療法に**規定されていない**のはどれか。
　a　特定機能病院　　　　　　　　b　地域医療支援病院
　c　臨床研究中核病院　　　　　　d　地域包括支援センター
　e　医療安全支援センター

□□□ 112 F
4　患者に用いた注射針の処理として正しいのはどれか。
　a　リキャップして一般廃棄物として処理する。
　b　リキャップせず一般廃棄物として処理する。
　c　リキャップして感染性廃棄物として処理する。
　d　リキャップせず感染性廃棄物として処理する。
　e　リキャップせず煮沸して感染性廃棄物として処理する。

□□□ 112 F
5　保健医療に関する国際的な提言と内容の組合せで**誤っている**のはどれか。
　a　WHO憲章 ──────── 健康の定義
　b　オタワ憲章 ──────── ヘルスプロモーション
　c　リスボン宣言 ──────── 患者の権利
　d　ヘルシンキ宣言 ──────── 公衆衛生の定義
　e　アルマ・アタ宣言 ──────── プライマリヘルスケア

□□□ 112 F
6 地域におけるヘルスプロモーションの例として最も適切なのはどれか。
a 安全にウォーキングが行える歩道の整備
b 救急医療機関への搬送体制の構築
c 移植医療を行う医療機関の設置
d 特別養護老人ホームの設置
e 緩和ケア病棟の設置

□□□ 112 F
7 正常頭位分娩について正しいのはどれか。
a 児頭の第2回旋と第4回旋は同方向である。
b 児頭の第4回旋は発露とほぼ同時に起こる。
c 児頭の第1回旋と第3回旋は同じ動きである。
d 児の肩甲はその肩幅が骨盤最大径に一致するように回旋する。
e 児の肩甲は母体の背側にある肩甲から先に母体外に娩出される。

□□□ 112 F
8 自記式の心理学的検査はどれか。
a Rorschach テスト
b 津守・稲毛式発達検査
c 状態特性不安検査〈STAI〉
d Mini-Mental State Examination〈MMSE〉
e 簡易精神症状評価尺度［Brief Psychiatric Rating Scale〈BPRS〉］

□□□ 112 F
9 2015 年の日本人の食事摂取基準に定められている成人の1日ナトリウムの目標量（食塩相当量）はどれか。
a 男性6g未満　女性6g未満　　b 男性7g未満　女性7g未満
c 男性7g未満　女性8g未満　　d 男性8g未満　女性7g未満
e 男性10g未満　女性10g未満

□□□ 112 F
10 初乳と比較して成乳に多く含まれるのはどれか。
a IgA　　　　　　b 補体　　　　　c 脂肪
d リゾチーム　　　e ラクトフェリン

118 第112回 F 問題

□□□ 112 F
11 ランダム化比較試験〈RCT〉の必須要件はどれか。
a 二重盲検
b プラセボの使用
c 参加者の無作為抽出
d エンドポイントの追跡
e intention to treat〈ITT〉

□□□ 112 F
12 頭部 MRI（**別冊** No. 1 ①～⑤）を別に示す。
黒質が映っている断面はどれか。
a ①
b ②
c ③
d ④
e ⑤

```
別　冊
No. 1　①～⑤
```

□□□ 112 F
13 加齢に伴い観察されるのはどれか。
a 上肢の静止時振戦
b 膝蓋腱反射の消失
c 腸腰筋の筋力低下
d Babinski 徴候陽性
e 第 3 足趾の位置覚消失

□□□ 112 F
14 国民医療費について正しいのはどれか。
a 健康診断の費用を含む。
b 正常な妊娠や分娩に関する費用を含む。
c 国民医療費の対 GDP 比は減少している。
d 平成 25 年度の国民医療費は 40 兆円を超えている。
e 65 歳以上の 1 人当たり国民医療費は 65 歳未満の約 2 倍である。

□□□ 112 F
15 自我障害と考えられる症状はどれか。
a 恐 怖
b 自 閉
c 両価性
d 離人症
e 強迫観念

□□□ 112 F
16 平成 27 年（2015 年）の人口動態統計における死亡の場所別にみた割合を示す。

死亡の場所	（ア）	（イ）	（ウ）	（エ）	（オ）	その他
割合（％）	74.6	12.7	6.3	2.3	2.0	2.1

（イ）はどれか。
a 自　宅
b 病　院
c 診療所
d 老人ホーム
e 介護老人保健施設

□□□ 112 F
17 地域包括ケアシステムについて**誤っている**のはどれか。
a 自立生活の支援を目指す。
b 高齢者の尊厳の保持を目指す。
c 住み慣れた地域での暮らしを支える。
d 二次医療圏単位でサービスを提供する。
e 医療・介護・予防・生活支援・住まいが一体的に提供される。

□□□ 112 F
18 発達過程において，可能になる年齢が最も遅いのはどれか。
a ごっこ遊びをする。
b 自分の年齢を言う。
c スキップをする。
d 片足立ちをする。
e 三輪車に乗る。

□□□ 112 F
19 平成 8 年と平成 26 年の患者調査を比較して，患者数が最も増加したのはどれか。
a 気分障害
b 統合失調症
c 血管性認知症
d アルコール依存症
e 神経性食思〈欲〉不振症

□□□ 112 F
20 WHOが公表した2015年の低所得国と高所得国における主な死亡原因の割合を示す。

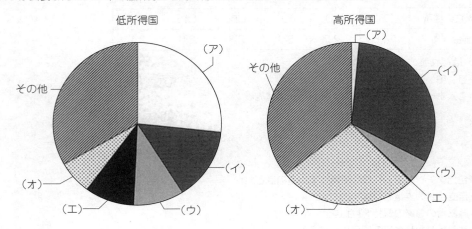

（ア）はどれか。
a 感染症　　　　　b 悪性新生物　　　　c 心血管疾患
d 不慮の事故　　　e 周産期の異常

□□□ 112 F
21 T細胞系，B細胞系がともに障害される原発性免疫不全症はどれか。
a 慢性肉芽腫症　　　　　　b 重症複合免疫不全症
c 無ガンマグロブリン血症　 d Chédiak-Higashi症候群
e DiGeorge症候群

□□□ 112 F
22 喉頭の機能として誤っているのはどれか。
a 嚥下　　b 構音　　c 呼吸　　d 咀嚼　　e 発声

□□□ 112 F
23 人口10万人の市で，65歳以上の住民を対象に，運動習慣の実態を調査することになった。市全体の実態を最も正確に反映する65歳以上の対象者の選び方はどれか。
a 住民基本台帳を用いて住民から無作為抽出する。
b 市内の運動施設をある時期に利用した住民全員を選択する。
c 乱数によって発生させた電話番号で連絡できた住民を選択する。
d インターネット調査会社に登録された住民モニターを選択する。
e 介護保険給付明細（レセプト）情報を用いて住民から無作為抽出する。

□□□ 112 F
24 医師の義務と規定する法律との組合せで正しいのはどれか。

a 守秘義務 ──────── 医師法
b 応召義務 ──────── 民 法
c 説明義務 ──────── 医療法
d 処方箋の交付義務 ──── 健康保険法
e 異状死体の届出義務 ─── 刑 法

□□□ 112 F
25 保健所の業務として**誤っている**のはどれか。

a 難病に関する相談を受ける。　　b 食中毒患者の届出を受ける。
c 医療保険に関する事務を行う。　　d 保健師による家庭訪問活動を行う。
e 人口動態統計に関する事務を行う。

□□□ 112 F
26 頭位正常分娩の分娩第 1 期の内診で**触れない**のはどれか。

a 岬 角　　　b 尾 骨　　　c 坐骨棘　　　d 小泉門　　　e 矢状縫合

□□□ 112 F
27 都道府県による地域医療構想において検討すべき内容に**含まれない**のはどれか。

a 医療提供体制　　　　　　　　b 保健所の配置
c 医療従事者の確保・養成　　　d 医療需要の将来推計
e 病床の機能分化推進

□□□ 112 F
28 赤黄緑の 3 点誘導式心電図モニターの赤色の電極を装着する部位はどれか。

a 左鎖骨下　　　　　　b 右鎖骨下　　　　　　c 心窩部
d 左下胸部　　　　　　e 右下胸部

□□□ 112 F
29 ユニバーサルデザインの例として適切なのはどれか。

a 回転ドアの設置　　　　　　b 地下歩道の整備
c エレベーターの設置　　　　d エスカレーターの設置
e 障害者（児）施設の設置

122 第112回 F問題

□□□ 112 F
30 手段的日常生活動作〈IADL〉に含まれるのはどれか。
a 移動 b 着替え c 炊事 d 入浴 e 排泄

□□□ 112 F
31 不正性器出血をきたす可能性が**低い**のはどれか。
a 子宮頸癌 b 萎縮性腟炎 c 子宮内膜癌
d 子宮内膜症 e 子宮粘膜下筋腫

□□□ 112 F
32 健やか親子21（第1次）で設定した目標項目のうち，平成25年の最終評価で目標設定当時より悪化していると評価されたのはどれか。
a 周産期死亡率
b 10代の自殺率
c むし歯のない3歳児の割合
d 育児期間中の両親の自宅での喫煙率
e 生後6か月までにBCG接種を終了している者の割合

□□□ 112 F
33 国際生活機能分類〈ICF〉について**誤っている**のはどれか。
a 疾病は健康状態に含まれる。
b 環境因子は背景因子に含まれる。
c 健康状態は参加に影響を与える。
d 対象を障害者とした分類である。
e 機能障害がなくても活動が制約される。

□□□ 112 F
34 在宅医療におけるチーム医療として正しいのはどれか。
a 患者情報は職種間で共有する。
b 患者が独居の場合適応にならない。
c チーム内の医師は一人の方が良い。
d ケアマネジャー主体でチームを構成する。
e 多職種カンファレンスに患者の家族は同席できない。

□□□ 112 F
35 患者調査について正しいのはどれか。
  a 毎年実施する。　　　　　　　　b 外来患者のみ調査を行う。
  c 傷病別の受療率を推計する。　　　d 国内の全医療施設で実施する。
  e 医療費についての調査が含まれる。

□□□ 112 F
36 鉄欠乏性貧血と慢性疾患に伴う貧血との鑑別に有用なのはどれか。**2つ選べ**。
  a 血清鉄　　　　　　b 網赤血球数　　　　　　　c 血清フェリチン
  d 総鉄結合能〈TIBC〉　　e 平均赤血球容積〈MCV〉

□□□ 112 F
37 正しいのはどれか。**2つ選べ**。
  a 感情失禁は適応障害でみられる。
  b 両価性はうつ病に特徴的である。
  c 自生思考は強迫性障害でみられる。
  d 作話は Korsakoff 症候群でみられる。
  e 言葉のサラダは統合失調症に特徴的である。

□□□ 112 F
38 児童虐待について正しいのはどれか。**2つ選べ**。
  a 児童虐待の通告は保健所に行う。
  b 言葉の暴力は児童虐待には含まれない。
  c 児童と保護者との通信は制限できない。
  d 児童にわいせつな行為をさせることが含まれる。
  e 児童虐待を受けていると思われる児童を発見した者は医師以外でも通告できる。

□□□ 112 F
39 温式自己免疫性溶血性貧血で正しいのはどれか。**2つ選べ**。
  a 血管内溶血である。　　　　　　b IgM 型抗体が原因である。
  c ハプトグロビンが高値を示す。　　d 間接ビリルビンが高値を示す。
  e 直接 Coombs 試験が陽性である。

124 第112回 F問題

□□□ 112 F
40 完全房室ブロックを合併しやすいのはどれか。**2つ選べ。**
a WPW症候群
b 肥大型心筋症
c 大動脈弁狭窄症
d 急性心筋梗塞（下壁）
e 心サルコイドーシス

□□□ 112 F
41 母子保健法に基づいて行われるのはどれか。**2つ選べ。**
a 妊産婦健康診査
b 未熟児養育医療
c 乳幼児期の定期予防接種
d 小児慢性特定疾患治療研究事業
e 児童相談所の設置

□□□ 112 F
42 関節リウマチの治療標的となるサイトカインはどれか。**2つ選べ。**
a IL-4　　　b IL-5　　　c IL-6　　　d TGF-β　　　e TNF-α

□□□ 112 F
43 ろ紙血による新生児マススクリーニングについて正しいのはどれか。**2つ選べ。**
a 採血を日齢1に行う。
b 採血は足踵外側部から行う。
c ろ紙に血液を二度塗りする。
d 血液塗布後，ろ紙を熱風で乾燥させる。
e インフォームド・コンセントが必要である。

□□□ 112 F
44 ポリファーマシーの要因になるのはどれか。**3つ選べ。**
a 残薬の増加
b 処方日数の短期化
c 医療施設間連携の欠如
d 複数医療機関からの処方
e 複数疾患をもつ高齢者の増加

□□□ 112 F

45 62歳の男性。下肢脱力のため救急車で搬入された。ほとんど食事を摂らずに連日大量の飲酒を続けており，昨日も軽い朝食以後食事をせず泥酔状態でフローリングの床の上で寝入ってしまった。本日午前5時に目覚めたが足に力が入らず歩行が困難であったため，電話まで這っていき午前6時に救急車を要請した。冷房装置のない蒸し暑い部屋に独居している。意識は清明。身長165cm，体重62kg。体温36.1℃。心拍数124/分，整。血圧86/54mmHg。呼吸数28/分。SpO_2 96%（room air）。心音と呼吸音とに異常を認めない。腰背部痛と両大腿の筋痛とを認める。構語障害を認めない。両下肢筋力は徒手筋力テストで2と低下を認めるが，その他の神経学的所見に異常を認めない。尿所見：色調は暗褐色，比重1.022，pH 6.0，蛋白2+，糖（±），ケトン体1+，潜血3+，ビリルビン（-），沈渣に赤血球1〜4/1視野，白血球2〜3/1視野，硝子円柱と顆粒円柱とを認める。血液所見：赤血球330万，Hb 12.0g/dL，Ht 33%，白血球14,700，血小板17万。

　最も考えられるのはどれか。

a 脳梗塞　　　　　　　　b 尿路結石　　　　　　　c 尿路感染症
d 横紋筋融解症　　　　　e 急性糸球体腎炎

□□□ 112 F

46 45歳の男性。精神科閉鎖病棟を含む複数の診療科のある病院内で，廊下に座り込んでいるところを保護された。病院事務員が話を聞くと，その病院の精神科に通院している患者であること，統合失調症と診断されていること，単身で生活しており，すぐ連絡のとれる家族はいないことが分かった。患者は「自分は病気ではない。『しばらくこの病院の廊下で寝泊まりするように』という声が聞こえてきたから，廊下で寝る場所を探していた」と述べた。患者から話を聴いている現場には内科当直医，精神保健指定医の資格をもつ精神科医，当直の事務員がいる。精神科医の診察の結果，入院が必要であると判断された。精神科医が入院治療の必要性について繰り返し説明したが，患者は拒否し「このまま病院の廊下で寝泊まりする」と主張し譲らなかった。

　現時点で最も適切な入院形態はどれか。

a 任意入院　　　　　　　b 措置入院　　　　　　　c 応急入院
d 医療保護入院　　　　　e 緊急措置入院

□□□ 112 F

47 70歳の男性。肺癌治療後の定期診察のため来院した。6か月前に肺門リンパ節転移を伴う限局型小細胞肺癌と診断され，抗癌化学療法と胸部放射線療法の同時併用を行った。抗癌化学療法は3か月で，放射線療法は3週間で終了している。現在，喀痰と労作時呼吸困難はあるが肺癌治療開始前と比べて変化はない。63歳時に僧帽弁の人工弁置換術を受けている。体温36.4℃。脈拍68/分，整。血圧122/72mmHg。呼吸数18/分。SpO_2 97%（room air）。呼吸音に異常を認めない。血液所見：Hb 10.8g/dL，白血球5,400。CRP 0.9mg/dL。肺癌治療前と今回来院時の胸部エックス線写真（**別冊** No.**2A**）及び放射線治療の照射野（**別冊** No.**2B**）を別に示す。

　適切な対応はどれか。

a 抗菌薬投与　　　　　　　　　　　b 抗癌化学療法の追加
c 胸部放射線療法の追加　　　　　　d ステロイドパルス療法
e 1週間の経過観察後の胸部エックス線撮影

```
別  冊
No. 2  A，B
```

126 第112回 F問題

□□□ 112 F

48 42歳の男性。特定保健指導のため来院した。身長170cm，BMI 25.5，腹囲94cm。血圧124/72mmHg。血糖98mg/dL，トリグリセリド160mg/dL。喫煙は20本/日を22年間。飲酒はほとんどしない。特記すべき自覚症状はない。定期的な受診や服薬はしていない。毎日のデスクワークで運動不足を感じている。

対応として正しいのはどれか。

a 積極的支援レベルに分類される。
b 保健指導後の評価は1年後に行う。
c 電話やメールなどを用いた指導はできない。
d 標準化された指導内容を画一的に行う必要がある。
e 運動や体重コントロールを勧める必要はない。

□□□ 112 F

49 55歳の女性。腹部膨満感を主訴に来院した。2か月前に腹部膨満感が出現し徐々に増悪してきた。身長154cm，体重63kg。体温36.7℃。脈拍92/分，整。血圧136/86mmHg。下腹部に径10cmの腫瘤を触知する。圧痛を認めない。卵巣癌を疑い手術を施行した。肉眼的に腹腔内播種はなく腹水も認めなかった。術中迅速病理検査で右卵巣原発の類内膜腺癌と診断された。

摘出する**必要がない**のはどれか。

a 大網　　b 小網　　c 子宮　　d 卵巣　　e 卵管

□□□ 112 F

50 66歳の女性。後頸部痛の増強と左上肢のしびれとを主訴に来院した。進行肺腺癌に対して外来で抗癌化学療法を施行している。以前から頸胸椎転移による後頸部痛があり，抗癌化学療法と併行してアセトアミノフェンとオキシコドンによる疼痛治療を受けていた。良好な疼痛緩和が得られていたが，2週間前に後頸部痛の増強と新たに左上肢のしびれが出現し，睡眠も妨げられるようになったため受診した。第一胸椎レベルの軟部条件の胸部CT（**別冊 No.3**）を別に示す。

対応として**適切でない**のはどれか。

a 放射線療法　　　　　　　b 椎弓切除術
c オキシコドンの増量　　　d リン酸コデインの追加
e オピオイドローテーション

別　冊
No. 3

第112回 F 問題 **127**

□□□ 112 F
51 日齢 0 の新生児。母親は 42 歳，1 回経妊 1 回経産婦。妊娠 19 週の胎児超音波検査で脳室拡大，小脳低形成，心奇形が認められた。妊娠 37 週に骨盤位のため帝王切開で出生した。出生後から自発呼吸が微弱であり，人工呼吸管理を施行した。身長 41.5 cm（－2.42 SD），出生時体重 1,528 g（－3.72 SD），頭囲 31.5 cm（－0.83 SD）。体温 36.1℃。心拍数 144/分，整。血圧 60/30 mmHg。四肢末梢に軽度の冷感を認める。大泉門は平坦，軟で，2×2 cm と開大している。心音と呼吸音とに異常を認めない。腹部は平坦，軟で，肝・脾を触知しない。腸雑音は弱い。筋緊張は弱い。外性器は男性型である。胸部エックス線写真で心胸郭比 58％ であった。頭部，手および足の写真（**別冊** No. 4）を別に示す。
　　考えられる疾患はどれか。
　　a　ネコ鳴き〈5p-〉症候群
　　b　13 trisomy
　　c　18 trisomy
　　d　Down 症候群
　　e　Klinefelter 症候群

別　冊
No. 4

□□□ 112 F
52 75 歳の女性。3 か月前から持続する血便と食欲不振の精査のため大腸内視鏡検査を行ったところ上行結腸癌と診断された。手術を受けることに対しての不安が強い。身長 150 cm，体重 46 kg。3 か月間に 5 kg の体重減少があった。体温 36.2℃。脈拍 72/分。血圧 120/60 mmHg。呼吸数 12/分。眼瞼結膜は軽度貧血様である。胸腹部エックス線写真と腹部 CT とで他臓器への転移や閉塞を思わせる腸管拡張や腹水貯留を認めない。
　　この患者の周術期管理として適切なのはどれか。
　　a　栄養サポートチーム〈NST〉への依頼は不要である。
　　b　術直前の抗菌薬投与は行わない。
　　c　術前 4 時間までの飲水は許可する。
　　d　術前中心静脈栄養を行う。
　　e　術後 72 時間以上はベッド上安静とする。

□□□ 112 F
53 12 歳の女児。低血糖性昏睡で救急搬送された。11 歳時に 1 型糖尿病を発症し，インスリン強化療法を受けている。体育の授業中に意識を失ったという。来院時の血糖値は 22 mg/dL で，20％ ブドウ糖液を静注したところ，2 分後に意識は回復した。精査・加療目的で入院した。入院後の聴取では「低血糖かなとは思ったが，進学したばかりの中学で相談できる先生や友達もなく血糖測定もしづらいと思っていたら，いつのまにか気を失っていた」との事であった。
　　退院後の学校生活における指導内容で**適切でない**のはどれか。
　　a　小児糖尿病サマーキャンプを紹介する。
　　b　スティックシュガーを常に携行するように指導する。
　　c　体育の授業の後などは低血糖になりやすいことを指導する。
　　d　血糖の自己測定をしやすい環境の確保を担任の教諭に依頼する。
　　e　意識を消失したらインスリン皮下注射を行うよう担任の教諭に指導する。

128 第112回 F問題

□□□ 112 F

54 54歳の男性。吐血を主訴に来院した。3日前から黒色便であったがそのままにしていたところ，今朝コップ1杯程度の吐血があったため救急外来を受診した。意識は清明。体温36.4℃。脈拍124/分，整。血圧86/60mmHg。呼吸数20/分。皮膚は湿潤している。四肢に冷感と蒼白とを認める。眼瞼結膜は軽度貧血様であるが，眼球結膜に黄染を認めない。腹部は平坦で，心窩部に圧痛を認めるが，筋性防御はない。まず急速輸液を開始し，脈拍96/分，血圧104/68mmHgとなった。

次に行うべきなのはどれか。

a 輸　血
b 血管造影
c 開腹手術
d 上部消化管内視鏡
e プロトンポンプ阻害薬静注

□□□ 112 F

55 28歳の初産婦。妊娠39週0日に陣痛発来のため入院した。これまでの妊娠経過に異常はなかった。入院時の内診で子宮口は3cm開大，展退度は50％，児頭下降度はSP−2cm，硬さは中等硬，位置は後方である。

この患者のBishopスコアはどれか。

a 5点
b 6点
c 7点
d 8点
e 9点

□□□ 112 F

56 28歳の女性。発熱，手指の関節痛および皮疹を主訴に来院した。2か月前から両手指の関節痛を自覚し，2週間前から頬部に円板状の皮疹が出現するようになったため受診した。体温38.3℃。脈拍84/分，整。血圧120/80mmHg。呼吸数18/分。両手関節の腫脹と圧痛とを認める。尿所見：蛋白（−），潜血（−）。血液所見：Hb 11.1g/dL，白血球3,000（好中球70％，単球4％，リンパ球26％），血小板11万。血液生化学所見：尿素窒素10mg/dL，クレアチニン0.5mg/dL。免疫血清学所見：CRP 0.2mg/dL，リウマトイド因子〈RF〉陰性，抗核抗体1,280倍（基準20以下），抗dsDNA抗体84IU/mL（基準12以下），CH_{50} 12U/mL（基準30〜40），C3 33mg/dL（基準52〜112），C4 7mg/dL（基準16〜51）。

この患者に対する説明として適切なのはどれか。

a 「関節が変形する可能性が高いです」
b 「病状が安定するまで妊娠は避けてください」
c 「メトトレキサートというお薬を初めに使います」
d 「今後インフルエンザワクチンの接種は避けてください」
e 「皮疹を良くするためにできるだけ日光浴をしてください」

□□□ 112 F

57 出生直後の新生児。在胎38週3日で常位胎盤早期剥離と診断され，緊急帝王切開で出生した。Apgarスコアは0点（1分）であり，直ちに蘇生を開始した。

Apgarスコアの項目で最初に1点以上になるのはどれか。

a 呼　吸
b 心　拍
c 皮膚色
d 筋緊張
e 刺激に対する反応

□□□ 112 F

58 25歳の男性。研修医1年目。2か月前にこの病院に就職した。担当患者の採血をしていたところ針刺し事故を起こした。研修医が担当していた患者はC型慢性肝炎を合併しており，現時点でウイルスは排除されていない。研修医の就職時の検査ではHCV抗体は陰性であった。針刺し後，すぐに流水中で傷口から血液を絞り出した。その直後，院内の感染対策部署の医師に連絡をした。

連絡を受けた医師の研修医への説明として適切なのはどれか。

a 「今すぐワクチンを接種しましょう」
b 「今すぐガンマグロブリンを投与しましょう」
c 「C型肝炎を発症する確率は約20%と言われています」
d 「1週間後にC型肝炎ウイルス感染の有無の検査をしましょう」
e 「1週間は医療行為ができませんので，自宅で待機してください」

□□□ 112 F

59 28歳の初妊婦。妊娠10週で悪心と嘔吐とを主訴に来院した。妊娠7週ごろから悪心と嘔吐とが出現し次第に悪化してきた。1週間前からは経口摂取が困難になり，2日前から自力歩行が困難となったため夫に支えられて来院した。既往歴に特記すべきことはない。意識は清明。身長161cm，妊娠前体重55kgで現在は48kg。体温36.9℃。脈拍92/分，整。血圧92/56mmHg。呼吸数20/分。皮膚は乾燥している。眼球結膜に黄染を認めない。腹部は平坦，軟で，肝・脾を触知しない。尿所見：黄褐色で軽度混濁，蛋白3+，糖1+，ケトン体4+。血液所見：赤血球396万，Hb 14.1g/dL，Ht 42%，白血球13,100。血液生化学所見：総蛋白7.4g/dL，AST 30U/L，ALT 22U/L，血糖92mg/dL，Na 126mEq/L，K 3.6mEq/L，Cl 100mEq/L。CRP 0.2mg/dL。経腟超音波検査で子宮内に胎嚢を認める。胎児心拍は陽性で頭殿長〈CRL〉は33mmである。

まず行うべきなのはどれか。

a 濃厚流動食品の経口投与
b 胃管からの経腸栄養剤の投与
c 生理食塩液の大量静脈内投与
d 20%ブドウ糖液の急速静脈内投与
e ビタミンB_1を含む維持輸液の静脈内投与

□□□ 112 F

60 38歳の男性。生来健康であったが，2週間前から黄疸と右季肋部痛が出現したため来院した。喫煙歴はなく，飲酒は機会飲酒。20歳から印刷工場で印刷作業に従事している。腹部超音波検査を施行したところ，肝門部に腫瘤が認められた。

診断のために聴取すべきなのはどれか。

a 職場の分煙状況
b 最近5年間の健診受診の状況
c 最近3か月の時間外勤務の状況
d 作業時の防塵マスクの使用状況
e 過去に作業で使用した有機溶剤の種類

130 第112回 F問題

□□□ 112 F

61 52歳の男性。全身浮腫と夜間の呼吸困難とを主訴に来院した。42歳時に糖尿病と診断され，インスリンの自己注射を行っている。2年前から蛋白尿と血清クレアチニンの高値を指摘されている。2か月前から次第に下腿浮腫が増悪し，3日前から臥位になると息苦しくなったため受診した。身長170 cm，体重85 kg。脈拍88/分，整。血圧190/100 mmHg。呼吸数24/分。全身に浮腫を認める。血液所見：赤血球323万，Hb 9.2 g/dL，Ht 28%，血小板26万。血液生化学所見：総蛋白6.4 g/dL，アルブミン3.0 g/dL，尿素窒素88 mg/dL，クレアチニン9.0 mg/dL，尿酸8.6 mg/dL，血糖116 mg/dL，HbA1c 6.3%（基準4.6〜6.2），Na 141 mEq/L，K 5.0 mEq/L，Cl 110 mEq/L，空腹時Cペプチド1.2 ng/dL（基準0.6〜2.8）。

この患者が**適応にならない**治療はどれか。

a 血液透析 b 腹膜透析 c 生体腎移植
d 心停止後献腎移植 e 脳死膵腎同時移植

□□□ 112 F

62 77歳の男性。入浴後に左眼が真っ赤になったため受診した。眼痛はないが，眼が重い感じがするという。眼脂や流涙は認めない。視力は右0.5（1.2×−0.75 D），左0.6（1.2×−0.5 D）で，眼圧は右14 mmHg，左13 mmHg。左眼の前眼部写真（**別冊** No. 5）を別に示す。

適切な対応はどれか。

a 圧迫眼帯 b 経過観察 c 結膜下洗浄
d 眼球マッサージ e 抗菌薬眼軟膏塗布

別 冊
No. 5

□□□ 112 F

63 72歳の女性。家屋の火災によって熱傷を負い救急車で搬入された。呼吸困難を訴えたため，酸素投与下に搬送された。意識は清明。体温36.8℃。心拍数120/分，整。血圧150/84 mmHg。呼吸数26/分。SpO₂ 96%（マスク6 L/分 酸素投与下）。熱傷部位は顔面および両前腕に限られ，前頸部やその他の部位は受傷していない。顔の表面と口腔内には煤が付着しており，鼻毛は焦げている。発語はできるが，嗄声であり，呼吸困難を引き続き訴えている。

行うべき気道確保はどれか。

a 気管挿管 b 気管切開 c 輪状甲状靱帯切開
d 経鼻エアウェイ挿入 e ラリンジアルマスク挿入

□□□ 112 F
64 90歳の女性。発熱を主訴に来院した。6年前に脳出血を発症し日常生活動作〈ADL〉が低下したため，現在は介護老人保健施設に入所している。3日前から38℃台の発熱があり，胸部エックス線写真で肺炎と診断された。

この患者の喀痰から検出される可能性が最も高い菌はどれか。
a *Escherichia coli*
b *Klebsiella pneumoniae*
c *Pseudomonas aeruginosa*
d *Streptococcus pneumoniae*
e *Staphylococcus epidermidis*

□□□ 112 F
65 30歳の女性。この2年間で6kgの体重減少があり，心配した母親に付き添われて来院した。薬物服用はなく，食事は少ないながらも摂取しているという。身長156cm，体重38kg。体温37.0℃。脈拍72/分，整。血圧90/52mmHg。表情に乏しく，問診時も無関心な様子で言葉数が少ない。口腔粘膜と四肢・体幹部の皮膚に色素沈着を認める。血液所見：赤血球341万，白血球2,500。血液生化学所見：空腹時血糖62mg/dL，Na 132mEq/L，K 5.6mEq/L。

診断のために必要な検査項目の組合せはどれか。
a ACTHとコルチゾール
b 遊離サイロキシンとTSH
c インスリンと抗インスリン抗体
d 血漿レニン活性とアルドステロン
e 血中カテコラミンと尿中メタネフリン

□□□ 112 F
66 5歳の女児。発熱と両耳痛とを主訴に来院した。3日前に鼻汁と咳が出現したが，そのままにしていた。昨日から発熱と両耳痛が出現し，母親の呼びかけに対する反応が悪くなった。機嫌も悪く，食欲も低下している。意識は清明。身長105cm，体重17kg。体温39.2℃。呼吸音に異常を認めない。その他の身体所見に異常を認めない。耳介と外耳道とに異常を認めない。左鼓膜写真（**別冊** No.**6**）を別に示す。

適切な治療はどれか。**2つ選べ。**
a 鼓膜切開
b 耳管通気
c 抗菌薬投与
d 副鼻腔洗浄
e 副腎皮質ステロイド静注

```
別  冊
No. 6
```


□□□ 112 F
67 65歳の男性。人間ドックで顕微鏡的血尿を指摘され来院した。既往歴に特記すべきことはない。喫煙は20本/日を40年間。飲酒は日本酒を1合/日程度。尿所見：蛋白（−），潜血1+，沈渣に赤血球10〜20/1視野。

次に行うべき検査はどれか。**2つ選べ。**
a 腎シンチグラフィ
b 尿細胞診検査
c 尿道膀胱造影検査
d 腹部超音波検査
e レノグラム

68 24歳の女性。無月経を主訴に来院した。最終月経から2か月以上次の月経が来ないため,妊娠したと考え受診した。月経周期は28～56日,不整。子宮は前傾前屈,超鵞卵大,軟。尿妊娠反応陽性。双胎妊娠と診断した。経腟超音波像（**別冊** No. **7**）を別に示す。

女性への説明として正しいのはどれか。**2つ選べ**。

a 「2人の胎盤は別々になります」
b 「2人の性別は異なることが多いです」
c 「2人の羊水の量に差が出る可能性があります」
d 「2人の間は羊膜という膜で隔てられています」
e 「2人の臍帯が互いに絡み合う危険性があります」

別　冊
No. 7

□□□ 112 F

次の文を読み，69〜71 の問いに答えよ.

中年の女性. 意識障害のため救急車で搬入された.

現病歴：ホテルの部屋で倒れているのを従業員が発見し, 呼びかけに反応が乏しいため救急車を要請した. 救急隊
到着時にはけいれんしていたが, 搬送開始直後に治まった.

既往歴：不明

生活歴：不明

家族歴：不明

現　症：意識レベルは JCS Ⅱ-20. 身長 160 cm, 体重 50 kg. 体温 38.6℃. 心拍数 106/分, 整. 血圧
94/50 mmHg. 呼吸数 24/分. SpO_2 100%（マスク 5 L/分 酸素投与下）. 皮膚はやや乾燥. 瞳孔径は両側
6.5 mm で, 対光反射は両側やや緩慢. 眼瞼結膜と眼球結膜とに異常を認めない. 口腔内は乾燥している. 頸静
脈の怒張を認めない. 心音と呼吸音とに異常を認めない. 腹部は平坦, 軟で, 肝・脾を触知しない. 腸雑音は減
弱している. 四肢に麻痺はなく, 腱反射は正常.

検査所見：尿所見：蛋白（−）, 糖（−）, ケトン体（−）, 潜血（−）, 沈渣に白血球を認めない. 血液所見：赤血
球 450 万, Hb 13.9 g/dL, Ht 42%, 白血球 11,200, 血小板 16 万, PT-INR 1.2（基準 0.9〜1.1）. 血液生
化学所見：総蛋白 7.0 g/dL, アルブミン 3.9 g/dL, 総ビリルビン 0.9 mg/dL, 直接ビリルビン 0.2 mg/dL,
AST 46 U/L, ALT 32 U/L, CK 1,500 U/L（基準 30〜140）, 尿素窒素 18 mg/dL, クレアチニン 0.8 mg/
dL, 血糖 98 mg/dL, Na 141 mEq/L, K 4.5 mEq/L, Cl 102 mEq/L. 動脈血ガス分析（マスク 5 L/分 酸素
投与下）：pH 7.35, $PaCO_2$ 28 Torr, PaO_2 100 Torr, HCO_3^- 15 mEq/L. 心電図は洞調律で不整はないが,
QRS 幅が広がり QT 間隔の延長を認める. ST-T 変化を認めない. 胸部エックス線写真で心胸郭比と肺野とに
異常を認めない. 頭部 CT に異常を認めない.

69　ホテルの部屋のごみ箱に錠剤の空包が多数捨ててあったとの情報が得られた.
　　最も可能性が高い薬物はどれか.
　　a　麻　薬　　　　　　　　　　　b　コリン作動薬
　　c　三環系抗うつ薬　　　　　　　d　交感神経作動薬
　　e　ベンゾジアゼピン系睡眠薬

70　中毒物質の迅速簡易定性に用いられる検体はどれか.
　　a　尿　　　　　b　便　　　　　c　胃液　　　　d　血液　　　　e　脳脊髄液

71　今後起こりうる合併症に対し最も重要なモニタリングはどれか.
　　a　心電図　　　　　　　　　　b　持続脳波　　　　　　　　c　中心静脈圧
　　d　観血的動脈圧　　　　　　　e　SpO_2

134 第112回 F問題

□□□ 112 F

次の文を読み，72〜74 の問いに答えよ。

76 歳の男性。腹痛と下痢とを主訴に来院した。

現病歴：50 歳台から軟便傾向であり，ときに水様下痢となっていた。本日，早朝に下痢，腹痛が出現した。自宅近くの診療所を受診し，細胞外液の輸液を受けたが改善しないため，紹介されて受診した。血便や嘔吐はない。

既往歴：55 歳ごろに過敏性腸症候群と診断され，6 か月間治療を受けたことがある。65 歳時から高血圧症と脂質異常症のため，自宅近くの診療所でスタチンとカルシウム拮抗薬とを処方されている。75 歳時から Alzheimer 型認知症のためドネペジル塩酸塩を処方されている。

家族歴：父親が胃癌。母親が脳卒中。

生活歴：商社に勤務し，48 歳から 60 歳まで東南アジア諸国に赴任していた。

現　症：意識は清明。身長 173 cm，体重 66 kg。体温 37.1℃。脈拍 88/分，整。血圧 120/60 mmHg。呼吸数 14/分。SpO₂ 98 %（room air）。眼瞼結膜と眼球結膜とに異常を認めない。頸静脈の怒張を認めない。心音と呼吸音とに異常を認めない。腹部は下腹部全体に圧痛があるが，反跳痛はない。肝・脾を触知しない。腸雑音は亢進している。

検査所見：尿所見：蛋白 1+，糖（−），ケトン体 3+，潜血（−），沈渣に白血球を認めない。血液所見：赤血球 497 万，Hb 14.9 g/dL，Ht 44 %，白血球 11,700（好中球 77 %，好酸球 4 %，単球 6 %，リンパ球 13 %），血小板 32 万。血液生化学所見：総蛋白 6.0 g/dL，アルブミン 3.3 g/dL，総ビリルビン 1.1 mg/dL，AST 8 U/L，ALT 10 U/L，LD 156 U/L（基準 176〜353），ALP 147 U/L（基準 115〜359），γ-GTP 25 U/L（基準 8〜50），尿素窒素 14 mg/dL，クレアチニン 1.0 mg/dL，尿酸 5.9 mg/dL，血糖 101 mg/dL，HbA1c 5.4 %（基準 4.6〜6.2），トリグリセリド 85 mg/dL，HDL コレステロール 54 mg/dL，LDL コレステロール 116 mg/dL，Na 139 mEq/L，K 3.3 mEq/L，Cl 103 mEq/L。便鏡検によって認めた微生物の写真（**別冊 No. 8**）を別に示す。

```
┌─────────────┐
│    別　冊    │
│    No. 8     │
└─────────────┘
```

72 原因微生物はどれか。
a　赤痢アメーバ　　　　b　病原性大腸菌　　　　c　ランブル鞭毛虫
d　*Clostridium difficile*　　　e　*Campylobacter jejuni*

73 追加して確認すべきなのはどれか。
a　外傷歴　　　　　　　b　虫刺痕　　　　　　　c　抗菌薬服用歴
d　同性との性的接触歴　　e　ペット飼育の有無

74 **入院後の経過**：入院 20 日目に，財布がなくなったとしきりに訴えるようになった。看護師が貴重品ボックスに預かっていることを説明したが，記憶がないと話している。
　　この他に合併しやすい症状はどれか。
a　滞続言語　　　　　　b　収集癖　　　　　　　c　取り繕い
d　立ち去り行動　　　　e　レム睡眠行動障害

第112回 F 問題　135

□□□　112 F

次の文を読み，75〜77 の問いに答えよ。

49 歳の女性。意識障害のため救急車で搬入された。

現病歴：2 か月前から夕方の買い物中にボーッとなって近くの医療機関を受診し点滴を受けて帰宅することが 3 回
あった。Holter 心電図で異常はなく，脳波検査と頭部 CT とを受けたが結果はまだ聞いていないという。本日
夜，自宅で倒れているのを見つけた夫が救急要請し，総合病院の救急外来に搬入された。

既往歴（夫からの情報）：特記すべきことはない。月経はよく分からない。持参していた特定健診（3 週間前受診）
のデータ：Hb 11.4 g/dL，白血球 3,100，血糖 68 mg/dL，Na 132 mEq/L。

生活歴：専業主婦。夫と 2 人暮らし。大学生の子ども 2 人とは別居。

家族歴：特記すべきことはない。

現　症：閉眼したままで呼びかけには反応しないが，痛み刺激には反応がある。身長 156 cm。体重は測定不能だ
が，夫によると「少し痩せてきたかなぁ」という。脈拍 76/分，整。血圧 102/56 mmHg。胸部や腹部に異常
を認めない。手足は時折動かし，麻痺や弛緩は認めない。簡易測定した血糖値が 35 mg/dL であったので，20
% ブドウ糖液 20 mL を静注したところ，3 分後には呼びかけに応じ座位が取れるようになった。経過観察と精
査を目的に入院になった。

75　この患者から収集すべき情報として重要性が高いのはどれか。**3 つ選べ**。

- a　月経歴
- b　海外渡航歴
- c　薬剤服用歴
- d　正確な体重歴
- e　ペット飼育歴

76　**追加情報（本人の意識回復後に聴取した内容）**：2 回の出産後，月経は正常に戻ったが最近は少し不順気味で
ある。魚油系のサプリメントを服用しているが常用薬はない。2 年に 1 度，家族で海外旅行に行っており，直近
は 1 年前にアメリカ西海岸を訪れた。犬を 10 年以上室内で飼っている。体重はこの 1 年で 5kg 減って 48kg
である。

その後の経過：ブドウ糖液静注後，意識障害は改善し再度の悪化を認めなかったため，翌朝まで維持液 1,000mL
を輸液しながら経過観察することにした。翌朝の診察時，意識状態は再度悪化し意思疎通が取れなくなってい
た。バイタルサインは正常である。血液生化学所見：血糖 82mg/dL，Na 112mEq/L，K 3.9mEq/L，Cl
78mEq/L。CRP 0.3mg/dL。動脈血ガス分析の結果は正常。緊急で行った頭部 CT で異常を認めない。

この患者の意識障害の原因として疑わしいのはどれか。

- a　下垂体前葉機能低下症
- b　サプリメントの大量摂取
- c　遷延性低血糖症
- d　粘液水腫性昏睡
- e　無菌性髄膜炎

77　輸液を見直すとともに，行うべき対応はどれか。

- a　抗ウイルス薬を投与する。
- b　サプリメントを中止させる。
- c　甲状腺ホルモンを投与する。
- d　20 % ブドウ糖液を静注する。
- e　副腎皮質ステロイドを投与する。

136 第112回 F 問題

□□□ 112 F

次の文を読み，78〜80 の問いに答えよ。

59 歳の男性。激しい前胸部痛と息苦しさのために救急車で搬入された。

現病歴：3 日前から 5 分程度のジョギングで前胸部の絞扼感と息苦しさとを自覚していたが，10 分程度の休息で症状は消失していた。本日午前 6 時 30 分に胸痛と息苦しさが出現し，1 時間以上持続するため救急車を要請した。

既往歴：5 年前から高血圧症で降圧薬を服用している。

現　症：意識はやや混濁しているが呼びかけには応じる。身長 176 cm，体重 82 kg。体温 36.6℃。心拍数 114/分，不整。血圧 90/46 mmHg。呼吸数 28/分。SpO$_2$ 89％（リザーバー付マスク 10 L/分 酸素投与下）。冷汗を認め，四肢末梢に冷感を認める。心雑音を認めないが，Ⅲ音を聴取する。呼吸音は両側の胸部に crackles を聴取する。腹部は平坦，軟で，肝・脾を触知しない。下腿に浮腫を認めない。

検査所見：血液所見：赤血球 520 万，Hb 16.3 g/dL，Ht 51％，白血球 15,800，血小板 19 万。血液生化学所見：総蛋白 7.0 g/dL，AST 14 U/L，ALT 18 U/L，CK 420 U/L（基準 30〜140），クレアチニン 1.8 mg/dL。心エコー検査で左室拡張末期径は 51 mm，壁運動は基部から全周性に低下しており，左室駆出率は 14％であった。心電図（**別冊** No. 9）を別に示す。

```
┌─────────────────┐
│                 │
│      別　冊      │
│                 │
│      No. 9       │
│                 │
└─────────────────┘
```

78 救急外来で気管挿管を行った後，冠動脈造影を行う方針とした。カテーテル室に移動して，まず大動脈内バルーンパンピング〈IABP〉を留置した。

　この患者の IABP 管理として**誤っている**のはどれか。

　a　留置後は抗血栓療法を行う。

　b　冠動脈血流の増加が期待できる。

　c　心収縮期にバルーンを膨張させる。

　d　留置後は下肢虚血の発症に注意する。

　e　バルーン先端部が弓部大動脈にかからないようにする。

79 緊急で行った冠動脈造影像（**別冊** No. 10）を別に示す。

　冠動脈の責任病変はどれか。

　a　対角枝　　　　　　b　右冠動脈　　　　　　c　左前下行枝

　d　左冠動脈回旋枝　　e　左冠動脈主幹部

```
┌─────────────────┐
│                 │
│      別　冊      │
│                 │
│      No. 10      │
│                 │
└─────────────────┘
```

80 治療後に ICU に入室し全身管理を行った。入室後 2 日目の心電図（**別冊** No. 11）を別に示す。

　所見として**認めない**のはどれか。

　a　Ⅰ，aVL 誘導における Q 波　　　　b　Ⅱ誘導における ST 上昇

　c　V2 誘導における Q 波　　　　　　d　V2，V3 誘導における T 波の陰転化

　e　左側胸部誘導における R 波の減高

```
┌─────────────────┐
│                 │
│      別　冊      │
│                 │
│      No. 11      │
│                 │
└─────────────────┘
```

第112回 F問題 *137*

□□□ 112 F

次の文を読み，81〜83 の問いに答えよ。

73 歳の女性。右殿部から膝の痛みを主訴に来院した。

現病歴：60 歳ごろから立ち上がる動作や長時間の立位や歩行をした際に右殿部から膝の痛みを自覚していた。2 年前には右膝に右手を置いて歩行するようになったために自宅近くの整形外科診療所を受診し，エックス線写真で右股関節の変形を指摘されたが通院はしていなかった。3 か月前から痛みが増悪して歩行がさらに困難になり，屋内の伝い歩きは可能なものの外出ができなくなったため受診した。

既往歴：18 年前から高血圧症のため自宅近くの内科診療所で内服治療中。同診療所で，慢性の便秘症に対し整腸薬と睡眠障害に対する睡眠薬とを処方されている。また眼科診療所で，軽度の白内障に対して点眼薬の処方を受けている。2 か月前からは，右殿部から膝の痛みに対して市販の湿布薬貼付と鎮痛薬の内服とを続けている。

生活歴：夫，長男夫婦および孫 2 人との 6 人暮らし。兼業農家で長男夫婦は共働き。孫は短大生と高校生。3 か月前まで患者が家事の多くを担当していた。

家族歴：特記すべきことはない。

現　症：意識は清明。身長 156 cm，体重 53 kg。体温 36.3℃。脈拍 64/分，整。血圧 130/72 mmHg。呼吸数 14/分。SpO$_2$ 98%（room air）。頸部リンパ節を触知しない。胸腹部に異常を認めない。右殿部から膝の痛みのために立ち上がる際に介助が必要で，独歩は不能である。

検査所見（外来受診時）：尿所見：蛋白（−），糖（−），ケトン体（−），潜血（−）。血液所見：赤血球 390 万，Hb 12.0 g/dL，Ht 38%，白血球 5,800，血小板 24 万。血液生化学所見：総蛋白 6.8 g/dL，アルブミン 3.8 g/dL，総ビリルビン 0.7 mg/dL，AST 15 U/L，ALT 17 U/L，LD 220 U/L（基準 176〜353），ALP 153 U/L（基準 115〜359），γ-GTP 28 U/L（基準 8〜50），アミラーゼ 76 U/L（基準 37〜160），CK 40 U/L（基準 30〜140），尿素窒素 16 mg/dL，クレアチニン 0.8 mg/dL，血糖 84 mg/dL，Na 139 mEq/L，K 4.1 mEq/L，Cl 109 mEq/L。CRP 0.2 mg/dL。

81 右殿部から膝の痛みの原因の鑑別に**有用でない**身体診察はどれか。

 a　肋骨脊柱角の叩打　　　b　股関節の可動域　　　c　鼠径部の触診

 d　大腿部の触診　　　　　e　膝関節の触診

82 その後の経過：外来で精査した結果，右股関節を人工関節に置き換える手術が予定された。入院時のシステムレビューで，夜間のトイレ歩行時に軽いふらつきを自覚していることが分かった。神経学的所見では，右下肢の筋力低下以外に，ふらつきの原因となる異常は認めなかった。

 処方されている薬剤で，ふらつきの原因となる可能性があるのはどれか。**3 つ選べ**。

 a　非ステロイド性抗炎症薬〈NSAIDs〉　　　b　降圧薬

 c　睡眠薬　　　　　　　　　　　　　　　　d　整腸薬

 e　点眼薬

83 手術後のリハビリテーションの計画を立てる上で患者に確認すべきなのはどれか。**3 つ選べ**。

 a　患者が望む生活像　　　b　使用している寝具　　　c　予防接種歴

 d　玄関の構造　　　　　　e　学　歴

138 第112回 F 問題

□□□ 112 F

84 ある地域の 15 歳から 49 歳までの女性人口と出生数を表のように仮定する。

	年齢別 女性人口（人）	年齢別出生数（人）	
		男	女
15 歳から 19 歳まで	各 100,000	各 2,100	各 2,000
20 歳から 39 歳まで	各 100,000	各 5,200	各 5,000
40 歳から 49 歳まで	各 100,000	各 1,100	各 1,000

※ 15 歳から 49 歳までの総女性人口　3,500,000 人

総再生産率を求めよ。
ただし，小数第 2 位以下の数値が得られた場合には，小数第 2 位を四捨五入すること。

解答：①．②

① 0　1　2　3　4　5　6　7　8　9
② 0　1　2　3　4　5　6　7　8　9

※コピーしてご利用下さい。

第112回 医師国家試験　　Ａ問題　答案用紙

ふりがな	
氏　名	
大学名	

解答時間	２時間45分（75問）
： 　〜　 ：	

総　得　点	【1〜75】
	／　75点

問題		問題		問題		問題	
1	ⓐ ⓑ ⓒ ⓓ ⓔ	21	ⓐ ⓑ ⓒ ⓓ ⓔ	41	ⓐ ⓑ ⓒ ⓓ ⓔ	61	ⓐ ⓑ ⓒ ⓓ ⓔ
2	ⓐ ⓑ ⓒ ⓓ ⓔ	22	ⓐ ⓑ ⓒ ⓓ ⓔ	42	ⓐ ⓑ ⓒ ⓓ ⓔ	62	ⓐ ⓑ ⓒ ⓓ ⓔ
3	ⓐ ⓑ ⓒ ⓓ ⓔ	23	ⓐ ⓑ ⓒ ⓓ ⓔ	43	ⓐ ⓑ ⓒ ⓓ ⓔ	63	ⓐ ⓑ ⓒ ⓓ ⓔ
4	ⓐ ⓑ ⓒ ⓓ ⓔ	24	ⓐ ⓑ ⓒ ⓓ ⓔ	44	ⓐ ⓑ ⓒ ⓓ ⓔ	64	ⓐ ⓑ ⓒ ⓓ ⓔ
5	ⓐ ⓑ ⓒ ⓓ ⓔ	25	ⓐ ⓑ ⓒ ⓓ ⓔ	45	ⓐ ⓑ ⓒ ⓓ ⓔ	65	ⓐ ⓑ ⓒ ⓓ ⓔ
6	ⓐ ⓑ ⓒ ⓓ ⓔ	26	ⓐ ⓑ ⓒ ⓓ ⓔ	46	ⓐ ⓑ ⓒ ⓓ ⓔ	66	ⓐ ⓑ ⓒ ⓓ ⓔ
7	ⓐ ⓑ ⓒ ⓓ ⓔ	27	ⓐ ⓑ ⓒ ⓓ ⓔ	47	ⓐ ⓑ ⓒ ⓓ ⓔ	67	ⓐ ⓑ ⓒ ⓓ ⓔ
8	ⓐ ⓑ ⓒ ⓓ ⓔ	28	ⓐ ⓑ ⓒ ⓓ ⓔ	48	ⓐ ⓑ ⓒ ⓓ ⓔ	68	ⓐ ⓑ ⓒ ⓓ ⓔ
9	ⓐ ⓑ ⓒ ⓓ ⓔ	29	ⓐ ⓑ ⓒ ⓓ ⓔ	49	ⓐ ⓑ ⓒ ⓓ ⓔ	69	ⓐ ⓑ ⓒ ⓓ ⓔ
10	ⓐ ⓑ ⓒ ⓓ ⓔ	30	ⓐ ⓑ ⓒ ⓓ ⓔ	50	ⓐ ⓑ ⓒ ⓓ ⓔ	70	ⓐ ⓑ ⓒ ⓓ ⓔ
11	ⓐ ⓑ ⓒ ⓓ ⓔ	31	ⓐ ⓑ ⓒ ⓓ ⓔ	51	ⓐ ⓑ ⓒ ⓓ ⓔ	71	ⓐ ⓑ ⓒ ⓓ ⓔ
12	ⓐ ⓑ ⓒ ⓓ ⓔ	32	ⓐ ⓑ ⓒ ⓓ ⓔ	52	ⓐ ⓑ ⓒ ⓓ ⓔ	72	ⓐ ⓑ ⓒ ⓓ ⓔ
13	ⓐ ⓑ ⓒ ⓓ ⓔ	33	ⓐ ⓑ ⓒ ⓓ ⓔ	53	ⓐ ⓑ ⓒ ⓓ ⓔ	73	ⓐ ⓑ ⓒ ⓓ ⓔ
14	ⓐ ⓑ ⓒ ⓓ ⓔ	34	ⓐ ⓑ ⓒ ⓓ ⓔ	54	ⓐ ⓑ ⓒ ⓓ ⓔ	74	ⓐ ⓑ ⓒ ⓓ ⓔ
15	ⓐ ⓑ ⓒ ⓓ ⓔ	35	ⓐ ⓑ ⓒ ⓓ ⓔ	55	ⓐ ⓑ ⓒ ⓓ ⓔ	75	ⓐ ⓑ ⓒ ⓓ ⓔ
16	ⓐ ⓑ ⓒ ⓓ ⓔ	36	ⓐ ⓑ ⓒ ⓓ ⓔ	56	ⓐ ⓑ ⓒ ⓓ ⓔ		
17	ⓐ ⓑ ⓒ ⓓ ⓔ	37	ⓐ ⓑ ⓒ ⓓ ⓔ	57	ⓐ ⓑ ⓒ ⓓ ⓔ		
18	ⓐ ⓑ ⓒ ⓓ ⓔ	38	ⓐ ⓑ ⓒ ⓓ ⓔ	58	ⓐ ⓑ ⓒ ⓓ ⓔ		
19	ⓐ ⓑ ⓒ ⓓ ⓔ	39	ⓐ ⓑ ⓒ ⓓ ⓔ	59	ⓐ ⓑ ⓒ ⓓ ⓔ		
20	ⓐ ⓑ ⓒ ⓓ ⓔ	40	ⓐ ⓑ ⓒ ⓓ ⓔ	60	ⓐ ⓑ ⓒ ⓓ ⓔ		

【1〜75】得点	（1問1点）
	／　75点

★このマークシートは，実際に使用されたデザインとは異なっています。

※コピーしてご利用下さい。

第112回 医師国家試験

B問題 答案用紙

ふりがな	
氏　名	
大学名	

解答時間	1時間35分（49問）
：　　〜　　：	

総　得　点	【1〜49】
／　99点	

問題		問題		問題	
1	ⓐ ⓑ ⓒ ⓓ ⓔ	21	ⓐ ⓑ ⓒ ⓓ ⓔ	41	ⓐ ⓑ ⓒ ⓓ ⓔ
2	ⓐ ⓑ ⓒ ⓓ ⓔ	22	ⓐ ⓑ ⓒ ⓓ ⓔ	42	ⓐ ⓑ ⓒ ⓓ ⓔ
3	ⓐ ⓑ ⓒ ⓓ ⓔ	23	ⓐ ⓑ ⓒ ⓓ ⓔ	43	ⓐ ⓑ ⓒ ⓓ ⓔ
4	ⓐ ⓑ ⓒ ⓓ ⓔ	24	ⓐ ⓑ ⓒ ⓓ ⓔ	44	ⓐ ⓑ ⓒ ⓓ ⓔ
5	ⓐ ⓑ ⓒ ⓓ ⓔ	25	ⓐ ⓑ ⓒ ⓓ ⓔ	45	ⓐ ⓑ ⓒ ⓓ ⓔ
6	ⓐ ⓑ ⓒ ⓓ ⓔ	26	ⓐ ⓑ ⓒ ⓓ ⓔ	46	ⓐ ⓑ ⓒ ⓓ ⓔ
7	ⓐ ⓑ ⓒ ⓓ ⓔ	27	ⓐ ⓑ ⓒ ⓓ ⓔ	47	ⓐ ⓑ ⓒ ⓓ ⓔ
8	ⓐ ⓑ ⓒ ⓓ ⓔ	28	ⓐ ⓑ ⓒ ⓓ ⓔ	48	ⓐ ⓑ ⓒ ⓓ ⓔ
9	ⓐ ⓑ ⓒ ⓓ ⓔ	29	ⓐ ⓑ ⓒ ⓓ ⓔ	49	ⓐ ⓑ ⓒ ⓓ ⓔ
10	ⓐ ⓑ ⓒ ⓓ ⓔ	30	ⓐ ⓑ ⓒ ⓓ ⓔ		
11	ⓐ ⓑ ⓒ ⓓ ⓔ	31	ⓐ ⓑ ⓒ ⓓ ⓔ		
12	ⓐ ⓑ ⓒ ⓓ ⓔ	32	ⓐ ⓑ ⓒ ⓓ ⓔ		
13	ⓐ ⓑ ⓒ ⓓ ⓔ	33	ⓐ ⓑ ⓒ ⓓ ⓔ		
14	ⓐ ⓑ ⓒ ⓓ ⓔ	34	ⓐ ⓑ ⓒ ⓓ ⓔ		
15	ⓐ ⓑ ⓒ ⓓ ⓔ	35	ⓐ ⓑ ⓒ ⓓ ⓔ		
16	ⓐ ⓑ ⓒ ⓓ ⓔ	36	ⓐ ⓑ ⓒ ⓓ ⓔ		
17	ⓐ ⓑ ⓒ ⓓ ⓔ	37	ⓐ ⓑ ⓒ ⓓ ⓔ		
18	ⓐ ⓑ ⓒ ⓓ ⓔ	38	ⓐ ⓑ ⓒ ⓓ ⓔ		
19	ⓐ ⓑ ⓒ ⓓ ⓔ	39	ⓐ ⓑ ⓒ ⓓ ⓔ		
20	ⓐ ⓑ ⓒ ⓓ ⓔ	40	ⓐ ⓑ ⓒ ⓓ ⓔ		

【1〜24】得点　　（1問1点）	【25〜49】得点　　（1問3点）
／　24点	／　75点

★このマークシートは，実際に使用されたデザインとは異なっています。

※コピーしてご利用下さい。

第112回 医師国家試験   C問題 答案用紙

ふりがな	
氏　名	
大学名	

解答時間	2 時間20分（66問）
： 　〜　 ：	
総　得　点	【1〜66】
	／　66点

問題			問題			問題	
1	ⓐ ⓑ ⓒ ⓓ ⓔ		23	ⓐ ⓑ ⓒ ⓓ ⓔ		45	ⓐ ⓑ ⓒ ⓓ ⓔ
2	ⓐ ⓑ ⓒ ⓓ ⓔ		24	ⓐ ⓑ ⓒ ⓓ ⓔ		46	ⓐ ⓑ ⓒ ⓓ ⓔ
3	ⓐ ⓑ ⓒ ⓓ ⓔ		25	ⓐ ⓑ ⓒ ⓓ ⓔ		47	ⓐ ⓑ ⓒ ⓓ ⓔ
4	ⓐ ⓑ ⓒ ⓓ ⓔ		26	ⓐ ⓑ ⓒ ⓓ ⓔ		48	ⓐ ⓑ ⓒ ⓓ ⓔ
5	ⓐ ⓑ ⓒ ⓓ ⓔ		27	ⓐ ⓑ ⓒ ⓓ ⓔ		49	ⓐ ⓑ ⓒ ⓓ ⓔ
6	ⓐ ⓑ ⓒ ⓓ ⓔ		28	ⓐ ⓑ ⓒ ⓓ ⓔ		50	ⓐ ⓑ ⓒ ⓓ ⓔ
7	ⓐ ⓑ ⓒ ⓓ ⓔ		29	ⓐ ⓑ ⓒ ⓓ ⓔ		51	ⓐ ⓑ ⓒ ⓓ ⓔ
8	ⓐ ⓑ ⓒ ⓓ ⓔ		30	ⓐ ⓑ ⓒ ⓓ ⓔ		52	ⓐ ⓑ ⓒ ⓓ ⓔ
9	ⓐ ⓑ ⓒ ⓓ ⓔ		31	ⓐ ⓑ ⓒ ⓓ ⓔ		53	ⓐ ⓑ ⓒ ⓓ ⓔ
10	ⓐ ⓑ ⓒ ⓓ ⓔ		32	ⓐ ⓑ ⓒ ⓓ ⓔ		54	ⓐ ⓑ ⓒ ⓓ ⓔ
11	ⓐ ⓑ ⓒ ⓓ ⓔ		33	ⓐ ⓑ ⓒ ⓓ ⓔ		55	ⓐ ⓑ ⓒ ⓓ ⓔ
12	ⓐ ⓑ ⓒ ⓓ ⓔ		34	ⓐ ⓑ ⓒ ⓓ ⓔ		56	ⓐ ⓑ ⓒ ⓓ ⓔ
13	ⓐ ⓑ ⓒ ⓓ ⓔ		35	ⓐ ⓑ ⓒ ⓓ ⓔ		57	ⓐ ⓑ ⓒ ⓓ ⓔ
14	ⓐ ⓑ ⓒ ⓓ ⓔ		36	ⓐ ⓑ ⓒ ⓓ ⓔ		58	ⓐ ⓑ ⓒ ⓓ ⓔ
15	ⓐ ⓑ ⓒ ⓓ ⓔ		37	ⓐ ⓑ ⓒ ⓓ ⓔ		59	ⓐ ⓑ ⓒ ⓓ ⓔ
16	ⓐ ⓑ ⓒ ⓓ ⓔ		38	ⓐ ⓑ ⓒ ⓓ ⓔ		60	ⓐ ⓑ ⓒ ⓓ ⓔ
17	ⓐ ⓑ ⓒ ⓓ ⓔ		39	ⓐ ⓑ ⓒ ⓓ ⓔ		61	ⓐ ⓑ ⓒ ⓓ ⓔ
18	ⓐ ⓑ ⓒ ⓓ ⓔ		40	ⓐ ⓑ ⓒ ⓓ ⓔ		62	ⓐ ⓑ ⓒ ⓓ ⓔ
19	ⓐ ⓑ ⓒ ⓓ ⓔ		41	ⓐ ⓑ ⓒ ⓓ ⓔ		63	ⓐ ⓑ ⓒ ⓓ ⓔ
20	ⓐ ⓑ ⓒ ⓓ ⓔ		42	ⓐ ⓑ ⓒ ⓓ ⓔ		64	ⓐ ⓑ ⓒ ⓓ ⓔ
21	ⓐ ⓑ ⓒ ⓓ ⓔ		43	ⓐ ⓑ ⓒ ⓓ ⓔ		65	ⓐ ⓑ ⓒ ⓓ ⓔ
22	ⓐ ⓑ ⓒ ⓓ ⓔ		44	ⓐ ⓑ ⓒ ⓓ ⓔ		66 ①	⓪ ① ② ③ ④ ⑤ ⑥ ⑦ ⑧ ⑨
						②	⓪ ① ② ③ ④ ⑤ ⑥ ⑦ ⑧ ⑨

【1〜66】得点	（1問1点）
	／　66点

★このマークシートは，実際に使用されたデザインとは異なっています。

※コピーしてご利用下さい。

第112回 医師国家試験　　Ｄ問題　答案用紙

ふりがな	
氏　名	
大学名	

解答時間	２時間45分（75問）
：　　～　　：	
総　得　点	【1～75】
	／　75点

問題		問題		問題		問題	
1	ⓐ ⓑ ⓒ ⓓ ⓔ	21	ⓐ ⓑ ⓒ ⓓ ⓔ	41	ⓐ ⓑ ⓒ ⓓ ⓔ	61	ⓐ ⓑ ⓒ ⓓ ⓔ
2	ⓐ ⓑ ⓒ ⓓ ⓔ	22	ⓐ ⓑ ⓒ ⓓ ⓔ	42	ⓐ ⓑ ⓒ ⓓ ⓔ	62	ⓐ ⓑ ⓒ ⓓ ⓔ
3	ⓐ ⓑ ⓒ ⓓ ⓔ	23	ⓐ ⓑ ⓒ ⓓ ⓔ	43	ⓐ ⓑ ⓒ ⓓ ⓔ	63	ⓐ ⓑ ⓒ ⓓ ⓔ
4	ⓐ ⓑ ⓒ ⓓ ⓔ	24	ⓐ ⓑ ⓒ ⓓ ⓔ	44	ⓐ ⓑ ⓒ ⓓ ⓔ	64	ⓐ ⓑ ⓒ ⓓ ⓔ
5	ⓐ ⓑ ⓒ ⓓ ⓔ	25	ⓐ ⓑ ⓒ ⓓ ⓔ	45	ⓐ ⓑ ⓒ ⓓ ⓔ	65	ⓐ ⓑ ⓒ ⓓ ⓔ
6	ⓐ ⓑ ⓒ ⓓ ⓔ	26	ⓐ ⓑ ⓒ ⓓ ⓔ	46	ⓐ ⓑ ⓒ ⓓ ⓔ	66	ⓐ ⓑ ⓒ ⓓ ⓔ
7	ⓐ ⓑ ⓒ ⓓ ⓔ	27	ⓐ ⓑ ⓒ ⓓ ⓔ	47	ⓐ ⓑ ⓒ ⓓ ⓔ	67	ⓐ ⓑ ⓒ ⓓ ⓔ
8	ⓐ ⓑ ⓒ ⓓ ⓔ	28	ⓐ ⓑ ⓒ ⓓ ⓔ	48	ⓐ ⓑ ⓒ ⓓ ⓔ	68	ⓐ ⓑ ⓒ ⓓ ⓔ
9	ⓐ ⓑ ⓒ ⓓ ⓔ	29	ⓐ ⓑ ⓒ ⓓ ⓔ	49	ⓐ ⓑ ⓒ ⓓ ⓔ	69	ⓐ ⓑ ⓒ ⓓ ⓔ
10	ⓐ ⓑ ⓒ ⓓ ⓔ	30	ⓐ ⓑ ⓒ ⓓ ⓔ	50	ⓐ ⓑ ⓒ ⓓ ⓔ	70	ⓐ ⓑ ⓒ ⓓ ⓔ
11	ⓐ ⓑ ⓒ ⓓ ⓔ	31	ⓐ ⓑ ⓒ ⓓ ⓔ	51	ⓐ ⓑ ⓒ ⓓ ⓔ	71	ⓐ ⓑ ⓒ ⓓ ⓔ
12	ⓐ ⓑ ⓒ ⓓ ⓔ	32	ⓐ ⓑ ⓒ ⓓ ⓔ	52	ⓐ ⓑ ⓒ ⓓ ⓔ	72	ⓐ ⓑ ⓒ ⓓ ⓔ
13	ⓐ ⓑ ⓒ ⓓ ⓔ	33	ⓐ ⓑ ⓒ ⓓ ⓔ	53	ⓐ ⓑ ⓒ ⓓ ⓔ	73	ⓐ ⓑ ⓒ ⓓ ⓔ
14	ⓐ ⓑ ⓒ ⓓ ⓔ	34	ⓐ ⓑ ⓒ ⓓ ⓔ	54	ⓐ ⓑ ⓒ ⓓ ⓔ	74	ⓐ ⓑ ⓒ ⓓ ⓔ
15	ⓐ ⓑ ⓒ ⓓ ⓔ	35	ⓐ ⓑ ⓒ ⓓ ⓔ	55	ⓐ ⓑ ⓒ ⓓ ⓔ	75	ⓐ ⓑ ⓒ ⓓ ⓔ
16	ⓐ ⓑ ⓒ ⓓ ⓔ	36	ⓐ ⓑ ⓒ ⓓ ⓔ	56	ⓐ ⓑ ⓒ ⓓ ⓔ		
17	ⓐ ⓑ ⓒ ⓓ ⓔ	37	ⓐ ⓑ ⓒ ⓓ ⓔ	57	ⓐ ⓑ ⓒ ⓓ ⓔ		
18	ⓐ ⓑ ⓒ ⓓ ⓔ	38	ⓐ ⓑ ⓒ ⓓ ⓔ	58	ⓐ ⓑ ⓒ ⓓ ⓔ		
19	ⓐ ⓑ ⓒ ⓓ ⓔ	39	ⓐ ⓑ ⓒ ⓓ ⓔ	59	ⓐ ⓑ ⓒ ⓓ ⓔ		
20	ⓐ ⓑ ⓒ ⓓ ⓔ	40	ⓐ ⓑ ⓒ ⓓ ⓔ	60	ⓐ ⓑ ⓒ ⓓ ⓔ		

【1～75】得点	（1問1点）
	／　75点

★このマークシートは，実際に使用されたデザインとは異なっています。

※コピーしてご利用下さい。

第112回 医師国家試験　　E問題　答案用紙

ふりがな	
氏　名	
大学名	

解答時間	1 時間40分（51問）
：　～　：	

総　得　点	【1～51】
	／　101点

問題			問題			問題	
1	ⓐ ⓑ ⓒ ⓓ ⓔ		21	ⓐ ⓑ ⓒ ⓓ ⓔ		41	ⓐ ⓑ ⓒ ⓓ ⓔ
2	ⓐ ⓑ ⓒ ⓓ ⓔ		22	ⓐ ⓑ ⓒ ⓓ ⓔ		42	ⓐ ⓑ ⓒ ⓓ ⓔ
3	ⓐ ⓑ ⓒ ⓓ ⓔ		23	ⓐ ⓑ ⓒ ⓓ ⓔ		43	ⓐ ⓑ ⓒ ⓓ ⓔ
4	ⓐ ⓑ ⓒ ⓓ ⓔ		24	ⓐ ⓑ ⓒ ⓓ ⓔ		44	ⓐ ⓑ ⓒ ⓓ ⓔ
5	ⓐ ⓑ ⓒ ⓓ ⓔ		25	ⓐ ⓑ ⓒ ⓓ ⓔ		45	ⓐ ⓑ ⓒ ⓓ ⓔ
6	ⓐ ⓑ ⓒ ⓓ ⓔ		26	ⓐ ⓑ ⓒ ⓓ ⓔ		46	ⓐ ⓑ ⓒ ⓓ ⓔ
7	ⓐ ⓑ ⓒ ⓓ ⓔ		27	ⓐ ⓑ ⓒ ⓓ ⓔ		47	ⓐ ⓑ ⓒ ⓓ ⓔ
8	ⓐ ⓑ ⓒ ⓓ ⓔ		28	ⓐ ⓑ ⓒ ⓓ ⓔ		48	ⓐ ⓑ ⓒ ⓓ ⓔ
9	ⓐ ⓑ ⓒ ⓓ ⓔ		29	ⓐ ⓑ ⓒ ⓓ ⓔ		49	ⓐ ⓑ ⓒ ⓓ ⓔ
10	ⓐ ⓑ ⓒ ⓓ ⓔ		30	ⓐ ⓑ ⓒ ⓓ ⓔ		50	ⓐ ⓑ ⓒ ⓓ ⓔ
11	ⓐ ⓑ ⓒ ⓓ ⓔ		31	ⓐ ⓑ ⓒ ⓓ ⓔ		51	ⓐ ⓑ ⓒ ⓓ ⓔ
12	ⓐ ⓑ ⓒ ⓓ ⓔ		32	ⓐ ⓑ ⓒ ⓓ ⓔ			
13	ⓐ ⓑ ⓒ ⓓ ⓔ		33	ⓐ ⓑ ⓒ ⓓ ⓔ			
14	ⓐ ⓑ ⓒ ⓓ ⓔ		34	ⓐ ⓑ ⓒ ⓓ ⓔ			
15	ⓐ ⓑ ⓒ ⓓ ⓔ		35	ⓐ ⓑ ⓒ ⓓ ⓔ			
16	ⓐ ⓑ ⓒ ⓓ ⓔ		36	ⓐ ⓑ ⓒ ⓓ ⓔ			
17	ⓐ ⓑ ⓒ ⓓ ⓔ		37	ⓐ ⓑ ⓒ ⓓ ⓔ			
18	ⓐ ⓑ ⓒ ⓓ ⓔ		38	ⓐ ⓑ ⓒ ⓓ ⓔ			
19	ⓐ ⓑ ⓒ ⓓ ⓔ		39	ⓐ ⓑ ⓒ ⓓ ⓔ			
20	ⓐ ⓑ ⓒ ⓓ ⓔ		40	ⓐ ⓑ ⓒ ⓓ ⓔ			

【1～26】得点　　（1問1点）	【27～51】得点　　（1問3点）
／　26点	／　75点

★このマークシートは，実際に使用されたデザインとは異なっています。

※コピーしてご利用下さい。

第112回 医師国家試験　　F問題　答案用紙

ふりがな	
氏　名	
大学名	

解答時間	２時間35分（84問）
： 〜 ：	
総　得　点	【1〜84】
	／　84点

問題						問題						問題						問題					
1	ⓐ ⓑ ⓒ ⓓ ⓔ					21	ⓐ ⓑ ⓒ ⓓ ⓔ					41	ⓐ ⓑ ⓒ ⓓ ⓔ					61	ⓐ ⓑ ⓒ ⓓ ⓔ				
2	ⓐ ⓑ ⓒ ⓓ ⓔ					22	ⓐ ⓑ ⓒ ⓓ ⓔ					42	ⓐ ⓑ ⓒ ⓓ ⓔ					62	ⓐ ⓑ ⓒ ⓓ ⓔ				
3	ⓐ ⓑ ⓒ ⓓ ⓔ					23	ⓐ ⓑ ⓒ ⓓ ⓔ					43	ⓐ ⓑ ⓒ ⓓ ⓔ					63	ⓐ ⓑ ⓒ ⓓ ⓔ				
4	ⓐ ⓑ ⓒ ⓓ ⓔ					24	ⓐ ⓑ ⓒ ⓓ ⓔ					44	ⓐ ⓑ ⓒ ⓓ ⓔ					64	ⓐ ⓑ ⓒ ⓓ ⓔ				
5	ⓐ ⓑ ⓒ ⓓ ⓔ					25	ⓐ ⓑ ⓒ ⓓ ⓔ					45	ⓐ ⓑ ⓒ ⓓ ⓔ					65	ⓐ ⓑ ⓒ ⓓ ⓔ				
6	ⓐ ⓑ ⓒ ⓓ ⓔ					26	ⓐ ⓑ ⓒ ⓓ ⓔ					46	ⓐ ⓑ ⓒ ⓓ ⓔ					66	ⓐ ⓑ ⓒ ⓓ ⓔ				
7	ⓐ ⓑ ⓒ ⓓ ⓔ					27	ⓐ ⓑ ⓒ ⓓ ⓔ					47	ⓐ ⓑ ⓒ ⓓ ⓔ					67	ⓐ ⓑ ⓒ ⓓ ⓔ				
8	ⓐ ⓑ ⓒ ⓓ ⓔ					28	ⓐ ⓑ ⓒ ⓓ ⓔ					48	ⓐ ⓑ ⓒ ⓓ ⓔ					68	ⓐ ⓑ ⓒ ⓓ ⓔ				
9	ⓐ ⓑ ⓒ ⓓ ⓔ					29	ⓐ ⓑ ⓒ ⓓ ⓔ					49	ⓐ ⓑ ⓒ ⓓ ⓔ					69	ⓐ ⓑ ⓒ ⓓ ⓔ				
10	ⓐ ⓑ ⓒ ⓓ ⓔ					30	ⓐ ⓑ ⓒ ⓓ ⓔ					50	ⓐ ⓑ ⓒ ⓓ ⓔ					70	ⓐ ⓑ ⓒ ⓓ ⓔ				
11	ⓐ ⓑ ⓒ ⓓ ⓔ					31	ⓐ ⓑ ⓒ ⓓ ⓔ					51	ⓐ ⓑ ⓒ ⓓ ⓔ					71	ⓐ ⓑ ⓒ ⓓ ⓔ				
12	ⓐ ⓑ ⓒ ⓓ ⓔ					32	ⓐ ⓑ ⓒ ⓓ ⓔ					52	ⓐ ⓑ ⓒ ⓓ ⓔ					72	ⓐ ⓑ ⓒ ⓓ ⓔ				
13	ⓐ ⓑ ⓒ ⓓ ⓔ					33	ⓐ ⓑ ⓒ ⓓ ⓔ					53	ⓐ ⓑ ⓒ ⓓ ⓔ					73	ⓐ ⓑ ⓒ ⓓ ⓔ				
14	ⓐ ⓑ ⓒ ⓓ ⓔ					34	ⓐ ⓑ ⓒ ⓓ ⓔ					54	ⓐ ⓑ ⓒ ⓓ ⓔ					74	ⓐ ⓑ ⓒ ⓓ ⓔ				
15	ⓐ ⓑ ⓒ ⓓ ⓔ					35	ⓐ ⓑ ⓒ ⓓ ⓔ					55	ⓐ ⓑ ⓒ ⓓ ⓔ					75	ⓐ ⓑ ⓒ ⓓ ⓔ				
16	ⓐ ⓑ ⓒ ⓓ ⓔ					36	ⓐ ⓑ ⓒ ⓓ ⓔ					56	ⓐ ⓑ ⓒ ⓓ ⓔ					76	ⓐ ⓑ ⓒ ⓓ ⓔ				
17	ⓐ ⓑ ⓒ ⓓ ⓔ					37	ⓐ ⓑ ⓒ ⓓ ⓔ					57	ⓐ ⓑ ⓒ ⓓ ⓔ					77	ⓐ ⓑ ⓒ ⓓ ⓔ				
18	ⓐ ⓑ ⓒ ⓓ ⓔ					38	ⓐ ⓑ ⓒ ⓓ ⓔ					58	ⓐ ⓑ ⓒ ⓓ ⓔ					78	ⓐ ⓑ ⓒ ⓓ ⓔ				
19	ⓐ ⓑ ⓒ ⓓ ⓔ					39	ⓐ ⓑ ⓒ ⓓ ⓔ					59	ⓐ ⓑ ⓒ ⓓ ⓔ					79	ⓐ ⓑ ⓒ ⓓ ⓔ				
20	ⓐ ⓑ ⓒ ⓓ ⓔ					40	ⓐ ⓑ ⓒ ⓓ ⓔ					60	ⓐ ⓑ ⓒ ⓓ ⓔ					80	ⓐ ⓑ ⓒ ⓓ ⓔ				
																		81	ⓐ ⓑ ⓒ ⓓ ⓔ				
																		82	ⓐ ⓑ ⓒ ⓓ ⓔ				
																		83	ⓐ ⓑ ⓒ ⓓ ⓔ				

【1〜84】得点	（1問1点）
	／　84点

84 ① ⓪ ① ② ③ ④ ⑤ ⑥ ⑦ ⑧ ⑨
　 ② ⓪ ① ② ③ ④ ⑤ ⑥ ⑦ ⑧ ⑨

★このマークシートは，実際に使用されたデザインとは異なっています。

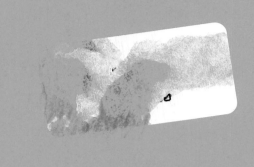

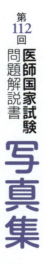

第112回 医師国家試験 問題解説書

写真集

112th National Examination for Medical Practitioners

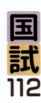

国試112

TECOM

112

A

別　　冊

(A 問題14)

No. 1

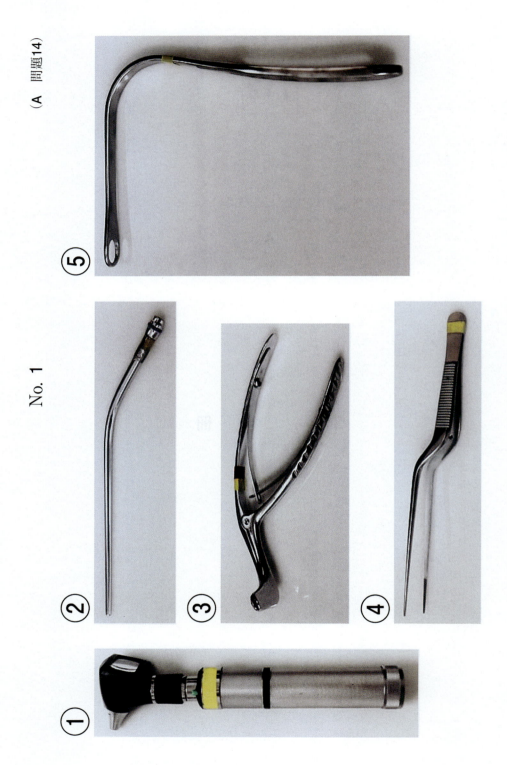

A―別冊写真

No. 2 (A 問題16)

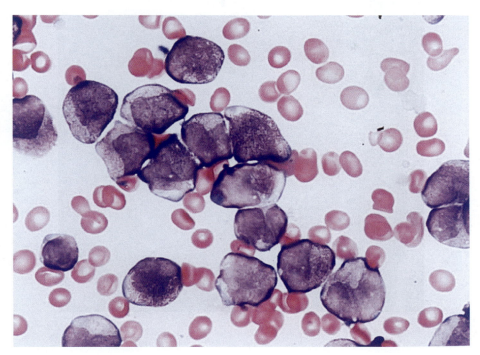

No. 3　　　　（A　問題19）

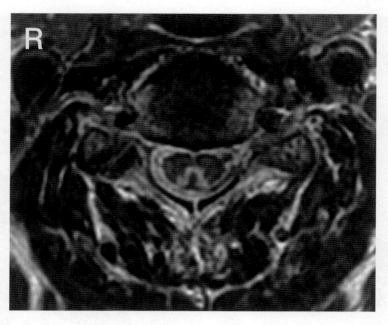

No. 4　　　　（A　問題22）

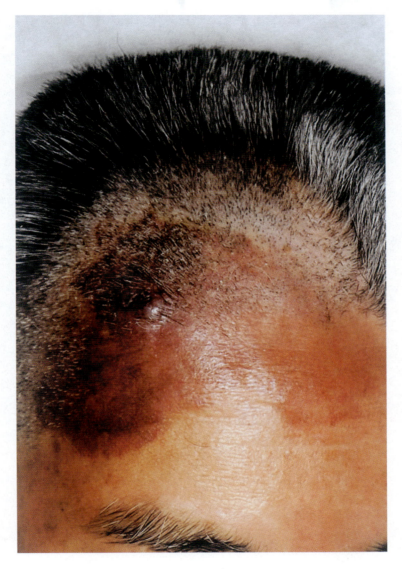

No. 5　　　　　　　　（A　問題23）

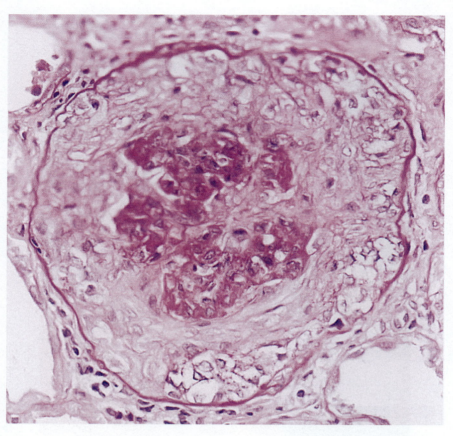

No. 6　（A　問題25）

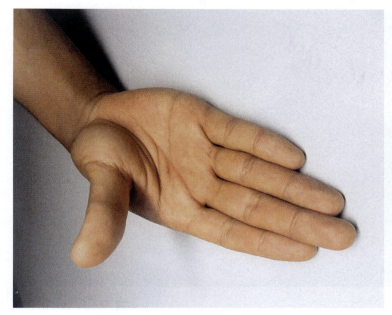

叩打後

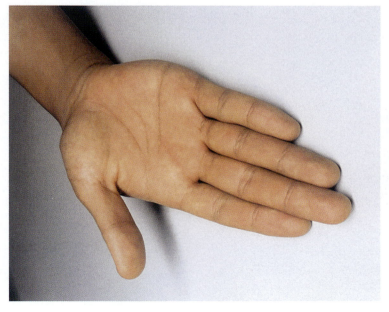

叩打前

No. 7　　　　　（A　問題27）

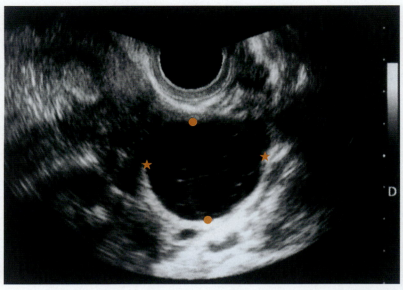

★＝37.0mm
●＝31.7mm

No. 8 A　　（A　問題28）

No. 8 B　　（A　問題28）

記録速度 25mm/秒

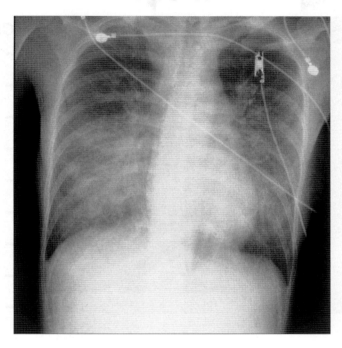

No. 8 C　　　　（A　問題28）

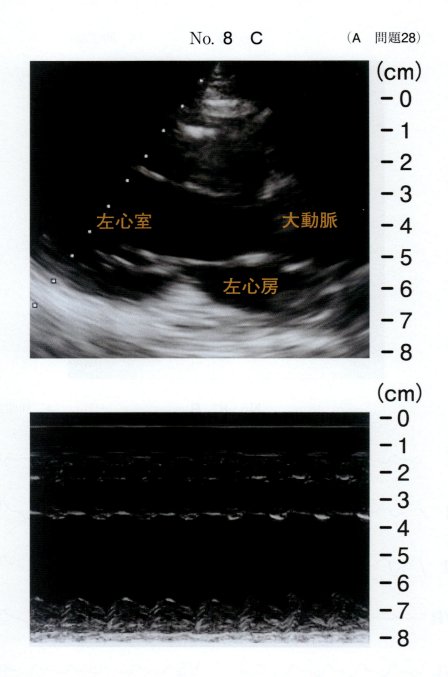

No. 9　　　　　　（A　問題29）

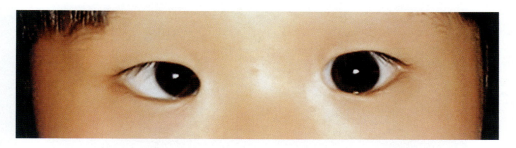

No. 10　A　　　　　（A　問題31）

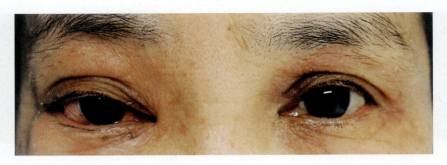

No. 10　B　　　　　（A　問題31）

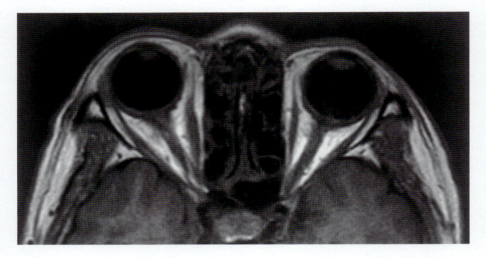

No. 10 C　　　　　（A　問題31）

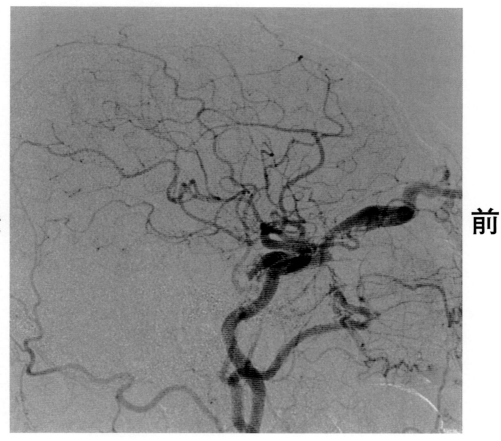

後　　　　　前

No. 11　　　（A　問題33）

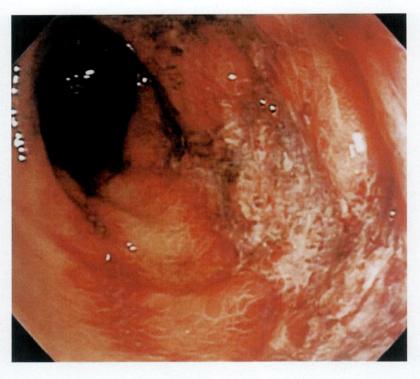

No. 12 (A 問題34)

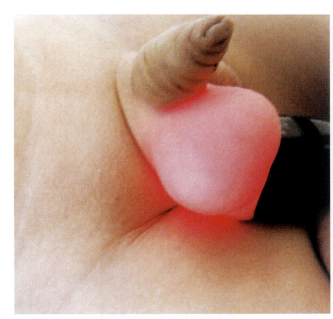
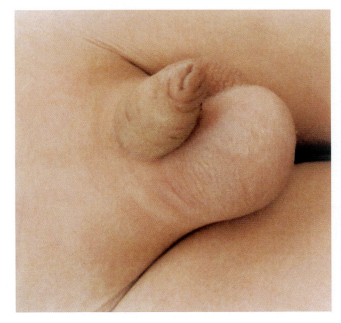

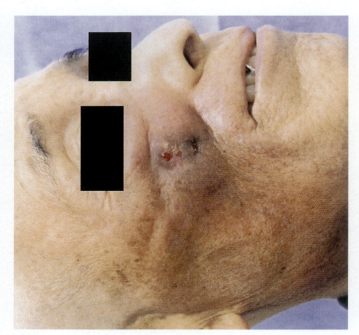

No. 13 A （A 問題35）

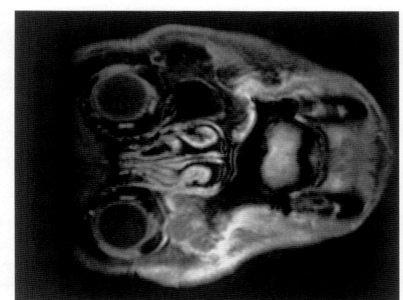

No. 13 C （A 問題35）

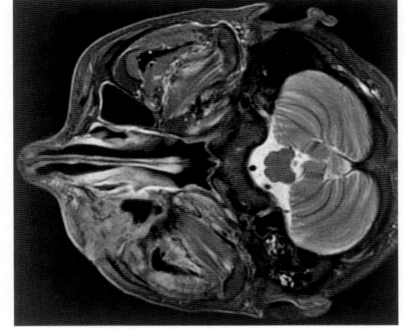

No. 13 B （A 問題35）

No. 14　　　　　　　（A　問題36）

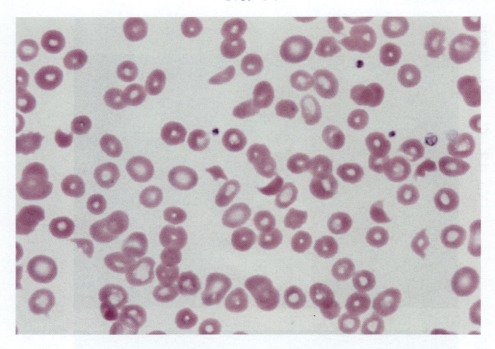

A－別冊写真

このページは余白です

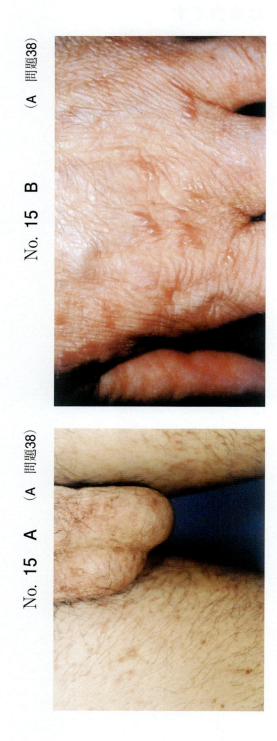

No. 15 B （A 問題38）

No. 15 A （A 問題38）

No. 15 C （A 問題38）

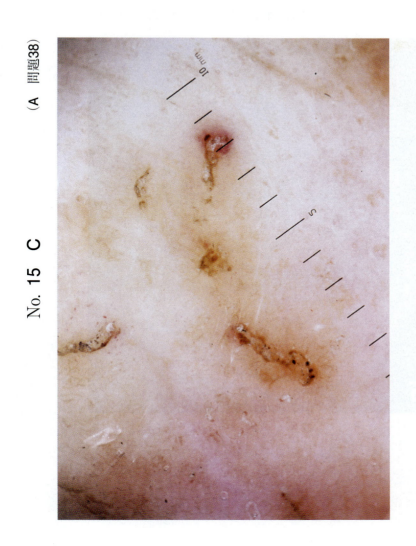

No. 16　A　　　（A　問題40）

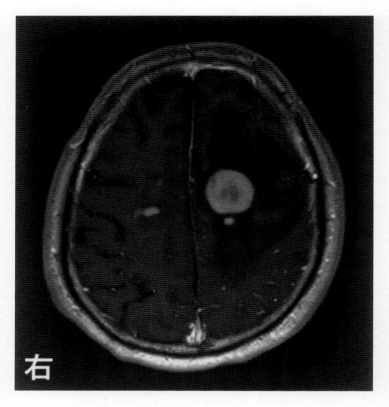

右

No. 16　B　　　（A　問題40）

No. 16　C　　　（A　問題40）

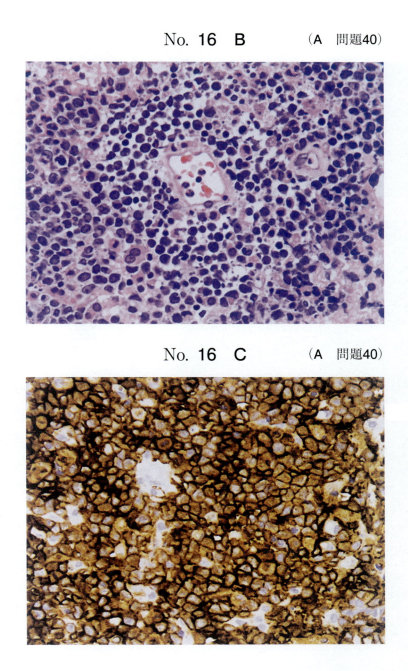

No. 17　A　　　　　　　　　　　　　　　　　　　　　　　　　　　　　　（A　問題41）

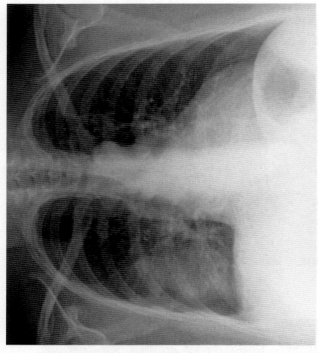

胸腔穿刺1時間後

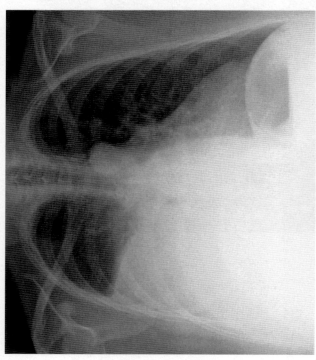

来院時

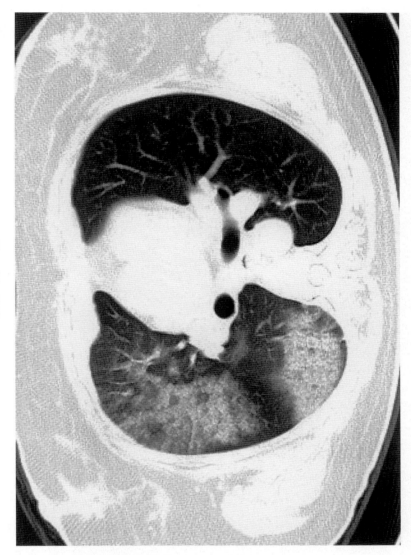

No. 17 B （A 問題41）

No. 18　　　（A　問題43）

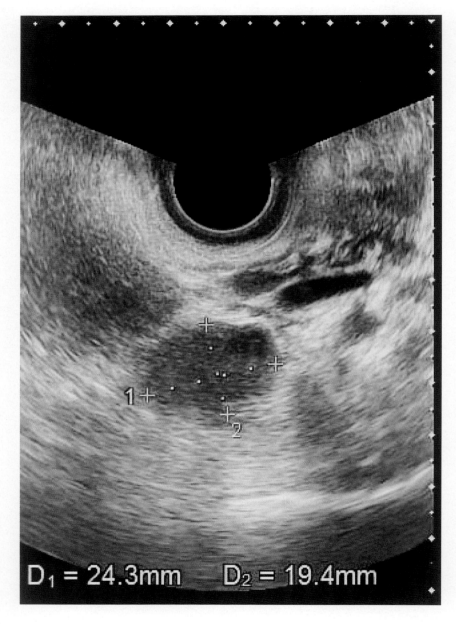

$D_1 = 24.3mm$　　$D_2 = 19.4mm$

No. 19　　　　　　　　　（A　問題45）

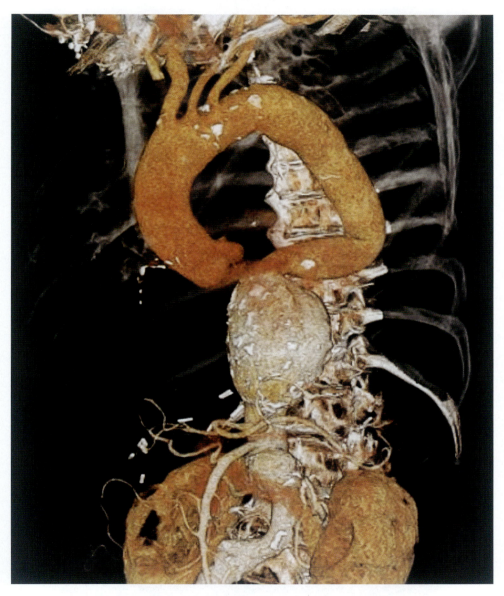

No. 20　A　　　　（A　問題48）

No. 20　B　　　　（A　問題48）

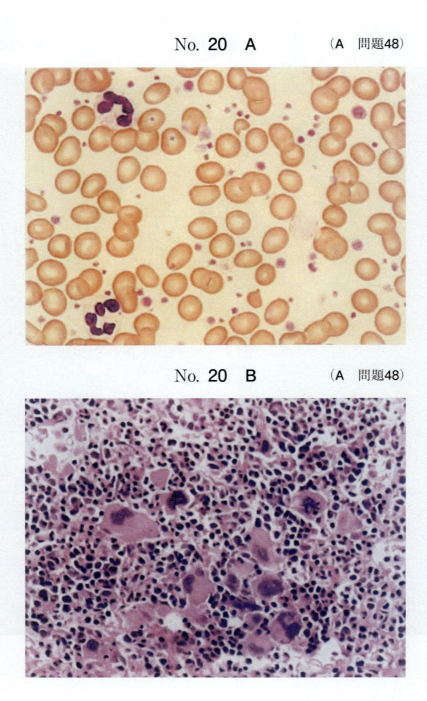

No. 21　　　　　　　　（A　問題49）

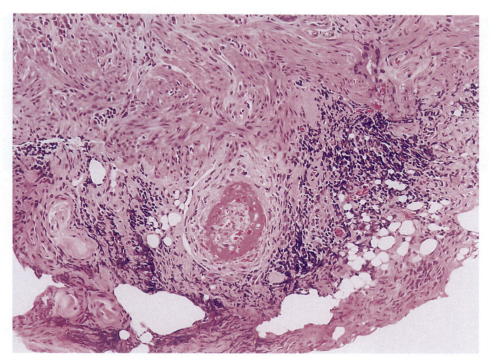

No. 22　　　　　　（A　問題52）

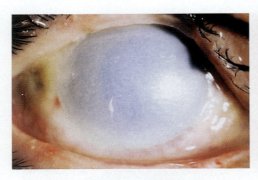 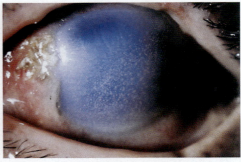

　　右　眼　　　　　　左　眼

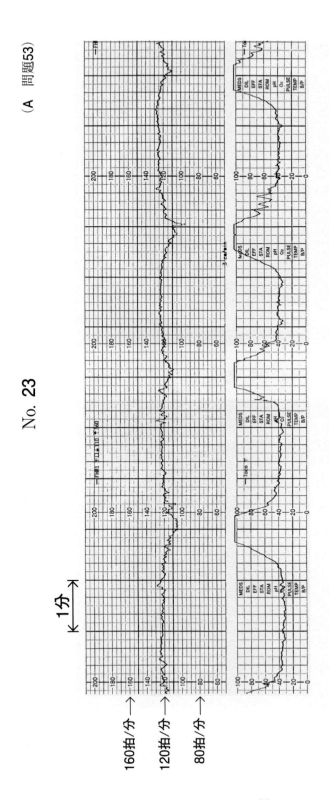

No. 24　A　　　　　（A　問題54）

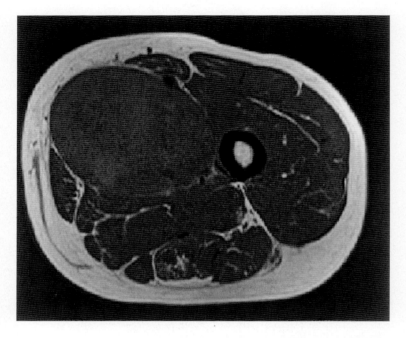

No. 24　B　　　　　（A　問題54）

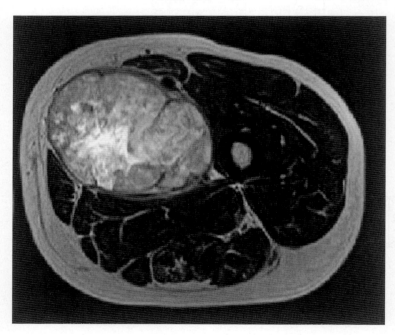

No. 25　　　　　　　　　（A　問題55）

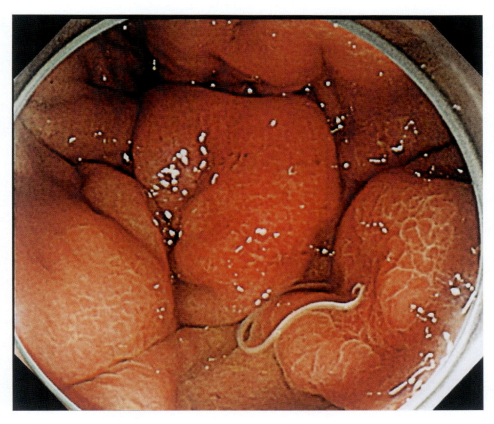

No. 26　A　（A　問題56）

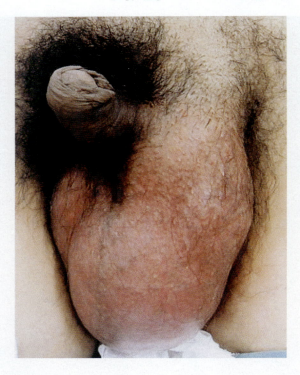

No. 26　B　　　　　（A　問題56）

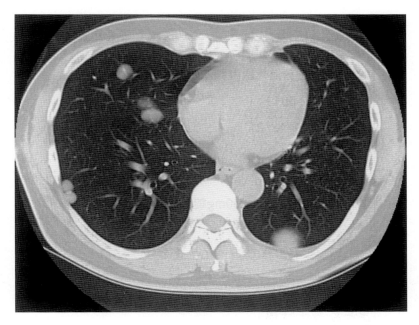

No. 26　C　　　　　（A　問題56）

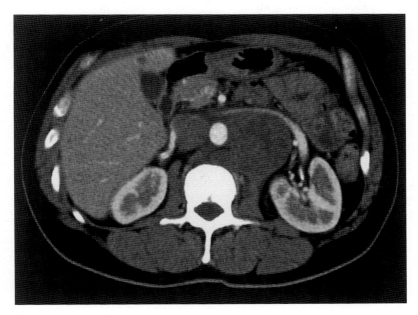

No. 27　　　（A　問題57）

お薬は用法用量を守って服用してください

○△大学附属病院
診療科名:内分泌代謝内科
患者名:厚生 太郎
患者ID:112-0013
医師名:労働 二郎
処方日:2017/12/21

①グリメピリド 0.5mg錠　　　　　1回1錠
　　　　　　　　　　　　　　（1日1回）　朝食後
　　　　　　　　　　　　　　　　　　　　28日分

②メトホルミン塩酸塩 250mg錠　1回1錠
　　　　　　　　　　　　　　（1日3回）　朝昼夕食後
　　　　　　　　　　　　　　　　　　　　28日分

○△大学附属病院
診療科名:内分泌代謝内科
患者名:厚生 太郎
患者ID:112-0013
医師名:労働 二郎
処方日:2018/1/18

①グリメピリド 0.5mg錠　　　　　1回1錠
　　　　　　　　　　　　　　（1日1回）　朝食後
　　　　　　　　　　　　　　　　　　　　28日分

②メトホルミン塩酸塩 250mg錠　1回2錠
　　　　　　　　　　　　　　（1日3回）　朝昼夕食後
　　　　　　　　　　　　　　　　　　　　28日分

No. 28　　　　　　　（A　問題60）

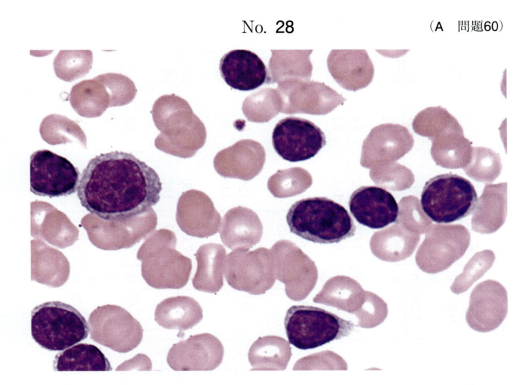

No. 29

(A　問題61)

日付		時刻	血圧	脈拍数
29年 5/21	朝	6:40	142／74	86
	昼	7:00	127／69	61
/22	朝	6:40	140／74	56
	昼	7:00	129／70	64
/23	朝	6:40	138／73	86
	昼	7:00	134／69	52
/24	朝	6:30	140／63	66
	昼	7:00	130／73	54
/25	朝	6:30	134／82	77
	昼	7:00	122／74	54
/26	朝	6:40	130／76	79
	昼	7:00	128／72	60
/27	朝	6:40	140／79	59
	昼	7:00	136／79	58

日付		時刻	血圧	脈拍数
29年 5/28	朝	6:30	136／74	70
	昼	7:00	134／81	61
/29	朝	6:30	144／74	51
	昼	7:00	132／74	48
/30	朝	6:30	145／73	61
	昼	7:00	136／71	59
/31	朝	6:40	134／72	61
	昼	7:00	126／71	61
6/1	朝	6:30	140／75	68
	昼	7:00	138／76	55
/2	朝	6:30	140／81	58
	昼	7:00	136／80	52
/3	朝	6:30	136／72	62
	昼	7:00	134／77	66

No. 30　　　　　　　　（A　問題62）

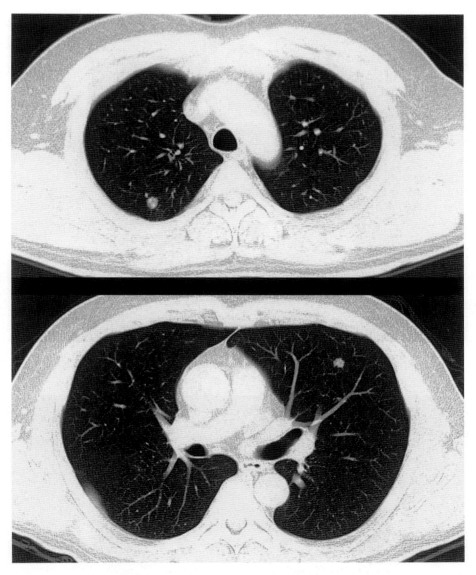

No. 31　A　　　　　　　　（A　問題64）

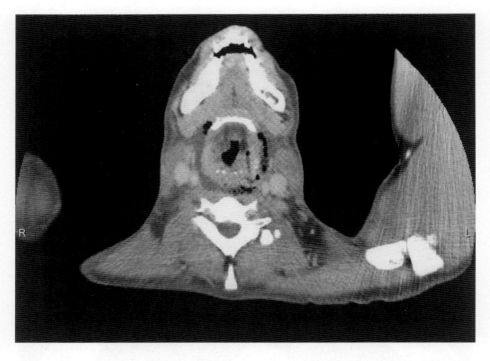

No. 31　B　　　　　　　　（A　問題64）

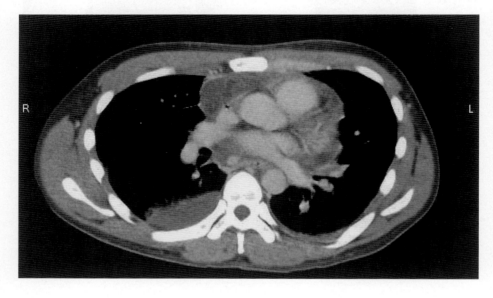

No. 31　C　　　（A　問題64）

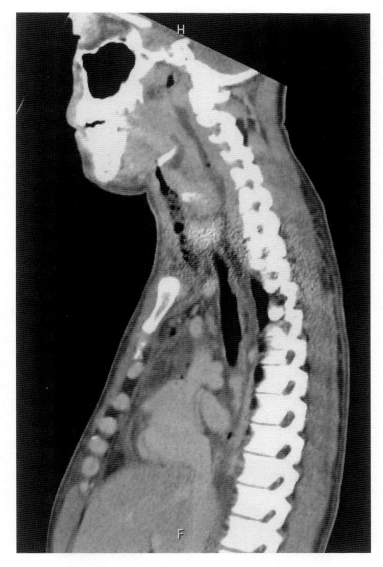

No. 32 A　　（A　問題66）

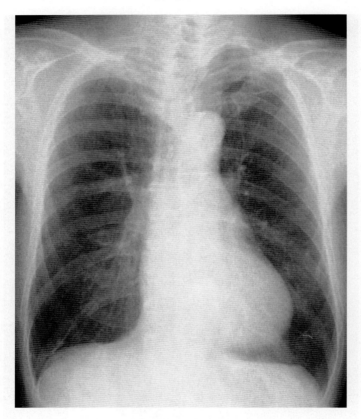

No. 32 B　　（A　問題66）

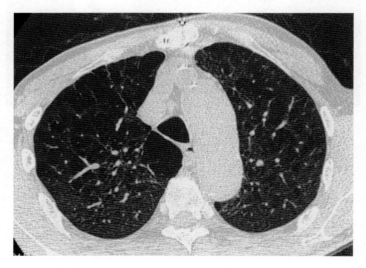

No. 33　　（A　問題67）

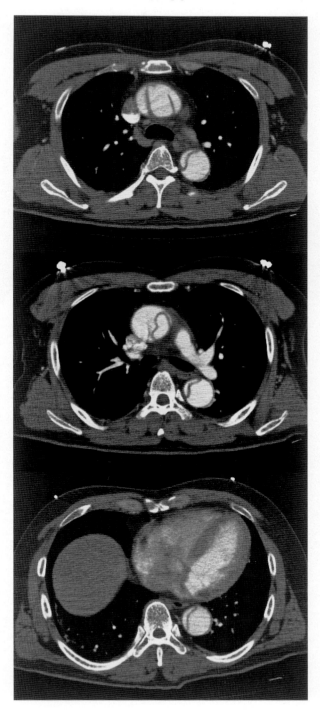

No. 34　　　　　　　　（A 問題69）

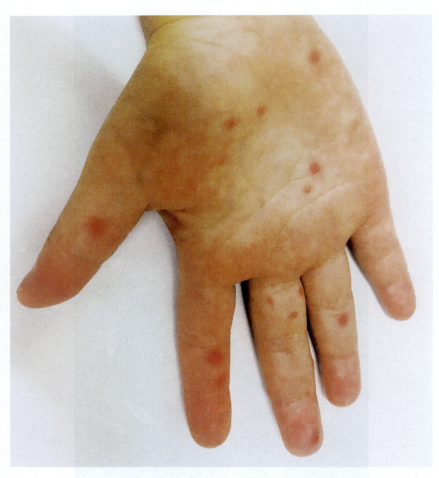

No. 35 　　　　　（A　問題70）

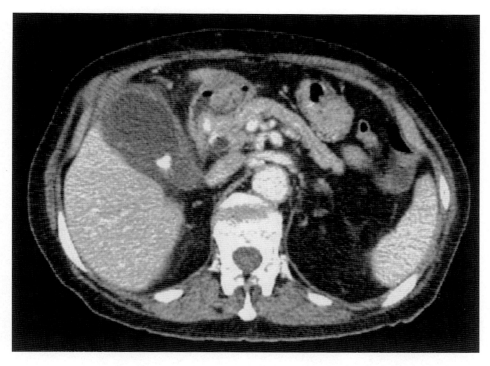

No. 36　　　　　　　　（A　問題71）

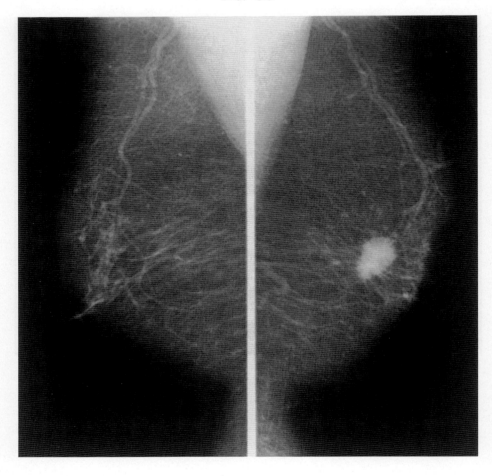

No. 37　A　　　　　　　　（A　問題73）

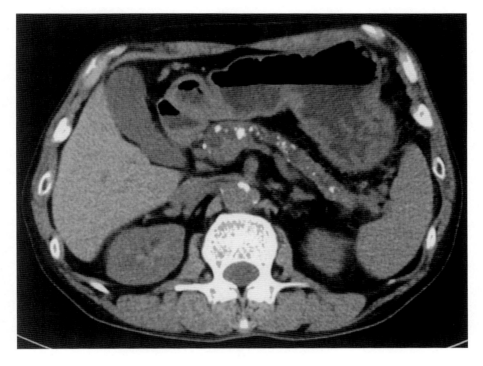

No. 37　B　　　　　　　　（A　問題73）

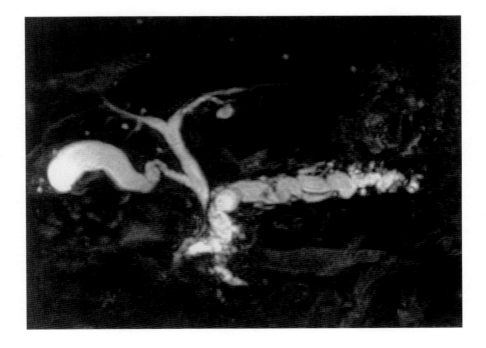

112

B

別　　　　冊

No. 1　　　　　　　　　（B　問題19）

死亡診断書（死体検案書）

この死亡診断書（死体検案書）は、我が国の死因統計作成の資料としても用いられます。かい書で、できるだけ詳しく書いてください。

氏　　名		1 男 2 女	生年月日	明治　昭和 大正　平成 （生まれてから30日以内に死亡したときは生まれた時刻も書いてください。）	年　月　日 午前・午後　時　分
死亡したとき	平成　　年　　月　　日　　　午前・午後　　時　　分				

死亡したところ 及びその種別	死亡したところの種別	1 病院　2 診療所　3 介護老人保健施設　4 助産所　5 老人ホーム　6 自宅　7 その他	
	死亡したところ		番　地 番　号
	(死亡したところの種別1〜5) 施　設　の　名　称		

死亡の原因				発病（発症） 又は受傷から 死亡までの 期間	
◆I欄、II欄ともに疾患の終末期の状態としての心不全、呼吸不全等は書かないでください ◆I欄では、最も死亡に影響を与えた傷病名を医学的因果関係の順番で書いてください ◆I欄の傷病名の記載は各欄一つにしてください　ただし、欄が不足する場合は(エ)欄に残りを医学的因果関係の順番で書いてください	I	（ア）直接死因			
		（イ）（ア）の原因		◆年、月、日等の単位で書いてください　ただし、1日未満の場合は、時、分等の単位で書いてください （例：1年3ヵ月、5時間20分）	
		（ウ）（イ）の原因			
		（エ）（ウ）の原因			
	II	直接には死因に関係しないがI欄の傷病経過に影響を及ぼした傷病名等			
	手術	1 無　2 有	部位及び主要所見	手術年月日	平成 昭和　年　月　日
	解	1 無　2 有	主要所見		

— 52 —

(B 問題29)

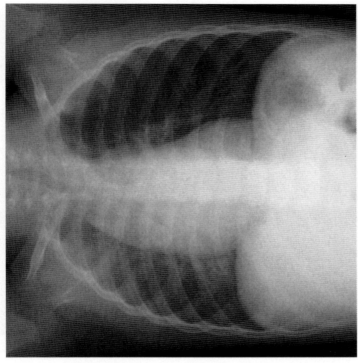

呼気時

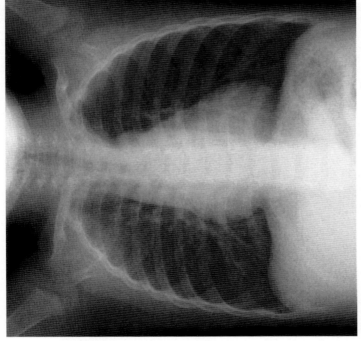

吸気時

No. 3　　　　　　　　（B　問題30）

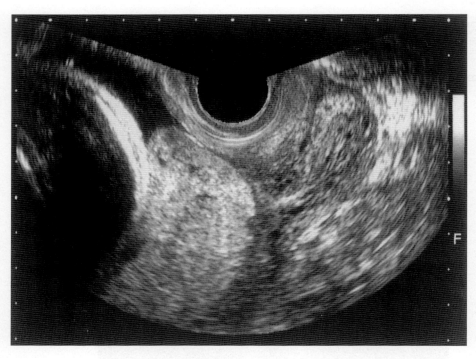

No. 4 A　　　　　　　　（B　問題38）

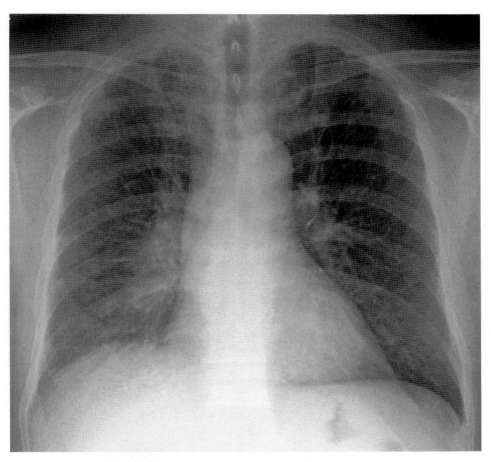

No. 4　B　　　　　　（B　問題38）

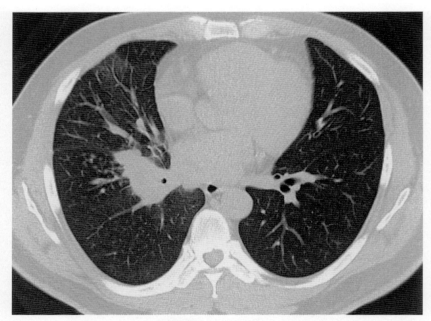

（肺野条件）

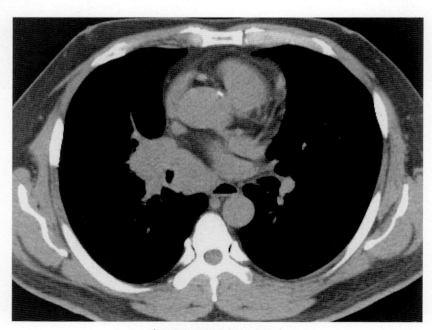

（縦隔条件）

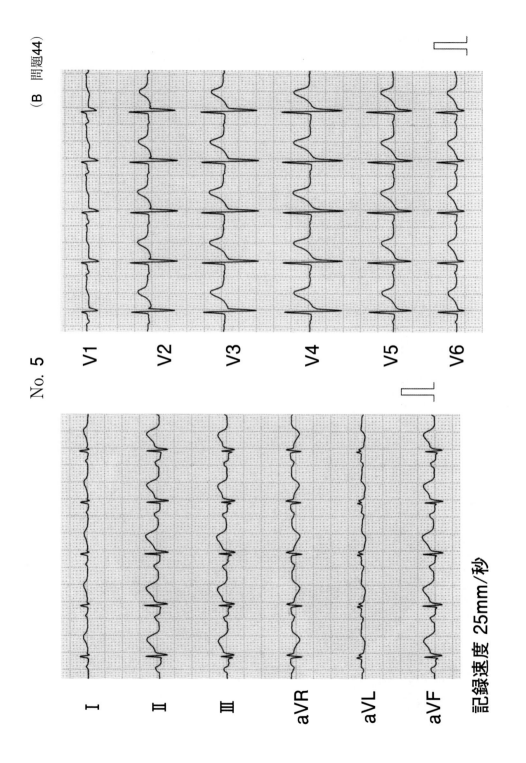

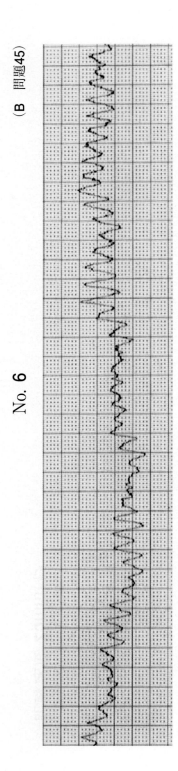

No. 6　（B　問題45）

112

C

別　　　冊

No. 1　　　　　　　　（C　問題7）

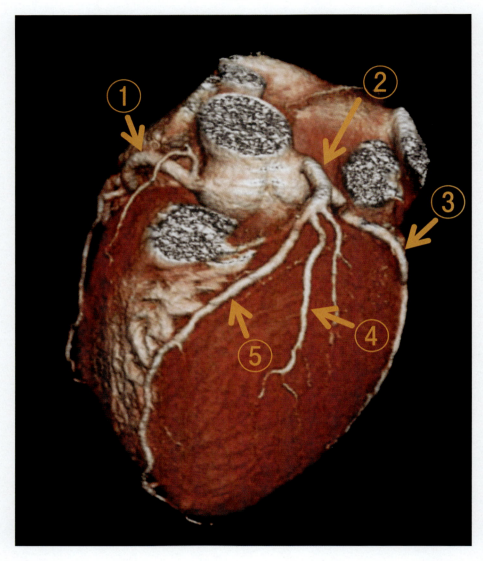

No. 2　　　（C　問題25）

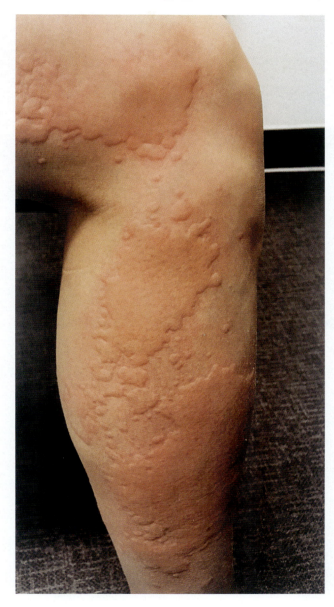

No. 3　　　　　　　　（C　問題26）

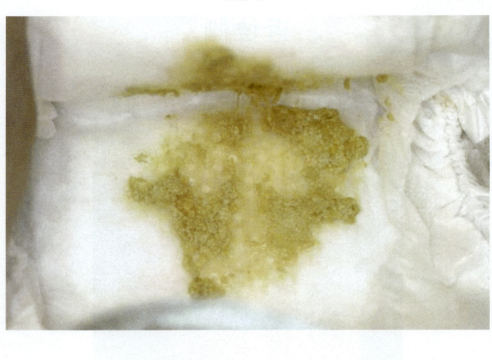

No. 4　　　　　（C　問題27）

近位側

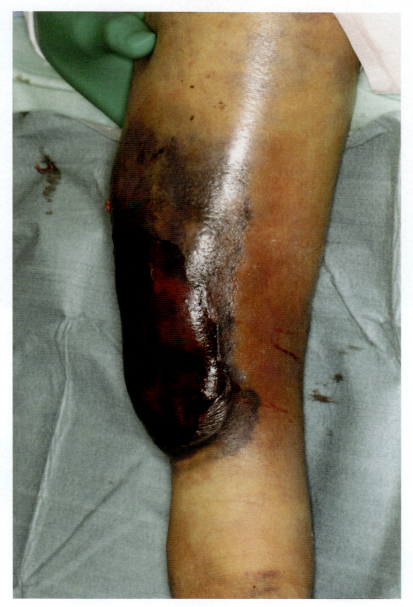

遠位側

No. 5　A　　　　　　　　（C　問題31）

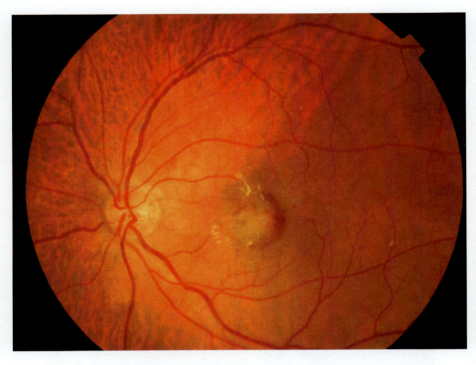

No. 5　B　　　　　　　　（C　問題31）

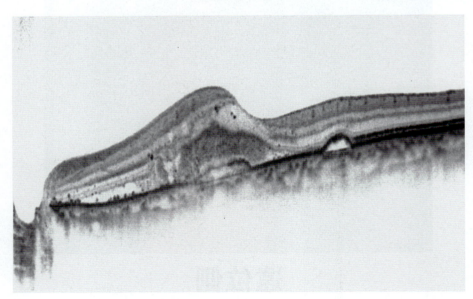

No. 6 A　　（C　問題32）

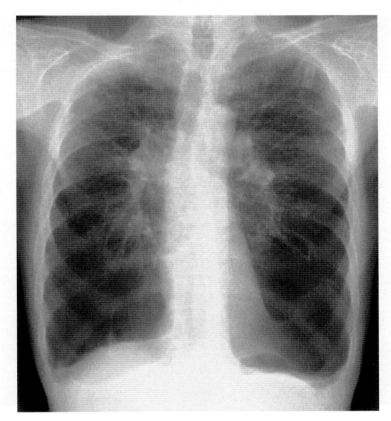

No. 6 B　　（C　問題32）

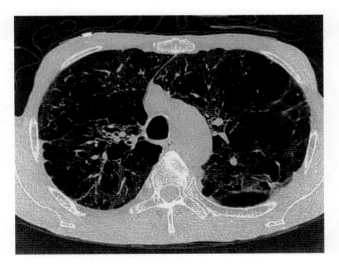

No. 7 A　　　（C　問題38）

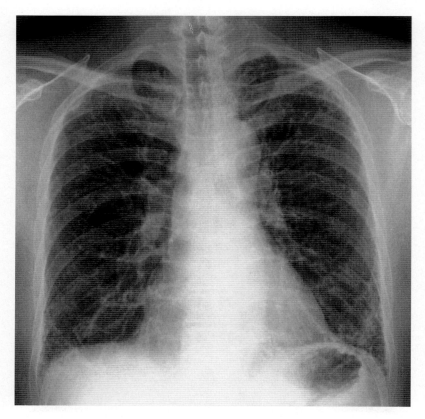

No. 7 B　　　（C　問題38）

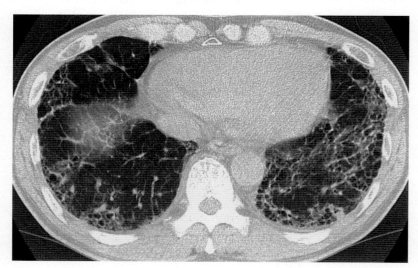

No. 7 C　　　　　　（C　問題38）

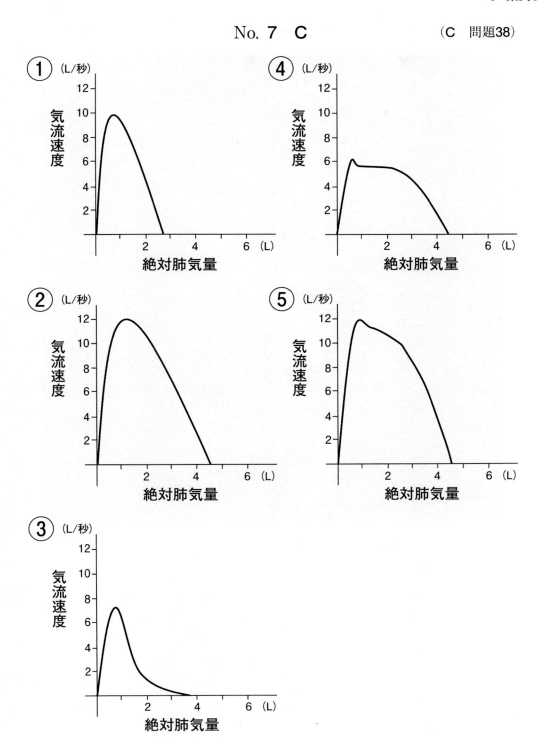

No. 8　　　　　　　　（C　問題39）

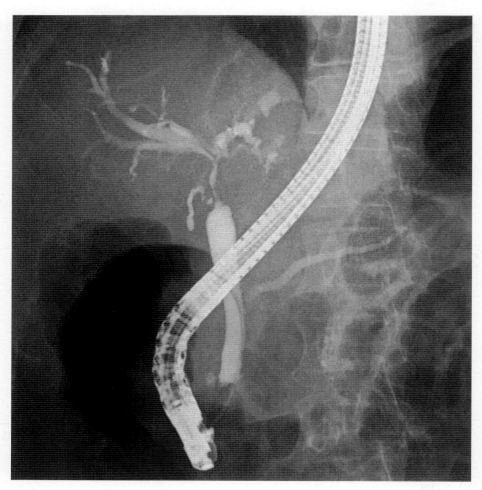

No. 9　　　　　　　　（C　問題44）

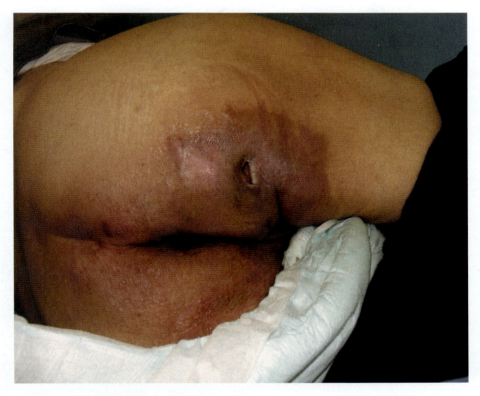

No. 10　　　　　（C　問題46）

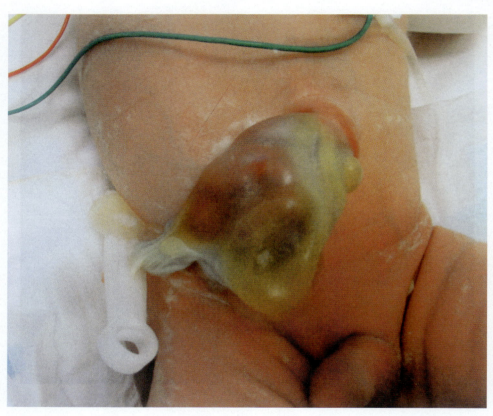

No. 11　　　（C　問題49）

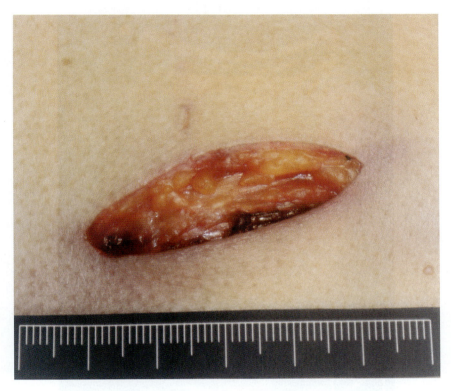

No. 12 A　　（C　問題52）

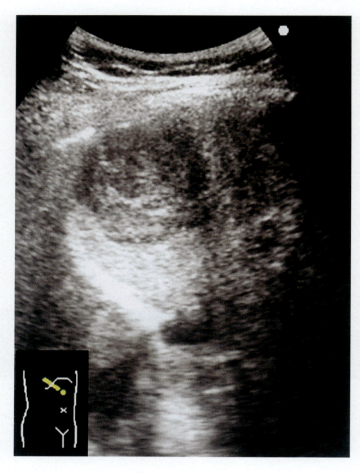

No. 12　B　　　（C　問題52）

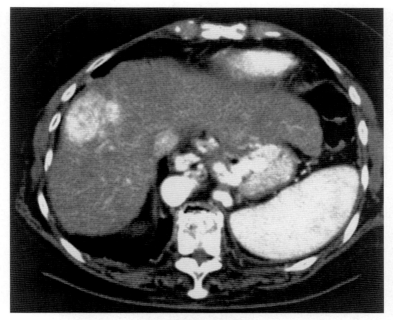

（早期相）

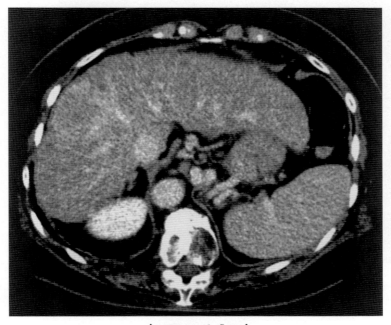

（遅延相）

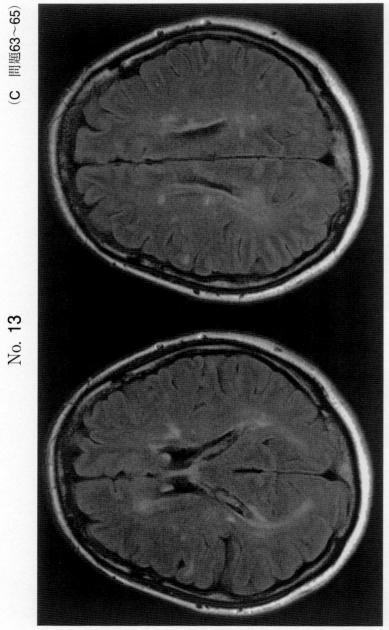

No. 13　(C 問題63〜65)

右

112

D

別　　　冊

No. 1 　　　　　　（D　問題3）

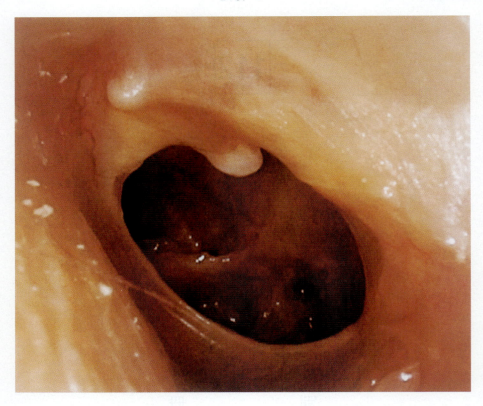

No. 2　　　　　　　　　（D　問題6）

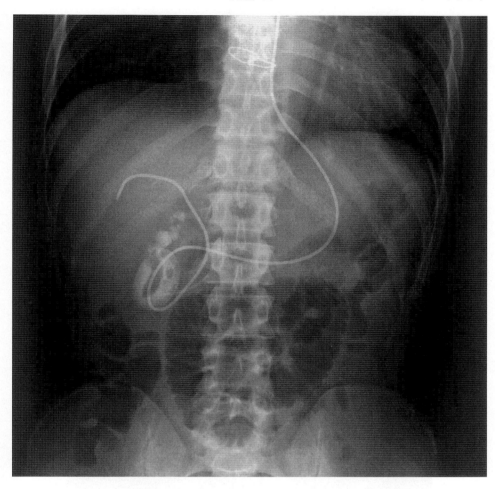

No. 3 A　　　　（D　問題16）

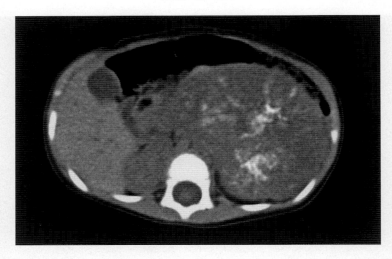

No. 3 B　　　　（D　問題16）

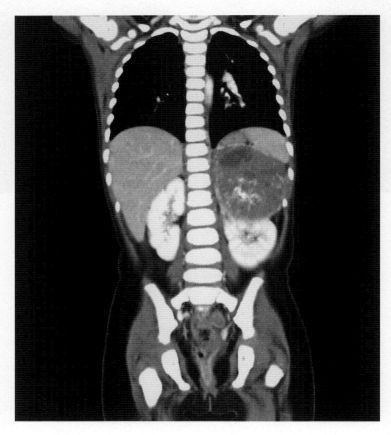

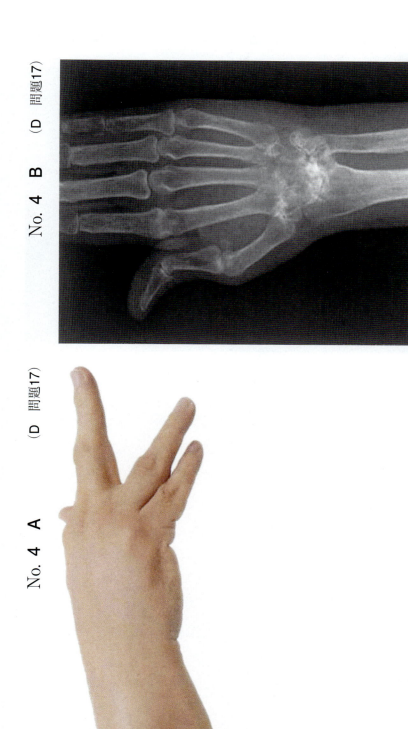

No. 4 B （D 問題17）

No. 4 A （D 問題17）

No. 5　　　　　　　　　（D　問題18）

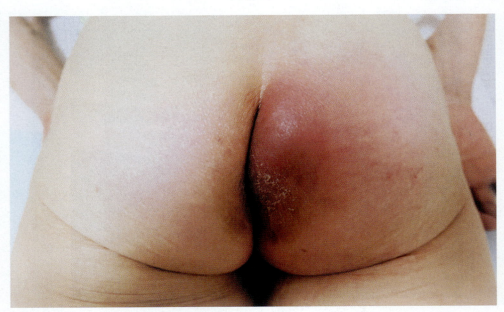

No. 6 A　　　　　　　　（D　問題20）

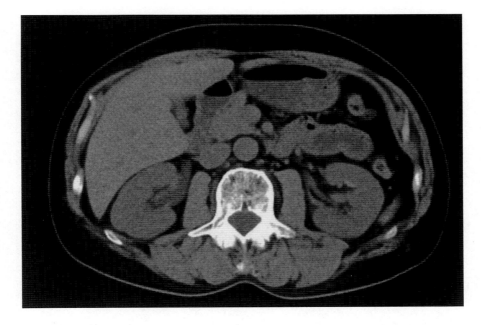

No. 6 B　　　　　　　　（D　問題20）

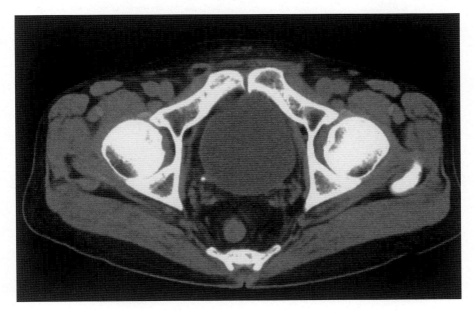

No. 7 A　　　　　　　　　　（D　問題21）

No. 7 B　　　　　　　　　　（D　問題21）

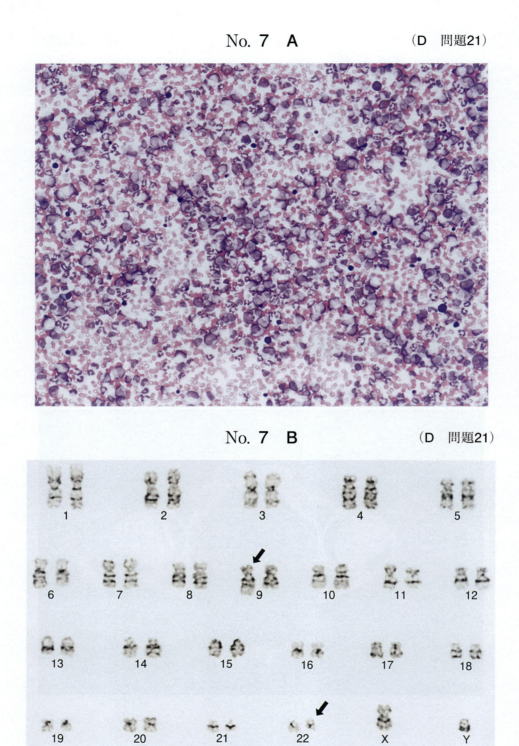

No. 8　　　　　　　　（D　問題22）

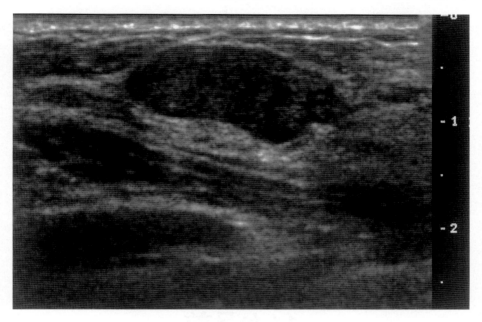

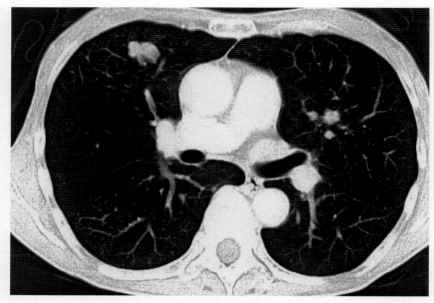

11か月前

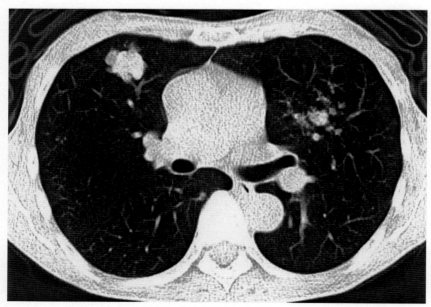

今　回

No. 10　　　　　　　　　（D　問題24）

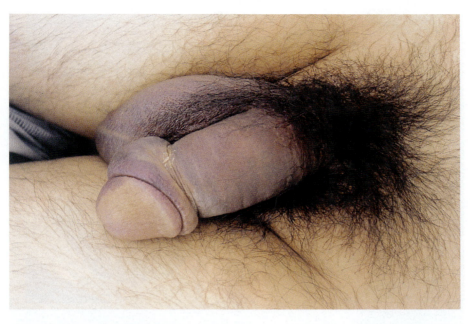

No. 11　A　　　　　　　（D　問題25）

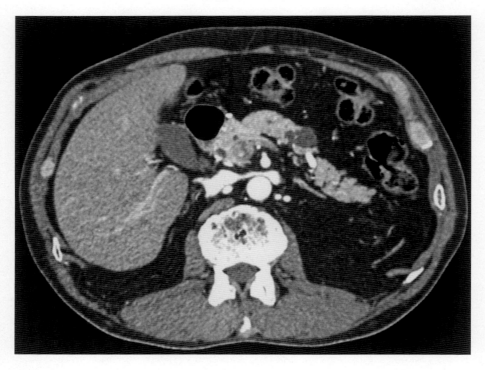

No. 11　B　　　　　　　（D　問題25）

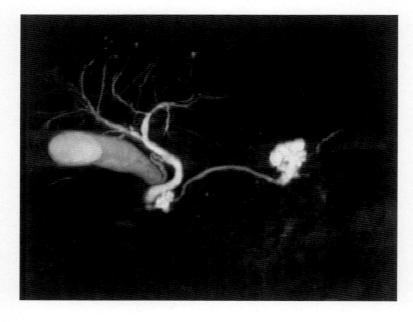

No. 12　　　　　　（D　問題29）

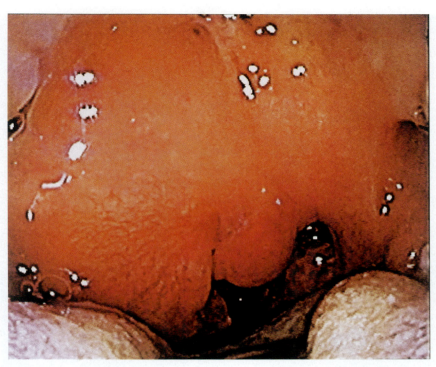

No. 13　　　　（D　問題30）

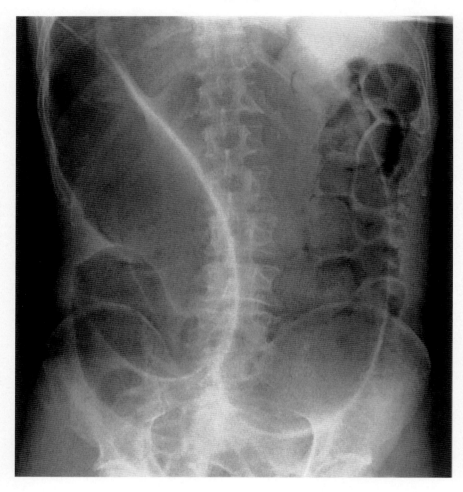

No. 14　　　　　　　　　　（D　問題31）

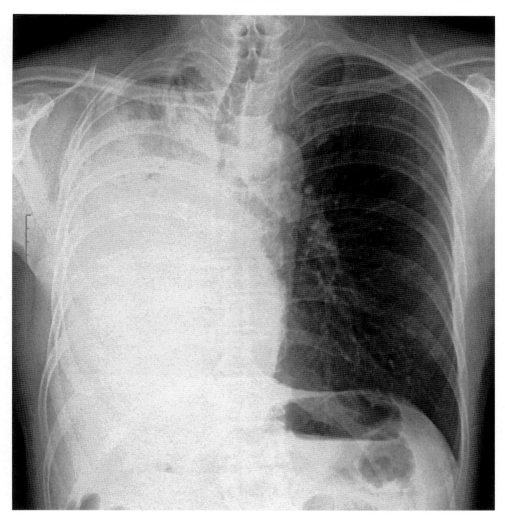

No. 15 A　　　　　　（D　問題32）

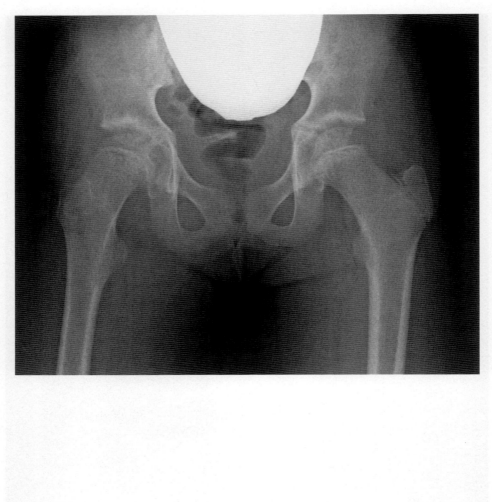

No. 15　B　　　　　（D　問題32）

右

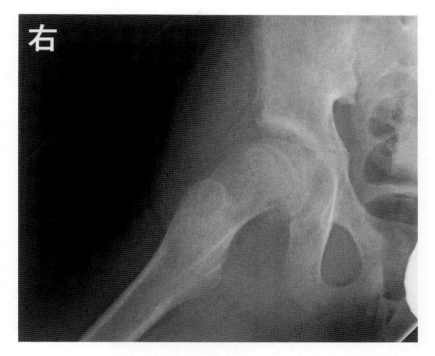

No. 15　C　　　　　（D　問題32）

左

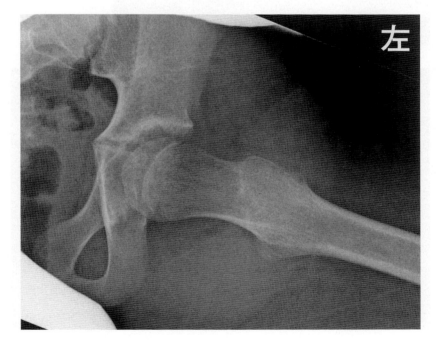

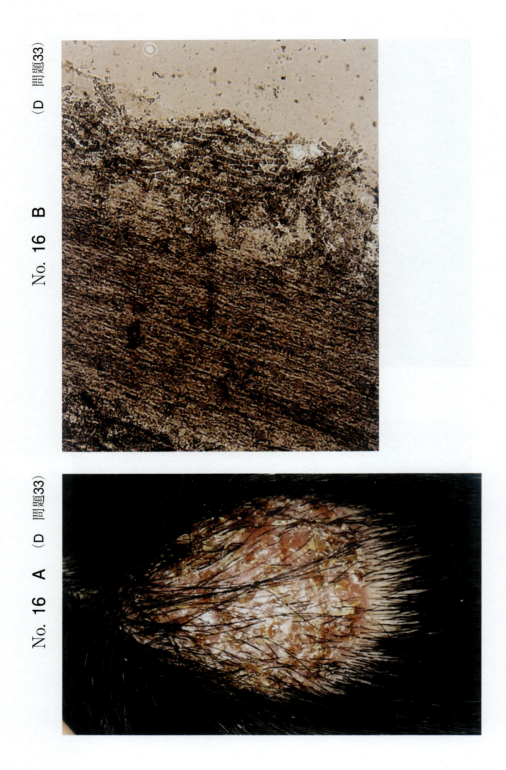

No. 16 B （D 問題33）

No. 16 A （D 問題33）

No. 17　　　　　　　　（D　問題34）

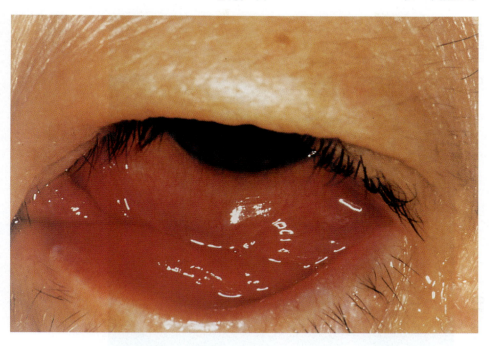

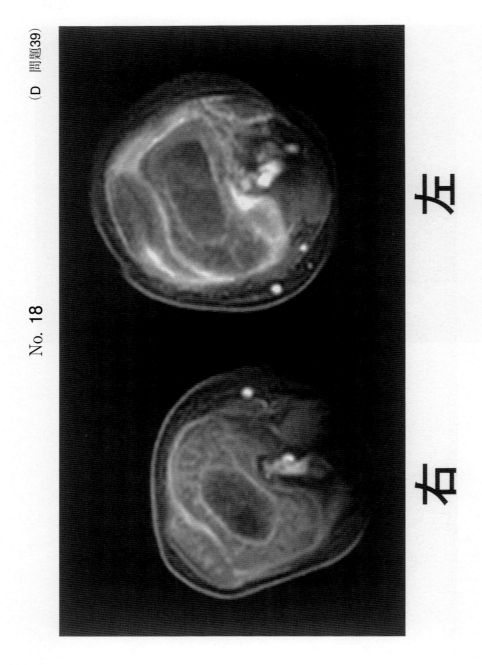

No. 18　　(D　問題39)

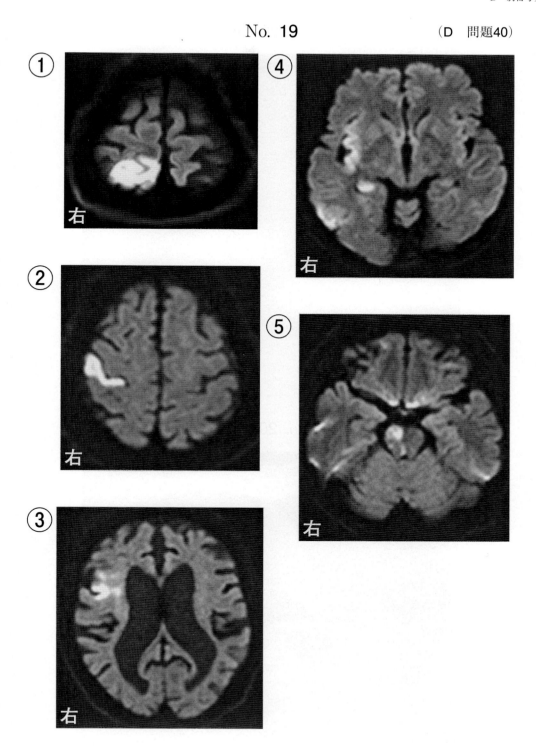

No. 20 A （D 問題41）

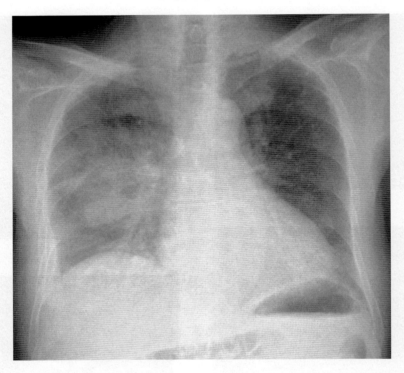

No. 20 B （D 問題41）

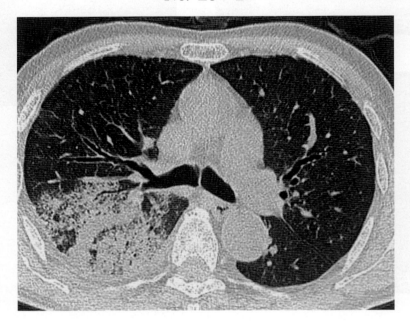

No. 21　　　　　　　（D　問題43）

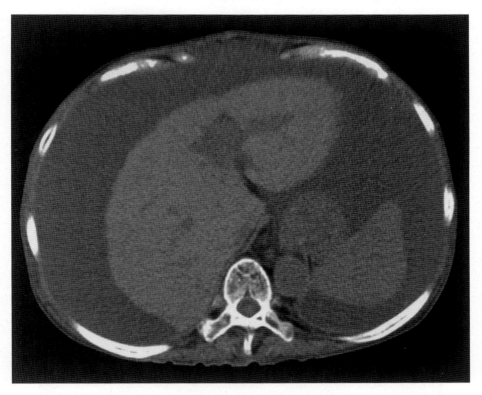

No. 22　　　　（D　問題45）

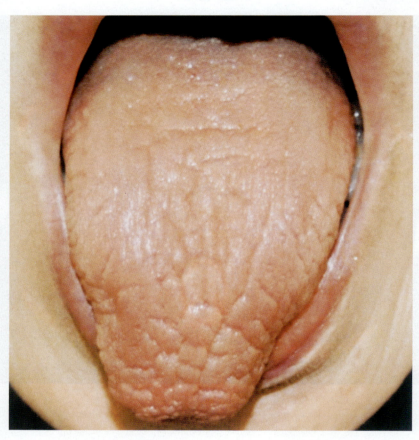

No. 23　A　　　（D　問題48）

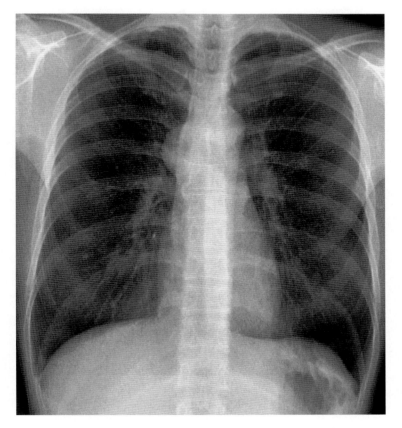

No. 23　B　　　（D　問題48）

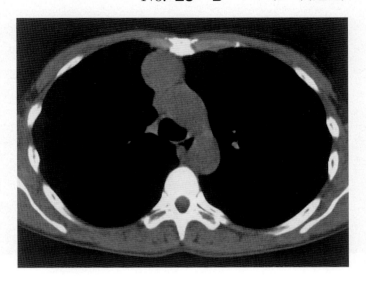

No. 24　A　（D　問題49）

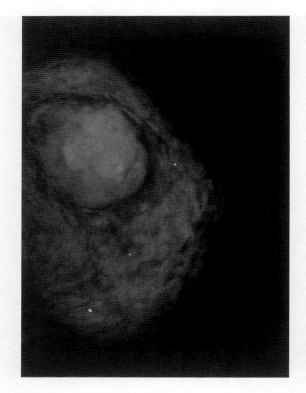

No. 24　B　（D　問題49）

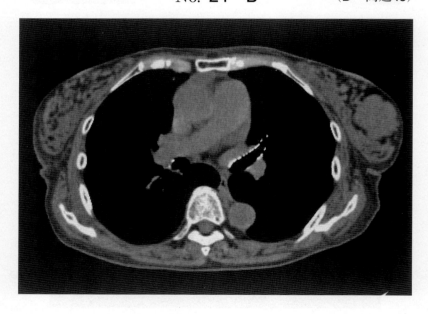

D—別冊写真

このページは余白です

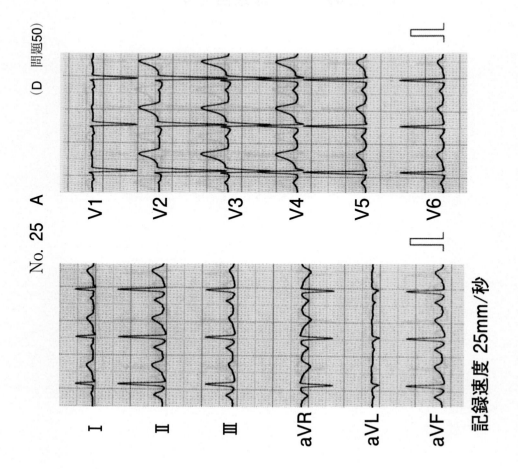

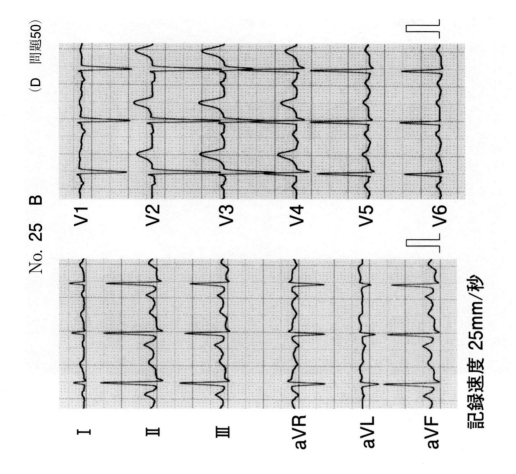

No. 26　　　　（D　問題52）

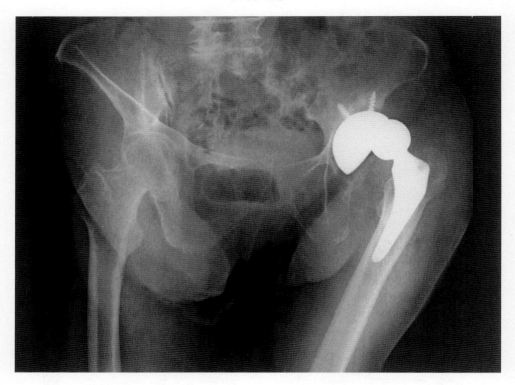

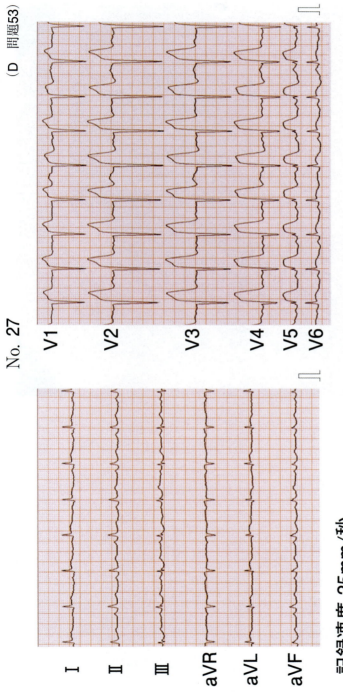

No. 28　　　　　　　　（D　問題56）

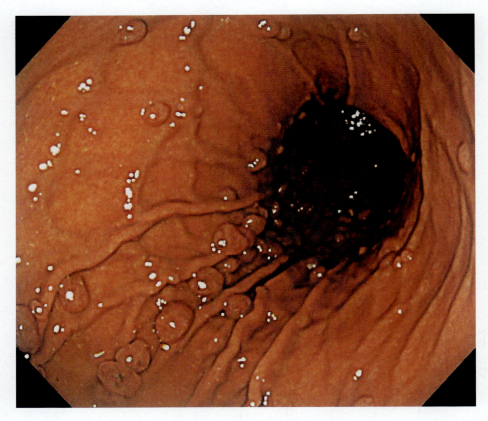

No. 29　　　　　　　　　（D　問題57）

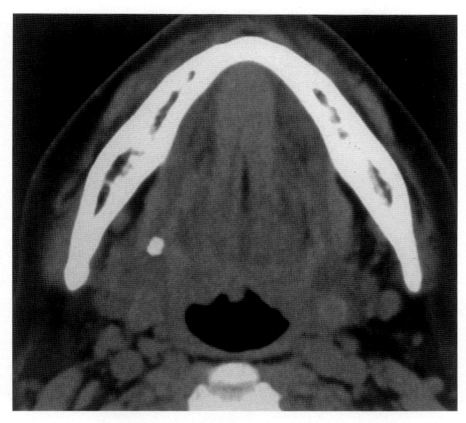

No. 30　　　　　　　（D　問題59）

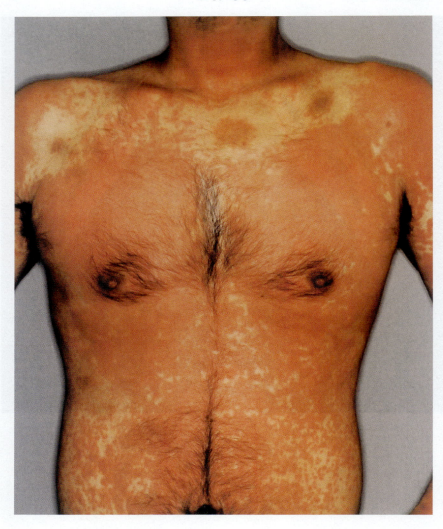

No. 31　　　　　　　（D　問題60）

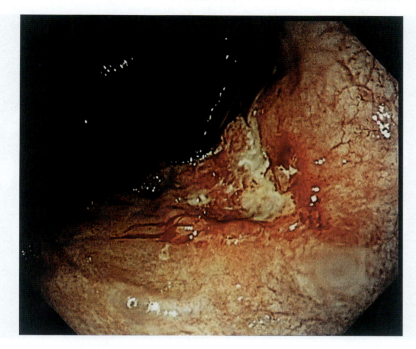

No. 32　　　　　　　　（D　問題62）

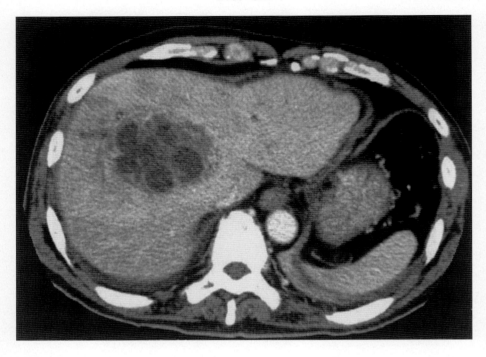

No. 33　A　　　（D　問題63）

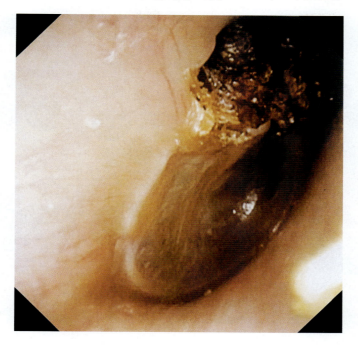

No. 33　B　　　（D　問題63）

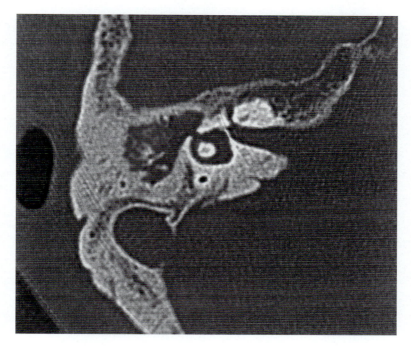

No. 34　　　　　　（D　問題64）

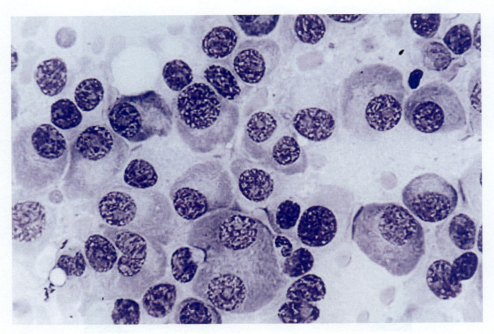

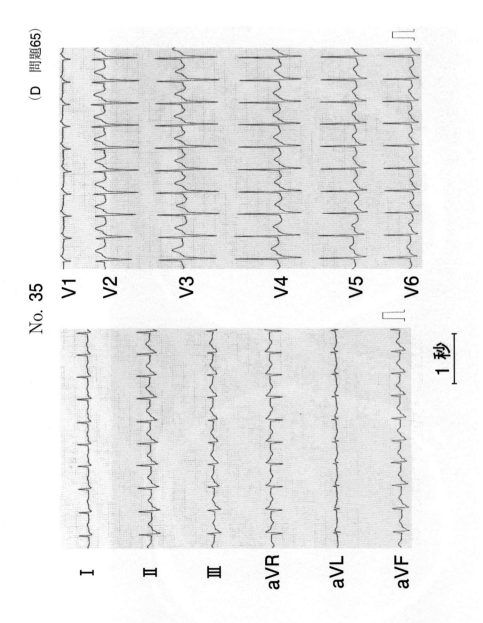

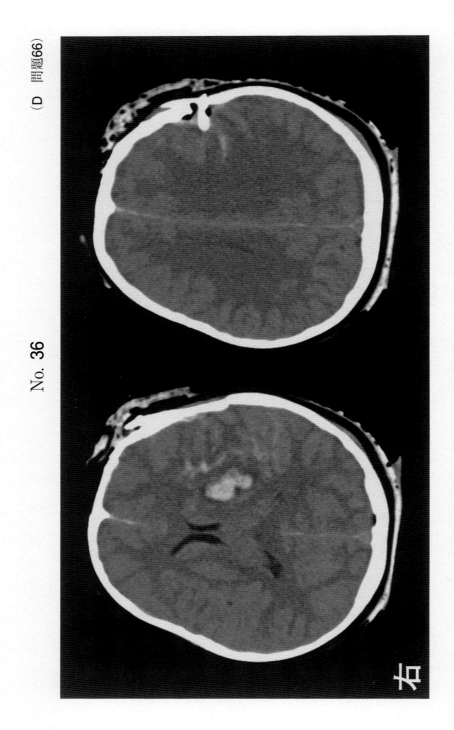

(D 問題66)

No. 36

No. 37　　　　　　　　（D　問題68）

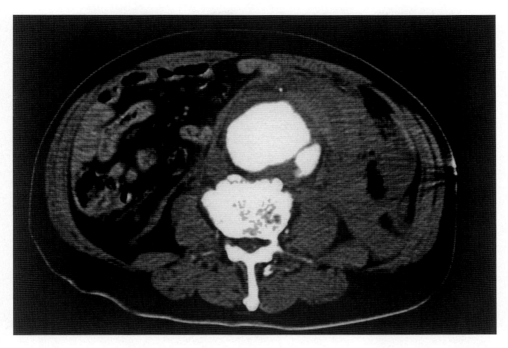

No. 38　　　　　（D　問題70）

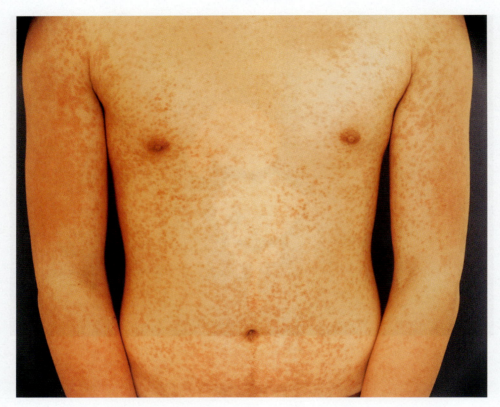

No. 39　A　　　　　　　（D　問題75）

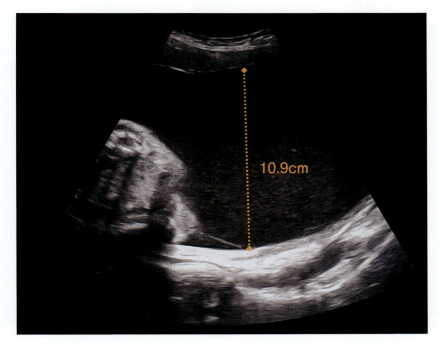

10.9cm

No. 39　B　　　　　　　（D　問題75）

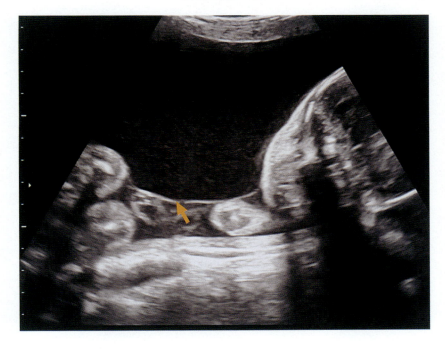

112

E

別　　冊

No. 1　A　　　　　　　（E　問題27）

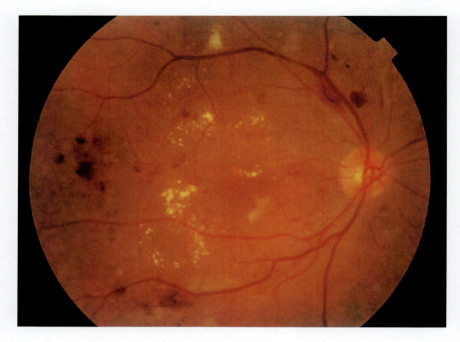

No. 1　B　　　　　　　（E　問題27）

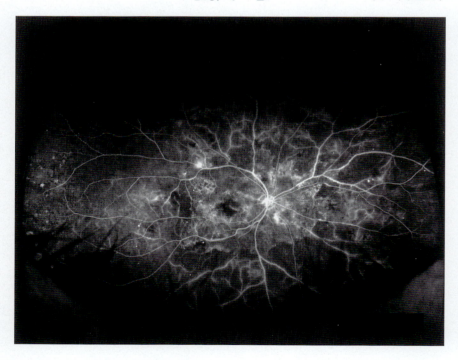

No. 2 　　　　　　（E　問題28）

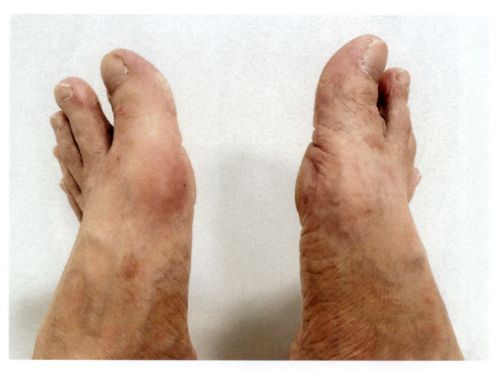

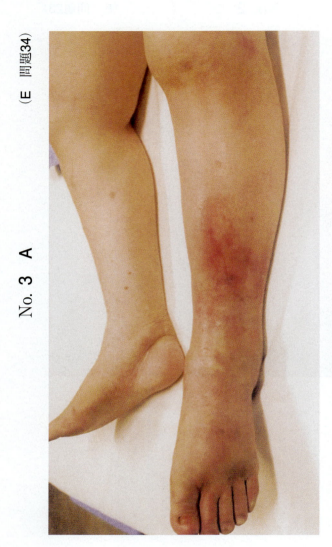

No. 3 A （E 問題34）

No. 3 B　　　（E　問題34）

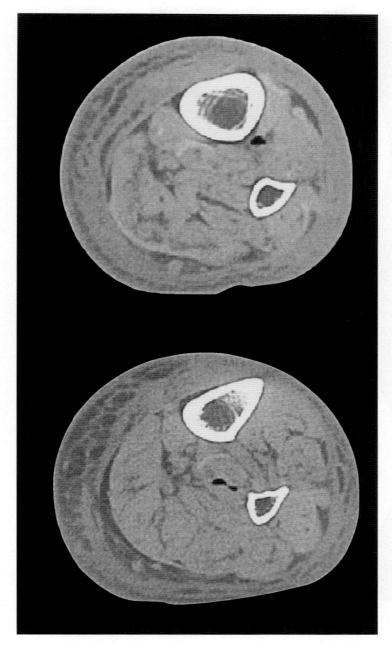

(E 問題36)

No. 4

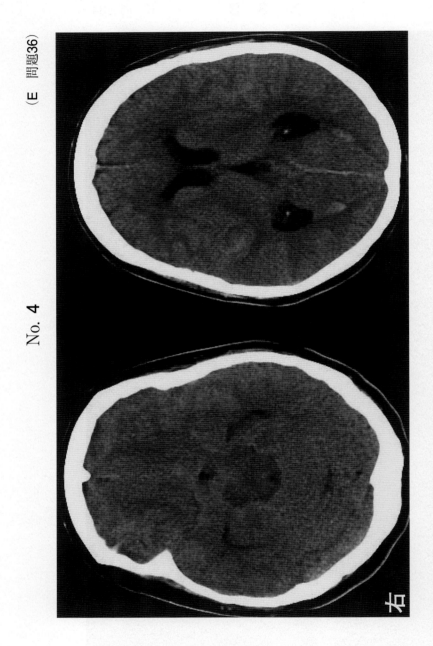

No. 5　　　　　　　　（E　問題39）

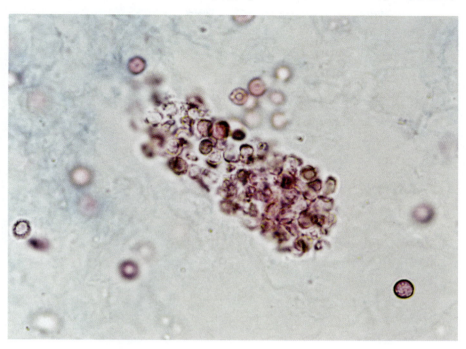

No. 6　　　　（E　問題41）

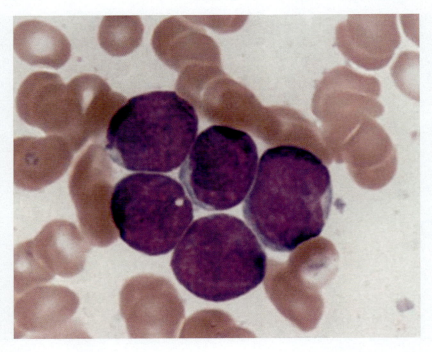

E—別冊写真

このページは余白です

No. 7 A （E 問題44, 45）

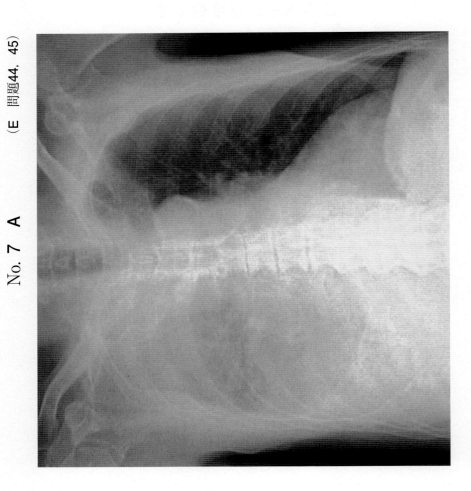

No. 7 C （E 問題44, 45） （肺野条件）

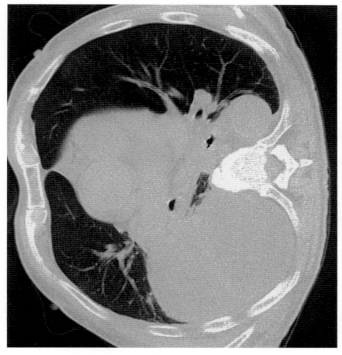

No. 7 B （E 問題44, 45） （縦隔条件）

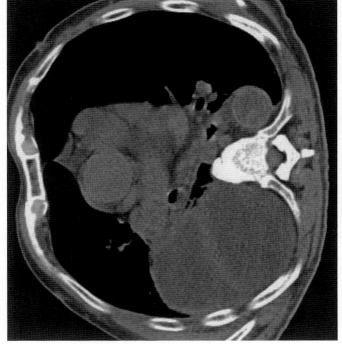

112

F

別　　　冊

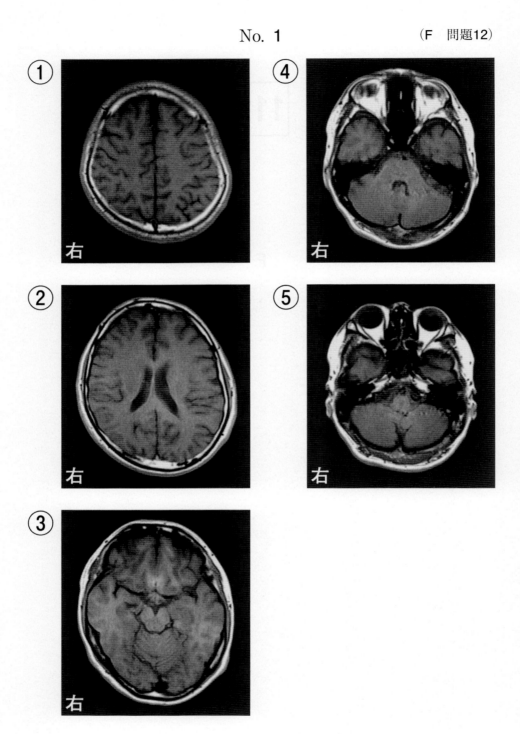

F—別冊写真

このページは余白です

No. 2　A （F　問題47）

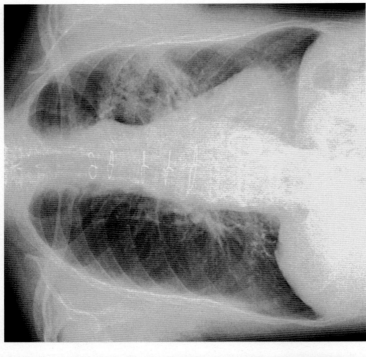

今回来院時

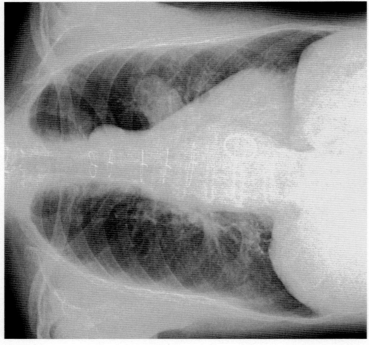

治療前

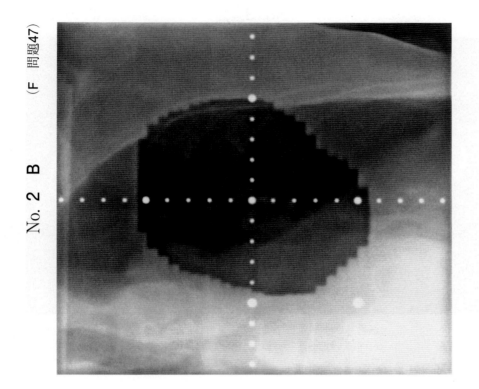

No. 2 B （F 問題47）

No. 3　　　　　　　　（F　問題50）

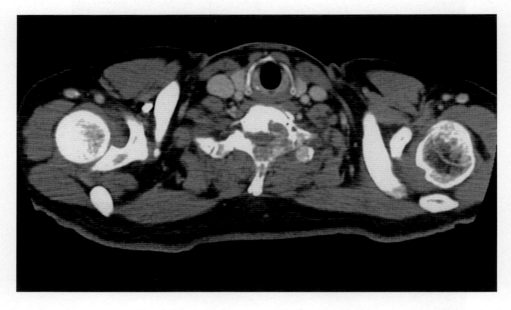

(F 問題51) No. 4

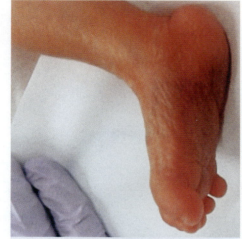
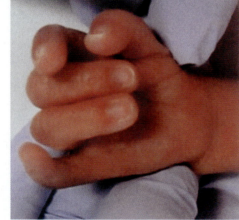
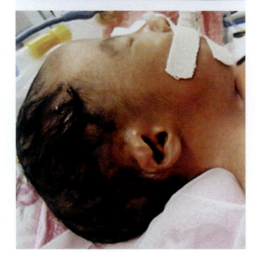

No. 5　　　　　　（F　問題62）

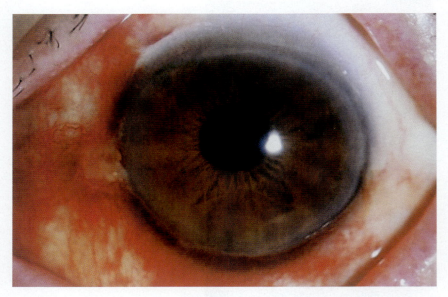

No. 6　　　　　　　（F　問題66）

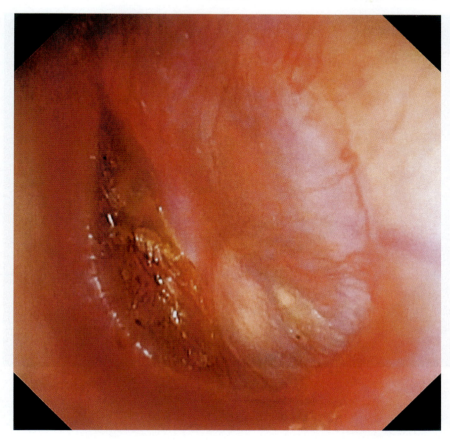

No. 7　　　　　　　　　（F　問題68）

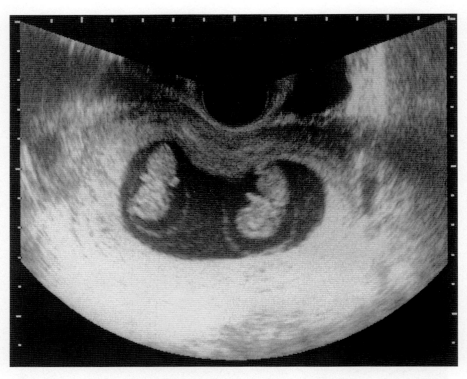

No. 8　　　　　　（F　問題72〜74）

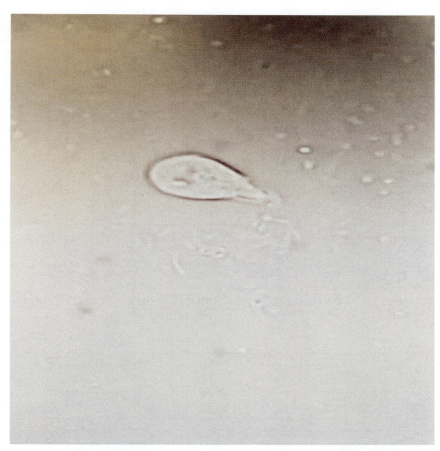

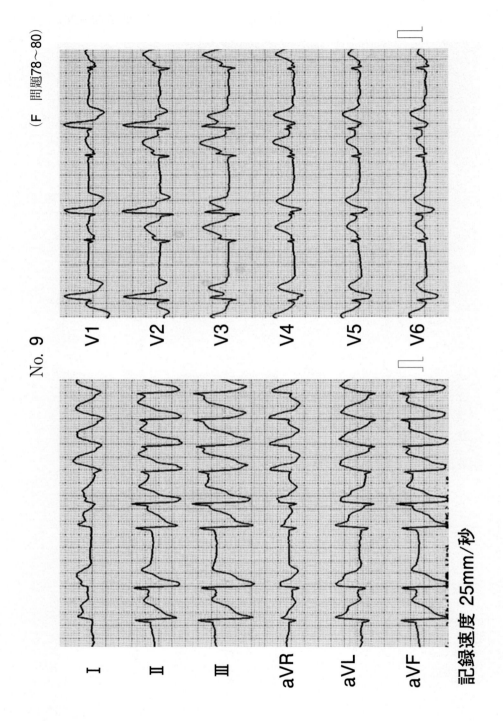

(F 問題79)

No. 10

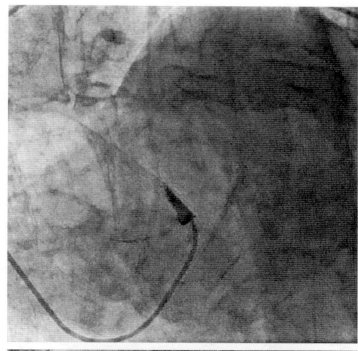

左冠動脈左前斜位尾側

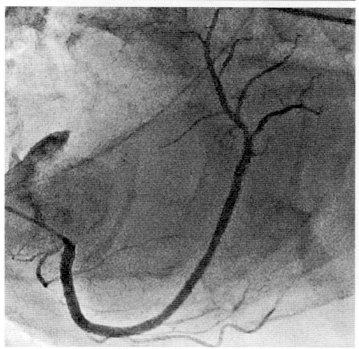

右冠動脈左前斜位頭側

No. 11 (F 問題80)

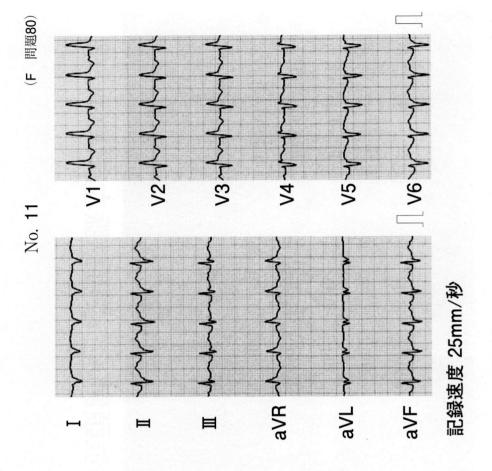

記録速度 25mm/秒